TRAITÉ

DES

MALADIES DES REINS

ET DES

ALTÉRATIONS PATHOLOGIQUES DE L'URINE

Clichy. — Imp. Paul Dupont, rue du Bac-d'Asnières, 12.

TRAITÉ

DES

MALADIES DES REINS

ET DES

ALTÉRATIONS PATHOLOGIQUES DE L'URINE

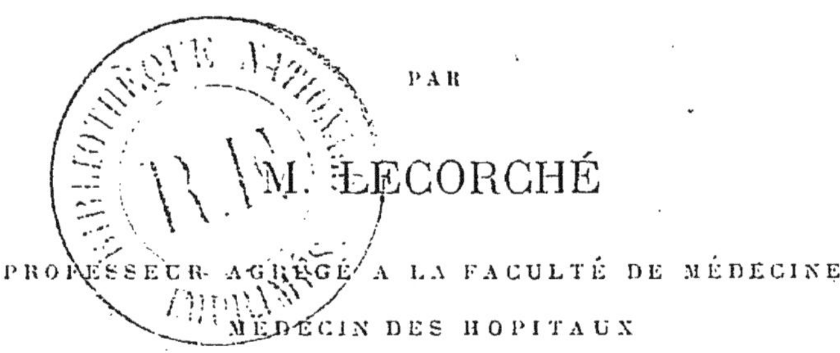

PAR

M. LECORCHÉ

PROFESSEUR AGRÉGÉ A LA FACULTÉ DE MÉDECINE
MÉDECIN DES HOPITAUX

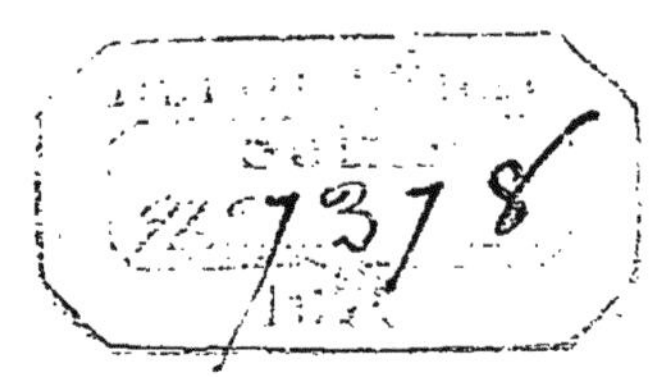

PARIS

G. MASSON, ÉDITEUR

LIBRAIRE DE L'ACADÉMIE DE MÉDECINE

17, PLACE DE L'ÉCOLE-DE-MÉDECINE, 17

—

MDCCCLXXV

PRÉFACE

De tous les Traités des maladies des reins, celui de Rayer est encore assurément de beaucoup le meilleur. C'est à cet ouvrage qu'ont puisé les auteurs allemands ou anglais, qui n'en ont du reste donné que de pâles reproductions. Toutefois, il faut le reconnaître, Rayer manquait, pour faire une œuvre complète, des éléments qu'eût pu lui fournir actuellement l'état plus avancé des sciences diverses, appliquées à l'étude de ces maladies.

Ainsi, au moment où il fit paraître ce Traité, on était encore mal fixé sur la structure du rein, on doutait de l'existence du tissu connectif intercanaliculaire; on ne savait quelle était la disposition du canalicule urinifère, quelle en était la constitution.

Les travaux de Frey et de Kolliker sur ce tissu connectif, ceux de Bowman, de Ludwig, de Zawarykin et de Schweiger-Scheidel sur les canalicules urinifères ont depuis lors élucidé toutes ces questions si utiles à connaître, au point de vue de la pathologie rénale.

Les recherches chimiques étaient alors incomplètes. Garrod n'avait point encore démontré que le sang peut renfermer de l'acide urique et de l'acide oxalique. On ignorait l'action des ferments sur les matières organiques et par suite les altérations de l'urine qui peuvent en résulter (Pasteur, Traube). Voit n'avait point encore émis sa théorie relative à l'acidité de l'urine, et par suite on manquait de données rationnelles pour expliquer la provenance de certains cas de lithiase urique. C'est également depuis Rayer qu'on a découvert les différentes espèces de cylindres que peut renfermer l'urine (Henle, Robin, Virchow, Axel-Key, Pavy, Greenhow). C'est depuis cet auteur qu'on est mieux fixé sur les variations que peuvent présenter, dans telle ou telle maladie, les principes constitutifs de l'urine (Frerichs, Gorup-Bezanès, Gubler, Dickinson et Grainger-Stewart).

Bezold n'avait point encore fait paraître ses remarquables travaux sur l'influence que peut exercer sur le cœur tout obstacle au cours du sang, quel qu'en soit du reste le siége. Enfin Bernard et Goltz n'avaient pas démontré l'action de la pression vasculaire exagérée sur la sécrétion rénale.

Grâce à ces recherches multiples et variées, on peut espérer de résoudre actuellement bon nombre de questions encore en litige ; c'est ce que nous avons tenté de faire. Nous étant occupé depuis longtemps des maladies des reins, ayant eu l'occasion de les décrire dans un cours fait à la Faculté (Suppléance de M. le prof. Axenfeld), nous avons cru pouvoir, dans la limite de nos forces, en aborder l'étude. C'est ce travail, fruit de nos recherches et de nos observations, que nous soumettons aujourd'hui à l'appréciation de nos confrères.

1er octobre 1874.

Anatomie et physiologie du rein. — Urines normales. — Mode d'action du rein.

ANATOMIE ET PHYSIOLOGIE DU REIN.

Les reins sont des organes doubles placés sur les parties latérales du rachis à la hauteur des première et deuxième vertèbres lombaires. Le rein droit est plus élevé que le gauche. La forme de ces organes a été comparée à celle d'un haricot; ils présentent par conséquent à considérer une face antérieure et postérieure; une extrémité supérieure, et une inférieure; deux bords : l'un convexe, externe et postérieur; l'autre concave, interne et antérieur.

Par leurs faces postérieures, les rapports qu'ils affectent sont à peu près les mêmes à droite et à gauche, ils sont en contact avec les parties latérales de la première et de la deuxième vertèbre lombaire; ils reposent immédiatement sur les piliers tendineux du diaphragme, qui prennent attache à ces vertèbres, et sur le carré des lombes. En avant, ils affectent des rapports qui sont différents. La face antérieure de ces organes, qui est plus convexe que la face postérieure, est en contact à droite avec la face inférieure du foie, avec le côlon ascendant; à gauche elle est en rapport avec la rate et le côlon descendant.

Le bord convexe, postérieur et externe est gros, volumineux et dirigé de haut en bas, de dedans en dehors; le bord concave interne présente une échancrure formée surtout aux dépens de la face antérieure. C'est ce qu'on appelle le hile du rein; c'est là que se fixe le bassinet, qui constitue la partie excrétante du rein, et dont nous nous proposons de parler, après avoir exposé les particularités propres à la structure de cet organe. C'est également à ce niveau que pénètre l'artère rénale. C'est de là que part la veine du même nom.

L'extrémité supérieure du rein, grosse, volumineuse, est en rapport immédiat avec la capsule surrénale, qui l'enveloppe complétement, et repose sur elle. Elle est plus rapprochée de la partie médiane que l'extrémité inférieure qui est moins volumineuse et comme effilée.

Le rein, dans la situation qu'il occupe, est enveloppé d'une couche cellulo-graisseuse. C'est cette couche qui, lorsqu'elle s'enflamme, est le siége des abcès dits perinéphrétiques. Cette couche cellulo-graisseuse n'est pas le seul moyen d'attache que possèdent les reins, ils sont encore maintenus par le péritoine, qui passe au-devant d'eux. Ces moyens de fixité sont du reste assez faibles, aussi comprend-on bien que, pour des causes que nous aurons plus tard à examiner, ils puissent se déplacer. Cet état anormal constitue ce qu'on a décrit sous le nom de reins mobiles.

Cette mobilité est du reste un fait rare; aussi doit-on, lorsqu'on soupçonne une affection rénale, tenir grand compte des rapports que nous venons de signaler et en faire la base de ses recherches.

La situation de ces organes rend compte, lorsqu'ils sont lésés, du siége de la douleur, que les malades rapportent généralement au niveau des fausses côtes.

Leurs rapports avec le carré des lombes, avec le diaphragme et avec le gros intestin expliquent facilement la communication anormale qu'ils présentent parfois avec l'extérieur, au niveau de la région lombaire, ou avec certains organes internes, comme les plèvres ou l'intestin.

La forme des reins n'offre pas toujours cette régularité dont nous avons parlé : parfois elle est comme lobulée et rappelle celle du rein de certains animaux ; d'autres fois elle est globuleuse : C'est celle qu'on décrit sous le nom de murale. Mais dans ces cas, le plus souvent, on a à faire à des reins malades. Les modifications que subit ici la configuration normale sont le fait de lésions, qui portent ou sur le parenchyme, ou sur le tissu connectif du rein ; elles coïncident le plus habituellement avec des modifications survenues dans le poids et dans le volume de ces organes.

Le poids des reins est en moyenne de 120 grammes ; le rein gauche toutefois est un peu plus pesant que le rein droit. Le poids ne varie que dans d'assez faibles limites à l'état physiologique; mais à l'état pathologique, on voit des reins peser jusqu'à 1,500, 2,000 et même 7 à 8,000 grammes. Aussi, lorsque le poids diffère notablement de la moyenne physiologique, doit-on soupçonner, en dehors de toute autre considération, l'existence d'un état morbide, et se livrer à un examen minutieux. Le rein n'atteint pas de telles proportions à l'état sain, bien que, lorsqu'il est unique, il puisse parfois peser le double et même le triple de son poids normal.

Le volume d'un rein est en rapport habituellement avec sa pesanteur; tandis que normalement il mesure environ, suivant Rayer et chez l'adulte, 10^c de longueur, 5 à 6^c de largeur et 3^c d'épaisseur, on en trouve parfois dont les proportions sont démesurément augmentées.

Parfois les reins, malgré l'accroissement notable qu'ils subissent, conservent la régularité de leur configuration, comme dans les néphrites parenchymateuses ; le plus souvent, leur forme est modifiée : ils présentent un aspect plus ou moins irrégulier, comme dans le cancer, ou plus ou moins globuleux, comme dans les kystes acéphalocystes. C'est alors qu'ils peuvent atteindre les dimensions exagérées que signalent quelques auteurs.

Lorsqu'on regarde la surface d'un rein normal, elle semble lisse au premier abord, mais si on l'examine plus attentivement, surtout à un faible grossissement, à l'aide d'une loupe, on constate une quantité innombrable de petites saillies qui sont formées par la base de petites pyramides qu'on a décrites sous le nom de pyramides de Henlet. La base de chacune de ces pyramides a un diamètre de 5^{mm} à 6^{mm}. Ces saillies, polygonales, ont un aspect blanchâtre et sont circonscrites par une teinte bleuâtre, due à la présence, à leur pourtour, de lassis veineux qui, en se réunissant vers les angles de ces surfaces polygonales avec les lassis veineux des parties voisines, forment ce qu'on a décrit sous le nom d'étoiles de Verheyen. C'est au mélange en proportion variable de ces teintes blanchâtre et bleuâtre que les reins doivent la coloration rougeâtre qu'ils présentent. Mais il peut arriver que l'une de ces teintes prédomine : parfois, les plexus veineux deviennent très-développés par suite d'un obstacle au cours du sang, le rein devient alors bleuâtre ; d'autres fois, au contraire, c'est la teinte blanchâtre des surfaces polygonales qui s'accuse plus nettement, comme dans le cas d'anémie.

Ces modifications de coloration ne sont pas les seules qui puissent se présenter. Chacune de ces saillies polygonales renferme dans son intérieur des corpuscules, dits de Malpighi, en proportions variables. Ces corpuscules, qui ne sont séparés de la surface du rein que par une épaisseur assez peu considérable de canalicules urinifères, deviennent parfois le siége d'une injection localisée à leur niveau. C'est ce qui arrive dans la congestion active ; de là, un pointillé rougeâtre tranchant sur la teinte blanchâtre de l'organe, bien différent de la rougeur bleuâtre diffuse due à la congestion passive, et qui a pour siége, comme nous le disions il n'y a qu'un instant, les plexus veineux à leur origine.

Cette différence de coloration a une importance capitale au point de vue pathologique : tandis que le pointillé est l'indice d'un processus actif qui semble présider au développement des néphrites parenchymateuses ou interstitielles primitives, l'aspect bleuâtre dénote un processus passif, et ne se rencontre que dans les cas où la circulation est gênée, dans les affections de cœur, ou dans les maladies générales.

Lorsqu'on vient à faire une coupe du rein, suivant un plan parallèle à ses faces, on ne rencontre plus à la surface de cette coupe cette régularité et de teinte et d'aspect qu'on rencontre à la surface externe. On s'aperçoit que la surface de cette coupe présente deux parties très-distinctes : l'une interne blanchâtre, qu'on désigne sous le nom de substance médullaire ; l'autre externe rougeâtre, qui n'est autre que la substance corticale. La substance médullaire, d'aspect strié, est constituée par des faisceaux ou pyramides qu'on décrit sous le nom de pyramides de Malpighi. Chacune de ces pyramides présente un sommet ou papille qui avoisine le bord concave ou hile du rein ; une base contiguë à la substance corticale. Ces pyramides, au nombre de 15 à 20, sont séparées les unes des autres par des prolongements qu'envoie entre elles la substance corticale. C'est à ces prolongements, qui, s'engageant entre les pyramides, peuvent descendre jusqu'au voisinage de leur sommet, qu'on a donné le nom de colonnes de Bertin.

La substance corticale ne présente pas l'aspect strié de la substance médullaire; elle est comme granuleuse, d'une épaisseur de 5 à 6^{mm}, au niveau de la base des pyramides de Malpighi; elle forme à la surface du rein une couche continue sous-jacente à l'enveloppe fibreuse de l'organe. C'est dans cette couche corticale ou dans ses prolongements (colonnes de Bertin) que se développent la plupart des processus morbides : de là des modifications notables dans l'épaisseur de cette substance, sous l'influence de tel ou tel processus : tantôt cette couche est doublée d'épaisseur; d'autres fois elle est comme atrophiée et a presque entièrement disparu.

Lorsqu'on examine attentivement la suface de cette coupe, on s'aperçoit bien vite, surtout si l'on pratique cet examen à un faible grossissement, que cette apparence striée de la substance médullaire est due à l'existence de tubes ou canalicules dont la réunion constitue les pyramides de Malpighi. Dès 1520, Hyghmore avait déjà fait cette remarque, que Bellini confirma en 1660. Ce dernier auteur eut le mérite particulier d'attirer l'attention sur ces tubes ou canalicules, qui depuis ont été décrits sous son nom. Il fit voir que, partis des papilles au nombre de 250 environ pour chacune d'elles, ils vont se dichotomisant du sommet à la base des pyramides; c'est même à cette dichotomisation, pour le dire en passant, que ces pyramides doivent en partie d'être beaucoup plus larges à la base qu'au sommet. Vers le même temps, Malpighi, en 1670, découvrait dans la substance corticale les corpuscules qui portent son nom, et, sans le démontrer d'une façon péremptoire, admettait que cette substance corticale était formée de tubes tortueux qui mettent en communication ces corpuscules avec les tubes droits, ou de Bellini. Il fit voir que c'est à l'existence de ces corpuscules qu'est dû l'aspect granuleux de la substance corticale.

Ces assertions, qui ne reposaient pas sur des observations suffisamment démonstratives, devaient être attaquées dans quelques-uns de leurs détails par bon nombre d'observateurs.

C'est aux travaux modernes qu'il appartenait de nous fixer d'une façon définitive sur la structure intime du rein, et de confirmer en partie les découvertes de Highmore, de Bellini et de Malpighi. Ceux qui surtout eurent le mérite de trancher la question en litige sont dus en première ligne à Schulmansky, Bowman, Ludwig, Zavarykin, Frey, Schweiger-Scheidel. Ces travaux ont eu surtout pour but de mieux faire connaître la nature du corpuscule de Malpighi, ses rapports avec le canalicule urinifère; de démontrer les rapports de continuité des canalicules de la substance corticale avec ceux de la substance médullaire, rapports contestés par Muller, puis par Henlet ; d'établir enfin quel est le mode de jonction des canalicules de la substance corticale avec ceux de la substance médullaire.

C'est à l'aide de dissection patiente, d'injections variées de mille manières, de macération dans l'acide chlorhydrique, que ces auteurs arrivèrent à donner de leur assertions des preuves irrécusables. Mais avant de signaler quels sont les rapports de continuité qui existent entre les deux substances, après avoir étudié à l'œil nu l'aspect que présente la surface d'une coupe faite parallèlement aux faces, il est indispensable de rechercher, à l'aide du microscope, quels sont les éléments que renferme la substance médullaire, quels sont ceux de la substance corticale. Lorsqu'on vient à examiner au microscope quelle est la structure de la substance médullaire, on constate qu'elle renferme deux espèces de canalicules : les uns qui sont droits dichotomisés, de la papille à la base de la pyramide de Malpighi ; ce sont les tubes de Bellini, qui sont blanchâtres transparents. C'est à ces tubes que la substance médullaire doit sa coloration, si différente de celle de la substance corticale. Mais entre ces tubes droits, l'examen microscopique en découvre d'autres qui entrent dans la composition des pyramides : ce sont les tubes dits en anses. Ces tubes, ainsi nommés parce qu'ils décrivent dans leur trajet une anse dont la concavité regarde la surface du rein, et dont la convexité se rapproche plus ou moins de la papille, sont grisâtres et rappellent par leur aspect celui des tubes de la substance corticale, dont ils ne sont qu'une dépendance. Ces tubes ou canalicules décrivent les anses qui pénètrent entre les tubes droits dont nous venons de parler, et comme ces anses sont d'autant plus nombreuses qu'on se rapproche davantage de la base de la pyramide, c'est autant à leur présence qu'à la dichotomisation des tubes droits qu'est due la largeur de chaque pyramide de Malpighi au niveau de sa base.

Ce sont ces tubes en anses qui, décrits pour la première fois par Henlet, ont été regardés par cet auteur comme tout à fait indépendants des tubes droits. Il croyait qu'ils allaient d'un glomérule à un autre glomérule, et qu'en décrivrant ces anses au milieu des tubes droits, ils n'avaient avec eux que des rapports de contiguïté suffisants au filtrage de l'urine. Nous verrons dans un instant quelle est la véritable interprétation qu'il faut donner de ces tubes en anses; mais auparavant, un mot sur la structure microscopique de la substance corticale. Cette structure est complexe, on y trouve :

1° Des tubes droits qu'on a décrits sous les noms différents de pyramides de Ferrein, de prolongements des pyramides de Henlet, de rayons médullaires ou de tubes collecteurs de Ludwig. Ces tubes droits, d'apparence blanchâtre comme les tubes de Bellini qu'ils continuent, se trouvent à la base des pyramides de Malpighi; chacun de ces tubes présente sur les parties latérales des ouvertures d'abouchement pour les canalicules tortueux. C'est la réunion d'un de ces tubes droits collecteurs et de ces canalicules tortueux qui constitue une pyramide de Ferrein.

2° Outre les tubes droits, on trouve encore dans la substance corticale des corpuscules particuliers, découverts par Malpighi et décrits sous le nom de glomérules.

3° On rencontre enfin les canalicules tortueux ou tubes urinifères d'une coloration grisâtre. C'est à l'union de cette teinte grisâtre des canalicules avec la teinte rutilante des glomérules qu'est due la teinte rougeâtre que présente la substance corticale des reins; de même que c'est aux glomérules qu'elle doit son aspect granuleux.

Pour bien comprendre la structure du rein il faut un instant ne considérer qu'un canalicule urinifère, et le suivre dans tout son parcours; il suffira ensuite de considérer le rein comme formé de plusieurs canalicules semblables, ayant une disposition identique. Parti du glomérule avec lequel il affecte des dispositions sur lesquelles nous reviendrons à propos de la structure, le canalicule est d'abord tortueux. Ce sont les flexions diverses qu'il décrit qui constituent la substance corticale; au bout d'un certain temps il s'engage dans les pyramides de Malpighi, entre les tubes de Bellini; il s'approche plus ou moins de la papille, puis il se recourbe pour gagner de nouveau la substance corticale et venir s'aboucher avec le tube collecteur de Ludwig. C'est dans ce trajet descendant, puis ascendant, que le canalicule tortueux prend le nom de tube en anse, que Henlet considérait à tort comme un tube isolé, comme un tube fermé, tandis qu'il n'est qu'une dépendance de ce canalicule. Arrivé au tube collecteur, il se réunit là avec plusieurs autres canalicules et se continue, par l'intermédiaire de ce tube collecteur, avec les tubes de Bellini qui viennent s'ouvrir à la papille. Le canalicule urinifère constitue donc un tube unique, ouvert dans toute son étendue et allant du glomérule à la papille; de sorte que si par la pensée on suivait une goutte d'urine, partant du glomérule, on la verrait cheminer d'abord dans le canalicule tortueux, puis dans la branche descendante du tube en anse, pour remonter par la branche ascendante et aboutir au tube collecteur; on la verrait là se réunir à plusieurs autres gouttes d'urine, venues par d'autres canalicules, et s'écouler ensuite par les tubes de Bellini vers la papille.

Si maintenant, faisant abstraction de la division du rein en substance corticale et en substance médullaire, on ne considère que ce même canalicule dont nous venons de suivre le trajet, on voit qu'il est composé de deux parties de configuration très-différente. L'une de ces parties est droite : c'est celle qui est composée par ces portions qui prennent les noms de tube de Bellini et de tube collecteur; l'autre est contournée : c'est celle qui va du tube collecteur au glomérule et qui est composée de deux portions distinctes se continuant l'une l'autre; c'est d'abord le tube en anse, puis le tube tortueux.

Cette division du canalicule urinifère en deux parties, l'une droite et l'autre contournée, est très-importante et toute naturelle; la structure en est différente. Ce qui milite encore en faveur de cette division du canalicule en deux parties, c'est qu'au point de leur jonction elles présentent un notable rétrécissement. En effet, tandis que le canalicule dans sa partie contournée mesure à son origine, au niveau du glomérule, 0,2 à 0,3^{mm} (Köllicker), il ne mesure plus, vers le tube en anse et au niveau de son abouchement au tube collecteur, que 0,04 à 0,06^{mm} de là il augmente de nouveau de calibre, et présente, à la papille, 0,1 à 02^{mm}.

Ainsi, vers la partie moyenne du canalicule urinifère, rétrécissement notable ; or, ce rétrécissement, qui semble établir une séparation naturelle entre les deux parties du canalicule urinifère et qui suffirait à lui seul pour autoriser la division que nous admettons, alors même qu'elle ne serait pas basée sur la différence de structure, ce rétrécissement joue un rôle important dans la pathologie rénale, ainsi que nous le verrons.

Mais ce rétrécissement, disions-nous, n'est pas la seule raison qui puisse faire admettre dans chaque canalicule urinifère deux parties, l'une droite et l'autre contournée. Chacune d'elles présente une structure tout à fait différente, et partant, sans doute, des attributions différentes.

La partie droite du canalicule urinifère, qui comprend le tube de Bellini et le tube collecteur, est constituée par une membrane anhyste dans laquelle Klebs ne veut voir que la condensation du tissu connectif voisin. Cette membrane est revêtue, à sa face interne, d'un épithélium polyédrique se rapprochant un peu de l'épithélium cylindrique. Cet épithélium est formé de cellules à base large, fixées à la membrane du canalicule, le sommet plus effilé limitant la lumière du conduit. Cet épithélium, qui, suivant Witish, aurait une réaction acide, est formé de cellules à noyau peu granuleuses; de là la transparence ou l'état de blancheur qu'il communique à la substance médullaire. Traitées par la potasse, ces cellules épithéliales se dissolvent, deviennent tout à fait transparentes, lorsqu'on les soumet à l'action de l'acide acétique; le noyau seul résiste.

La partie contournée du tube urinifère a une structure toute différente, soit que l'on examine la portion en anse ou la portion tortueuse. La membrane de support également anhyste est beaucoup plus mince (Köllicker); l'épithélium, qui ne forme également qu'une couche, est constitué ici par de véritables cellules pavimenteuses, aplaties, larges, très-granuleuses, et dont le noyau est peu apparent : c'est à l'abondance des granulations qu'elles contiennent qu'est due leur opacité ; c'est à cette opacité qu'il faut rapporter la teinte grisâtre que présente la portion contournée du tube urinifère.

Il nous resterait à aborder la structure des glomérules, mais il est préférable de n'en parler qu'à propos des artères rénales dont ils ne sont qu'une dépendance, et d'étudier à ce moment quels sont les rapports qu'ils affectent avec l'extrémité terminale des canalicules.

Ce sont ces canalicules urinifères qui sont le siége des lésions caractéristiques des néphrites dites parenchymateuses. C'est sur l'épithélium de ces conduits qu'agit le processus morbide qui se traduit par la prolifération des cellules qui le constituent, et plus tard par leur dégénérescence. C'est dans ces cas que se fait si nettement sentir l'influence du rétrécissement que nous avons signalé plus haut. Si en effet l'épithélium tuméfié de la partie droite peut facilement s'échapper au dehors et venir constituer dans l'urine les cylindres dits épithéliaux, il n'en est pas de même de celui de la partie contournée ; bien que desquamé il ne peut que difficilement sortir, et il s'accumule dans les portions qui, situées en arrière du rétrécissement du canalicule, en constituent la partie contournée. Cet épithélium retenu y subit les dégénérescences granuleuse et graisseuse dont nous aurons à parler plus tard. Ces dégénérescences épithéliales, en comprimant les vaisseaux, amènent une anémie plus ou moins généralisée ; de là les aspects variés que présente le rein malade, lorsqu'on vient à le décortiquer ou à en faire une coupe parallèle à ses faces ; de là les modifications que subissent, et la consistance, et la pesanteur de cet organe. C'est également ce rétrécissement qui souvent, mettant obstacle à la sortie de cylindres de nature différente, devient parfois le point de départ des kystes rénaux, si longtemps décrits sous le nom de kystes séreux, et qui le plus souvent ne sont que des kystes urineux.

Le stroma ou tissu connectif du rein, que bon nombre d'auteurs ont nié, ne saurait être actuellement contesté. Il y a été constaté, à l'état normal, par Henlet, Köllicker, Frey, Beer et Axil-Key. Il prend, dans certains cas pathologiques, des proportions parfois considérables et a été, dans ces conditions, l'objet d'études particulières de la part de Virchow, Frerichs, Klebs et Rindfleisch.

C'est surtout au niveau du hile du rein qu'à l'état physiologique on le rencontre en plus grande abondance; il se trouve là, séparant les papilles des pyramides de Malpighi, et servant de support aux vaisseaux qui partent du rein ou qui y pénètrent. Au fur et à mesure que l'on s'éloigne des papilles pour gagner la surface du rein, le tissu connectif devient moins apparent, et, dans la substance corticale, la juxtaposition des canalicules tortueux et des vaisseaux est telle que le tissu connectif n'est plus là qu'à l'état rudimentaire. C'est surtout sur le trajet des vaisseaux qu'on peut encore en déceler le plus facilement la présence. Mais lors même que le tissu connectif n'est que difficilement appréciable, on peut le rendre plus manifeste en soumettant un rein à l'action de l'acide chromique ou du bichromate de potasse. Par le fait de cette préparation on arrive facilement à voir que le tissu connectif, dont la structure ne diffère en rien du tissu connectif en général, forme entre les canalicules et les vaisseaux des cloisons qui peuvent, dans certains cas, acquérir des proportions considérables; car si le canalicule urinifère est le siége de la néphrite parenchymateuse, c'est dans le tissu connectif que se développent les altérations caractéristiques de la néphrite interstitielle. C'est dans ce tissu que se forment les abcès, c'est à l'hyperplasie de ce tissu et par suite à sa rétraction que doivent être attribuées bon nombre de difformités rénales; c'est dans ce tissu enfin que semblent se développer la plupart des néoplasies dont le rein peut être le siége. Le stroma ou tissu connectif existe donc bien réellement dans le rein. On ne l'eût pas reconnu à l'état physiologique, qu'il suffirait pour l'admettre d'en déduire l'existence des cas pathologiques dans lesquels il prend parfois des proportions considérables, souvent tellement considérables qu'il peut en résulter une compression des canalicules urinifères et, ainsi que nous le verrons, une forme spéciale d'anurie. La tendance de ce tissu à l'hyperplasie tient peut-être à la particularité que Klebs a constatée : c'est qu'il renferme de nombreuses lacunes qui contiennent des cellules lymphoïdes en abondance, et toujours en voie de prolifération.

Tout en acceptant l'existence de ce tissu, son inflammation possible, nous ne saurions admettre avec certains auteurs le rôle capital qu'ils ont voulu lui faire jouer dans la genèse des affections rénales. Ainsi, Klebs, qui ne voit dans la membrane des canalicules qu'une condensation du tissu connectif, arrive à nier l'existence de la néphrite parenchymateuse. Il n'y aurait pour lui qu'une seule néphrite, la néphrite interstitielle, et comme d'autre part ce tissu sert de point de départ aux néoplasies, on arriverait de cette manière à ne voir dans toutes les affections rénales qu'une affection du tissu connectif. Ne cherchons point en ce moment à combattre cette manière de voir, que rien ne légitime ; qu'il nous suffise de dire actuellement que la membrane des canalicules ne présente ni fibres ni noyaux, qu'on ne saurait par conséquent en faire une membrane connective. Plus tard il nous sera facile de démontrer que le canalicule a son inflammation propre, de même que le tissu connectif qui l'environne, et que ces deux espèces d'inflammation, qui constituent, l'une la néphrite interstitielle, l'autre la néphrite parenchymateuse, ont des lésions caractéristiques et des symptômes distincts.

Ce tissu connectif, qui s'étend du hile du rein à sa surface, au niveau de laquelle il se continue avec son enveloppe ou capsule fibreuse, sert de support à l'organe ; il forme une espèce d'enveloppe interne aux vaisseaux chargés de fournir à la sécrétion et à la nutrition du rein. Ces vaisseaux artériels et veineux sont très-développés, leur disposition est parfaitement connue ; il n'en est pas de même des vaisseaux lymphatiques, dont l'origine est encore enveloppée d'obscurité.

Les artères naissent des parties latérales de l'aorte abdominale ; il y en a une pour chaque rein ; elle y arrive en cheminant entre la veine qui est placée en avant d'elle, et le bassinet qui est en arrière. A son entrée dans le rein, cette artère se divise presque immédiatement et envoie entre chaque pyramide des branches qui, sans s'anastomoser, pénètrent jusqu'à leurs bases. Ce défaut d'anastomose permet de comprendre la nécrose partielle d'un territoire rénal, lorsque l'une de ces branches vient à s'obstruer, comme le fait arrive dans les cas d'infarctus. A la base des pyramides ces branches artérielles se bifurquent et forment une zone qui les enveloppe complétement. Du sommet des arcades que forment ces branches, naissent des vaisseaux, dont les uns sont destinés à la nutrition de l'organe : ce sont les moins nombreux (Beale Bernard) ; dont les autres président à son fonctionnement et supportent un petit corps globuleux mesurant 0, 2 à 0, 3 mm de long sur 0,05 mm de large : ce petit corps est le glomérule ou corpuscule de Malpighi.

Longtemps on a discuté sur la nature de ce corpuscule, mais depuis les recherches de Bowman on ne saurait douter de sa nature vasculaire.

Le glomérule présente à considérer un pédicule formé par le canalicule urinifère, deux vaisseaux, l'un afférent, l'autre efférent. Les vaisseaux sont d'ordinaire placés près l'un de l'autre, à l'une des extrémités du glomérule, l'autre extrémité servant d'attache au canalicule. Le vaisseau afférent est manifestement artériel ; en est-il de même du vaisseau efférent ? Bowman le croyait veineux, ainsi que le glomérule. Il est actuellement démontré qu'à cet égard Bowman était dans l'erreur : le glomérule est un corps vasculaire de nature artérielle. Les rameaux qui naissent du vaisseau afférent deviennent tortueux, se contournent sur eux-mêmes ; puis, après avoir cheminé ainsi quelque temps, en se divisant, ils se réunissent bientôt peu à peu, passent de la surface du glomérule dans son intérieur, pour former un seul vaisseau qui n'est autre que l'artère efférente. Cette artère sort du glomérule presque au point où pénètre l'artère afférente.

Ces rameaux artériels n'entreraient pas seuls dans la constitution du glomérule ; on y trouverait, en outre des cellules de tissu connectif, suivant Axil-Key, des vaisseaux lymphathiques, suivant Rindowsky. Ces particularités ont leur importance et permettent de comprendre la marche de certaines néphrites interstitielles, qui semblent avoir pour point de départ le glomérule et qui méritent une mention spéciale. (Beer.) Partie du glomérule, la branche artérielle efférente fournit ensuite, sous le nom de vasa recta, les rameaux chargés de la nutrition du rein ; le glomérule semble surtout destiné à la sécrétion.

La question relative à la structure du glomérule tranchée, il restait à établir les rapports du glomérule avec le canalicule urinifère. Au niveau du glomérule, le canalicule se renfle à son extrémité terminale et constitue ce qu'on appelle la capsule du glomérule. Mais quels sont les rapports de cette capsule avec le glomérule qu'elle contient ? Bowman croyait que le glomérule pénétrait dans le canalicule, et qu'il y était, à l'état de liberté, séparé seulement de la capsule par une couche d'épithélium, recouvrant la face interne de cette capsule. Bidder pensait que le glomérule pénétrait dans le canalicule, en refoulant devant lui le cul-de-sac du canalicule urinifère, dont il se coiffait, séparé ainsi de la cavité du canalicule par le cul-de-sac du canalicule refoulé, et par la couche épithéliale dont il est revêtu. — Ces opinions ne sauraient être actuellement défendues. Il résulte en effet des recherches dues à Isaacs, Gerlach, Köllicker et Rindfleisch, que la membrane seule du canalicule est percée, et que la couche de l'épithélium refoulée par le glomérule lui forme une enveloppe complète ; elle ne manque qu'au niveau des points qui servent d'attache aux vaisseaux afférent et efférent. L'épithélium, en passant de la surface du canalicule sur le glomérule, se modifierait même dans sa constitution et prendrait, suivant Hassal et Rindfleisch, les caractères de l'épithélium cylindrique. Le glomérule est donc enveloppé par l'extrémité terminale ampullaire du canalicule urinifère. Cette extrémité, qu'on décrit sous le nom de capsule du glomérule, protége ce petit corps vasculaire contre les pressions extérieures. La nature de ce petit corps, son isolement des parties voisines, expliquent le pointillé rougeâtre qui parfois tranche sur la teinte blanchâtre, due à une anémie rénale plus ou moins généralisée. La constitution toute vasculaire de ces organes rend compte de la fréquence des hémorrhagies dont ils sont le siége, dans le cours des inflammations interstitielles ou parenchymateuses du rein. Les éléments qui entrent dans la structure du glomérule font comprendre que si, à cause de leur revêtement épithélial, ils peuvent être le point de départ de certaines néphrites parenchymateuses (Traube), ils peuvent aussi, grâce aux éléments de tissu connectif qu'ils renferment, donner lieu à des néphrites interstitielles limitées au glomérule (Beer). On comprend enfin que ces petits corps, essentiellement artériels, soient le point de départ de la dégénérescence amyloïde qui, comme on le sait, se montre, à son début surtout, sur les fibres lisses des parois artérielles.

Les vaisseaux lymphatiques du rein sont peu connus; ils sont peu considérables et n'ont, du reste, qu'un intérêt secondaire au point de vue de la pathologie, bien que de leur lésion on ait voulu faire le point de départ de certaines hématuries spéciales, de l'hématurie endémique des pays chauds, par exemple. On les divise en superficiels et profonds : les superficiels viennent de la capsule fibreuse ; les profonds naîtraient, pour Klebs, des lacunes qu'il a décrites dans le tissu connectif; pour Rindowsky, des plexus lymphatiques qu'il aurait suivis jusque sur les rameaux artériels, dont les flexuosités constituent, en se pelotonnant, les glomérules.

Rien d'intéressant à signaler à propos des veines rénales qui forment à leur origine des plexus veineux superficiels et profonds, plexus veineux qui, en se réunissant suivant leurs angles, constituent, à la surface du rein, ces arborisations qu'on a décrites sous le nom d'étoiles de Verheyen. Ces plexus veineux sont parfois le point de départ d'ecchymoses qui se distinguent des ecchymoses dues aux glomérules en ce qu'ici le sang est à l'état de diffusion et non point circonscrit sous forme de pétéchies ; lorsque leur distension ne s'accompagne pas de rupture, le rein prend seulement l'aspect cyanotique propre à la congestion rénale par stase sanguine. Ces plexus veineux donnent naissance à des troncs veineux qui accompagnent les artères entre les pyramides et qui, en se réunissant, forment un tronc unique qu'on décrit sous le nom de veine rénale ou émulgente. Ce tronc sort du rein au niveau du hile, en avant des artères.

Les nerfs viennent du sympathique et du nerf vague par le plexus solaire. La richesse de ces nerfs explique les douleurs vives, parfois sidérantes, qui traduisent au dehors les affections rénales ; les sympathies nombreuses qu'elles provoquent. On est encore assez mal fixé sur le mode d'action de ces deux espèces de nerfs : les uns semblent servir à la nutrition de l'organe, si l'on en croit les expériences de Brachet et de Bernard; les autres rameaux, ceux qui viennent du nerf vague, présideraient plutôt à la sécrétion de l'urine, au dire de Hermann.

Ces différents éléments, canalicules, vaisseaux sanguins et lymphatiques, nerfs et tissu connectif, qui constituent, par leur réunion, l'organe de la sécrétion urinaire, sont enveloppés par une membrane fibreuse qu'on décrit sous le nom de capsule fibreuse. C'est à la résistance de cette capsule que le rein doit de pouvoir conserver la forme qu'il affecte. Cette membrane fibreuse est en contact, par sa face externe, avec le tissu cellulaire perirénal qui forme au rein comme une atmosphère cellulo-graisseuse, destinée à le maintenir en place et à le protéger contre les violences extérieures; par sa face interne elle contracte des adhérences faciles à rompre avec le tissu connectif intercanaliculaire du rein; parfois ces adhérences deviennent plus nombreuses, la capsule fibreuse ne se sépare que difficilement de la surface rénale, c'est ce qui arrive dans toute inflammation interstitielle. Aussi, lorsqu'on constate ce fait, lorsque cette capsule se déchire sous l'influence des efforts faits pour l'enlever, on peut, en dehors de tout examen ultérieur, affirmer l'existence d'une néphrite, et d'une néphrite qui s'est étendue jusqu'à la capsule fibreuse.

Cette capsule fibreuse se continue au niveau du hile, d'une part avec la couche adventice des vaisseaux, d'autre part avec la couche fibreuse du bassinet. Elle est formée de tissu connectif, au milieu des fibres duquel on constate, çà et là, des fibres de tissu élastique. Elle est décrite comme formée de 2 feuillets : l'un externe qui aurait de 0,1 à 0,2^{mm} d'épaisseur; l'autre interne, moins épais, n'ayant guère que 0,01 à 0,02^{mm} d'épaisseur. C'est ce dernier feuillet qui se continuerait avec la couche adventice des artères.

Cette capsule fibreuse, qui, comme nous l'avons dit, peut s'enflammer dans le cas de néphrite interstitielle et participer à l'hyperplasie qui caractérise l'une de ses variétés, peut être également envahie par tous les néoplasmes dont le tissu connectif rénal est le siége ; elle peut s'enflammer aussi à la suite d'une inflammation primitive du tissu cellulaire perirénal. Elle n'oppose donc pas à l'inflammation, ni aux autres processus, une barrière infranchissable; disons toutefois qu'elle ne cède qu'à la longue, et qu'elle joue manifestement un rôle protecteur à l'égard du rein, le mettant à l'abri des inflammations du dehors; d'autre part, lorsque l'inflammation débute par le rein, elle arrête souvent la marche des abcès, et prévient parfois les fusées purulentes vers les organes voisins, ou vers le tissu connectif environnant. Par sa résistance elle s'oppose à des congestions exagérées du rein, et semble servir à la sortie de l'urine, en facilitant jusqu'à un certain point la pression nécessaire à cette excrétion. C'est à sa résistance qu'est dû l'état anémique du rein qu'on rencontre souvent à l'autopsie dans certains cas de néphrite, alors que tout portait à supposer un état congestif, état congestif qui existait sans doute pendant la vie, mais qui s'est dissipé lorsque, avec la cessation des contractions du cœur, a disparu la pression intravasculaire.

Cette capsule fibreuse se continue par son feuillet externe avec la couche fibreuse des calices et du bassinet, et forme la couche externe de la partie excrétante de l'urine. Comme nous aurons plus tard à nous occuper des affections dont cette partie est le siége, il est bon d'en faire sommairement la description. La partie excrétante, qui du rein s'étend à la vessie, se compose des calices qui, au nombre de 8 à 15, enveloppent les papilles des pyramides de Malpighi ; ces calices se réunissent en une seule et même cavité, qui porte le nom de bassinet ; c'est au bassinet que fait suite l'uretère, qui met en communication cette cavité rénale avec la vessie.

Le bassinet formé par la réunion des calices a un aspect pyriforme, aplati d'avant en arrière ; sa base est en rapport avec le hile du rein ou les calices, son sommet avec l'extrémité supérieure de l'uretère. Situé derrière les vaisseaux rénaux, il est contigu par sa face antérieure à l'artère rénale.

La structure de la partie excrétante de l'urine est la même, quelle qu'en soit la forme ; elle se compose, aussi bien au niveau des calices qu'au niveau du bassinet ou de l'uretère : 1° d'une couche fibreuse externe formée de fibres connectives et élastiques ; 2° d'une couche musculeuse à fibres externes longitudinales, à fibres internes circulaires, accusées surtout au niveau de l'uretère : cette couche, qui supérieurement se fixe au pourtour des papilles, se continue jusqu'à la vessie ; 3° d'une muqueuse fine vasculaire qui revêt la surface des papilles. Cette muqueuse, dépourvue de glandes, est recouverte d'un épithélium stratifié, à cellules très-larges.

URINES NORMALES.

Le rein a pour mission de sécréter l'urine.

L'urine est un liquide jaunâtre, limpide, légèrement acide, à l'état physiologique, ayant une odeur spécifique, une saveur âcre, une densité d'environ 1018 à 1020.

La quantité d'urine sécrétée dans les 24 heures est assez variable ; d'après les recherches de Beigel, Kaup et de Draper, il serait assez difficile d'en donner une moyenne exacte ; on peut toutefois la porter approximativement à 1,500 grammes.

La sécrétion de l'urine est continue et d'environ 60 grammes par heure (Beale); elle subit des influences diverses qui momentanément en augmentent ou en diminuent la quantité. Cette sécrétion toutefois ne cesse qu'avec la mort, ou sous l'influence d'une stase veineuse (Bernard).

Elle est manifestement influencée par les modifications que subissent les sécrétions cutanées ou intestinales et l'exhalation pulmonaire. Dès le XVIIe siècle Lining avait constaté qu'elle augmentait en hiver, sous l'influence du froid. Chossat reprit ces expériences, et constata sur lui-même qu'en se couvrant peu la nuit il doublait la sécrétion de ses reins ; qu'un bain froid la quadruplait.

Elle augmente également dans de notables proportions, à la suite d'ingestion de liquide, chez les individus qui, au préalable, ont été soumis à l'abstinence, et chez les individus dont les tissus sont saturés de liquide. Cette augmentation se manifeste alors très-vite, et est en rapport avec la rapidité d'absorption qui peut se faire, dans un espace de temps très-court, en une minute (Erichsen), en 15″ ou 20″ (Stehberger).

Les sueurs au contraire, ainsi qu'il résulte des recherches de Milne-Edwards et de Kuhne, en font baisser la moyenne physiologique ; il en est de même des flux intestinaux. Il suffit même parfois d'une simple indigestion pour diminuer manifestement la quantité de l'urine.

La coloration de l'urine est jaunâtre ; mais la teinte varie du jaune clair au jaune foncé, suivant des conditions que nous aurons à examiner à propos des altérations pathologiques de l'urine. La cause de cette coloration, qui, d'une manière générale, est d'autant plus prononcée que l'urine est plus rare, a été attribuée à différentes substances. Qu'il me suffise actuellement de dire que la matière colorante, qu'on désigne sous les noms divers d'uroxanthine, d'urohémathine (Harley), d'urochrome (Thudycum), d'hémaphiéne (Simon), a été de la part de Schunk l'objet d'un travail spécial. Elle serait, suivant cet auteur, due à deux substances qu'il décrit sous les noms d'uriane et d'urianine.

L'uriane est soluble dans l'alcool, l'éther, aussi bien que dans l'eau, elle a pour formule $C^{86}H^{51}AzO^{52}$; à la température de l'eau bouillante, elle se décompose et fournit de la résine brune et des acides organiques volatils. Traitée par l'acide sulfurique ou par l'acide chlorydrique, la solution aqueuse d'uriane devient plus foncée et donne lieu à un dépôt brun résineux.

L'urianine a pour formule $C^{38}H^{27}AzO^{28}$; elle est soluble dans l'alcool, insoluble dans l'éther; sous l'influence des acides, elle se décompose en une substance brunâtre, insoluble dans l'eau, et en une substance soluble qui réduit la liqueur cupropotassique; l'urianine est donc une substance glycogénique. Comme l'uriane, traitée par la chaleur elle donne lieu à des produits insolubles, et devient noirâtre au contact des acides sulfurique et chlorydrique.

L'urine est normalement transparente, mais cette transparence, il ne faut pas l'oublier, peut être modifiée sans qu'il existe pour cela d'altération pathologique; les conditions qui peuvent altérer cette transparence sont d'ordres divers : tantôt l'urine se trouble à la suite de la digestion, par le fait seul de l'apparition dans ce liquide de substance grasse à l'état moléculaire; d'autres fois c'est à la présence du mucus qu'est due cette perte de transparence. Il faut du reste se rappeler que chez les herbivores l'urine est toujours trouble.

L'acidité de l'urine, dont on ne connaît point encore bien sûrement la cause, et qu'on a attribuée tantôt à la présence dans ce liquide de l'acide urique (Liebig), tantôt aux phosphates acides, à l'acide carbonique (Priestley), d'autres fois à l'existence d'un acide spécial (Kuhne) ou à l'acide lactique (Berzelius), peut subir des modifications compatibles avec la santé. Elle est égale dans les 24 heures à celle que produiraient 2 à 4 gr. d'acide oxalique par 1,000 gr. d'eau; elle est de 0,1 à 0,2 d acide oxalique par heure. Elle peut, dans certains cas, s'accroître notablement; mais souvent aussi elle diminue : c'est ce qui arrive parfois à la suite de la digestion (Milne-Edwards), surtout si l'alimentation a consisté principalement en féculents (Bence Jones); elle peut même passagèrement être remplacée par une alcalinité prononcée, à la suite de bains, et lorsqu'on fait usage d'alcalins, d'acides végétaux (Wohler). L'alcalinité de l'urine apparaîtrait également, suivant Kuhne, chez les personnes dont l'acidité de l'estomac est considérable; il se formerait alors des chlorures en excès, et ces chlorures rejetés par l'urine lui communiqueraient une alcalinité anormale.

La densité de l'urine ou poids spécifique, qu'on a pu, se basant sur de nombreuses expériences, fixer à 1018 et 1020, subit également quelques modifications physiologiques qu'il est essentiel de connaître, afin de pouvoir en tenir compte dans l'étude des altérations pathologiques de ce liquide. Les oscillations que présente cette moyenne sont du reste assez limitées, et répondent souvent à des conditions faciles à apprécier. Cette densité est moindre chez l'enfant, la femme et le vieillard, que chez l'homme adulte. Cette densité est en rapport avec le genre d'alimentation. Chossat, qui a fait de ce sujet une étude spéciale, a vu qu'en se soumettant à l'usage du pain et du lait, la densité de son urine tombait à 1012, 1018, tandis qu'elle s'élevait à 1022, 1026 lorsqu'il se soumettait à un régime essentiellement azoté. Ces variations sont en rapport, comme on le voit, avec la nature et la quantité des matières solides contenues dans l'urine; ceci me conduit à examiner rapidement quelle est la composition de l'urine.

L'urine est un liquide aqueux renfermant : 1° des matières organiques azotées et non azotées; 2° des matières inorganiques; 3° des gaz.

L'eau qui tient en solution ces différentes substances est d'environ 960 grammes pour 1,000 grammes d'urine.

Les matières solides organiques et inorganiques qui peuvent, ainsi que nous allons le voir, subir des oscillations diverses, même à l'état physiologique, peuvent approximativement être portées à 30 ou 40 grammes. Des gaz contenus par l'urine, nous ne dirons qu'un mot : c'est qu'on y a constaté la présence de l'oxygène, de l'azote (Marchand, Morin, B. Jones), de l'acide carbonique (Priestley). Ce qui doit surtout attirer momentanément notre attention, ce sont les matières solides. Il est nécessaire, pour bien comprendre les altérations que leur font subir les affections rénales, de se rappeler quelles sont les modifications qu'elles peuvent présenter, en dehors de tout état morbide. Aussi en donnerons-nous une description sommaire.

Les matières solides, avons-nous dit, sont : les unes organiques, les autres inorganiques ou salines. Ces dernières ne représentent guère que le quart des matières solides et n'offrent point, il faut le dire, tout l'intérêt que présentent les matières organiques.

Les matières organiques contenues dans l'urine sont nombreuses et de nature très-diverse; les unes sont azotées, les autres ne contiennent pas d'azote. On peut grouper les matières azotées sous trois chefs différents : on y trouve d'abord des matières azotées parfaitement définies, comme l'urée, l'acide urique, la créatine ; puis des matières azotées mal définies : ce groupe comprend les matières colorantes étudiées par Prout, Simon, Heller, Schunck, Thudycum et Gubler, puis les matières odorantes de Stœdler. Dans le troisième groupe se trouvent les matières azotées qui n'ont point encore été définies, et que, pour cette raison, on décrit depuis Berzélius sous le nom de matières extractives. Les matières azotées nettement définies sont les seules qui méritent de notre part une mention spéciale, et encore ne nous occuperons-nous que des plus importantes, de l'urée et de l'acide urique. Il importe en effet de bien connaître quelles sont les modifications que ces substances excrétées subissent sous l'influence de conditions diverses ; quelles sont les oscillations physiologiques qu'elles peuvent présenter. Si nous passons sous silence les autres substances azotées définies qu'on rencontre normalement dans l'urine, comme la créatine et la créatinine, c'est que les modifications qu'elles présentent, aussi bien à l'état physiologique qu'à l'état pathologique, sont encore peu connues; c'est que la détermination de ces substances dans l'urine réclame des études chimiques spéciales, des manipulations auxquelles ne peut se livrer un simple praticien ; c'est que nous ne voulons pas donner à ces généralités sur l'urine physiologique une extension trop considérable.

Matières organiques azotées.

Urée. — L'urée est certainement la plus importante des matières azotées rendues par l'urine. L'urée est une substance neutre qui a été découverte par Rouelle en 1773, et qui a été observée à l'état cristallin par Cruikshank, en 1798.

Cette substance, qui peut être considérée comme un cyanate d'ammoniaque à groupement moléculaire spécial, a été obtenue de toute pièce par Wohler. C'est un corps fortement azoté qui ne renferme pas moins de 47 pour 100 d'azote ; c'est la plus azotée des substances rendues par l'urine.

Elle est soluble dans l'eau, l'alcool et l'éther ; elle représente les 4/10 des matières solides de l'urine. Elle ne serait point libre dans ce liquide, mais combinée avec différents acides, tels que les acides carbonique et lactique.

L'urée présente, à l'état physiologique, de notables variations quantitatives, en rapport toutefois avec des influences diverses, en partie définies. La moyenne de l'urée excrétée dans les 24 heures est, chez l'adulte, de 28 à 30 grammes. L'urine du jour en contient plus que celle de la nuit, qui n'en renferme que 20 grammes pour 1,000 grammes, au lieu de 30.

La quantité d'urée augmente par le fait du régime. Lehman a pu faire monter à 50 grammes la somme d'urée qu'il rejetait dans les 24 heures, en se soumettant à un régime exclusivement azoté. L'urée augmente encore par suite de l'exercice, avec l'usage des alcalins. Bidder a démontré qu'il suffisait d'ingérer une grande quantité de liquide pour faire hausser le chiffre de l'urée. Proportion gardée du poids du corps, l'enfant sécrète plus d'urée que l'adulte, puisqu'à 13 ans la moyenne de l'urée rendue dans les 24 heures est de 8 grammes.

Chez le vieillard on voit baisser d'une façon notable le chiffre moyen de l'urée; il n'est guère que de 10 gr. par 24 heures, ce qui tient à la diminution que subit, avec l'âge, l'étendue des combustions. Car, il ne faut pas l'oublier, les variations qui surviennent dans la formation de l'urée constituent les oscillations thermométriques par excellence des destructions azotées qui se produisent dans l'économie. C'est en étudiant ces variations à l'état pathologique qu'on peut seulement comprendre la nature de certaines maladies, en suivre les phases, et souvent en prédire tantôt la bénignité, d'autres fois la gravité.

L'urée ne semble pas seulement venir des substances azotées fixes de l'économie (Bidder et Schmidt); ce qui le prouve, c'est que de même qu'elle augmente avec une alimentation fortement azotée, de même elle baisse avec l'abstinence : après 24 heures de jeûne l'adulte n'en rend plus que 18 grammes, et au bout de 18 jours d'abstinence il n'en fait plus qu'un gramme par jour. Toutefois on pourrait admettre que dans ces cas la diminution de l'urée tient à ce que la rénovation des tissus baisse par le fait seul de la diminution des aliments azotés (Bischoff). Elle diminuerait également en été (Kaup); sous l'influence de certaines boissons, comme le thé, le café; à la suite de l'ingestion de certains médicaments, dits d'épargne. Il est bon de noter ce fait, car nous aurons à l'utiliser contre les maladies qui sont entièrement dues, comme le diabète, à la destruction exagérée des substances azotées fixes de l'économie.

La sécrétion de l'urée est nécessairement liée à l'existence ; elle ne cesse qu'à la mort.

L'urée se rencontre un peu partout, ce qui ne saurait militer en faveur de l'opinion d'Oppler et de Zalesky, qui croyaient pouvoir en attribuer la formation exclusive aux reins ; il résulte en effet des recherches plus récentes dues à Grehant et à Meisner, la confirmation des opinions émises déjà par Prévost et Dumas : c'est que si le rein est chargé presque exclusivement d'excréter l'urée, substance formée dans d'autres organes, il n'agit comme organe formateur que dans des limites très-restreintes.

L'urée formée dans toute l'économie, et seulement expulsée par les reins, devait être recherchée et trouvée dans le sang.

On l'y rencontre en effet. Déjà Christison et Gregory l'y avaient constatée. Picard a dans ces derniers temps cherché à en déterminer la proportion, il donne comme moyenne de l'urée contenue dans le sang 0,016 pour 100 gr. de sang. Il a cherché à préciser, en se basant sur ce chiffre et sur la vitesse de la circulation, la quantité d'urée qui traverse les reins en 24 heures. Il croit qu'on peut l'estimer à 56 grammes Milne-Edwards la croit plus élevée, et la porte à 120 grammes.

L'urée peut être considérée comme représentant la substance azotée, dont la combustion est la plus complète. Ne pouvant préciser avec exactitude quel est le siége de cette combustion, qui, sans nul doute, est propre à bien des tissus, peut-être à tous, on a cherché à déterminer quelle était la substance intermédiaire aux substances albuminoïdes et à l'urée: Kuhne croit la trouver dans la leucine et la tyrosine, Voigt dans l'acide urique, Hermann dans la créatine ; Béchamp admet qu'elle peut se former de toute pièce par la combustion de l'albumine. Une telle diversité d'opinions porte à penser que l'urée n'est très-probablement que le résultat de la combustion de différentes matières azotées, dont la nature varie suivant que l'urée provient de la combustion du tissu musculaire, du tissu connectif ou d'un autre organe quelconque.

L'urée jouit de propriétés diurétiques manifestes ; à haute dose elle devient toxique. Injectée aux animaux elle se transforme au carbonate d'ammoniaque. C'est le résultat de semblables expériences qui a donné à Frerichs l'idée d'émettre sur l'urémie une opinion que nous aurons plus tard à examiner.

A. URIQUE. — L'acide urique est, après l'urée, la substance qui rendue par l'urine contient le plus d'azote ; il en renferme 35 pour 100.

Cet acide, qui depuis longtemps a été décrit sous le nom d'acide lithique, a été découvert en 1788 par Priestley.

Pour quelques-uns, pour Liebig entre autres, il serait libre dans l'urine ; pour la généralité des chimistes, il y serait combiné aux bases qu'elle contient. Il ne s'y trouverait même jamais que sous cette forme, suivant Rayer.

Peu soluble dans l'eau (1 pour 1000), il est insoluble dans l'éther et dans l'alcool.

L'acide urique n'est pas seulement sécrété par l'homme, on le rencontre également chez les herbivores, à la période d'allaitement; plus tard il est remplacé chez ces animaux par l'acide hippurique, qu'on trouve parfois chez l'homme. Chez les oiseaux et chez les serpents, l'acide urique constitue presque à lui seul l'excrétion qui chez eux remplace le liquide urinaire.

La quantité qui se forme quotidiennement, et à l'état physiologique, est en général chez l'homme peu considérable; la moyenne est d'ordinaire de 0,50, parfois de 1 gr. Il dépasse rarement ce chiffre, si ce n'est toutefois lorsqu'on se soumet à un régime exclusivement animal, comme l'ont fait Leheman et B. Jones, ou à la suite d'un excès alcoolique accidentel, et encore dans ce cas l'augmentation est peut-être plus apparente que réelle. Cette augmentation apparente serait due, selon nous, à la présence de l'alcool rendu par le rein. L'alcool, ainsi que l'ont démontré MM. Lallemand et Perrin, continue pendant quelque temps à être éliminé par le rein. Or l'acide urique est, on le sait, insoluble dans l'alcool; il n'y a rien alors d'extraordinaire à ce qu'il apparaisse dans ces urines, sous forme de dépôt, au lieu d'y rester en dissolution.

Comme l'urée, l'acide urique existe dans le sang. Stahl et Lieberkuhn l'y ont rencontré à l'état physiologique; Garrod l'y a trouvé à l'état pathologique, dans de grandes proportions. Comme pour l'urée, on a recherché quel pouvait être le point de départ de l'acide urique; Sherer et Ranke, se fondant sur l'augmentation de cet acide à la suite de fièvre intermittente, croient que c'est dans la rate qu'il se forme. Cloetta ne serait pas éloigné de croire que c'est dans le poumon qu'il se produit. Nous répéterons ce que nous avons déjà dit à propos de l'urée: c'est qu'il est actuellement impossible, en se basant sur les recherches récentes qui surtout ont eu pour but l'étude des combustions azotées ou non azotées, de leur assigner un siége déterminé, et nous serions porté à penser que, comme l'urée, l'acide urique peut se produire aux dépens de toute substance azotée quel qu'en soit le siége, et qu'il peut résulter tantôt de la combustion d'une substance azotée fixe, faisant partie de l'économie, tantôt de la combustion d'une substance azotée mobile, encore en circulation dans le sang.

On n'est pas mieux renseigné relativement aux conditions qui en font varier les proportions : on ne sait pas quelles sont les causes qui tantôt permettent aux substances azotées d'arriver aux derniers degrés de la combustion, à l'urée, qui d'autres fois au contraire limitent cette combustion à la production de l'acide urique.

Lorsqu'on vient à injecter de l'acide urique à des animaux on constate, ainsi que l'a fait M. Gallois, qu'il passe à un état de combustion plus avancée, et qu'il donne comme produit de l'urée et de l'acide oxalique. Peut-être pourrait-on utiliser cette expérience et y chercher, à l'aide de procédés appropriés, le moyen de prévenir chez les goutteux les dépôts d'urates, en augmentant la combustion de l'acide urique en excès, en facilitant son passage à l'état d'acide oxalique, en créant en somme une diathèse oxalurique, dont nous aurons plus tard à examiner la genèse.

L'acide urique est remplacé chez les herbivores par un acide voisin, l'acide hippurique. Cet acide, découvert par Liebig, cristallise en prismes dièdres : il ne se rencontrerait chez l'homme qu'à l'état morbide (Bouchardat). Wallachs toutefois le regarde comme s'y trouvant à l'état physiologique. Il n'a été du reste que l'objet d'études peu importantes, et n'a, à notre point de vue, qu'un intérêt secondaire.

Matières organiques non azotées.

Les matières organiques non azotées que renferme l'urine physiologique et qui méritent de notre part une mention spéciale sont : 1° la graisse ; 2° le sucre ; 3° un acide, l'acide oxalique ; 4° le mucus.

Ces matières ne présentent à l'état physiologique qu'un médiocre intérêt. Elles ne sont jamais contenues dans l'urine qu'en de si faibles proportions, qu'on peut presque les regarder comme étrangères à sa constitution ; c'est ainsi que nous envisageons l'apparition du sucre et de la graisse en excès.

La graisse s'y rencontre surtout à la suite des repas, lors de l'ingestion de certains aliments. Elle s'y trouve à l'état moléculaire, ainsi que l'a signalé Lang, et ne présente dans sa constitution rien d'intéressant à mentionner. Au moment de l'émission de l'urine seulement elle diminue la transparence de ce liquide. Lorsqu'on le laisse reposer, elle gagne les parties supérieures, et forme à sa surface une couche plus ou moins épaisse, qui, dans certains états morbides, est parfois assez considérable, et qu'on décrit sous le nom de cremor. Cette couche graisseuse, qui sera de notre part l'objet d'une étude spéciale, se dissout dans l'éther, qui rend à l'urine sa transparence normale.

Le sucre, comme la graisse, serait une des substances organiques qui toujours se rencontreraient dans l'urine. Cette assertion, soutenue par les uns, combattue par les autres, semble actuellement ne pouvoir plus donner lieu à conteste. Il résulte en effet des recherches de Brucke et Leconte que toute urine contient du sucre. Seulement elle n'en contient que des traces, 1 gr. au plus pour 1,000. Il résulte également de ces recherches que la constatation de ce sucre est impossible à l'aide des moyens généralement employés, lorsqu'il s'agit d'urines sucrées pathologiques et contenant du sucre en plus grande proportion, ou du moins renfermant plus de 1 gr. de sucre pour 1,000 gr. d'urine. Ainsi les procédés de Bareswill, Bernard, ne décèlent pas la faible proportion de sucre contenue dans l'urine physiologique. Le polarimètre lui-même est insuffisant, et la fermentation ne donne que des résultats difficiles à constater. Il faut, pour arriver aux résultats de Brucke et Leconte, avoir recours à des manipulations qui sont du ressort de véritables chimistes, et dont l'exposé serait ici tout à fait déplacé.

Une substance qui, comme le sucre, a été par quelques médecins regardée comme un des éléments constitutifs de l'urine physiologique, c'est l'albumine. M. Gigon s'est fait le défenseur de cette idée, mais sans fournir à l'appui de son opinion de preuves suffisantes. Les auteurs qui ont repris ce thème sont arrivés à un résultat opposé, et il est actuellement assez unanimement accepté que la présence de l'albumine dans l'urine constitue un fait pathologique. L'un d'eux même, Kuhne, fait voir qu'il faut bien se garder de prendre pour de l'albumine la mucine qui parfois se trouve dans l'urine; car cette substance, qui présente avec l'albumine quelques caractères communs, se comporte tout autrement avec la chaleur et l'acide nitrique.

L'acide oxalique, qui appartient au groupe des substances non azotées et que Walshe a rencontré chez l'homme 28 fois sur 100, et chez la femme 33 fois sur 100, a été aussi considéré par quelques auteurs comme un des éléments constitutifs de l'urine normale. Pour d'autres, Golding Bird et Bence Jones, il ne serait que l'expression d'un état pathologique qu'ils décrivent sous le nom d'oxalurie. Nous aurons plus tard à revenir sur cette question à propos de la lithiase oxalique, et à discuter la valeur de cette opinion. Ce qu'il y a de certain, c'est que chez l'homme l'acide oxalique se produit avec la plus grande facilité. On le voit apparaître dans l'urine, sous forme cristalline, à la suite de l'ingestion de certains végétaux : oseille, tomates (Morichini); chez les animaux herbivores il constitue un des éléments fixes de l'urine.

Lorsqu'on l'injecte en petite quantité, il est brûlé et fournit de l'eau et de l'acide carbonique; lorsqu'on l'injecte en excès, il devient toxique (Bucheim et Protrowsky).

Matières inorganiques.

Les matières inorganiques qui dans l'urine ne représentent guère que le quart des matières solides sont des chlorures, des phosphates et des sulfates.

Le chlorure de sodium se trouve dans l'urine de l'homme en notables proportions. Il est sécrété journellement par l'urine à la dose moyenne de 8 à 10 grammes. Le chlorure de potassium n'y est qu'en faible proportion.

Le chlorure de sodium est très-soluble dans l'eau chaude; mais il se dépose par le refroidissement, sous forme cristalline.

Chlorures. — Les chlorures viennent surtout de l'alimentation et sont influencés manifestement par les variations qu'on lui imprime (Lehman). Au bout de cinq jours d'abstinence, on n'en trouve presque plus de traces; c'est ce qui explique en partie leur disparition, avec la diète qu'on impose aux malades atteints de bon nombre d'affections. La manière dont ils se comportent avec l'abstinence démontre que les chlorures sont, en grande partie, de provenance externe. Il s'en formerait toutefois une certaine quantité dans l'intérieur de l'économie, aux dépens des sécrétions (Kuhne). Cette seconde provenance des chlorures serait également influencée par les maladies, qui, comme on le sait, altèrent les sécrétions et même les suppriment, lorsqu'elles s'accompagnent de fièvre.

Les chlorures semblent jouer dans l'économie un rôle important ; ils paraissent présider à la conservation des globules sanguins, et peut-être à l'intégrité de certains tissus ; aussi lorsqu'on en prive les animaux, voit-on survenir des hémorrhagies multiples et constate-t-on dans l'urine, dès le cinquième jour, la présence de l'albumine.

Lorsqu'on injecte du chlorure de sodium à un animal, on augmente la quantité d'urée formée dans les 24 heures.

Phosphates. — Les phosphates qu'on rencontre dans l'urine ne sont pas tous de même nature ; Margraf, en 1780, y découvrit le phosphate de soude ; Scheele, en 1776, le phosphate de chaux, et en 1790 Fourcroy y constata le phosphate de magnésie.

Le plus abondant est assurément le phosphate de soude, qui s'y trouve à l'état de phosphate acide, et le phosphate de chaux, qui existe à l'état de biphosphate et de triphosphate. C'est à l'acidité physiologique de l'urine qu'ils doivent leur solubilité. Lorsque l'urine devient alcaline, elle se trouble rapidement et les phosphates se déposent au fond du vase, à l'état amorphe, ou sous forme cristalline variable. Chacune de ces variétés de phosphates présente toutefois un type cristallin presque toujours le même, et dont nous aurons à parler à propos des sédiments.

La moyenne des phosphates rendus par l'urine dans les 24 heures varie entre 3 à 7 gr. C'est à ces phosphates acides que quelques physiologistes attribuent exclusivement l'acidité de l'urine.

Les phosphates viennent sans doute, comme l'acide urique et l'urée, des aliments et des matériaux de désassimilation ; ils ont pour point de départ le phosphore contenu dans l'albumine. La quantité des phosphates paraît être plus grande le jour que la nuit; on croit que leur formation est assujettie jusqu'à un certain point à l'excitation cérébrale. Pendant la grossesse ils semblent également se produire en excès.

Sulfates. — Les sulfates contenus dans l'urine offrent moins d'intérêt que les phosphates ; l'étude qu'on en a faite est encore plus incomplète que celle des phosphates, qui déjà laisse beaucoup à désirer. Ces sulfates sont les sulfates de soude et de chaux. La moyenne formée journellement par le rein est à peu près la même que celle des phosphates, et peut être portée de 3 à 7 gr. Comme les phosphates, les sulfates viennent de l'albumine fixe ou mobile, ou plutôt du soufre qu'elle renferme ; Kuhne croit qu'ils résultent de la destruction de la taurine, substance azotée, résultant de la combustion incomplète de l'albumine.

La proportion des sulfates paraît varier dans les conditions qui influencent la formation de l'urée. Ils semblent également se former, en plus grande quantité, le jour que la nuit.

Carbonates. — On trouve également des carbonates dans l'urine ; comme les phosphates et les sulfates, ils y sont à l'état de carbonates alcalins ou terreux. Leur étude n'offre qu'un intérêt secondaire. Nous aurons du reste à en reparler, à propos des sédiments qu'on rencontre dans les urines pathologiques. Qu'il nous suffise de dire actuellement qu'ils y sont toujours en faible proportion.

MODE D'ACTION DU REIN.

Connaissant la structure du rein et la constitution normale de l'urine, il est un point à discuter et qui déjà a soulevé de nombreuses contestations. Quel est le mode d'action du rein ? S'agit-il d'une sécrétion ? N'a-t-on à faire qu'à une simple élimination ? Pour qu'on puisse dire d'un organe qu'il est sécréteur, il faut d'une part que cet organe forme de toute pièce une substance qui ne se rencontre pas toute constituée dans le sang : il faut en outre que les éléments de cet organe présentent, au moment de la sécrétion, des modifications qui dénotent un travail spécial.

Les glandes salivaires, le pancréas et les glandes stomacales, qui sont des organes sécréteurs par excellence, fabriquent aux dépens du sang une substance azotée, caractéristique pour chacune de ces sécrétions, et qu'on décrit sous le nom de diastase, de pepsine... C'est vainement qu'on chercherait dans le sang l'analogue de ces ferments. En est-il de même du rein ? C'est ce que certains auteurs, comme Oppler et Zalesky, ont cherché à établir. Ils ont pensé que le rein avait pour propriété de former l'urée ; mais il résulte de leurs recherches mêmes, et surtout des travaux de Prévost et de Dumas repris par Grehant, Meisner, Voigt et Petenkofer, que l'urée est seulement éliminée par le rein, et que l'extirpation de cet organe, loin d'en diminuer la quantité, en permet au contraire l'accumulation dans l'économie. On la trouve alors remplissant les capillaires vasculaires lymphatiques ou sanguins. On ne saurait donc, en s'appuyant sur cette base, regarder le rein comme un organe sécréteur.

C'est vainement aussi qu'on chercherait dans le rein les autres caractères propres aux organes sécréteurs. Lorsqu'on vient à exciter les nerfs qui président à la sécrétion de tel ou tel de ces organes, de la glande salivaire par exemple, on voit, ainsi que l'a démontré Cl. Bernard, augmenter la quantité de la diastase ; il n'en est point ainsi lorsqu'on excite les nerfs qui se rendent aux reins, ou le quatrième ventricule, qui semble présider à la formation de l'urine. Cette excitation paraît n'agir que sur les proportions d'eau qu'elle contient, sans modifier la quantité des éléments solides qu'elle renferme.

On a fait plus : on a cherché à démontrer que, comme dans tout organe sécréteur, les cellules des canalicules présentaient, dans leur configuration, des changements en rapport avec la formation de l'urine ; mais ces recherches de M. Muiron sont trop incomplètes pour prouver cette manière de voir. L'auteur se contente de signaler la tuméfaction de ces cellules, il n'indique que vaguement la modification moléculaire dont elles seraient le siége. Il n'y a dans ce qu'il décrit rien qui rappelle complétement le travail cellulaire, c'est-à-dire la tuméfaction et l'affaissement des cellules qui accompagnent la sécrétion de la salive et du pancréas (Heidenhain, Ranvier, Ewald), et l'on ne saurait se baser sur d'aussi faibles changements pour affirmer la nature sécrétoire du rein.

Comme on le voit, le rein ne semble posséder aucune des attributions propres aux organes sécréteurs; il y a plus, c'est qu'il se comporte en présence des éléments du sang d'une façon toute différente. Ainsi, tandis que le pancréas et les glandes salivaires opposent une barrière infranchissable au passage des matières extractives, et ne se laissent traverser que par un nombre très-restreint de substances contenues accidentellement dans le sang, tandis qu'on est encore à se demander quelles sont celles qui peuvent traverser le foie, on les voit apparaître à peu près toutes indistinctement dans les urines. Le rein, qui ne posséde aucun des caractères des organes sécréteurs, est donc, à ce seul titre, on peut l'affirmer, un organe éliminateur par excellence. Comme tel, il jouit de propriétés qui sont en rapport avec l'état du sang, ou qui peuvent être influencées par l'état matériel du filtre qu'il constitue.

La composition de l'urine doit donc être considérée comme l'expression de l'état du sang, ou du filtre qu'elle traverse. C'est par la constitution modifiée de l'urine que se traduiront certains états pathologiques du sang qu'on décrit sous le nom de diathèses. C'est ainsi qu'on voit, sous l'influence de ces diathèses, augmenter dans l'urine la quantité normale des acides urique ou oxalique, en rapport avec les diathèses urique et oxalurique ; d'autres fois la constitution anormale de l'urine traduira au dehors un état pathologique du sang, dû à l'augmentation normale du sucre ou à l'introduction dans ce liquide de substances médicamenteuses ou toxiques. Ailleurs, l'altération de l'urine sera en rapport, non plus avec des modifications accidentelles ou permanentes du sang, mais avec des altérations ou des troubles fonctionnels du rein. Car, il ne faut pas l'oublier, pour qu'une élimination conserve ses caractères normaux, il faut que le sang, aussi bien que l'organe éliminateur, aient conservé leur intégrité. Que l'un ou l'autre de ces facteurs vienne à être modifié, et de suite le liquide éliminé traduira cette modification par les altérations qu'il présente. Ainsi, la diminution quantitative de l'urée peut tenir tantôt à la disparition des cellules épithéliales qui président à son élimination, ou à la modification de leur vitalité (néphrite parenchymateuse, aiguë ou chronique), tantôt à la non-formation de l'urée dans l'économie (inanition, chlorose). Les altérations de l'urine doivent donc être étudiées à un double point de vue : par rapport au sang, et par rapport au rein.

Toutes les parties du rein ne servent pas indistinctement à cette élimination; il serait utile, surtout au point de vue des applications pathologiques, de pouvoir préciser quel est le siége de cette élimination. Cette question a donné lieu à de nombreuses discussions, et n'est point encore nettement tranchée.

Bowman pensait que les éléments constitutifs de l'urine étaient éliminés par des parties différentes, il croyait que les glomérules ne laissaient filtrer que l'eau, tandis que les matières solides traversaient les cellules des canalicules. Isaacs de New-York combattit cette opinion, et fit voir, à l'aide d'injections de substances colorantes, que les glomérules donnaient passage, non-seulement à l'eau, mais encore aux matières solides. Cette opinion fut assez généralement acceptée, par Goodfellow entre autres, qui croit, comme Ludwig, que les canalicules n'ont pour mission que de densifier l'urine, sécrétée de toute pièce par les glomérules, en absorbant l'eau qu'elle contient en excès, au moment de sa formation. Si l'on s'en rapporte aux données pathologiques, on a quelque tendance à n'accepter que sous toutes réserves cette manière de voir ; il semble en effet plus que probable, en s'appuyant sur les bases que fournit l'observation clinique, que la vérité est du côté de Köllicker, de Schwartz et de Traube. Ces auteurs pensent que le glomérule élimine les sels et l'urée, tandis que les canalicules ne se laissent traverser que par l'eau, destinée à dissoudre ces matières.

Ce qui donne à cette dernière opinion une grande importance, c'est, en effet, ce qu'on peut observer dans certaines maladies, au point de vue de la sécrétion urinaire et des troubles symptomatiques qui accompagnent les modifications de cette sécrétion. Ainsi, par exemple, dans la néphrite parenchymateuse, les accidents urémiques n'apparaissent souvent qu'à une époque avancée, alors que les lésions rénales se sont étendues de l'épithélium des canalicules à l'épihélium qui recouvre le glomérule ; dans ces cas l'urée, cessant d'être éliminée, est retenue dans le sang, et cause les accidents qu'on décrit sous le nom d'urémie. Parfois ces accidents arrivent d'emblée; c'est que dans ces cas on a à faire, ainsi que le prouve l'autopsie, à une néphrite parenchymateuse qui s'est rapidement généralisée à toute la surface épithéliale, ou qui, localisée, revêt une forme spéciale que Traube a décrite sous le nom de néphrite capsulaire. Ici encore la disparition de l'urée coïncide avec la lésion de l'épithélium du glomérule: preuve que c'est bien là que se fait cette élimination. Avec la disparition de l'urée coïncide la disparition, dans l'urine, des sels qu'elle renferme ; aussi n'est-il pas illogique d'en conclure que le siége de l'élimination de ces substances est le même que celui de l'élimination de l'urée, c'est-à-dire la surface du glomérule.

Il est plus difficile de préciser le siége exact de la filtration de l'eau. Ce qui porte à croire toutefois que le glomérule n'est pas le seul élément du rein qui jouisse de ce privilége, c'est que dans certains cas de néphrite parenchymateuse on voit le liquide urinaire persister, dans de si notables proportions, que des auteurs ont décrit, dans ces cas, un diabète albuminurique. Eh bien ! à l'autopsie on peut parfois constater que ce diabète albuminurique coïncide avec une atrophie, parfois complète, des glomérules qui, comprimés, ont disparu ou qui n'existent que par place, tandis qu'il y a comme une hypertrophie des canalicules droits, hypertrophie d'autant plus prononcée que le diabète albuminurique était plus intense. Cette observation nous semble, jusqu'à un certain point, venir à l'appui de l'opinion que nous émettions, puisqu'elle permet de considérer l'élimination de l'urine comme constituée, d'une part, par l'élimination de l'urée, de l'acide urique et des sels, qui se ferait au niveau des glomérules, et d'autre part, par le filtrage de l'eau qui, surtout, aurait pour siége les canalicules.

Ce filtrage de l'eau parait être indépendant de toute action vitale des cellules épithéliales; il a lieu alors même que les canalicules sont dépourvus d'éphithélium, à une époque avancée des néphrites parenchymateuses. On s'est demandé quelles étaient les causes de cette filtration; les uns, comme Poiseuille et Dowmbrosky, croient qu'il faut tenir compte pour l'expliquer de la rapidité de la circulation dans un temps donné. Sans nier complétement cette influence, nous croyons que c'est ailleurs qu'il faut chercher la cause de cette filtration qui tient beaucoup plus, sans nul doute, à l'augmentation de pression vasculaire. Il suffit pour le démontrer de rappeler l'action de l'ingestion des liquides en excès, qui n'augmentent la sécrétion urinaire, ainsi que l'a signalé Magendie, qu'en exagérant la pression vasculaire. C'est également ainsi qu'agit le froid, qui supprime l'exhalation cutanée. L'influence de cette pression vasculaire sur la sécrétion urinaire peut du reste se prouver directement; il suffit de reproduire les expériences de Goltz, qui chez les animaux, augmentait la quantité de l'urine en liant l'une des branches principales de l'aorte. C'est en agissant sur le système vasculaire, par l'intermédiaire du système nerveux, par l'excitation du nerf vague, ainsi que l'a fait Hermann, ou par l'irritation du quatrième ventricule, comme l'indique Bernard, que l'on peut augmenter la sécrétion de l'urine, et, dans ces cas encore, c'est à l'exagération de la pression artérielle que l'on doit la plus grande quantité d'urine formée dans un temps donné.

Ainsi, comme on le voit, les altérations quantitatives et qualitatives des matières solides de l'urine sont en rapport, tantôt avec des modifications du sang, tantôt avec des lésions des reins, tandis que les changements survenus dans la partie aqueuse ne traduisent que des troubles circulatoires.

Le rein, n'ayant rien d'un organe sécréteur, peut être suppléé dans certains cas par d'autres organes. Cette action compensatrice est surtout appréciable lorsque le rein lésé devient insuffisant pour l'élimination des substances dont il est chargé de débarrasser l'économie. De tous les organes, ceux qui se prêtent le plus facilement à ce rôle supplémentaire sont l'intestin et l'estomac. C'est par ces organes que s'échappe l'urée, lorsque le rein est atrophié, ainsi que l'ont signalé Bareswill, Bernard, Frerichs et Treiz. De là, dans certains cas, des accidents spéciaux, sur lesquels nous reviendrons à propos de l'urémie. La peau elle-même, dans certains cas signalés par Shottin et Parkes, devient le siége de l'élimination de l'urée. Le poumon ne donnerait passage qu'aux substances résultant de la décomposition de l'urée. (Frerichs.)

TRAITÉ

DES

MALADIES DES REINS

ET

DES ALTÉRATIONS PATHOLOGIQUES DE L'URINE.

DES URINES PATHOLOGIQUES.

De tout temps on comprit l'utilité qu'il pouvait y avoir à connaître les modifications survenues, sous l'influence de telle ou telle maladie, dans la constitution de l'urine. Cette étude, au début, fut d'abord très-restreinte et en rapport avec le peu d'étendue des connaissances chimiques. Ainsi Hippocrate se contente d'attirer l'attention sur les altérations que subissent tantôt l'odeur de l'urine, et tantôt sa coloration ; et de signaler les changements qu'impriment à l'urine la nature des aliments et la quantité des boissons.

Galien fait voir qu'avec l'âge des maladies, avec leur gravité, les urines sont claires ou épaisses ; de là, la division des urines en urines crues, et en urines cuites ou critiques, division qui pendant des siècles subsista dans la science, et qui marcha de pair avec la doctrine des crises.

Dès 1522, Actuarius chercha à introduire un peu plus de précision dans l'étude des urines morbides ; il émit l'opinion que l'urine devait être étudiée par couches ; il entrevoyait ainsi l'existence des pellicules qui se forment à la surface du liquide urinaire, des nuages qui en obscurcissent plus ou moins la transparence, des sédiments qui se déposent au fond du vase ; mais il ne signala guère que les sédiments, dont il s'efforça de préciser la nature. Il appela de plus l'attention des médecins sur la valeur diagnostique et pronostique de certaines colorations anormales de l'urine.

Plus tard Bellini chercha à prouver que toutes les modifications survenues dans les caractères de l'urine tiennent à la diminution dans les principes aqueux de l'urine ; pour ce faire, il condensa l'urine par la chaleur, et il fit voir ensuite que pour lui rendre ses caractères normaux, sa coloration jaune pâle, son odeur peu prononcée, il suffisait de lui restituer l'eau que lui avait enlevée l'évaporation.

Ces déductions pathologiques, toutes fondées sur les caractères physiques de l'urine, ne pouvaient être, en somme, que très-problématiques et très-restreintes ; pour qu'elles prissent une réelle importance, il fallait pouvoir leur donner une extension plus considérable et une base plus sûre. Pour arriver à ce but, il n'y avait qu'une marche à suivre : étudier la constitution chimique de l'urine. C'est en effet à partir du moment où l'on en découvrit les éléments constitutifs, qu'on put se livrer à une étude clinique vraiment fructueuse de ce liquide ; c'est à partir de ce moment qu'on put faire servir au diagnostic et au pronostic des maladies les résultats fournis par cette étude.

La découverte de ces différents éléments se fit lentement, et ne fut pas l'œuvre d'un seul homme : ainsi Kenckel découvrit le phosphore, Rouelle l'urée, Scheele l'acide urique, Bergman l'acide oxalique. Ces découvertes peu à peu se complétèrent, par les travaux de Liebig, Fourcroy, Proust, Berzélius et Marcet sur les sels de l'urine; par ceux de Christison, Grégory, Guibourt, Rayer, Shottin, Parkes et Picard sur l'urée. Puis vinrent les recherches de Heller, Schunck et Thudycum sur les matières colorantes de l'urine; celles de Stœdler sur les matières odorantes.

Mais ces recherches ne furent pas seules à attirer l'attention des médecins. On comprit, et cela dès les temps les plus reculés, que l'urine pouvait subir des altérations par son mélange avec des substances qui, à l'état physiologique, ne s'y rencontrent pas; ainsi, dans Hippocrate, on voit mentionnée l'altération de l'urine par la présence du pus et du sang. Ce médecin signale la gravité des urines noires, qui ne sont assurément que des urines sanglantes.

Avicenne parle de la coloration des urines par la présence accidentelle de substances médicamenteuses.

Plus tard, en 1776, Willis découvre le sucre dans l'urine; Contugno et Chruicksank y rencontrent l'albumine; Berzélius la biliverdine chez les ictériques.

Puis vinrent les travaux de Petentkofer sur les acides biliaires qui, dans certains cas, apparaissent dans l'urine; ceux de Schultze, Stœdler et Frerichs qui constatèrent l'altération de l'urine par l'acide lactique, par la leucine et la tyrosine.

Leuwenhoecke, en appliquant le microscope à l'étude de l'urine, vint confirmer les découvertes antérieures et démontra les globules du pus et du sang dans les urines purulentes et sanglantes. Cette innovation prépara la voie à des découvertes nouvelles, qui devaient être inaugurées par Henlet. C'est en effet ce médecin qui mentionna le premier l'apparition dans l'urine de cylindres d'espèce variée, et qui en fit une des manifestations pathognomoniques des néphrites parenchymateuses. Axyl-Key continua, ainsi que d'autres, ces études qui devaient permettre de suivre pas à pas la marche de ces néphrites caractérisées par des cylindres dont la nature change avec l'âge de la maladie.

Comme on le voit, l'étude de l'urine a de tout temps été faite à un double point de vue : tantôt on a eu pour but de constater les changements dus aux modifications survenues dans les caractères physiques de l'urine, ou à l'altération quantitative des principes constitutifs de l'urine ; tantôt on étudia les altérations qu'imprime à l'urine l'introduction, dans ce liquide, de principes étrangers à sa constitution. De là deux espèces d'altérations urinaires : 1° des altérations qualitatives et quantitatives ; 2° des altérations par introduction de substances étrangères à sa constitution ; nous les étudierons successivement à ce double point de vue.

ALTÉRATIONS QUALITATIVES ET QUANTITATIVES DE L'URINE.

Modifications pathologiques des caractères physiques et chimiques de l'urine.

Quantité. — La quantité normale de l'urine sécrétée dans les vingt-quatre heures, qui, comme nous l'avons vu plus haut, peut être évaluée à 12 ou 1,500 grammes, subit de notables oscillations dans le cours de certaines maladies. Il est des diabétiques qui rendent des quantités fabuleuses d'urine. On a signalé des diabétiques qui en rendaient 30 à 40 litres par jour, des polyuriques qui en éliminaient 40 à 50. Ces données doivent avec raison n'être acceptées que sous toute réserve, et l'on fera sagement, avec Racle, de considérer comme maximum de sécrétion 14 à 15 litres. D'ordinaire même ces malades en sécrètent moins, 6, 8 et 10. On s'est demandé quelle est la source de cette sécrétion exagérée ; quelques auteurs ont avancé que les urines, dans ces cas, surpassaient la somme des boissons ingérées et ont tout naturellement admis qu'elles résultaient de la formation de l'eau aux dépens des tissus de l'économie. On a cherché à contrôler cette opinion, mais les recherches de Nasse et de Bernard ne sont pas venues la confirmer ; ces auteurs sont arrivés au contraire à un résultat tout opposé : ils pensent que la quantité d'urine rendue est toujours inférieure à la somme des liquides ; nous aurons du reste, à propos de la polyurie et du diabète, à revenir sur cette question qui nous semble loin d'être résolue. On voit encore augmenter l'urine à la suite d'attaques hystériques, dans les cas d'hypertrophie du ventricule gauche du cœur, à une période avancée de la néphrite parenchymateuse (albuminurie chronique), alors que les canalicules sont privés d'épithélium. L'urine renferme alors peu de matériaux solides. Il semble qu'il y ait comme une action compensatrice du rein qui, pour dépurer le sang, ne sécrétant plus qu'une urine ténue, la sécrète en excès.

Loin d'être augmentée, la moyenne des urines rendues peut au contraire être diminuée ; c'est ce qu'on constate à une période avancée des maladies de cœur, dans les affections chroniques du poumon, dans tous les états morbides qui diminuent la pression artérielle en augmentant la pression veineuse. On la voit encore baisser dans les flux intestinaux (choléra), lors de sueurs abondantes, et ici encore le mécanisme est le même : dans tous ces cas il y a diminution de la pression artérielle.

On comprend que l'urine soit également diminuée dans les affections rénales, surtout dans les néphrites parenchymateuse et interstitielle, qui aboutissent à la destruction des capillaires rénaux et des glomérules. Dans tous ces cas la diminution de l'urine, qui même peut aller jusqu'à l'anurie, tient au manque de sécrétion rénale ; dans d'autres cas la sécrétion persiste et l'anurie n'est due qu'à un obstacle au cours de l'urine ; il en est ainsi dans les affections des conduits urinaires (calculs, rétrécissement). Ces deux espèces d'anurie ne présentent pas les mêmes symptômes. L'anurie par défaut de secrétion, qui en somme est assez rare, a une marche plus rapide ; elle peut en quelques heures, en quelques jours, entraîner la mort du malade. Elle se montre dans le cours d'affections diverses, dans la maladie de Bright (néphrite parenchymateuse), dans le choléra, à la suite de certaines intoxications (térébenthine, acides minéraux....), comme conséquence de lésions graves, telles que les ruptures de l'intestin, du foie, de la rate ou de l'utérus ; elle complique parfois certaines opérations pratiquées sur l'urèthre ; on la rencontre dans les brûlures graves, surtout comme complications des brûlures étendues aux 1er et 2e degrés. Le rein, le plus souvent, ne présente à l'autopsie que les traces d'une congestion plus ou moins vive. Elle n'est probablement elle-même, dans ces cas, qu'un des phénomènes du collapsus général dans lequel est tombé le malade. C'est très-probablement à ce collapsus plutôt encore qu'à la suppression d'urine qu'est alors due la mort, attendu que les accidents urémiques qui seuls pourraient la provoquer mettent à se développer beaucoup plus de temps, ainsi qu'on le voit dans les cas dus à l'anurie par obstruction.

Toute obstruction portant sur les conduits excréteurs a pour résultat de supprimer la sécrétion urinaire, le passage de l'urée cessant lorsque la pression intra-canaliculaire due à cette obstruction dépasse 50^{mm}. (Ludwig, Hermann.) Si la pression est moins considérable, l'obstruction étant incomplète, l'urine sera aqueuse ; car, en même temps que diminue l'élimination de l'urée, diminue aussi celle des sels. Si l'obstruction est complète et porte sur les deux uretères, par exemple, comme on en trouve des exemples dans les auteurs, dans Robert entre autres, l'urine cesse d'être sécrétée et de couler ; l'urée s'accumulera peu à peu dans le sang et se traduira au bout de sept à huit jours par des accidents qu'on décrit sous le nom d'accidents urémiques, et qui s'annoncent tout d'abord par des tressaillements musculaires (Robert). Ces accidents peuvent ne pas se manifester ; la guérison peut survenir si l'obstacle au cours de l'urine disparaît le sixième, septième et même le huitième jour ; parfois cette variété d'anurie est intermittente, elle se reproduit souvent plusieurs fois avant d'entraîner la mort.

Densité. —La pesanteur de l'urine, qui à l'état physiologique est de 1018 à 1020, est également influencée par les maladies. Cette pesanteur répond, on le sait, à la somme des matières solides contenue dans l'urine examinée ; qu'il y ait augmentation des substances normales ou introduction de substances accidentelles, ou qu'il y ait seulement diminution ou augmentation de l'eau qui entre dans sa constitution. Or, dans certaines maladies, ces substances sont parfois doublées, triplées ; aussi n'est-il pas rare de voir l'urine fébrile marquer 1030 à l'aréomètre (Beale). Dans certains cas de diabète, cette pesanteur atteint 1040 (Racle), 1050 (Beale) et parfois 1075.

D'autres fois, la pesanteur spécifique est au-dessous de la normale. Rayer signale des urines albuminuriques dont la pesanteur spécifique ne dépassait pas 1008 ; Lancereaux parle d'urines polyuriques pesant 1018 ; il en signale d'autres, dans lesquelles l'aréomètre restait au zéro !

La pesanteur spécifique baisse également chez les hystériques, à la suite d'attaques ; dans les cas d'obstacle au cours de l'urine ; à l'époque de la convalescence, suite de maladies graves ; Murchison a vu dans ces cas des urines qui ne marquaient que 1003 à l'aréomètre.

Comme ces faibles pesanteurs spécifiques tiennent à

la diminution des matières solides de l'urine, diminution qui peut porter sur les matières organiques ou sur les matières salines, diminution qui peut être absolue ou relative, il n'est pas étonnant que l'on constate cette diminution de densité surtout dans les urines pâles et décolorées; il est toutefois des urines pâles et décolorées dont la densité est très-élevée, c'est qu'alors ces urines renferment ou du sucre ou de l'albumine; c'est à l'une ou à l'autre de ces deux maladies qu'il faut penser lorsqu'une urine pâle donne à l'aréomètre 1025 et au delà.

On a cherché à utiliser la pesanteur spécifique de l'urine, et l'on a cru pouvoir en déduire le chiffre des matériaux solides qu'elle contient. On a, à cet effet, construit de nombreuses tables destinées à donner, d'après cette visée, des résultats aussi satisfaisants que possible. De tous les procédés dont on s'est servi, le plus simple est celui de Trapp; c'est celui qui donne des résultats se rapprochant le plus de la vérité. D'après ce procédé, il suffit pour connaître la quantité des matières solides contenues dans une urine de doubler les deux derniers chiffres de son poids, à l'aréomètre. Ainsi, pour cet auteur, une urine pesant 1018 contiendrait par litre 36 grammes de matériaux solides, tandis qu'une urine dont la pesanteur spécifique est de 1006 ne renfermerait que 12 grammes. Vogel, tout en constatant l'ingéniosité de ce procédé, signale les erreurs auxquelles il est susceptible de donner lieu, erreurs qui peuvent aller de 1/10 à 1/7 dans les urines saines, et de 1/5 à 1/4 dans les urines pathologiques, à densité élevée.

Odeur. — L'urine à l'état physiologique a une odeur spécifique, *sui generis*, qu'on décrit sous le nom d'odeur urineuse. Cette odeur ne conserve pas toujours son intégrité dans le cours des maladies. Elle subit de nombreuses modifications; parfois elle fait place à une odeur manifestement gangréneuse, comme dans certaines affections rénales. L'urine tire, dans ces cas, de cette modification de l'odeur physiologique une grande valeur diagnostique et pronostique. Ailleurs, cette odeur est manifestement alcoolique ; c'est avec ce caractère que se présente l'urine dans le diabète. Cette odeur s'explique très-facilement par la fermentation que subit ici le sucre contenu dans l'urine.

On a signalé également des urines ayant, à l'état physiologique, une odeur de bouillon de bœuf; cette odeur se rencontre surtout à l'état pathologique, dans le cours des néphrites parenchymateuses. Parfois l'odeur urineuse normale est seulement exagérée ; d'autres fois elle rappelle l'odeur du lait aigri ; on exagère habituellement ces odeurs qui tiennent à des acides volatils, en ajoutant à ces urines un acide fixe, un acide minéral par exemple.

L'urine peut enfin présenter une odeur manifestement ammoniacale, soit au moment de l'émission, soit un temps plus ou moins long après l'émission. Dans l'un ou l'autre cas, on a à faire à une urine qui a subi la fermentation alcaline, c'est-à-dire dont l'urée s'est décomposée ; que cette urine se soit décomposée dans les bassinets, dans la vessie ou dans le vase qui l'a reçue. Dans le premier cas, elle est l'indice certain d'une inflammation de l'une ou l'autre des parties de l'appareil excréteur ; car il n'est aucune des recherches entreprises jusqu'à ce jour par Heintz, Neubauër et Kerner, qui permette d'admettre que l'ammoniaque puisse être sécrétée par le rein, ou du moins qu'elle le soit en quantité suffisante pour donner à l'urine une odeur ammoniacale.

Il est enfin des odeurs que présente l'urine et qui tiennent à la présence accidentelle, dans ce liquide, de substances médicamenteuses ou nutritives ; telles sont celles qui sont dues au copahu, au cubèbe, aux asperges.

Acidité. — L'acidité, qui constitue un des caractères normaux de l'urine, et qui existe au moment de l'émission, peut ne se montrer qu'à une époque plus ou moins éloignée ; elle est dans ce cas le fait de la fermentation. Il y a donc à étudier l'urine au point de vue de l'acidité primitive, et au point de vue de l'acidité secondaire. L'acidité primitive qu'on doit rechercher au moment de l'émission peut tenir, ainsi que nous l'avons vu, à des causes nombreuses ; la cause la plus fréquente de cette acidité est encore à rechercher.

L'acidité se constate à l'aide du papier de tournesol ; mais il faut, pour éviter des causes d'erreurs possibles, examiner l'effet de l'urine sur ce papier au moment où on le retire du liquide. Si on laisse ce papier imbibé d'urine exposé à l'air, il peut se faire qu'il rougisse consécutivement, par l'action de l'acide carbonique de l'air ; il peut se faire aussi que cette coloration rouge consécutive tienne à la décomposition à l'air du sel ammoniacal dont peut être imbibé ce papier. De même, il ne faut pas laisser tremper trop longtemps dans un liquide urinaire un papier qui rougit légèrement à son contact, car l'urine peut à la longue diluer et faire disparaître cette teinte rouge.

L'acidité de l'urine augmente dans le cours de certaines maladies, surtout lorsque ces maladies s'accompagnent de fièvre. On a remarqué fréquemment que l'augmentation de l'acidité coïncidait avec un chiffre d'urée plus élevé qu'à l'état normal. On voit encore l'urine devenir nettement acide à l'approche d'une attaque de goutte ; peut-être tient-elle alors à une augmentation de l'acide urique qui, comme on le sait, d'abord accru, disparaît bientôt de l'urine, au moment de l'attaque. Cette acidité de l'urine, rendue dans les vingt-quatre heures, au lieu d'égaler celle que produiraient 2 à 4 grammes d'acide oxalique par 1,000 grammes d'eau, peut être deux ou trois fois plus forte. On juge du degré de l'acidité que présente une urine, en y laissant couler goutte à goutte, jusqu'à saturation, une solution de carbonate de soude titrée.

L'acidité secondaire n'apparaît qu'au bout d'un certain temps. Au moment où elle se manifeste, on constate que l'acidité légère que présentait l'urine, à l'époque de l'émission, a fait place à une acidité des plus prononcées. Cette acidité serait due à la formation d'un acide nouveau, lactique, butyrique ou carbonique, résultant d'une fermentation qui se ferait aux dépens du sucre, et, en l'absence de sucre, suivant Lehman, aux dépens de la matière colorante de l'urine. Cette fermentation relèverait, suivant Sherer, de l'action du mucus contenu dans l'urine ; elle apparaîtrait, suivant Pasteur, sous l'influence de spores se déposant dans l'urine.

Ce qu'il y a de certain, c'est que c'est dans les urines qui deviennent secondairement acides que se développent des cryptogames qu'on décrit sous les noms de torules et de penicilium glaucum. Le premier de ces cryptogames, qui n'est autre que celui de la levûre, dont Hassall, à tort, a voulu le distinguer, apparaît dans les urines diabétiques, tandis que le penicilium glaucum serait propre aux urines albumineuses. Chacune de ces variétés de champignons est caractérisée par des spores, des sporules et du mycelium. Les spores des torules seraient plus volumineuses que celles du penicilium. Les torules peuvent se montrer un temps très-court après l'émission ; on les voit apparaître parfois au bout de vingt-quatre heures à la surface du liquide, et y former une couche mince, mélangée parfois de cristaux. La rapide apparition de ces cryptogames suffit à elle seule pour faire soupçonner la présence du sucre dans une urine. Ces cryptogames ne se montrent pas seulement dans une urine primitivement acide, on peut les rencontrer dans toute espèce d'urine quel qu'en soit l'état chimique primitif (acide ou alcalin).

Lorsque l'acidité secondaire de l'urine, qui ne serait qu'une des conséquences de leur formation, a été précédée d'alcalinité, les spores et sporules qu'on rencontre à la surface du liquide sont souvent mélangés de cristaux de phosphate ammoniaco-magnésien.

Alcalinité. — L'urine au lieu d'être acide peut être alcaline, elle revêt ce caractère parfois à l'état physiologique, mais dans ces cas l'alcalinité est passagère et ne se montre que sous des influences en partie signalées plus haut. Ce caractère peut être parfois durable, il répond alors à certaines affections médullaires ou à certaines affections rénales ; ainsi l'alcalinité constitue un des signes importants de la néphrite interstitielle chronique. Dans ces cas l'alcalinité est primitive ; elle existe au moment de l'émission. On la constate à l'aide du papier rougi. On ne sait pas encore au juste quelle est la cause de cette alcalinité. Quelques auteurs, comme Smith, Neubauer et Beale, croient que cette alcalinité tient à la formation de l'ammoniaque dans le rein, au moment du filtrage de l'urine. Mais ils n'ont aucune preuve à l'appui de cette assertion. Prout pense qu'elle tient à la formation de phosphates en excès, sous l'influence des affections médullaires ou rénales ; mais ici encore les preuves font défaut ; toutefois cette opinion semble beaucoup plus probable.

L'alcalinité primitive est du reste un fait rare, bien qu'il soit impossible de la nier, depuis que des expérimentateurs, après avoir lavé la vessie, ont constaté qu'il s'écoulait des uretères un liquide urinaire alcalin ; mais elle est de beaucoup moins fréquente que l'alcalinité secondaire. On peut la doser ainsi que l'alcalinité secondaire à l'aide d'une solution titrée d'acide oxalique. L'alcalinité secondaire peut tenir au simple échappement de gaz qui donne à l'urine son acidité physiologique ; le plus souvent elle ne se produit qu'à la longue, et elle tient alors à la décomposition des substances constitutives de l'urine, de l'urée qui se transforme en acide carbonique et en ammoniaque. C'est à cette formation d'ammoniaque qu'est due l'alcalinité secondaire.

L'alcalinité secondaire peut, dans certains cas, être prise pour une alcalinité primitive. Elle existe alors au moment de l'émission de l'urine. Mais dans ces circonstances on pourra toujours, en s'aidant de symptômes concomitants, arriver à établir qu'il existe une affection de la vessie ou des bassinets qui, s'opposant au cours de l'urine, détermine la stagnation de ce liquide et par suite sa décomposition.

On peut du reste reconnaître aisément cette variété d'alcalinité secondaire de l'alcalinité primitive, due à la présence dans l'urine de sels basiques. Il suffit de plonger dans cette urine, au moment de l'émission, un papier de tournesol rougi. Si ce papier, qui bleuit au contact de l'urine, redevient rapidement rouge lorsque de nouveau on l'expose à l'air, c'est que cette alcalinité était secondaire et due à la formation de l'ammoniaque. C'est à la volatilisation rapide du sel ammoniacal que le papier exposé à l'air doit de reprendre bientôt sa coloration rouge.

On ne rencontre pas de végétations cryptogamiques dans les urines alcalines, elles ne renferment que des vibrions. Ces vibrions, qui ont été de la part de Hassall l'objet d'une étude spéciale, et qui cependant sont encore assez mal décrits, seraient, suivant Traube, la cause de l'alcalinité secondaire, comme les cryptogames sont la cause de l'acidité secondaire. Cette alcalinité que peut présenter toute espèce d'urine, et qui a reçu le nom de fermentation putride, résulterait de la transformation en acide carbonique et en ammoniaque de l'urée, mise en contact avec ces vibrions. Ce sont ces vibrions qui, portés par le cathétérisme, ou pénétrant spontanément dans la vessie et les uretères, y donneraient lieu à l'alcalinité ammoniacale qu'on observe parfois au moment de l'émission, et qui est si différente de l'alcalinité fixe dont nous venons de la distinguer.

Que l'urine soit alcaline ou acide, elle peut enfin renfermer, bien que rarement toutefois, des sarcines. Ces petits organismes végétaux, revêtant la forme de petits cubes, et qui sont assez souvent rejetés par le vomissement, ont été trouvés dans l'urine par Heller, Mackay, Johnson, Beale et Begbie.

Les urines acides sont d'ordinaire transparentes et fortement colorées ; les urines alcalines sont le plus souvent pâles et opalescentes.

Coloration. — La coloration des urines présente des modifications très-variées, dans le cours des maladies, et dignes du plus grand intérêt.

Avant qu'on eût trouvé la cause probable de la coloration de l'urine, avant les travaux de Schunck, on émettait, sur l'intensité plus ou moins grande de cette coloration, des idées qui variaient suivant l'opinion qu'on se faisait de la coloration normale.

Le premier qui s'occupa de la question relative à la coloration des urines pathologiques fut Bellini. Il croyait que la teinte pâle ou foncée que présentaient les urines tenait à la plus ou moins grande quantité de sels, qui, pour lui, étaient la cause de la coloration normale. D'autres attribuèrent ces modifications de coloration aux variations quantitatives de l'urée ; Prout pensa qu'elles étaient dues à l'excès ou à la diminution de l'acide urique. Depuis les travaux de Schunck, le doute n'est plus permis.

Il semble actuellement prouvé, d'après les recherches de cet auteur, que la coloration normale de l'urine tient, ainsi que nous l'avons dit, à la présence de deux substances azotées, l'uriane et l'urianine. La teinte plus ou moins foncée qu'elle présente à l'état pathologique tient à la formation de ces substances en quantité plus ou moins grande. Les modifications que présente la teinte de l'urine sont d'autant plus utiles à étudier que tout porte à croire qu'elles sont en rapport avec une destruction plus ou moins considérable des globules sanguins : le pigment urinaire, comme celui de la bile, semble provenir de la matière colorante des globules sanguins, dont il rappelle les caractères. On le rencontre surtout en excès dans les maladies où la dénutrition est considérable, dans les maladies fébriles ; il n'en existe que des traces chez les individus anémiques ou chlorotiques. Le pigment urinaire normal (uriane, urianine) sera d'autant moins abondant, et, par suite, la coloration d'autant plus pâle, que la quantité d'urine rendue dans les 24 heures est plus considérable (diabète).

On ne peut doser que par l'analyse la matière colorante de l'urine. Vogel a cherché, il est vrai, à déterminer approximativement la quantité de matière colorante contenue dans une urine, en ajoutant à cette urine la quantité d'eau suffisante pour produire une teinte arbitrairement choisie comme terme de comparaison ; mais ce procédé est peu exact et l'appréciation de couleurs aussi peu tranchées que celles de l'urine est difficile à bien faire.

L'uriane et l'urianine, qui constituent le pigment normal de l'urine, peuvent se trouver augmentées ou diminuées dans certains états pathologiques. De là, la pâleur ou l'intensité de coloration que présente alors l'urine ; mais elles ne sont pas les seules matières colorantes qu'on rencontre dans l'urine pathologique. Dans le cours de certaines maladies, on voit parfois se former dans l'urine des dépôts bleuâtres, revêtant parfois la forme cristalline (Hassall, Eade). C'est à cette matière colorante que Heller a donné le nom d'uroglaucine ; d'autres fois c'est une matière colorante rouge qu'on rencontre dans ces urines. Cette matière colorante, qui a été décrite sous les noms d'acide rosacique, de purpurate d'ammoniaque (Prout), de uroerythrine (Simon), de purpurine (Golding-Bird et Sherer), n'est autre que l'urrhoïdine de Heller. Schunck a confirmé par ses recherches les travaux de Heller. Comme lui, il a constaté dans certains cas la présence de l'uroglaucine, dans d'autres, celle de l'urrhoïdine; mais, de plus, il a prouvé que la première n'est autre que de l'indigo bleu et la seconde de l'indigo rouge. Il a démontré en outre que ces substances ne viennent pas de l'uriane ni de l'urianine, mais d'une substance extractive incolore, qui se trouve dans toutes les urines, l'indican. C'est aux dépens de l'indican que se forment spontanément tantôt de l'urhoïdine, tantôt l'uroglaucine. On peut même, dans certains cas, en provoquer le développement en transformant à l'aide de manœuvres chimiques l'indican en indigo bleu ou rouge.

Pour reconnaître ces modifications, résultant d'une oxydation plus complète due à l'influence de telle ou telle maladie, il suffit de verser dans les urines à examiner quelques gouttes d'acide nitrique sur les parois du vase. On voit alors se former un disque qui tantôt est bleu (uroglaucine), comme dans les flux intestinaux abondants, qui tantôt est rouge (urohidine), comme dans les affections hépatiques.

Transparence. — La transparence de l'urine est souvent altérée dans les maladies. Elle peut l'être au moment de l'émission, et cela par des causes multiples. Tantôt cette perte de transparence est due à la présence de l'albumine à l'état moléculaire, c'est ce qui arrive dans certaines néphrites parenchymateuses; tantôt elle s'explique par la présence de la graisse en excès, ou par la présence du sang, comme dans l'hématurie simple ou dans l'hématurie endémique. Par le repos, l'urine recouvre sa transparence, les matières qui la lui font perdre gagnant la surface du liquide ou tombant au fond du vase. Il est plus rare que l'urine doive son aspect louche ou opalin, au moment de l'émission, à la présence du sperme ou à l'existence du mucus, le mucus n'apparaissant d'ordinaire qu'avec le repos et sous l'influence du refroidissement.

Parfois l'urine ne perd sa transparence que quelque temps après l'émission; l'opacité est alors secondaire, et ce n'est pas toujours au dépôt du mucus qu'est due cette modification d'un des principaux caractères de l'urine. Le plus souvent, dans ces cas, la perte de transparence de l'urine est due à la présence d'urates en excès, urates qui, peu solubles, se déposent rapidement sous l'influence du refroidissement ; d'autres fois, elle tient aux phosphates qui cessent d'être solubles, l'urine perdant à l'air son caractère d'acidité. Ici encore, l'urine s'éclaircit peu à peu et bientôt complétement, en même temps que se forme et qu'augmente le sédiment.

C'est dans le cours de la diathèse urique, dans les fièvres intermittentes, parfois à la suite d'une simple indigestion que les urates apparaissent en excès dans l'urine; ils y sont souvent en telle quantité qu'ils n'ont, dans certains cas, besoin ni du repos ni de l'abaissement de température de l'urine pour se déposer. En suspension dans ce liquide plutôt qu'en dissolution, ils pourraient alors, suivant quelques auteurs, donner lieu à l'opalescence primitive. Il en serait de même des phosphates dans les affections de vessie ou dans les affections médullaires. Mais, le plus souvent, ce n'est point à l'opalescence primitive que donne lieu la présence de ces sels, mais à l'opalescence secondaire. Chez les herbivores, toutefois, il n'en est pas ainsi : l'opalescence des urines qu'ils rendent et qu'on décrit sous le nom d'urines jumenteuses est primitive et due aux phosphates que rend insolubles l'alcalinité habituelle de ce liquide.

On peut toujours reconnaître assez facilement la raison qui préside à l'opacité de l'urine, il suffit pour cela d'étudier la nature de la pellicule ou cremor, des nuages et des sédiments qui toujours se forment, au bout d'un certain temps, consécutivement à l'opalescence.

Pour que ces modifications nouvelles de l'urine soient complètes, Landre-Bauvais conseillait d'attendre au moins six ou sept heures. Ce n'est qu'au bout de ce laps de temps qu'on peut en rechercher les caractères.

Cremor, nuages, sédiments. — *Cremor.* — Le cremor ou pellicule est constitué par une couche superficielle d'épaisseur variable, ordinairement très-mince, qui recouvre la surface du liquide. Constitué parfois par des sels, tels que le phosphate ammoniaco-magnésien, le cremor est le plus souvent de nature graisseuse. On peut du reste constater, à l'aide du microscope, l'existence dans cette pellicule de graisse à l'état moléculaire; parfois, dans les maladies rénales, à l état cellulaire; rarement à l'état huileux.

Pour compléter ce diagnostic on peut employer l'éther, qui dissout cette pellicule, comme il dissout tout corps gras.

Le cremor a joui, dans l'ancienne médecine, d'une valeur diagnostique et pronostique importante. On le regardait comme un des signes de la grossesse au début. Landre-Bauvais croyait qu'il était l'indice d'une désassimilation inquiétante. Aujourd'hui, on ne peut guère le donner que comme la traduction à l'extérieur, de lésions portant sur les reins ou de troubles fonctionnels de ces organes; on le rencontre dans les néphrites parenchymateuses, à la période de dégénérescence graisseuse; dans l'une des formes de l'hématurie endémique. On le rencontre aussi dans certaines formes de cancer du rein.

Nuages. — Les nuages, qu'on a décrits tour à tour sous le nom de nuages ou d'énéoremes, sont dus à la présence du mucus contenu dans l'urine; ils sont d'autant plus prononcés que le mucus y est en plus grande quantité.

Au moment de l'émission, le mucus passe inaperçu dans l'urine; on ne l'y constate que lorsqu'il s'y condense, au contact de la température ambiante. Par le fait de cette condensation, il devient plus réfrangible que le liquide urinaire. C'est à cette différence de réfrangibilité qu'il doit d'être alors aperçu. Le froid n'a pas seul la propriété de le précipiter du liquide qui le tient en dissolution, le tannin agit dans le même sens. C'est alors qu'il apparaît sous forme de nuages; mais ces nuages, qui ont de la tendance à gagner peu à peu le fond du vase, n'ont pas tous le même caractère. Tantôt le nuage est mince, transparent, il est alors formé de mucus pur, renfermant dans sa trame légère quelques lamelles épithéliales. D'autres fois, le nuage est dense, grisâtre ; si vous l'examinez vous le trouverez encore formé de mucus, mais le mucus contient ici, dans ses mailles, des cristaux d'urates, de l'acide urique et des globules muqueux. Ces différents éléments, en gagnant le fond du vase, ont trouvé un obstacle constitué par le nuage déjà en voie de formation, et s'y sont arrêtés. Ailleurs, vous verrez que le nuage est rougeâtre; c'est lorsque l'urine contient des globules de sang qui, comme les urates, ont été arrêtés dans leur marche descendante.

Traité par la chaleur, le mucus se dissout en partie ; il se dissout également lorsqu'on le soumet à l'action de l'acide azotique dilué, bien différent en cela, comme on le voit, de l'albumine.

Il communique à l'urine la propriété de mousser à la moindre agitation (Rayer). Si on filtre une urine chargée de mucus, il reste à la surface du filtre une espèce de vernis qui, traité par l'éther, ne lui cède pas de graisse comme le pus.

Le mucus existerait, pour les uns, en quantité minime dans l'urine normale ; pour les autres, pour Rayer par exemple, il serait toujours l'indice d'une inflammation plus ou moins intense d'une partie des conduits traversés par l'urine.

Le nuage peut exister en même temps que le cremor, mais c'est surtout avec le sédiment qu'on le rencontre, ce qui se comprend, et de reste, puisque, ainsi que nous l'avons vu, le nuage n'est surtout apparent que par la rétention dans son épaisseur d'une partie des éléments destinés à constituer les sédiments (pus, sang, sels.....).

Sédiment. — Le sédiment décrit par les anciens, sous le nom d'hypostase, était regardé d'une manière générale comme de pronostic plus favorable que le cremor ou le nuage. Les sédiments sont de nature très-diverse ; on a cherché à y établir quelques divisions, basées les unes sur la coloration qu'ils présentent ; ainsi, Prout propose de les ranger, à ce point de vue, sous trois chefs différents, et de décrire des sédiments rouges, jaunes, roses. Civiale n'admet que deux espèces de sédiments : les uns blancs, les autres rouges. S'il était permis actuellement d'accepter une division basée sur un caractère aussi grossier, c'est certainement celle de Civiale qui se rapprocherait le plus de la vérité, attendu qu'elle correspond aux deux principales espèces, qui sont tantôt formées d'acide urique ou d'urates et tantôt de phosphates. Les sédiments ne sont point, ainsi qu'on pourrait le croire, toujours exclusivement dus aux substances salines ; ils sont très-fréquemment composés de matières organiques ; mais ces matières organiques, qui parfois se déposent sous forme de sédiment, sont toutes étrangères à la constitution normale de l'urine ; les sédiments auxquels elles donnent lieu seront étudiés plus loin, à propos des altérations de l'urine par introduction de substances anormales (pus, sang, ...). Il n'est pas de substance organique entrant dans la composition normale de l'urine qui, spontanément, puisse produire un sédiment appréciable. Ainsi, l'urée, la plus abondante de ces matières, lors même qu'elle est notablement accrue, par le fait de la fièvre, du diabète, ne donne lieu à un dépôt sédimenteux que lorsqu'on la précipite en ajoutant à l'urine quelques gouttes d'acide nitrique. Dans certains cas d'atrophie aiguë du foie, la leucine, il est vrai, se dépose parfois sur les parois du vase qui contient l'urine, mais dans des proportions si minimes qu'on ne saurait voir là un dépôt sédimenteux.

Les sédiments, lorsque l'urine n'est pas altérée par le mélange de substances étrangères à sa constitution, sont donc exclusivement salins. Pour en reconnaître la nature, il faut tenir compte des caractères de l'urine, des conditions dans lesquelles ils se présentent, puis en étudier la structure à l'aide du microscope, la composition à l'aide des réactifs chimiques. D'une manière générale, on peut diviser les sédiments salins en deux grandes classes : les uns sont acides et principalement formés d'acide urique et d'urates ; les autres sont plutôt alcalins, et surtout formés de phosphates. Les premiers sont généralement grisâtres ou rougeâtres ; les seconds sont blanchâtres. Cette division correspond, comme on le voit, à la division proposée par Civiale, division que cet auteur avait le tort de ne fonder que sur des caractères extérieurs grossiers et pas toujours constants. Ces caractères de coloration ne suffisent point, en effet, pour affirmer que le sédiment est dû à tel ou tel sel. Il faut, pour en avoir la certitude, l'examiner à l'aide du microscope et des réactifs chimiques.

SÉDIMENTS URATIQUES. — S'agit-il d'un sédiment formé par de l'acide urique, on constate que le dépôt est de nature cristalline, qu'il s'est produit dans une urine acide, très-colorée. On constate, en outre, que ce dépôt est fortement adhérent au vase, qu'il teint en rouge. Lorsqu'on vient à en porter des parcelles sous le microscope, on reconnait aux cristaux qui le constituent les formes habituelles de l'acide urique. Il n'est jamais tout à fait incolore, il est d'un jaune pâle, souvent très-jaune, et même d'une coloration brune foncée. Les formes cristallines qu'il revêt sont très-variables, elles apparaissent tantôt à l'état d'aiguilles blanches soyeuses, lorsque le dépôt se fait rapidement ; tantôt à l'état de sablier : c'est la forme que revêt d'habitude l'acide urique, lorsqu'il y a tendance à la production de calcul. Le plus souvent on le rencontre à l'état de prisme à quatre ou six côtés avec deux faces obliques ; il affecte surtout cette forme cristalline lorsque le sédiment s'est lentement produit. On le rencontre aussi sous forme de barillet ; parfois, enfin, l'acide urique est à l'état amorphe ; il faut alors avoir recours aux réactifs chimiques pour en déceler la nature. Le plus simple des procédés qu'on puisse employer dans ce cas est celui qui consiste à en traiter quelques parcelles par l'ammoniaque et l'acide azotique, de manière à produire à chaud l'alloxane, puis la murexide, dont la teinte violacée ne laisse aucun doute sur la nature du corps en expérimentation.

Lorsque la quantité du sédiment à examiner est trop peu considérable pour avoir recours à cette expérience chimique, si la forme cristalline n'est pas très-nette, si l'examen laisse des doutes dans l'esprit de l'observateur, il suffit pour les dissiper de porter une partie de ce sédiment sur la lamelle d'un microscope ; au contact d'une goutte de potasse, il se forme, s'il s'agit d'acide urique, un urate de potasse qui, décomposé ensuite par l'acide chlorhydrique, donne des cristaux caractéristiques d'acide urique.

L'acide urique n'est pas toujours à l'état de liberté

dans les sédiments qu'il forme; il y est souvent en même temps combiné avec les différentes bases que renferme l'urine; on le trouve alors formant des urates de soude, de potasse et d'ammoniaque. Pour séparer de ces urates la partie d'acide urique libre, il suffit de chauffer l'urine qui les contient, et de la filtrer; l'acide urique reste sur le filtre, qui laisse passer seulement les urates. Le liquide filtré est encore acide coloré, mais le dépôt n'a plus la teinte rougeâtre que présente le sédiment essentiellement formé d'acide urique, ou contenant de grandes proportions de cet acide; la teinte en est grisâtre, très-rarement purpurique, et dans ces cas le microscope est souvent nécessaire pour démontrer que cette teinte ne tient pas à la présence de globules sanguins. Les sédiments d'urates sont en général plus abondants que ceux d'acide urique pur. Traités par la chaleur, les urates de soude se dissolvent dans le liquide urinaire, qui reprend sa transparence habituelle. Traités par l'acide azotique, ils se décomposent : l'urate d'ammoniaque en ammoniaque qui se dégage, et en acide urique qui se dépose sur les parois du vase; l'urate de soude donne également lieu à un dépôt d'acide urique et de plus à du nitrate de soude, restant dans le liquide. Traités par l'acide chlorhydrique, ils donnent lieu à des cristaux d'acide urique. Lorsqu'on vient à laver les urates ou à étendre d'eau froide le sédiment qui en est formé, il se dépose par le repos de l'acide urique de nouvelle formation et des urates. Les urates, dans ce cas, passeraient, suivant Bence Jones, de l'état de sels acides à l'état de sels basiques. Les urates traités par l'ammoniaque et l'acide nitrique, à chaud, donnent lieu aux mêmes réactions que l'acide urique, c'est-à-dire qu'ils produisent la murexyde. Les sédiments formés d'urates sont souvent amorphes; c'est ce qui avait donné l'idée d'en décrire deux espèces, les uns cristallins, les autres amorphes. Cette division n'aurait pratiquement qu'un bien faible intérêt, attendu qu'on voit souvent, sans cause appréciable, un dépôt cristallin faire place à un dépôt amorphe. Comme l'acide urique, les urates ont de nombreuses formes cristallines ; il en est toutefois, de plus fréquentes, qui, lorsqu'on les constate, peuvent servir à reconnaître la nature du sédiment. L'urate de soude cristallise le plus habituellement en groupes étoilés de cristaux prismatiques. Les cristaux d'urate d'ammoniaque présentent l'aspect de boules opaques épineuses, et sont souvent mélangés aux précédents ; d'autres fois ils apparaissent sous forme de bâtonnets réunis en croix, en rosettes. Ces formes cristallines coïncident fréquemment avec la formation de calculs de même nature, parfois aussi avec l'alcalinité de l'urine.

L'urate de soude, qui nous paraît se montrer en plus grande abondance que l'urate de potasse, est peu soluble dans l'eau froide : il ne s'en dissout guère qu'une partie dans 1,150 parties d'eau ; elle l'est plus dans l'eau chaude et se dissout dans 124. — L'urate de potasse, qu'on rencontre assez souvent mélangé aux cristaux d'urate de soude, ne présente rien de spécial à signaler. L'urate de chaux ne se rencontre que rarement, et en petite quantité. Il est constitué par une poudre blanchâtre, amorphe, peu soluble dans l'eau, et, lorsqu'on la chauffe à une température élevée, elle laisse comme résidu du carbonate de chaux.

On peut, en traitant un urate par l'acide chlorhydrique, et sous le microscope, reconnaître de quelle nature est la base. L'acide chlorhydrique, en même temps qu'il met l'acide urique en liberté, forme avec l'urate de soude des cristaux de chlorure de sodium, avec l'urate d'ammoniaque des cristaux de chlorhydrate d'ammoniaque faciles à reconnaître.

Sédiments phosphatiques. — Lorsque le sédiment est

de nature phosphatique, on constate tout d'abord que les conditions au milieu desquelles il se montre sont tout autres. L'urine est ici pâle, décolorée, le plus souvent alcaline, d'ordinaire très-abondante. Un des caractères chimiques essentiels de ces sédiments, c'est que, traités par l'acide nitrique, ils se dissolvent immédiatement, l'urine perdant, sous l'influence de cet acide, l'alcalinité qui avait déterminé le dépôt des phosphates; ils se dissolvent même par l'acide acétique, ce qui distingue des cristaux d'oxalate de chaux les phosphates ammoniaco-magnésiens, dont la forme cristalline s'en rapproche beaucoup.

Parfois c'est l'acide carbonique qui les tient en dissolution; aussi les voit-on se précipiter, à la chaleur, sous forme d'un sédiment blanchâtre qui revêt jusqu'à un certain point le caractère des précipités albumineux. Ils sont insolubles dans l'eau chaude.

Les phosphates qui constituent les sédiments se déposent tantôt à l'état amorphe, tantôt à l'état cristallin. Ceux qu'on rencontre le plus souvent sont les phosphates terreux, tels que le phosphate ammoniaco-magnésien, qui n'existe pas dans l'urine normale et qui ne se rencontre qu'avec une urine alcaline; le triple phosphate de chaux ($3CaO, PhO^5$); le biphosphate de chaux ($2CaO, HO, PhO^5 + 3HO$). Quelques-uns ont des formes cristallines caractéristiques; tel est le phosphate ammoniaco-magnésien ($AzH^4O, 2MgO, PhO^5 + 12HO$), dont la forme cristalline la plus habituelle, tenant du prisme vertical et rhomboïdal, revêt un aspect très-caractéristique, qu'on a comparé au couvercle d'un cercueil.

Le phosphate de chaux, le plus souvent à l'état amorphe, se présente parfois sous forme d'aiguilles, de rosaces ou d'éventails. C'est un des sels urinaires qui affectent les aspects cristallins les plus variés.

La propriété qu'ils ont de rester insensibles à la chaleur suffit pour les distinguer des nuages qui se dissolvent sous son influence.

Cette division des sédiments que nous avons admise n'est point, comme on le voit, une division faite à plaisir : elle repose sur des bases physiques, chimiques et physiologiques, ainsi que nous pensons l'avoir démontré ; elle est très-importante et se retrouvera avec tous les caractères que nous venons de lui assigner, à propos des calculs. C'est cette division que Civiale avait cherché à introduire dans la science ; malheureusement, il ne l'avait point appuyée sur des preuves suffisantes, et les caractères qu'il donne de chacun de ces groupes, en rapport du reste avec l'état de la science, n'étaient pas de nature à entraîner, sans réserve, une entière conviction.

C'est dans les urines alcalines, et concurremment avec les phosphates terreux, que se montrent parfois les carbonates de chaux. Ils s'y rencontrent à l'état amorphe, plus rarement sous forme de petits corps sphéroïdaux.

Ces deux groupes de sédiments qui, ainsi qu'on a pu s'en convaincre, ont des origines et des caractères distincts, qui le plus souvent existent isolément, sont dans certains cas confondus. On trouve, en effet, des urines qui parfois présentent des sédiments composés d'urates, d'acide urique et de phosphates. Mais dans ces cas l'urine a perdu ses caractères physiologiques, et l'on trouve, dans ces sédiments composés, la preuve des altérations qu'a subies ce liquide. L'urine, avons-nous dit, abandonnée à elle-même, subit d'abord la fermentation acide ; sous l'influence des acides de nouvelle formation (lactique, butyrique, carbonique), l'acide urique change de combinaisons, se dépose sous l'une des formes cristallines qu'on lui connaît ; les urates non décomposés, dont la solubilité diminue avec les altérations de l'urine, se précipitent eux-mêmes et viennent prendre part à la formation du sédiment. De là l'explication toute naturelle de la présence de l'acide urique et des urates dans les urines qui ont subi la fermentation acide. Cette fermentation acide continuant peut même, dans certains cas, altérer la constitution chimique de l'acide urique, faire subir un degré d'oxydation plus avancé aux éléments qui le constituent; de là, parfois, le mélange de l'acide oxalique ou de l'oxalate de chaux à l'acide urique et aux urates qui constituent le sédiment.

Lorsque les éléments de l'urine qui servent à cette fermentation ont été épuisés, on voit bientôt survenir des modifications d'un autre ordre. La fermentation acide fait place à la fermentation alcaline. Que cette fermentation ait pour point de départ le mucus contenu dans l'urine, qu'elle tienne à la présence de spores, peu importe. L'ammoniaque qu'elle engendre aux dépens de l'urée communique à l'urine un état d'alcalinité qui s'oppose à la solubilité des phosphates qu'elle contient. De là la précipitation des phosphates, et par suite la formation d'un sédiment dont la nature est tout à fait différente de celle du précédent. On comprend que, par le fait seul de cette succession des fermentations acide et alcaline, on puisse trouver la réunion dans un même sédiment des sels dont le mode de production est tout à fait différent; seulement, il ne faut pas oublier que ces sédiments mixtes ne se rencontrent, en somme, que lorsque l'urine a subi de profondes altérations. Aussi, lorsqu'on est à même de constater des sédiments de cette nature dans des urines rendues depuis peu de temps, alors que la fermentation n'a pas pu encore se produire au dehors, on peut affirmer que cette fermentation s'est développée dans l'une quelconque des parties que traverse l'urine, dans le bassinet ou dans la vessie. On peut être assuré que, dans ces cas, il y a stase partielle du liquide urinaire. C'est, du reste, par le développement de ces fermentations acide et alcaline qu'on peut seulement expliquer la formation de ces calculs, qui sont si curieux à étudier, et qui présentent, alternant entre elles, des couches d'urates, de phosphates et parfois d'oxalates.

Les autres substances salines de l'urine ne se rencontrent que bien rarement dans les sédiments, ou du moins, si on les y rencontre, elles ne s'y trouvent que d'une façon accidentelle ; en tout cas, ce n'est que tout à fait exceptionnellement qu'elles arrivent à former, par elles-mêmes, le sédiment tout entier. Les substances auxquelles nous faisons allusion sont l'acide chlorhydrique et l'acide oxalique.

Le chlorure de sodium, qui, au dire de Neubauer, n'existe jamais comme élément unique d'un sédiment, se reconnaît facilement à la forme octaédrique de ses cristaux, qui rappelle, il est vrai, celle des cristaux d'oxalate ; mais ils en diffèrent toutefois par leur solubilité excessive dans l'eau. Il faut en outre se rappeler que ces cristaux sont plus petits que ceux d'oxalate, et que pour trancher la question, on peut, lorsqu'il s'agit de chlorures, modifier la cristallisation en faisant évaporer le liquide en litige sur une lamelle de microscope. Il se produit alors des cristaux de forme cubique, les chlorures ne cristallisant en octaèdres que dans des solutions d'urée.

L'acide oxalique est toujours dans l'urine combiné à la chaux, et à l'état d'oxalate insoluble ; il se dépose alors rapidement. Lehman croit toutefois qu'il peut y être tenu en dissolution par le phosphate acide. Il coexiste souvent avec les urates. Les cristaux d'oxalate de chaux apparaissent le plus souvent dans les sédiments sous forme d'octaèdres, parfois sous forme d'octaèdres à angles aigus et dont l'aspect rappelle la configuration d'une enveloppe de lettre. Cette forme cristalline n'est pas toutefois la seule qu'affecte l'oxalate de chaux ; on le rencontre aussi à l'état de prisme, mais surtout sous forme de sablier, et Beneke a remarqué que dans ces cas on avait tout lieu de redouter la formation de calculs rénaux ou vésicaux. Il peut enfin se trouver à l'état amorphe.

Les cristaux d'oxalate de chaux ont pour caractère d'être dissouts par les acides minéraux, et surtout d'être insolubles dans l'eau et l'acide acétique, caractère important et à utiliser pour reconnaître ces cristaux des cristaux de chlorure, dont la forme cristalline, ainsi qu'on l'a vu, est souvent à peu près la même.

C'est également en se basant sur l'insolubilité de l'oxalate par l'acide acétique, qu'on peut le reconnaître de certains phosphates ammoniaco-magnésiens affectant presque la même forme cristalline, et qui se dissolvent, eux, par un excès d'acide faible, même d'acide acétique. Très-peu soluble dans la solution d'acide phosphorique qui constitue l'urine, il se dépose par le refroidissement. On peut en hâter encore le précipité en saturant l'acide phosphorique et en provoquant l'alcalinité.

Modifications quantitatives des substances contenues dans l'urine à l'état physiologique.

L'examen des sédiments, qui permet de reconnaître quelle est celle des substances normales qui se présente en excès dans l'urine, n'est pas toujours suffisant. Dans certains cas, il faut de toute nécessité savoir dans quelle proportion se trouve cette substance ; nous n'en voulons pour preuve que ce qui a trait à la néphrite parenchymateuse. Dans le cours de cette maladie, parfois dès le début, le plus souvent à la fin, on voit baisser et les sels et l'urée. Cette modification est l'indice précurseur de changements graves dans la symptomatologie de la maladie ; c'est cette modification qui prélude à l'apparition de ce groupe de phénomènes qu'on a décrit sous le nom d'urémie, et qui bientôt se montrera avec toute son intensité et toutes ses variétés de forme. Il est, on le comprend, du dernier intérêt pour le médecin, s'il est dans l'impossibilité de s'opposer à cette complication, qu'il puisse au moins en prévoir l'apparition. Eh bien, c'est le dosage de l'urée qui seul lui permettra de porter un diagnostic et un pronostic assurés. Ce que nous disons de l'urémie, nous le dirons de bien d'autres maladies, des accès de goutte, entre autres, dont on pourra avec certitude annoncer le retour prochain, lorsqu'on constatera par le dosage un notable abaissement dans le chiffre normal de l'acide urique. C'est encore en dosant les principales substances constitutives de l'urine normale, qu'on peut être conduit à redouter certains états morbides dont l'apparition est imminente. Ainsi, lorsqu'on constate chez un individu une augmentation persistante dans les proportions de l'acide urique, on est en droit de soupçonner l'existence d'une diathèse urique, et l'on peut craindre la formation prochaine de calculs rénaux ou vésicaux. Sont-ce les phosphates au contraire qui se montrent en excès dans une urine alcaline, le danger sera le même, et la formation de calculs d'autant plus à redouter que la diathèse phosphatique sera plus nettement prononcée. Or, pour juger de l'intensité de cette diathèse, il n'y a qu'un moyen, l'examen de l'urine, dont le dosage permet de reconnaître ici l'énorme proportion des phosphates, comme tout à l'heure elle permettait de préciser la différence pathologique de l'acide urique.

Comme on le voit, le dosage des substances normales n'a pas un simple intérêt de curiosité ; il permet au médecin de soupçonner l'apparition prochaine d'états morbides variés, et par suite dans certains cas le met à même de s'y opposer, en combattant par une sage médication les diathèses, causes de ces états morbides. Il peut même conduire le médecin à diagnostiquer une maladie qui, sans lui, échapperait à son attention. Il est certaines intoxications paludéennes qui ne se traduisent, au début, que par une formation excessive d'acide urique. Cette formation excessive constitue parfois, et longtemps, la seule manifestation qui puisse faire place ultérieurement à des accès de nature pernicieuse. Il suffira alors de doser l'acide urique de ces urines, pour arriver au diagnostic de l'affection et prévenir des complications funestes de perniciosité. N'est-ce point encore en connaissant les oscillations que présente le chiffre de l'urée qu'on peut suivre la marche des maladies aiguës fébriles, qu'on peut affirmer la cessation de la maladie, sa convalescence; n'est-ce point en constatant les proportions d'urée souvent énormes que rend le malade, que l'on peut, en raison de l'intensité du processus destructif, prédire, comme dans certaines formes de diabète, une terminaison rapidement fatale?

Déjà de nombreuses études ont été faites sur ce sujet. Ainsi Brather et Warneke ont remarqué que l'augmentation de l'urée est en rapport avec l'élévation de température, avec l'acidité et la coloration intense de l'urine. C'est avec ce caractère que se présente cette augmentation dans les fièvres continues, dans le rhumatisme aigu, dans la pneumonie. Lorsque l'urée en excès atteint 60 grammes par 1,000 grammes d'urine, elle forme des cristaux de nitrate d'urée par l'addition d'acide nitrique, sans avoir été au préalable condensée par l'évaporation. Vogel l'a vue dans certaines fièvres atteindre le chiffre de 74 grammes en vingt-quatre heures; Parkes, 52 grammes. Murchison s'est demandé si l'urée n'affectait pas, avec la fièvre typhoïde, des rapports déterminés et variant aux différentes périodes de cette fièvre. Pour lui, c'est surtout dans le courant de la première semaine qu'on la trouve en plus grande quantité, bien qu'elle reste en excès pendant toute sa durée.

Lorsque l'urée baisse, l'urine est plutôt pâle, décolorée, peu acide. Ainsi que nous le signalions plus haut, cette diminution d'urée peut tenir à une altération du filtre rénal; mais il peut arriver qu'elle se produise par suite d'une formation imparfaite dans l'économie, comme cela serait le cas, suivant Chalvet, dans certaines fièvres de mauvaise nature. Parfois cette diminution est en rapport avec des lésions organiques nettement définies, comme dans l'ictère grave dû à l'atrophie aiguë du foie. Dans ce cas, l'urée serait remplacée dans l'urine par d'autres substances d'origine azotée, la leucine, la tyrosine (Frerichs).

L'acide urique, comme l'urée, a été également l'objet de recherches cliniques déjà nombreuses. Samson l'a dosé dans diverses maladies, et en présente un tableau qui n'est pas sans intérêt. Il a trouvé que 1,000 grammes d'urine renfermaient

0,83	d'acide urique	dans la goutte aiguë.
0,80	—	dans le rhum. aigu.
0,71	—	dans les maladies de cœur.
0,67	—	dans l'érysipèle.
0,14	—	dans la diathèse phosphatique.
0,12	—	dans la goutte chronique.

De ce tableau, encore bien incomplet, on peut toutefois tirer des conclusions en rapport avec les idées que nous émettions plus haut. On voit en effet que c'est lorsqu'il existe une diathèse urique, comme dans la goutte, que cet acide est en excès, qu'on le trouve en petite quantité au contraire lors de diathèse phosphatique. On voit également que les maladies de cœur ont aussi la propriété de charger l'urine d'acide urique, et cela par le fait seul qu'en diminuant la pression artérielle elles font baisser la quantité d'eau; de là l'augmentation relative de l'acide urique, son insolubilité et l'aspect boueux que présente parfois, dans ces cas, la sécrétion rénale.

C'est surtout à la période de résolution, lors de la convalescence, qu'on voit les maladies fébriles donner lieu à une production exagérée d'acide urique. Il est l'indice d'un amendement dans la maladie. Il démontre que les combustions, qui jusque-là donnaient lieu à l'urée, baissent d'intensité, car on ne doit pas oublier que l'acide urique représente une oxydation des matières azotées moins avancée que l'urée. C'est à cette variété d'urine, caractérisée surtout par la présence de l'acide urique, que les auteurs anciens, par le fait seul de l'observation clinique, étaient arrivés à donner le nom très-mérité d'urine critique ou cuite. Cette variété d'urine coïncide avec l'abaissement de la température et le retour des sueurs.

Dans les cachexies, la quantité d'acide urique contenue dans l'urine atteint son minimum : il est en moyenne de 0,07 pour 1000, au lieu de 0,25 à 0,50 qui représente le chiffre normal.

Les données diagnostiques et pronostiques fournies par le dosage ne se bornent pas seulement à celles que fournit la détermination de l'urée et de l'acide urique. Tout le monde sait que, depuis les travaux de Redtenbacher, l'on peut pour ainsi dire suivre pas à pas la marche d'une pneumonie, à l'aide des variations que présentent les chlorures. Diminuant dans l'urine au début de cette inflammation, disparaissant complétement à l'hépatisation, ces sels ne reprennent leur moyenne physiologique que lorsque baisse la maladie ; parfois cette moyenne subit de nouveau des oscillations qui sont en rapport avec celles que présente la pneumonie. Ces chlorures ne seraient pas seulement influencés par la pneumonie : on les verrait encore baisser, ainsi que l'ont constaté Budd et Beale, dans la bronchite, dans le rhumatisme aigu, dans la pleurésie et dans certaines maladies de peau. Dans la pleurésie, les chlorures seraient sécrétés sur place et mêlés aux fausses membranes, et ici encore ils offriraient des oscillations en rapport avec la maladie et par conséquent utiles à connaître au point de vue du diagnostic et du pronostic.

Les dosages des autres substances, des acides sulfurique et phosphorique n'ont encore été faits que sur une très-petite échelle; les résultats qu'ils ont fournis sont encore très-restreints. Toutefois, même en ne tenant compte que des faits acquis, et sans rien préjuger de l'avenir, on peut être certain qu'une connaissance plus approfondie des oscillations que présentent ces acides sera, dans l'étude de certaines maladies, d'une utilité capitale. Déjà l'on peut saisir les rapports qui existent entre l'augmentation des phosphates et l'apparition de maladie cérébrale nettement spécifiée. Il semblerait même qu'on peut, en se basant sur les variations qu'ils présentent, soupçonner l'apparition prochaine d'une encéphalite que rien ne traduit encore au dehors. C'est du moins ce qu'on peut inférer des travaux de Bence Jones, qui a constaté l'augmentation des phosphates de l'urine lors d'inflammation du système nerveux avec paroxysmes, ou lors d'encéphalite, suite de fracture. C'est à la même conclusion que conduisent les travaux de Beale, qui, chez des aliénés, vit les phosphates, en excès à la période d'excitation, baisser lorsque survenait la dépression. Ces assertions, basées sur des observations encore peu considérables, réclament de nouvelles recherches, et, n'aurait-on que le désir de les contrôler à ce point de vue seul, il serait utile de faire le dosage de ces sels. Ce travail a déjà été repris à propos des plaies de tête, et les résultats obtenus sont venus en partie confirmer les faits antérieurs. Joly a dirigé dans ce sens des études expérimentales, et il serait arrivé, en excitant chez des animaux la substance cérébrale, à faire monter le chiffre des phosphates de l'urine.

Comme on le voit, le dosage des substances contenues dans l'urine n'est pas seulement intéressant; les résultats qu'il est à même de fournir peuvent être dans certains cas de première utilité. Nous sommes même convaincu qu'en le faisant fréquemment, on arrivera à des résultats qui pour n'être pas soupçonnés n'en seront pas moins fort utiles. Nous pensons qu'il y a là une mine riche à exploiter et qui actuellement est à peu près encore inexplorée. L'urine a de tout temps été regardée comme la traduction extérieure la plus exacte des phénomènes de combustion qui se passent dans l'économie. Pour bien comprendre ces phénomènes qui nous échappent et qui constituent l'essence des maladies, il n'y a qu'un moyen : c'est de chercher à connaître à fond les produits de cette combustion. Ces produits connus pourront permettre ensuite de reconstituer de toute pièce les phénomènes initiaux dont ils découlent, et de comprendre ainsi les maladies.

Dosages. — Le dosage peut se faire de manières différentes. On peut extraire de l'urine la substance dont on veut connaître la quantité; mais ce procédé réclame beaucoup de temps, un laboratoire parfaitement organisé, des études chimiques très-étendues, aussi n'est-il guère à la portée d'un simple clinicien. Il en est d'autres beaucoup plus simples, beaucoup plus expéditifs et plus pratiques ; par ces procédés le dosage se fait à l'aide de liqueurs titrées, ou de certains réactifs chimiques, qui varient pour chacune des substances à déterminer. Ces procédés ne présentent point, il est vrai, toute l'exactitude du premier, mais les résultats qu'ils fournissent sont bien suffisants, et ils ont l'avantage d'être accessibles à tout le monde.

Les liqueurs titrées varient avec chacune des substances qu'on se propose de rechercher; il en est même qu'on peut doser à l'aide de liquides de nature différente. Nous n'entrerons pas à cet égard dans des détails inutiles ; nous nous contenterons de parler des procédés qui sont les plus faciles à employer, les moins susceptibles de donner lieu à l'erreur, de ceux enfin que nous avons eu bien souvent l'occasion d'employer nous-même pour le dosage des urines chez l'homme et chez les animaux. Les substances que contient l'urine ne sont pas également toutes utiles à doser. Ainsi, le dosage des bases n'a qu'un intérêt secondaire, et pour ne pas donner à cette partie de notre travail une extension trop considérable, nous le laisserons complétement de côté, ne nous occupant que des substances dont le dosage présente, au point de vue de la pathologie en général, et surtout au point de vue de la pathologie rénale, une véritable importance. Ces substances qu'il importe de doser sont, ainsi qu'on a pu le voir, l'urée, l'acide urique, les chlorures, les sulfates et les phosphates. C'est du dosage de ces substances que nous nous occuperons.

Dosage de l'urée. — *Procédé Liebig.* — Pour doser l'urée on peut avoir recours à de nombreux procédés ; le plus ancien, celui dont nous parlerons tout d'abord, est celui de Liebig. Il consiste dans l'emploi successif d'une solution de baryte, qui a pour but de débarrasser d'abord l'urine des sulfates et des phosphates qu'elle peut contenir; d'une solution de protonitrate de mercure, qui, en précipitant l'urée, décèle la quantité qu'en renferme l'urine ; d'une solution de carbonate de soude, destinée à indiquer d'une façon précise le moment terminal de la réaction. On peut alors, connaissant d'une part la quantité d'urine employée, et d'autre part celle de la solution de nitrate de mercure, en déduire la proportion d'urée. La solution de nitrate de mercure est préparée de telle sorte qu'un centimètre cube de cette solution correspond à un centigramme d'urée.

Voici, du reste, quel est le mécanisme de ce procédé : on prend 0,40^{cc} de l'urine à expérimenter ; on y ajoute

0,20^{cc} de la solution de baryte. (Cette solution, pour Robert, devrait être composée d'une solution saturée à froid de nitrate de baryte, mélangée à deux parties d'eau de baryte également saturée.) On filtre ce liquide et l'on prend de ce liquide filtré 15^{cc} qui ne correspondent en somme qu'à 10^{cc} d'urine, puisqu'ils résultent d'un mélange formé d'un tiers de solution de baryte et de deux tiers d'urine. On place ces 15^{cc} de liquide dans un petit matras. On laisse alors tomber goutte à goutte dans ce matras, d'une burette graduée, la solution de nitrate de mercure. Ces premières gouttes ne déterminent d'abord aucun précipité, elles forment avec les chlorures de l'urine un composé soluble. Ce n'est qu'au bout d'un certain temps et alors que tous les chlorures sont entrés dans cette combinaison nouvelle que commence à se former le précipité qui est dû à la présence de l'urée que contient le liquide examiné. On note avec soin la quantité que réclame la saturation des chlorures, de manière à pouvoir la déduire de celle que nécessite la précipitation de l'urée. Pour connaître le moment précis de cette précipitation, on utilise la propriété qu'a le carbonate de soude de former avec un sel de mercure un précipité jaune ; de temps à autre on prend à l'aide d'une baguette en verre une goutte du liquide en expérimentation, on le porte sur une soucoupe blanche, et là on le met en contact avec une goutte de la solution de carbonate de soude, contenant 1 gramme environ de carbonate par 30 grammes d'eau. S'il reste encore de l'urée en liberté dans le liquide, la coloration qui résulte de ce contact est bleuâtre ; une coloration jaunâtre atteste qu'il n'y en a plus trace et qu'il existe au contraire du nitrate de mercure en excès. Il y en a d'autant plus que la coloration jaunâtre est plus prononcée; lorsqu'elle est très-prononcée il est nécessaire de recommencer l'opération, la quantité de la solution mercurielle employée n'indiquant pas exactement le chiffre de l'urée, puisqu'une partie de cette solution versée dans l'urine n'a pas été utilisée. C'est pour se mettre à l'abri d'un pareil insuccès qu'il est bon de ne laisser tomber la liqueur filtrée que goutte à goutte, et de répéter fréquemment l'examen, à l'aide du carbonate de soude.

Connaissant ainsi la quantité d'urée que renferment les 10^{cc} d'urine employée, il suffira, pour évaluer la somme d'urée sécrétée dans les 24 heures, de savoir au juste combien d'urine a rendu le malade.

Il est d'autres procédés qui ont été préconisés par Davy, Milon, Leconte, Grehant, Yvon et Esbach. Ne voulant pas et ne pouvant pas les indiquer tous, nous nous contenterons de signaler ceux de Milon et d'Esbach, qui nous semblent de tous les plus pratiques.

Procédé Milon. — Le dosage de l'urée par le procédé Milon repose sur l'action qu'exerce sur la constitution de l'urée le nitrate acide de mercure, dit réactif de Milon. Ce nitrate de mercure, mis à froid en contact avec une solution d'urée, détruit cette substance. Il ne reste de cette destruction que de l'acide carbonique et de l'azote. C'est de la quantité d'azote ainsi produite qu'on déduit le chiffre de l'urée que contient le liquide employé. Ce procédé a été légèrement modifié par M. Bouchard, qui ajoute au mélange d'urine et de nitrate de mercure du chloroforme, destiné à séparer momentanément l'urine du réactif et à absorber les gaz hypoazotiques qui se forment pendant la réaction. Voici comment on procède : on se sert d'un tube gradué de grandeur déterminée, contenant par exemple 100 centimètres cubes. On commence par mettre dans ce tube 10^{cc} de nitrate de mercure environ ; puis on y ajoute environ 80^{cc} de chloroforme, qui, moins pesant que le nitrate de mercure, reste au-dessus de ce réactif. C'est alors qu'on verse dans ce tube une quantité donnée du liquide à expérimenter, qu'on suppose contenir de l'urée, par exemple 2^{cc} d'urine.

Ce liquide, d'une densité plus légère, surnage au-dessus du chloroforme. On finit par remplir ce tube avec de l'eau distillée. On a donc ainsi, en allant de bas en haut, des couches successives et de hauteurs différentes, représentées par le nitrate acide de mercure, le chloroforme, l'urine et l'eau.

Le tube étant ainsi rempli, on le retourne en appuyant le pouce sur son ouverture; par le fait seul de la différence de densité de ces divers liquides, il s'opère entre eux un mélange intime qui les met en contact les uns avec les autres. C'est alors que commence la réaction. On voit bientôt se former vers l'extrémité fermée du tube une accumulation de gaz qui chasse les liquides vers l'orifice ouvert qu'on maintient sous l'eau. On agite le mélange, de manière à ce que la réaction soit plus complète, et tout en maintenant le pouce sur l'ouverture du tube, on en laisse peu à peu sortir le chloroforme, qui s'est chargé de tout l'acide nitreux formé pendant la réaction, et qui tombe au fond de l'eau de la cuvette. On peut le recueillir et l'utiliser pour d'autres expériences. Il ne reste plus dans le tube qu'une partie du chloroforme, et le mélange chimique résultant de la combinaison de l'eau, du nitrate de mercure et de l'urine, dont l'urée a été décomposée, et, vers les parties supérieures des gaz, qui ne sont autres que l'azote et l'acide carbonique, résultant tous deux de la décomposition de l'urée. Il s'agit alors d'absorber l'acide carbonique pour ne plus avoir que de l'azote. Pour ce faire, on ferme, sous l'eau, ce tube, à l'aide d'un bouchon chargé d'un crayon de potasse. Le tube ainsi fermé, on l'agite, de manière à mettre le mélange gazeux en contact avec la potasse; de ce contact il se forme du carbonate de potasse qui se dissout dans le liquide et qui lui donne une teinte jaunâtre, en précipitant le mercure à mesure qu'il se forme. Bientôt il ne reste plus que de l'azote. Il faut parfois renouveler le crayon de potasse, car non-seulement la potasse absorbe l'acide carbonique formé par la destruction de l'urée, mais elle neutralise encore l'acidité du liquide, résultant du sel de mercure. Le changement de crayon doit toujours se faire sous l'eau, de manière à éviter l'introduction dans le tube de gaz venant du dehors.

Lorsque l'opération est terminée, il faut, avant d'examiner la quantité de gaz renfermés dans le tube, refroidir le tout, en maintenant sous l'eau le tube, qui s'est échauffé par le fait des réactions diverses qui ont eu lieu. Si l'on ne prenait pas cette précaution, on courrait risque de s'égarer, le gaz obtenu, dilaté par la chaleur, ne donnant pas un chiffre exact en rapport avec la température ambiante. Ces précautions prises, il n'y a plus qu'à lire sur le tube gradué la quantité de centimètres cubes d'azote obtenue. On sait qu'à tant de centimètres cubes d'azote correspondent tant de centigrammes d'urée. Il sera facile d'en déduire la quantité d'urée contenue dans le liquide examiné. Pour simplifier la question et éviter ces calculs, M. Bouchard a fait graduer un tube spécial; chacune des divisions de ce tube correspond à un gramme d'urée. Il suffit, avec ce tube, de savoir combien l'azote obtenu remplit de divisions pour connaître la quantité d'urée que contient le liquide. Il ne s'agit plus, alors, pour obtenir le chiffre exact, que de tenir compte et de la pression atmosphérique et de la température ambiante.

Avant d'expérimenter l'urine dont on veut connaître la proportion d'urée, il ne faut pas oublier qu'il est avant tout quelques précautions nécessaires à prendre : il faut, à l'aide de la chaleur, la débarrasser de l'albumine qu'elle peut contenir, attendu que l'albumine, substance azotée, fournirait, dans la réaction, de l'azote qu'on rapporterait à tort à la présence de l'urée.

Procédé Esbach. — Le dosage de l'urée par le procédé d'Esbach est basé sur la décomposition de l'urée par l'hypobromite de soude. L'acide carbonique produit est absorbé par la soude, et l'azote est mis en liberté; son dosage donnera la quantité correspondante d'urée décomposée. Lorsque l'urine contient de l'albumine, il faut comme pour le procédé précédent l'en séparer, en l'acidifiant goutte à goutte par l'acide acétique, si déjà l'urine n'est pas acide, et en précipitant par l'ébullition. On filtre sur papier et on procède à la recherche uréométrique.

Voici la composition des liquides nécessaires à ce dosage :

1° Réactif bromé. Eau de rivière filtrée. 130cc
Lessive de soude.... 50cc
Brome en dernier.... 2cc ou 6 gr.
2° Solution d'urée. — Eau filtrée ou distillée.................................. 50cc
Urée............... 0,5.

Voici, suivant l'auteur, quel est de ce procédé le manuel opératoire. On prend un tube long de 38c, gradué en dixièmes de centimètres cubes, et d'une capacité totale de 28cc. — A la 140e division le trait est prolongé pour servir de repère. On tient ce tube ou uréomètre un peu incliné, on y introduit 6cc de la solution bromée ; puis on verse doucement de l'eau pure jusqu'au repère 140, on note le chiffre, en tenant compte des fractions de divisions, par exemple 141,3 ; on ajoute 1cc d'urine ; on écrit alors 151,3. On ferme avec le pouce, on agite fortement le tube, en le tenant à peu près horizontalement pendant une demi-minute. Avant d'agiter on le renverse plusieurs fois, suivant la verticale, de manière à ce que la coloration jaune soit uniforme. On redresse enfin le tube, en enfonçant l'extrémité inférieure dans l'eau, et on déplace le pouce, immédiatement le niveau du liquide baisse. On ramène alors le tube de manière à faire coïncider les niveaux de liquides, en dedans et en dehors. On bouche de nouveau le tube avec le pouce, et on redresse. Il ne reste plus qu'à lire à quelle division correspond maintenant le niveau du liquide. Si on lit, par exemple, 112,5, en retranchant 112,5 de 151,3 on aura 38,8 qui représentera la quantité d'azote libre fourni par 1^{cc} d'urine.

On analyse pareillement 1^{cc} de la solution d'urée qui fournira, par exemple, pour aujourd'hui 36,2 ; on fait alors ce raisonnement : Si 1 centilitre d'urée donne 36,2 divisées, 1^{cc} d'urine analysée donnera $\frac{38,8}{36,2}$ soit 1 centilitre 07, ou 10^{g},70 par litre.

On pourrait agir autrement, en faisant une fois pour toutes l'analyse de la solution normale d'urée, ramener ce résultat à 0° et 760^{mm}, de sorte qu'il n'y aurait plus qu'à corriger de même le résultat fourni par l'analyse de l'urée et à comparer ces résultats entre eux.

Ce procédé n'est pas, il est vrai, à l'abri de tout reproche, et de l'aveu de son auteur, il a l'inconvénient de donner non-seulement l'azote de l'urée, mais encore celui des matières extractives. Aussi, pour corriger cette cause d'erreur, est-il nécessaire de diminuer de 1/20 le chiffre obtenu. Ce chiffre pourra alors être considéré comme représentant le chiffre de l'azote entrant dans la constitution. Le dosage par le procédé de Milon ne présenterait pas le même inconvénient, mais il est plus compliqué, aussi lui préférons-nous le procédé d'Esbach, en faisant subir toutefois aux résultats qu'il donne la correction dont nous parlons.

Tables de Haughton. — Il est enfin une manière bien plus expéditive de se rendre compte de la quantité d'urée contenue dans un liquide ; il suffit d'avoir recours aux tables de Haughton. Seulement les résultats qu'on obtient à l'aide de ces tables ne sont, nous le craignons, qu'approximatifs. Pour utiliser ces tables, dont nous donnons un spécimen restreint, il suffit de connaître la quantité d'urine rendue dans les vingt-quatre heures, et sa pesanteur spécifique. La quantité d'urée contenue dans une urine est indiquée en grammes, par un chiffre qui se trouve au point d'intersection des lignes correspondant, d'une part, au chiffre de la pesanteur, et d'autre part, au chiffre indiquant la quantité d'urine rendue.

TABLEAU

	TÉ																									
	1003	1004	1005	1006	1007	1008	1009	1010	1011	1012	1(	1015	1016	1017	1018	1019	1020	1021	1022	1023	1024	1025	1026	1027	1028
600	1.75	1.80	2.15	2.85	3.55	4.25	5.00	5.15	5.30	5 95	6.	7.00	7.55	8.00	9.80	11.65	12.05	12.45	12.85	13.25	13.70	13.80	13.90	13.95	14.00
780	2.25	2.35	2.75	3.65	4.60	5.30	6 50	6.70	6.85	7.65	8.	9.20	9.80	10.40	12.07	15.15	15.65	16.20	16.70	17.30	17.80	17.95	18.00	18.10	18 20
900	2.60	2.70	3.20	4.25	5.30	6 35	7 50	7.75	7.95	8.85	9.	0.55	11.30	12.00	14.70	17.45	18.05	18.70	19.30	19.95	20.55	20.70	20.80	20.90	21.00
080	3.05	3.20	3 80	5.10	6.35	7.65	9.00	9.25	9.55	10.60	11.	2.75	13.55	14.40	17.60	20.95	21.65	22.40	23.10	23.85	24.65	24.85	24.95	25 10	25.20
200	3.45	3.60	4.25	5.70	7.00	8.50	10.00	10.30	10.60	11.80	13	1.20	15.10	16.00	19.60	23.25	24.20	24.90	25.70	26.50	27.40	27.60	27.75	27.90	28.00
380	4.00	4.10	4.85	6.50	8.15	9.75	11.50	11.80	12.15	13.55	15	.30	17.35	18.40	22.50	26.75	27.07	28.65	29.60	30.55	31.50	31.75	31.90	32.00	32.20
500	4.35	4 50	5.30	7.10	8.90	10.60	12.50	12.85	13.20	14.75	16	.75	18.85	20.00	24.50	29.05	30.00	31.15	32.20	33.25	34.25	34.50	34.70	34.85	35.00
680	4.80	5.00	5.95	7.95	9.95	11.90	14.00	14.40	14.85	16.55	18	.85	21.15	22.40	27.40	32.55	33.70	34.90	36.00	37.25	38.35	38.60	38.80	39.00	39.20
800	5.20	5.40	7.40	8.55	10.65	12.75	15.00	15.45	15.50	17.75	19	.30	22.65	24.00	29.40	34.85	36.10	37.40	38.60	39.90	41.10	41.40	41.60	41.80	42.00
1980	5.70	5.90	7.00	9.35	11.70	14.00	16.50	17.00	17.55	19.50	21	.40	24.90	26.40	32.30	38.30	39.70	41.10	42.45	43.85	45.20	45.55	45.75	46.00	46.20
2100	6.00	6.30	7.45	9.95	12.40	14.85	17.50	18 05	18.60	20.70	22	.85	26.40	28.00	34.30	40.70	42.15	43.60	45.05	46.50	47.95	48.30	48.55	48.80	49.00

Extrait des Tables de Haughton. — *Times and Gaz.*, 27 octobre 1864.

Acide urique. — Le dosage de l'acide urique peut se faire à l'aide du permanganate de potasse. Ce dosage est basé sur la propriété qu'a le permanganate de potasse de céder facilement à un corps oxydable l'oxygène qui entre dans sa constitution. En perdant son oxygène, le permanganate se décolore et passe du violet magenta au blanc sale. Pour faciliter l'oxydation de l'acide urique on peut, au préalable, chauffer légèrement le liquide en expérimentation. On y laisse tomber goutte à goutte la solution de permanganate, et l'on ne s'arrête que lorsque la décoloration cesse ; l'acide urique est alors entièrement brûlé. L'on peut, connaissant la quantité de permanganate employé et son pouvoir d'oxydation relatif à l'acide urique, en déduire la proportion d'acide urique recherchée. Voici du reste comment on procède :

On prend une quantité connue d'urine, on la met dans un vase, un matras par exemple, que l'on remplit incomplétement. On ajoute à ce liquide quelques cent. cubes d'acide chlorhydrique destiné à précipiter de ses combinaisons l'acide urique qu'il contient. On laisse le liquide ainsi préparé reposer huit à dix heures, une nuit. Le lendemain les cristaux d'acide urique parsèment les parois du vase. On décante ce liquide, et l'on ne garde que les parties en contact avec l'acide urique, c'est-à-dire celles qui se trouvent dans le fond du vase. On ajoute ensuite successivement à ce liquide de la potasse en proportions indéterminées, puis de l'acide sulfurique. Il se forme alors successivement de l'urate de potasse que décompose l'acide sulfurique ; l'acide urique déplacé est maintenu en dissolution, à l'aide d'une légère élévation de température. C'est alors qu'on laisse tomber goutte à goutte, dans ce liquide, la solution de permanganate de potasse, dont on a chargé une burette de Mohr. On agite de temps à autre, et l'on voit le permanganate se décolorer, au fur et à mesure qu'il touche ce liquide ; mais il arrive un moment où cesse la décoloration; c'est alors qu'il faut s'arrêter, on a brûlé tout l'acide urique du liquide. Cette solution de permanganate jouit d'un pouvoir oxydant dont on a, au préalable, déterminé l'énergie. On sait que chaque division de cette solution contenue dans la burette suffit pour oxyder tant de milligrammes d'acide urique. La quantité de milligrammes d'acide urique que renferme le liquide sera donc, en raison du nombre des divisions de permanganate de potasse, nécessaires à la réaction, c'est-à-dire à la combustion. Ce point acquis, on pourra facilement connaître le chiffre d'acide urique contenu par 1,000 grammes du liquide employé. Si par exemple on n'a soumis à l'expérimentation que 100 grammes d'urine, contenant 5 centigrammes d'acide urique, il suffira, pour avoir la quantité d'acide urique renfermée dans un litre, de multiplier ce résultat par dix. L'urine sécrétée dans les vingt-quatre heures étant connue d'autre part, il en résulte qu'on peut indiquer au juste la quantité d'acide urique que sécrète par jour le sujet dont l'urine est en expérimentation ;c'est-à-dire qu'il en sécrète autant de fois 0,50 qu'il excrète de litres d'urine.

Ce dosage de l'acide urique à l'aide du permanganate de potasse est loin de donner des résultats aussi précis qu'on pourrait le croire. L'acide urique n'est pas en effet la seule substance capable de réduire le permanganate; toutes les substances extractives partagent avec lui cette propriété, et, quelque précaution qu'on prenne, on est exposé de mettre à l'actif de l'acide urique des résultats qui lui sont tout à fait étrangers. Aussi est-il préférable, à notre avis, d'avoir recours à l'extraction de cet acide, lorsqu'on veut en connaître exactement la quantité que renferme un liquide.

On emploie d'ordinaire, pour arriver à ce but, l'acide acétique ou l'acide chlorhydrique, que l'on verse en excès dans une quantité d'urine connue; on laisse le mélange pendant vingt-quatre heures au repos. L'acide urique se dépose en cristaux, au fond du vase et sur les parois ; le lendemain on filtre ce liquide; les cristaux retenus sur le filtre, séchés et pesés, indiquent la quantité d'acide urique contenue dans l'urine. W. Vernon Harcourt, après avoir démontré qu'en agissant ainsi on s'expose, lors même qu'on a concentré l'urine, à de nombreuses erreurs, propose un procédé qui lui aurait donné les résultats les plus satisfaisants : il commence par neutraliser le tiers ou le quart de l'urine rendue, employant à cet effet l'acide chlorhydrique quand elle est alcaline, le carbonate de potasse quand elle est acide; il réduit ce mélange à 45 grammes par l'évaporation ; il y ajoute ensuite 12 grammes d'acide chlorhydrique, 45 grammes d'alcool. Il filtre. Le dépôt qui reste sur le filtre, pesé au préalable, et qui n'est formé que d'acide urique, est lavé d'abord avec de l'alcool, puis avec un mélange, par parties égales, d'acide acétique et d'eau. Le filtre et l'acide urique sont ensuite séchés et pesés.

Chlorures. — C'est à l'aide des sels d'argent, et principalement du nitrate d'argent, qu'on arrive à doser les chlorures. Le procédé est basé sur la propriété qu'ont ces sels de former, au contact des chlorures, des chlorures d'argent insolubles. Quelques médecins pensent qu'on peut juger de l'abondance des chlorures par la hauteur du précipité qu'ils forment ; ce moyen, qui n'est nullement scientifique, est tout à fait insuffisant.

Il faut, pour arriver à un résultat exact, que le nitrate d'argent employé n'ait déterminé de précipité qu'en agissant sur les chlorures ; il faut qu'on puisse être averti du moment où tout le chlore contenu dans l'urine est passé à l'état de sel d'argent, de manière à ne pas être exposé à rapporter à des chlorures d'argent des précipités d'autre nature, dus par exemple au phosphate d'argent, qui ne se forme que lorsqu'il n'existe plus de chlore à décomposer dans l'urine. Pour arriver à ce but, on mélange au liquide à expérimenter un sel moins impressionnable que les chlorures, mais plus facile à décomposer que les phosphates, au contact des sels d'argent. Le sel qu'on choisira de préférence devra fournir des réactions facilement appréciables; le chromate de potasse remplit parfaitement toutes ces indications: c'est celui qu'on emploie. Les sels d'argent qu'il forme sont d'un rouge brique intense; aussi est-on facilement averti du moment exact où commence à s'établir cette réaction nouvelle : tout le chlore est alors précipité, et les phosphates ne sont pas encore décomposés; le précipité blanchâtre caillebotté, soluble dans l'ammoniaque appartient tout entier au chlorure d'argent.

Pour déterminer à l'aide de ces réactifs la quantité de chlorure contenu dans un liquide, voici comment on procède : on commence par prendre une quantité connue du liquide à expérimenter, soit par exemple 100 centim. cubes d'urine; on ajoute à ce liquide, avant de le soumettre à l'action du nitrate d'argent, une quantité plus ou moins considérable de chromate de potasse, quelques gouttes. Le liquide étant ainsi préparé, on y laisse tomber goutte à goutte, et d'une burette graduée, le nitrate d'argent qu'elle contient; on suit chacune de ces gouttes, qui, au contact du liquide urinaire, forme une masse blanchâtre qui constitue le précipité; on agite le liquide de temps à autre, et l'on continue à laisser tomber le nitrate d'argent jusqu'à ce qu'on voie se former, dans le liquide, non plus un trouble blanchâtre, mais un précipité rouge brique. A ce moment, tous les chlorures que contenait ce liquide sont décomposés et ont été précipités à l'état de chlorure d'argent. La teinte rouge indique que, si l'on continuait à verser la solution de nitrate d'argent, il se formerait des sels nouveaux, des chromates d'abord, puis des phosphates. On s'arrête donc, et l'on peut, en comptant sur les parois de la burette la quantité de nitrate d'argent employée, connaître la proportion de chlorures que renferment les 100 cent. cubes d'urine employée; car, ainsi qu'on a dû le déterminer auparavant, on sait que chaque division de la solution est capable de précipiter une quantité connue de chlorures, 5 centigrammes par exemple. Si l'on a été obligé d'employer 10 divisions de la burette, c'est que le liquide dont on faisait l'étude renfermait, pour 100 grammes, 0,50 de chlorure.

Phosphates. — On met à profit, pour doser l'acide phosphorique ou les phosphates, la propriété que possèdent les sels d'urane, l'acétate entre autres, de former avec l'acide phosphorique un phosphate jaunâtre, insoluble dans l'eau. Pour rendre le précipité encore plus appréciable, quelques chimistes, comme Neubauer, conseillent d'ajouter un peu d'acétate de soude qui augmente l'insolubilité. On peut toutefois s'en dispenser, et peut-être avec raison, car cet acétate a l'inconvénient ultérieurement, de nuire un peu à la netteté de réaction du ferrocyanure sur l'urane en excès. Il fallait que ce liquide, comme la solution d'acétate d'urane, n'eût d'action que sur les phosphates ; il était nécessaire, en outre, qu'on pût connaître le moment où tous les phosphates sont décomposés. On est arrivé à tous ces desiderata. Mais, avant d'employer la solution d'acétate d'urane il faut, comme pour les solutions de permanganate ou de nitrate d'argent employées au dosage de l'acide urique et des chlorures, connaître quelle est la puissance d'action de la solution qu'on emploie, c'est-à-dire qu'il faut la titrer, savoir que chaque division de solution d'urane employée précipite tant de phosphates.

Lorsqu'on veut doser les phosphates, on prend un chiffre connu d'urine, puis on laisse tomber goutte à goutte dans ce liquide la solution d'acétate d'urane titrée. Au contact de cet acétate, il se forme un précipité jaunâtre, visqueux, de phosphate d'urane. Le liquide urinaire prend une teinte jaunâtre uniforme ; aussi serait-il impossible de savoir, à première vue, quand il faut s'arrêter ; on y arrive par le tâtonnement, se basant sur ce fait que lorsque le sel d'urane a précipité tous les phosphates, il reste à l'état de liberté dans le liquide urinaire, n'ayant pas d'action sur les autres composés. Pour reconnaître cet acétate d'urane en liberté, on se sert d'un de ses réactifs, le ferro-cyanure de potassium, et voici comment on l'emploie. De temps à autre on expérimente le liquide urinaire qu'on analyse ; on en porte une goutte sur une capsule blanche, et on la met en contact avec une goutte de ferro-cyanure. Si cette goutte, au contact du ferro-cyanure, reste incolore, c'est que tous les phosphates ne sont pas encore précipités, et l'on continue à laisser tomber la solution titrée d'acétate d'urane. On renouvelle de temps à autre cet essai, et quand on arrive à avoir sur la capsule une teinte rouge brun, on arrête l'expérience, cette teinte indiquant qu'il existe dans l'urine de l'acétate d'urane en excès, et que tous les phosphates ont été précipités. Si la teinte que donne cet essai est d'un brun très-foncé, c'est qu'on a de beaucoup dépassé la mesure. La quantité d'urane employée ne répond plus à la quantité de phosphate contenue dans le liquide, et l'on doit recommencer l'expérience. Si la teinte que donne la goutte du liquide urinaire au contact du ferro-cyanure est d'une intensité peu considérable, on peut s'arrêter, et le nombre des divisions d'acétate d'urane employées indiquera la quantité de phosphate, puisqu'on sait que chaque division correspond à un chiffre donné de phosphate. Il suffira, pour avoir la quantité des phosphates contenue dans l'urine, de multiplier ce chiffre par le nombre des divisions. Cette quantité de phosphate représentera une partie ou la totalité des phosphates rendus dans les 24 heures, suivant qu'on aura examiné à ce point de vue la somme ou seulement une partie des urines.

Sulfates. — Le dosage des sulfates, qu'on néglige assez volontiers dans l'analyse des urines, est cependant d'un véritable intérêt. Leur augmentation, comme celle des phosphates, dénote l'intensité du processus destructif qui préside à telle ou telle maladie. L'intensité de leur production paraît être en rapport direct avec certaines d'entre elles, qui, ainsi que nous l'avons vu, sont encore mal déterminées, et qu'il y a tout intérêt à préciser. Or, ce n'est qu'en renouvelant les dosages de cette substance, qu'en les multipliant, qu'on peut arriver à établir ces rapports; on ne saurait donc les négliger plus longtemps.

Pour reconnaître la quantité des sulfates contenus dans un liquide, on peut, lorsqu'on ne veut point avoir recours à l'extraction de cette substance, les doser, comme les phosphates, à l'aide d'un liquide titré. Le liquide titré dont on se sert, et dont on a au préalable mesuré le pouvoir de saturation, est une solution de chlorure de baryum. On sait que chaque division ou centimètre cube de la burette contenant cette solution est capable de précipiter tant d'acide sulfurique à l'état de sulfate de baryte. Pour activer cette précipitation, on opère à chaud. On met dans un vase ou matras la quantité d'urine qu'on veut examiner; on la chauffe légèrement; puis on y laisse tomber goutte à goutte la solution de chlorure de baryum. Chacune de ces gouttes entraîne la formation d'un précipité qui augmente le trouble du liquide. Après l'avoir de nouveau chauffé, on le laisse un instant reposer; sous l'influence de ce repos, le liquide s'éclaircit; on y laisse de nouveau tomber goutte à goutte de cette solution de liqueur titrée, et l'on ne s'arrête que lorsqu'il ne se forme plus de précipité. On connaît la capacité de saturation de la solution ; on sait le nombre de centimètres cubes qu'on en a employé, puisque chaque centimètre cube correspond à une division ; on connaît d'autre part la quantité du liquide mis en expérience, on peut facilement en déduire le chiffre de l'acide sulfurique contenu dans ce liquide et, par une proportion facile à établir, celui de l'acide sulfurique que contient chaque litre d'urine.

Bien qu'on puisse en général, surtout à la longue, arrêter à temps l'opération, c'est-à-dire ne laisser écouler dans le liquide que la quantité de solution nécessaire pour précipiter tous les sulfates, il arrive parfois qu'on n'a point atteint ce but ou qu'on est allé au delà ; car à la fin de l'opération, le précipité que forment les gouttes de solution en tombant dans l'urine est peu intense. Pour apprécier l'exactitude de cette opération on se sert d'une solution de sulfate de soude, qui a pour propriété de précipiter la baryte des liquides qui la contiennent, à l'état de chlorure. On doit ne se servir pour cette épreuve que d'une solution de sulfate de soude, dont on connaît également le pouvoir saturant, c'est-à-dire dont chaque centimètre cube précipite une certaine quantité de baryte.

Lorsqu'on veut savoir, à l'aide de cette solution, si la quantité de baryte n'est pas en excès, on en prend une faible quantité de l'urine expérimentée, et on y laisse tomber quelques gouttes de solution de sulfate de soude. Si le liquide reste clair, c'est que la baryte employée est insuffisante et qu'il existe encore de l'acide sulfurique à saturer, ou bien c'est que la somme de baryte correspond exactement à l'acide sulfurique contenu dans l'urine. Pour apprécier quelle est celle de ces deux hypothèses que l'on doit accepter, il suffit de rejeter ce liquide dans le matras et de continuer l'expérience. Si, à la chute de gouttes nouvelles de chlorure de baryum, il se forme un nouveau précipité, c'est que tout l'acide sulfurique n'avait pas été saturé. Si ces gouttes ne donnent aucun précipité, c'est que l'opération était terminée et qu'on éta arrivé à la limite de la baryte nécessaire pour satur l'acide sulfurique du liquide.

Si au lieu de ne fournir aucun précipité le sulfate d soude ou liqueur d'essai blanchit le liquide expériment c'est que l'on a laissé tomber dans ce liquide une tro grande quantité de la solution de baryte. Il reste alors d deux choses l'une à faire : ou bien on recommen complétement l'expérience, en suivant la marche que nou venons d'indiquer, renouvelant de temps à autre les essa que nous venons de décrire ; ou bien on verse, goutte goutte, le sulfate de soude jusqu'à ce qu'il ne produise pl de précipité. On a de cette manière saturé la baryte qu'c avait mise en excès, et il suffit de déduire cet excès de totalité de la baryte employée, pour avoir le chiffre exa de la baryte nécessaire à la saturation de l'acide sulfuriq qu'on cherche à déterminer.

Altérations de l'urine par l'introduction de substanc étrangères à sa constitution.

Après avoir décrit les altérations de l'urine qui sont du à des modifications quantitatives des substances q s'y trouvent à l'état normal, nous arrivons à la deuxièn classe des altérations de l'urine, à celles qui sont const tuées par l'introduction dans ce liquide de substanc étrangères à sa constitution. Ces substances sont d'es pèces différentes : tantôt elles viennent de l'économi comme l'albumine, le pus, le sang ; tantôt elles se forme de toutes pièces dans le liquide urinaire, comme les cham pignons, les algues ; cette dernière variété d'uri pathologique existe rarement à l'état frais ; elle a déjà é de notre part l'objet d'une mention qui nous permet (n'en pas faire en ce moment une étude spéciale ; tant enfin elles viennent du dehors et, absorbées par l'inte tin, par la peau ou par le poumon, elles ne font pour ainsi dire que traverser l'économie. C'est ici que se trouvent les altérations de l'urine caractérisées par la présence dans ce liquide de substances médicamenteuses ou toxiques. Ces altérations n'ont pour nous qu'un intérêt secondaire.

Les altérations de l'urine caractérisées par son mélange avec des substances étrangères à sa constitution peuvent être rangées et décrites sous trois chefs :

A. — Des urines albuminuriques ;
B. — Des urines sucrées ;
C. — Des urines bilieuses.

A. — URINES ALBUMINURIQUES.

Les urines albuminuriques sont ou vraies ou fausses.

URINES ALBUMINURIQUES VRAIES. — Les premières sont celles qui ne contiennent que de l'albumine à l'état de dissolution. Cette albumine en est la caractéristique. Les urines albuminuriques fausses ne contiennent de l'albumine que d'une manière pour ainsi dire secondaire ; ce qui les rend albuminuriques, c'est qu'elles sont mélangées en proportion variable à des liquides animaux caractérisés par des éléments morphologiques, unis à une quantité plus ou moins considérable d'albumine. Telles sont les urines purulentes, sanglantes, graisseuses, spermatiques.

Les urines albuminuriques vraies n'ont guère été l'objet d'une étude spéciale que depuis la fin du dix-huitième siècle. C'est Contugno qui le premier, en 1770, constata dans l'urine de certains hydropiques, et à l'aide de la chaleur, la présence de l'albumine. Cruikshank, continuant ces études, trouva qu'au point de vue des urines les hydropisies pouvaient être divisées en deux grandes classes. Il démontra, à l'aide de la chaleur et de l'acide nitrique, que les unes donnent lieu à des urines coagulables, tandis que les autres ne modifient en rien la nature de ce liquide. Blackall continua ces recherches, que compléta Bright. Ce dernier auteur eut le mérite de spécifier la nature des hydropisies qui s'accompagnent d'urine albumineuse ; il fit voir qu'elles sont le plus souvent liées à une altération rénale. Rayer ne fut point aussi exclusif, et dans son livre, où il consigna le fruit de ses travaux, il admit que ces hydropisies, avec urine albumineuse, peuvent tenir tantôt à une altération des reins, tantôt à une altération du sang. Nous aurons plus tard à revenir sur cette question et à discuter, à propos de la néphrite parenchymateuse, la valeur de cette opinion.

L'urine albuminurique vraie est acide ou alcaline; sa pesanteur spécifique est très-variable, puisque pouvant atteindre 1032, 1065 (Robert), elle peut parfois tomber à 1008, comme l'a vu Rayer. Pour apprécier les modifications qu'elle présente, il faut tenir compte de l'époque de la maladie à laquelle on examine cette urine. Au début des affections rénales qui la produisent, elle est peu modifiée dans sa constitution; les sels peuvent même être augmentés, sous l'influence de l'état fébrile ; tandis qu'ils baissent notablement, ainsi que l'urée, à une période plus avancée.

La quantité de l'urine albuminurique sécrétée en 24 heures est très-variable; d'ordinaire diminuée, elle peut dans certaines formes de néphrites que nous aurons à examiner augmenter dans de si notables proportions, qu'on a cru pouvoir décrire dans ces cas la sécrétion urinaire sous le nom de diabète albuminurique.

La présence de l'albumine ne constitue pas la seule modification de l'urine ; l'urée, l'acide urique et les sels présentent des variations dignes d'intérêt. Déjà Rayer avait constaté et signalé, dans son livre sur les maladies rénales, que si l'urine albuminurique vraie, de date récente, présente souvent du sang en abondance, si les sels qu'elle renfermé à l'état aigu ne sont que peu modifiés, il n'en est pas de même à l'état chronique. Lorsque l'urine est depuis longtemps albumineuse, on voit, dit-il, diminuer l'abondance des sédiments qui, formés de lamelles épithéliales, de globules muqueux, ne renferment que de temps à autre des traces de sang ; les urates ne se présentent que bien rarement à l'état de poudre amorphe, et les phosphates sont en faible quantité.

Les recherches plus récentes ont confirmé, dans presque tout leur ensemble, les observations de Rayer. C'est à Frerichs surtout qu'on doit les études les plus importantes sur la constitution des urines albuminuriques vraies ; lorsqu'elle est depuis peu albumineuse, l'urine est peu modifiée dans la proportion des sels qu'elle renferme ; elle présente souvent même quelques-uns des caractères de l'urine fébrile ; la quantité quotidienne peut baisser et tomber à 700 ou 800 grammes ; la coloration est d'un rouge plus ou moins foncé, ce qui tient à la présence, en quantité plus ou moins grande, des globules sanguins. Dans ces urines toutefois, qui ont l'apparence des urines fébriles, dès le début, l'urée baisserait, loin de s'accroître ; elle tomberait à 15 ou 20 grammes par jour. Pour Frerichs, la moyenne de l'urée contenue dans ces urines varierait entre 7 et 12 grammes par jour. L'acide urique peut être augmenté, mais les chlorures subissent une diminution qui n'est pas moindre que dans la pneumonie. On les voit tomber de 11 grammes à 2 ou 1 gramme par jour. Mosler et Rosenstein citent toutefois des cas dans lesquels la proportion des chlorures se maintint, à peu près, au chiffre physiologique. Les phosphates et les sulfates tomberaient de 3 grammes, chiffre quotidien normal, à 1,50 et même moins.

Lorsque l'urine est depuis longtemps albuminurique, on trouve que les modifications que nous venons d'examiner et qui portent sur les principes salins sont bien plus prononcées. L'urine est ici pâle, décolorée, acide, mais peu acide. Cette acidité, qu'on peut apprécier à l'aide de l'acide oxalique, n'est souvent que le quart de l'acidité physiologique. C'est ici surtout que la quantité d'urine sécrétée est très-variable. On la voit tomber à 300, 400 grammes par jour, parfois s'élever à 5 ou 6 litres. Ici la densité est toujours abaissée, elle marque à l'aéromètre 1015, 1008, parfois 1004. Cette diminution de la densité fait prévoir que tous les éléments de l'urine sont au-dessous de la normale physiologique. Cette diminution porte, et sur les produits organiques, et sur les sels. La quantité d'acide urique est de 0,20, 0,25 centigr. en 24 heures ; l'urée dépasse rarement 12 à 15 grammes. La proportion des chlorures est de 1 à 2 grammes. Les phosphates et les sulfates se maintiennent à la dose de 1 à 2 grammes.

L'urée peut encore baisser et atteindre des chiffres véritablement minimes. La moyenne peut être de 6,47 (Frerichs), 7,26 (Rosenstein), 6,75 (Schottin), 8,23 (Parkes). Mais dans ces cas les urines albuminuriques sont les avant-coureurs d'un état morbide nouveau, caractérisé par des accidents qu'on a décrits sous le nom d'urémie, et avec lequel on les voit presque toujours coexister.

En même temps que les sels diminuent dans ces urines, on y voit augmenter, ainsi que le signale Rayer, la quantité de graisse que l'urine contient à l'état normal, et cela dans de notables proportions ; nous aurons à chercher plus tard, à propos de la néphrite parenchymateuse, quelle est la cause de cette altération.

Mais ce qui donne à cette urine, si profondément modifiée dans sa constitution, sa véritable caractéristique, c'est la constatation de l'albumine qu'elle renferme. Lorsque cette albumine est en grande quantité, il se forme, à la température ordinaire, des grumeaux qui, ainsi que l'a mentionné Rayer, flottent dans l'épaisseur du liquide. Ce liquide a du reste pour propriété de mousser très-facilement à la moindre agitation.

Lorsque peu à peu on en élève la température à 80°, on s'aperçoit qu'il s'y forme un nuage. Ce nuage, laiteux ou jaunâtre, apparaît d'abord sur les parois du tube dans lequel on fait chauffer l'urine; ce n'est que peu à peu qu'il gagne les parties centrales, pour occuper bientôt toute la masse du liquide et tomber ensuite au fond du tube, où il se condense. Si c'est une capsule dont on s'est servi, c'est à la surface du liquide qu'il se montre d'abord. Faute de mieux on peut chauffer l'urine soupçonnée d'être albuminurique dans une cuillère d'argent. Le foyer de calorique le plus vulgairement employé est la flamme alcoolique; on peut toutefois se servir aussi de charbons incandescents.

Si c'est à l'acide azotique qu'on a recours pour constater la présence de l'albumine, il faut ne l'employer qu'avec réserve, et ne le verser que goutte à goutte dans le tube qui contient l'urine à examiner. C'est au contact de l'acide nitrique que se forme, dans les couches qu'il atteint successivement, le nuage qui décèle la présence de l'albumine. Il faut se garder de trop employer d'acide nitrique; car, le nuage formé, il en déterminerait la concentration, et par suite la diminution, et l'on pourrait croire à l'absence de l'albumine dans ce liquide, tandis qu'il ne s'agirait que de sa destruction par l'acide en excès. Ce que nous disons de l'acide nitrique, on peut le répéter à propos de la chaleur qui, lorsqu'elle est trop élevée ou trop prolongée, présente les mêmes inconvénients, déterminant également le retrait du coagulum formé : aussi faut-il savoir s'arrêter à temps.

Beaucoup de médecins se contentent, à tort, d'examiner seulement par l'un ou l'autre de ces procédés l'urine qu'on croit être albuminurique. Pour pouvoir se prononcer avec assurance, il faut en combiner l'emploi; il me suffira, pour démontrer la justesse de cette observation, de faire remarquer que, isolément, ces modes d'examen sont parfois insuffisants. Ainsi, il peut se faire qu'une urine contenant de l'albumine ne donne rien à la chaleur. Lorsqu'on cherche à se rendre compte de cette anomalie apparente, constatée par bien des auteurs, on s'aperçoit que dans ces cas on a affaire à une urine alcaline. On s'explique très-bien alors qu'il ne se forme aucun nuage par l'action de la chaleur, puisqu'il est prouvé que l'alcalinité des liquides s'oppose à la coagulation de l'albumine qu'ils contiennent (Voigt). Il suffit d'ajouter à cette urine quelques gouttes d'acide azotique, ou mieux, d'acide acétique, pour qu'immédiatement survienne le coagulum.

Cette alcalinité peut être primitive, et l'on peut, en essayant l'urine à l'aide du papier rougi, ce qu'il faut du reste toujours faire, prévoir et prévenir cette déception; mais il peut arriver que cette alcalinité soit secondaire et consécutive à l'action de la chaleur qui, avant d'atteindre 80° et de pouvoir coaguler l'albumine, chasse de l'urine l'acide carbonique qu'elle contenait et qui lui donnait son acidité. Ici encore, pour remédier à cet inconvénient et conduire à bonne fin l'expérimentation, il suffira d'ajouter au liquide chauffé quelques gouttes d'acide acétique. Comme on le voit, il y a tout à gagner à ne pas employer la chaleur isolément, seulement il est préférable d'avoir recours d'abord à l'action de la chaleur et de n'employer que secondairement l'acide nitrique. Il peut en effet arriver, d'après Beale, que quelques gouttes d'acide nitrique, employées avant la chaleur, forment un nitrate d'albumine incoagulable par la chaleur, ou mettent en liberté l'acide phosphorique qui dissout l'albumine.

Il peut se faire enfin que par l'emploi du calorique seul, l'acide carbonique venant à se dégager, il se dépose des phosphates qu'on pourrait prendre pour de l'albumine

Beale). Il est alors de toute nécessité d'examiner le dé-ôt au microscope. Mais on peut ici encore prévenir elle cause d'erreur en associant le calorique à l'acide, uisque quelques gouttes d'acide nitrique suffiront pour issiper ce dépôt.

D'autre part, il peut arriver que l'acide nitrique em-loyé seul donne des résultats qui font croire à l'existence e l'albumine alors qu'il n'y en a pas trace. Il suffit pour u'il en soit ainsi que l'urine contienne des urates en xcès. Si dans une urine semblable on vient en effet à erser de l'acide nitrique, on voit se former un dépôt bondant qu'on peut prendre pour un dépôt albumineux t qui n'est composé que d'urates. Que cette urine soit hauffée, et l'on verra aussitôt se dissiper le nuage, qui 'est plus alors qu'une cause d'erreur passagère. C'est à rt, selon nous, qu'on penserait dans ce cas, comme le onseillait Prout, à avoir recours à un excès d'acide ni-ique pour détruire l'acide urique ; il vaut mieux utiliser action de la chaleur qui détruit le nuage, s'il s'agit d'ura-s, tandis que la diminution de ce nuage par l'acide ni-ique pourrait faire croire à l'existence d'urates alors u'il serait composé d'un précipité albumineux, puisque acide nitrique, nous l'avons dit, arrive, lorsqu'on l'em-oie en excès, à détruire l'albumine.

La chaleur et l'acide nitrique, qui, employés isolé-ent, peuvent être la cause de nombreuses erreurs, nstituent, lorsqu'on en combine l'effet, les réactifs par xcellence de l'albumine; c'est à tort qu'on a voulu leur bstituer certains autres réactifs, qui tous présentent un té défectueux. Ainsi l'alcool, dont on a parlé et qui, à vérité, précipite l'albumine, coagule le mucus en même mps, et rend certains sels insolubles ; le tannin, comme lcool, précipite le mucus de l'urine et de plus certai-s autres substances animales qu'elle contient ; nous en rons tout autant du sublimé, qu'on a proposé et qui décompose les matières organiques; de l'alun, qui détermine des précipités dans des urines qui ne sont même pas albumineuses.

Il en est deux toutefois qui nous paraissent dans certains cas susceptibles de rendre service, alors que l'expérimentation faite à l'aide de la chaleur et de l'acide nitrique laisse subsister quelque doute. C'est, d'une part, le cyanure jaune associé à l'acide acétique; c'est, d'autre part, l'acide picrique sur lequel, dans ces derniers temps, M. Galippe a attiré l'attention. Ces deux réactifs auraient l'avantage de pouvoir coaguler de très-faibles quantités d'albumine, et d'être sans action sur les autres substances organiques ou inorganiques renfermées dans l'urine.

Bien que la chaleur et l'acide nitrique soient les seuls réactifs à employer pour la constatation de l'albumine, il est certaines conditions dans lesquelles ils ne donnent que des résultats incomplets. Ainsi, lorsque l'albumine est dans un état très-dilué, on n'obtient de coagulum ni par la chaleur ni par l'acide nitrique. Il faut alors au préalable condenser l'urine par l'évaporation; le résultat est également nul lorsqu'on a affaire à ces modifications, encore inconnues, de l'albumine que Prout, Sherer et Bence Jones ont décrites sous les noms d'albumine modifiée, de deutoxyde hydraté d'albumine.

Lorsque le résultat est satisfaisant il se forme, avons-nous dit, un nuage bleuâtre ou rougeâtre qui se ramasse peu à peu et gagne le fond du vase. Parfois la quantité d'albumine renfermée dans l'urine est en si grande quantité que le contenu du liquide s'est presque coagulé dans sa totalité et ne forme plus qu'une espèce de masse gélatineuse. Ce coagulum, quelle qu'en soit l'épaisseur, est digne du plus grand intérêt. Aussi est-il nécessaire de l'étudier avec soin et d'en connaître à fond la composition.

Lorsqu'on l'examine au microscope, on constate que

la base fondamentale de ce nuage est composée de l'albumine coagulée, formant une espèce de reticulum qui retient dans ses mailles les éléments les plus divers. On y trouve en effet des globules sanguins, parfois purulents, des cristaux ou des dépôts amorphes de matières salines, des écailles d'urée, de la graisse, des cellules venant de la vessie ou des bassinets, et enfin des cylindres de natures diverses, qui, provenant des canalicules urinifères dont ils reproduisent l'empreinte, traduisent à l'extérieur l'état de ces canalicules. C'est surtout à l'existence de ces cylindres, qui peuvent exister également dans les sédiments, qui s'y déposent, que les urines albumineuses empruntent tout leur intérêt. On peut en effet, en constatant la nature de ces cylindres, se rendre compte des phases successives que présentent les affections rénales, préciser la période à laquelle elles sont arrivées. L'importance de ces petits corps, qui se rencontrent surtout et quelquefois seulement dans les urines albuminuriques, nous engage à les décrire avec soin. Mais pour ne pas scinder la description de ces urines, avant d'étudier la nature des cylindres, il nous paraît utile d'indiquer quels sont les autres caractères qu'elles présentent.

Les urines albuminuriques présentent des oscillations dans les quantités d'albumine qu'elles contiennent ; ces oscillations sont assez fréquentes, et cependant la cause en est assez mal déterminée. On a remarqué, M. Gubler entre autres, que le matin, l'urine contenait moins d'albumine que le jour, qu'elle en contenait dans certains cas plus le jour, dans d'autres plus la nuit. On a cherché à expliquer ces variations par la surcharge albumineuse qui se montre dans le sang, après la digestion. Vogel et Bright parlent de faits semblables d'albuminurie intermittente, l'albumine n'apparaissant que le jour ; ils croient que dans ces cas on ne peut admettre de lésions rénales ; nous pensons que dans les cas où se manifestent ces oscillations albumineuses il faut en chercher la cause dans les troubles circulatoires qui, sous des influences diverses, viennent s'ajouter aux lésions persistantes du rein. Les canalicules, ayant perdu la barrière qu'ils opposaient au filtrage de l'albumine du sang, leur épithélium, en laisseront passer d'autant plus que, dans un temps donné, le rein sera traversé par une plus grande masse de sang. Nous ne faisons du reste que soulever ces questions, que nous discuterons plus au long à propos de la néphrite parenchymateuse.

Les quantités d'albumine que contient l'urine varient, on le comprend, avec l'étendue des lésions rénales, avec l'état congestif du rein. Aussi est-il naturel qu'on ait cherché à en pratiquer le dosage. Les moyens employés, bien que nombreux, n'ont fourni que d'assez pauvres résultats. De tous ces procédés, ceux qui sont d'ordinaire recommandés sont ceux de Boedecker et de Becquerel, qui ont cru pouvoir doser la quantité d'albumine contenue dans une urine. Pour y arriver, le premier s'est servi d'un liquide titré de ferro-cyanure de potassium ; mais le manuel est très-compliqué et la réaction peu sensible. L'emploi du polarimètre, conseillé par Becquerel, n'offre pas moins de difficulté; de plus il nécessite un traitement préalable de l'urine qu'on doit décolorer ; enfin la déviation causée par l'albumine est peu considérable, et, lorsqu'elle se produit, rien ne prouve qu'elle ne soit pas due à la présence du sucre ou de toute autre substance capable de la produire.

Comme on le voit, ces procédés sont d'une délicatesse qu'on peut à juste titre suspecter ; et pourrait-on accorder plus de confiance aux résultats qu'ils fournissent, que la difficulté de leur emploi les rendrait toujours peu applicables à la pratique courante. Il est deux autres procédés employés qui, sans viser au même degré de précision que les précédents, donnent cependant des résultats plus satisfaisants : ce sont ceux de MM. Habler et Potain ; celui de M. Potain surtout. Ce procédé, qui n'est autre que celui de Vogel, est un procédé optométrique ; il est basé sur la coloration blanchâtre plus ou moins intense que communique à l'urine, lorsqu'on la soumet au calorique, une quantité plus ou moins considérable d'albumine.

Ces procédés, bien qu'imparfaits, pourront être utilisés toutefois lorsqu'on voudra connaître d'une façon plus exacte qu'à simple vue la quantité d'albumine fournie par le rein. Car rien n'est trompeur comme l'épaisseur du nuage formé sous l'influence de la chaleur et de l'acide nitrique. La hauteur du nuage dépend tantôt de la quantité d'acide ou de chaleur employée, tantôt du temps qui s'est écoulé depuis le moment où l'on a coagulé l'albumine jusqu'au moment où on l'examine. Mais ces procédés, qui peuvent rendre quelques services, ne fournissent en somme que des résultats vagues et tout à fait insuffisants, et lorsqu'on veut connaître le chiffre exact des quantités d'albumine perdue journellement par l'urine, il faut, de toute nécessité, avoir recours au pesage ; c'est déjà le moyen qu'indiquait Mac Gregor.

Seulement, avant de peser le coagulum que l'urine laisse sur le filtre, il faut se rappeler qu'il n'est pas formé seulement de l'albumine. Il renferme des matières grasses et de l'urée dont on doit le débarrasser, en le traitant par l'éther et l'alcool. Pour éviter qu'il ne renferme, en outre, des carbonates, des phosphates, il est bon d'acidifier l'urine lorsqu'on n'emploie que la chaleur : car, si le liquide est alcalin, le coagulum d'albumine pourrait en se formant emprisonner dans ses mailles des parcelles de ces différents sels, qui en augmenteraient le poids. Enfin, si l'on désire un dosage exact, il faut le brûler et en déduire les substances terreuses.

La quantité d'albumine perdue dans les vingt-quatre

heures, et dont on peut ainsi connaître le chiffre, est très-variable chez les différents malades ; elle varie avec certaines influences extérieures ou intérieures. La proportion en est parfois considérable, on a vu des malades en perdre jusqu'à 37, 40 grammes, en vingt-quatre heures ; on en a vu d'autres n'en perdre que des traces. On peut toutefois regarder comme une moyenne assez considérable la dose de 12 à 15 grammes par jour. Frerichs fixe les limites extrêmes de ces pertes à 5 et à 25 grammes.

L'albuminurie, n'étant qu'un symptôme, n'a de durée que celle des maladies dans le cours desquelles elle se manifeste. Lorsqu'on lui croyait une essentialité à part, on s'était imaginé que l'albuminurie, apparaissant dans le cours du diabète, avait pour propriété de guérir cette maladie. Rayer a depuis fait voir toute l'inanité de cette idée de Dupuytren et Thenard, et démontré que l'albuminurie, loin d'améliorer le diabète, l'aggrave au contraire, ce qui se comprend du reste, puisque l'albuminurie est le fait d'une affection rénale compliquant le diabète. Aussi est-on tout surpris de trouver une opinion analogue dans une thèse présentée dans ces derniers temps à la Faculté. L'auteur cherche à prouver que, dans certains cas, l'albuminurie est un bienfait et qu'elle évite aux individus qui en sont atteints des maladies diverses. Il en signale quelques-unes ; nous aurons à revenir sur cette étrange manière de voir.

Longtemps on a soutenu, et l'on soutient encore, que les urines albuminuriques vraies peuvent être dues à une simple altération du sang. Nous ne saurions nier la valeur des expériences de Bernard ; mais nous croyons que, dans tous ces cas, l'albuminurie ne survient que lorsque le sang vicié a auparavant altéré l'épithélium des canalicules, la seule barrière que le rein, à l'état physiologique, oppose au passage de l'albumine, au moment du filtrage de l'urine. Nous fournirons plus loin les raisons qui nous semblent militer en faveur de cette opinion. C'est de la même manière, c'est-à-dire en viciant le sang, qu'agissent très-probablement toutes les maladies générales aiguës ou chroniques qui s'accompagnent, à un moment donné de leur cours, d'urines albuminuriques. — L'albuminurie, n'étant pour nous que le symptôme d'une lésion plus ou moins prononcée de l'épithélium des canalicules, tire sa gravité de son ancienneté, de sa persistance et de son intensité. Mais ces données de pronostic ne sont pas les seules que fournissent les urines albuminuriques. Il faut, pour pouvoir porter un pronostic exact sur l'état du malade, connaître les modifications survenues dans les substances normales de l'urine, et de plus être fixé sur la valeur des éléments nouveaux qui accompagnent le passage de l'albumine dans l'urine. C'est ici qu'il est utile de savoir dans quelle proportion est sécrétée l'urée, de manière à juger de l'imminence des accidents urémiques. C'est par une étude approfondie des sédiments que l'on peut seulement se rendre compte de l'état des reins. Il n'y a en effet que les cylindres qui puissent permettre de reconnaître qu'on a affaire ici à une affection légère encore susceptible de guérison ; ils sont alors de nature épithéliale et à peine dégénérés ; c'est en constatant ailleurs l'existence des cylindres graisseux, des cylindres amyloïdes, qu'il sera permis, surtout s'ils sont en grande abondance, de porter le pronostic le plus grave. Aussi est-il essentiel de bien connaître quelle est la constitution de ces cylindres.

Des cylindres. — Les cylindres qu'on rencontre dans l'urine ont été divisés suivant leur nature et décrits sous différents chefs ; aussi, tout en ne voulant pas donner à cette question plus d'extension qu'elle n'en comporte, nous croyons qu'on doit admettre et examiner :

1° Les cylindres de mucine.
2° Les cylindres fibrineux.
3° Les cylindres épithéliaux.
4° Les cylindres hyalins ou colloïdes.
5° Les cylindres amyloïdes.

Chemin faisant, nous indiquerons quelles sont les sous-variétés que quelques auteurs, comme Axil-Key, ont cru nécessaire d'indiquer, et ce que comprennent ces sous-variétés.

Ces cylindres peuvent se former dans toute l'étendue d'un canalicule urinifère et reproduire l'empreinte de chacune de ses parties. On peut soupçonner quel est le siége de leur formation : 1° en se basant sur la configuration qu'ils présentent : tantôt ils sont rectilignes et viennent des tubes droits, d'autres fois ils sont curvilignes ou tortueux et rappellent les dispositions que présentent les tubes en anses ou les tubes contournés; 2° en tenant compte de leur diamètre, qui est en rapport avec la partie du canalicule dans laquelle ils se sont produits : car, ainsi que nous l'avons signalé, le canalicule urinifère ne présente pas le même diamètre dans toute son étendue; on peut aussi utiliser, pour préciser le siége de cette formation, la nature même du cylindre, qui le plus souvent comprend dans les éléments qui le constituent des cellules épithéliales qui appartiennent à telle ou telle partie du canalicule urinifère. On peut donc, en reconnaissant au microscope la nature de ces cellules, qui parfois constituent à elles seules tout le cylindre, savoir à quelle hauteur du canalicule urinifère siége la lésion, cause de la production de ce cylindre; affirmer qu'il vient de la partie tortueuse lorsqu'il contient des cellules pavimenteuses; soutenir au contraire qu'il est de provenance médullaire lorsque les cellules épithéliales sont cylindriques. Disons toutefois que la presque généralité des cylindres qu'on peut rencontrer dans une urine vient de la partie droite du canalicule urinifère. La disposition anatomique que présentent les tubes droits permet d'expliquer cette particularité : il suffit en effet, pour s'en rendre compte, de se rappeler que le canalicule urinifère est formé de deux parties très-distinctes, l'une contournée, l'autre droite; que la partie contournée va du glomérule à la partie droite, avec laquelle elle se continue ; que cette partie contournée, très-large au niveau du glomérule, va se retrécissant en s'approchant de la partie droite. Ce rétrécissement s'oppose, jusqu'à un certain point, à la sortie des substances épanchées dans la partie contournée. Il n'en est plus de même de la partie droite du canalicule, qui va s'évasant de son origine à la papille des calices où elle se termine. Que dans cette partie droite s'épanche de la fibrine, qu'il s'y dépose des substances calcaires, qu'il s'y accumule des cellules épithéliales, par le fait de la desquamation du canalicule, et le tout apparaîtra bientôt au dehors, sous forme de cylindres entraînés par l'urine, qui pousse devant elle, en en rompant les attaches, les différents obstacles qu'elle rencontre. Ces particularités, que nous tenions à rappeler, démontrent pourquoi ce sont en effet des cylindres qui viennent des parties droites du canalicule urinifère qu'on rencontre le plus souvent dans les sédiments urinaires.

Lorsqu'en effet la masse albumineuse ne comprend pas les cylindres dans son épaisseur, lorsque la coagulation de l'albumine n'a eu lieu qu'à une époque déjà éloignée du moment de l'émission, alors que déjà ils avaient gagné le fond du vase, par le seul fait de la pesanteur, ils forment une partie des sédiments qu'on rencontre dans ces urines et qui sont constitués par les différents éléments que nous avons signalés dans le coagulum (pus, sang.....).

Cylindres muqueux. — Les différentes espèces de cylindres qu'admettent la plupart des auteurs n'ont pas toutes la même valeur; il en est dont la signification est presque nulle pour la pathologie rénale : tels sont les cylindres de mucine, qui se forment parfois, en état de santé, dans la partie droite des canalicules urinifères. Entraînés par l'urine, ils apparaissent dans ce liquide comme de petits corps transparents d'une réfrangibilité à peine plus considérable que celle de l'urine. D'une longueur variable, ils ont le même diamètre que les canalicules, dans leur partie droite. Comme le canalicule est sain, que son épithélium est intact, il n'y a pas ici de desquamation, et l'on chercherait vainement, à la surface du cylindre, des traces de cellules épithéliales. Le cylindre possède toutes les propriétés chimiques caractéristiques de la mucine. Il en est d'autres qui, comme eux, ne se rencontrent pas seulement dans les urines albuminuriques vraies : tels sont les cylindres fibrineux et les cylindres calcaires; aussi n'ont-ils pas la même valeur diagnostique et pronostique que les cylindres épithéliaux, colloïdes et amyloïdes.

Cylindres fibrineux. — Le cylindre fibrineux, qui peut n'être que l'expression d'une affection passagère du rein, d'une hémorrhagie essentielle, peut, dans d'autres cas, se montrer au début d'affections graves dont la marche ultérieure se traduit par l'apparition de cylindres de toute autre nature, par l'apparition des cylindres épithéliaux, hyalins et amyloïdes. Il peut accompagner certains états morbides graves du rein, tels que le cancer, la lithiase rénale. Lorsqu'on le constate dans l'urine, il peut faire craindre l'apparition d'hémorrhagies abondantes dont il n'est qu'une faible expression, ou le retour d'hématuries lorsqu'il persiste longtemps. Il peut enfin faire soupçonner dans le rein la présence de foyers hémorrhagiques, puisqu'il résulte d'un état congestif du rein, et d'une rupture vasculaire qui permet l'accumulation du sang dans le canalicule urinifère.

Le cylindre fibrineux est formé de fibrine striée, parfois arrivée déjà à l'état granuleux, lorsque le cylindre a longtemps séjourné dans le canalicule, avant d'être rendu. Ces cylindres sont blanchâtres ou jaunâtres, d'une couleur ocreuse, ce qui tient à ce qu'ils renferment dans leur épaisseur une quantité plus ou moins considérable de globules sanguins plus ou moins altérés. Il n'est pas rare de voir ces cylindres recouverts de cellules épithéliales éparses, à peine dégénérées, qui se sont détachées de la surface du tube, par suite de la congestion sanguine, cause de l'hémorrhagie. Le cylindre fibrineux possède chimiquement toutes les propriétés de la fibrine. Le diamètre qu'il présente, sa direction d'ordinaire rectiligne, permet de penser que c'est dans la partie droite du canalicule qu'il se forme habituellement, et que c'est de là qu'il est chassé. Lorsque le sang s'épanche au delà de la partie droite dans la partie contournée, il en est rarement expulsé ; il y reste, et, ainsi que nous le verrons dans le cours des affections rénales, il y devient granuleux, graisseux, puis disparaît. Le cylindre fibrineux, lorsqu'il se rencontre dans l'urine, a une grande valeur diagnostique ; il permet d'affirmer l'origine d'une hématurie. On ne saurait, à ce point de vue, trop tenir compte de la valeur de ce signe. Dans les hématuries, dont il est parfois si difficile de préciser le point de départ, il suffit à lui seul pour permettre de porter le diagnostic d'hématurie de provenance rénale.

Cylindres calcaires. — Il se forme parfois dans les canalicules urinifères des accumulations de substances calcaires de nature diverse, urates, phosphates, qu'on rencontre fréquemment à l'autopsie, et dont la formation a pu coïncider avec l'existence d'urines albuminuriques. Mais lorsque, pendant la vie, ces substances se montrent dans l'urine, elles y sont à l'état de sable et ne constituent que rarement de véritables cylindres. Nous n'avons donc rien à en dire en ce moment. Mentionnons toutefois les faits de Pavy et de Greenhow, qui, dans certains cas d'hématurie, dite essentielle, auraient trouvé dans l'urine, mélangés aux cylindres fibrineux, des cylindres calcaires. Ils crurent pouvoir en conclure que bon nombre d'hémorrhagies ne reconnaissent pas d'autre cause que leur formation dans les canalicules. Dans les cas auxquels nous faisons allusion, les cylindres présentaient les caractères chimiques propres à l'oxalate de chaux. C'est à l'aide des idées exposées plus haut sur les sédiments qu'il faudrait étudier ces cylindres, s'il s'en rencontrait d'autres formés de substance différente ; car ce serait en connaissant bien leur nature qu'on pourrait les utiliser au point de vue du diagnostic et du pronostic des affections rénales ou des maladies générales.

Cylindres épithéliaux. — Les cylindres qui ont un véritable intérêt, au point de vue de l'albuminurie, sont les cylindres épithéliaux, les cylindres hyalins et les cylindres amyloïdes.

Les cylindres épithéliaux sont des cylindres formés par la desquamation de l'épithélium qui recouvre la face interne des canalicules ; la longueur de ces cylindres est en rapport avec l'étendue de cette desquamation ; leur diamètre n'est autre que celui du tube dont ils sont détachés. Ils sont ordinairement rectilignes, car ils sont surtout le produit de la desquamation de la partie droite du canalicule ; il est plus rare, en effet, d'en trouver de curvilignes ou de légèrement flexueux. Leur longueur varie ; leur diamètre est celui des canalicules dans lesquels ils se sont formés.

Ces cylindres épithéliaux flottent d'abord dans le liquide urinaire avec les autres éléments qu'il contient (pus, sang). Par le repos, ils tombent au fond du vase ; c'est là qu'il faut aller les chercher, à l'aide d'une pipette, et les porter sur une lamelle de microscope, pour en étudier la structure. On est souvent obligé de renouveler ses recherches avant de tomber sur un de ces cylindres, car ils sont parfois très-peu nombreux.

Lorsqu'on a été assez heureux pour rencontrer quelques-uns de ces tronçons du revêtement épithélial qu'on décrit sous le nom de cylindres épithéliaux, on s'aperçoit, en les examinant, que souvent, dans la même urine, ils sont de structure différente ; de là diverses sous-variétés de cylindres épithéliaux que les auteurs, avec Axil-Key, décrivent sous les noms de cylindres épithéliaux proprement dits, de cylindres granuleux, graisseux et granulo-graisseux.

Les cylindres épithéliaux proprement dits sont formés de cellules épithéliales à peu près normales. On trouve en effet, à la surface de ces cylindres, la disposition en mosaïque qu'affectent ces cellules de revêtement du canalicule. Ces cylindres sont blanchâtres, comme à l'état physiologique. Les cellules qui les constituent ont conservé leurs caractères ; elles sont à peine granuleuses. On peut, à l'aide de l'acide acétique, y faire apparaître les noyaux qu'elles contiennent. Elles se comportent avec les réactifs comme les cellules saines. Il n'y a donc eu, dans la production de ces cylindres dits épithéliaux, qu'une simple desquamation, sans altération préalable des cellules.

Il n'en est plus de même lorsqu'il s'agit des cylindres granuleux ou graisseux. Ces cylindres sont également formés de cellules ; épithéliales seulement, ici, les cellules sont altérées avant d'être desquamées. Cette altération n'est pas toujours la même ; tantôt ces cellules sont volumineuses, grisâtres; c'est alors qu'on les dit atteintes de dégénérescence granuleuse; d'autres fois elles sont jaunâtres, parfois moins volumineuses que lors de la dégénérescence granuleuse; il s'agit alors de dégénérescence graisseuse.

Lorsqu'on examine quelles sont les propriétés nouvelles que communique aux cellules épithéliales cette dégénérescence granuleuse ou graisseuse, on s'aperçoit que, dans le premier cas, la cellule devient volumineuse, opaque, par la production dans le protoplasma qui entoure le noyau d'un état moléculaire particulier. Ce protaplasma ainsi modifié conserve les caractères chimiques propres à toute substance albumineuse. Les noyaux seraient également modifiés; ils présenteraient les caractères qu'on leur décrit dans tout processus néoplasique; ils seraient divisés et manifestement en voie de prolifération. Quelques-unes des cellules sont plus petites que les cellules voisines et semblent dues à une néoformation.

Lorsqu'il s'agit au contraire de la dégénérescence graisseuse, on trouve que les cellules épithéliales qui constituent le cylindre sont brillantes; qu'elles réfractent fortement la lumière, et l'on peut, lorsqu'on les traite par l'éther, en extraire de la graisse. Ces cellules n'ont pas la turgescence qu'elles présentent lorsqu'elles sont atteintes de dégénérescence granuleuse. Il en est de petites, et l'on serait presque en droit de se demander si la dégénérescence graisseuse se produit d'emblée, ou si elle n'est, comme nous le croyons, qu'une période plus avancée du processus qui produit d'abord la dégénérescence granuleuse. Nous verrons du reste plus tard, à propos de la néphrite parenchymateuse, qu'il est facile de s'expliquer cette différence de volume des cellules. Qu'il nous suffise de dire actuellement que si, lors de cylindres graisseux, on trouve parfois de très-petites cellules, c'est que ces cellules dégénérées sont des cellules nouvellement formées et qui ont subi l'altération graisseuse avant d'avoir atteint leur développement complet.

Les cellules atteintes de dégénérescences granuleuse ou graisseuse, et qui, réunies, forment des cylindres, peuvent avoir perdu leurs attaches et se trouver éparses à l'état d'isolement dans le liquide. Elles peuvent être rompues. C'est sans doute à la rupture de ces cellules isolées qu'est due la quantité de graisse, parfois très-considérable, qu'on rencontre dans l'urine des albuminuriques, ainsi que déjà Rayer l'avait signalé.

Si ces différentes espèces de cylindres, dus à la desquamation d'un épithélium intact ou dégénéré, peuvent se rencontrer isolément, il peut se faire aussi que le même cylindre offre toutes les altérations dont nous venons de parler ; c'est-à-dire qu'on peut trouver des cylindres qui présentent, à côté de cellules qui semblent normales, des cellules ayant déjà subi la dégénérescence granuleuse ou graisseuse. C'est à cette espèce de cylindre que forme la réunion de ces diverses altérations, qu'on a donné le nom de cylindre granulo-graisseux. La possibilité de voir réunies les différentes altérations que nous venons de décrire suffirait à elle seule, il nous semble, pour montrer que, dans beaucoup de cas, sinon dans tous, la dégénérescence graisseuse appartient à la période avancée d'un processus morbide qui se traduit au début par la simple desquamation épithéliale, qui se continue par la dégénérescence granuleuse, avec tendance proliférative, pour aboutir à la dégénérescence graisseuse. Ce processus caractériserait, à notre avis, la néphrite parenchymateuse proprement dite.

L'étude de ces différentes espèces de cylindres est, on le comprend, d'une grande utilité, puisque l'on peut, à leur aspect, juger de l'âge de la maladie qu'ils traduisent au dehors. Il n'est pas besoin de dire que celui dont le pronostic est le plus grave est celui qu'on décrit sous le nom de cylindre graisseux. C'est celui qu'on rencontre dans les périodes avancées des néphrites parenchymateuses profondes, tandis que la première variété de cylindres, le cylindre épithélial proprement dit, et même le cylindre granuleux, peut se trouver dans des cas de néphrite légère, dans ceux qu'on décrit sous le nom de néphrite catarrhale. Le processus peut même s'arrêter là, car il ne semble pas destiné à parcourir fatalement tout son cours.

Cylindres colloïdes. — Les cylindres colloïdes ou hyalins constituent la deuxième espèce de cylindres qu'on rencontre dans les sédiments des urines albuminuriques vraies. Leur diamètre est d'ordinaire moins considérable que celui des cylindres épithéliaux ; ils ne sont pas toujours droits ; ils sont souvent légèrement curvilignes. Ce seul caractère suffit pour faire soupçonner qu'ils ne doivent point se former constamment au même point du canalicule urinifère. L'autopsie est du reste souvent venue confirmer cette opinion, basée sur l'aspect qu'ils présentent ; c'est en effet tantôt dans la partie droite, et le plus souvent dans la portion en anses (tubes en anses de Henlet) de la partie contournée qu'ils se forment ; de là les deux variétés de cylindres colloïdes décrits par les Anglais sous les noms de *large and small waxy casts*.

Ils présentent, sous le microscope, une coloration blanchâtre ou blanc jaunâtre ; la surface en est parfois lisse ; d'autres fois elle présente des fêlures, et la brisure de leur extrémité rappelant celle du verre est dite conchoïde. Très-réguliers dans toute leur étendue, ils offrent parfois des saillies plus ou moins volumineuses, correspondant à des dilatations anormales des canalicules qui les contiennent. Il n'est pas rare non plus de rencontrer à leur surface, qui le plus souvent est lisse, des rugosités dues à des éléments de nature différente ; tantôt ce sont des globules sanguins ou purulents qui déterminent ces rugosités ; d'autres fois ce sont des cellules épithéliales intactes, ou ayant subi la dégénérescence granuleuse ou graisseuse. Parfois ces rugosités sont de nature calcaire, et produites par des amas de substances salines cristallisées, dont on peut reconnaître les caractères.

On a beaucoup discuté sur le mode de formation des cylindres hyalins. L'une des premières opinions émises à cet égard est celle de Traube. Considérant que ces cylindres apparaissent le plus ordinairement, pour ne pas dire toujours, dans le cours de la maladie de Bright, il regardait le cylindre hyalin comme l'expression anatomo-pathologique de cette maladie à sa troisième période. Il pensait qu'au début il y avait d'abord filtrage de l'eau du sang : de là l'exagération de sécrétion urinaire que quelques auteurs ont décrite, à la première période de la néphrite parenchymateuse; puis venait le filtrage de l'albumine, à la période d'état de la maladie, puis enfin, à la période de terminaison, le passage de la fibrine du sang dans les canalicules urinifères. C'était pour lui cette fibrine qui, se coagulant, constituait le cylindre hyalin. On crut pouvoir modifier cette théorie en s'appuyant sur une simple hypothèse : on admit que, dans le cas de maladie de Bright, il s'épanchait dans la portion flexueuse du canalicule une substance fibrinogène qui se coagulait dans la portion en anses, au contact d'une substance fibrino-plastique sécrétée à ce niveau. Mais ces deux opinions, qui ont l'une et l'autre réuni de nombreux adhérents, ne sauraient être acceptées plus longtemps, attendu qu'il est aujourd'hui prouvé que le cylindre colloïde ou hyalin ne renferme pas trace de fibrine, et qu'il est tout entier formé de substance protéique, dont il présente les réactions chimiques; attendu que, d'autre part, il n'est aucune observation qui puisse démontrer l'existence de ces substances fibrinogène et fibrino-plastique.

La nature protéique du cylindre démontrée, on a recherché quel en était le point de départ ; on a pensé que cette substance protéique dont est formé le cylindre colloïde était due à la dégénérescence des cellules épithéliales du tube urinifère ; on admettait, dans cette manière de voir, que, les parois des cellules dégénérées disparaissant, leurs éléments se confondaient de manière à ne plus former qu'une masse compacte. Mais il résulte de recherches ultérieures qu'on rencontre parfois à la surface de ces cylindres des cellules intactes ou peu dégénérées. On ne saurait donc admettre, à la suite de ce simple examen, qu'elles ont été complétement métamorphosées. Il y a plus, et c'est là ce qui tranchera la question, c'est qu'à l'autopsie on a plusieurs fois eu l'occasion de constater que le cylindre hyalin se forme dans le canalicule urinifère encore revêtu de ses cellules épithéliales. Seulement avec le temps, ainsi que nous le signalerons à propos de la néphrite parenchymateuse, ces cellules s'aplatissent, s'atrophient et même disparaissent, comprimées qu'elles sont par le cylindre hyalin.

C'est donc par l'épanchement d'une substance protéique dans les canalicules que se forme, surtout dans la portion ansiforme de la partie contournée, le cylindre hyalin. Cet épanchement semble, dans certains cas, se faire en plusieurs fois. Rindfleisch a rencontré, en effet, des cylindres hyalins formés de couches concentriques. Cette substance serait, selon les uns, sécrétée par les cellules épithéliales, qui en sont préalablement infiltrées ; selon d'autres, elle serait versée dans l'intérieur du canalicule, les cellules étant intactes. Ce qui paraît donner à cette dernière opinion quelque raison d'être, c'est que le cylindre hyalin est parfois recouvert de cellules qui ne présentent que d'assez faibles altérations.

Les cylindres hyalins se trouvent rarement seuls dans les sédiments des urines albuminuriques ; le plus souvent ils y sont mêlés à des cylindres épithéliaux, dont la dégéérescence est plus ou moins avancée ; le plus ordinairement les cylindres épithéliaux qui les accompagnent ont graisseux ou granulo-graisseux. Comme cette derière espèce de cylindres, les cylindres hyalins appariennent surtout à la période ultime de la néphrite parenhymateuse. Ils peuvent même se rencontrer dans l'urine lors qu'on n'y trouve presque plus de cylindres graiseux, ce qui tient à ce que, formés surtout au niveau des nses de la partie contournée, un peu au delà du rétréissement, ces cylindres hyalins ne sont que très-lentenent et très-difficilement détachés par l'urine et rejetés u dehors, tandis que les cylindres graisseux, moins ongs, moins résistants, plus flexibles, n'opposent pas la nême résistance, alors même qu'ils sont formés dans la ortion flexueuse de la partie contournée ; de plus ils se lésagrègent et peuvent être résorbés.

Cylindres amyloïdes. — Avec les cylindres hyalins, on encontre parfois dans l'urine des cylindres amyloïdes, ui n'y sont d'ordinaire qu'en très-petite quantité. es cylindres amyloïdes, de cause toute locale, doivent tre soigneusement distingués, au point de vue de leur enèse, des cylindres amyloïdes qu'on rencontre dans es canalicules et parfois dans l'urine, dans le cours de la légénérescence rénale qu'on décrit sous le nom de dégéérescence amyloïde ; le mode de production, aussi bien ue le siége de la formation, paraît être différent dans les leux cas.

Le cylindre amyloïde, quelle qu'en soit l'origine, est n cylindre d'une longueur variable, légèrement curiligne. Il rappelle du reste, par sa longueur et son iamètre, le cylindre hyalin, dont il ne serait qu'une méamorphose. Cette métamorphose s'opérerait lors d'un ejour prolongé de ce cylindre dans le canalicule. Comme e cylindre hyalin, il peut présenter à sa surface des dilatations, des étranglements, des saillies dues à des corps de natures diverses (pus, sang). Comme le cylindre hyalin, il peut offrir l'aspect de brisure, de cassure, mais la constitution en est tout autre. La substance protéique a été profondément modifiée, et fournit toutes les réactions qu'on donne comme caractéristiques de la substance amyloïde, c'est-à-dire qu'au contact de la teinture d'iode et de l'acide sulfurique il prend une teinte bleuâtre qui jaunit lorsqu'on le traite par l'alcool.

N'étant probablement qu'une des métamorphoses du cylindre hyalin, il est tout naturel qu'alors le siége même de sa formation en soit le même. L'autopsie prouve en effet que, dans la période avancée des néphrites parenchymateuses, c'est dans la portion en anse du canalicule urinifère qu'on le rencontre. Lorsque le cylindre amyloïde est le résultat d'une dégénérescence amyloïde du rein, le mode de formation en semble tout autre. Il est d'emblée formé par une substance amyloïde, qui d'abord infiltre les cellules des canalicules et la membrane propre, après avoir débuté dans le glomérule. Le plus souvent même c'est dans la partie droite du canalicule qu'il se trouve. Avec les cylindres amyloïdes de cause locale, au contraire, les cellules des canalicules sont respectées, aussi bien que la membrane propre. Nous n'avons pas besoin de dire que ces deux espèces de cylindres amyloïdes ont une valeur diagnostique et pronostique importante, et différente. Lorsqu'on arrivera à les reconnaître, ce qui pourra se faire, on le comprend, puisque les derniers ne viennent que de tubes droits, dont ils reproduisent le diamètre, tandis que les derniers viennent surtout des portions étroites du tube urinifère, on devra regarder comme surtout graves ceux de la première espèce, puisqu'ils permettent de penser que l'urine albuminurique relève d'une dégénérescence amyloïde du rein, affection qui, comme on le sait, est au-dessus des ressources de l'art. Le cylindre amyloïde, de cause locale, sera d'une valeur pronostique relativement moins grave, puisqu'il n'est que l'indice d'une néphrite parenchymateuse, avancée il est vrai, mais qui peut être localisée à certains territoires du rein.

Urines albuminuriques fausses. — Les urines albuminuriques, ainsi que nous l'avons dit, peuvent être vraies; ce sont celles dont nous venons de parler; ce sont celles qui doivent à la présence de l'albumine, l'état de solution, leur caractère distinctif. L'albumine, dans ces urines, est le seul corps étranger dont la présence en constitue l'anomalie. Les urines albuminuriques fausses se distinguent des précédentes en ce que l'albumine ici ne se trouve, pour ainsi dire, qu'accidentellement, par le fait seul qu'elle entre dans la composition du liquide, ou pus, ou sang, ou sperme, mélangé à l'urine. La caractéristique de ces urines n'est donc point ici, comme tout à l'heure, l'albumine, mais bien l'un quelconque de ces différents liquides, dont l'albumine n'est qu'un des éléments.

Urine sanglante. — L'urine sanglante a de tout temps attiré l'attention des médecins; c'est cette urine qu'on trouve indiquée dans Hippocrate, sous le nom d'urine noire; mais elle ne fut bien décrite, avec tous ses caractères séméiotiques, que vers la fin du dix-huitième siècle, par Fordyce Wells. L'application du microscope à l'étude de cette urine permet de reconnaître que la constitution n'en est pas toujours la même : tantôt, en effet, on découvre dans ce liquide, ou dans le sédiment qui s'y dépose, des globules sanguins plus ou moins altérés; d'autres fois, cette urine n'en renferme pas trace, et la teinte qu'elle présente tient au filtrage par les capillaires de la substance colorante du sang, hématine ou hématoïdine.

De là deux espèces d'urines sanglantes, la vraie et la fausse, ou hématinurie.

Lors d'hématurie vraie, l'urine présente : 1° une coloration plus ou moins intense ; 2° un poids spécifique plus grand ; 3° une opacité plus pronononcée ; 4° elle a pour caractère de se coaguler à l'aide de la chaleur, 5° de présenter au microscope des globules plus ou moins altérés ; 6° parfois des débris de substance étrangère qui permettent de reconnaître la cause de l'hématurie.

Lors d'hématurie vraie, l'urine peut avoir conservé son caractère d'acidité ; c'est même le fait habituel ; mais lorsque la quantité de sang qui la colore est abondante elle devient alcaline. Cette alcalinité peut résulter aussi de la décomposition de ce liquide, dont la rétention dans les bassinets ou dans la vessie est souvent une des causes de l'hématurie.

La coloration peut être plus ou moins intense : tantôt à peine teinté de rose, le liquide, dans certains cas, est d'un rouge rutilant ; d'autres fois, il est noirâtre, ce qui tient à un séjour prolongé dans la vessie et à l'action des acides contenus dans l'urine. Lorsque l'urine a perdu ses caractères d'acidité habituelle, lorsqu'il s'est développé de l'ammoniaque aux dépens de l'urée, la matière colorante se comporte ici comme elle le fait d'ordinaire avec les alcalis, elle devient rutilante. Il est parfois utile de connaître quelle est la quantité de sang mélangée à l'urine. Pour arriver à ce but, on compare à cette urine un liquide préparé à l'avance et dont on connaît le contenu sanguin. On prend, par exemple, 1 centimètre cube de sang, qu'on mélange avec 50 centimètres cubes d'eau ; on étend ce mélange jusqu'à ce que le liquide présente une coloration dont l'intensité se rapproche de celle de l'urine qu'on examine, et l'on peut, de cette manière, approximativement se rendre compte de la quantité de sang qu'elle renferme. Il est rare que l'on ait affaire à du sang pur ; toutefois, la quantité peut être considérable: Van Swieten parle d'un malade qui en rendait 8 livres en 24 heures. L'intensité de la coloration n'est pas toujours en rapport avec la gravité de l'hémorrhagie, qui peut être interne et ne colorer que très-faiblement l'urine.

Cette coloration ne garde pas longtemps son intensité; lorsqu'on laisse au repos cette urine sanglante, au bout d'un certain temps elle recouvre sa teinte presque normale; les globules, obéissant à la pesanteur, gagnent alors le fond du vase; toutefois elle reste un peu rougeâtre, par le fait de la dissolution de l'hématine, consécutive à la destruction de quelques globules sanguins, altérés par l'urine.

La coloration que présente l'urine peut être utilisée pour diagnostiquer la cause de l'hématurie : lorsque, au moment de l'émission, l'urine est d'un rouge rutilant sans être alcaline, on peut soupçonner que le point de départ en est la prostate ou la vessie; lorsque l'urine est d'un rouge noirâtre, tout porte à croire qu'elle vient des reins et qu'elle a longtemps séjourné dans la vessie.

Dans l'hématurie vraie le poids spécifique de l'urine est toujours augmenté. La présence du sang qu'elle contient ne suffit pas toujours pour expliquer cette augmentation; elle tient, dans certains cas, à d'autres causes. Ainsi il est des hématuries, dites essentielles, qui seraient dues, suivant Greenhow et Pavy, à la formation dans les canalicules rénaux de cylindres d'oxalate de chaux; il en est d'autres qui reconnaîtraient pour cause la présence dans la sécrétion urinaire d'une plus grande proportion d'acide urique. Dans ces cas d'hématuries, liées aux diathèses urique ou oxalurique, les modifications survenues dans la pesanteur spécifique de l'urine ne tiendraient pas seulement à la présence du sang, mais encore à l'apparition de l'oxalate de chaux dans le premier cas, et dans le second cas à l'augmentation de l'acide urique. On comprend toute l'importance qu'il y a, au point de vue du diagnostic et du pronostic, à reconnaître la véritable cause de l'augmentation du poids spécifique d'une urine sanglante.

Dans la généralité des cas, la constitution de l'urine reste normale, et c'est en vain qu'on chercherait une altération quantitative ou qualitative des substances salines. C'est ce qui arrive, par exemple, dans les hématuries dues au cancer du rein, de la vessie. Cette intégrité dans la constitution des principes normaux de l'urine est souvent d'une grande valeur diagnostique.

L'urée ne présente aucune modification intéressante. La quantité de l'urine rendue dans les vingt-quatre heures n'a rien d'anormal ; l'émission seule est modifiée ; les besoins d'uriner sont souvent très-fréquents et accompagnés de ténesme.

L'opacité que présente l'urine dans l'hématurie vraie tient à des causes multiples : elle est due à la présence dans ce liquide des globules sanguins ; elle est due, en outre, aux coagulums qui nagent dans ce liquide, parfois à la présence de substances étrangères, telles que des détritus cancéreux, tuberculeux, des globules purulents. Il est rare de trouver dans l'hématurie vraie une complète absence de caillot ; il peut cependant ne pas y en avoir lorsque le sang est en petite quantité (Klebs), ou lorsque l'urine a subi la fermentation alcaline qui s'oppose à la coagulation de la fibrine.

Les caillots que présente l'urine sont d'origine très-diverse et, par suite, d'aspect très-variable. Ils peuvent exister au moment de l'émission, mais ils peuvent aussi ne se former que dans l'urine rendue. Lorsqu'ils sont consécutifs à l'émission, ils reproduisent l'aspect des caillots de la saignée et sont en rapport avec la forme du vase. Lorsqu'ils existent à l'émission, ils varient suivant qu'ils se sont produits dans la vessie, dans les uretères ou dans les canalicules urinifères. Dans le premier cas, ils sont d'ordinaire plus ou moins volumineux, irréguliers, déchiquetés ; lorsqu'ils se sont formés dans les uretères, ils sont allongés et ont l'apparence de vers, pour lesquels on les a longtemps pris. C'est à la présence de ces caillots que certaines hématuries doivent le nom de *cruentus vermiformis*, que leur ont donné les anciens. Ces caillots, qui peuvent obturer complétement les uretères, sont parfois la cause d'accidents dont nous aurons à parler, à propos de l'hématurie étudiée, comme maladie essentielle. Lorsqu'ils n'obstruent qu'un des uretères, ils peuvent obscurcir complétement la symptomatologie de l'hématurie. Si, en effet, la cause de l'hématurie ne porte que sur un rein et que l'uretère de ce rein vienne à être obstrué, l'urine, sécrétée par l'autre rein, peut conserver ses caractères normaux : on a alors affaire à une hématurie interne. C'est encore à ces caillots des uretères que sont dus ces symptômes accidentels qui parfois apparaissent, dans le cours d'une hématurie, et qu'on a décrits sous le nom de colique néphrétique.

Lorsque les caillots que contient l'urine, au moment de l'émission, viennent du rein, ils peuvent se présenter sous deux formes différentes. Tantôt ils apparaissent sous la forme d'un cylindre plus ou moins allongé, dont le diamètre est le même que celui des canalicules urinifères droits, dans l'intérieur desquels ils se sont formés. Sous cette forme, le caillot sanguin a une valeur diagnostique d'une grande importance, et permet d'affirmer, *à priori*, que le rein est le point de départ de l'hématurie. Toutefois les hémorragies rénales ne se traduisent pas toujours au dehors par cette forme de caillot. Dans certains cas, le cylindre fibrineux ne se détache pas dans son entier du canalicule droit qui le contient, il se morcelle ; il apparaît alors dans l'urine sous forme de petites masses fibrineuses, irrégulières, mais dont le diamètre cependant ne dépasse pas celui des canalicules urinifères.

Quel que soit le volume de ces caillots, quelle qu'en soit la forme, la structure en est la même ; ils sont composés de fibrine et de globules sanguins plus ou moins nombreux, enfermés dans la masse fibrineuse comme dans une espèce de gangue. Les réactifs chimiques permettent de constater la nature de la fibrine ; les globules se reconnaissent au microscope.

Les globules que contient l'urine sanglante ne sont pas tous enfermés dans le coagulum fibrineux dont nous venons de parler : il en est qui nagent en toute liberté et qui contribuent, pour leur part, à donner à ce liquide l'opacité qu'il présente. Ces globules peuvent être en quantité plus ou moins grande ; lorsqu'ils sont peu nombreux, il est indispensable, pour en constater la présence, de mettre un peu de l'urine qui les contient dans un tube. Sous l'influence du repos, ces globules tombent au fond du tube, et l'on peut, à l'aide d'une pipette, les y prendre pour en examiner les caractères au microscope. Ces globules sont loin d'avoir toujours le même aspect : tantôt la forme en est normale, c'est lorsqu'ils n'ont pas séjourné trop longtemps dans la vessie ou lorsqu'on les examine peu de temps après l'émission ; d'autres fois ils sont plus ou moins altérés, ils sont alors en grande partie décolorés ou noirâtres, leur surface ne présente pas la régularité habituelle, ils sont déchiquetés. Dans ces cas, on peut affirmer avec toute assurance qu'ils ont subi l'influence endosmotique du liquide qui les contient, ou l'action chimique d'une urine en voie de décomposition acide ou alcaline. Il est certaines substances parfois contenues dans l'urine qui, comme le sucre, retardent l'altération des globules sanguins. D'autres fois cette résistance du globule paraît tenir à une légère alcalinisation de l'urine, consécutive à une cure d'eau récente.

Il est rare que le globule sanguin et le coagulum constituent les seuls éléments du dépôt d'une urine liée à une hématurie vraie. Déjà nous avons parlé de l'augmentation, dans quelques-unes de ces urines, de l'acide urique qui s'y trouve habituellement à l'état normal ; déjà nous avons signalé, dans d'autres cas, l'apparition de l'oxalate. C'est dans le dépôt qui s'y forme sous l'influence du repos qu'il faudra rechercher ces différentes substances. Ce sont également ces sédiments que concourent à produire parfois les substances cancéreuses et tuberculeuses, les globules purulents que peut renfermer l'urine.

Lorsque l'urine s'est débarrassée des éléments qui en causaient l'opacité ; lorsque, par suite de la formation du sédiment, elle a recouvré une transparence à peu près normale, si l'on vient à la décanter, on constate qu'elle donne, par la chaleur et l'acide nitrique, un nuage albumineux plus ou moins considérable. Cette albumine contenue dans l'urine vient de deux sources différentes : elle est due, d'une part, au mélange avec l'urine du sérum du sang qui s'y est épanché ; elle est due, d'autre part, à la destruction d'un certain nombre de globules. Par le fait de cette destruction, l'hématoglobine ou albumine globulaire se dissout dans le liquide urinaire en même temps que l'hématine. Ce caractère paraît avoir, pour quelques auteurs, une valeur très-grande, en ce sens qu'on ne le rencontrerait que dans l'hématurie vraie, c'est-à-dire dans l'hématurie caractérisée par le passage dans l'urine de globules sanguins ; il manquerait complétement dans l'hématurie fausse, dont nous allons parler, et qui ne serait caractérisée que par la présence de l'hématine dans l'urine ; mais rien n'est moins juste que cette manière de voir.

Ce nuage albumineux peut n'être, dans certains cas, que très-faiblement accusé. Son intensité est toujours en rapport direct avec la quantité de sang que contient l'urine. Il ne présente pas la persistance et le peu de variabilité du nuage qui se forme dans une urine albuminurique vraie, et c'est ce qui, en dehors des autres caractères que présente l'urine sanglante, sert à la distinguer de cette dernière. Il est rare que l'urine de l'hématurie vraie ne contienne pas en même temps de la graisse, en quantité plus ou moins grande. Aussi est-il assez fréquent de voir apparaître, en même temps que se forme le sédiment, une couche de graisse plus ou moins épaisse à la surface du liquide.

L'urine sanglante fausse ou hématurie fausse, ou hématinurie, qu'on pourrait, au premier abord, confondre avec une urine sanglante vraie, s'en distinguerait en ce qu'elle n'aurait de commun avec cette dernière que la coloration, qui est plus ou moins intense. Il n'y a, en effet, pas de modification par le repos, l'urine reste presque aussi fortement teintée qu'au moment de l'émission ; pas de changement de la pesanteur spécifique, et c'est en vain qu'on chercherait dans le sédiment, quand il s'en forme, les éléments divers et si caractéristiques que nous avons décrits plus haut, tels que les caillots fibrineux et les globules sanguins. Mais là s'arrête la différence, car, si l'on en juge d'après les faits jusqu'à présent connus, contrairement à l'opinion généralement reçue, on pourrait, dans tous les cas de fausse hématurie, déterminer, à l'aide de la chaleur ou de l'acide, l'apparition du nuage albumineux qui se montre dans l'hématurie vraie ; ce qui porterait à croire que la destruction des globules est consécutive à leur sortie des capillaires, et qu'elle n'a lieu que dans le liquide urinaire. Cette hématine en dissolution, qui, par conséquent, n'existe jamais seule, se reconnaît, du reste, à l'aide des réactifs qui permettent d'en attester l'existence. C'est à l'hématine que cette urine doit la teinte brunâtre qu'elle prend au contact des acides forts, surtout au contact de l'acide sulfurique.

Ces deux variétés d'urine, celle de l'hématurie vraie et

celle de l'hématurie fausse, ne sont pas toujours isolées; il arrive parfois, et même assez fréquemment que, dans une urine, on trouve les caractères de chacune de ces variétés, c'est-à-dire les globules sanguins et les coagulums, d'une part, et, d'autre part, l'hématine en dissolution. Mais, dans ces cas, il est à peu près impossible de faire la part de l'hématurie fausse, en ce sens que le liquide urinaire contient toujours une quantité plus ou moins considérable d'albumine en dissolution, tenant ou à la destruction des globules ou au sérum du sang; toutefois, lorsque la coloration de l'urine est intense, si l'on n'obtient, à l'aide de la chaleur et de l'acide nitrique, qu'un nuage albumineux peu considérable; si, d'autre part, il n'y a que peu de caillots et de globules sanguins, on est en droit de soupçonner que cette coloration est surtout le fait de l'hématurie fausse, c'est-à-dire qu'elle résulte du filtrage, à travers les capillaires, des globules qui se sont ensuite rompus.

L'hématurie fausse peut être remplacée par l'hématurie vraie; ainsi, dans le cours de certaines maladies générales graves, dans la variole et le typhus par exemple, on peut parfois constater que l'urine qui, dans le début, ne contenait que la matière colorante du sang, renferme, à une époque plus avancée, des globules et des coagulums fibrineux; qu'elle présente en somme tous les caractères de l'urine sanglante.

Il est certaines urines qui peuvent donner le change et être confondues avec les urines sanglantes, ce sont celles dont la coloration est modifiée par l'introduction dans ce liquide de substances diverses. Celles qu'on pourrait le plus facilement prendre pour des urines sanglantes sont les urines ictériques. Nous aurons plus tard à signaler quels sont les caractères qui leur appartiennent et qui servent à les reconnaître. Qu'il nous suffise actuellement de dire que ces urines ictériques ne renferment ni globules sanguins ni caillots fibrineux Parfois les urines dites fébriles sont tellement foncées en couleur qu'on peut hésiter un instant et se demander s elles ne contiennent pas de globules sanguins; mais i suffit, dans ces cas embarrassants, d'étudier les sédiment pour établir d'une façon péremptoire que la coloration es due à la présence d'acide urique et d'urates, ou à un élimination plus considérable du principe colorant d l'urine.

C'est de l'urine fébrile qu'il faut rapprocher cette va riété d'urine morbide caractérisée par un excès de pig ment urinaire et que M. Gubler a regardé comme carac téristique d'une variété d'ictère, qu'il décrit sous le nom d'ictère hémaphéique. Les réactions que présente cett urine ont, il est vrai, une grande ressemblance avec cell de l'hématurie; mais il n'y a pas toutefois similitud complète, et de plus, ce qui permettra d'en différencie cette urine, c'est que, dans celle de l'hématurie fausse tell qu'on la comprend actuellement, on obtient toujours u nuage par la chaleur et l'acide nitrique, ce qui n'a poin lieu avec l'urine de l'ictère hémaphéique. Cette urin semble ne contenir qu'un des éléments du globule san guin, la matière colorante, passée déjà à l'état d'urian ou d'urianine; elle ne renferme jamais sa substance albu mineuse, l'hématoglobine. Cet excès de matière colorant déjà métamorphosée en pigment urinaire dans le sang paraît s'y trouver en excès; elle y traduit sa présence pa la teinte jaunâtre des téguments. Envisagée à ce point d vue, cette variété d'urine ne saurait être considéré comme une des formes de la fausse hématurie.

L'urine sanglante est en rapport avec des lésions por tant sur la vessie, sur les uretères, sur les bassinets o les reins. On peut, ainsi que nous l'avons dit, utiliser le caractères que présente la teinte de l'urine et la form des caillots que renferme ce liquide, pour préciser l siége de l'hémorrhagie, cause et point de départ de l'hématurie ; elle peut n'exister que d'une façon passagère ; elle peut être persistante, toutes données que nous signalerons avec plus de détails à propos de l'hémorrhagie rénale. Nous verrons alors que l'hématurie est en rapport avec des maladies de nature diverse, et que, dans chacun de ces cas, son allure n'est pas la même. Elle paraît due à la rupture de capillaires sanguins et parfois d'artérioles ; elle est souvent liée à l'hémorrhagie rénale qui se fait au niveau des glomérules.

La fausse hématurie semble dépendre du passage par diapédèse (Cohnheim) des globules sanguins dans les canalicules urinifères. Ce trouble peut survenir spontanément, dans le cours de certaines maladies générales, comme la variole, le typhus ; peut-être est-elle due, dans ces cas, à la formation ou à l'accumulation dans le sang de certaines substances, comme l'ammoniaque, les acides organiques, tels que les acides lactiques dans l'empoisonnement par le phosphore, les acides biliaires dans le cours de l'atrophie aiguë du foie. La production des bactéries que Feltz et Coze ont signalée dans le sang d'individus atteints de quelques-unes de ces différentes affections n'est peut-être pas toujours étrangère à l'apparition de la fausse hématurie. D'autres fois, la fausse hématurie est liée à une altération accidentelle des globules sanguins, due à l'introduction, dans la masse du sang, d'une substance toxique, comme le phosphore et l'hydrogène arsénieux qui en facilite la sortie.

Urine purulente. — Une autre variété d'urine albuminurique fausse, c'est l'urine purulente. Cette urine n'est également albumineuse que d'une façon secondaire ; ce qui la caractérise, c'est la présence du globule purulent qu'elle contient ; mais, comme il n'y a pas de pus sans sérum et que le sérum contient de l'albumine, il en résulte que tout mélange de pus avec l'urine fait de cette urine une urine albumineuse.

L'urine purulente a perdu sa transparence ; elle est d'un blanc opalin laiteux ; sa consistance est augmentée ; il est rare toutefois que cette consistance se rapproche de celle du pus. Lorsque ce fait se présente, ce n'est que passagèrement et lorsque, dans les organes uropoiétiques, s'épanche, à un moment donné, une grande quantité de pus, à la suite de l'ouverture d'un abcès du rein ou d'un abcès siégeant dans un organe voisin. C'est à la présence des globules purulents qu'est due l'opalescence de l'urine ; cette opalescence, comme la pesanteur spécifique, augmente, on le comprend, en raison du nombre de ces globules. Cette urine peut être acide, mais l'acidité est d'ordinaire peu prononcée ; elle fait même souvent place à l'alcalinité. Cette alcalinité peut tenir au mélange seul d'une grande quantité de pus, mais elle peut être indirectement liée à la présence du pus. Tantôt le pus que l'on rencontre dans l'urine est dû à une inflammation causée dans les bassinets ou dans la vessie par la fermentation alcaline de l'urine. Ici la suppuration est consécutive à l'alcalinité ; d'autres fois c'est le pus qui provoque l'inflammation des conduits excréteurs qu'il traverse, et c'est cette inflammation qui détermine ultérieurement la décomposition de l'urine, et par suite l'alcalinité de ce liquide.

Lorsqu'on abandonne à elle-même une urine purulente, elle s'éclaircit peu à peu, sans atteindre toutefois à la transparence physiologique. En même temps il se forme au fond du vase un sédiment blanchâtre, d'épaisseur variable, et constitué par deux couches dont les caractères physiques sont différents. La couche supérieure de ce sédiment, qui est d'un blanc mat, est formée par l'accumulation des globules purulents. Ces globules obéissent au moindre mouvement qu'on imprime au vase, et, coulant les uns sur les autres, donnent à cette couche supérieure une épaisseur qu'on peut faire varier à volonté. La couche inférieure plus fixe, grisâtre, est formée par le dépôt des substances salines qui, comme les phosphates, sont devenues insolubles dans cette urine alcaline. Il suffit, pour se convaincre que telle est bien la constitution de ce dépôt sédimenteux, d'en examiner chacune des couches au microscope. On trouve en effet que la couche supérieure renferme des globules purulents. Ces globules peuvent être intacts avec leurs noyaux multiples. On les rencontre intacts lorsque le pus a conservé les caractères du pus dit louable; souvent ils sont plus ou moins altérés, ils apparaissent alors comme éraillés, déformés. Dans ces cas, on peut penser que le pus mélangé à l'urine était un pus séreux et non louable; il peut se faire toutefois que ces déformations soient dues à l'action des acides ou des alcalis de l'urine. Ils peuvent se conserver longtemps à l'état d'intégrité dans une urine sucrée. Ils offrent, dans les deux cas, les caractères qui leur sont propres. En les traitant par l'acide acétique, on fait apparaître leurs noyaux; on les détruit par l'ammoniaque : on en extrait la graisse, à l'aide de l'éther. L'ammoniaque, en les détruisant, donne au liquide une consistance visqueuse qu'elle ne communique point à l'urine qui ne renferme que du mucus. C'est un moyen grossier, il est vrai, mais facile à employer, et suffisamment exact pour qu'on y ait recours dans le doute, alors qu'on ne peut utiliser le microscope. Cette viscosité est tellement grande que, lorsqu'on verse ce liquide d'un verre dans l'autre, on est obligé, pour diviser le jet, de le couper parfois avec un ciseau.

Dans la couche inférieure du sédiment, il n'existe plus que de rares globules; cette couche est presque entièrement formée, ainsi que le démontre le microscope, par des phosphates amorphes ou cristallisés; les urates ont à peu près disparu, on ne les y trouve représentés, lorsqu'il y en a, que par l'urate d'ammoniaque qui est insoluble dans les liquides alcalins; on y rencontre aussi parfois des cristaux d'oxalate de chaux, dernier vestige de l'acide urique, qui s'est altéré dans le cours de la fermentation alcaline et transformé en acide oxalique; parfois enfin on y rencontre des carbonates de chaux, lorsque le phosphore contenu dans l'urine est en trop petite quantité pour précipiter les bases terreuses à l'état de phosphates.

A en juger d'après ces altérations, la constitution de l'urine normale serait profondément modifiée dans les cas d'urine purulente; mais ces altérations sont plus apparentes que réelles et toujours consécutives à la décomposition de l'urée en carbonate d'ammoniaque. Au moment de la sécrétion urinaire, l'urée, l'acide urique et les substances salines ne semblent pas avoir subi de changements dans leurs proportions, et lors même qu'on a pu constater ces dépôts de phosphates qui constituent le sédiment, on ne les trouve pas en plus grande quantité que dans une urine normale; seulement, comme cette urine est devenue alcaline, et comme les phosphates sont insolubles dans les liquides alcalins, ils se déposent.

Lorsque l'on examine le liquide urinaire, qui se trouve au-dessus des couches sédimenteuses, purulentes et salines, on trouve que ce liquide, bien qu'éclairci, n'a pas la transparence normale de l'urine. Ce liquide contient du mucus qui se dépose peu à peu, de la graisse qui gagne la surface et dont on peut le débarrasser en l'agitant avec l'éther. Ce liquide contient en outre de l'albumine en dissolution, et pour coaguler cette albumine il suffit de le soumettre aux réactifs qui décèlent cette substance. Cette albumine est ici d'ordinaire en faible quantité, lorsqu'elle est reellement due au sérum du pus; mais il ne faut pas oublier qu'une urine albuminurique vraie peut accidentellement, dans le cours de la maladie qui la produit, être mélangée à du pus. Le seul moyen qui puisse permettre, dans ces cas, de reconnaître que l'albumine ne tient pas seulement à la présence du pus, c'est de constater que la quantité en est relativement considérable ; que parfois la présence du pus ne s'accuse dans ces urines que par quelques rares globules, tandis que l'albumine est en énorme proportion ; que lorsque le pus disparaît, l'albumine persiste. En arrivant à ces résultats d'observation, on ne peut plus douter de la signification tout autre que revêt, dans ces conditions, la présence de l'albumine dans ces urines.

L'urine purulente est souvent difficile à reconnaître. Elle peut être confondue avec une urine muqueuse, lorsque le pus est en petite quantité. Toutefois, lorsque se forme ce dépôt sédimenteux dont nous avons parlé, le doute n'est pas possible ; mais il n'en est pas toujours ainsi ; dans certains cas, le mucus est en excès dans ces urines, et les globules n'y apparaissent qu'à l'état de mélange. C'est ce mélange d'éléments différents qui donne à l'urine le caractère mucuso-purulent. Il faut, pour arriver à reconnaître quelle est la vraie nature de ces urines, s'aider du microscope qui permettra de reconnaître la présence des globules purulents ; il faudra, en l'absence du microscope, utiliser l'action de l'ammoniaque qui, comme on le sait, mélangée au pus, a la propriété d'en détruire les globules, d'en extraire la mucine et de donner au liquide qu'il contient une consistance visqueuse caractéristique, tandis qu'elle n'exerce aucune action si le dépôt est seulement muqueux. Pour obtenir ce résultat l'on prend l'urine dans laquelle s'est formé le sédiment à reconnaître, on décante cette urine de manière à ne conserver à peu près que le dépôt sédimenteux. On ajoute à ce dépôt de l'ammoniaque liquide ; puis l'agitant, en le versant d'un verre dans un autre, on arrive peu à peu à communiquer à ce dépôt une viscosité des plus prononcées.

L'urine purulente présente parfois, au moment de l'émission, cette viscosité qui tient également à l'action de l'ammoniaque. On constate cette particularité, dans le cours des affections de la vessie ou des bassinets, lorsque l'urine retenue en totalité ou en partie, dans ses conduits, s'altère par le fait de la fermentation, lorsque l'urée qu'elle contient subit dans le groupement de ses éléments une modification qui aboutit à la formation de l'ammoniaque. C'est à l'action de cette ammoniaque sur les globules purulents contenus dans la vessie, qu'est due la viscosité que présente alors l'urine. Dans ces cas le diagnostic est parfois difficile, car l'urine muqueuse est naturellement un peu visqueuse. Mais la viscosité de l'urine muqueuse n'atteint jamais le degré de viscosité que l'ammoniaque donne à l'urine purulente ; de plus, lorsque la viscosité tient au mucus et non aux globules purulents décomposés, l'urine n'exhale pas d'odeur ammoniacale.

On a pensé qu'on pouvait encore confondre l'urine purulente avec une urine qui apparaît parfois dans le cours des affections cancéreuses du rein ; mais dans ces cas, l'examen microscopique de l'urine permettra de reconnaître la présence d'éléments qui n'ont rien de commun avec le globule purulent ; de plus, ces urines ne prennent point la consistance visqueuse de l'urine purulente, au contact de l'ammoniaque. Enfin il sera toujours permis dans les cas difficiles de s'aider, pour le diagnostic, des symptômes généraux et locaux que présente le malade.

L'urine qui renferme une grande quantité de cylindres épithéliaux, colloïdes ou amyloïdes, présente parfois une teinte blanchâtre, opaline, laiteuse, qui peut, au premier abord, donner le change, et faire croire à une urine purulente ; mais l'erreur ne saurait être de longue durée : il suffit en effet de laisser au sédiment le temps de se former, et d'en étudier la composition, pour être fixé sur la nature de l'urine. Un simple examen microscopique permet alors de reconnaître la structure de ces corpuscules cylindroïdes.

Les urines purulentes et muqueuses ont de nombreux points de contact; elles se remplacent facilement l'une l'autre, et l'on peut, en étudiant la nature des sédiments, suivre pas à pas la marche des catarrhes vésicaux et pyélitiques, dont elles ne sont souvent que l'expression. C'est en tenant compte de la nature de l'urine qu'on peut diagnostiquer une recrudescence de la maladie, une diminution dans son intensité, une aggravation due à des complications qui amènent la rétention d'urine. Que l'épaisseur du dépôt purulent diminue, on est en droit de penser à une amélioration de la surface sécrétante; que le dépôt purulent fasse brusquement place à un dépôt muqueux abondant, il faut craindre dans ces cas une aggravation de l'état ancien, une suractivité de l'état aigu ; que l'urine devienne visqueuse avec odeur ammoniacale, on peut en toute sûreté annoncer qu'il existe un obstacle au cours de l'urine, et il est du devoir du médecin de rechercher quelle est la nature de cet obstacle, et de le combattre pour prévenir des accidents ultérieurs plus graves.

L'urine purulente ne se rencontre pas seulement dans le catarrhe des conduits excréteurs de l'urine. Elle peut être l'expression d'une affection rénale, car, ainsi que nous aurons l'occasion de le dire, l'abcès rénal peut s'ouvrir dans le bassinet. L'urine purulente, bien que plus rarement, ne fait que traduire au dehors des affections dont le siége est extra-rénal. On a vu se mélanger à l'urine du pus, venant d'abcès perinéphrétiques, ou d'abcès qui, situés dans le petit bassin, s'étaient ouverts dans la vessie. Dans chacune de ces conditions l'urine purulente présente des caractères qui permettent de reconnaître cette variété d'urine purulente, de celle dont nous avons parlé, et qu'on rencontre dans la pyélite et le catarrhe vésical.

URINE GRAISSEUSE. — A l'état physiologique, la graisse ne se rencontre dans l'urine qu'en très-petites proportions, ce n'est qu'à la suite de l'ingestion de certains aliments qu'elle s'y montre en grande quantité. Elle n'y est alors que transitoire. A l'état pathologique, elle s'y trouve parfois d'une façon durable, et communique à l'urine des qualités spéciales.

Lorsque l'urine contient de la graisse en abondance, elle est trouble, au moment de l'émission, d'une coloration laiteuse, parfois rougeâtre, elle est le plus souvent acide, et les éléments qui s'y rencontrent à l'état normal ne paraissent pas modifiés, dans la généralité des cas. Il en est toutefois dans lesquelles l'acide urique est notablement augmenté, telle est la variété d'urine graisseuse qui semble liée à l'hématurie endémique. Lorsque la graisse coïncide avec de l'acide urique en excès, en même temps qu'il se forme une pellicule à la surface du liquide, il se dépose un sédiment plus ou moins abondant presque entièrement formé d'acide urique. On voit même parfois l'urine graisseuse alterner, dans ces cas, avec des urines sanglantes, ou avec des urines chargées d'acide urique. Aussi a-t-on fait jouer à l'acide urique un certain rôle dans la production de l'hémorrhagie rénale endémique.

Lorsqu'on laisse au repos une urine graisseuse, on voit bientôt le liquide s'éclaircir, et se former à sa surface une couche ou pellicule, plus ou moins épaisse, entièrement composée de graisse, ainsi qu'il est facile de le constater en soumettant quelques parties de cette pellicule à l'examen microscopique ou à l'action de l'éther, qui les dissout complétement. On peut même rendre à une urine graisseuse sa transparence normale sans la laisser au repos, il suffit pour cela de l'agiter avec une proportion suffisante d'éther ou de chloroforme, qui dissout toutes les molécules graisseuses tenues en suspension dans le liquide.

En même temps qu'apparaît la pellicule crémeuse superficielle ou crémor, il n'est pas rare d'assister à la formation d'un sédiment, qui souvent contient des coagulums fibrineux. C'est ce qui arrive à ces urines graisseuses de coloration rougeâtre. Ces coagulums fibrineux, de forme cylindroïde, renferment quelquefois dans leur épaisseur de la graisse affectant la forme cellulaire ou moléculaire.

La graisse contenue dans l'urine n'a pas toujours le même caractère : tantôt elle y est à l'état moléculaire, c'est même sous cette forme qu'on l'y rencontre le plus souvent, c'est cette forme qu'elle affecte surtout à l'état physiologique, à la suite d'ingestion de substance grasse; d'autres fois la graisse nage dans l'urine contenue dans des cellules ou dans des débris de cellules.

Il arrive enfin, bien que plus rarement, que la graisse, ainsi que l'ont constaté Mettenheimer et Henderson, y est à l'état de fluidité; elle forme alors de grosses gouttelettes qui surnagent et viennent constituer à la surface du liquide une couche graisseuse, plus ou moins uniforme, qui tache le papier avec lequel on la met en contact. Elle affecte quelquefois la forme cristalline (Beale).

La graisse peut être de 14 pour cent dans le liquide qui la contient, parfois l'urine n'en renferme que 1 gramme par 1,000 grammes. Ce n'est qu'exceptionnellement que l'on rencontre de la cholestérine dans ces urines. Beale a montré que dans les gouttelettes huileuses elle se trouve parfois à l'état de dissolution. Robert cite un cas dans lequel la cholestérine s'était déposée spontanément sous forme de cristaux (Beale). Le degré de fluidité de la graisse contenue dans l'urine est 36° ou 38° (Ackerman).

Lorsqu'on a séparé, à l'aide de l'éther ou par le repos, la graisse que contient une urine, il n'est pas rare de trouver dans ce liquide de légères traces d'albumine, soit que cette albumine vienne des cellules protéiques, qui n'ont subi qu'une dégénérescence graisseuse incomplète, soit que l'albumine soit le fait d'un processus mor bide qui commande à la dégénérescence graisseuse, e même temps qu'au filtrage de l'albumine (néphrite pare chymateuse). Cette albumine paraît être, dans certair cas, modifiée, et ne se coagule que par l'acide nitriqu (Beale).

Pour tirer de la présence de la graisse dans l'urir toute l'importance diagnostique et pronostique qu'el comporte, il faut, au préalable, s'être mis à l'abri de tou cause d'erreur possible. Ainsi, il peut se faire que graisse vienne du vase dans lequel l'urine a été reçue; peut se faire aussi que la graisse ne soit autre que cel dont on s'est servi pour enduire la sonde, si l'on a é obligé de recourir au cathétérisme.

Certains auteurs, comme Rayer, ont pensé que graisse contenue dans l'urine pouvait parfois tenir à u état morbide général, à un état dyscrasique du sang.

Urine spermatique. — On donne le nom d'urine spe matique à l'urine caractérisée par la présence de sperm tozoaires. On ne saurait toutefois comprendre sous ce nc l'urine qui contient des spermatozoaires à la suite d'u coït. Il faut, pour dire qu'une urine est spermatique, qu'e contienne des spermatozoaires en dehors de tout rappr chement sexuel.

L'examen microscopique permet seul d'affirmer l'exi tence de spermatozoaires; on a recommandé, pour facili cet examen, différents procédés. Devergie recommand de recevoir l'urine dans un tube dont on avait effilé bout à la lampe, puis, après l'avoir laissé reposer, moment de l'examen, de briser ce bout effilé dans leq s'étaient déposés les spermatozoaires, qu'on portait sur champ du microscope. Lallemand pensait qu'il suffisa pour apprécier la nature spermatique d'une urine, de pre dre, à l'extrémité de l'urèthre, les dernières gouttes de l'uri destinées à être examinées. Ce procédé, qui peut dans certains cas de spermatorrhée donner des résultats satisfaisants, ne saurait être généralisé, attendu qu'il arrive souvent, surtout à une période avancée de cette maladie, que les pollutions se font en dehors des mictions et que le sperme s'épanche dans la vessie, à l'insu du malade. Il serait plus rationnel de filtrer l'urine et d'examiner le résidu restant sur le filtre. Mais de tous les procédés, celui qu'on emploie généralement est celui qui consiste à mettre de l'urine qu'on pense être spermatique dans un tube ; les spermatozoaires gagnent le fond de ce tube et l'on peut les y prendre à l'aide d'une pipette, pour les porter sous le microscope. Le plus souvent ils ne présentent aucun mouvement, parfois cependant ils vivent encore; certaines urines auraient le privilége d'entretenir leur existence, telle serait l'urine purulente.

Le spermatozoaire, lorsqu'il existe, se reconnaît aux caractères qui lui sont propres. Il ne faudrait pas toutefois s'attendre à les trouver toujours aussi complétement développés qu'à l'état physiologique. Parfois, on ne les rencontre pour ainsi dire qu'à l'état de formation; la queue est incomplète, encore accolée au corps de l'animal. Les recherches physiologiques rendent parfaitement compte des modifications que présente, dans ces cas, le spermatozoaire. Déjà Haller avait remarqué que, lorsque le coït est fréquent, les spermatozoaires sont moins abondants. Depuis, ces recherches ont été reprises par bon nombre de physiologistes ; Casper a remarqué que les spermatozoaires, sous l'influence de pollutions fréquentes, ne deviennent pas seulement plus rares, mais aussi que leur configuration s'altère. C'est au même résultat que sont arrivés Duvernoy et Godard : ils ont vu que lorsque les pollutions sont souvent répétées, le spermatozoaire n'a pas le temps de se développer, dans le trajet qu'il parcourt du testicule à l'urèthre, c'est alors qu'il apparaît à l'état celluleux. Lorsque cet état se prolonge, le testicule finit même par ne plus sécréter l'élément celluleux embryonnaire; le sperme n'existe plus, à proprement parler. Les pollutions ne sont plus formées que de mucus provenant des canaux déférents, ou des vésicules séminales. Lorsque la secrétion spermatique en est arrivée à ce point, il est, on le comprend, impossible d'affirmer la nature d'une urine qu'on soupçonne altérée par le sperme; mais ces conditions n'arrivent qu'à une période avancée des états morbides divers qui donnent lieu à ces urines, et il est rare qu'on n'ait pas été à même de constater, à une époque moins avancée, leur véritable nature.

Pour constater la présence des spermatozoaires, c'est surtout à l'urine du matin qu'il faut s'adresser, ce qui tient à ce que souvent, pendant la nuit, le sperme s'est épanché dans la vessie, et mélangé à l'urine qui l'entraîne, au moment de l'émission.

La constatation des spermatozoaires permet seule d'affirmer l'existence d'une urine spermatique; il est toutefois d'autres caractères qui ont été signalés par quelques auteurs et dont on doit tenir compte, car ils peuvent, en dehors de l'examen microscopique, faire soupçonner l'existence des spermatozoaires. Ainsi Lallemand donne, comme caractères de l'urine spermatique, de mousser comme du savon lorsqu'on la frotte entre les doigts, et d'émettre après ce frottement l'odeur caractéristique du sperme.

Lorsque le sperme est en grande quantité, il donne à l'urine une teinte louche opalescente, blanchâtre, parfois rosée, si la pollution s'accompagne d'écoulement; c'est cette espèce de pollution que Pitha décrit sous le nom de pollution rouge. En même temps que se forme dans cette urine le sédiment qui contient les spermatozoaires, il est rare qu'il ne se produise pas de nuages dans l'épaisseur du liquide. Ces nuages sont en rapport avec l'état catarrhal qui, tôt ou tard, se développe dans la muqueuse de l'urèthre ou des vésicules. Parfois ces nuages muqueux affectent une forme spéciale et semblent exister, au moment de l'émission. Ils apparaissent comme des grumeaux caillebottés, d'une consistance qui peut égaler celle de l'amidon. Ce sont ces grumeaux demi-transparents, qui parfois tombent et roulent au fond du vase, que Lallemand a comparés à des grains de semoule. Ces grumeaux qui lui suffisaient pour déclarer une urine spermatique ne sont que des masses muqueuses qui se sont formées dans les vésicules séminales, et dont elles reproduisent l'empreinte. Ces masses muqueuses dénotent un état catarrhal de ces petites poches; mais elles ne sauraient permettre d'affirmer l'existence dans l'urine de spermatozoaires. Lorsque les pertes séminales existent depuis longtemps, ces grumeaux cessent d'apparaître dans l'urine qui ne contient plus qu'un nuage muqueux blanchâtre, plus ou moins épais.

L'urine spermatique est peu acide, neutre et même alcaline, lorsqu'elle contient beaucoup de sperme. La composition en reste rarement intacte. Fréquemment on y constate une diminution dans les principes constitutifs; cette diminution qui porte sur l'urée, le phosphore, est du reste en rapport avec l'état d'épuisement que ne manquent pas d'entraîner les pertes éprouvées par le malade. On constate en outre des altérations qui tiennent à l'introduction dans ce liquide de substances étrangères à sa constitution: ainsi il n'est pas rare d'y trouver des coagulums fibrineux, lorsque la teinte en est rosée; souvent aussi on peut y constater la présence de l'albumine. Le nuage albumineux ne se forme pas dans toutes les urines rendues par le malade; c'est surtout dans l'urine du matin qu'il se développe sous l'influence de la chaleur et de l'acide nitrique. Or, comme c'est cette urine qui surtout est chargée de spermatozoaires, comme ce nuage peut faire défaut dans l'urine de la journée et du soir, on est tout naturellement amené à conclure, et avec juste raison, que cette albumine que contient l'urine est due à l'albumine du sperme.

L'urine spermatique, lorsqu'elle se présente avec les caractères morbides que nous venons de lui assigner, c'est-à-dire lorsqu'elle n'est point accidentellement spermatique, par le fait d'un coït antérieur, a une valeur diagnostique et pronostique importante. La présence des spermatozoaires permet d'affirmer l'existence d'une spermatorrhée, et l'on peut, en suivant l'état plus ou moins complet des spermatozoaires, diagnostiquer une période plus ou moins avancée de cette maladie. L'existence des spermatozoaires permet seulement de reconnaître la spermatorrhée ; pour en établir la nature, il faut s'aider des symptômes concomitants. C'est seulement à l'aide de ces symptômes qu'on pourra admettre tantôt l'existence d'une spermatorrhée essentielle, tantôt l'existence d'une spermatorrhée symptomatique, diagnostic qui, au point de vue de la thérapeutique et de la pathogénie, est de la dernière importance.

B. — URINES SUCRÉES.

Urines glycosurique et diabétique. — Le sucre se trouve dans l'urine à l'état physiologique, mais il n'y existe qu'en minimes proportions, ainsi qu'il résulte des recherches de Brucke et de Leconte. Pour que la présence du sucre dans l'urine constitue un état morbide, il est nécessaire qu'on l'y trouve à une dose assez élevée, à la dose de quelques grammes par 1,000 grammes d'urine.

Cette urine, qu'on décrit sous les noms d'urine glycosurique, méliturique, glycémique, diabétique, semble avoir dès longtemps été connue comme ayant un caractère particulier et s'accompagnant de symptômes divers. Willis, en découvrant en 1674 la saveur sucrée qu'elle présente, paraît n'avoir fait que consacrer d'une façon scientifique une opinion qui déjà avait cours dans les masses. Willis soupçonna que cette urine contenait du sucre, plutôt qu'il ne le démontra. C'est à Pool et Dobson qu'on doit les premières expériences positives faites à ce sujet. En 1775 ces chimistes firent l'analyse d'urines diabétiques et y démontrèrent la présence du sucre, sous l'aspect d'une masse glutineuse amorphe, qu'ils obtinrent par l'évaporation. En 1803, Nicolas et Gueudeville parvinrent à le faire cristalliser, et Franck, en 1794, en tira de l'alcool et de l'acide carbonique, à l'aide de la fermentation.

L'existence du sucre dans ces urines ne pouvait être révoquée en doute, il restait toutefois à en déterminer la nature. Prout avait reconnu qu'il différait du sucre de canne, mais à Chevreul appartenait de faire voir que ce sucre n'était autre que du sucre de raisin. Les recherches ultérieures confirmèrent ces découvertes, sur lesquelles nous aurons à revenir un jour, à propos du diabète. A ces découvertes s'en ajoutèrent d'autres qui sont encore actuellement incomplètes, et qui conduisirent Rayer, Cloetta, Wohl, Lebert, Neukomm et Gallois à admettre que le sucre de raisin n'est pas le seul qu'on rencontre dans l'urine. On y trouve parfois une autre variété de sucre, non fermentescible, qu'on a décrit sous le nom d'inosite, et qui, dans certains cas de diabète, remplacerait dans l'urine le sucre de raisin ; de là, l'urine inositique.

Bien que la présence du sucre de raisin dans l'urine soit la caractéristique par excellence de l'urine diabétique, il est de nombreuses autres modifications qu'elle présente, sur lesquelles il est essentiel d'appeler l'attention.

L'urine diabétique est d'ordinaire peu colorée, elle l'est d'autant moins que la quantité d'urine sécrétée dans les 24 heures est plus considérable. Le pigment urinaire dilué, sans être augmenté, ne donne alors à l'urine qu'une teinte peu prononcée. Cette urine se trouble facilement et devient rapidement laiteuse, opalescente.

Au moment de l'émission, quelques auteurs ont trouvé qu'elle exhalait une odeur de foin, d'autres une odeur analogue à celle de l'acétone, que Peters y aurait du reste rencontrée.

D'abord légèrement acide et même neutre, elle revêt souvent au bout d'un certain temps un caractère d'acidité plus prononcé. L'apparition de cette acidité secondaire coïncide avec le développement de spores ou champignons, qui ont surtout été l'objet d'études très-étendues de la part de Hassall. C'est à ces champignons que serait due la fermentation qui se fait dans ce liquide, aux dépens du sucre qu'il contient, et qui a pour résultat la formation d'acide carbonique et d'alcool. On y rencontre parfois d'autres acides, tels que : les acides acétique, butyrique et propionique, également dus à la fermentation (Neubauer, Klinger). C'est sans doute à l'existence de ces acides qu'il faut attribuer la saveur aigrelette que prend alors l'urine.

Jusqu'au moment où se montre la fermentation, si la quantité de sucre est considérable, si elle atteint le chiffre de 2 à 300 grammes par 24 heures, l'urine a la saveur sucrée signalée par Willis. Il n'en est pas cependant toujours ainsi, et lorsque la quantité de sucre ne dépasse pas 30 ou 40 grammes, c'est vainement qu'on chercherait à trouver à l'urine le caractère sucré. Elle ne présente alors que la saveur amère qui caractérise toute urine normale, et qui est due aux 60, 80 ou 150 grammes de substances organiques ou inorganiques qu'elle contient.

Le pesanteur spécifique est d'ordinaire très-considérable, et en rapport avec l'augmentation de sucre qu'elle contient plus encore qu'avec l'augmentation des autres substances. Cette pesanteur spécifique varie en effet avec les oscillations que présente le sucre. Elle peut tomber au-dessous de la normale, lorsque sous l'influence d'états divers, comme la fièvre, l'inanition, on voit diminuer et même disparaître les proportions du sucre. Le sucre, toutefois, n'est pas seul à modifier l'état de la pesanteur physiologique, il faut tenir compte aussi pour expliquer ces variations de la formation de l'urée, qui, dans certains cas, atteint d'énormes proportions.

Rarement au-dessous de la normale, et seulement d'une manière accidentelle, la pesanteur spécifique est parfois considérable; on l'a vue atteindre 1030, 1050, 1060 et même plus. Lorsqu'elle est à 1050, il n'est pas besoin de procédé chimique pour démontrer la présence du sucre. Que quelques gouttes de ce liquide tombent sur un linge, et l'évaporation suffira pour donner à ce linge un caractère poisseux qui permettra de reconnaître l'existence du sucre. C'est ainsi qu'on peut, à première vue, diagnostiquer le diabète, lorsqu'il est très-prononcé, aux taches blanches que l'urine forme en tombant sur le pantalon.

La quantité d'urine sécrétée dans les 24 heures par les diabétiques est très-variable; il en est dont la quantité n'est nullement modifiée. Dans ces cas, l'urine n'est d'ordinaire que momentanément sucrée. Ce sont ces urines qu'on décrit, avec plus juste raison, sous le nom d'urines glycosuriques; elles se distinguent des premières, non-seulement par leur peu d'abondance, par leur existence passagère, mais encore par la petite quantité de sucre qu'elles renferment, par l'absence de modifications dans les autres éléments constitutifs de l'urine. Elles semblent n'être que l'exagération de l'état glycosurique normal de l'urine; les symptômes généraux qui constituent le diabète font complétement défaut. Ces urines sont donc tout à fait différentes des urines diabétiques.

L'urine vraiment diabétique, bien que d'ordinaire très-abondante, diminue parfois passagèrement, sous l'influence de la sueur, ou lors de la diarhée, parfois lors d'états morbides passagers, et à l'approche de la mort. On peut du reste en faire toujours baisser la quantité en diminuant la proportion des liquides ingérés. On s'est demandé si le liquide urinaire rendu par les diabétiques, et qui parfois est considérable, puisqu'il peut être porté à 5, 10, 20, 30 litres par 24 heures, était en rapport direct avec ces liquides ingérés. Quelques auteurs, comme Fothergill, Frank et Chritison, se sont prononcés pour la négative, et ont pensé que l'eau pouvait être formée de toutes pièces dans l'économie ou qu'elle pouvait être absorbée par le poumon. Cette manière de voir, qui ne s'appuie sur aucune base solide, a été vivement contestée, et il semble résulter des expériences nombreuses de Nasse et de Griesinger que la quantité des urines rendues est toujours inférieure à celle des boissons, surtout si l'on tient compte, en outre, des parties aqueuses que renferment les aliments solides.

Il pourrait se faire, toutefois, on le comprend, ainsi que le remarque Vogel, qu'accidentellement la somme des liquides rendus surpassât celle des liquides ingérés; mais la différence ne saurait être considérable, car, selon cet auteur, comme elle serait due à l'absorption des liquides qui font partie intégrante de l'économie, et qui sont nécessaires au jeu des organes, s'il en était autrement elle entraînerait rapidement la mort du diabétique.

Le sucre que renferme l'urine glycosurique, aussi bien que l'urine diabétique, est une variété de sucre qui, comme le sucre de raisin, a pour propriété de cristalliser, de subir la fermentation alcoolique et de dévier la lumière polarisée.

La quantité en est très-variable : peu considérable dans l'urine glycosurique, elle atteint parfois un chiffre considérable, lorsqu'il s'agit de l'urine d'un diabétique. On a vu des diabétiques rendre 500 grammes, 1,000 grammes de sucre et même plus, au dire de Vogel, en 24 heures. La sécrétion sucrée n'est pas toujours indépendante de l'alimentation; on la voit, dans quelques cas, augmenter à la suite de l'ingestion de certaines substances, de celles surtout qui contiennent des féculents ; le sucre serait également en plus grande abondance, et pour la même raison, dans l'urine de jour que dans celle de la nuit. L'abstinence, au contraire, en diminuerait la quantité; il en serait de même de quelques états fébriles. C'est à tort, selon Peter, qu'on aurait considéré d'une manière générale la fièvre comme pouvant diminuer la quantité de sucre contenue dans l'urine. Il aurait constaté, lui, que certaines maladies, comme la fièvre intermittente, la variole et la pleurésie n'ont aucune action à cet égard. Mais une telle manière de voir, pour être admise, a besoin d'un nombre de faits plus considérable que ceux qu'il fournit. Il n'en est pas de même des maladies consomptives, qui, comme la tuberculose, font toujours baisser la sécrétion sucrée. Au moment de la mort, quelle qu'en soit la cause, le sucre disparaît enfin complétement de l'urine. Malgré toutes ces assertions, la question des influences alimentaires ou morbides sur le plus ou moins de sucre contenu dans l'urine a besoin, pour être jugée, d'observations nouvelles, et, pour arriver à un résultat satisfaisant, il faudra, à notre avis, étudier le résultat de ces influences, d'une part sur les urines glycosuriques, et d'autre part sur les urines diabétiques. En procédant ainsi, on verra par exemple que, si l'urine d'un glycosurique peut être modifiée d'une notable façon par le genre d'alimentation, l'urine diabétique n'en ressent à peu près aucun effet. C'est à tort, à notre avis, qu'on avait pensé pouvoir toujours trouver dans le mode d'action des aliments sur la sécrétion sucrée une pierre de touche permettant de reconnaître un diabète, aux différentes phases de son évolution. C'est à tort, lorsque le sucre disparaît de l'urine avec la suppression des aliments, qu'on en conclut que le diabète n'est encore qu'à sa première période ; tout porte à penser que, dans ces cas, il s'agit le plus souvent, non pas d'un diabète, mais plutôt d'une simple glycosurie. Nous aurons plus tard à revenir sur cette question, que nous traiterons avec tous les détails qu'elle réclame.

La présence du sucre, qui constitue la seule altération de l'urine glycosurique, s'accompagne chez le diabétique de modifications pathologiques de l'urine, portant surtout sur l'urée, sur le phosphore, le soufre et le chlore. Ces modifications consistent dans l'augmentation de chacune de ces substances. Ce n'est qu'exceptionnellement, et sous l'influence de causes encore mal déterminées, qu'on les voit tomber au-dessous du chiffre normal. Le plus souvent la quantité en est augmentée; c'est même dans cette augmentation qu'il faut, selon nous, rechercher la nature vraie du diabète. L'urée est, de toutes ces substances, celle dont le chiffre est le plus élevé. Thierfelder, Uhle, Mosler l'ont vu atteindre 80, 90, 109 grammes en 24 heures. Celui des chlorures est monté à 29 grammes, celui des phosphates à 13 et celui des sulfates à 6 grammes par jour.

La proportion d'acide urique paraît également, dans certains cas, surpasser la proportion normale, bien que Prout et Ranke en aient nié l'existence, et que Prout ait regardé la réapparition de l'acide urique, dans l'urine, comme un signe de guérison. Ce qui a pu faire douter de la présence de l'acide urique, c'est qu'il contracte avec le sucre des combinaisons qui en rendent l'extraction difficile; mais le fait d'observation de Prout n'en a pas moins une grande valeur pronostique, attendu qu'il permet d'affirmer la diminution du sucre. L'acide urique ne réapparaît pas dans l'urine, mais il s'y dépose, ses affinités chimiques baissant avec la diminution du sucre.

Ce n'est qu'exceptionnellement que l'albumine se montre dans l'urine diabétique; elle coïncide souvent avec la disparition du sucre, et loin d'être un signe de guérison du diabète, ainsi que le croyaient Dupuytren et Thénard, elle est l'indice d'une maladie grave, d'une néphrite parenchymateuse qui vient hâter la mort du malade.

Bien que l'on puisse, à l'aide des caractères énoncés plus haut, soupçonner l'existence d'une urine sucrée, on ne doit l'affirmer que lorsqu'on est arrivé à démontrer, dans cette urine, la présence du sucre. Pour atteindre ce but, on peut avoir recours à divers procédés ; il nous suffira d'en indiquer les meilleurs et les plus simples.

Procédé Moore. — Ce procédé, qui de tous est le plus simple, consiste dans l'emploi de la solution de potasse caustique. On fait un mélange, par parties égales, de cette solution et de l'urine à examiner, puis on en élève la température jusqu'à l'ébullition. Peu à peu le liquide se colore en jaune. Cette coloration devient de plus en plus foncée, à mesure que se prolonge l'ébullition ; il n'est pas nécessaire du reste qu'elle dure plus d'un quart d'heure. En refroidissant, le liquide brunit encore et ressemble à une infusion de thé très-forte.

Ce procédé, qui est excellent lorsque le sucre est en notable quantité et lorsque l'urine est peu chargée en couleur, cesse d'être aussi sensible lorsque le pigment urinaire est considérable. Il est bon, dans ces cas, de contrôler les résultats que donne le procédé Moore par ceux d'un autre procédé. De plus, il faut savoir que, par la potasse, et en l'absence du sucre, l'urine se colore lorsqu'elle est albumineuse ; enfin que la potasse ne décèle le sucre que lorsque l'urine en contient au moins 3gr pour 100. Il peut avoir aussi quelques inconvénients contre lesquels il est bon d'être prémuni : pendant la coction, il faut savoir que, par le fait de la précipitation des phosphates terreux par la potasse, le liquide a de la tendance à être projeté au dehors.

La potasse peut être remplacée par la chaux, par la soude ou par un mélange de potasse et de soude ; les résultats en sont les mêmes : formation d'un acide mélassique ou sacchalinique (Beale) aux dépens du sucre de l'urine; il se produirait également de l'acide glucique, acide qui, s'unissant à l'une des bases employées, forme un sel qui donne au liquide la teinte brunâtre caractéristique.

Procédé Trommer, et non Frommherz. — Ce procédé consiste à mettre, dans l'urine qu'on veut examiner, un mélange de sulfate de cuivre et d'une solution de potasse. Si l'urine contient beaucoup de sucre, lorsqu'on verse à froid ce mélange dans l'urine il se forme un magma bleuâtre qui bientôt s'éclaircit; le liquide reprend une coloration bleu de ciel par l'agitation; si l'urine ne contient que peu ou pas de sucre, le magma bleuâtre qui s'est formé ne se redissout pas. De plus, dans le premier cas, lorsqu'on vient à chauffer, le sucre, en s'oxydant, précipite le cuivre de la solution à l'état d'oxydule jaunâtre. Cette réaction, qui se fait à chaud presque instantanément, pourrait également se faire à froid, mais avec plus de lenteur. Ainsi, dans une urine assez fortement sucrée, on constate, à l'aide de ce procédé : 1° la formation d'un magma bleuâtre, sa disparition du liquide, qui reprend la teinte bleu de ciel; 2° l'apparition jaune rouille du sédiment, formé par l'oxydule de cuivre qui se dépose.

Par ce procédé on a, comme on le voit, deux fois la preuve de la présence du sucre dans une urine, et cette double preuve repose, on ne saurait trop le répéter, sur la formation et la disparition du magma bleuâtre, d'autre part sur l'apparition du dépôt d'oxydule. Il faut se rappeler toutefois que ce procédé ne met pas à l'abri de toute cause d'erreur; ainsi, il peut se faire que l'urine contienne du sucre, bien qu'elle n'en accuse aucune trace au réactif; il peut se faire, d'un autre côté, qu'il y ait réduction d'oxydule de cuivre, avec une urine qui ne renferme pas de sucre. Il suffit, pour obvier à ces résultats, d'en connaître les causes. Ces causes tiennent à la constitution même de l'urine.

Qu'une urine non sucrée renferme en grande quantité certaines substances organiques, telles que l'acide urique, du mucus, de l'hypoxanthine ou du chloroforme, et ces substances, en s'oxydant au contact de la solution de Trommer, donneront lieu à un précipité d'oxydule de cuivre, analogue à celui que produirait le sucre. Le précipité ne se forme toutefois, dans ces cas, que lorsqu'on prolonge l'ébullition. Ainsi, Robert n'a pu l'obtenir que de cette manière, dans une solution concentrée d'acide urique.

Dans d'autres cas, l'urine, bien que contenant du sucre, reste insensible à l'action du liquide de Trommer; la réaction, c'est-à-dire le dépôt d'oxydule, ne se produit pas, ou plutôt elle est empêchée par la présence d'acides, tels que les acides acétique, chlorhydrique ou nitrique, qui peuvent se trouver dans l'urine, ou par certaines substances qui, comme quelques variétés d'albumine (peptones), comme la créatine, la créatinine, donnent lieu, au contact de la potasse, à la production d'ammoniaque, qui s'oppose à la séparation de l'oxydule de cuivre.

Il faut dans ces cas, pour parer aux obstacles qu'apporte à l'action du liquide Trommer la présence de certaines substances anormales, ou en excès, en débarrasser d'abord l'urine. Mais il est plus simple, et l'on aime mieux d'ordinaire soumettre cette urine à d'autres réactifs qui permettront de juger les résultats fournis par la liqueur de Trommer. On peut toutefois, sans avoir recours à l'extraction de ces substances, en combattre la mauvaise influence par la potasse en excès. Cette potasse, en se combinant aux acides, empêche, d'une part, leur action diluante sur l'oxyde de cuivre; d'autre part, elle permet de chasser par l'évaporation l'ammoniaque formée accidentellement aux dépens des substances que contient l'urine.

Les réactions de la liqueur Trommer ne sont poin dans tous les cas modifiées de la même manière pa la présence du sucre dans l'urine. Si le sucre est e excès, le liquide devient jaunâtre, il n'y a pas de précipité, ou ce précipité est jaunâtre; s'il est en petite quan tité, le liquide reste bleu, et il tombe au fond du tube u précipité rouge d'oxydule de cuivre.

Il est d'autres causes d'erreur qui ne sont pas moins faciles à éviter que les précédentes. Il peut se faire qu'o ait employé une trop grande quantité du réactif de Trom mer et, dans ces cas, la coloration bleue qui persiste dan le liquide, malgré la désoxydation de quelques parties d sel de cuivre, nuit à la netteté du résultat. Le précipit d'oxydule de cuivre peut être ailleurs exagéré par l dépôt des phosphates, lorsque l'urine en contient e excès; il faut dans ces cas, avant de chauffer le mélange, le filtrer pour en séparer les phosphates. C réactif est assurément celui qui permet de reconnaîtr le plus rapidement les plus petites quantités de sucr que peut renfermer une urine; il peut déceler la pré sence du sucre dans une urine qui n'en contient qu 0,025 pour 100.

Les causes d'erreur possibles connues, voici commen on procède pour l'employer. Dans un tube on verse le 2/3 ou 3/4 d'un pouce en hauteur du réactif; on chauff jusqu'à l'ébullition, puis on y ajoute quelques goutte d'urine; si le sucre est en abondance, il se produit un opacité jaunâtre et, par le refroidissement, un dépôt jaun ou rouge. S'il ne se produit rien, on ajoute de l'urine peu près autant que de réactif, et si, après cette nouvell tentative, le résultat est toujours nul, c'est qu'il n'y a pa de sucre.

Procédés de Bareswill et de Fehling. — Ces procédé ne sont que des modifications de celui de Trommer. Ces chi mistes n'ont eu d'autre but, en proposant ces modifications que de rendre le réactif de Trommer plus sensible. Pour y arriver, ils ont introduit dans ce réactif de l'acide tartrique. Bareswill l'emploie à l'état de bitartarte de potasse ; Fehling préfère le tartrate neutre. Ces réactifs, plus sensibles peut-être, que celui de Trommer, et qui conduisent au même résultat, à la formation d'oxydule de cuivre, ont un inconvénient, c'est de s'altérer à la longue et de donner lieu spontanément, sous l'influence de la lumière, à un précipité d'oxydule de cuivre. Aussi, lorsqu'on en fait usage, doivent-ils être préparés depuis peu. On peut toutefois éviter ce précipité en maintenant dans le liquide un excès de potasse. Du reste, avant d'employer ces réactifs, il est bon de les faire bouillir, pour en précipiter l'oxydule de cuivre qui peut s'y être formé.

Nous ne pensons pas devoir entrer dans des détails relatifs à la composition intime de ces liquides, dont on trouvera la formule dans tous les traités de chimie ; il ne nous semble pas non plus nécessaire de nous étendre sur leur mode d'emploi, qui est le même que celui du réactif de Trommer.

Procédé Böttger. — Ce procédé, tout différent des précédents, mérite quelque attention. L'emploi en est facile, et l'on peut à l'aide de ce procédé contrôler les résultats fournis par les réactifs qui ont pour base les sels de cuivre. Il repose tout entier sur la propriété que possède le sucre de donner au nitrate basique de bismuth une coloration noire. Il est nécessaire toutefois, lorsqu'on veut avoir recours à ce procédé, de débarrasser l'urine de l'albumine qu'elle peut contenir, attendu que comme le sucre elle communique au bismuth une teinte noirâtre de sulfure d'albumine. Il faut aussi s'assurer que le malade n'a pas été soumis à une médication ferrugineuse, mercurielle, car M. Jaccoud se serait assuré que ces sels, éliminés par l'urine, jouissent de la même propriété que l'albumine. Ces précautions sont les seules à prendre, car il n'est aucune des substances de l'urine qui puisse agir sur le bismuth.

On met dans un tube, et par parties égales, de l'urine et du carbonate de soude en solution ; on peut employer aussi la potasse en crayons ; on y ajoute une quantité plus ou moins considérable de sous-nitrate de bismuth, puis l'on chauffe le tout. Si dans ces conditions le mélange prend une teinte noirâtre, on peut affirmer qu'il existe du sucre.

A côté de ces procédés, qui seuls sont utiles, et qui dans tous les cas permettent au praticien de se prononcer sur la nature d'une urine, il en est d'autres, et en très-grand nombre, que nous ne voulons que signaler ; tels sont les procédés de Krause, de Mulder, de Maumené, de Neubauer et de Vogel.

Dans le procédé de Krause, on reconnaît la présence du sucre dans un liquide à la teinte verte ou d'un vert bleu que prend ce liquide, mélangé de bichromate de potasse et d'acide sulfurique, lorsqu'on en élève la température.

Le procédé de Mulder, que conseille M. Jaccoud, repose sur la propriété que possède la solution de carmin d'indigo, alcalinisé avec du carbonate de soude, de communiquer à l'urine chauffée, et en tombant goutte à goutte, une coloration qui, primitivement bleue, devient verte, puis rouge pourpre, rouge violet et enfin jaune clair, lorsque cette urine contient du sucre.

Par le procédé Maumené, le sucre d'une urine se reconnaît à la coloration noirâtre que communiquent à des bandes imprégnées, au préalable, de perchlorure de fer les gouttes de ce liquide. On trempe des bandes d'étoffe de laine dans une solution de perchlorure de fer liquide; on les sèche au-dessus d'un bain-marie. Lorsqu'on veut se servir de ces bandes ainsi préparées, on y laisse tomber quelques gouttes d'urine, puis on les chauffe au-dessus d'une lampe à alcool ; si au niveau de ces gouttes il se forme des taches noires, c'est que l'urine contient du sucre.

Neubauer et Vogel conseillent, pour découvrir le sucre d'une urine, d'avoir recours à une solution ammoniacale de nitrate d'argent. Lorsque l'urine dans laquelle on a versé de cette solution contient du sucre, si on la fait bouillir, il se forme bientôt un dépôt noirâtre d'argent réduit. Ce procédé est infidèle et ne saurait être employé, attendu que dans l'urine il existe de nombreuses substances qui, telles que l'urée et l'acide urique, jouissent de la propriété de réduire les sels d'argent.

De tous ces procédés, qui, comme on le voit, sont très-nombreux, nous n'hésitons pas à recommander ceux de Moore et de Trommer, avec ou sans modification, puis celui de Böttger. Dans la généralité des cas, ils suffiront pour permettre de reconnaître la présence du sucre, et c'est encore de tous les procédés ceux qui donnent le moins lieu à l'erreur. Dans certains cas, toutefois, lorsque le sucre est en très-petite quantité, ils sont insuffisants et l'on doit avoir recours à des procédés plus minutieux ; tels sont ceux de Leconte et de Brucke. Seulement ces procédés sont difficiles à appliquer et réclament des connaissances chimiques que ne possède pas d'ordinaire le simple clinicien ; aussi nous contenterons-nous d'en signaler l'existence.

Dosage. — Il peut, dans certains cas, n'être pas suffisant de reconnaître la présence du sucre ; il peut y avoir utilité au point de vue de la maladie, dont la glycosurie n'est qu'une des expressions, de savoir quelle est la quantité de sucre que l'urine renferme par litre.

Pour connaître cette quantité de sucre, il est différents moyens que peut utiliser le médecin. Il peut avoir recours à la fermentation, qui permet de reconnaître l'existence du sucre et qui en même temps donne la facilité de le doser;

il peut employer le polarimètre, enfin il peut en faire l'ex traction. Mais ces moyens sont assez peu pratiques e difficiles à mener à bonne fin ; aussi préférons-nous, dan ces cas, avoir recours au dosage à l'aide de la liqueu titrée de Fehling ou au procédé de Vogel.

Henri Prout et M. Bouchardat crurent pouvoir doser l sucre de l'urine à l'aide de l'augmentation de la densit que présente habituellement toute urine sucrée. Mais ce procédés, qui dans certains cas sont impraticables, puis qu'il arrive parfois que la densité de l'urine est diminuée loin d'être augmentée, ne peuvent donner, lorsqu'ils son susceptibles d'être employés, que des résultats tout à fai inexacts. Il est en effet actuellement prouvé que la den sité de l'urine glycosurique tient presque autant à l'aug mentation de l'urée qu'à la présence du sucre ; aussi n nous arrêterons-nous pas à les décrire.

Procédé Fehling. — Les résultats que donne le dosag des substances sucrées à l'aide de la liqueur de Fehling qui n'est autre que le réactif de Trommer modifié, se raient même, suivant quelques auteurs, Beale par exem ple, préférables à ceux que fournissent, et la fermentatio et la polarisation. Entouré de moins de chances d'erreu lors même que ce réactif est manié par une main inexpé rimentée, ce procédé donnerait des résultats plus exact Il suffit, pour utiliser ce procédé de dosage, d'être fixé su la capacité de réduction de la liqueur qu'on emploie ; o la liqueur de Fehling est préparée de telle sorte que 10 cen timètres cubes de cette liqueur sont réduits par 5 centi grammes de glycose. Pour opérer, on charge de ce réact une burette de Mohr ; on chauffe, dans une capsule o dans un matras, une quantité déterminée d'urine à ana lyser ; on y laisse couler goutte à goutte la liqueur d Fehling, et l'on agite de temps en temps le mélange. O ne doit s'arrêter que lorsque, de nouvelles gouttes de liqueur de Fehling arrivant sans se décomposer dans liquide, ce liquide commence à se colorer en bleu. Il suffit alors, pour connaître la quantité de sucre renfermée par l'urine, de voir quelle quantité on a employée de liqueur de Fehling. Le liquide urinaire expérimenté contiendra autant de fois 5 centigrammes de sucre qu'on y a versé de fois 10 centimètres cubes du réactif. Que cette urine ait nécessité 20 centimètres cubes pour que tout le sucre en soit réduit, c'est qu'elle contenait 10 centigrammes de sucre. Comme on a, au préalable, déterminé la quantité de l'urine employée, si, par exemple, on en a pris 50 centimètres cubes, la totalité de l'urine rendue par le malade en 24 heures contiendra autant de fois 10 centigrammes de sucre qu'elle contient de fois 50 centimètres cubes d'urine. Si le malade en rend 10 litres, la quantité de sucre contenue dans cette urine sera de 20 grammes par jour.

Procédé Vogel. -- Le procédé que conseille Vogel pour apprécier la quantité de sucre que contient une urine est basé sur la teinte plus ou moins foncée que communique à un liquide le sucre traité par la potasse. C'est un dosage par coloration. Voici comment il procède : il prépare des types de coloration connus, et établit avec ces types une échelle de coloration graduée de telle sorte que la coloration de tel type correspond, par exemple, à 1 centigramme de sucre par centimètre cube ; celui qui vient au-dessous d'une coloration par conséquent moins vive ne renfermerait que 5 milligrammes de sucre par centimètre cube ; on peut continuer de cette manière à avoir des types de coloration ascendants ou descendants ; une dizaine suffisent.

Pour construire cette échelle de types de coloration, on prend des tubes ayant tous le même diamètre, la même capacité. Vogel prend des tubes de 250 à 500 centimètres cubes. Ces tubes choisis, on prépare une solution de sucre contenant, par exemple, 1 centigramme par centimètre cube. On traite cette solution par la potasse, et l'on obtient une coloration brune. Cette coloration est celle qu la potasse donne à un liquide qui contient 1 centigramm de sucre par centimètre cube. Si avec ce liquide on rem-plit la moitié seulement du tube suivant, et qu'on l'étend d'eau de manière à ce que le tube soit entièrement plein on aura un tube contenant un liquide dont la coloration es de moitié moins intense que celle du tube précédent. C liquide ne renferme plus que 5 milligrammes de sucre pa centimètre cube, et sa coloration est en rapport avec l quantité de sucre qu'elle contient. On peut, on le com prend, multiplier à l'infini le nombre de ces tubes, don la coloration variera avec la quantité plus ou moins grand du sucre contenu dans la solution. On a ainsi des tube colorés dont le liquide contient par centimètre cube 5 cen tigrammes de sucre, 1 centigramme 5 milligrammes, etc Lorsqu'on veut, à l'aide de cette échelle de coloration gra duée, doser la quantité de sucre contenu dans une urine o prend une quantité déterminée de cette urine, 10 centim tres cubes par exemple ; on les chauffe avec de la potass et l'on obtient une coloration dont il s'agit d'apprécier l valeur. On met cette urine colorée dans un tube analogue ceux qui contiennent ces différentes solutions de sucr préparées à l'avance. Il est rare que cette coloration so tout à fait la même que celle de l'un ou de l'autre de c tubes. Elle est, par exemple, moins intense que celle d tubes qui contiennent 5 centigrammes de sucre par cent mètre cube. Elle l'est plus que celle des tubes qui contie nent 1 centigramme par centimètre cube. On étend d'ea le mélange, qu'on expérimente jusqu'à ce que sa tein soit celle du liquide qui contient 1 centigramme de suc par centimètre cube. Si, par exemple, on a été obligé d' jouter 20 centimètres cubes pour arriver à ce résulta c'est que l'urine dont on veut connaître la capacité sucr contient 3 centigrammes de sucre par centimètre cub c'est-à-dire 30 grammes de sucre par litre.

Bien que ce procédé ne donne peut-être pas des résultats aussi précis que le dosage par la liqueur de Fehling, il a l'avantage, les types de coloration constitués, d'être, suivant l'auteur, très-expéditif, et son exactitude est d'ordinaire suffisante pour apprécier les variations qui peuvent survenir d'un jour à l'autre dans une urine sucrée. Le seul travail un peu long qu'il nécessite est la construction de ces différents types de coloration, qui, une fois établis, peuvent se conserver très-longtemps, des mois, des années, lorsqu'on a la précaution de tenir ces tubes fermés, dans un endroit froid, et à l'abri de la lumière.

Il est un procédé de dosage sur lequel Robert a, dans ces derniers temps (1860-61. *Memoirs of the Manchester lit. and phil. Society*. Ed. Monthly), appelé l'attention. Par ce procédé on dose l'urine par la différence de densité que présente l'urine sucrée avant et après la fermentation du sucre. Hensley aurait trouvé que chaque degré de densité perdu par l'urine correspond à 1 gramme de sucre perdu par 30 grammes d'urine. Ce procédé, qui peut être utilisé, a l'inconvénient d'être un peu compliqué, et nécessite au préalable la fermentation. On pourrait arriver de cette manière à reconnaître dans l'urine des proportions minimes de sucre, moins de 1 gramme pour 100.

Urine inositique. — L'inosite, qui parfois remplace dans l'urine glycosurique le sucre de raisin, est un sucre qui diffère du précédent en ce sens qu'il ne fermente pas. Sa présence est assez difficile à démontrer. Pour la constater, il est nécessaire d'avoir recours à certaines manipulations chimiques que nous rappellerons en deux mots. Il faut avant tout, pour employer sans cause d'erreur le réactif de l'inosite, débarrasser l'urine de l'albumine et du glycose qu'elle peut contenir. Il faut ensuite faire évaporer l'urine ainsi préparée, puis on y laisse tomber une ou deux gouttes d'azotate de protoxyde de mercure; il se fait alors un précipité jaunâtre qui s'étend rapidement; après dessiccation, le résidu est blanc jaunâtre; si l'on continue à chauffer, il devient d'un rose plus ou moins foncé; en le laissant refroidir, la couleur rose disparaît, et reparaît si on vient à le chauffer de nouveau.

Lorsqu'on veut l'extraire d'une urine dont on a séparé l'albumine qu'elle pouvait contenir, à l'aide de l'acétate neutre de plomb, on traite cette urine par le sous-acétate de plomb, puis le liquide filtré par l'acide sulfhydrique. Il suffit alors d'agir par l'alcool sur le liquide débarrassé des sulfures pour voir, de cette solution, se déposer des cristaux sous forme de choux-fleurs, cristaux qui ne sont autres que des cristaux d'inosite.

L'urine sucrée, comme on a déjà pu le voir par la description que nous en avons donnée, n'a pas toujours la même valeur diagnostique. Tantôt, en effet, elle ne présente que des modifications insignifiantes dans sa constitution; le sucre qu'elle contient en petite quantité en est la seule caractéristique; elle constitue, dans ces cas, l'urine glycosurique. Elle n'est point, à proprement parler, l'expression d'une maladie. On la rencontre, ainsi que nous le verrons, dans les affections de nature et de siége les plus divers. D'autres fois, l'urine sucrée est profondément modifiée; la proportion des éléments qu'elle contient présente de nombreuses et considérables altérations, que déjà nous avons signalées et sur lesquelles nous reviendrons. Ce sont ces altérations qui donnent à cette urine dans le diabète sa véritable caractéristique, la glycose n'en étant pour ainsi dire qu'un accident. C'est dans ces conditions que l'urine sucrée revêt un véritable caractère pathognomonique, et qu'elle mérite à juste titre le nom d'urine diabétique. Elle n'est en effet que l'expression indirecte d'une maladie grave qu'on décrit sous le nom de diabète, et qui paraît avoir pour point de départ la désassimilation des éléments azotés constitutifs de l'économie. (Considérations théoriques et thérapeutiques sur le diabète. — *Gaz. hebdom.*, 1873.)

La quantité de sucre que renferme l'urine n'est pas toujours la même; elle présente des variations qui, ainsi que nous l'avons dit, sont en rapport avec l'alimentation, avec certains processus morbides. Lorsqu'elle est considérable, alors même que l'urine ne présente pas les caractères de l'urine diabétique, elle doit inspirer des inquiétudes et en faire craindre l'apparition. Il en sera de même si l'on constate pendant longtemps la présence du sucre, l'urine simplement glycosurique n'ayant d'ordinaire qu'une existence passagère.

Lorsque l'urine est franchement diabétique, c'est-à-dire caractérisée non-seulement par la présence du sucre, souvent en proportion considérable, mais encore et surtout par les altérations quantitatives de l'urée, des chlorures et des phosphates, la quantité de sucre rendue par le malade est également digne de tout intérêt. Si la quantité est considérable, si la médication est impuissante à en faire baisser le chiffre, le pronostic est grave et la présence du sucre est la preuve indirecte de la détérioration profonde de l'économie. Mais la glycosurie n'étant dans le diabète, pour ainsi dire, qu'un phénomène accessoire, il peut se faire que le sucre disparaisse de l'urine sans que pour cela s'arrête la maladie. C'est ce qui arrive sous l'influence de maladies accidentelles, de certaines médications qui, ayant prise sur la glycosurie, ne peuvent rien sur le diabète. Ce qui caractérise en effet le diabète, ce n'est pas le sucre que contient l'urine, ce sont les modifications profondes qu'elle présente dans les éléments qui la constituent. Toutefois, la cessation du sucre, avec persistance de signes généraux graves, indiquant la cessation des sécrétions, celle du foie entre autres, peut être l'indice d'une mort prochaine.

C. — URINES BILIEUSES.

Urine ictérique. — On décrit sous le nom d'urine ictérique, variété de l'urine bilieuse, une urine dont les caractères physiques et chimiques sont accidentellement modifiés par la présence du pigment biliaire.

Ce qui la distingue, au premier abord, c'est sa coloration, dont la teinte varie du brun clair au brun sombre; elle est parfois d'un brun noirâtre et présente des reflets verdâtres, comme métalliques. Si la quantité de pigment est peu considérable, la teinte est moins foncée et la coloration de l'urine ictérique se rapproche assez de celle de l'urine fébrile. Lorsqu'on examine cette urine, non plus à la lumière directe, mais à la lumière réfractée, on s'aperçoit que les couches supérieures sont légèrement verdâtres; lorsqu'on l'agite, cette urine présente une teinte jaunâtre qui reste un instant sur les parois du vase avec lesquelles elle a été momentanément en contact.

Si l'on vient à tremper dans ce liquide un morceau de papier blanc ou de linge, on le retire coloré de jaune. (Prout.)

Les sédiments qui se forment dans cette urine présentent également la teinte ictérique, et si on la laisse en repos un temps suffisant pour permettre la formation et le dépôt de cristaux de phosphate ammoniaco-magnésiens, ces cristaux seront également teints de jaune. Il en est de même des cellules épithéliales ou des cylindres morbides que l'urine peut accidentellement renfermer.

Cette coloration de l'urine, qui coïncide avec un ictère plus ou moins prononcé, se montre d'ordinaire avant lui, et, à ce point de vue, est digne de toute l'attention du médecin. Elle lui permet d'en prédire l'apparition.

L'urine ictérique conserve ses caractères d'acidité et de pesanteur spécifique habituelle. Il est rare qu'elle garde sa transparence. Elle devient trouble, en même temps que colorée.

L'urée n'est modifiée que lorsque l'urine ictérique coexiste avec une maladie fébrile; les phosphates sont alors également augmentés. Il n'est pas rare de voir le pigment biliaire apparaître dans l'urine, en même temps que certaines substances organiques dont on a cherché à exagérer la valeur pathologique, comme la leucine et la tyrosine. Ces substances, pour Frerichs, se montreraient surtout lors d'atrophie aiguë du foie ou d'empoisonnement par le phosphore.

Lorsque le pigment n'est qu'en petite quantité dans l'urine, les caractères physiques qu'il communique à l'urine ne sont pas toujours suffisants pour en reconnaître la nature. Si l'on s'en tenait à ces caractères on courrait risque de confondre l'urine ictérique avec une urine colorée par le sang, par un excès de pigment urinaire ou par des substances étrangères, comme la rhubarbe, la santonine. En tout état de cause, ces caractères ne peuvent jamais suffire pour affirmer la présence du pigment biliaire, et, lorsqu'on veut donner à son diagnostic une certitude complète, il faut de toute nécessité s'appuyer sur les caractères chimiques que le pigment biliaire communique à ces urines.

Les procédés qui permettent de constater ces caractères chimiques sont nombreux; nous n'avons pas l'intention de les passer tous en revue; nous ne signalerons que les plus simples, ceux dont la mise en œuvre est la plus facile.

Le plus ancien de ces procédés est celui de Berzélius, basé sur l'action qu'exerce sur le pigment biliaire l'acide nitrique commun quadrhydraté, mélangé d'un peu d'acide nitreux; au contact de cet acide, versé sur lui goutte à goutte, le pigment biliaire, qu'il soit isolé ou en dissolution, subit des modifications de teinte qui lui font présenter successivement une coloration verte, violette, bleue, puis rouge, et enfin rouge sale. De toutes ces colorations que prend le liquide lorsqu'il est en dissolution, la seule qui indique d'une manière certaine la présence du pigment biliaire, c'est la coloration verte ; les autres colorations peuvent, au contact de l'acide nitrique, apparaître dans l'urine contenant d'autres principes; ainsi ces colorations peuvent tenir à l'uroxanthine ; elles peuvent dépendre de l'hématine, existant accidentellement dans l'urine.

Les réactions, qui d'ordinaire se font instantanément, présentent parfois des modifications sur lesquelles il est bon de diriger son attention. De toutes ces colorations, les plus persistantes sont les colorations vertes et violettes, mais il peut se faire qu'elles n'aient qu'une durée très-passagère ; or, dans ces cas, l'on peut être amené à nier l'existence du pigment biliaire, bien que l'urine soit très-colorée. La rapidité avec laquelle se développent les phénomènes caractéristiques de la réaction chimique tient dans ces cas à ce que l'acide nitrique employé renferme trop d'acide nitreux. Cet acide détruit les colorations qui se forment. Aussi est-il nécessaire d'obvier à cette cause d'erreur.

Ces phénomènes, dans d'autres circonstances, paraissent au contraire avoir besoin, pour se produire, d'un certain temps ; il est alors nécessaire de laisser quelques instants au repos ce mélange d'urine et d'acide nitrique, avant de se prononcer (Frerichs). Il peut se faire enfin qu'une urine manifestement ictérique, qui déjà a donné la réaction caractéristique avec l'acide, ne la fournisse parfois plus le lendemain. Bamberger, qui a vu des cas de cette espèce, croit que le manque de réaction tient à ce qu'on opérait sur des urines rendues déjà depuis longtemps ; il pense que, sous l'influence de l'oxydation qui se produit au contact de l'air, le pigment biliaire se détruit ; aussi conseille-t-il de n'employer pour éviter cette erreur qu'une urine fraîche.

Pour rendre la réaction plus sensible, surtout si l'urine est peu colorée et par conséquent renferme peu de pigment, Neubauer se trouve bien d'employer, au lieu d'acide nitrique seul, un mélange par parties égales d'acide nitrique et d'acide sulfurique. On laisse le mélange tomber goutte à goutte dans l'urine, et l'on voit survenir les teintes que faisait naître l'acide seul.

Sherer, pour rendre ces colorations plus apparentes, conseille, si le pigment est peu considérable, de précipiter les sels de l'urine par une solution de baryte. Le dépôt, en se formant, entraîne toutes les matières colorantes contenues dans l'urine ; on filtre le liquide, et si l'on étend sur une assiette le sédiment de baryte et qu'on verse sur lui de l'acide nitrique, on voit apparaître sur un fond blanc les teintes verte, violette, bleue, rouge, jaune sale, caractéristiques du pigment biliaire.

Le principe de Sherer est analogue à celui de Heller, qui, pour les mêmes cas, c'est-à-dire lorsque l'urine contient peu de pigment, conseille de l'additionner d'une solution légère d'albumine. Le mélange fait on y ajoute, après l'avoir agité et en l'agitant encore, de l'acide chlorydrique jusqu'à ce qu'ait lieu la coagulation de l'albumine. Si l'on filtre ensuite ce liquide, on pourra, en opérant sur l'albumine restée sur le filtre, obtenir les teintes du pigment biliaire, en versant sur cette albumine de l'acide nitrique.

Au lieu de porter l'acide nitrique dans l'urine contenue dans un tube, et de voir se former, au contact de l'acide et dans les parties de l'urine qu'il touche, ces colorations qui s'étendent peu à peu, se succédant et gagnant tout le liquide, on peut, comme le conseille Kuhne, commencer par remplir un tube d'acide nitrique, puis on porte à la surface de cet acide et à l'aide d'une pipette de l'urine ictérique, qu'on y laisse tomber goutte à goutte ; on voit alors les teintes se succéder, de bas en haut, et envahir peu à peu toute l'urine qu'on a déposée à la surface de l'acide.

L'acide nitrique n'est pas le seul réactif à l'aide duquel on puisse provoquer, dans une urine chargée de pigment biliaire, cette coloration verdâtre. On peut l'obtenir également à l'aide de la teinture d'iode.

Jusqu'ici nous n'avons eu qu'un but, constater dans l'urine la présence du pigment biliaire ; on peut cependant se demander si ce pigment est toujours un, et si, en admettant qu'il soit formé de plusieurs substances, on peut arriver à découvrir dans l'urine chacune de ces substances. La coloration de la bile, qu'on a longtemps attribuée à la présence d'une ou de deux matières colorantes, serait due, suivant les auteurs les plus modernes, à cinq principes colorants. De ces cinq principes colorants, il en est trois qu'on aurait rencontrés dans l'urine : 1° la bilirubine, décrite sous le nom de biliphéine ou de cholépyrrhine ; 2° la biliverdine ; 3° la biliprasine. On n'y a pas trouvé les deux autres substances, la bilifuscine et la bilihumine.

Bien que ces différentes substances, qui toutes dérivent du sang, ne soient pour nous qu'une seule et même substance, à des degrés différents d'oxydation, il est bon d'indiquer rapidement quels sont les caractères qui permettent de les reconnaître, lorsqu'elles sont mélangées à l'urine.

La bilirubine est le moins oxydé de ces principes colorants ($C^{32}H^{18}N^{2}O^{6}$) ; insoluble dans l'eau, peu soluble dans l'éther et l'alcool, elle est très-soluble dans le chloroforme ; lorsqu'une urine contient de la bilirubine, il suffit de la mélanger et de l'agiter avec du chloroforme, pour voir par le repos se déposer au fond du vase le chloroforme, coloré en jaune par la bilirubine ; en faisant évaporer le chloroforme, la bilirubine apparaît alors, sous forme de cristaux.

Sa puissance de coloration est énorme; une partie de cette substance est encore appréciable dans 70 ou 80,000 parties d'une solution alcaline. Dissoute dans un alcalin et traitée par l'acide nitrique du commerce, elle passe au vert, au bleu, au violet, au rouge, au jaune sale. C'est elle qui, comme on le voit, donne à l'urine ictérique sa caractéristique.

La biliverdine ($C^{32}H^{20}N^2O^{10}$), plus oxydée que la bilirubine, est la substance qui donne à l'urine ictérique les reflets verdâtres qu'elle présente. C'est à la biliverdine, qui se forme passagèrement, qu'est due la teinte verdâtre que présente la bilirubine, traitée par l'acide nitrique. Soluble dans l'alcool, elle est insoluble dans l'éther et dans le chloroforme. La différence de solubilité qu'elle présente avec la bilirubine permet d'extraire cette dernière de l'urine, qui les contient toutes deux.

Soluble dans les alcalis, elle passe, lorsqu'on la traite par l'acide nitrique, au bleu, au violet, au rouge, au jaune sale : ici la coloration verte manque. Lorsqu'elle séjourne longtemps dans un milieu alcalin, elle passe à l'état de biliprasine.

La biliprasine ($B^{32}H^{22}N^2O^{12}$) est le plus oxydé des principes biliaires contenus dans l'urine; soluble dans l'alcool, elle prend, lorsqu'elle est traitée par l'acide nitrique, une teinte violette, puis rouge, puis jaune sale. Les colorations vertes et bleues manquent complétement. Ces différents principes colorants, qui pour nous ne sont qu'un seul et même principe plus ou moins oxydé, peuvent se trouver réunis dans la même urine. C'est ce qui arrive lorsque la quantité d'oxygène n'a pas été suffisante pour oxyder complétement toute la substance colorante.

Urines bilieuses par acides biliaires. — Le pigment biliaire n'est pas le seul élément de la bile qu'on rencontre dans les urines bilieuses, on y rencontre encore de la cholestérine, mais surtout les acides biliaires, qui par leur présence constituent la deuxième variété d'urine bilieuse. L'existence de ces acides dans l'urine a été niée par Sherer, Gorup-Besanez et Frerichs, qui croyaient à tort qu'ils disparaissaient dans le sang. Bamberger dit les y avoir cherchés vainement ; mais on ne saurait, en présence des travaux de Hoppe et de Kuhne, mettre leur existence en doute. Ce qu'on peut dire toutefois, c'est qu'ils ne s'y rencontrent pas constamment. Harles a même pensé pouvoir tirer de leur présence, dans certains cas, une valeur diagnostique importante ; il croit pouvoir conclure de leur présence à l'existence d'un ictère par rétention mécanique de la bile.

Ces acides pourraient même exister dans l'urine, en l'absence du pigment biliaire, comme Neubauer les y a trouvés, dans certains cas de pneumonie. On a proposé pour en constater l'existence différents procédés. Nous ne dirons rien des procédés conseillés par Frerichs, Hoppe, Neumann et Huppert, nous parlerons de celui qui nous semble de beaucoup le plus simple, de celui de Petenkofer. Ce procédé est fondé sur la propriété qu'ont tous les acides biliaires, unis à des bases alcalines, de donner lieu, au contact de l'acide sulfurique et du sucre, à une coloration violette ou pourpre des plus remarquables. Pour obtenir ce résultat, il est nécessaire de mélanger à 4 ou 5 centimètres cubes de ce liquide les 2/3 environ d'acide sulfurique qu'on laisse couler goutte à goutte, pour éviter toute élévation de température ; après quoi on ajoute 4 ou 5 gouttes de sirop, préparé avec une partie de sucre pour 5 d'eau, et l'on obtient de cette façon immédiatement la coloration violette ou pourpre.

Lorsque l'urine contient de l'albumine, de la térébenthine, des huiles essentielles de limon et de girofle, elle donnerait, suivant Beale, une coloration rouge au contact de l'acide sulfurique. C'est pour éviter cette cause d'erreur qu'il recommande quelques-uns des autres procédés, celui de Hoppe entre autres; mais nous croyons qu'on peut s'en tenir au procédé de Petenkofer, attendu que même dans ces cas, en admettant qu'on n'ait pas débarrassé l'urine de l'albumine qu'elle contient, on pourra toujours faire une distinction entre la teinte rouge qu'on obtient avec l'albumine et la coloration violette purpurine si éclatante que donnent les acides biliaires. Disons toutefois qu'il est préférable, avant de procéder à la recherche de ces acides, de voir si l'urine contient de l'albumine, et dans ce cas de l'en faire disparaître.

Il est des urines qu'on décrit comme des urines ictériques et qui n'ont de commun avec ces urines que la coloration qu'elles présentent. Telles sont d'abord les urines que MM. Simon et Gubler décrivent comme caractéristiques d'une variété d'ictère auquel ils donnent le nom d'ictère hémaphéique. Il n'y a probablement dans ces cas ni ictère ni urine ictérique. L'urine est, à la vérité, d'une coloration jaune foncé, brun rougeâtre, mais lorsqu'on la traite par les acides azotique et sulfurique, elle passe au brun noir et ne donne jamais la nuance verte qui seule permet d'affirmer l'existence du pigment biliaire, ou plutôt de la bilirubine, dont la présence est nécessaire pour qu'on puisse dire d'une urine qu'elle est ictérique. Il est probable que dans ces cas il y a formation en excès de pigment urinaire; c'est sans doute à cet excès de pigment qu'est due la teinte anormale que présente l'urine. Peut-être même que ce pigment n'est pas éliminé dans sa totalité, et qu'il s'en infiltre dans les tissus, ce qui leur donne la coloration jaunâtre que présente le malade, coloration qu'on prend à tort pour une teinte ictérique.

Cette variété d'urine se manifeste sous l'influence d'états fébriles divers. L'énorme quantité de pigment qu'elle contient permet d'affirmer que la destruction des globules sanguins a été momentanément exagérée.

Il est d'autres urines qu'on prend également parfois pour des urines ictériques, et qui ne sont que des urines sanglantes, telles sont les urines de la fausse hématurie. Ces urines présentent une teinte qui varie du jaune clair au rouge brun, plus ou moins intense ; elles coïncident souvent avec une coloration jaunâtre des téguments. Lorsqu'on les examine au microscope, on n'y trouve pas de globules sanguins.

Toutefois, lorsqu'on les traite par les acides, jamais on n'arrive à produire dans ces urines la teinte verte propre à l'action de ces acides sur la bilirubine, teinte indispensable pour admettre l'existence d'une urine ictérique ; on obtient seulement une teinte noirâtre, et de plus une coagulation plus ou moins considérable, qui toujours est en rapport constant avec la coloration de l'urine. Ce coagulum albumineux, qu'on détermine aussi à l'aide de la chaleur, est dû tout entier à l'albumine des globules sanguins qui se sont rompus, et dont l'hématine, en se séparant, a coloré l'urine. Cette urine, regardée à tort comme une urine ictérique, n'est en somme, ainsi qu'on le voit, que l'urine caractéristique de la fausse hématurie, dont nous avons déjà dit quelques mots, à propos de l'urine sanglante.

L'urine ictérique peut être enfin confondue, dans certains cas, et à première vue, avec des urines qui ne doivent leur coloration qu'à l'introduction dans l'économie et au passage dans l'urine de certains pigments accidentels. Ainsi on a remarqué que chez les malades soumis à l'usage de la créosote, du goudron (Odling), de l'acide gallique, l'urine prenait parfois une coloration noirâtre, mais dans ces cas l'acide nitrique, pas plus que la teinture d'iode, ne donne la réaction caractéristique du pigment biliaire. Cette coloration accidentelle de l'urine n'est pas la seule qu'on soit à même de constater : la rhubarbe lui communique une teinte jaune qui passe au rouge par l'addition de l'ammoniaque; le séné une teinte brune; la santonine une teinte rouge orangée si elle est alcaline, une teinte jaune d'or si elle est acide; mais le plus souvent, on pourra facilement, en s'aidant des commémoratifs, sans même avoir recours au contrôle de l'acide nitrique, reconnaître quelle est la nature de la coloration.

L'urine ictérique bien et dûment caractérisée est symptomatique dans la généralité des cas d'un obstacle au cours de la bile, obstacle situé dans les conduits excréteurs et appréciable à la mort du malade.

La bile retenue est absorbée en totalité ou en partie par les lymphatiques et les veines, et par eux transportée dans le système artériel, pour de là colorer et les tissus et l'urine. Dans ces cas, l'urine est symptomatique d'un ictère par obstacle mécanique, mais il arrive parfois que l'urine est manifestement ictérique, bien que pendant la vie rien ne fasse supposer une affection hépatique, bien qu'à la mort on ne trouve pas trace d'obstacle au cours de la bile. C'est à cette variété d'ictère qu'on a donné le nom d'ictère essentiel, d'ictère paradoxe (Murchison), d'ictère sanguin (Galien). On s'est demandé quelle était dans ces cas la cause de la coloration de l'urine ou des tissus, ou plutôt de quelle manière se produisait le pigment biliaire, cause de cette coloration.

Les uns ont pensé qu'il existait un spasme des voies excrétantes de la bile, spasme susceptible d'amener l'arrêt de l'écoulement de ce liquide et sa résorption; mais ce spasme n'a pas été prouvé, et de plus, les expériences tentées sur les animaux n'ont permis jusqu'à présent à aucun expérimentateur de découvrir des éléments capables de le produire suffisamment prolongé.

On avait pensé pouvoir expliquer la présence de la bile dans le sang et dans l'urine sans obstacle mécanique, en admettant la rétention dans le sang de substances préformées qui, excrétées par le foie, sont destinées à constituer la bile ; mais les expériences de Maleschott, entre autres, en démontrant qu'on peut impunément et sans produire d'ictère priver des grenouilles de leur foie, ont prouvé que les éléments de la bile ne sont pas tous formés dans le sang. Les recherches de Lehmann sont du reste venues confirmer ces découvertes. Il résulte en effet de ces recherches que la veine porte renferme une plus grande quantité d'hématine que les veines sus-hépatiques, et il est tout naturel de conclure que cette hématine est employée à la formation du pigment biliaire.

Frerichs, pour expliquer cette variété d'ictère, a émis une opinion qui a été fort contestée et finalement rejetée. Se basant sur l'action de l'acide sulfurique sur les acides biliaires, qui se transforment à son contact en matière chromatogène, il a pensé que ces acides, qui physiologiquement passent en partie dans le sang pour y être brûlés, ne subissaient, dans certains cas, qu'une oxydation incomplète et formaient ainsi le pigment biliaire. Pour donner la preuve de sa théorie, Frerichs s'appuyait en outre sur ce que jamais on ne rencontrait d'acides biliaires dans l'urine ; mais cette assertion, soutenue par Gorup-Besanez et Bamberger, n'a pu résister aux recherches de Hoppe et Kuhne, qui ont trouvé ces acides dans l'urine, et qui ont en outre démontré que l'ictère ne pouvait, en aucun cas, être attribué à la transformation de ces acides dans le sang, attendu que la matière colorante qu'ils peuvent produire, si tant est qu'ils en produisent, est tout à fait différente du pigment biliaire.

On arrive ainsi forcément, pour expliquer la formation de ces ictères sans obstacle mécanique, et la coloration des urines qui les caractérise, aux idées des anciens, reprises par Breschet et Virchow, c'est-à-dire à la formation de toutes pièces du pigment biliaire par l'hématine du sang. Bien que cette opinion ne repose pas encore sur des bases chimiques inébranlables, elle a déjà pour elle de grandes probabilités. Ainsi, d'une part, Brucke et Valentiner ont démontré que l'hématoïdine venant de l'hématine était une substance identique à la bilifulvine ; d'autre part Zencker a rencontré des cristaux tout à fait identiques aux cristaux d'hématoïdine, cristaux formés par des résidus biliaires. Hermann va plus loin : il soutient que lors d'injection dans le sang d'acide biliaire ou d'eau, on arrive à produire non-seulement l'apparition de l'hématoglobine dans l'urine, mais encore la formation de la bilirubine. D'après ces recherches, qui toutefois ont besoin d'être confirmées, l'ictère dit essentiel ne serait autre qu'un ictère sanguin, comme l'avaient admis les anciens auteurs. Il constiturait un état morbide voisin des hémorrhagies, avec lequel on le voit parfoi s coïncider (empoisonnements, maladies générales).

A propos des altérations de l'urine par introduction de substances étrangères à sa constitution, il nous resterait à parler des substances que l'on peut y rencontrer encore à l'état pathologique, comme la cystine, la xanthine, la tyrosine, la leucine ; mais la présence de ces substances dans l'urine est assez rare ; elle n'a, du reste, qu'un intérêt secondaire. Il en est deux, toutefois, qui méritent une attention particulière, ce sont la cystine et la xanthine, sur lesquelles nous reviendrons à propos de la lithiase rénale.

MALADIES DES REINS.

Pour faciliter la description des maladies rénales, il est nécessaire de les diviser en différents groupes, chacun de ces groupes réunissant les affections qui présentent entre elles le plus d'affinité.

La division qui nous semble la plus rationnelle est celle qui consiste à les réunir sous trois chefs principaux; c'est celle que nous adopterons.

Dans une première partie nous nous occuperons des affections inflammatoires du rein : des néphrites.

Dans une deuxième partie, nous étudierons les différentes espèces de lithiase et les affections diverses qu'elles peuvent déterminer.

Nous comprendrons dans une troisième partie les affections rénales qui sont aussi bien étrangères à l'inflammation qu'aux lithiases. C'est dans cette troisième partie que nous étudierons les dégénérescences, les infarctus, les kystes...

Ce programme rempli, il nous restera, pour être à peu près complet, à parler de la mobilité rénale et de l'inflammation périnéphritique. C'est ce que nous ferons dans un quatrième et dernier chapitre.

I. — DES NÉPHRITES.

Avant Rayer, on comprenait sous un seul et même nom, celui de néphrite, l'inflammation des divers tissus qui entrent dans la structure du rein. On confondait ainsi des états morbides qui, bien que de même nature, sont cependant de siége et d'allure très-différents. Rayer, dans la description qu'il en donne, eut le mérite d'introduire des divisions que, depuis lors, tous les pathologistes ont utilisées. C'est en le prenant pour guide que nous nous proposons de décrire successivement dans ce travail les néphrites, les pyélites et la périnéphrite.

Ces inflammations, distinctes par leur siége, ont, ainsi que l'a démontré Rayer, des caractères anatomiques particuliers ; elles offrent pendant la vie des symptômes qui leur sont propres. Toutefois il faut reconnaître que l'inflammation d'abord limitée de telle ou telle partie du rein peut envahir les parties voisines ; et de même qu'on voit parfois sur un même sujet la bronchite et la pneumonie, la pneumonie et la pleurésie, de même aussi on peut observer sur un même rein l'inflammation du bassinet et de la substance rénale. De là cet état complexe qu'on décrit sous le nom de pyélo-néphrite.

A l'état d'isolement, la néphrite ne présente pas toujours les mêmes caractères, les causes semblent souvent différentes, les altérations anatomiques distinctes. Ces faits n'avaient point échappé à l'observation de Rayer ; il crut même pouvoir utiliser chacune de ces particularités et décrire de nombreuses variétés de néphrites. A ce point de vue il ne fut point heureux, et la division qu'il propose nous semble défectueuse à bien des titres.

D'abord elle a le grave inconvénient de manquer d'homogénéité. L'auteur, prenant pour point de départ de cette division des données à la fois étiologiques et symptomatiques, a décrit une néphrite albumineuse à côté d'une néphrite goutteuse ou rhumatismale. De plus, elle ne saurait atteindre à un bien grand degré de précision, rien n'étant aussi mobile que l'ensemble des symptômes, rien n'étant aussi difficile à interpréter que les influences causales ; leur mode d'action n'étant du reste pas toujours le même. Pût-on en effet déterminer, dans tous les cas, l'existence de telle ou telle cause de la goutte, du rhumatisme; eût-on la certitude de l'existence de telle ou telle intoxication, qu'on ne serait pas en droit de conclure à l'apparition de telle ou telle variété de néphrite. La goutte ne produit-elle pas une inflammation qui tantôt peut ne porter que sur le tissu inter-canaliculaire et qui d'autres fois n'atteint que les canalicules? Les poisons ne produisent pas toujours la néphrite : ils peuvent ne donner lieu qu'à des dégénérescences qui, pour quelques auteurs, ne sont nullement inflammatoires.

Une division qui serait basée sur les lésions anatomiques que présentent les néphrites serait à nos yeux bien préférable. C'est celle que nous avons tenté d'établir, imitant en cela d'autres auteurs qui déjà ont essayé l'entreprise. Cette division, il faut le reconnaître, ne pouvait être formulée alors qu'on n'avait de la structure du rein qu'une idée très-imparfaite. Aujourd'hui qu'on sait que le rein est formé de deux parties très-distinctes de canalicules urinifères et de tissu connectif inter-canaliculaire, on peut admettre deux espèces de néphrite : l'une qui a pour siége l'élément sécréteur, le canalicule, c'est la néphrite parenchymateuse; l'autre qui se développe dans le tissu connectif, c'est la néphrite interstitielle.

Néphrites parenchymateuses.

La néphrite parenchymateuse ne se présente pas toujours avec le même caractère. Tantôt elle est de courte durée, ne se traduit que par des symptômes peu nombreux et se termine rapidement par la guérison. D'autres fois, au contraire, les symptômes locaux et généraux sont nombreux, nettement accusés; la terminaison souvent fatale. En présence de ces différences symptomatiques qu'offre la néphrite parenchymateuse, tous les auteurs ont compris qu'il y avait nécessité d'en décrire au moins deux variétés. Nous ne pouvons qu'applaudir à cette distinction. Aussi décrirons-nous avec eux, dans la néphrite parenchymateuse, deux variétés très-distinctes : 1° la néphrite parenchymateuse superficielle ou légère ; 2° la néphrite parenchymateuse profonde ou grave.

NÉPHRITE PARENCHYMATEUSE SUPERFICIELLE OU LÉGÈRE.

La néphrite parenchymateuse superficielle ou légère, qu'on a tour à tour décrite sous les noms d'albuminurie aiguë, de congestion rénale, de néphrite desquamative aiguë, de néphrite catarrhale, est un état inflammatoire du rein, caractérisé : anatomiquement, par l'altération de l'épithélium de la partie droite du canalicule urinifère, tubes de Bellini et tubes collecteurs de Ludwig (voir *Anatomie*), épithélium qui peut être desquamé, dégénéré ou en voie de prolifération ; symptomatiquement, par la présence dans l'urine d'une quantité plus ou moins considérable d'albumine.

La durée en est généralement très-courte, la terminaison presque toujours heureuse ; car ce n'est qu'exceptionnellement qu'elle se termine par la néphrite parenchymateuse profonde ou grave. Cette néphrite superficielle est à la néphrite profonde ce que l'inflammation des grosses bronches est à la bronchite capillaire. Cette variété de néphrite parenchymateuse n'intéresse que la substance médullaire ; elle ne porte que sur les canalicules urinifères droits, qui sont aux reins ce que les grosses bronches sont aux poumons. Elle ne diffère donc pas moins au point de vue anatomique qu'au point de vue symptomatique de la néphrite profonde, puisque, ainsi que nous le verrons, les altérations de cette néphrite portent sur les canalicules tortueux et sur l'enveloppe des corpuscules de Malpighi.

Cette néphrite peut être aiguë ou chronique; elle est le plus souvent aiguë. Elle est primitive ou secondaire.

Étiologie. — Lorsqu'elle est primitive, elle constitue pour quelques auteurs le catarrhe du rein, elle est l'analogue du catarrhe bronchique, elle existe à l'état de maladie essentielle. Elle apparaît alors plus fréquemment chez l'adulte de 25 à 40 ans (Rayer). Grisolle l'aurait rencontrée chez un enfant de 5 ans. On peut se demander si elle existe réellement chez le fœtus, comme ont de la tendance à l'admettre MM. Gubler et Virchow, ou si l'albumine contenue dans l'urine et accompagnée de desquamation épithéliale n'est pas un fait cadavérique; c'est le plus souvent à la suite d'une exposition au froid qu'elle se manifeste.

Secondaire, elle se montre dans le cours des affections rénales. Elle peut apparaître aussi, et c'est même le fait le plus habituel, comme la conséquence d'une maladie étrangère aux reins.

Dans le premier cas, on la voit évoluer à la suite de l'inflammation de la muqueuse du bassinet, dont elle n'est que l'extension; mais le plus souvent elle est consécutive à des affections portant sur les canalicules tortueux, c'est-à-dire à des affections qui intéressent cette partie du rein qu'on regarde comme le parenchyme de la glande. Ces affections peuvent donner lieu à la néphrite catarrhale de différentes manières. Tantôt elle est due à la propagation de l'inflammation des canalicules tortueux aux canalicules droits; tantôt cette inflammation des canalicules droits qui constitue la néphrite catarrhale est due au passage, au travers de ces canalicules, de substance irritante. C'est parfois de l'épithélium plus ou moins altéré qui produit cette inflammation; c'est ailleurs du sang ou de la fibrine coagulée ; c'est le plus souvent des parcelles calcaires qui, entraînées par l'urine, viennent enflammer ces canalicules.

Ces causes locales de néphrite superficielle ou légère sont assurément les plus rares, c'est le plus souvent dans le cours de maladies étrangères aux reins qu'on la voit se manifester. Ces maladies sont de nature diverse. Elles sont ou locales ou générales.

Les maladies générales, qu'elles soient spontanées ou provoquées par des intoxications, sont celles qui de beaucoup le plus souvent président au développement de cette néphrite. Les maladies générales sont ou des pyrexies ou des états diathésiques. Celles qu'on rencontre le plus habituellement dans l'étiologie de cette néphrite sont la scarlatine, la rougeole, la variole, l'érisypèle, la fièvre typhoïde, la diphtérie et le choléra.

C'est dans la scarlatine que se montre le plus souvent la néphrite superficielle ; on y rencontre aussi, ainsi que nous le verrons, la néphrite parenchymateuse profonde. La néphrite superficielle apparaît d'ordinaire à la période d'éruption. Sa durée est passagère ; souvent elle se montre de nouveau à la période de desquamation. Elle est caractérisée non-seulement par la présence de l'albumine dans l'urine, mais encore par la présence du sang.

Dans la rougeole, cette néphrite est moins fréquente ; elle ne se voit guère que dans les formes graves, comme dans celles qu'a signalées Brown pendant l'épidémie de Leith. Elle peut se montrer à la période de desquamation ; mais c'est à la période d'éruption qu'elle apparaît d'ordinaire.

Plus rare encore chez les varioleux, la néphrite superficielle n'est guère signalée que chez les individus qui n'ont point été vaccinés, et par conséquent chez lesquels la maladie présente une certaine gravité. M. Gubler l'a vue surtout apparaître à la période de suppuration, alors qu'elle faisait défaut au début.

Elle ne sévit pas indistinctement chez tous les érésipélateux. Il est des variétés d'érésipèles qui n'y prédisposent nullement; tels seraient les érésipèles cataméniaux, strumeux. Nous pouvons en dire presque autant de l'érésipèle saisonnier, qui ne donne que rarement lieu à des urines albumineuses. C'est plutôt à la période d'état qu'au début de l'éruption, lorsqu'il en est ainsi, qu'elles présentent ce caractère. Il n'en est plus de même lorsque l'érésipèle revêt un caractère infectieux; ainsi l'albuminurie serait à peu près constante dans l'érésipèle congénère de l'infection purulente.

Dans l'infection purulente, la néphrite superficielle est à peu près de règle, alors même que les reins ne sont le siége d'aucun abcès pyohémique.

Mais de toutes ces pyrexies, celle qui, suivant M. Gubler, prédisposerait le plus fatalement à l'albuminurie ou néphrite superficielle serait la fièvre typhoïde. Cet auteur ne l'aurait que bien rarement vue manquer chez les typhiques. Elle constitue alors un symptôme des plus utiles et qu'on peut utiliser pour reconnaître la fièvre typhoïde de certains embarras gastriques avec courbature. Elle ne peut malheureusement pas avoir toujours cette utilité, en ce sens que c'est le plus souvent vers le 7e ou 8e jour qu'elle se montre, alors que le diagnostic n'est plus à faire. A ce propos il est bon de faire remarquer qu'il résulte des recherches de Robert que c'est à la période d'état qu'il faut dans les maladies fébriles rechercher dans l'urine l'albumine, signe de la néphrite parenchymateuse légère. Sa durée peut n'être que passagère, mais il n'est pas rare de la voir récidiver à la convalescence.

La néphrite parenchymateuse légère ou catarrhe du rein serait une des manifestations habituelles de la diphtérite. Pour MM. Gubler, Bergeron, Mongin et Sanderson, on l'y rencontrerait dans la majorité des cas. C'est à Wade qu'on doit d'avoir le premier signalé ce fait, qui depuis a été constaté par bon nombre d'auteurs, parmi lesquels se trouvent MM. Bouchut, Empis, See et Trousseau. Quelques uns d'entre eux ont même pensé pouvoir tirer de la présence de l'albumine dans l'urine des indications diagnostiques et thérapeutiques que les faits n'ont point encore confirmées. Ce qu'on peut affirmer, toutefois, en s'appuyant sur l'autorité de M. Gubler, c'est que, dans le cas d'une angine diphtéritique douteuse, la présence seule de l'albumine dans l'urine permet au médecin de penser qu'il s'agit non pas d'une angine de nature herpétique, mais bien d'une angine diphtéritique.

Entrevue dans le choléra par Hermann, de Moscou, en 1828, la néphrite légère a été depuis rencontrée par de nombreux auteurs français et étrangers. Lehman ne l'a vue manquer dans aucun cas. M. Gubler pense qu'elle est constante à la période d'état, et qu'elle ne fait parfois défaut que lorsqu'on la recherche à la période de convalescence. Dans les cas de choléra qu'il eut l'occasion d'observer en 1854, à l'Hôtel-Dieu, il constata que, faible au début, l'albuminurie présentait son intensité la plus grande à la période d'état, pour diminuer à la période de réaction. L'urine, dans ces cas, présente le type des urines dues à la néphrite superficielle : elle ne renferme pas seulement de l'albumine, mais encore des éléments épithéliaux et souvent du sang, comme dans la néphrite consécutive à la scarlatine. Elle ne paraît pas avoir, dans cette maladie, la valeur pronostique que Lévy a voulu lui donner. Les quantités d'albumine diminuent à l'époque de la réaction. MM. Briquet et Mignot ne l'ont guère constatée plus de trois à quatre jours après la cessation des phénomènes d'état.

L'albumine se montre encore comme symptôme de néphrite parenchymateuse superficielle ou légère dans d'autres pyrexies. Ainsi, Murchison l'a rencontrée, bien que rarement, dans le typhus fever, ou fièvre à rechutes. Oppolzer l'aurait vue plus fréquemment chez les individus atteints de typhus que chez ceux qui ont la fièvre typhoïde. M. Gubler conteste cette assertion, puisqu'il a trouvé l'albuminurie d'une façon presque constante dans le cours de la fièvre typhoïde. Il s'explique toutefois cette assertion d'Oppolzer, qu'il pense due à ce fait que dans le typhus les quantités d'albumine sont plus considérables. On l'a également signalée dans le cours de la suette. On l'a également observée dans le cours de la fièvre jaune, aussi bien en Amérique (Dumortier, Ballot) qu'en Europe (Continho, Alvarenga).

Les maladies générales chroniques qui donnent le plus souvent lieu à la néphrite parenchymateuse légère, c'est-à-dire à l'inflammation des canalicules urinifères droits, sont le diabète, les diathèses tuberculeuse et cancéreuse, la goutte. Elle ne se montre pas alors toutefois avec le même degré de fréquence que dans le cours des pyrexies, et c'est le plus souvent la néphrite parenchymateuse profonde, c'est-à-dire l'inflammation des canalicules tortueux, qu'on rencontre dans ces cas. Le mode de production ne semble pas se faire de la même manière que dans les pyrexies. Dans le diabète, la néphrite paraît due à l'irritation que détermine à la longue le contact du sucre contenu dans l'urine. C'est le plus souvent à la suite de manifestations portant sur le bassinet qu'elle se produit chez les individus atteints de cancer et de tubercules; il y a propagation de l'inflammation de la muqueuse, des calices et du bassinet jusqu'aux canalicules droits. Chez les goutteux, au contraire, il semble que l'inflammation s'est étendue de la partie flexueuse des canalicules à leur partie droite. L'albuminurie est une des manifestations fréquentes de la goutte; elle paraît due au passage à travers les canalicules des graviers microscopiques entraînés par l'urine. C'est par l'intermédiaire de la gravelle que la goutte produit le plus habituellement la néphrite superficielle, quand elle n'est point une conséquence de la néphrite interstitielle.

Des intoxications qui peuvent produire cette néphrite, les unes sont aiguës, les autres chroniques. Les intoxications chroniques y donnent toutefois rarement lieu; elles engendrent plutôt la néphrite parenchymateuse profonde ou la néphrite interstitielle : telles sont les intoxications produites par le plomb, le mercure, le miasme paludéen et l'alcool. Il en est de même de certaines intoxications, comme celles qui sont dues à l'introduction dans l'économie de l'arsenic et du phosphore. Il est toutefois certaines substances médicamenteuses qui semblent agir sur le rein à l'exemple des toxiques, et qui n'engendrent guère que la néphrite superficielle : tels sont le cubèbe, la scille, le copahu, la térébenthine et surtout la cantharidine. Le doute élevé à propos des substances précédentes ne saurait exister à l'égard de la cantharidine, dont l'action est manifeste; quant aux autres substances, leur action sur les reins est moins nettement prouvée, et peut-être a-t-on pris pour de l'albumine les précipités que donnent les urines chez les individus qui prennent la térébenthine, lorsqu'on les traite par l'alcool.

C'est à Chomel qu'on doit les premières notions relatives à l'action de la cantharidine sur les reins; depuis lors ces recherches ont été continuées par Rayer, Bouillaud et Morel-Lavallée, qui en a fait l'objet d'un travail spécial.

La néphrite par absorption cantharidienne ne se montre pas indistinctement chez tous les sujets, et pas toujours chez le même sujet. Il en est qui semblent rebelles à cette espèce de néphrite; il en est d'autres chez lesquels elle ne se montre qu'après l'application du troisième ou du quatrième vésicatoire; il en est enfin qui n'en sont atteints qu'au premier vésicatoire. Elle semble nécessiter, pour se produire, une durée d'application assez longue du vésicatoire, une durée d'au moins dix ou douze heures. Aussi, pour l'éviter, doit-on, si l'on ne veut pas obtenir l'action de la cantharidine sur l'individu, si l'on ne recherche que l'action révulsive du vésicatoire, ne le laisser appliqué que sept à huit heures. La néphrite cantharidienne apparaît d'ordinaire pendant l'application du vésicatoire; suivant M. Gubler, elle pourrait ne se montrer qu'après le premier pansement. Elle se complique ordinairement de cystite, et est caractérisée non-seulement par la présence dans l'urine de sang et d'albumine, mais encore par le rejet de fausses membranes formées dans la vessie, les uretères, le bassinet et les calices. Sa durée est, en somme, assez courte, et ne dépasse guère huit à vingt-quatre heures.

Les cas de néphrite superficielle par excès alcooliques sont assez rares; il en existe toutefois des observations, et l'on en peut trouver qui, dues à M. Hérard, sont relatées dans le *Dictionnaire encyclopédique des sciences médicales.*

Les affections locales extra-rénales qui peuvent produire cette néphrite légère ou albuminurie aiguë sont nombreuses. Il est peu d'organes qui ne puissent en devenir indirectement cause, lorsqu'ils sont lésés. On la rencontre dans le cours des affections pulmonaires, cardiaques et hépatiques, dans les affections cutanées. On l'aurait même observée dans les simples névroses. C'est Claude Bernard qui, le premier, attira l'attention sur les altérations de l'urine consécutives aux attaques épileptiques. Acceptée par Cazeaux, Seyfert, cette opinion a depuis été contestée par Saillie, Hubert, et actuellement elle n'est point encore jugée.

On ne saurait élever de semblables doutes sur la néphrite légère qui survient dans le cours de certaines maladies cutanées. C'est le plus souvent lorsque les manifestations qui caractérisent ces maladies sont très-étendues qu'on la voit se développer. Elle se montre aussi bien dans les maladies aiguës que dans les maladies chroniques; elle est toutefois plus fréquente à la suite de maladies chroniques. Rayer l'a constatée dans l'eczéma et le psoriasis; d'autres l'ont souvent observée dans l'érésypèle. Cette néphrite paraît être, dans certains cas, l'analogue de celle qui se manifeste chez les animaux, lorsque à l'exemple de Fourcault, on recouvre la surface des téguments d'un enduit imperméable.

Mais de toutes les lésions organiques étrangères aux reins, celles qui entraînent le plus souvent et presque fatalement l'apparition de la néphrite superficielle, ce sont les affections du cœur, et par ordre de fréquence celles qui consistent dans les rétrécissements des orifices auriculo-ventriculaires droit et gauche, puis dans les insuffisances. Tout le monde est d'accord sur cette fâcheuse influence du cœur malade sur le rein (Bergson, Bamberger, Traube). Mais suivant quelques auteurs, Traube entre autres, ces affections n'iraient jamais jusqu'à produire la néphrite parenchymateuse profonde. Elles ne pourraient engendrer que la néphrite légère. Nous aurons plus tard à revenir sur cette question. Cette néphrite, liée aux maladies de cœur, présente comme particularité de récidiver fréquemment, de pouvoir disparaître complétement, de suivre, en un mot, les oscillations que présentent les affections du cœur, et, par suite, la tension veineuse, dont elle n'est qu'une conséquence.

Tout près des affections cardiaques, et comme cause de néphrite superficielle, se trouvent certaines affections qui fréquemment agissent de même. On l'a signalée lors de phthisie granuleuse, sans granulations rénales; chez les emphysémateux avec ou sans catarrhe chronique; à l'état aigu, dans la pneumonie. C'est surtout lorsque la fièvre est intense et présente un certain caractère de malignité que cette inflammation s'accompagne de néphrite, ou bien encore lorsque l'hépatisation est très-étendue. C'est d'ordinaire au début que se montre dans l'urine l'albumine caractéristique de la néphrite. La quantité augmente tant que progresse l'hépatisation; elle cède avec elle, et disparaît à l'époque de la convalescence. Dans certains cas rares, elle ne se montre qu'à cette période de la maladie, et n'en a pas pour cela plus de durée ni de gravité. C'est à cette variété de néphrite que certains auteurs, comme Martin-Solon, ont donné le nom d'albuminurie critique.

Les affections hépatiques sont moins souvent que les précédentes accompagnées de néphrites légères. Il est bon nombre d'ictères qui n'en provoquent qu'exceptionnellement l'apparition : tels sont les ictères simples ; mais il en est d'autres qui en sont presque toujours accompagnés: tel est l'ictère chronique lié à une gêne persistante, à un obstacle au cours de la bile. Dans ce cas on trouve dans l'urine des lambeaux d'épithélium plus ou moins étendus, parfois des cellules isolées, infiltrées de pigment qui en a provoqué la desquamation (Frerichs). C'est surtout la néphrite superficielle, c'est-à-dire la néphrite parenchymateuse limitée à la portion droite du tube urinifère que provoque l'ictère simple chronique. Il n'en est plus de même de l'ictère dit typhoïde, c'est-à-dire de l'ictère lié à l'atrophie aiguë du foie (hépatite). Dans ces cas, l'inflammation peut s'étendre aux tubes tortueux et donner lieu à une véritable néphrite parenchymateuse profonde. Du reste elle débute toujours par l'inflammation des tubes de Bellini. Elle se traduit, comme d'ordinaire, non-seulement par la présence de l'albumine dans l'urine, mais encore par des cylindres épithéliaux granuleux et même graisseux, par des cylindres colloïdes (Gubler). On la voit également dans une des variétés de cirrhose du foie, dans la cirrhose cardiaque, et le mécanisme de sa production est ici le même que dans les maladies du cœur, dont la cirrhose n'est qu'une des complications. La cirrhose hépatique vraie ne se complique que rarement d'albuminurie.

La néphrite catarrhale peut se manifester enfin, sous l'influence de certains états physiologiques, dans le cours de la grossesse. Elle passe fréquemment alors à l'état de néphrite parenchymateuse profonde. C'est dans ce cas qu'on voit se développer l'œdème généralisé et les attaques convulsives dont l'ensemble constitue une des variétés de l'éclampsie puerpérale, peut-être la plus rare. La néphrite superficielle est si fréquente chez la femme grosse que M. Gubler croit qu'on peut la regarder comme un phénomène habituel de la seconde moitié de la grossesse. Il est rare qu'en cet état l'inflammation rénale soit de quelque influence sur le fœtus ou sur la mère. Elle ne constitue qu'une menace permanente de néphrite parenchymateuse profonde. C'est à cette dernière espèce de néphrite qu'il faut rapporter la fâcheuse influence de l'inflammation rénale sur la nutrition du fœtus ; c'est également à cette néphrite parenchymateuse profonde que sont dues les hémorrhagies placentaires signalées par divers accoucheurs, par Danyau entre autres.

Anatomie pathologique. — Lorsqu'on vient à examiner des reins atteints d'inflammation parenchymateuse légère ou superficielle, on les trouve gros, volumineux. Lorsqu'on vient à faire une coupe de ces organes, parallèlement à leurs faces, on voit qu'ils sont notablement congestionnés. La congestion dont ils sont le siége, et qui leur donne un volume exagéré, est surtout localisée vers la substance médullaire. C'est au niveau des tubes droits qu'il faut chercher les ecchymoses que Virchow a rencontrées dans cette variété de néphrite parenchymateuse.

L'hyperémie, toutefois, ne reste pas localisée à la substance médullaire; elle gagne peu à peu la substance corticale. C'est surtout à cette généralisation de l'hyperémie que le rein doit, dans ces cas, l'augmentation de volume qu'il présente.

Les caractères anatomo-pathologiques de cette hyperémie rénale ne sont pas toujours les mêmes; ils varient avec la nature des causes qui en provoquent l'apparition. Lorsqu'elle est active, comme dans les cas de néphrite superficielle primitive, la surface du rein présente une teinte rouge rutilante parsemée de points rouges; mais cette teinte est moins nettement accusée que dans les cas de néphrite parenchymateuse profonde à sa première période. Lorsque la néphrite superficielle est secondaire, le rein ne présente plus d'ordinaire le même aspect; sa teinte est bleuâtre. Cette coloration que présente le rein est parfois diffuse; il en est ainsi dans les cas d'hyperémie passive considérable. D'autres fois, cette coloration est comme marbrée. Elle est alors due à une hyperémie passive moins prononcée. Dans ces cas, la coloration, au lieu d'être diffuse, ne s'accentue qu'au niveau des sinus veineux, dont la réunion forme, à l'état physiologique, ces dessins de configuration spéciale qu'on décrit sous le nom d'étoiles de Verheyen. (Voir *Anatomie du rein*.) C'est à l'exagération des taches formées par les étoiles distendues que sont dues les marbrures dont nous parlons actuellement.

Mais là ne se limitent pas les altérations propres à la néphrite superficielle. Ces altérations ne sont point en effet seulement congestives, elles sont, de plus, inflammatoires. Elles consistent dans la desquamation de l'épithélium des canalicules droits, dans sa dégénérescence, dégénérescence qui peut être granuleuse ou graisseuse. Il peut même se faire, lorsque cette variété de néphrite se prolonge longtemps, qu'il apparaisse, par le fait de l'inflammation, des globules purulents dans l'intérieur des canalicules droits.

En faisant de l'un de ces reins une coupe parallèle à ses faces, on trouve que les pyramides de Malpighi ont perdu leur transparence habituelle, et, lorsqu'on vient à comprimer les canalicules droits dont elles sont formées, on peut en faire aisément sortir l'épithélium qui les remplit. Cet épithélium n'est pas seulement desquamé : les cellules qui le constituent sont tuméfiées, et de cylindriques sont devenues rondes ; elles présentent une teinte blanchâtre, opaline, qui tient à ce qu'elles ont subi la dégénérescence granuleuse. Elles sont devenues opaques par le fait de l'infiltration protéique caractéristique de cette dégénérescence granuleuse ; mais on peut, à l'aide de l'acide acétique, leur rendre leur transparence normale ; sous l'influence de cet acide, le noyau reparaît alors avec ses caractères physiologiques. Il est rare de constater dans cette variété de néphrite la dégénérescence graisseuse. Ces cellules peuvent être rendues isolément, entraînées par l'urine qui traverse ces canalicules ; parfois même elles sont plus ou moins désintégrées, lorsque, détachées du canalicule, elles ont plus ou moins séjourné dans sa cavité, avant d'être rejetées au dehors. Le plus souvent, toutefois, elles conservent entre elles des adhérences, ce qui fait qu'elles sont expulsées sous forme de blocs, qu'on décrit sous le nom de cylindres épithéliaux. Ces cylindres rappellent, ainsi que nous l'avons dit ailleurs, la forme et le diamètre des canalicules dont ils ne sont que l'empreinte.

Ces cellules volumineuses dégénérées et desquamées ne sont pas les seules qu'on rencontre dans ces canalicules, il en est de plus jeunes, de moins volumineuses, qui adhérant à la face interne de ces canalicules sont manifestement de nouvelle formation. C'est précisément l'existence de ces cellules nouvelles, qui sont très-abondantes dans la néphrite parenchymateuse profonde, qui permet de décrire dans cette variété de néphrite une période de prolifération. Quel est le point de départ de cette néoformation cellulaire? Les avis à cet égard sont partagés. Pour les uns (Rindfleisch), elle serait due à l'inflammation du tissu connectif intercanaliculaire, et par suite au passage, à travers la membrane anhyste des canalicules, de cellules lymphoïdes destinées à se transformer en cellules épithéliales ; pour d'autres, elle résulterait des cellules épithéliales elles-mêmes (Robert, Grainger-Stewart et Dickinson). Ces derniers se basent pour soutenir cette opinion sur les divisions multiples qu'ils ont été à même de constater sur les noyaux de ces cellules, éclaircies par l'action de l'acide acétique. Bien qu'il soit actuellement difficile de se prononcer, nous devons reconnaître toutefois que le tissu connectif est loin, quoi qu'en dise Klebs, de présenter dans tous les cas des signes d'hyperplasie ; le plus souvent il reste étranger à l'inflammation canaliculaire.

Les canalicules d'ordinaire dilatés ne présentent pas, à l'état aigu, d'épaississement de leur membrane. Il n'en serait point ainsi lorsque la néphrite parenchymateuse, au lieu de se résoudre, passe à l'état chronique. Les canalicules sont alors ou dilatés ou rétrécis ; leur paroi est dure, résistante; à la surface interne, les cellules épithéliales qui sont petites, mal formées, se desquament rapidement, et sont enfin remplacées par de véritables cellules pyoïdes. La néphrite parenchymateuse peut donner lieu dans ces cas, soit à la dilatation kystique de quelques-uns de ces tubes, soit à leur disparition ; mais il est rare d'observer cette terminaison, le plus souvent la néphrite parenchymateuse limitée aux tubes droits reste à l'état aigu et passe à la résolution ; rarement elle se complique d'inflammation de la portion contournée du tube urinifère, elle reste médullaire et ne devient qu'exceptionnellement corticale. Ces altérations correspondent à la plus légère des formes symptomatiques de la néphrite parenchymateuse, à celle qu'on a souvent considérée et qu'on considère encore comme un simple trouble fonctionnel du rein et qu'on décrit sous le nom d'albuminurie. Elle est la suite de l'hyperémie de la substance médullaire, comme la néphrite parenchymateuse diffuse ou profonde (maladie de Bright) est une conséquence de l'hyperémie de la substance corticale. Cette hypérémie rénale, qui peut ne rien produire, qui peut dans d'autres cas entraîner le développement de la néphrite superficielle ou profonde, se complique parfois de néphrite interstitielle ou sclérose du rein, qu'on décrit dans certaines de ses variétés sous le nom de rein cardiaque, et dont nous parlerons à propos des néphrites interstitielles.

Symptômes. — Lorsque la néphrite parenchymateuse légère ou superficielle existe à l'état de maladie essentielle, elle peut ne s'accuser que par la présence dans l'urine de l'épithélium desquamé et de l'albumine en quantité plus ou moins considérable. Dans ces cas, le plus souvent elle échappe au diagnostic. D'autres fois, elle s'accompagne d'un léger état fébrile caractérisé par des frissons erratiques, de la chaleur à la peau, de la fréquence du pouls ou par un léger trouble des voies digestives ; mais rien ne dénote que ces troubles sympathiques relèvent d'un état inflammatoire des reins. Il est certains cas cependant dans lesquels se manifestent quelques irrégularités du côté des organes urinaires. La miction peut être fréquente, légèrement douloureuse. Ces troubles attirent l'attention du médecin et le conduisent à examiner la constitution de l'urine, qui ne laisse aucun doute sur la nature de la maladie.

On ne peut affirmer l'existence de cette maladie qu'en se basant sur les modifications que présente l'urine. Ces modifications consistent dans le mélange avec l'urine des cylindres plus ou moins longs, formés par la desquamation épithéliale, parfois même cet épithélium peut ne s'y trouver qu'à l'état de cellules. Il peut ne former qu'un sédiment peu considérable qui échappe à un examen superficiel ; mais, si on laisse reposer l'urine, ou si mieux on la filtre, on trouve dans le fond du vase ou sur le filtre des éléments que l'examen microscopique permet de reconnaître facilement. Ces éléments épithéliaux, cylindres ou cellules, sont formés des cellules épithéliales qui revêtent la face interne des canalicules droits. On en reconnaît les formes plus ou moins cylindriques, légèrement tuméfiées, parfois granuleuses, rarement graisseuses. Lorsqu'on vient à traiter ces cellules épithéliales, ou les cylindres qu'elles forment en se réunissant, par la teinture d'iode, le noyau se colore, et l'on voit se coaguler, sous forme de filament, le mucus plus au moins abondant qui les accompagne. Ces cylindres s'éclaircissent au contraire si on les soumet à l'action de l'acide acétique.

Ces cylindres épithéliaux, dont le diamètre rappelle celui des canalicules droits, et qui parfois même sont encore clairs et transparents, c'est-à-dire n'ont subi qu'une dégénérescence peu considérable, ne sont pas les seuls éléments qu'on rencontre dans ces urines; on y trouve parfois des globules purulents, lorsque la néphrite superficielle passe de l'état aigu à l'état chronique. On y trouve encore, et le plus souvent enfermés dans les cylindres épithéliaux, des dépôts salins à l'état amorphe ou sous formes cristallines qui, de nature diverse, permettent au médecin de reconnaître à quelle variété de néphrite superficielle il a affaire. Ces dépôts sont formés d'acide urique, d'urates, d'oxalate de chaux. On y trouve parfois de la fibrine coagulée en quantité plus ou moins grande (cylindres croupaux de Vogel). On ne trouve que rarement dans ces urines des cylindres colloïdes.

Il est rare de ne pas rencontrer dans l'urine de l'albumine, mais elle peut ne s'y trouver qu'en très-faible quantité, et la constitution normale de l'urine ne présente pas ces modifications si fréquentes dans le cours de la néphrite parenchymateuse profonde, c'est-à-dire la diminution des sels et de l'urée. Elle est acide, sa quantité normale est parfois diminuée, ce qui tient à l'encombrement momentané des canalicules urinifères par l'épithélium.

Les symptômes généraux caractéristiques de la néphrite parenchymateuse profonde font d'ordinaire ici complétement défaut : pas d'anasarque, à peine des traces d'œdème aux extrémités inférieures, à la face.

La néphrite superficielle, qui peut se montrer comme maladie essentielle, au même titre que la bronchite, n'apparaît le plus souvent que comme maladie secondaire. Elle constitue alors une des manifestations des états morbides nombreux que nous avons signalés avec assez de détails pour ne point être obligé d'y revenir. Bien que les phénomènes qui lui appartiennent en propre soient peut-être moins prononcés lorsqu'elle survient à la suite d'un état morbide antérieur, elle échappe peut-être moins au diagnostic que lorsqu'elle constitue une maladie essentielle ; ce qui tient à ce que le médecin se livre dans ces cas plus souvent à l'examen de l'urine. La néphrite superficielle secondaire n'offre du reste rien de bien particulier à signaler. Les symptômes caractéristiques en sont à peu près les mêmes que ceux de la néphrite primitive ; disons toutefois qu'on peut rencontrer dans l'urine, dans certaines de ces néphrites secondaires une plus grande quantité de globules sanguins (scarlatine). La marche seule en diffère parfois, aussi bien que le mode de terminaison.

Tandis que, à l'état de maladie essentielle, la néphrite superficielle constitue une affection de peu de durée, et qui, d'ordinaire, se termine par la guérison au bout de douze à quinze jours; à l'état de maladie secondaire, cette néphrite peut persister longtemps, présenter des oscillations, passer à l'état chronique, et donner lieu, dans certains cas, à une néphrite parenchymateuse profonde. Lorsque la terminaison a lieu par la guérison, ce qui est le fait le plus habituel, on voit augmenter l'urine, diminuer la quantité d'albumine. Il peut se faire que l'urine continue d'entraîner, pendant quelque temps encore, des cylindres d'épithélium; mais le catarrhe a cessé, ainsi que l'indique la disparition de l'albumine. Il s'est formé dans les canalicules de l'épithélium nouveau.

Diagnostic. — Le diagnostic de cette affection est, on le comprend, d'un intérêt capital; mais il ne peut être utilement fait qu'après la description de la néphrite parenchymateuse profonde ou maladie de Bright.

Traitement. — Le traitement de la néphrite superficielle ou légère se confond souvent avec celui de la maladie principale, dont elle n'est qu'une complication.

Lorsqu'elle existe à l'état indépendant, lorsqu'elle est primitive, on conseillera au malade le repos, des boissons émollientes, un régime doux, des bains simples; on aura recours à des applications de ventouses sèches ou scarifiées, au niveau de la région lombaire; on prescrira des purgatifs légers, des diaphorétiques et surtout des diurétiques; on se trouvera bien de faire parfois sur les lombes l'application de sinapismes, de cataplasmes.

NÉPHRITE PARENCHYMATEUSE PROFONDE OU GRAVE.

Nous comprenons sous le nom de néphrite parenchymateuse profonde ou grave un état inflammatoire du rein qu'on a décrit sous les noms de maladie de Bright, d'albuminurie chronique, de néphrite albumineuse (Rayer), de néphrite non desquamative (Johnson), de néphrite diffuse (Rosenstein, Klebs).

Cet état inflammatoire est caractérisé par l'altération de l'épithélium qui revêt la face interne de la partie contournée (portion tortueuse ou ansiforme) du canalicule urinifère.

Cet état inflammatoire, qui le plus souvent existe seul, peut se compliquer ou venir compliquer l'inflammation de la partie droite du canalicule urinifère (néphrite parenchymateuse superficielle).

Cet état inflammatoire, dont la marche est tantôt aiguë et tantôt chronique, est caractérisé symptomatiquement par une albuminurie considérable, par des altérations profondes de l'urine, par l'apparition d'œdème plus ou moins généralisé, d'inflammations multiples et d'accidents urémiques.

C'est à Willis et à Blackall qu'on doit les premières notions relatives à la néphrite parenchymateuse profonde ou grave ; mais c'est Bright qui, le premier, signala d'une façon nette les symptômes et les lésions qui caractérisent cette espèce de néphrite qui, depuis, a porté son nom. Toutefois, il est juste de dire qu'avant ces auteurs, et depuis Contugno, qui avait découvert qu'il existe des hydropisies avec urine coagulable, on avait quelque doute sur l'intégrité des reins dans de semblables hydropisies.

Christison, Rayer et Martin-Solon complétèrent le tableau tant anatomique que symptomatique que Bright avait laissé de cette maladie. La forme aiguë, soupçonnée par les auteurs anciens qui lui avaient donné le nom d'hydropisie inflammatoire, n'avait été qu'incomplétement décrite par Bright. Grâce aux travaux de Rayer et de ses élèves, Desir, Genest, Bureau, etc., grâce aux recherches de M. Bouillaud et de Martin-Solon, on put en donner une description à peu près complète.

La maladie de Bright, ainsi que le firent voir ces auteurs, ne se présente pas toujours en effet avec le même caractère symptomatique. Tantôt la marche en est rapide, les symptômes généraux nettement accusés, la durée courte; c'est alors que Rayer lui donne le nom de néphrite albumineuse aiguë. D'autres fois, ainsi que nous le verrons, l'évolution en est lente, les symptômes généraux peu prononcés, la durée plus longue. On a, dans ces cas, affaire à la forme chronique. La forme aiguë n'est en somme qu'une évolution rapide ou incomplète de la maladie de Bright qui se termine alors promptement, ou par la guérison, ou par la mort.

Rayer ne se contenta pas d'appeler l'attention sur la forme aiguë de cette maladie, il en décrivit la forme chronique avec plus de soin que ne l'avaient fait les auteurs précédents, et il signala en détail les différentes phases anatomiques que parcourt cette maladie. Il crut pouvoir admettre, pour décrire les lésions qui en dépendent, des groupes qu'il désigne sous le nom de formes anatomiques. A l'exemple de Christison et de Martin-Solon, il multiplia les formes anatomiques indiquées par Bright, et, au lieu de trois, en décrivit six, tandis que Christison en décrivait sept et Martin-Solon cinq. Il est juste de dire que plusieurs de ces formes anatomiques relèvent de la néphrite aiguë, tandis que celles de Bright ne se rapportent qu'à la néphrite chronique. Toutefois ces divisions, ne reposant que sur les apparences grossières que présente le rein, ne pouvaient être que très-imparfaites. On ne saisit pas, en les étudiant, les rapports qui peuvent exister entre elles, ni ceux qu'elles affectent avec les symptômes propres à la maladie de Bright. Aussi devait-on s'attendre à les voir bientôt modifier.

C'est Frerichs qui le premier chercha à en établir de plus scientifiques. Grâce à une connaissance plus complète de la structure du rein, grâce aussi à l'emploi d'instruments qui permettaient de mieux interpréter la nature des lésions présentées par les tissus malades, cet auteur crut pouvoir assigner au processus de la maladie de Bright qu'il regarde comme de nature inflammatoire trois périodes très-distinctes : 1° une période de congestion ou d'hyperémie; 2° une période d'exsudation; 3° une période d'atrophie.

Ces périodes, selon Frerichs, se commanderaient l'une l'autre; c'est-à-dire que la période d'hyperémie serait toujours la suite de la période d'exsudation, qui toujours précéderait la période d'atrophie. Mais en admettant avec Frerichs que telle est bien la marche du processus, il faut reconnaître que l'évolution n'en est pas toujours complète. Ainsi, dans la forme aiguë, les lésions ne dépassent guère celles qu'on rencontre à la période dite d'exsudation. Le temps a manqué pour que le processus se développât en son entier; ou bien la guérison qui est survenue en a arrêté l'évolution. Il n'en est plus de même dans la forme chronique. Ici les altérations rénales ont parcouru complétement leur cycle, et la période d'exsudation a fait place à la période terminale ou d'atrophie. La néphrite parenchymateuse aiguë ne serait donc, au point de vue anatomique, qu'une néphrite chronique avortée.

Ces divisions de Frerichs, qui ne faisaient que confirmer, à l'aide de recherches plus complètes, les découvertes de Bright, de Rayer, de Christison et de Martin-Solon, un moment acceptées, furent bientôt contestées. On se demanda d'une part, tant en France qu'à l'étranger, si le processus de la maladie de Bright avait bien réellement pour caractère cette succession non interrompue d'hyperémie, d'exsudation et d'atrophie. On se demanda, d'autre part, si tous ces auteurs, Bright en tête, n'avaient pas confondu avec l'hypertrophie et l'atrophie dues à la maladie de Bright, des hypertrophies et des atrophies qui, bien que s'accompagnant, pendant la vie, d'urines albumineuses, sont au début tout à fait étrangères au processus qui préside au développement de cette maladie.

Johnson, qui souleva cette question, crut pouvoir admettre que si l'hypertrophie et l'atrophie dépendent toujours, dans ces cas, d'un processus inflammatoire intéressant les canalicules urinifères, ce processus n'est pas toujours le même. Aussi fut-il conduit à décrire comme maladie de Bright deux espèces distinctes de néphrites parenchymateuses, caractérisées l'une par l'hypertrophie du rein, et l'autre par son atrophie : à la première, il donna le nom de néphrite non desquamative, il fit de l'autre une néphrite desquamative. Toutes deux auraient pour siége, selon lui, les canalicules urinifères ; mais ce qui caractériserait la forme hypertrophique, ce serait la rétention de l'épithélium dans les canalicules, tandis que dans l'atrophique il y aurait sortie de l'épithélium qui serait entraîné par l'urine. Cette séparation qu'il voulut établir est toute hypothétique ; et, tout en reconnaissant qu'il a peut-être soupçonné les différences que présente parfois l'atrophie rénale, il faut avouer qu'il n'en a point établi une distinction bien nette.

Cette tentative, bien qu'infructueuse, eut toutefois le mérite de susciter des recherches nouvelles, celles de Dickinson, de Grainger-Stewart et de Gull entre autres. Ces recherches, quoique encore incomplètes, permettent cependant d'affirmer qu'on ne saurait plus longtemps conserver compacte ce groupe d'affections diverses qu'à tort on a décrit jusqu'ici et qu'on décrit encore sous le nom de maladie de Bright. Ces auteurs n'ont point, il est vrai, compris toute l'importance de leurs découvertes, puisque, se basant sur leurs recherches, ils continuèrent d'admettre trois formes distinctes de la maladie de Bright, qu'ils décrivirent, l'une sous le nom de forme inflammatoire ou hypertrophique, l'autre sous le nom de forme atrophique, une troisième sous celui de forme amyloïde. C'est à un autre point de vue, à notre avis, qu'il faut se placer pour interpréter sainement les faits.

Lorsqu'on vient à examiner les altérations qui existent

dans ces cas, on trouve que tantôt ces altérations portent presque exclusivement sur l'épithélium des canalicules, que d'autres fois l'épithélium n'est que légèrement atteint, le tissu connectif étant principalement lésé. On ne saurait, à notre avis, décrire sous un même chef ces maladies si essentiellement distinctes au point de vue histologique. La première, qui se traduit toujours par les symptômes propres à la maladie de Bright, a seule droit à ce nom : c'est, ainsi que nous le verrons, une néphrite parenchymateuse. La forme atrophique doit en être nettement séparée : c'est une néphrite interstitielle. Elle peut donner lieu à l'hypertrophie ou à l'atrophie rénale ; mais sa symptomatologie est essentiellement distincte de celle de la forme inflammatoire, et lorsqu'elle vient à en être compliquée, ce qui arrive souvent, et ce qui jusqu'ici avait permis la confusion, elle imprime à cette complication un caractère qui permet aisément de reconnaître cette maladie de Bright secondaire de la maladie de Bright essentielle ou primitive.

Ce que nous disons de la forme atrophique, trop longtemps confondue avec la forme inflammatoire ou maladie de Bright, nous le dirons également de la forme amyloïde qui, comme la néphrite interstitielle à certaine époque de son développement, peut donner lieu à l'hypertrophie rénale, et que les auteurs regardent encore à tort comme une des formes de la maladie de Bright (Grainger-Stewart et Dickinson). La forme amyloïde, comme la forme atrophique, a une symptomatologie à part, et, lorsqu'elle vient à se compliquer de néphrite parenchymateuse, elle ne saurait, pas plus que la néphrite interstitielle, être confondue avec la maladie de Bright essentielle. Comme cette néphrite interstitielle, elle imprime à la néphrite parenchymateuse qui la complique des caractères particuliers qui permettront toujours de soupçonner qu'il ne s'agit que d'une néphrite parenchymateuse secondaire, consécutive à la dégénérescence amyloïde.

Actuellement, on ne doit donc donner le nom de maladie de Bright qu'à la forme inflammatoire des Anglais. Il faut en séparer à tout prix : 1° la forme atrophique (néphrite interstitielle) ; 2° la forme amyloïde (dégénérescence amyloïde), maladies qu'on a, jusqu'à présent, considérées comme des variétés de cette maladie.

Lorsqu'on étudie la marche des altérations que provoque le processus brightique, on se convainc de l'importance qu'il y a à établir la distinction que nous faisons. Mais, cette distinction faite, il reste à savoir de quelle nature est le processus brightique. Est-il de même nature que celui de la néphrite parenchymateuse? Nous n'en doutons nullement. Si on suit les diverses phases de son évolution, on constate en effet qu'au début il se traduit par de l'hyperémie qui bientôt fait place à une période de prolifération des cellules intra-canaliculaires. C'est à cette période que Frerichs avait donné le nom peu approprié de période exsudative, car il ne se fait point, à vrai dire, d'exsudation. Ce sont ces altérations qu'on rencontre dans les canalicules tortueux, à l'autopsie d'individus morts de maladie de Bright aiguë. Si la maladie continue son cours, qu'elle soit chronique d'emblée ou que d'aiguë elle soit devenue chronique, les éléments cellulaires en état de prolifération passent à l'état graisseux. Aussi nous semble-t-il tout naturel de décrire sous le nom de période regressive cette troisième phase de la maladie, pendant laquelle le rein passe à l'état graisseux. Cette période, dont ne parle pas Frerichs, a frappé l'attention de Grainger-Stewart, qui en a donné une description à part. Ces trois périodes, qui macroscopiquement sont caractérisées par l'hypertrophie du rein, sont suivies, lorsque la mort ne survient pas trop tôt, par une quatrième période correspondant à l'atrophie rénale ou collapsus du rein. Tout ici, comme on le voit, se passe dans le canalicule du rein. L'hypertrophie est déterminée par la réplétion des canalicules, tenant à l'accumulation dans leur intérieur d'épithélium desquamé, hyperplasié ou dégénéré, ou d'éléments divers. L'atrophie est tout simplement due à la résorption ou à la sortie de ces éléments, et par suite à l'affaissement des canalicules. Contrairement à l'opinion de Frerichs, le tissu connectif ne prend aucune part à cette atrophie. Souvent même le processus parcourt son évolution complète, ce tissu conservant son intégrité normale.

Ces différentes périodes qui existent en fait, qui souvent même sont tout à fait isolées, peuvent être réunies sur un même rein. Les parties en sont alors altérées à des degrés divers ; ainsi l'un de ses territoires pourra être arrivé à la période atrophique, un autre n'étant encore qu'à la période de prolifération ; de là des aspects macroscopiques distincts que nous aurons à signaler.

De cette discussion il résulte que la maladie de Bright n'est autre qu'une affection du canalicule urinifère, qu'une néphrite parenchymateuse profonde, ainsi que nous le démontrerons ; qu'elle présente à étudier, comme cette néphrite, quatre périodes très-distinctes :

Période d'hypérémie ;

Période d'hyperplasie ;

Période régressive ou graisseuse ;

Période de collapsus ou atrophique.

Il résulte en outre qu'elle peut parcourir son évolution sans se compliquer d'inflammation du tissu intercanaliculaire ou connectif ; et que lorsque cette inflammation existe elle n'est que fortuite, peu développée, elle ne peut en rien expliquer l'état hypertrophique ou atrophique du rein, qui relève seulement ici de la néphrite parenchymateuse.

Il résulte enfin de ces faits qu'on ne saurait plus longtemps décrire sous le nom de maladie de Bright des états morbides qui, comme la néphrite interstitielle et la dégénérescence amyloïde, sont tout à fait distincts de la néphrite parenchymateuse, et qui, lors même que cette néphrite apparaît dans le cours de leur développement, ne continuent pas moins de se traduire au dehors par des symptômes qui leur appartiennent en propre.

Cette distinction établie, nous ne nous occuperons, en ce moment, que de la néphrite parenchymateuse profonde, qui, à nos yeux, constitue à elle seule ce que dorénavant on doit comprendre sous le nom de maladie de Bright, remettant à plus tard de nous occuper, à propos de la néphrite interstitielle et de la dégénérescence amyloïde, de ces états morbides complexes qu'on a jusqu'à présent considérés comme des variétés de la maladie de Bright, et qui ne sont autres que des néphrites parenchymateuses profondes survenant dans le cours de la néphrite interstitielle ou de la dégénérescence amyloïde, de même que la néphrite parenchymateuse profonde peut se compliquer parfois, bien que rarement, de néphrite interstitielle hyperplasique.

La dénomination de néphrite parenchymateuse, qui nous servira à désigner la maladie de Bright, nous semble de beaucoup préférable à toutes celles qu'on lui a données, à toutes celles qu'on pourrait, dans l'avenir, lui donner encore. C'est à tort, selon nous, qu'on voudrait continuer à décrire cet état morbide sous les noms de maladie de Bright, d'albuminurie chronique, de néphrite albumineuse (Rayer), de néphrite non desquamative, que lui a donné Johnson, de néphrite diffuse, que lui donnent les auteurs allemands. Déjà nous avons démontré que la dénomination de maladie de Bright avait, jusqu'à nous, servi à désigner des états morbides très-distincts; en admettant même que dorénavant on ne l'emploie que pour désigner les cas de néphrite parenchymateuse profonde, nous croyons qu'il y aurait utilité à ne pas s'en servir, pour éviter toute confusion. De plus, en en restreignant ainsi le sens, on en altérerait la valeur, qui ne serait plus celle que lui ont donnée les premiers auteurs qui s'en sont servi.

On ne saurait pas davantage lui conserver le nom de néphrite non desquamative, de *White Kidney*. Ces désignations ont le tort d'être trop exclusives, de ne s'appliquer qu'à l'une des périodes de la maladie, ou de donner une interprétation erronée des faits qu'on observe pendant la vie, ou des lésions qu'on constate à l'autopsie. On l'a désignée sous le nom d'albuminurie chronique, qui porte à penser que l'albuminurie peut être essentielle, que l'albumine n'a besoin, pour traverser le rein et passer dans l'urine, d'aucune altération préalable ; mais actuellement que les faits cliniques, aussi bien que les expériences physiologiques, condamnent une telle manière de voir, on ne peut en aucune façon conserver une dénomination qui peut entretenir des doutes dans l'esprit du lecteur et qui semblerait consacrer une erreur. La dénomination de néphrite albumineuse, bien que plus heureuse que celle d'albuminurie chronique, ne nous semble pas plus utile à conserver. Elle indique, il est vrai, d'une part, la nature du processus ; elle a le mérite de signaler le principal des symptômes propres à cette maladie ; mais elle a toutefois l'inconvénient de faire croire que toujours, et dans tous les cas, cette espèce de néphrite s'accompagne d'albuminurie, ce qui n'est point exact, attendu qu'à certaines époques l'albumine peut disparaître momentanément de l'urine, ou ne s'y trouver qu'en de faibles proportions, l'inflammation intra-canaliculaire n'en existant pas moins. C'est ce qui arrive lorsque diminue l'état congestif du rein, l'épithélium des canalicules n'en étant pas moins altéré. Pour toutes ces raisons, nous préférons à ces diverses dénominations celle de néphrite parenchymateuse profonde. Cette dénomination, employée pour désigner l'inflammation intra-canaliculaire de la substance corticale, permet d'affirmer la nature du processus, d'en indiquer le siége et de ne rien préjuger quant à la nature des phénomènes. Il en est qui, comme Klebs, préfèrent désigner cette inflammation sous le nom de néphrite diffuse, mais cette dénomination n'est pas plus acceptable que celles que nous avons rejetées plus haut, puisqu'elle permet de supposer que l'inflammation intéresse à la fois et toujours le tissu intra et intercanaliculaire, ce qui est inexact, et, de plus, ce qui n'est pas moins inexact, que le rein, dans ces cas, est dès l'abord atteint dans toute son étendue.

Étiologie. — Les causes qui président au développement de la néphrite parenchymateuse profonde, ou néphrite parenchymateuse diffuse des auteurs allemands, sont les mêmes que celles qui déterminent l'apparition de la néphrite légère, ou superficielle, ou catarrhale, dont elle n'est souvent qu'une des conséquences. Il en est toutefois qui semblent jouir d'une influence plus directe, et sur lesquelles nous allons appeler l'attention.

La néphrite parenchymateuse profonde est une maladie de la jeunesse. Rare dans la première année, bien que Dickinson l'ait vue chez un enfant de 10 semaines, elle devient commune après 2 ans. Très-rare après 40 ans, elle ne causerait jamais la mort à 50 ans. (Dickinson.)

Elle serait deux fois plus fréquente chez l'homme que chez la femme ; dans l'enfance elle frapperait moins inégalement les deux sexes. Sur 61 cas de néphrite parenchymateuse, Dickinson en trouva 37 chez de petits garçons, et 24 chez de petites filles. Elle peut être primitive ou secondaire.

Lorsqu'elle est primitive, on la voit comme la néphrite superficielle survenir à la suite de l'impression du froid ; mais dans ces cas on constate que le froid avait été plus intense, que souvent l'action du froid avait été unie à celle de l'humidité. Tantôt les malades avaient eu le corps complétement trempé par la pluie, dans une saison froide; tantôt leurs pieds avaient été accidentellement mouillés et refroidis pendant assez longtemps; ils avaient passé une ou plusieurs nuits dans un lieu froid et humide; ils avaient été saisis par le froid, le corps étant en sueur. Dans certains cas, ils avaient bu une quantité d'eau considérable très-froide, étant fatigués et en transpiration (Rayer). D'autres fois, c'est à la suite d'une exposition habituelle ou longtemps continuée à l'action du froid et de l'humidité que se montre cette maladie.

C'est également par l'action du froid et de l'humidité que quelques auteurs ont voulu expliquer la fréquence plus grande de cette maladie chez les habitants de certains climats, comme l'Angleterre, la Suède et la Hollande; mais nous verrons qu'il est pour les populations d'autres influences qui rendent peut-être mieux compte de la fréquence plus grande de cette maladie dans ces pays, telle est l'action de l'alcool, dont on fait un plus grand usage que dans les pays plus tempérés. Ce qu'il y a de certain, c'est que cette maladie joue en Angleterre un rôle assez important dans la mortalité : en 1868, elle est signalée 5,407 fois comme cause de mort. Simon croit même que ce chiffre est au-dessous de la vérité, et que beaucoup de cas de maladie de Bright ont été méconnus et rangés parmi les hydropisies.

Le froid excessif ne paraît pas également propre à produire cette maladie. Kane ne l'a pas vue survenir avec un froid de —40° et des fatigues excessives.

La néphrite parenchymateuse paraît plus commune dans les pays tempérés.

C'est surtout chez l'adulte et à la suite d'excès que le froid agit le plus activement. Sur 16 cas de néphrite parenchymateuse, Dickinson put constater que 8 d'entre eux étaient dus au froid, tandis que chez l'enfant il ne rencontra cette action du froid que 2 fois sur 43 cas.

On a encore signalé comme causes de néphrite parenchymateuse profonde primitive des chutes, la fatigue musculaire (Rayer).

Comme la néphrite superficielle, la néphrite parenchymateuse profonde n'apparaît souvent qu'à l'état secondaire et dans le cours d'états morbides antérieurs. Elle n'est alors que la manifestation d'une affection primitive qui peut intéresser le rein, ou se montrer en dehors de lui.

Les affections rénales qui peuvent donner naissance à la néphrite parenchymateuse diffuse sont nombreuses; mais celles qui, de toutes, agissent le plus souvent en ce sens sont les néphrites interstitielles et la dégénérescence amyloïde, dont on a longtemps fait à tort, nous l'avons dit, des variétés de néphrites parenchymateuses : la néphrite ne se montre dans le cours de ces affections qu'à l'état de complication. Puis viennent, par ordre de fréquence, comme causes de néphrite parenchymateuse, les dégénérescences cancéreuse et tuberculeuse, les affections des calices, des bassinets et des canalicules droits (la néphrite superficielle).

Les affections extra-rénales, causes de néphrite parenchymateuse profonde, sont, comme pour la néphrite superficielle, générales ou locales : on ne la rencontre que rarement dans les pyrexies. Rosenstein l'a observée dans la scarlatine à la période de desquamation, Lorain dans la fièvre typhoïde, Hœmernik et Rosenstein dans le choléra. On trouve dans Gregory et Rayer des faits d'angine couenneuse donnant lieu à la néphrite parenchymateuse profonde. Les faits sont plus nombreux à la suite de la goutte, des scrofules, de la syphilis, mais elle ne paraît pas être une des manifestations directes de ces différents états morbides. Ainsi, chez les goutteux, on voit d'abord se produire la néphrite interstitielle (Todd, Garrod); chez les scrofuleux, la dégénérescence amyloïde ; ce n'est qu'ultérieurement que se manifestent les signes caractéristiques de la néphrite parenchymateuse, qui n'est ici qu'une complication de la néphrite interstitielle ou de la dégénérescence amyloïde. Déjà Rayer avait signalé qu'elle n'apparaît qu'à une période avancée de la phthisie, et qu'elle est peut-être l'analogue de l'ulcère de la bouche et de l'intestin. C'est dans les mêmes conditions qu'elle se produirait sous l'influence de l'intoxication paludéenne ; elle serait, dans ces cas, liée, suivant Malmsten et Key, à la dégénérescence amyloïde ; pour Frerichs, elle serait le fait d'embolies rénales.

On s'est demandé quel était, dans les autres intoxications, son mode de production. Le mécanisme en est douteux pour l'alcool. Tantôt, en effet, les altérations paraissent de même nature que celles qui se produisent vers d'autres organes, vers le foie par exemple. Il semble qu'il y ait souvent dans le rein, comme dans le foie, hyperplasie du tissu connectif intercanaliculaire, par suite de congestions rénales répétées (néphrite interstitielle), et ultérieurement néphrite parenchymateuse. C'est ce qui paraît arriver chez les buveurs de profession adonnés aux boissons aqueuses (bière, cidre) plutôt qu'aux boissons très-alcooliques. Parfois cependant, dans certains cas, l'action de l'alcool paraît se porter directement sur l'épithélium des canalicules, et donner d'emblée lieu à la néphrite parenchymateuse. (Ogeston, Peters.)

L'alcool semble jouer dans l'étiologie de cette néphrite un rôle très-important. Christison croit qu'on peut rapporter à l'abus de l'alcool les trois quarts des néphrites parenchymateuses. Becquerel, sur 69 cas, a cru pouvoir en imputer 9 à l'action de l'alcool, Malmsten 19 sur 69 cas, et Frerichs 16 sur 42. On ne saurait, il nous semble, en présence de ces faits, nier l'influence de l'alcool sur la production de la néphrite parenchymateuse, bien que récemment Dickinson ait émis des doutes à cet égard.

Les autres substances qui, prises à dose toxique,

semblent produire la néphrite parenchymateuse paraissent agir directement sur l'élément épithélial. Ces substances sont le mercure, le plomb, l'arsenic, le phosphore et l'acide sulfurique.

La cantharidine, dont l'influence est si évidente lorsqu'il s'agit de la néphrite superficielle, semble tout à fait impuissante à produire la néphrite parenchymateuse profonde. M. Potain a toutefois observé un cas de néphrite parenchymateuse profonde qui ne reconnaissait pas d'autre cause que l'ingestion de la cantharidine.

Wells et Blackall ont les premiers signalé l'action fâcheuse du mercure sur le rein. Rayer a contesté cette assertion et a fait voir que, de 104 malades soumis à différentes préparations mercurielles (cyanure de mercure, pilules de Sédillot, frictions mercurielles), il n'y en eut aucun atteint de néphrite parenchymateuse. Les recherches récentes, toutefois, faites par Schonbein, Shiefer et Overbeck ne semblent pas confirmer l'opinion de Rayer, et paraissent plutôt venir à l'appui de l'assertion de Wells et de Blackall.

MM. Olivier, Rosenstein, Lewald et Clarus semblent avoir, de leur côté, constaté que le plomb, comme le mercure, pouvait donner lieu à des albuminuries qui ne reconnaissaient pas d'autre cause que la dégénérescence chronique des reins.

Des expériences analogues faites sur l'arsenic (Grohe, Mosler, Jakowski), sur le phosphore (Nitsch, Frerichs, Tungel et par nous) et sur l'acide sulfurique (Munk, Leyden) ont conduit leurs auteurs à formuler, pour ces substances, un même mode d'action. Seulement, la dégénérescence épithéliale que déterminent ces toxiques apparaît d'ordinaire d'une façon presque suraiguë. Il est des cas toutefois dans lesquels la néphrite parenchymateuse profonde s'est montrée lentement dans le cours d'une intoxication chronique. Hallenhof et Leudet en citent deux observations ; mais on peut se demander si, dans ces cas, la néphrite parenchymateuse n'était pas secondaire à la dégénérescence amyloïde due à une suppuration prolongée.

L'action de ces substances n'a pas été seulement constatée sur les animaux. Mannkoff a eu l'occasion d'observer la dégénérescence rénale chez l'homme à la suite d'intoxication par l'acide sulfurique. Frerichs et Tungel l'ont également rencontrée chez des individus empoisonnés par le phosphore. La dégénérescence, dans ces cas, n'était pas seulement limitée aux cellules épithéliales du rein : elle portait également sur celles du foie. On ne sait encore quel est le mode d'action de l'acide sulfurique, du phosphore et de l'arsenic. Pour les uns, il y aurait une action primitive de ces substances sur le sang, dont elles détruiraient les globules ; pour les autres, entraînées par le sang, elles agiraient directement sur les éléments constitutifs de ces différents organes. (Etude sur le phosphore, Lecorché, *Arch. phys.*, 1868.)

La néphrite parenchymateuse ne paraît pas seulement dans le cours de certaines maladies générales, elle semble parfois liée à de simples affections locales. Ainsi on l'a signalée dans quelques affections chroniques du poumon, dans la phthisie principalement (Lorain). Elle peut n'être ici, comme la phthisie, que l'expression d'un état diathésique ; elle relève alors de la dégénérescence amyloïde du rein (Dickinson). Mais elle peut être aussi consécutive à une simple hypérémie prolongée de cet organe. Les auteurs ne sont pas d'accord sur l'influence des maladies de cœur dans la production de la néphrite parenchymateuse : Traube n'hésite pas à la nier complétement, Bergson et Bamberger la croient toute-puissante. Nous partageons complétement cette dernière opinion, et nous pensons que c'est en produisant cet état particulier du rein qu'on a décrit sous le nom de rein cardiaque, et qui n'est autre qu'une néphrite interstitielle, que ces maladies la font naître. Elle est alors consécutive à l'une des variétés de la néphrite interstitielle.

Si parfois la néphrite parenchymateuse semble accompagner la cirrhose hépatique, c'est qu'elle n'est qu'une des suites de la néphrite interstitielle qui, comme la cirrhose hépatique, se produit sous l'influence de certaines intoxications, de l'intoxication alcoolique surtout.

M. Bernutz a rencontré des cas de néphrite parenchymateuse à la suite d'abcès péri-utérins, d'hématocèles rétro-utérines; Rayer l'a vue survenir chez des individus atteints de cystite, de prostatite. Dans tous ces cas, il y avait des suppurations prolongées, conditions excellentes pour voir se développer la dégénérescence amyloïde du rein et ultérieurement la néphrite parenchymateuse, qui n'en est qu'une conséquence.

Ici encore, comme pour la néphrite superficielle, mais moins souvent toutefois, on trouve signalée la grossesse parmi les causes déterminantes. Rayer en avait observé déjà des cas qu'il rapporte. Imbeyre-Courbeyre en a mentionné d'autres, et, sur 65 cas d'albuminurie superficielle gravidique, cet auteur en a vu 5 se terminer par la néphrite parenchymateuse profonde. Leudet croit pouvoir établir en principe, que toutes les fois que la néphrite superficielle persiste plusieurs semaines après la grossesse, elle s'accompagne souvent d'accidents caractéristiques de la néphrite parenchymateuse chronique et entraîne la mort.

Anatomie pathologique. — Les altérations caractéristiques de la néphrite parenchymateuse profonde, telle que nous la comprenons, se présentent sous des aspects tellement variés qu'on doit les diviser pour les décrire en différents groupes. Chacun de ces groupes correspond à des âges différents de la maladie. La division qui nous paraît la plus naturelle est celle que nous avons proposée et qui nous permet de rapporter ces altérations à 4 périodes distinctes. Cette division anatomique n'est autre que celle de Frerichs, à laquelle nous faisons subir toutefois quelques légères modifications commandées par des recherches plus récentes, ou par des interprétations différentes de celles de cet auteur.

1re PÉRIODE. — *Période d'hypérémie.* — Les lésions de la première période n'appartiennent, pour ainsi dire, qu'indirectement à la néphrite parenchymateuse : ce sont celles de l'hypérémie.

A cette période les reins sont volumineux, notablement augmentés de volume ; il n'est pas rare en effet de trouver des reins dont le poids a doublé, triplé même sous l'influence de l'hypérémie. Cette hypérémie généralisée porte habituellement sur les deux reins, dont la surface est lisse et régulière. La coloration qu'ils présentent n'est pas la même dans tous les cas : tantôt cette coloration est uniforme, d'une teinte plus ou moins foncée, bleuâtre, violacée, les étoiles de Verheyen ont à peu près complétement disparu et se confondent dans une teinte uniforme ; d'autres fois la teinte est moins foncée et, tout en présentant une coloration uniforme, laisse voir çà et là un pointillé rougeâtre, dû à la présence de glomérules nombreux qui, plus vivement injectés que le tissu environnant, font taches sur la rougeur diffuse. De ces deux espèces d'injection, qui peuvent également servir de point de départ aux altérations qui constituent les périodes ultérieures, la première est liée à un obstacle au cours du sang ; c'est l'hypérémie par stase. La seconde est le fait d'une hypérémie congestive.

Ces particularités ne sont pas les seules qu'on constate. L'hypérémie peut avoir atteint de telles proportions qu'elle a, dans certains cas, provoqué la rupture de capillaires, et par suite amené des épanchements de sang dans les canalicules urinifères ou dans le tissu interstitiel. Ces épanchements, dont l'étendue est d'ordinaire peu considérable et qu'on aperçoit à travers la capsule fibreuse du rein, se présentent avec des caractères qui varient suivant le siége qu'ils occupent. Ils sont noirâtres ; mais tandis que, dans certains endroits, ils se présentent sous forme de points régulièrement arrondis, ils affectent ailleurs des contours mal définis. La disposition toute spéciale des vaisseaux du rein peut rendre aisément compte, ainsi que nous le verrons dans un instant, des particularités que présente l'hémorrhagie.

La capsule n'offre, dans ces cas, rien de particulier à signaler ; elle se détache facilement du tissu rénal sous-jacent qui n'a point encore contracté avec elle d'adhérences anormales.

Lorsqu'on vient à faire une coupe parallèle aux faces, on constate que la surface de cette coupe varie suivant la nature de l'hypérémie. Dans l'une ou l'autre, toutefois, il s'écoule, au moment où on la pratique, une grande quantité de liquide rougeâtre dû, d'une part, à la sérosité qui infiltrait le tissu connectif intercanaliculaire, et d'autre part à la réplétion exagérée des capillaires sanguins sectionnés. C'est lorsque ce liquide s'est écoulé qu'on peut se rendre compte de l'aspect que présente, dans les deux cas de stase ou de congestion, l'hypérémie rénale. Lorsque l'hypérémie est active, lorsqu'il y a congestion, l'injection porte surtout et presque uniquement sur la substance corticale, dont la surface de section est d'un rouge rutilant, présentant çà et là, comme la surface rénale, un pointillé qu'expliquent l'injection plus vive des glomérules et l'existence de foyers hémorrhagiques multiples. La substance médullaire semble étrangère au processus morbide, elle a conservé sa teinte blanchâtre nacrée normale et son apparence striée. Il en est tout autrement lorsque l'hypérémie est due à la stase. Que cette stase soit le fait d'une gêne de la circulation en retour ; qu'elle résulte d'une atonie du cœur, comme dans le cours des fièvres graves ; dans tous ces cas la surface de section présente une teinte bleuâtre uniforme, portant aussi bien sur la substance médullaire que sur la substance corticale, mais se montrant surtout au niveau de la substance médullaire. Ici encore, comme dans l'hypérémie congestive, on peut trouver çà et là quelques points d'un rouge plus foncé, qui toujours sont le fait d'hémorrhagies capillaires, mais qui jamais ne sont dus à l'injection des glomérules.

Le tissu rénal, quelle que soit la nature de l'hypérémie, perd rapidement, sous l'influence de cet état morbide, sa consistance habituelle. Il se déchire facilement à la moindre traction.

Lorsqu'on cherche, à l'aide d'un examen plus minutieux, à constater quelles sont les altérations microscopiques que présente le rein dans ces circonstances, bien qu'elles soient encore peu prononcées, elles dénotent déjà la tendance du processus à l'inflammation et le siége qu'elle doit occuper. C'est en effet dans les canalicules qu'on rencontre ces altérations qui, lorsqu'elles existent, consistent dans une desquamation de l'épithélium de revêtement ; les cellules desquamées ont toutefois conservé leur intégrité (Robert). Lorsqu'elles présentent une légère dégénérescence granuleuse, tout porte à croire que le processus a déjà franchi les limites de la simple hypérémie. Mais il n'existe pas de cellules épithéliales de nouvelle formation ; rien encore qui puisse faire soupçonner une tendance à la prolifération. Tout ce qu'on constate à la première période ne relève en somme que de l'hypérémie, qui parfois même a été assez prononcée pour amener la rupture de certains capillaires et par suite des hémorrhagies. Ces hémorrhagies n'ont pas le même caractère : elles varient suivant la nature de l'hypérémie. Lorsqu'elle est active, c'est surtout dans la portion tortueuse des canalicules ou dans la capsule des glomérules que se font les épanchements ; de là le contour parfaitement défini qu'ils présentent, aussi bien à l'examen de la coupe qu'à l'examen de la surface du rein. Les épanchements à contour diffus sont ici beaucoup plus rares. Il n'en est pas de même lorsqu'il s'agit des hémorrhagies par hypérémie passive : ces épanchements sont de beaucoup plus fréquents ; ils ont pour siége le tissu connectif intercanaliculaire, et sont dus au sang qui s'est infiltré dans ce tissu. Nous aurons à revenir sur les modifications que présentent ultérieurement ces extravasations sanguines.

Le tissu connectif n'est pas seulement le siége de ces épanchements. Il est infiltré d'une énorme quantité de sérosité qui lui donne une apparence d'hypertrophie telle que, lorsqu'on vient à faire du tissu rénal une préparation microscopique, les cloisons intercanaliculaires paraissent doublées, triplées de volume. C'est à cette infiltration séreuse autant qu'à l'hypérémie qu'est due la distension de la capsule fibreuse et l'augmentation notable que présente le rein à cette période.

2e PÉRIODE. — *Période d'hyperplasie.* — Si dans ces cas la résolution n'arrive pas, si la maladie persiste, l'on voit bientôt survenir les altérations caractéristiques de la 2e période, à laquelle Frerichs a donné le nom de période d'exsudation, qui pour nous, ainsi que pour Robert, Recklinghausen, Dickinson et Grainger-Stewart, constitue la période de prolifération ou d'hyperplasie. Ces lésions, qui se rencontrent surtout chez les individus qui ont succombé à une néphrite scarlatineuse, ne portent pas indistinctement sur toutes les parties des canalicules urinifères.

L'hyperplasie peut ne porter que sur la substance corticale ; c'est même le cas le plus fréquent. Le rein présente alors des caractères qui, de prime abord, permettent d'en soupçonner l'existence ; ces caractères varient suivant l'étendue de l'inflammation. Tantôt on n'aperçoit à la surface du rein que des taches blanchâtres isolées, dont le volume rappelle celui des glomérules un peu grossi ; ces taches blanchâtres, dont la teinte tranche sur le tissu rénal hypérémié, sont produites par l'altération capsulaire de ces glomérules ; elles ne se rencontrent que dans certaines formes rares de néphrite, que Traube a décrites sous le nom de néphrite capsulaire.

D'autres fois, ces taches blanchâtres sont plus volumineuses et alternent avec d'autres taches qui sont rougeâtres. Ici les taches blanchâtres sont dues à l'altération de canalicules tortueux, plus ou moins nombreux ; elles ne font aucune saillie à la surface du rein. C'est cette forme d'altération que Rayer décrivait comme un mélange d'anémie et d'hypérémie. Lorsqu'on vient à faire une coupe des reins qui présentent ce genre de lésions, on aperçoit que ces taches blanchâtres, qui apparaissent à sa surface, forment la base de cônes dont le sommet confine à la substance médullaire. Ces cônes blanchâtres sont entremêlés de cônes rougeâtres, dus à des tubes tortueux qui sont seulement hypérémiés, et dans lesquels le processus inflammatoire n'est pas encore arrivé à la période de prolifération.

Ces altérations, qu'on rencontre dans la forme dite tubulaire de la néphrite parenchymateuse, semblent procéder par poussées, qui de temps à autre présenteraient des périodes d'arrêt, jusqu'au moment où le processus inflammatoire s'est généralisé à tout le rein.

Il arrive enfin, et ces cas sont de beaucoup les plus fréquents, que les reins atteints d'inflammation présentent à la période de prolifération une teinte blanchâtre uniforme, analogue à celle de la chair d'anguille, parfois légèrement jaunâtre ; la dégénérescence est complète. C'est à ces reins qu'on a donné, en Angleterre, le nom de *White Kidney*. Ici plus que dans les cas précédents les reins sont augmentés. On ne remarque plus à la surface ni taches rouges ni marbrures ; l'anémie est complète, c'est à peine si on distingue çà et là quelques petits vaisseaux, derniers vestiges de l'hypérémie. Lorsqu'on vient à faire une coupe d'un de ces reins, on constate que la substance corticale dans toute son épaisseur présente cette teinte blanc mat. Les prolongements de la substance corticale qui s'engagent entre les pyramides de Malpighi sont également dégénérés et tuméfiés ; ils repoussent les tubes droits des pyramides qu'ils compriment ; mais la portion droite de la substance corticale, représentée par les tubes collecteurs de Ludwig, est souvent indemne et tranche par sa transparence sur le blanc mat de la substance corticale, en état d'hyperplasie.

La substance médullaire est d'ordinaire hypérémiée et d'une teinte rougeâtre ; ses vaisseaux sont distendus par le fait seul de la gêne qu'apporte à la circulation en retour la compression des capillaires de la substance corticale. La membrane muqueuse des calices et des bassinets est souvent épaissie, et fortement injectée.

A l'examen microscopique, on constate dans les canalicules tortueux de la substance corticale des altérations analogues à celles que nous avons signalées dans les canalicules droits lors de néphrite superficielle. Ces altérations peuvent, suivant les variétés que nous avons indiquées, ne porter que sur le canalicule ou sur la capsule du glomérule ; le plus souvent débutant sur le canalicule tortueux, au voisinage de la partie droite parfois et même, dans certains cas, partant des tubes de Bellini, les altérations vont, s'étendant peu à peu de la portion ansiforme (tubes de Henlet) à la portion tortueuse, pour envahir sur le tard la capsule du glomérule qui n'est qu'une dilatation du canalicule urinifère, dont elle offre la structure. Ces altérations peuvent respecter la continuation des tubes de Bellini qui, sous le nom de tubes de prolongement, font partie de la substance corticale. C'est alors que ces tubes de prolongement ou tubes collecteurs de Ludwig conservent leur transparence normale qui tranche sur la teinte blanchâtre uniforme qui les environne.

Si l'on examine une préparation de la substance corticale arrivée à ce degré d'altération, on trouve que les coupes des canalicules tortueux n'offrent pas toutes le même aspect. Il en est qui sont remplis de cellules épithéliales volumineuses, isolées les unes des autres, présentant les caractères de la dégénérescence granuleuse. Quelques-unes d'entre elles ont même en partie déjà subi la désintégration ; c'est à la présence de ces cellules en état de dégénérescence granuleuse qu'est due, à cette période, la coloration blanchâtre du rein. On peut se convaincre de cette assertion en rendant à ces cellules leur transparence, à l'aide de l'acide acétique. Il en est d'autres, dans lesquels les cellules qui se sont détachées de la face interne du canalicule conservent leurs attaches respectives et forment une espèce de cylindre épithélial, d'une longueur plus ou moins considérable ; c'est dans ce cylindre que se rencontrent les cellules granuleuses qui, entraînées par l'urine, cheminent dans les canalicules. Ce qu'il y a d'important à noter, au point de vue de la nature du processus, c'est que, dans les deux cas, la face interne du canalicule se revêt rapidement d'une couche de cellules épithéliales de nouvelle formation, destinées à être elles-même détachées, sous forme de cylindres ou de cellules, lorsque la maladie dure ou continue à progresser. Ce qui distingue ces altérations des canalicules tortueux de celles qui portent exclusivement sur les canalicules droits, comme dans la néphrite superficielle, c'est que, par le fait du rétrécissement que présentent les canalicules tortueux à leur abouchement avec les tubes collecteurs, ces détritus épithéliaux ne sont que très-difficilement rejetés, sous forme de cylindre ; c'est qu'ils s'accumulent dans ces canalicules, y subissent, ainsi que nous le verrons, la dégénérescence graisseuse et en amènent la distension.

L'élément cellulaire épithélial n'est pas seul à remplir le canalicule urinifère : on y trouve encore des cylindres fibrineux, dont le volume varie suivant qu'ils se forment dans des canalicules privés ou revêtus d'épithélium ; on y rencontre aussi du mucus, des cristaux d'acide urique, d'urates, d'oxalate de chaux et des globules sanguins, lorsque l'hypérémie s'est compliquée d'hémorrhagie.

3e PÉRIODE. — *Période régressive ou graisseuse.* — A la période de prolifération ou d'hyperplasie fait suite la période régressive ou graisseuse, que n'a point signalée Frerichs. Cette période, qu'indique Grainger-Stewart mais qui a été confondue jusqu'à présent avec la période hyperplasique, est caractérisée par des lésions qui commencent bien, il est vrai, à se montrer pendant la 2e période, mais qui, lorsqu'elles sont complétement développées, donnent au rein un aspect caractéristique qui mérite une mention à part et qui légitime la description spéciale que nous voulons faire de ces lésions.

Le rein ne se présente pas toujours alors avec le même aspect. Il peut, à ce point de vue, revêtir deux types différents. Dans un de ces types il offre, à sa surface uniformément blanche, des taches jaunâtres plus ou moins étendues, parfois très-restreintes et qui sont dues à des dégénérescences graisseuses partielles qui constituent ce qu'on décrit généralement sous le nom de granulations de Bright : c'est le rein granuleux de Bright.

Lorsqu'on vient à faire une coupe de ces reins, on s'aperçoit que les dégénérescences n'ont pas toutes la même disposition ; que les unes, plus nettement circonscrites, siégent dans les glomérules ; que parfois nombreuses à la surface du rein, elles deviennent plus rares dans l'épaisseur de la substance corticale à une certaine distance de la surface rénale; que les autres occupent les canalicules tortueux et représentent des pyramides dont la base est à la surface du rein, dont le sommet se dirige vers la base des pyramides de Malpighi. Dans l'autre type, le rein, également volumineux, présente une teinte générale jaunâtre, la dégénérescence graisseuse est complète et occupe indistinctement toutes les parties de la substance corticale, et glomérules et canalicules tortueux. C'est dans les cas de néphrite alcoolique que cette dégénérescence est le plus prononcée.

Lorsqu'on fait l'examen d'un de ces canalicules, on constate aisément que c'est à sa réplétion par de la graisse que sont dues ces taches jaunâtres qu'on a décrites sous le nom de granulations de Bright; on voit nettement qu'elles sont formées par de la graisse, qui se dépose tantôt dans la capsule du glomérule, tantôt dans le canalicule lui-même. Dans le premier cas, la granulation est arrondie; dans le deuxième elle est allongée, et le volume en varie avec le nombre des canalicules intéressés.

La graisse qui constitue ces granulations, qui bientôt grandissent et se multiplient de manière à ne former qu'une seule couche graisseuse, occupant toute l'épaisseur de la substance corticale, se présente sous deux états différents, à l'état d'infiltration cellulaire ou à l'état de gouttelettes graisseuses. L'infiltration précède l'apparition des gouttelettes graisseuses. Lorsqu'elle se manifeste, on voit les cellules épithéliales, qui déjà ont subi la dégénérescence granuleuse, présenter çà et là des points jaunâtres, refléchissant fortement la lumière. Ces points augmentent en nombre, en étendue, et bientôt la cellule épithéliale entière de protéique est devenue graisseuse. Lorsque les cellules en sont arrivées à ce degré de dégénérescence graisseuse, elles se rompent et donnent lieu à ces gouttelettes qui, dans certains canalicules, coexistent avec des cellules épithéliales, en voie seulement de dégénérescence graisseuse. Cette dégénérescence ne porte pas seulement sur les cellules épithéliales entières, elle atteint également les cellules en voie de désintégration et réduites souvent à l'état de détritus moléculaire.

L'épithélium granuleux qui restait forcément dans le canalicule, par suite de l'obstacle qu'oppose à sa sortie le rétrécissement canaliculaire (Voir *Anatomie du rein*), disparaît bientôt lorsqu'il est passé à l'état graisseux. Il disparaît de deux manières différentes. Dans les canalicules qui ne sont point obstrués par la présence de cylindres colloïdes, il sort entraîné par l'urine, dans laquelle on constate de la graisse qui vient former couche à sa surface. Tous les auteurs, Rayer entre autres, ont signalé cette particularité des urines albumineuses. Lorsque les canalicules sont obstrués, la graisse est résorbée sur place et entraînée par les capillaires voisins. L'accumulation de la graisse est parfois si considérable dans les canalicules qu'elle distend, qu'elle pourrait dans certains cas, au dire de Johnson, en amener la rupture.

On ne peut élever aucun doute sur l'existence de cette dégénérescence ; il suffirait du reste, pour éloigner toute hésitation, de soumettre les parties altérées à l'action de l'éther, qui les dissoudrait bientôt complétement.

La dégénérescence graisseuse peut exister sur toute l'étendue du canalicule ; elle peut se montrer au niveau des cylindres colloïdes ; elle s'y montre même de préférence. Comme elle n'envahit pas d'emblée tous les éléments cellulaires, elle coexiste souvent avec la dégénérescence granuleuse. C'est même à cette coïncidence que sont dus ces aspects variés des reins sur lesquels nous avons appelé l'attention.

En même temps que se manifeste cette dégénérescence, on voit se produire quelques modifications portant sur les substances qui se sont formées dans les canalicules ; c'est alors qu'on voit apparaître les masses colloïdes dont nous avons déjà parlé en détail, à propos des urines albuminuriques vraies. Qu'elles soient sous forme de cylindre dans la partie ansiforme du canalicule urinifère (tubes de Henle), ce qui est le cas le plus habituel ; qu'elles soient sous formes sphéroïdales dans la capsule des glomérules, elles augmentent peu à peu de volume ; dans le canalicule elles déterminent, en les comprimant, la résorption des cellules dégénérées, détachées des parois, aussi bien que l'atrophie des cellules jeunes qui encore adhérentes forment le revêtement nouveau de la surface interne de ces canalicules. Lorsque c'est dans la capsule du glomérule qu'elles apparaissent, elles repoussent peu à peu vers un des côtés de la capsule ce glomérule, dont elles diminuent le volume. Lorsque les masses colloïdes sont de date récente, lorsqu'elles siégent dans les canalicules, on peut facilement constater la présence simultanée des divers éléments qui remplissent ces canalicules. Les cylindres occupent alors la partie centrale d'un canalicule ; ils se présentent à la coupe sous forme d'une surface lisse brillante, entourée d'une couche de cellules épithéliales qui les séparent de la surface interne du canalicule urinifère. Plus tard ces masses colloïdes subissent la dégénérescence amyloïde, parfaitement reconnaissable à l'aide de ses réactifs naturels, la teinture d'iode et l'acide sulfurique.

Comme dans les canalicules droits, et plus fréquemment encore, on trouve dans la portion tortueuse de la partie corticale du canalicule les restes des épanchements sanguins. Ces épanchements, constitués par de la fibrine, des globules sanguins, plus ou moins altérés, peuvent également exister au niveau des capsules des glomérules, qui, comme nous l'avons dit, sont souvent le siége des hémorrhagies.

Les épanchements sanguins n'accusent plus alors leur présence que par des dépôts ocreux, plus ou moins considérables d'hématoïdine ou d'hématine. Les globules sanguins ont disparu depuis longtemps.

Il n'est pas rare enfin de rencontrer dans les canalicules urinifères quelques calculs peu volumineux, de nature différente, le plus souvent uratiques, résultant de la stase de l'urine par suite des difficultés que l'urine éprouve à s'écouler dans les canalicules obstrués par ces divers éléments.

La membrane anhyste des canalicules corticaux ne reste pas étrangère à l'inflammation; elle est épaissie, souvent perforée, parfois traversée par des cellules lymphoïdes qui, venant du tissu connectif, serviraient pour Rindfleisch à la réparation de l'épithélium et expliqueraient sa prolifération. Le canalicule, distendu par les différents éléments qu'il contient, présente des dilatations qui sont tantôt régulières, qui d'autres fois alternent avec des rétrécissements plus ou moins prononcés qu'on peut considérer comme une des causes de ces kystes souvent multiples qui se montrent parfois dans le cours de la troisième et de la quatrième période.

Lorsque le processus s'est généralisé, ou lorsque la néphrite profonde est consécutive à la néphrite superficielle, la substance médullaire est rarement intacte; elle présente cette teinte blanchâtre uniforme qu'on rencontre dans la néphrite superficielle. Il existe d'ordinaire en même temps de la pyélite, et dans le bassinet une matière crémeuse plus ou moins abondante, formée d'épithélium qui, détaché des canalicules, a été entraîné dans cette cavité. Si l'on vient alors à presser sur les papilles, qui sont pâles et décolorées, on en fait sourdre de l'épithélium en lambeaux.

4e PÉRIODE (*période de collapsus*). — Si le malade ne succombe pas aux progrès de la maladie, ou à quelques-unes de ses complications, la dégénérescence graisseuse fera bientôt place au collapsus rénal, caractérisé par l'atrophie de cet organe. La maladie passera de la 3e à la 4e période. Toutefois l'atrophie ne se manifeste pas d'emblée ; on aperçoit d'abord, çà et là, des parties déprimées blanchâtres dues à la résorption, en ces points, des éléments graisseux que renfermaient les canalicules. Ces dépressions blanchâtres sont séparées par des saillies jaunâtres, derniers vestiges de la dégénérescence graisseuse. Le rein est comme chagriné à sa surface. Si l'atrophie occupe une partie localisée du rein, l'une de ses extrémités, sa partie médiane, parfois plusieurs de ces parties en même temps, il prend un aspect lobulé qu'on rencontre aussi et surtout dans la sclérose.

A une époque plus avancée, ces saillies jaunâtres, que certains auteurs considèrent, à tort, comme les granulations brightiques, disparaissent ; le rein prend une teinte blanchâtre, uniforme ; il est peu volumineux ; par-ci, par-là, on aperçoit quelques points violacés bleuâtres qui sont dus à la présence des glomérules, rendus visibles par la disparition de l'épithélium qui recouvrait la face interne de leur capsule.

Mais cette atrophie complète, que conteste Johnson à la quatrième période de la néphrite parenchymateuse, est assez rare, et, ainsi que le fait remarquer Bartels avec juste raison, on trouve des reins atteints d'inflammation parenchymateuse depuis des années et qui, à l'autopsie, étaient encore volumineux, jaunâtres ou parsemés de taches jaunâtres.

Lorsque la vie se prolonge, cet état anatomique produit, on pourrait même voir dans certain cas le cœur avoir quelque tendance à s'hypertrophier (Bartels). Cette hypertrophie tardive, qui n'atteindrait jamais le développement de l'hypertrophie due à la néphrite interstitielle, tiendrait sans doute à la gêne circulatoire qu'amène le collapsus du rein.

Lorsqu'on vient à faire du rein une coupe parallèle à ses faces, on s'aperçoit que cette atrophie est due surtout à l'amincissement de la substance corticale, qui a presque disparu et qui ne présente plus qu'une épaisseur de quelques lignes. La substance médullaire est d'ordinaire peu changée : elle a conservé son apparence striée ; seulement elle présente une teinte plus foncée qu'à l'état physiologique, ce qui tient apparemment, ici aussi, et plus encore qu'à la deuxième période, à la gêne de la circulation en retour.

Tout se résume à cette période, comme lésion microscopique des canalicules urinifères, à la résorption des éléments graisseux remplissant les canalicules et, par suite, à l'affaissement de leurs parois.

On y peut constater en outre, dans certains cas, l'état d'altération plus ou moins prononcée de quelques-uns des éléments que déjà nous avons signalés : des cylindres colloïdes ou calcaires, des cristaux d'hématine.

On ne rencontre qu'accidentellement, dans la néphrite parenchymateuse primitive, les kystes urinaires que certains auteurs se sont plu à décrire comme une de ses manifestations ; lorsqu'ils se montrent en abondance, leur présence suffit presque à elle seule pour faire rejeter l'existence d'une néphrite parenchymateuse primitive, et pour faire admettre qu'il s'agit d'une néphrite parenchymateuse secondaire, consécutive à la sclérose du rein.

Ces kystes, qui, lorsqu'ils sont dus à la néphrite parenchymateuse, ont pour siége la portion ansiforme des canalicules urinifères (tubes de Henle ?), et pour cause probable la présence des cylindres colloïdes qui les obstruent, se développent d'abord aux dépens de la substance médullaire dont ils compriment les canalicules ; mais bientôt ils font saillie dans la substance corticale. Ils sont d'ordinaire assez volumineux, plus volumineux en tout cas que ceux qui se développent dans la néphrite interstitielle et qui ont surtout pour point de départ la substance corticale.

Lorsque existent ces kystes, les canalicules corticaux ne

sont pas seulement affaissés sur eux-mêmes, ils ont en partie disparu. La substance corticale a cessé d'exister, elle est remplacée par du tissu connectif.

La substance médullaire est aussi plus profondément modifiée. Les canalicules dont elle est formée seraient souvent dilatés et serviraient, suivant Rindfleisch, à l'hypersécrétion rénale. Ce serait pour cet auteur une espèce de dilatation providentielle, destinée à obvier à l'atrophie corticale.

Le tissu connectif, qui, comme on le sait, sert de support aux canalicules urinifères au milieu desquels il est disséminé, ne présente que des altérations en somme peu considérables dans le cours de la néphrite parenchymateuse. Il peut même n'en présenter aucune ; aussi est-ce à tort que Frerichs regarde l'hyperplasie connective comme n'étant point étrangère aux modifications de physionomie que présente le rein dans le cours de cette affection. C'est à tort qu'il croit pouvoir attribuer en grande partie l'augmentation de volume de cet organe à la prolifération cellulaire de ce tissu, qui se manifesterait pendant la deuxième période ou période d'exsudation ; c'est à tort aussi qu'il attribue à l'organisation de ces cellules en tissu connectif de nouvelle formation, et à la rétraction qui en est d'ordinaire la conséquence, l'atrophie caractéristique qui survient à la période ultime de cette espèce de néphrite. Klebs est allé plus loin encore : pour lui les lésions qui portent sur les canalicules seraient toujours secondaires, la maladie tout entière tiendrait à la prolifération du tissu connectif, qui devrait être regardé comme l'unique siége des lésions caractéristiques du processus. C'est dans cette prolifération connective qu'il faudrait aller chercher selon lui l'explication des phénomènes de la deuxième période (l'anémie avec hypertrophie rénale) et ceux de la quatrième (la rétraction). Il arrive ainsi à nier l'existence des néphrites parenchymateuses et à n'admettre que des néphrites interstitielles. Il ne nous sera pas difficile de démontrer plus tard toute l'inanité de cette opinion ; qu'il nous suffise actuellement, pour faire voir tout ce qu'elle présente d'irrationnel, de dire que dans la généralité des cas le tissu connectif ne présente, dans le cours de la néphrite parenchymateuse, que des lésions très-restreintes, que parfois il n'en présente pas trace (Robert, Bartels).

La capsule fibreuse du rein ne présente, dans le cours de la première et de la deuxième période de la néphrite parenchymateuse, que des altérations bien médiocres. A la première période elle est d'un aspect légèrement blanchâtre opalin qui tient, en grande partie, à l'œdème dont elle est le siége et qu'elle perd plus tard à la deuxième période. A ces périodes de la néphrite elle n'a avec la surface rénale que les adhérences qui l'y fixent à l'état normal. Ces adhérences ont même, en partie, perdu de leur consistance ; aussi peut-on, avec la plus grande facilité détacher du rein cette membrane. A la quatrième période, lorsque la néphrite a duré longtemps, la capsule fibreuse peut être notablement modifiée ; elle s'épaissit souvent par suite d'une prolifération qui lui est propre ; ses attaches avec le rein gagnent en solidité et elle devient alors le siége d'une vascularisation qu'expliquent très-bien les modifications de circulation intra-rénale, vascularisation que nous retrouverons du reste surtout prononcée lors de néphrite interstitielle ou sclérose.

De tout temps on s'est occupé de l'état de la circulation rénale dans le cours de la néphrite parenchymateuse. Tous les auteurs signalent au début, à la période d'hypérémie, le développement exagéré du système circulatoire et surtout des glomérules. Johnson place le point de départ de l'hypertrophie glomérulaire dans la stase capillaire liée à la sécrétion incomplète du rein. Cette hypérémie qu'on ne saurait nier se traduit, ainsi que nous l'avons vu, par le volume exagéré du rein à cette période, par sa coloration qui varie, suivant que cette hypérémie est active ou passive, et lorsqu'elle est active par ce pointillé dû à l'injection très-prononcée des glomérules; elle se traduit en outre par des épanchements sanguins multiples qui se manifestent dans le rein et qui tantôt ont pour siége le canalicule ou la capsule du glomérule, d'autres fois le tissu connectif. Plus tard, à une époque plus avancée, cette hypérémie fait place à un état anémique des plus prononcés qui se traduit par la pâleur de l'organe. Cet état anémique, que Johnson expliquait par l'infiltration des parois vasculaires, par une substance albumineuse, tient, ainsi que nous l'avons vu, à l'accumulation dans les canalicules de l'épithélium dégénéré et non point à une prolifération du tissu connectif intercanaliculaire comme le pense Klebs. Cette anémie résulte de la compression des glomérules et des artérioles qui s'y rendent ou qui en partent; elle résulte aussi de la compression des capillaires veineux, et ce qui le prouve, c'est qu'à cette époque, disparaissent de la surface du rein les plexus veineux ou étoiles de Verheyen, qu'on y rencontre à l'état normal.

Les artérioles du glomérule et le glomérule lui-même subissent également les atteintes de cette compression, toutefois ils ne s'atrophient jamais complétement, puisqu'à la deuxième période, si l'on rend à ces corpuscules devenus blanchâtres leur transparence normale, en traitant les cellules épithéliales qui les recouvrent par l'acide acétique, on aperçoit manifestement, au microscope, que ces glomérules contiennent des globules sanguins. De plus, à la troisième période, lorsque ces cellules épithéliales devenues graisseuses sont résorbées ou rejetées au dehors, ces glomérules se traduisent par un pointillé bleuâtre, preuve qu'ils contiennent encore du sang. Enfin, on peut toujours à l'autopsie, et même à cette période, y pratiquer une injection. Ce n'est pas dans la néphrite parenchymateuse, comme on l'a dit longtemps à tort, que ces glomérules s'atrophient complétement, mais dans la néphrite interstitielle.

Toutefois, par le fait de la gêne que le sang éprouve à traverser la substance corticale, dont les capillaires sont comprimés par les cellules épithéliales tuméfiées et dégénérées (2e période), ou paralysés par suite d'une durée exagérée de l'inflammation (4e période, collapsus), la circulation dans le rein est plus ou moins ralentie. C'est en vertu de cette gêne circulatoire qu'on voit les troncs veineux prendre, au niveau de la substance médullaire, un développement exagéré. Parfois même la circulation est tellement ralentie qu'il se produit dans ces troncs veineux et dans la veine rénale qu'ils servent à former des thromboses que bon nombre d'auteurs ont signalés, et dont ils ont fait, à tort, le point de départ de la néphrite parenchymateuse.

Cette gêne circulatoire n'agit pas seulement sur la partie veineuse du système circulatoire du rein ; les artères ne restent point étrangères aux altérations qu'entraîne cet obstacle au cours du sang. Lorsque cette gêne est considérable, le tronc des artères, d'où partent les vaisseaux afférents des glomérules, se dilate, devient tortueux, et bientôt, par suite du retard apporté à la rapidité normale du courant sanguin, leurs parois subissent rapidement la dégénérescence graisseuse. Mais là ne se borne pas le retentissement que peuvent avoir sur le système circulatoire les lésions de la néphrite parenchymateuse ; le cœur lui-même finit par subir l'influence de cette gêne circulatoire. Les modifications qu'il présente diffèrent complétement de celles qu'on peut être à même de constater dans les cas de néphrite interstitielle. L'hypertrophie ventriculaire ne se rencontre point ici, comme l'ont cru certains auteurs ; il résulte des recherches auxquelles nous nous sommes livré que ces modifications, lorsqu'elles existent, ne consistent qu'en une simple dilatation ventriculaire, conduisant à l'insuffisance cardiaque. Cette dilatation peut se produire à deux époques différentes, et l'on comprend que, dans les deux cas, l'hypertrophie fasse toujours défaut.

Elle se montre, en effet, tantôt à une époque peu avancée de la maladie; elle coïncide alors avec les altérations caractéristiques de la deuxième période, et son développement est tellement rapide, la gêne circulatoire étant subitement très-grande, que l'hypertrophie manque du temps nécessaire pour se produire. D'autres fois, c'est à la quatrième période qu'elle apparaît, mais ici encore sans hypertrophie concomitante constante; le sang est alors trop appauvri pour fournir les éléments d'une hypernutrition.

C'est donc à tort qu'on voudrait faire de l'hypertrophie ventriculaire une des manifestations de la néphrite parenchymateuse; on ne la rencontre assurément que dans la sclérose, compliquée ou non de néphrite parenchymateuse.

Après avoir discuté les lésions possibles du système circulatoire, il est tout naturel de parler de celles que présente le sang. Les altérations que présente le sang consistent surtout dans la perte de l'albumine du sérum, et par suite dans la diminution de sa pesanteur spécifique. Bostock, le premier, attira l'attention sur ces altérations, que précisa ensuite Christison. Ce dernier fit voir que cette pesanteur spécifique qui, à l'état physiologique, est de 1029 à 1031, tombe à 1020, 1022. L'abaissement est d'autant plus prononcé que les pertes en albumine ont été plus considérables. Le sérum est opalescent. On a donné de cette opalescence des explications différentes: on a cru pouvoir l'attribuer à la décoloration des globules; mais il résulte des recherches de Rayer et de Frerichs qu'elle serait due tantôt à l'augmentation de la graisse, tantôt à la présence dans le sang d'albumine à l'état moléculaire. Le résidu solide du sérum, comprenant et les sels et l'albumine, tombe de 100 ou 102 pour 1000 à 68, 60.

La fibrine n'est en excès que lorsque, dans les derniers temps de la vie, se sont montrées des inflammations. La matière colorante baisse rapidement dans le cours de cette maladie. Christison a vu la moyenne de l'hématosine, qui est de 1835 parties pour 10000, tomber à 1111, 955 et même 427. Cette différence ne s'accuse toutefois qu'à la longue (Frerichs) et ne saurait rendre compte de la pâleur des téguments que présente parfois le malade au début. Johnson fait remarquer que cette pâleur tient sans doute à la plus grande fluidité du sérum et à l'infiltration des tissus.

MM. Vernois et Becquerel ont repris ces expériences et sont arrivés à des résultats à peu près analogues, relativement à la diminution des principes solides du sérum. Ils ont constaté non-seulement la diminution de la matière colorante des globules, mais la diminution des globules eux-mêmes, diminution qui serait en rapport avec les pertes d'albumine, et qui irait augmentant avec elles. M. Lorain croit que cette diminution des substances albumineuses du sang n'est pas due seulement aux pertes que font les reins ; il croit pouvoir les expliquer en partie par le défaut d'absorption, lié aux catarrhes gastro-intestinaux, qui ne manquent jamais.

Ils ont en outre constaté que les matières extractives sont de 13 pour 100 plus abondantes qu'à l'état physiologique. La rétention de l'urée dans le sang, déjà signalée par Bostock, Rayer, a été confirmée par la généralité des auteurs qui depuis s'en sont occupés. Toutefois, la quantité d'urée contenue dans le sang est très-mobile, ainsi que l'indiquent les recherches de Bright, qui aurait trouvé 15 gram. d'urée pour 1000 grammes de sang, tandis que Heller n'en a trouvé que 1,74 à 1,85. Christison croit que tous les fluides de l'économie en sont imprégnés ; O. Rees l'aurait constatée dans le lait d'une femme atteinte de néphrite parenchymateuse. Les recherches de Schmidt et de Sherer ont démontré que la moyenne des sels est à peu près la même qu'à l'état physiologique.

Frerichs a donné du sang brightique à la première période, trois analyses qu'il est important de connaître :

Pesanteur spécifique	1025	1022	1019
Eau	908.10	915.88	938.9
Matières solides	91.90	84.12	61.1
Albumine	81.40	72	51.7
Graisse	1.42	1.53	9.4
Matières extractives et sels	9.09	10.59	

On voit, par ces analyses, à quel degré baissent, dans cette maladie, les éléments solides du sang en même temps qu'augmente, d'une façon relative ou absolue, le chiffre des matières extractives.

En dehors de ces altérations, qui appartiennent pour ainsi dire en propre à la néphrite parenchymateuse, il en est d'autres, et de multiples, qui tiennent à des complications survenues dans le cours de cette néphrite, et qui portent sur les calices, les bassinets, ou sur des organes plus ou moins éloignés. Ces complications de nature œdémateuse ou inflammatoire laissent des lésions qui seront de notre part l'objet d'une étude spéciale. Aussi ne croyons-nous pas devoir, actuellement, entrer dans des détails superflus.

Comme on a pu le voir, à propos de l'étiologie, la néphrite parenchymateuse profonde ne se présente pas toujours dans des conditions analogues. De là la nécessité d'en admettre plusieurs variétés : tantôt, en effet, elle est primitive ; d'autres fois, elle n'est que secondaire. Primitive ou secondaire, elle peut revêtir ici un caractère d'acuité, là un caractère de chronicité. Nous étudierons successivement quels sont les symptômes de chacune de ces variétés.

Forme aigue. — Symptômes. — Dans la forme aiguë, la maladie, lorsqu'elle est primitive, s'annonce le plus souvent d'une manière brusque, et l'on peut, en général, en reconnaître la cause. C'est d'habitude à la suite d'un refroidissement, d'un excès de boisson qu'elle se manifeste; parfois elle est consécutive, elle survient dans le cours de certaines convalescences, à la suite d'une scarlatine. C'est parfois le matin, à son réveil, que le malade s'aperçoit que sa face, que ses mains, que son corps même est légèrement œdématié. Il est rare toutefois que cet œdème partiel ou généralisé survienne sans avoir été précédé de certains malaises, tels que du frisson, de la céphalalgie, des nausées, des vomissements.

Le plus souvent, c'est par de la douleur au niveau de la région lombaire et par des troubles urinaires que se traduit la maladie, à son début.

La douleur, souvent spontanée, qui peut être dans certains cas très-vive, est le plus habituellement sourde. Le malade accuse une sensation de malaise, de pesanteur à la région lombaire, il se plaint rarement d'un point de côté. Cette douleur peut n'exister qu'à la pression. C'est à gauche qu'on peut le plus facilement la provoquer, ce qui tient, sans nul doute, à ce que le rein, de ce côté, est plus accessible à la percussion, affectant avec la paroi abdominale postérieure des rapports plus étendus que le rein du côté droit.

La douleur spontanée ne reste pas toujours limitée au niveau de la région rénale ; elle se propage quelquefois sur le trajet de l'uretère (Rayer, Malmsten). On l'a vue s'étendre jusqu'aux organes génitaux externes, et parfois jusqu'à la face externe de la cuisse (Christison). Cette douleur, qu'on pourrait confondre avec du rhumatisme, et cela d'autant plus facilement que, comme le rhumatisme, la néphrite parenchymateuse se développe ordinairement à la suite d'une exposition au froid, s'en distingue toutefois en ce qu'elle affecte, au niveau des reins, un caractère de localisation tout à fait étranger au lumbago, qui paraît s'étendre à toutes les masses musculaires de la région lombaire.

On s'est demandé quelle était la cause de cette douleur. Malmsten a cru pouvoir en placer le siége en dehors du rein. Elle serait due, suivant cet auteur, à une infiltration des masses lombaires. Tout porte à croire qu'il n'en est point ainsi ; elle se montre parfois alors qu'il n'existe encore aucune trace d'œdème ; d'un autre côté, rien ne prouve que les masses lombaires soient le siége d'une infiltration, et du reste, comme le fait très-bien remarquer Frerichs, si le rein était étranger à la douleur, on ne comprendrait pas très-bien pourquoi cette douleur spontanée, qu'on peut provoquer par la pression, resterait localisée à un point très-limité, au niveau des reins.

Cette douleur, bien que fréquente, n'est pas constante : ainsi Bright et Barlow ne l'ont rencontrée que 13 fois sur 35 cas de néphrite parenchymateuse ; Malmsten en a constaté l'existence 46 fois sur 69 cas, et Frerichs 31 fois sur 41 malades. D'après ces chiffres, la douleur aurait existé dans plus de la moitié des cas. Toutefois, cette proportion ne saurait donner le chiffre exact des cas dans lesquels se manifeste la douleur, attendu qu'elle est souvent passagère, n'existant parfois qu'au début de la maladie. Elle a souvent disparu lorsque le malade vient réclamer des soins ; elle peut avoir été, d'un autre côté, assez peu prononcée pour ne laisser dans son esprit qu'un faible souvenir, ce qui fait qu'il ne l'accuse point au médecin.

Dans les cas d'inflammation parenchymateuse, le rein n'est pas seulement douloureux, il acquiert parfois, et en très-peu de temps, un volume considérable. Aussi, quoi qu'en dise Frerichs, n'est-il pas inutile d'avoir recours à la percussion. On peut, avec quelque habitude, arriver, d'une façon assez exacte, à juger de l'augmentation relative ou absolue d'un rein, ou des deux reins. On pourrait même (Masse) suivre ainsi les phases diverses d'une maladie, qui se traduisent beaucoup mieux toutefois, il faut l'avouer, par les caractères qu'elles impriment à l'urine.

La néphrite parenchymateuse aiguë provoque de fréquents besoins d'uriner. Les malades qui en sont atteints sont obligés de se lever souvent la nuit. Ces besoins, qui peuvent se répéter cinq à six fois chaque nuit, les fatiguent énormément. C'est souvent de ce malaise qu'ils se plaignent tout d'abord; c'est souvent aussi grâce à ce malaise que le médecin, dont l'attention est attirée du côté des organes génitaux urinaires, arrive à soupçonner et à reconnaître l'existence d'une néphrite parenchymateuse. La quantité d'urine rendue est en somme peu considérable; on ne saurait expliquer la fréquence de ces mictions par une hypersécrétion rénale; on ne saurait davantage en attribuer la cause à la présence dans l'urine d'une substance étrangère irritant la vessie, bien que l'albumine en excès et la fibrine en quantité plus ou moins grande puissent, on le comprend jusqu'à un certain point, revêtir cette propriété malfaisante. Nous serions même, nous devons l'avouer, disposé à admettre plus volontiers cette cause des mictions fréquentes que celle dont parle Frerichs, qui ne voit là qu'un phénomène d'ordre réflexe. Pour lui ce besoin d'uriner serait de même nature que celui que provoquent les calculs rénaux. Il tiendrait à une irritation sympathique des nerfs de la vessie.

Les mictions sont parfois si fréquentes qu'elles provoquent, lorsqu'elles ont duré longtemps, une hypertrophie des parois vésicales qu'on constate à l'autopsie.

Les altérations que présente l'urine dans la néphrite parenchymateuse aiguë sont qualitatives et quantitatives, et d'autre part caractérisées par l'apparition de substances étrangères à sa composition : sang, albumine.

Au début, l'urine a perdu sa transparence habituelle, elle est trouble opalescente. Parfois elle présente une coloration rougeâtre qui la fait ressembler à de la lavure de chair, elle est d'autres fois d'un brun sale ; c'est au mélange d'une quantité plus ou moins considérable de sang qu'elle doit les teintes diverses qu'elle prend en ces circonstances. Par le repos elle recupère en partie sa transparence habituelle ; il se forme alors un sédiment plus ou moins épais, en grande partie composé de globules sanguins tuméfiés, parfois ratatinés, et en partie déformés, ainsi que nous l'avons indiqué à propos des urines sanglantes et albuminuriques vraies.

En même temps que les globules sanguins, se trouvent dans ces sédiments des globules muqueux, des cellules épithéliales venant de la vessie, des uretères et des bassinets, cellules très-reconnaissables par leur volume et la forme spéciale qu'elles affectent, des cylindres qui sont ou fibrineux ou épithéliaux et dont nous avons déjà parlé.

Les cylindres fibrineux, qui peuvent n'être formés que de fibrine, renferment souvent dans leur épaisseur des urates amorphes, des cristaux d'acide urique et d'oxalate de chaux (Johnson). Ils sont souvent recouverts par places de cellules épithéliales, venant de l'épithélium des canalicules en voie de desquamation.

Les cylindres épithéliaux, qui pour les uns ne seraient constitués que par de l'épithélium desquamé, qui pour Frerichs seraient formés d'épithélium recouvrant un exsudat fibrineux siégeant au centre du segment d'épithélium desquamé, sont rarement composés de cellules saines. Le plus habituellement ces cellules présentent des traces évidentes de dégénérescence grise, parfois graisseuse. Elles sont grosses, tuméfiées ; il en est d'autres plus petites, évidemment de date récente, et dues au travail de prolifération dont l'épithélium du canalicule est le siége. Ces cellules, qui souvent, dès le début, ont subi la dégénérescence grise, ont perdu leur transparence normale, qu'on peut faire revivre en partie, à l'aide de l'acide acétique, qui ne respecte que le noyau. Ce noyau présente, dans certains cas, des traces de division, en rapport avec l'idée de prolifération que nous émettions plus haut. Cette particularité que présente le noyau nous semble constituer le signe distinctif de cet état morbide que nous décrivons sous le nom de néphrite parenchymateuse.

Les sédiments se composent en outre de cellules isolées, venant des canalicules, et n'affectant pas, par leur réunion, la forme de cylindres. On y trouve également, en quantité plus ou moins grande, des urates, des cristaux d'acide urique et d'oxalate de chaux.

Les cylindres fibrineux manquent rarement, mais ils peuvent ne s'y rencontrer qu'en petite quantité, les cylindres épithéliaux sont alors prédominants. Lorsque la maladie est arrivée à une période déjà avancée de son évolution, alors même qu'elle n'est point encore passée à l'état chronique, on les rencontre, manifestement granuleux et graisseux, présentant enfin tous les caractères que nous avons minutieusement signalés à propos des urines albuminuriques.

Dans quelques cas, la fibrine contenue dans l'urine ne s'est coagulée que dans la vessie, ou même, après son excrétion, dans les vases qui la renferment. Elle ne se montre plus alors sous forme de cylindres, mais sous forme de caillots plus ou moins irréguliers, plus ou moins volumineux. A une époque avancée de la forme aiguë, le sang disparaît de l'urine, qui reprend sa coloration normale; les cylindres fibrineux, alors que l'urine se décolore, deviennent plus pâles; ils sont comme transparents, et souvent échappent à l'examen microscopique.

Au début, l'urine est rare, parfois même tout à fait supprimée. La diminution dans les quantités d'urine rendue, qui est un fait presque constant, tient sans doute à de nombreuses causes, dont on peut soupçonner l'existence plus encore qu'on ne les démontre. L'obstruction plus ou moins complète des canalicules par des cylindres fibrineux, par l'épithélium desquâmé, proliféré et tuméfié, joue, sans nul doute, un rôle important dans la production de ce phénomène. Elle ralentit le cours de l'urine dans les canalicules, et, par suite, favorise la résorption des parties aqueuses, qui a ainsi beaucoup plus de temps pour s'opérer; aussi en résulte-t-il des urines rares et concentrées. Mais on ne doit pas, toutefois, considérer ces modifications dans les quantités d'urine rendue comme tout à fait indépendantes des changements que la maladie apporte à la vitesse de la circulation, à la pression vasculaire, à l'état des membranes, toutes conditions qu'il est difficile d'apprécier, mais dont on ne peut nier l'action.

La pesanteur spécifique que présente l'urine, dans le cours de la néphrite parenchymateuse aiguë, diffère peu de celle de l'urine normale. Elle oscille entre 1015 et 1028. Elle est souvent beaucoup plus élevée. Bright et Frerichs l'ont trouvée de 1032, Heller de 1047, Gorup-Bezanes de 1035. Cette augmentation de la pesanteur spécifique s'explique du reste très-bien : elle tient, d'une part, à la présence de l'albumine, et, d'autre part, aux urates, qui s'y trouvent souvent en excès. Sa réaction est généralement acide.

Pendant toute la durée de la maladie, l'urine contient de l'albumine en quantité appréciable. En général, dans les premiers temps, on la trouve en moins grande abondance qu'à une époque plus avancée, alors que le sang a disparu, et que l'urine est devenue jaune-clair. On peut juger, d'après le tableau suivant, des quantités qu'on y peut rencontrer.

Frerichs a trouvé que, pour 1,000 grammes d'urine, la proportion d'albumine oscillait entre 8^{gr} 20 et 24^{gr} 80;

Becquerel, que pour 1,000, elle était de 11^{gr} 9 ;

Simon.................... de 15 gr. à 33 gr.;

Christison................ de 27 grammes ;

Heller.................... de 57 grammes ;

Schmidt................... de 7 gr. 8 à 21 gr. 87;

Gorup-Bezanes .... de 20 gr. 17.

La proportion d'albumine qu'on rencontre par 1,000 gr. d'urine est, comme on le voit, très-variable. Il en est de même de la quantité que rend chaque jour un malade. Elle serait de 5^{gr} 25 à 9^{gr} 71, suivant Becquerel; de 25^{gr} 13, suivant Gorup-Bezanes; de 3^{gr}92 à 11^{gr}59, suivant Schmidt. Parkes l'a vue s'élever à 40 grammes, et ce chiffre est parfois dépassé. Ces différences ne peuvent s'expliquer que par l'intensité plus ou moins grande de la maladie, et mieux encore, sans doute, par l'extension des lésions qui affectent le rein, lésions qui peuvent être limitées à quelques pyramides ou généralisées au rein tout entier. On comprend toute l'utilité qu'il peut y avoir, au point de vue du diagnostic et du pronostic, à connaître la quantité plus ou moins grande de l'albumine rendue par le malade.

Les autres parties constitutives de l'urine subissent une baisse qui est en rapport avec les lésions des éléments qui sont chargés de présider à l'élimination de ces substances, avec les lésions de l'épithélium du glomérule.

L'urée est manifestement diminuée dans l'urine des individus atteints de néphrite parenchymateuse aiguë. Frerichs n'en trouve que 7^{gr} 9 à 14^{gr} 2 par 1,000 grammes d'urine; Becquerel, 11^{gr} 6; Simon, 7^{gr} 63; Gorup-Bezanes, $17^{gr}45$. La moyenne des pertes n'est en somme que de $7^{gr}5$ à $12^{gr}4$ par 24 heures, au lieu de 28 à 30 grammes.

Comme l'urée, l'acide urique paraît se former en moins grande quantité; toutefois, la diminution n'en est pas aussi constante que celle de l'urée. La présence de l'albumine en rend du reste parfois la détermination difficile. Becquerel, qui l'a extrait en différents cas, en a trouvé $0^{gr}25$ par 1,000 grammes d'urine; Gorup-Bezanes, $0^{gr}33$ par 24 heures; mais Frerichs l'aurait vu s'élever à $1^{gr}50$ par 24 heures.

Le chlorure de sodium, que dans un cas Heller a trouvé complétement absent, ne diminue qu'au début de la maladie; il reparaît aussitôt que cesse la fièvre et que le malade revient à son alimentation habituelle.

A la guérison, l'urine reprend sa transparence; sa couleur redevient normale; la quantité augmente; peu à peu diminue l'albumine, en même temps que l'urée et les autres substances reviennent à leur chiffre physiologique.

En même temps que se développent ces altérations de l'urine, se manifestent d'autres troubles qui viennent compléter l'ensemble symptomatique caractéristique de la néphrite parenchymateuse aiguë. La fièvre, qui s'est montrée dès le début, et qui souvent s'est alors accompagnée d'un frisson initial plus ou moins intense, persiste pendant quelques jours. La température qui, suivant Sustils, serait de 38°, 39°, présenterait, le soir, des exacerbations; le pouls est plus dur, caractère qu'il tient moins peut-être de la fièvre que de la gêne qu'apportent à la circulation les altérations dont le rein est le siége. On peut, du reste, constater au sphygmographe les caractères propres à une exagération de tension artérielle (Landois).

Bientôt, après l'apparition de la fièvre et de l'albuminurie, se montre la tuméfaction œdémateuse du visage, des bras, des jambes, du tronc. Cette tuméfaction qui, dans certains cas, semble ouvrir la marche des symptômes, se généralise en peu de temps à toute la surface du corps. Parfois cet œdème, dont nous ferons du reste une étude à part, cesse dans un endroit pour reparaître dans un autre, La tension de la peau est considérable ; la peau est douloureuse et ne conserve que difficilement l'empreinte du doigt. A cet œdème cutané s'ajoutent le plus souvent des œdèmes parenchymateux et des épanchements séreux. C'est d'ordinaire à l'apparition de ces œdèmes internes et de ces épanchements que sont dus les troubles respiratoires et digestifs qu'on a souvent l'occasion de rencontrer dans le cours de la néphrite parenchymateuse aiguë.

La dyspnée, chez ces malades, est assez fréquente ; elle s'accompagne souvent de râles muqueux, plus ou moins abondants, plus ou moins fins ; elle est alors due, dans ces cas, à de l'œdème pulmonaire. Mais il existe parfois des troubles respiratoires qui lui sont tout à fait étrangers. Ces troubles, sur lesquels Korner a appelé l'attention, ne s'accompagnent, à l'auscultation, d'aucun signe local. Ils consistent dans de l'apnée et dans des modifications du rythme respiratoire. Le malade n'éprouve qu'à d'assez rares intervalles le besoin de respirer, et le temps de l'expiration est manifestement prolongé. Ces troubles respiratoires s'accompagnent de troubles digestifs. L'anorexie du début fait alors place à des vomissements et à de la diarrhée. Ces troubles, qui n'ont rien d'urémique, se lient sans nul doute à l'hyperémie, ou plutôt à l'œdème qui en est la conséquence et qui, alors, a pour siége la muqueuse gastro-intestinale.

MARCHE, DURÉE, TERMINAISON. — La maladie, dont le développement s'est fait en peu de jours, dans bon nombre de cas se termine heureusement. Les sueurs deviennent alors abondantes ; les urines sont augmentées; l'albumine diminue, et, bientôt, finit par disparaître. La fièvre cesse; l'œdème et les épanchements se dissipent. Cette heureuse terminaison peut survenir au bout d'une ou deux semaines (Frerichs), parfois au bout de quelques jours (Dickinson), le plus souvent au bout de 3 à 4 semaines (Robert).

Dans d'autres cas, les manifestations perdent de leur intensité, sans disparaître complétement : la fièvre cesse ; l'état général s'améliore; l'œdème disparaît. Mais, malgré ce retour apparent à la santé, l'urine reste légèrement albumineuse. Cette rémission dure plusieurs jours, quelques semaines, puis reparaît la fièvre ; l'œdème se montre à nouveau ; l'urine devient plus albumineuse, et parfois même se colore légèrement en rouge. Ces manifestations peuvent de nouveau cesser, pour reparaître ensuite et persister. D'aiguë, la néphrite parenchymateuse est passée à l'état de néphrite parenchymateuse chronique, qui constitue, pour quelques auteurs, un des modes de terminaison de la néphrite aiguë, tandis que pour d'autres, cette néphrite, à marche oscillante à son début, ne serait dès l'abord qu'une des variétés de la néphrite chronique.

Les manifestations caractéristiques de la néphrite parenchymateuse aiguë peuvent être troublées par des complications qui souvent mettent un terme à l'existence du malade. Ces complications, les mêmes que celles qui surviennent dans le cours de la néphrite parenchymateuse chronique, sont de nature diverse, ou nerveuses (urémie), ou inflammatoires. Elles seront de notre part l'objet d'une étude spéciale.

Forme chronique, symptomes. — La néphrite parenchymateuse chronique est le plus souvent consécutive à la néphrite aiguë. Elle est d'emblée chronique chez les individus dont la constitution est épuisée.

Dès le début, le visage du malade est pâle, l'expression

en est atone; la peau est sèche; la fatigue survient au moindre exercice. La douleur, qui est assez vive et spontanée dans la forme aiguë, est beaucoup moins prononcée dans la forme chronique. Elle manque cependant rarement au début; mais, pour la faire naître, il est nécessaire parfois de comprimer la région lombaire, car elle peut ne pas être spontanée. A la longue, elle disparaît, et jamais ne présente les irradiations douloureuses dont elle s'accompagne dans les cas de néphrite aiguë.

C'est souvent l'hydropisie qui constitue le phénomène initial de la maladie; c'est même ainsi qu'elle se manifeste le plus habituellement. Ce qui attire alors l'attention du malade, c'est la pâleur de ses téguments, qui bientôt se tuméfient. Cette tuméfaction, le plus souvent généralisée, peut être localisée à la face, vers les extrémités inférieures, au pourtour des malléoles. La sérosité qui la constitue, en s'infiltrant dans le tissu cellulaire sous-cutané, peut en même temps s'épancher dans une ou plusieurs des cavités séreuses et devenir, dès le début de la maladie, le point de départ de symptômes graves. D'autres fois, on peut constater un épanchement isolé considérable des plèvres, du péricarde ou du péritoine. Parfois on ne trouve au début de la maladie qu'un œdème pulmonaire plus ou moins prononcé, et accompagné de symptômes qui lui sont propres. Dans d'autres cas, le malade accuse une sensation de malaise, de douleur à l'épigastre, puis surviennent des nausées, des vomissements, qui, précédés de distension de l'estomac, se montrent d'ordinaire après l'ingestion d'aliments.

Le début de la néphrite parenchymateuse chronique peut être plus insolite encore. L'amblyopie légère ou grave, qui constitue dans certains cas une des manifestations de cette néphrite (hypérémie avec œdème ou rétinite), peut se montrer brusquement, sans que rien ait pu la faire prévoir. Le plus souvent elle est également prononcée des deux côtés, mais elle peut commencer par un œil, pour s'étendre à l'autre ; elle peut n'affecter qu'un seul œil. Le malade voit les objets comme à travers un nuage (œdème rétinien). D'autres fois, les malades supportent péniblement la lumière solaire ; l'amblyopie s'accompagne fréquemment de visions lumineuses, d'intolérables douleurs (rétinite). Dans ces cas, bien que l'état général paraisse excellent, on se trouvera bien d'examiner les yeux du malade, et souvent on constatera, à l'ophtalmoscope, des lésions pathognomoniques d'un état morbide qui ne s'est encore traduit que par ces troubles visuels.

C'est à un examen analogue qu'il faudra soumettre le malade qui, atteint également de néphrite parenchymateuse, parfois ne présente au début de cette affection que les symptômes plus ou moins nettement accusés d'un œdème de la glotte que rien ne peut expliquer (Fauvel, Gibb).

Quel qu'ait été le début de la néphrite parenchymateuse chronique, quelle qu'en ait été la marche, elle arrive toujours, au bout d'un certain temps, à présenter les altérations de l'urine que nous allons décrire et qui en sont les signes caractéristiques.

L'urine est le plus souvent d'un jaune pâle, légèrement verdâtre. Ce n'est qu'au début, ou lorsque la quantité baisse visiblement, que la coloration est normale. L'odeur qu'elle présente à l'état physiologique disparaît ; elle est remplacée par une odeur fade rappelant celle de la viande ou du bouillon de bœuf étendu d'eau.

Lorsqu'on laisse reposer cette urine, le sédiment ne se forme que lentement. On y trouve des cellules épithéliales venant de la vessie. Ces cellules arrondies, légèrement granuleuses, rappellent les globules purulents, dont on peut les distinguer, à l'aide de l'acide acétique, qui les rend transparentes; elles ne renferment qu'un seul noyau. On trouve, en outre, dans ces sédiments, des cylindres fibrineux, épithéliaux et colloïdes. Les cylindres fibrineux et épithéliaux présentent des caractères différents, qu'il faut rechercher, attendu qu'ils donnent de l'état du rein une idée parfaitement exacte.

Comme dans la néphrite aiguë, le cylindre fibrineux peut avoir conservé son homogénéité, et être recouvert d'une quantité plus ou moins considérable de cellules épithéliales plus ou moins altérées. A une époque plus avancée, lorsqu'il a séjourné un temps plus ou moins long dans les canalicules urinifères, il présente des traces évidentes de segmentation ; la fibrine dont il est formé est en voie de régression, et il constitue une des variétés du cylindre granuleux.

Les cylindres épithéliaux sont ici rarement formés de cellules intactes ; contrairement à ce qui se passe dans la néphrite aiguë, ils sont constitués par des cellules épithéliales, ayant subi la dégénérescence granuleuse ou graisseuse. Aussi les distingue-t-on sous les noms de cylindres granuleux ou graisseux, et, lorsqu'ils sont atteints simultanément de cette double dégénérescence, sous le nom de cylindres granulo-graisseux (Axel-Key). A une époque plus avancée encore de la maladie, à la période de collapsus, les cylindres épithéliaux peuvent disparaître de l'urine : leur disparition, coïncidant avec l'arrêt de prolifération de l'épithélium, est un signe certain de la gravité de la maladie.

Ces cylindres épithéliaux et fibrineux ne sont pas les seuls qu'on rencontre dans les sédiments; on y rencontre encore les cylindres colloïdes ou séreux de Johnson, que Fréerichs et Dickinson regardent comme formés aux dépens des cylindres fibrineux ; ces cylindres, qui ont des caractères particuliers, que nous avons déjà décrits, présentent, ainsi que nous l'avons vu, des diamètres différents, qui varient avec le calibre des canalicules dans lesquels ils se sont formés. Ces cylindres ont une valeur diagnostique et pronostique importante, plus importante même que celle que peuvent avoir les cylindres graisseux : leur seule présence permet d'affirmer la chronicité de l'inflammation dont le rein est le siége ; seulement, il peut se faire que les altérations ne soient pas également avancées dans toutes les parties de cet organe.

Les sédiments qui se forment dans l'urine des individus atteints de néphrite parenchymateuse chronique ne renferment pas généralement de globules sanguins ; ils n'en contiennent que lorsqu'il se manifeste des exacerbations. L'aspect que présentent ces globules varie en raison de leur séjour plus ou moins prolongé dans l'urine ou dans les canalicules. Intacts lorsque le séjour a été de courte durée, ils se ratatinent, se détruisent et forment des masses brunâtres lorsque la durée en a été plus longue.

La suppuration est rare dans la néphrite parenchymateuse chronique. Aussi ne trouve-t-on qu'exceptionnellement des globules purulents dans les sédiments ; mais on y rencontre des cristaux d'acide urique et d'oxalate de chaux.

L'urine est souvent trouble, et cette opalescence peut tenir autant à la présence de ces différents corps, qui, par le repos, tombent au fond du vase, qu'à celle de la graisse qu'on y rencontre parfois en assez grande proportion (Rayer). La présence de cette graisse dans l'urine s'explique tout naturellement par la rupture d'un certain nombre des cellules épithéliales qui en contiennent alors beaucoup. C'est à l'état moléculaire que cette graisse apparaît dans l'urine.

La quantité d'urine rendue par le malade est d'ordinaire très-variable. Elle est, en général, assez considérable. Suivant Frerichs, elle surpasserait même souvent de beaucoup la quantité des boissons absorbées ; il est à se demander, à ce propos, si Frerichs n'a pas, dans ces cas, confondu la néphrite parenchymateuse primitive avec la néphrite parenchymateuse qui souvent vient compliquer la néphrite interstitielle ou sclérose rénale; car, pendant bien des mois, Robert ne l'a pas vue dépasser 1,500 grammes par jour; il l'aurait même vue tomber à 600 gr., à 350 gr. Elle n'atteindrait les proportions indiquées par Frerichs qu'à une époque avancée de la maladie, alors que tout obstacle au cours de l'urine a disparu. C'est à cette forme ultime de la néphrite parenchymateuse qu'on a donné le nom de diabète albumineux.

La pesanteur spécifique serait toujours diminuée; de 1004 à 1012, elle dépasse rarement 1015. Elle n'est élevée qu'au début, et à une époque avancée, dans les cas où la maladie primitive vient à se compliquer d'inflammations ou d'accidents fébriles.

L'urine est faiblement acide, parfois neutre, rarement alcaline; sur 22 cas, Becquerel la trouva deux fois alcaline, et Frerichs une fois seulement sur 41 cas. Robert ne l'a rencontrée qu'une fois alcaline. Pour Gorup-Bezanes, elle serait aussi souvent acide qu'alcaline. Le plus souvent, cette alcalinité relèverait de l'ammoniaque.

Les caractères physiques de l'urine ne sont pas seuls altérés; la constitution en est profondément modifiée. L'urée, l'acide urique et les sels ont diminué; l'albumine est toujours considérable.

L'albumine varie de 2 gr. 5 à 15 grammes par 1,000 grammes d'urine. La quantité en est rarement plus considérable, mais rarement aussi elle est plus faible. La quantité rendue par vingt-quatre heures est de 3 à 20 grammes, le plus habituellement, de 6 à 12 grammes. Comme Christison l'a remarqué, c'est au début de la maladie que l'albumine est en plus grande quantité; il est des cas, toutefois, où les pertes en albumine vont augmentant avec les progrès de la maladie, mais ce n'est point là un fait habituel, comme le croyait Rayer.

Frerichs, après Bright et bon nombre d'autres auteurs,

Christison, Malmsten et Johnson, ont signalé des cas où l'albuminurie cesse, la néphrite parenchymateuse n'en existant pas moins. Nous ne saurions, en thèse générale admettre ces faits, l'albuminurie constituant, pour nous, le signe pathognomonique de l'inflammation intracanaliculaire. Il peut se faire, toutefois, que, de temps à autre, l'albuminurie diminue, disparaisse même passagèrement; il peut se faire qu'il en soit ainsi à la période ultime de la maladie, mais l'urine conserve toujours les caractères chimiques qui lui sont propres, et l'on continue à trouver dans les sédiments l'une quelconque des variétés de cylindres que nous avons décrits. La disparition de l'albumine s'explique très-bien, dans ces cas, par l'expulsion de l'épithélium tuméfié qui, remplissant les canalicules urinifères, comprimait les capillaires, et déterminait ainsi une gêne mécanique permanente de la circulation; mais de temps à autre, et cela jusqu'à la mort, on la voit reparaître sous des influences diverses. C'est à la suite de troubles circulatoires, que se reproduit cette albuminurie passagère qu'on décrit sous les noms d'oscillations albuminuriques diurnes ou nocturnes. Parfois, c'est à la suite des repas que se montrent ces oscillations; elles tiennent tout simplement à ce que, dans ces conditions, la tension vasculaire est de nouveau momentanément augmentée dans le rein. On sait que la tension vasculaire constitue une des deux conditions indispensables à la production de l'albuminurie, et c'est la seule qui puisse présenter des intermittences dans son mode d'action.

L'albumine que renferme l'urine se comporte tout à fait à la chaleur et avec les acides comme l'albumine du sérum du sang. Nous ne reviendrons pas sur les moyens de la reconnaître ni sur les causes d'erreurs auxquelles on est exposé.

L'urée a constamment baissé; la diminution en est plus ou moins grande. Elle n'atteint guère que la moitié, le tiers du chiffre qu'on rencontre chez les individus alimentés et jouissant d'une bonne santé. De trente-sept analyses faites par Frerichs, il résulte que le chiffre de l'urée varie de 1 gr. 57 à 16 gr. 72 par 1,000 grammes d'urine ; il est en moyenne de 3 à 7 grammes. Le malade en élimine de 0,97 à 16 gr. 98 par vingt-quatre heures, en moyenne 3 à 8 grammes par jour. Cette diminution de l'urée va toujours augmentant avec les progrès de la maladie ; mais, à une période peu avancée, lorsque l'urine diminue, le chiffre de l'urée peut baisser passagèrement pour s'élever de nouveau avec le retour de la sécrétion rénale.

Les causes qui président à la diminution de l'urée semblent agir également sur la production de l'acide urique. L'acide urique serait également diminué, mais d'une façon moins constante que l'urée, puisque le chiffre de l'acide urique varie de 0,20 à 1 gr. 40 par 1,000 grammes d'urine. La moyenne est de 0,20 à 0,60 par jour.

Les matières extractives et les sels sont aussi moins abondants. Cette diminution porte aussi bien sur les sels alcalins que sur les sels terreux ; toutefois elle n'est point aussi considérable que le croyaient les auteurs anciens. Frerichs, en se basant sur ses expériences personnelles, ne croit même pas qu'on puisse la regarder comme existant d'une façon constante, puisque le chiffre des matières salines a été tantôt de 1 gr. 30, d'autres fois de 19 gr. 59 par 1,000 grammes d'urine, en moyenne de 4 à 25 grammes 73 par jour. Il ne faut pas non plus s'attendre à trouver toujours, comme le croyaient Martin-Solon et Rayer, les sels phosphatiques diminués à une période avancée de la maladie. Il est des cas où peu de temps avant la mort l'urine en contenait encore de grandes proportions.

L'urine n'est pas seulement altérée par l'apparition de l'albumine, par des modifications survenues dans le chiffre de l'urée et des matières salines, elle l'est encore dans sa matière colorante, puisque, ainsi que Rayer et Heller l'ont remarqué, l'urine traitée par l'acide azotique ou par l'acide chlorhydrique prend une coloration violette qu'exagère encore la chaleur, ainsi que l'a constaté Frerichs.

Tels sont les changements que présente l'urine dans les cas de néphrite parenchymateuse chronique. Il va de soi que, lorsque surviennent des complications, elles entraînent dans l'urine des modifications chimiques analogues à celles qu'elles y font naître lorsqu'elles se montrent à l'état de maladies primitives.

Lorsque la néphrite est manifestement chronique, on voit alors se manifester des troubles qui sont plus nettement accusés que dans la forme aiguë. Ce sont tantôt des troubles respiratoires caractérisés par les symptômes propres à l'œdème du poumon et aux épanchements pleuraux qu'on peut avoir à constater. Ce sont, d'autres fois, des troubles nerveux de nature urémique qui se manifestent. Ces troubles nerveux, qui peuvent apparaître subitement, affectent le plus souvent dans leur évolution une marche lente ; ils constituent par leur ensemble cette forme spéciale d'urémie qu'on a décrite sous le nom d'urémie chronique. Parfois, subitement et sans causes appréciables, on voit se déclarer des inflammations séreuses ou parenchymateuses généralement graves, surtout à cause de l'abondance des exsudats. La peau, distendue par l'œdème sous-jacent, œdémateuse elle-même, rougit souvent par places, devient livide et parfois se gangrène.

La terminaison de la néphrite parenchymateuse est assez rarement heureuse ; lorsqu'elle a lieu, on voit l'hydropisie disparaître en même temps que cesse l'albuminurie ; la peau se colore, reprend ses fonctions, et les forces reviennent peu à peu.

Lorsqu'elle se termine fatalement, la mort survient souvent lentement par le fait seul de l'épuisement dû aux diarrhées profuses, aux vomissements, à l'hydropisie et à la gangrène ; d'autres fois elle est, comme dans les cas de néphrite parenchymateuse aiguë, le fait des manifestations ou complications diverses qui peuvent se montrer dans son cours ; elle est alors due à l'œdème partiel ou généralisé, à l'inflammation ou à l'urémie.

Marche, durée, terminaison.— La marche et la durée de la néphrite parenchymateuse varient suivant qu'elle est à l'état aigu ou à l'état chronique. A l'état aigu, ainsi que nous l'avons dit, la néphrite parcourt son évolution dans l'espace de quelques semaines ; parfois sa durée n'est que de 8 à 15 jours (Robert). Dickinson l'aurait vue se terminer heureusement en 4 jours. Il peut même se faire que la durée en soit encore moins grande ; la marche est alors suraiguë, la terminaison fatale en 36, 24 heures. Il en est ainsi lorsque, l'inflammation envahissant d'emblée tous les canalicules tortueux, les altérations y atteignent un degré de gravité qui compromet la sécrétion rénale. Il peut se faire aussi que cette suracuité tienne moins à la généralisation de l'inflammation qu'à sa localisation sur certaines parties essentielles du rein, sur les glomérules, comme dans la variété de néphrite parenchymateuse que Traube a décrite sous le nom de capsulaire.

Quelle que soit la rapidité de son évolution, la néphrite parenchymateuse aiguë affecte une marche continue.

La néphrite parenchymateuse chronique, qui ne se distingue anatomiquement de l'aiguë qu'en ce que les lésions qui les caractérisent toutes deux ont eu le temps d'accomplir ici toute leur évolution, est caractérisée symptomatiquement par la lenteur de son développement, qui pourrait durer 2 à 3 ans, et parfois même, suivant Bright et Barlow, Rosenstein et Oppolzer, 15 ans, 23 ans. Seulement, on est en droit de se demander si, dans ces cas, il s'agissait bien réellement de néphrite parenchymateuse, et si l'on n'avait pas plutôt affaire, ainsi que nous le pensons, à des cas de néphrite interstitielle se compliquant de temps à autre de néphrite parenchymateuse.

La marche de la néphrite chronique peut être, comme celle de le néphrite aiguë, régulièrement progressive. Mais il arrive souvent que le cours en est interrompu ; il semble alors que les altérations ne vont plus s'étendant peu à peu, et d'une façon continue, à tout le parenchyme rénal, envahissant les canalicules urinifères de la portion droite aux glomérules. La néphrite chronique est ici plus apparente que réelle, et l'on peut la regarder comme formée par la réunion de plusieurs attaques de néphrite aiguë. L'on peut supposer qu'à chacune de ces attaques se prend une nouvelle partie du rein. L'autopsie vient du reste fréquemment confirmer cette opinion que fait naître l'étude clinique. Les reins, dans ces cas, présentent le plus habituellement des altérations de différents âges.

Variétés. — La néphrite parenchymateuse secondaire, qu'elle soit consécutive à une affection locale du rein (néphrite interstitielle, dégénérescence amyloïde), ou qu'elle soit secondaire à un état général (cachexie, fièvre ou intoxication), présente certains caractères symptomatiques qui la différencient de la néphrite primitive.

La douleur rénale est nulle ; la fièvre peut faire défaut, et l'anasarque n'est le plus souvent qu'incomplétement développée. Ce n'est souvent qu'accidentellement qu'on constate dans l'urine la présence de l'albumine. Du reste, la maladie une fois déclarée, les symptômes sont à peu près les mêmes. Il est toutefois certaines néphrites secondaires qui présentent quelques particularités. Ainsi celles qui se lient à une néphrite interstitielle s'accompagnent ordinairement d'une diurèse abondante ; le liquide est pâle, incolore, et la pesanteur spécifique atteint son minimum. Celles qui surviennent dans le cours ou dans la convalescence de la scarlatine sont surtout caractérisées par la présence dans l'urine d'une quantité plus ou moins considérable de sang. C'est également la scarlatine qui donnerait le plus souvent lieu à cette variété si grave de néphrite parenchymateuse que Traube décrit sous le nom de capsulaire, par opposition à la néphrite tubulaire. Elle se distingue de la néphrite parenchymateuse ordinaire ou tubulaire en ce que l'urine ne contient que des traces d'albumine et que l'urée y fait presque complétement défaut. La mort dans ces cas arrive rapidement. Ce qui fait la gravité de cette variété de néphrite, c'est que l'inflammation porte tout d'abord sur l'épithélium qui revêt le glomérule, c'est-à-dire sur les éléments essentiels du rein, sur ceux qui sont chargés d'éliminer l'urée et les sels.

La néphrite parenchymateuse ne se traduirait pas toujours par les symptômes que nous venons de décrire. On décrit sous le nom de forme latente de la néphrite parenchymateuse des états morbides du rein qui, à l'autopsie, présentent une dégénérescence manifeste de l'épithélium des canalicules, et, qui, pendant la vie, ne se seraient traduits ni par de l'œdème ni par de l'albuminurie. Nous croyons qu'il peut en être ainsi, dans certains cas de néphrite parenchymateuse, alors que les altérations sont partielles, que l'examen des malades a été insuffisant, ou que l'urine n'a été qu'incomplétement analysée et à de trop rares intervalles. Mais nous sommes persuadé que le plus souvent ces altérations n'ont rien d'inflammatoire, et qu'il s'agit, dans la généralité des cas, d'une dégénérescence graisseuse simple qui peut exister seule, en dehors de toute inflammation, et qui ne produit pas d'albuminurie.

Des différents modes de terminaison.— Les différents modes de terminaison de la néphrite parenchymateuse aiguë ou chronique ne se présentent pas avec le même degré de fréquence. Frerichs, qui a examiné la question à ce point de vue, est arrivé à des résultats que nous utiliserons pour cette étude.

La guérison, qui constitue un des modes de terminaison

de la néphrite parenchymateuse, n'est pas également commune dans la néphrite aiguë et dans la néphrite chronique. Assez commune dans la forme aiguë, puisqu'elle survient dans les 2/3 des cas, elle est beaucoup plus rare dans la forme chronique, puisqu'elle ne se montre que dans le 1/8 des cas. On peut espérer ce mode de terminaison lorsqu'on voit la peau perdre sa sécheresse, l'œdème disparaître; lorsque le poids spécifique de l'urine augmente; lorsque le visage, se colorant, quitte peu à peu cette expression d'hébétude qu'il présentait. Il ne faut pas se faire toutefois d'illusion lorsqu'on ne constate qu'une disparition de l'œdème, l'albumine persistant dans l'urine, ou bien lorsque, tous les symptômes s'améliorant, l'albuminurie existe encore, bien que diminuée. C'est le propre de cette maladie de présenter dans son cours les oscillations symptomatiques les plus prononcées. Aussi n'est-il pas rare de voir reparaître l'œdème, alors que tout portait à croire à une guérison prochaine; de constater dans l'urine une augmentation d'albumine des plus prononcées, alors qu'il n'y en avait plus que des traces. L'albuminurie est du reste de tous les symptômes propres à la néphrite parenchymateuse celui qui a le plus de valeur; on ne peut, en effet, affirmer la guérison de cette maladie que lorsqu'elle fait complétement défaut.

L'œdème, qui d'habitude se dissipe des mois, des semaines avant la cessation de l'albuminurie, peut, dans certains cas, persister, toute trace d'albumine ayant depuis longtemps disparu de l'urine; c'est le plus souvent chez les individus pâles et anémiques que la maladie suit cette marche irrégulière. Aussi ne saurait-on trop se rappeler cette particularité, si l'on veut éviter l'embarras que peut susciter cette anomalie de marche.

La mort peut être ou lente ou brusque. Dans le premier cas elle est le fait de l'épuisement dû aux pertes quotidiennes que le malade fait en albumine. Les forces baissent peu à peu, et le malade s'éteint sans présenter de complications qu'on puisse manifestement incriminer. Dans le deuxième cas, qui de beaucoup est le plus fréquent, la mort coïncide avec l'apparition de troubles symptomatiques que déjà nous avons signalés (œdème ou épanchements, inflammations, urémie), troubles qu'on décrit généralement comme des complications, mais dont la genèse s'explique très-bien, ainsi que nous le verrons, par la maladie première, par la néphrite parenchymateuse.

L'œdème qui peut siéger dans le tissu cellulaire sous-cutané, vers certaines muqueuses, constitue une cause de mort assez fréquente. Sur 240 cas relevés par Frerichs 10 fois la mort parut liée à l'anasarque ; dans 2 cas elle fut le fait d'un œdème de la glotte ; dans 20 autres, c'est-à-dire dans le douzième des cas, elle fut due à une diarrhée et à des vomissements séreux, et 26 fois elle fut produite par un œdème pulmonaire, avec ou sans hydrothorax.

L'inflammation n'est pas une cause moins fréquente de ces morts brusques qui surviennent dans le cours des néphrites parenchymateuses. C'est l'inflammation qui porte sur les organes parenchymateux, ou sur les séreuses, qu'on peut incriminer dans le cinquième ou le sixième des cas. Sur 47 cas de mort dus à l'inflammation, le poumon en était le siége 20 fois ; le péritoine, 11 fois ; le péricarde, 9 ; la plèvre, 7. Ce n'est qu'exceptionnellement que la peau, distendue par l'œdème, s'enflamme, se gangrène et devient une cause de mort.

Mais la plus fréquente de toutes les causes qui peuvent entraîner brusquement la mort d'un malade atteint de néphrite parenchymateuse, c'est, sans contredit, l'urémie. C'est par l'urémie que sont le plus habituellement emportés les malades atteints de néphrite scarlatineuse ou puerpérale. Le tableau suivant permet de juger de la fréquence de ce mode de terminaison dans la néphrite parenchymateuse :

Bright, sur 70 albuminuriques, en vit mourir 27 par urémie ;

Barlow	2 sur 10 ;
Grégory	17 sur 36 ;
Christison	10 sur 16 ;
Rayer	3 sur 49 ;
Martin-Salon	2 sur 6 ;
Malmsten	20 sur 23 ;
Frerichs	5 sur 21.

L'urémie revêt alors des formes symptomatiques qui varient avec le degré d'acuité de la néphrite. Si, le plus souvent, elle est aiguë et convulsive, lorsqu'il s'agit de la néphrite parenchymateuse aiguë, la marche en est, au contraire, fréquemment lente, avec tendance au coma, lorsqu'elle apparaît dans le cours d'une néphrite parenchymateuse chronique. Nous aurons, du reste, l'occasion d'indiquer bientôt quels sont les caractères de chacune de ces manifestations, œdème, inflammation, urémie. Car, pour que l'étude en soit complète, il ne suffit pas d'indiquer leur degré de fréquence ; il faut encore en connaître avec détail les caractères, et de plus, rechercher quelle est la médication qui leur est la plus convenable.

Diagnostic. — Le diagnostic de la néphrite parenchymateuse ne présente pas toujours les mêmes difficultés ; il peut se faire que, de prime-abord et par suite de certains troubles urinaires, l'attention du médecin soit amenée à penser à une affection des voies urinaires. Or, penser à une néphrite parenchymateuse, c'est presque en avoir fait le diagnostic, car l'examen de l'urine permet de constater facilement la présence de l'albumine dans ce liquide. Mais pour pouvoir affirmer que cette albumine est bien due à une affection rénale, il faut d'abord établir qu'on n'a point affaire à une albuminurie fausse, due au mélange avec l'urine de sang, de pus, de sperme. Nous avons donné longuement les caractères de cette variété d'albuminurie; aussi, nous n'y reviendrons pas.

Lorsqu'il sera bien démontré que l'albuminurie est vraie, il restera à rechercher quelle est la nature de l'affection rénale qui la produit. Car, pour nous, l'albuminurie ne peut résulter d'un simple trouble fonctionnel du rein. Pour nous, il n'y a pas d'albuminurie essentielle, ainsi que nous espérons le démontrer plus loin et, toutes les fois qu'on trouve de l'albumine dans l'urine, on peut affirmer une lésion rénale. Cette lésion rénale est une et de nature inflammatoire; elle consiste dans une altération de l'épithélium qu'accompagne une augmentation de tension vasculaire; mais suivant que cette lésion porte sur la portion droite des canalicules, ou sur la portion tortueuse, on a une néphrite superficielle ou catarrhale, ou une néphrite parenchymateuse profonde qui peut être aiguë ou chronique; reste à savoir à laquelle de ces maladies peut être due la présence de l'albumine. Il faut, pour trancher la question, s'aider des caractères que présente l'urine et des symptômes concomitants propres à chacune de ces maladies. Avec de tels éléments, le diagnostic ne saurait être longtemps douteux.

S'agit-il d'une néphrite superficielle ou légère, on constatera l'absence à peu près complète de symptômes généraux; à peine existe-t-il quelques troubles digestifs, l'anasarque est nulle, l'urine est peu changée, le poids spécifique est à peu près normal, le chiffre de l'urée n'a nullement baissé. L'urine contient une grande quantité de débris épithéliaux qui forment un sédiment parfois assez abondant. Dans ce dépôt sédimenteux se trouvent des cellules épithéliales cylindriques tuméfiées, ayant en partie subi la dégénérescence granuleuse, rarement graisseuse, des cylindres formés de ces cellules, non dissociées, et dont le diamètre rappelle celui des canalicules droits; on y rencontre, en outre, mais plus rarement, des cylindres colloïdes, que Johnson a décrits sous le nom de grands cylindres colloïdes, par opposition aux petits cylindres colloïdes qui viennent des tubes en anses.

Lorsque c'est la néphrite parenchymateuse aiguë profonde qui est en cause, elle s'accuse par la violence de ses symptômes généraux, par le développement rapide de l'œdème partiel ou généralisé, par l'apparition de certains troubles, dits prémonitoires (amblyopie, œdème de la glotte...). L'urine présente enfin des caractères qui permettent de la distinguer de celle de la néphrite catarrhale, d'une part, de celle de la néphrite chronique, d'autre part. Ainsi l'albumine est considérable, tandis qu'il n'en existe parfois que fort peu dans les autres néphrites ; elle est souvent teinte de sang, tandis que sa coloration est normale dans la néphrite catarrhale, et qu'elle est décolorée dans la néphrite chronique. Dans cette urine, à peine quelques traces de cellules épithéliales tuméfiées, ayant subi la dégénérescence granuleuse, peu de cellules graisseuses, pas de cylindres colloïdes ; le chiffre de l'urée n'a pas toujours notablement baissé.

Les caractères diagnostiques de la néphrite parenchymateuse chronique profonde se tirent presque tous des modifications urinaires.

Ces modifications, qu'on ne rencontre ni dans la néphrite catarrhale ni dans la néphrite aiguë profonde, nous ont occupé trop longtemps pour qu'il soit nécessaire d'y revenir actuellement. Rappelons seulement qu'elles consistent dans la décoloration de ce liquide, dans l'abaissement de sa pesanteur spécifique, qui peut tomber à 1008, 1004, dans la diminution de l'urée, des phosphates, dans l'apparition de petits cylindres colloïdes qu'accompagnent des cellules épithéliales ayant subi la dégénérescence graisseuse ou présentant de la graisse à l'état moléculaire.

Il ne faut pas oublier, toutefois, que, dans les sédiments

que laisse déposer l'urine, dans le cours de la néphrite aiguë, on peut également trouver des cylindres graisseux; seulement, ils se distinguent de ceux de la néphrite chronique, en ce qu'ils sont moins complétement graisseux et moins abondants.

Mais au lieu de se présenter avec tous les symptômes qui lui sont propres, il peut se faire que la néphrite parenchymateuse ne se traduise que par l'un quelconque de ses symptômes. Parfois la présence de l'albumine en est le seul signe; dans ces cas, on le comprend, ce n'est qu'accidentellement qu'on peut arriver à la diagnostiquer. C'est à ces cas de néphrite qu'on a donné, avec raison, le nom de néphrite latente. Le plus souvent, quelques symptômes, ou plutôt un seul de ses symptômes frappe l'attention du médecin. C'est alors que la néphrite s'annonce par de l'œdème, par de la douleur à la région lombaire, par de l'amblyopie, par des troubles circulatoires (bronchite, catarrhe gastro-intestinal), par des accidents nerveux, de nature urémique.

L'examen attentif de chacun de ces symptômes conduira souvent à soupçonner une néphrite parenchymateuse, que les recherches faites sur l'urine pourront seules infirmer ou confirmer. Pour être amené à cet examen, il faudra se rappeler que l'œdème albuminurique a des caractères qui lui sont propres, qu'il est souvent partiel avant d'être généralisé; qu'il se comporte donc autrement que l'œdème qui survient, à la suite des affections cardiaques primitives ou hépatiques, que celui de l'hydrémie ou de l'hystérie.

Il faudra ne pas oublier que les troubles visuels sont d'ordinaire très-mobiles au début; qu'ils sont bien différents de ceux qu'on rencontre dans les néphrites interstitielles habituellement caractérisés par des lésions hémorrhagiques; que, bien des fois, ils ont suffi pour faire examiner les urines qu'on trouvait albumineuses, alors qu'on ne s'en était nullement douté jusque-là. Il n'est pas jusqu'aux inflammations catarrhales qui, par le fait seul de leur ténacité, ne doivent faire penser à une cause dont elles ne sont que l'effet.

Il n'est pas suffisant de reconnaître l'existence de la néphrite parenchymateuse ; il faut, pour que le diagnostic soit complet, et pour qu'on le puisse utiliser, tant au point de vue du pronostic qu'au point de vue thérapeutique, qu'on sache quel est l'état anatomique du rein, de quelle nature est cette néphrite parenchymateuse, si elle est primitive ou secondaire. Pour résoudre cette seconde partie du problème, il faut tenir compte de la nature des cylindres que renferme l'urine, des circonstances au milieu desquelles s'est développée la maladie. En questionnant ou le malade ou les parents, on saura que c'est à la suite d'une scarlatine ou d'un refroidissement qu'elle s'est montrée ; en tenant compte de l'examen de l'urine, on sera porté à supposer qu'elle est secondaire à une néphrite goutteuse, par ce fait seul que, dans les sédiments, on trouve une quantité plus ou moins considérable de sables, parfois même des graviers d'acide urique. Les phénomènes précurseurs ou les symptômes concomitants permettront d'affirmer, dans d'autres cas, qu'elle est consécutive à une néphrite interstitielle ou à une dégénérescence amyloïde.

Pronostic. — Le pronostic pour être exact doit être basé non-seulement sur les symptômes de la maladie, mais encore sur les causes qui président à son développement. De toutes les néphrites parenchymateuses, les plus graves sont celles qui surviennent dans l'état puerpéral, à la suite de la scarlatine. Traube, sur 478 enfants atteints d'albuminurie scarlatineuse, en a vu mourir 454. La mortalité serait surtout grande chez les enfants de 5 ans ; elle serait à cet âge de 95 pour 100. La gravité ne serait pas moindre dans les néphrites consécutives à l'intoxication phosphorée.

Dans la néphrite primitive, consécutive au froid, le pronostic serait moins fâcheux. Elle guérirait, chez l'enfant, dans presque la majorité des cas; chez l'adulte, Rayer aurait vu survenir 3 guérisons sur 8. La guérison peut arriver à toutes les périodes de la maladie; elle est plus commune toutefois à la deuxième et à la troisième qu'à la quatrième.

Parfois la gravité de la néphrite tient plus à la maladie qui l'a produite qu'à la néphrite elle-même. Et si Grisolles a pu dire que la néphrite consécutive à la syphilis et à la scrofule était incurable, c'est que ces états diathésiques ne provoquent la néphrite parenchymateuse qu'en déterminant la dégénérescence amyloïde du rein ou la néphrite interstitielle.

Bien que l'urine ne contienne pas encore de cellules graisseuses, le pronostic peut être considéré comme grave lorsque la quantité d'albumine contenue dans l'urine est considérable, puisque une énorme quantité d'albumine permet de supposer que le rein est altéré dans une grande étendue, et l'on sait que Brucke a démontré que c'est l'étendue, plus peut-être que la profondeur des lésions, qui fait la gravité d'une néphrite parenchymateuse.

La gravité sera toutefois plus grande encore si, coïncidemment avec l'albumine, on constate dans l'urine la diminution de l'urée, des phosphates et la présence des cylindres colloïdes et des cylindres graisseux; car les accidents urémiques sont d'autant plus à redouter que le chiffre de l'urée a subi une plus notable diminution. Cette diminution de l'urée a une valeur tellement grande, qu'elle suffit pour porter le pronostic le plus grave, alors que l'albumine a diminué ou que les cylindres ont disparu, comme on le constate souvent à une période avancée de la néphrite parenchymateuse, quand les capillaires du rein sont atrophiés et quand les canalicules, s'étant débarrassés de leur contenu, se sont affaissés sur eux-mêmes.

La diminution du chiffre de l'urée constitue parfois,

même au début de certaines néphrites parenchymateuses (néphrite capsulaire de Traube), le seul symptôme menaçant, l'albumine n'existant presque pas dans l'urine. D'autres fois, c'est la suppression complète de l'urine qui, comme dans les néphrites aiguës, peut, si elle persiste, être l'indice d'une mort prochaine.

Pour que la diminution de l'albumine ait une signification favorable, il faut qu'en même temps se manifeste chez le malade un retour à la santé. Lorsque l'albumine persiste dans l'urine, bien que diminuée, si l'état général reste mauvais, tout porte à croire que la maladie suit son cours; les symptômes aigus peuvent avoir disparu, mais la période de régression se développe, et bientôt apparaîtront dans l'urine des cellules graisseuses et des cylindres colloïdes.

Les symptômes concomitants peuvent être également utilisés au point de vue du pronostic. Lorsque l'œdème est généralisé, lorsqu'il existe de nombreux épanchements, on peut craindre dans un avenir prochain de voir succéder l'asystolie à l'insuffisance cardiaque, et, par suite, de voir survenir la mort par asphyxie ou syncope. L'inquiétude ne doit pas être moins grande lorsque se manifestent des inflammations, certains troubles nerveux qui, comme la céphalalgie persistante, l'amblyopie sans lésion intra-oculaire, sont souvent les précurseurs de l'urémie. Les accidents inflammatoires sont à redouter chez l'enfant; les accidents urémiques chez l'adulte.

Le pronostic, en dehors des causes de la néphrite parenchymateuse et de ses complications, n'est pas le même à tous les âges.

Chez l'enfant, la mortalité due à la néphrite parenchymateuse est moins considérable que chez l'adulte; elle va en augmentant jusqu'à 50 ans; dans les années qui suivent, elle baisse, se maintenant encore à une certaine hauteur pendant 20 ans. Au delà de 70 ans, elle ne devient que rarement cause de mort. Le tableau suivant emprunté à Robert permet de juger très-nettement la marche que suit la mortalité dans cette maladie.

	AU-DESSOUS DE 5 ANS.	DE 5 A 15 ANS.	DE 15 A 25 ANS.	DE 25 A 35 ANS.	DE 35 A 45 ANS.	DE 45 A 55 ANS.	DE 55 A 65 ANS.	DE 65 A 75 ANS.	75 ANS.	TOUS AGES.
Hommes...	41	60	87	157	216	247	225	133	49	1,215
Femmes...	34	39	68	133	160	147	148	97	35	861
Deux sexes.	75	99	155	290	376	394	373	230	84	2,076

Ce tableau a l'avantage en outre de montrer le degré de fréquence de cette maladie chez l'homme; on la voit en effet sur 2,076 cas atteindre l'homme 1,215 fois, et ne se montrer chez la femme que 861 fois.

Pathogénie. — Après avoir passé en revue les différentes altérations que présente le rein dans la maladie dite de Bright, nous sommes en mesure pour nous prononcer sur la nature de ces lésions, qui n'ont pas toujours été envisagées de la même manière. Blackall, Wells et Bright qui les premiers les décrivirent, se gardèrent bien d'émettre un avis positif à cet égard. Rayer, le premier, les rapporta d'une façon très-nette à l'inflammation. Cette opinion fut vivement contestée par de nombreux auteurs qui ne trouvaient pas à cette affection les caractères généraux que présentent d'ordinaire les inflammations, et qui se refusaient à admettre comme inflammatoire un état morbide qui n'aboutissait jamais à la suppuration. On ne saurait actuellement avoir le même scrupule, car on sait que les inflammations ne sont pas toutes et seulement caractérisées par la suppuration; on sait que le seul sign de l'inflammation consiste dans l'hyperplasie, avec ou sans hypérémie, des éléments d'un organe ; que la suppuration elle-même n'est qu'une variété de cette hyperplasie.

Or, cette hyperplasie existe dans l'état morbide que nous avons décrit sous le nom de néphrite parenchymateuse ou de maladie de Bright. On ne saurait en contester l'existence. Rindfleisch a constaté la division nucléaire des cellules épithéliales qui présiderait à la formation des cellules nouvelles, destinées à remplacer les anciennes ; Robert, Grainger-Stewart et Dickinson, la prolifération de ces éléments cellulaires. Cette hyperplasie, qui ne laisse aucun doute sur la nature inflammatoire de cet état morbide, est un fait primitif indépendant ; elle n'est point liée, comme le veut Klebs, à l'inflammation du tissu connectif intercanaliculaire, puisque le plus souvent même dans ces cas le tissu connectif n'est pas enflammé. Il suffit, pour s'en convaincre, de rappeler en quelques mots quelles sont les altérations dont ce tissu connectif est le siége, alors qu'on constate dans les canalicules des signes évidents de prolifération, c'est-à-dire d'inflammation. A la première période, on trouve que les cloisons intercanaliculaires qui en sont formées sont fortement épaissies par le fait de l'injection capillaire et de la sérosité qui les infiltre. A la deuxième période, la réplétion des canalicules tortueux par l'épithélium proliféré et dégénéré, et par les cylindres colloïdes, dont la sortie est difficile, pour ne pas dire impossible, entraîne peu à peu la compression des parties voisines. Les capillaires perdant en partie leur perméabilité, le rein se décolore. En même temps on voit disparaître l'œdème dont les cloisons intercanaliculaires étaient le siége ; ces cloisons s'amincissent peu à peu et bientôt n'existent plus qu'à l'état de vestiges. Plus tard, à la troisième période, il n'est pas rare de les voir s'accuser un peu plus nettement. C'est qu'elles deviennent alors le siége d'une infiltration graisseuse, lorsque les éléments épithéliaux intracanaliculaires, arrivés à la période de régression et ne pouvant être entraînés par l'urine, sont résorbés par les tissus voisins.

Comme on le voit, on chercherait vainement dans ces manifestations des signes de l'inflammation du tissu connectif du rein. Il peut se faire toutefois, nous devons le reconnaître, à la deuxième période, par exemple, que ce tissu présente à l'étude microscopique un plus grand nombre de cellules lymphoïdes qu'à l'état physiologique; mais on ne saurait voir là de signe constant d'inflammation du tissu connectif; et lorsqu'elle existe, elle est si légère, si peu prononcée, qu'elle ne saurait en rien modifier l'idée qu'on doit se faire de la maladie de Bright.

Cette tendance légère que présente parfois le tissu connectif à la prolifération permet de comprendre certains cas de néphrite dans lesquels l'inflammation semble porter aussi bien sur le canalicule urinifère que sur le tissu connectif. C'est à ces cas exceptionnels qu'il faudrait réserver la dénomination de néphrite diffuse que quelques auteurs voulaient attribuer à la maladie de Bright. Pas plus qu'aux périodes précédentes, on ne trouverait à la quatrième période des signes d'inflammation du tissu connectif. A cette période il est vrai, la substance corticale peut ne présenter que des traces de canalicules, épars au milieu d'un tissu connectif relativement très-abondant; mais on aurait tort de regarder ce tissu comme lié à un processus actif, celui de la néphrite parenchymateuse. Il nous semble résulter de la dissociation des éléments constitutifs du rein alors en voie de régression.

De ces faits il résulte pour nous que l'état morbide qu'on a longtemps décrit sous le nom de maladie de Bright, et que nous venons de décrire comme une néphrite parenchymateuse, est bien réellement une inflammation se montrant d'abord dans les canalicules, pouvant même s'y localiser; qu'il n'est autre qu'une imflammation portant sur la partie profonde du rein, sur les canalicules tortueux, sur la substance corticale : la néphrite superficielle ou catarrhe du rein n'intéressant que les tubes droits ou de Bellini, la portion médullaire.

Cette inflammation, à l'exemple de la pneumonie, présente, ainsi qu'on l'a vu, des altérations nettement définies, susceptibles d'être divisées en quatre groupes. Chacun de ces groupes correspond à des symptômes qui, pendant la vie, en permettent le diagnostic. On donne au temps de la maladie pendant lequel se développent les altérations de chacun de ces groupes le nom de 1re, 2e, 3e, 4e périodes. Ces altérations, ainsi que nous le disions au début de cet article, se commandent les unes les autres, c'est-à-dire que celles de la 3e période supposent l'existence préalable de celles de la 2e et de la 1e période. Ce qui prouve qu'elles se succèdent, c'est que si elles sont isolées parfois, elles peuvent être aussi réunies sur le même rein. De là, ces formes variées multiples sur lesquelles nous avons attiré l'attention et que Rayer, Christison et Martin-Solon avaient quelque tendance à décrire comme autant de formes distinctes. C'est cette multiplicité de formes qui avait fait nier par quelques auteurs l'unité qui préside au développement de la néphrite parenchymateuse qu'ils décrivaient sous le nom de maladie de Bright.

Bien que les altérations de la 4e période, l'atrophie rénale, soient l'aboutissant forcé des lésions de la 1re, 2e et de la 3e période, il est de nombreux cas à l'autopsie desquels on ne les constate pas, et cela se comprend, puisque la mort peut survenir dans le cours de la 2e période, et même dans le cours de la 1re. Ce qui se manifeste ici n'a rien d'extraordinaire ni de spécial aux reins. Ne voit-on pas des pneumoniques succomber à la période d'induration, sans que l'examen le plus minutieux permette de constater la moindre trace d'hépatisation grise?

Ce n'est guère que lorsque la néphrite présente une

marche subaiguë ou chronique que les lésions qui la caractérisent peuvent évoluer d'une façon complète; mais c'est à tort qu'on voudrait faire de cette évolution complète le caractère distinctif de la néphrite qu'on décrit sous le nom de néphrite chronique, attendu qu'il y a des néphrites aiguës qui arrivent en quelques semaines, en quelques jours, à la période de régression, à la période d'atrophie ou de collapsus. Ce qui caractérise la chronicité c'est la lenteur du développement et non pas la nature différente des lésions.

Reste à déterminer quels sont les rapports de la néphrite parenchymateuse avec l'albuminurie. Tout d'abord, on nia l'influence de la néphrite sur l'apparition de l'albumine dans l'urine. On ne considéra la néphrite, chez les albuminuriques, que comme une simple coïncidence.

Aujourd'hui, on ne peut contester que la néphrite ne soit une cause d'albuminurie. N'a-t-on pas maintes fois constaté que, pendant la vie, l'albumine baissait lorsque l'urine contenait une moins grande quantité de cylindres colloïdes ou épithéliaux? N'a-t-on pas vu l'albuminurie d'autant plus considérable qu'à la mort les lésions inflammatoires étaient plus prononcées et plus étendues? Mais la néphrite est-elle seule cause de l'albuminurie? L'albumine ne peut-elle pas se montrer dans l'urine sans qu'il y ait d'altérations inflammatoires des reins?

Pour quelques auteurs, l'urine peut contenir de l'albumine sans altération du rein. Cette opinion a été soutenue elle est encore défendue par des auteurs contemporains de premier mérite. Les physiologistes ou médecins qui acceptent cette manière de voir pensent que l'altération rénale n'est pas nécessaire au filtrage de l'albumine qu'elle n'est, lorsqu'elle se manifeste, qu'une des conséquences de ce filtrage. Elle serait due, suivant Johnson au dépôt dans les canalicules de l'albumine de l'urine et n'aurait rien d'inflammatoire.

En est-il réellement ainsi? 1° l'albuminurie peut-elle exister sans altérations? 2° lorsque ces altérations existent, ne sont-elles qu'une conséquence de l'albuminurie? 3° si ces altérations sont constantes, quelle en est la nature? Pour trancher ces questions multiples, il est de toute nécessité d'avoir recours à l'expérimentation.

On peut arriver, chez les animaux, à produire l'albuminurie à l'aide de différents procédés qui, presque tous, n'agissent qu'en déterminant l'hypérémie rénale. On en provoquera l'apparition en faisant, à l'exemple de Robinson, la ligature des veines rénales; ou bien en augmentant la pression artérielle, soit en y poussant un courant sanguin plus intense (Robinson, Frerichs et Meyer), soit en établissant une ligature sur le trajet de l'aorte, au-dessous des artères rénales (Hermann et Overbeck). Dans les deux cas, le résultat sera le même. Au bout d'un certain temps les canalicules urinifères donneront passage à une urine plus ou moins chargée d'albumine. Le passage de l'albumine dans l'urine semble, dans ces cas, lié à l'hypérémie des capillaires rénaux. Mais en y regardant de plus près, on s'aperçoit bien vite que la question n'est point aussi simple qu'elle en a l'air au premier abord. En même temps que se produit l'hypérémie, qui semble commander à l'albuminurie, on constate en effet que toujours l'épithélium des canalicules est plus ou moins altéré. Pas d'altération épithéliale, pas d'albuminurie; pas de congestion rénale, pas d'albuminurie. *L'hypérémie et la dégénérescence épithéliale paraissent donc constituer, dans ces cas, les conditions* sine qua non *de l'albuminurie,* et, ce qui prouve qu'il en est bien ainsi, c'est que si, d'occasion, l'hypérémie a seule été produite, si elle n'a pas été suffisamment intense pour amener la desquamation et la dégénérescence épithéliales, les résultats sont nuls; l'urine de l'animal en expérimentation ne contient pas trace d'albumine.

Ce fait acquis, on était en droit de se demander alors si la dégénérescence ne pourrait pas, à elle seule, expliquer certains cas d'albuminurie. L'expérimentation, ici encore, répond par la négative. On peut, en effet, à l'aide de substances toxiques (phosphore, arsenic) données à doses convenables, produire rapidement la dégénérescence de l'épithélium des canalicules, sans provoquer l'apparition de l'albumine dans l'urine de ces animaux, dont les reins, à l'autopsie, sont anémiés et profondément dégénérés. Pour qu'il y ait albuminurie, il faut que la dégénérescence soit accompagnée d'hypérémie ; il faut que toujours il y ait gêne circulatoire.

On peut donc, à notre avis, sans être taxé d'illogisme, conclure de ces faits que, pour qu'il y ait albuminurie, il faut de toute nécessité que le rein soit le siége d'une hypérémie avec dégénérescence ou desquamation de l'épithélium des canalicules. L'intensité de l'albuminurie varie avec le siége de ces altérations. A peine appréciable, et, pour des causes que nous indiquerons plus loin, lorsque la dégénérescence porte sur les canalicules droits, l'albuminurie sera surtout prononcée lorsque les canalicules tortueux seront atteints. Cette particularité qu'imprime à l'albuminurie le siége des altérations permet d'établir un rapprochement entre ces deux espèces d'albuminuries artificielles et les albuminuries spontanées, qui tantôt sont légères (néphrite superficielle ou catarrhale) et qui d'autres fois sont considérables (néphrite profonde).

Les résultats de cette expérimentation sur la nature de l'albuminurie ont d'autant plus de valeur qu'ils peuvent recevoir leur consécration d'observations faites chez l'homme. N'a-t-on pas tous les jours l'occasion de constater l'existence d'hypérémies rénales qui peuvent se prolonger des semaines, des mois, sans se compliquer d'albuminurie, et cependant l'on ne saurait, dans les cas auxquels nous faisons allusion, douter de ces hypérémies. Il s'agit de ces individus qui, atteints de maladies de cœur, présentent un volume exagéré du foie, un œdème généralisé des plus prononcés. Eh bien, dans ces cas, l'albuminurie peut faire longtemps défaut. Elle ne se montre que lorsque l'hypérémie devient assez considérable pour entraîner la dégénérescence épithéliale.

Pas plus que l'hypérémie, avons-nous dit, la dégénérescence épithéliale n'est en état de produire seule l'albuminurie ; l'observation clinique le prouve également. Les faits sont nombreux de dégénérescence épithéliale aiguë (intoxications) ou chronique (cachexies) qui ont parcouru leur évolution sans provoquer l'albuminurie. Les auteurs qui rapportent ces faits signalent qu'à l'autopsie les reins étaient pâles, décolorés, peu volumineux ; l'hypérémie faisait complétement défaut. La dégénérescence avait seule existé, pendant la vie, et avait été incapable de donner lieu à l'albuminurie (Beckman, Sanders, Reinhardt, Grainger-Stewart).

On ne saurait du reste s'étonner des conditions que nécessite dans le rein la sortie de l'albumine. Elles sont identiques à celles qui président au même phénomène à la surface des autres membranes. Pour que de la peau s'échappe une sérosité albumineuse, il faut que cette surface soit suffisamment congestionnée ; il faut de plus que l'épithélium en soit altéré ou desquamé. C'est en vertu de cette double action et sur les capillaires et sur l'épithélium que la cantharidine arrive à produire artificiellement ce phénomène, qui peut apparaître spontanément dans l'eczéma ou dans certaines variétés d'érysipèle. Que l'une de ces conditions existe seule, et l'on attendra vainement la sortie de sérosité albumineuse. On ne constatera tantôt qu'une simple rougeur des téguments sans altération de l'épithélium. D'autres fois, comme dans certaines affections de la peau, il n'y aura qu'une altération de l'épithélium (squames du psoriasis) sans rougeur des téguments, sans hypérémie.

C'est donc à tort, nous ne saurions trop le répéter, qu'on a, dans certains cas, voulu faire de l'albuminurie un simple trouble fonctionnel. Toutes les fois qu'elle se produit, on peut affirmer que le rein est altéré, et que cette altération consiste et dans l'hypérémie et dans une dégénérescence épithéliale ou commençant ou déjà nettement accusée. Reste à savoir quelle doit être l'essence du processus qui préside à cette altération. Est-il toujours de nature inflammatoire? Tout porte à le croire. N'existe-t-il pas forcément dans tous les cas d'albuminurie de l'hypérémie? Or, l'hypérémie doit toujours faire penser à l'existence d'un processus irritatif, ou en faire craindre l'apparition prochaine. Ne constate-t-on pas en outre dans les modifications épithéliales des signes encore plus irrécusables de la nature inflammatoire de ce processus? Ici la desquamation de l'épithélium; ailleurs la prolifération des cellules dont l'ensemble constitue la membrane de revêtement des canalicules. En présence de ces faits, on ne saurait douter que le processus qui préside à l'apparition de l'albuminurie soit toujours de nature inflammatoire, et l'on est ainsi amené à conclure que la présence de l'albumine dans l'urine est un signe certain de néphrite parenchymateuse.

L'albuminurie, il est vrai, se développe parfois très rapidement (néphrite catharidienne, néphrite expérimentale), parfois aussi elle cesse de même (néphrite des femmes grosses). On a cru trouver dans ces particularités de l'albuminurie des arguments à opposer à ceux qui, comme nous, ne voient dans l'albuminurie qu'une des conséquences de la néphrite parenchymateuse, ou superficielle ou profonde ; mais ces arguments n'ont pas toute la valeur qu'on leur attribue ; il suffit, pour s'en convaincre, de se rappeler la rapidité avec laquelle on peut, dans les expérimentations, provoquer la dégénérescence épithéliale, avec quelle rapidité non moins grande l'épithélium peut se reproduire, lorsque vient à cesser la cause productrice du processus de cette dégénérescence.

Ce processus inflammatoire, cause de l'albuminurie, qui toujours est composé de deux éléments très-distincts, l'hypérémie et l'altération intracanaliculaire, ne semble pas suivre dans tous les cas le même mode de développement. Dans la généralité des cas, c'est l'hypérémie active ou passive qui se montre dès l'abord; parfois cependant, chez les personnes épuisées, à la suite de l'ingestion de certaines substances irritantes, cette hypérémie pourrait bien n'être qu'une des suites du travail irritatif qui semble présider au développement de la dégénérescence épithéliale. C'est ce qui arrive sans doute dans les albuminuries qu'on provoque chez les animaux en leur injectant de l'albumine, du pus dans le sang (Bernard) ou en les soumettant à un régime albumineux exagéré. Ce problème que nous posons et qu'il serait si important de résoudre, surtout au point de vue thérapeutique, n'a pas été encore élucidé. Aussi ne peut-on émettre qu'à l'état d'hypothèse probable l'opinion que nous venons d'avancer.

Mais si les rapports que peuvent présenter ces phénomènes d'ordre vital sont encore entourés d'obscurité, il est certains phénomènes mécaniques qui, se montrant dans le cours de la néphrite parenchymateuse, se lient à la dégénérescence épithéliale et dont il est plus facile de trouver l'explication. Ainsi c'est à la dégénérescence épithéliale de la portion tortueuse des canalicules urinifères qu'on peut rapporter l'anémie du rein à la deuxième période de la néphrite parenchymateuse; c'est également à cette dégénérescence qu'il faut attribuer l'intensité de l'albuminurie qui se montre au début, et qui souvent s'accompagne d'anurie et parfois d'urémie. Seulement, pour qu'elle donne lieu à ces phénomènes, il faut de toute nécessité que le siége en soit au niveau des canalicules tortueux. Dans les cas où elle n'atteint que l'épithélium des canalicules droits, on ne trouve à l'autopsie qu'un peu d'hypérémie et le rein ne présente pas trace d'altération canaliculaire à sa surface. C'est à peine si, pendant la vie, l'albumine s'est montrée dans l'urine en de notables proportions (néphrite superficielle ou catarrhale).

Cette différence anatomique et symptomatique qu'imprime à la néphrite parenchymateuse le siége varié de la dégénérescence tient tout entière à ce que, dans le cas de néphrite superficielle, l'épithélium desquamé ou altéré est facilement rejeté, entraîné par l'urine, tandis que, dans les cas de néphrite profonde, les cellules épithéliales dégénérées ne pouvant que difficilement franchir le rétrécissement que présente le canalicule urinifère, à la réunion de sa partie droite et de sa partie contournée, elle s'accumule dans la partie contournée, qu'elle distend peu à peu. Elle arrive ainsi mécaniquement à s'opposer, d'une part à la sortie de l'urine, à l'excrétion de l'urée et consécutivement à l'élimination de ce produit excrémentitiel. Elle détermine, d'autre part, la compression des vaisseaux rénaux, et, en gênant la circulation, elle augmente la tension vasculaire. De là, dans ces cas, l'énorme proportion d'albumine qui parfois se montre dans l'urine.

La rétention de l'épithélium dégénéré ne se traduit pas seulement par les symptômes locaux dont nous venons de parler; bientôt elle donne lieu à des phénomènes généraux qu'il nous reste à expliquer. Par suite de la gêne mécanique qu'elle apporte à la circulation rénale, on voit bientôt survenir des manifestations de nature variée, œdémateuse, urémique, inflammatoire qui, ainsi que nous le verrons, ne reconnaissent pas d'autres causes déterminantes que les troubles vasculaires que provoque cette gêne mécanique.

Lorsque cet épithélium ne passe que lentement à l'état graisseux, lorsqu'il n'est point résorbé ou entraîné par l'urine, s'il continue à proliférer, avec les cylindres colloïdes il agit comme corps étranger ; il prolonge la durée de la maladie. C'est donc, comme on le voit, au rétrécissement que présente le canalicule urinifère au point de jonction de sa partie tortueuse avec sa partie droite que la néphrite parenchymateuse profonde emprunte toute sa gravité, et qu'elle doit de passer de l'état aigu à l'état chronique.

Lorsque l'épithélium dégénéré disparaît à la quatrième période, lorsque les cylindres sont rejetés, lorsque la prolifération cesse, on voit peu à peu se dissiper toutes les manifestations dont nous venons de parler. L'urine devient plus abondante, l'albuminurie diminue, et si les altérations n'ont pas été trop considérables, ou n'ont pas duré trop longtemps, on peut encore espérer le retour à l'état normal des canalicules urinifères. Lorsqu'il en est autrement, le rein s'atrophie par le fait seul de l'affaissement des canalicules, sans qu'il soit nécessaire de faire intervenir, pour expliquer cette atrophie, la rétraction d'un tissu connectif dont l'hyperplasie fait presque toujours défaut.

Par le fait de l'affaissement des canalicules urinifères il y a tiraillement des vaisseaux voisins, unis aux canalicules par du tissu connectif. Ce tiraillement des vaisseaux ne saurait avoir lieu sans entraîner leur dilatation. Cette dilatation passive d'artérioles qui déjà ont perdu, par suite d'une inflammation longtemps prolongée ou d'une gêne mécanique, leur tonicité habituelle, ne saurait exister sans entraîner une stase sanguine. C'est à cette stase qu'il faut attribuer l'albuminurie qui souvent persiste longtemps après la disparition dans l'urine des cylindres épithéliaux ou colloïdes ; c'est à cette stase, et par suite à la gêne circulatoire qu'elle provoque, qu'il faut rapporter l'insuffisance cardiaque et souvent l'œdème généralisé qui peut se reproduire tardivement après avoir momentanément cessé. Pour bien comprendre les symptômes de la néphrite superficielle ou profonde, il nous a paru utile de rappeler en quelques mots les altérations qui semblent leur donner naissance. Nous aurons encore à les signaler, à propos de la thérapeutique, si nous voulons l'établir d'une façon rationnelle.

TRAITEMENT. — Il est peu de maladies qui aient suscité autant de médications que la néphrite parenchymateuse. Seulement, lorsqu'on examine les résultats fournis par ces médications, on s'aperçoit que bon nombre d'entre eux, prônés par les uns, ont été répudiés par les autres comme nuls ou dangereux. En présence de l'incertitude qui règne encore sur la médication la mieux appropriée, nous nous sommes demandé si ces contradictions ne s'expliquaient pas tout naturellement par l'emploi qu'on a fait de tel ou tel médicament sans en connaître d'une façon bien nette le mode d'action, sans se rendre suffisamment compte de l'indication à remplir, indication qui varie du reste avec chacune des périodes de la néphrite parenchymateuse. C'est pour remédier, autant que possible, à cette lacune que nous avons essayé de soumettre cette médication à certaines règles, basées sur la marche même du processus et sur les accidents qu'il peut déterminer.

Traitement préventif. — Le traitement est rarement préventif. Il ne revêt ce caractère que lorsqu'on se trouve en présence d'états morbides qui, à un moment donné peuvent se compliquer de néphrite parenchymateuse secondaire ; telles sont les maladies de cœur, les états diathésiques, comme la goutte. On a pensé pouvoir également faire jouer à certains états cachectiques un rôle prépondérant dans la production de la néphrite parenchymateuse ; mais tout porte à croire que, le plus souvent, dans ces cas d'albuminurie, précédés, pendant un temps plus ou moins long, d'un œdème plus ou moins prononcé, il ne s'agit pas d'une simple néphrite parenchymateuse, mais d'une dégénérescence amyloïde ou d'une néphrite interstitielle, qui tôt ou tard se complique d'une inflammation intra-canaliculaire. On ne saurait nier cependant que parfois cet état du sang ne puisse être par lui-même une cause d'albuminurie ; mais il ne faudrait point y voir alors un simple filtrage d'albumine, qui ne peut exister avec un rein sain, mais une néphrite parenchymateuse qui se rapprocherait des néphrites produites par Bernard, en injectant dans le sang des substances étrangères. Elle deviendrait alors passible du traitement que nous allons formuler plus loin. Le traitement préventif, dans ces différents cas, consistera à combattre la gêne circulatoire liée aux maladies de cœur, et par suite la stase rénale qui en est la conséquence ; à s'opposer, chez les goutteux, à l'uricémie, à l'aide de médications appropriées ; à prévenir, chez les gens débilités, l'appauvrissement du sang, l'aglobulie, qui peut devenir, en irritant l'épithélium des canalicules, une cause de néphrite parenchymateuse.

Contre la néphrite parenchymateuse primitive, le traitement n'est, on le comprend, que bien rarement préventif. Il consisterait, si tant est qu'il puisse avoir ce caractère, à éviter l'action du froid, et surtout du froid humide. Il est le plus souvent curatif, et, pour être efficace, il doit varier avec chacune des périodes de la maladie.

Traitement curatif. — A la première période, lorsque le processus inflammatoire se traduit par de la douleur à la région lombaire, par la diminution de l'urine, par une albuminurie souvent faible dans la néphrite superficielle, qui parfois devient énorme dans les cas de néphrite profonde, et par la présence dans l'urine de cylindres épithéliaux desquamés, de cylindres fibrineux avec ou sans globules sanguins; lorsque se manifestent en même temps des symptômes fébriles prononcés, le devoir du médecin est d'enrayer, si faire se peut, la marche de ce processus, d'en modérer l'intensité, de l'empêcher de s'étendre d'un territoire rénal à l'autre; car, quoi qu'on dise, ce n'est qu'exceptionnellement que la néphrite parenchymateuse est d'emblée généralisée.

La meilleure médication à employer alors, pour atteindre ce but, est, sans contredit, la médication antiphlogistique. Elle consistera dans l'emploi d'émissions sanguines, et dans l'usage de quelques purgatifs légers.

Les émissions sanguines, de l'avis de tous, donnent, dans ces cas, les meilleurs résultats. Les résultats en sont si satisfaisants, et parfois si inespérés, que Johnson les prescrit même dans les cas de néphrite parenchymateuse, compliquée d'anémie. C'est, pour lui, en arrêtant la maladie principale, le seul moyen de prévenir l'aglobulie qui se développe si rapidement. Nous avons suivi les conseils de cet auteur toutes les fois qu'il n'existait aucun doute sur l'acuité du processus, et nous devons avouer qu'il nous est arrivé de modifier puissamment, au début, une néphrite dont les conséquences fâcheuses eussent été, sans ce mode de traitement, sans doute inévitables.

Les émissions sanguines peuvent être locales ou générales; le mode d'action en est le même. Elles sont à la fois révulsives et sédatives. Elles servent, en outre, à la dépuration du sang. Sous l'influence de cette double action, le pouls se ralentit, la température tombe, le mouvement fluxionnaire du rein disparaît, et l'on voit alors cesser la douleur rénale, en même temps que l'urine devient moins albumineuse. Mais là ne se borne pas l'action bienfaisante des émissions sanguines : elles peuvent même faire sentir leur influence alors que déjà le processus a déterminé un commencement de dégénérescence granuleuse de l'épithélium intra-canaliculaire, en rendant à leur état physiologique ces cellules épithéliales déjà altérées. On comprend très-bien qu'il puisse en être ainsi, si l'on pense que les émissions sanguines, en faisant baisser la pression vasculaire, favorisent l'absorption en général, et en particulier l'absorption des éléments protéiques qui, par suite du processus inflammatoire, ont déjà commencé à infiltrer l'épithélium. Elles servent, enfin, suivant quelques auteurs, dans les cas de néphrite parenchymateuse généralisée, à prévenir des accidents urémiques, en facilitant la sortie des matières extractives, cause probable ou au moins prédisposante de ces accidents.

Ces émissions sanguines devront être, pendant les premiers jours de la maladie, prescrites à plusieurs reprises, selon le besoin. Elles pourront être locales ou générales; le plus souvent, elles seront locales et générales. Lorsque le sujet est faible, il est parfois préférable d'avoir recours seulement aux émissions sanguines locales qui consisteront en applications de ventouses scarifiées, faites au niveau de la région lombaire. Les émissions sanguines locales ont l'avantage de pouvoir être plus souvent répétées, sans grand danger pour le malade; de posséder une action révulsive peut-être plus puissante. Aussi n'est-il point étonnant que certains médecins les préfèrent aux émissions sanguines générales. Toutefois, nous devons dire qu'on se trouvera d'ordinaire bien de les faire précéder d'une saignée générale. On ne les emploiera seules et concurremment avec des cataplasmes, des bains simples ou le drap mouillé (Robert) que lorsque le sujet est affaibli, le processus inflammatoire peu prononcé, lorsque la néphrite parenchymateuse est localisée aux canalicules droits, c'est-à-dire lorsqu'elle est superficielle. Dans ces cas, on pourra même quelquefois se dispenser d'y avoir recours et se contenter de purgatifs. C'est également la médication purgative qu'il faut préférer lorsque la néphrite parenchymateuse est d'emblée chronique ou subaiguë.

Les purgatifs ont, comme la saignée, la propriété de diminuer la tension vasculaire; comme elle, ils possèdent une action révulsive et dépurative. Leur action révulsive et dépurative est peut-être même plus énergique et plus durable. Aussi comprend-on bien que, dans les cas légers de néphrite parenchymateuse, ils puissent remplacer les émissions sanguines. L'expérience a toutefois démontré que l'efficacité en est moins grande.

On doit les utiliser concurremment avec les émissions sanguines, dans les cas graves. Il faut en répéter souvent l'usage, les prescrire en les variant tous les deux ou trois jours. Les purgatifs le plus généralement employés sont la rhubarbe, l'huile de ricin, le séné, le jalap, la coloquinte et autres drastiques.

Le calomel jouirait, chez les albuminuriques, du triste privilége de provoquer très-facilement la salivation; aussi n'est-il que bien rarement employé, même en Angleterre. Mais on pourrait, en l'associant au jalap, diminuer cette fâcheuse action.

Les purgatifs salins, que rejette Frerichs, ne nous semblent pas à éviter, et nous ne redoutons nullement l'action diurétique qui accompagne souvent l'action purgative dont ils jouissent. Aussi conseillons-nous, sans hésitation, les sels de soude et de magnésie.

En même temps qu'on combat l'hypérémie rénale par les émissions sanguines et les purgatifs, il est bon d'avoir recours à de légers excitants de la surface cutanée. C'est dans ce but que Barlow prescrit l'émétique à dose réfractée, 0,005 mm à 0,015 mm toutes les quatre heures; que d'autres ont conseillé la poudre de Dower, la poudre de James, des préparations soufrées; que Johnson recommande à ses malades l'usage du vin antimonial.

Les diurétiques ne sont, à cette période de la maladie, que d'une bien médiocre utilité. Toutefois, lorsque la sécrétion rénale baisse, lorsqu'il y a dysurie, il ne faut pas hésiter à y avoir recours. C'est alors qu'on conseille, et avec avantage, des diurétiques légers, le chiendent, la queue de cerise et surtout les eaux alcalines de Vals, de Vichy, le citrate de potasse.

Les alcalins jouiraient même d'un énorme avantage, puisque, au dire de Robert, l'alcalinité des urines, pendant la première période, mettrait à l'abri de l'urémie et des inflammations qui se montrent souvent dans les périodes ultérieures.

Cette médication suffit parfois pour s'opposer à l'évolution de la néphrite parenchymateuse, qui s'arrête alors à sa première période, à sa période d'hypérémie.

Ces résultats heureux s'annoncent par la cessation des douleurs lombaires, par la disparition de l'albumine de l'urine, et par le retour de ce liquide à son état normal, en même temps qu'on constate, chez le malade, la réapparition des forces.

De tous les signes de la néphrite parenchymateuse, celui qui peut donner sur les modifications qu'elle présente le renseignement le plus certain, c'est, sans contredit, l'albuminurie qui en constitue, ainsi que nous l'avons dit, le symptôme pathognomonique. Aussi, lorsqu'au lieu de diminuer, augmentent les proportions d'albumine que contient l'urine, on peut être assuré que la maladie, loin de s'arrêter, a continué son évolution. Bientôt se manifestent d'autres signes qui ne laissent aucun doute sur la dégénérescence qui, comme on le sait, constitue la caractéristique de la maladie à sa deuxième période. Ces signes consistent dans l'apparition dans l'urine de cylindres épithéliaux granuleux, et dans la production d'œdèmes partiels. Le premier de ces signes peut manquer; il n'existe même, d'une façon certaine, que dans les cas où la néphrite parenchymateuse profonde s'accompagne de néphrite superficielle; mais les œdèmes partiels se rencontrent toujours, et à eux seuls, comme ils tiennent à une exagération de tension du système artériel, ils indiquent que la circulation rénale est gênée par l'épithélium des canalicules dégénéré et tuméfié. Concurremment à ces œdèmes se montrent alors des congestions vers les muqueuses pulmonaires et intestinales, congestions qui sont de même nature et qui, par leur ténacité, sont souvent les premières à attirer l'attention du médecin.

Lorsqu'on a la preuve que la néphrite profonde est arrivée à sa deuxième période, il faut avoir recours à une médication nouvelle et ne plus employer les antiphlogistiques que lors de poussées aiguës, indices certains que de nouveaux territoires rénaux se prennent, et que, par places, le processus n'en est encore qu'à sa période initiale. Les agents thérapeutiques qu'il faut alors employer à cette période de la maladie sont de nouveau les purgatifs et principalement les diurétiques.

Déjà nous avons signalé le mode d'action des purgatifs employés à la première période ; mais c'est surtout leur propriété déplétive et leur action dépurative qu'il faut avoir actuellement en vue plutôt que leur puissance révulsive. Ce qui menace le malade, c'est, d'une part, l'œdème généralisé ; c'est, d'autre part, l'urémie. L'œdème généralisé n'est, on le sait, qu'une conséquence de l'insuffisance cardiaque. Cette insuffisance cardiaque, qui peut se montrer dès le début de la maladie, dans les cas où le processus morbide a envahi d'emblée le tissu rénal dans sa généralité, est due sans nul doute, ainsi que nous l'avons indiqué, à la tension artérielle exagérée qu'entraîne fatalement la gêne circulatoire rénale. Pour prévenir cet œdème généralisé, il faut diminuer cette tension, cause de l'insuffisance cardiaque, ou bien il faut augmenter la force du cœur, c'est-à-dire la tonicité de cet organe. On peut faire baisser la tension artérielle, soit en diminuant la masse du sang, soit en faisant disparaître les obstacles cause de la gêne circulatoire rénale.

Les purgatifs sont tous utiles pour diminuer la partie aqueuse du sang. On les emploiera avec d'autant plus de raison que le malade, déjà très-affaibli, ne présente souvent plus de symptômes inflammatoires qui puissent légitimer les émissions sanguines. Ils ont en outre l'avantage de retarder l'apparition de l'urémie qui devient imminente, en provoquant à la surface intestinale la sortie de l'urée et de matières extractives qu'entraînent les liquides qu'ils y font sourdre. Toutefois, il ne faut pas se faire d'illusion et ne compter que médiocrement sur ce dernier mode d'action, attendu que la muqueuse intestinale, aussi bien que la peau, ne se laissent traverser que par des quantités relativement faibles d'urée. Cette double voie d'élimination ne saurait en quoi que ce soit remplacer l'action rénale d'une façon complète. C'est en se basant sur ces considérations qu'à tort, à notre avis, Dickinson rejette l'emploi des purgatifs dans le traitement de la néphrite parenchymateuse à la 2e période, leur préférant les diurétiques, qui lui semblent constituer la médication par excellence de la maladie à cette période.

Les purgatifs à employer ne sont autres en somme que ceux que déjà nous avons signalés. Ce sont les résines, l'huile de ricin, le séné, les purgatifs salins. Ces derniers médicaments, bien que moins énergiques, nous semblent, à cette période, en tout point préférables, puisqu'ils jouissent de la propriété d'agir à la fois sur l'intestin comme purgatifs et sur le rein comme diurétiques. Car les diurétiques constituent pour nous comme pour Dickinson les médicaments vrais de la néphrite parenchymateuse profonde à sa deuxième période, c'est-à-dire à sa période de dégénérescence granuleuse ou grise.

L'action des diurétiques a été bien diversement interprétée. On trouve, en effet, bon nombre de médecins, et des plus instruits, qui les rejettent complétement de la thérapeutique employée contre la néphrite parenchymateuse, les uns à cause de leur inefficacité (Robert), les autres à cause de leur nocuité (Frerichs), ou qui ne s'en servent, comme Watson, qu'à la dernière extrémité, alors que toute autre médication a échoué. Il en est d'autres qui, comme Bright, Christison, Rayer, Eason Wilkinson et Dickinson, en ont préconisé l'emploi. Nous n'hésitons pas un instant à partager l'opinion de ces derniers auteurs. Nous allons même plus loin qu'eux, puisque nous regardons les diurétiques comme les plus efficaces des médicaments qu'on puisse employer dans le traitement de la néphrite parenchymateuse profonde (maladie de Bright) à sa deuxième période. Ils sont tous utiles ; mais ils remplissent suivant leur nature des indications spéciales qu'il est nécessaire d'indiquer, pour qu'on puisse choisir, suivant le but qu'on vise plus particulièrement, tel ou tel de ces médicaments.

Les théories qu'émettent les médecins qui rejettent l'emploi des diurétiques, dans le traitement de la néphrite, sont toutes conçues *a priori* et dénotent même, chez leurs auteurs, une connaissance imparfaite de l'état fonctionnel du rein et une idée fausse sur la nature de la maladie. Ces auteurs pensent que l'emploi des diurétiques ne peut qu'augmenter l'irritation du rein, en le fluxionnant davantage, et aggraver l'état du malade, en exagérant les pertes albumineuses qu'il fait chaque jour. En raisonnant ainsi, ils montrent qu'ils ignorent qu'il existe dans le rein deux circulations, l'une sécrétoire et l'autre nutritive (Beale, Bernard). Or, les diurétiques n'activent que la première de ces circulations, qui est sans influence sur le processus inflammatoire. Ils avouent, en outre, implicitement, qu'ils ne se rendent pas bien compte des causes de l'albuminurie qui tient surtout à l'hypérémie des vaisseaux qui président à la sécrétion, sans cela ils se garderaient bien de proscrire les diurétiques, puisqu'un des premiers effets à signaler, lorsqu'on les emploie, c'est la diminution de cette hypérémie qui, en réduisant les pertes d'albumine, ne peut que retarder la marche des accidents.

Ceux qui soutiennent l'opinion contraire, et au nombre desquels se trouvent les hommes les plus autorisés lorsqu'il s'agit d'affections rénales (Bright, Christison, Rayer, Dickinson, Grainger-Stewart), ni ont été conduits qu'empiriquement à s'en servir, et l'on ne peut se dissimuler que la connaissance mieux approfondie de la maladie leur a donné complétement gain de cause, ainsi que nous allons du reste chercher à le démontrer. Comme les purgatifs, les diurétiques possèdent une action à la fois déplétive et dépurative; mais ils la possèdent à un bien plus haut degré ; aussi leur sont-ils préférables en tous points. L'œdème généralisé, qui constitue un des graves accidents de la néphrite parenchymateuse, est lié, nous le savons, à l'augmentation de tension vasculaire. En diminuant la partie aqueuse du sang, on fait baisser cette tension, on prévient l'insuffisance cardiaque, on évite l'œdème. C'est ainsi, nous l'avons vu, qu'agissent les purgatifs. Ce mode d'action, les diurétiques le possèdent également ; mais ils ont, en outre, l'avantage de diminuer l'obstacle rénal qui préside à cette tension générale, cause de l'œdème, et qui de plus commande à l'albuminurie par la gêne mécanique qu'il apporte à la circulation locale. C'est en entraînant les cellules épithéliales dégénérées qui, accumulées dans les canalicules tortueux, compriment les vaisseaux environnants, qu'ils arrivent à cet heureux résultat. Sous l'influence des diurétiques, il se fait donc un véritable lavage du rein.

Les diurétiques ne se recommandent pas seulement par une action déplétive plus complète que celle des purgatifs. Leur action dépurative est aussi plus énergique, la surface épithéliale des canalicules, malgré les altérations dont elle est le siége, opposant une résistance moins grande à la sortie de l'urée ou des matières extractives que la muqueuse intestinale. Aussi aura-t-on d'autant moins à redouter de voir se produire les accidents urémiques que la sécrétion urinaire sera plus cons dérable, c'est-à-dire qu'on aura plus souvent recours au diurétiques.

Mais là ne se borne pas l'influence heureuse de tous l diurétiques. Il en est, tels que la digitale, qui non-seul ment agissent comme les diurétiques salins, en diminua les parties aqueuses du sang, en facilitant la sortie de cellules dégénérées, mais qui, de plus, préviennent l'in suffisance cardiaque, dont ils augmentent la tonicité, et pa suite, s'opposent à l'œdème généralisé qui en est la cons quence. Sous l'influence de cette dernière espèce de diuré tique, on voit disparaître les causes de l'œdème généralis et de l'albuminurie : la tension vasculaire, l'obstacle réna l'insuffisance cardiaque.

Les diurétiques n'ont pas tous été indistinctement em ployés. Il y en a qui sont plus particulièrement préconisé par tel ou tel auteur.

Bright conseillait la tisane d'uva ursi, la pyrola umbel lata.

Christison a donné une formule qui est restée dans l pharmacopée anglaise ; il prescrivait la poudre de digital à la dose de 0,10, associée à 4 à 8 grammes de bitar trate de potasse. Grainger-Stewart conseille l'usage d tartrate acide de potasse et du nitrate de potasse.

Rayer n'aurait obtenu que d'assez médiocres résultat de l'usage de la scille et de la digitale ; aussi s'est-il fai le défenseur de la tisane de raifort, à la dose de 30 60 grammes par jour, dans 2 litres de liquide.

D'autres, comme Robert, ont conseillé la tisane d pissenlit, de sommités de genêt. Simpson s'est fait le dé fenseur de l'huile de genévrier en inhalation.

Dickinson conseille d'ingérer en excès des boisson aqueuses, quelle qu'en soit la nature ; Eason Wilkinso s'est parfois trouvé très-bien de recommander l'usage d la bière légère et du vin blanc.

On peut enfin utiliser les diurétiques alcalins, les sels de potasse, les tartrates et les acétates (Robert), les eaux de Vals ou de Vichy.

Les médications purgative et diurétique ne constituent pas les seules médications employées pour combattre la néphrite parenchymateuse à la deuxième période ; quelques auteurs ont vanté l'heureuse efficacité de la médication diaphorétique. Le mode d'action des sudorifiques est le même que celui des purgatifs. Comme eux, ils diminuent la tension vasculaire, ils facilitent la sortie de l'urée ; à ce dernier point de vue, ils nous paraissent bien inférieurs, en ce sens que l'élimination de l'urée à la surface des téguments, bien qu'elle existe, ainsi qu'on n'en saurait douter, ne se fait que dans d'assez minimes proportions. Aussi n'hésitons-nous pas à ne les placer que sur le second plan. Leur emploi peut même, dans certains cas, être plus nuisible qu'utile au malade, attendu qu'en surexcitant l'appareil circulatoire, ils peuvent augmenter l'intensité de l'hypérémie rénale, et que toujours ils exposent le malade à des refroidissements qui peuvent hâter l'apparition de l'insuffisance cardiaque, si redoutable à cette période de la maladie. Les sudorifiques qu'on emploie le plus souvent sont les bains chauds, la poudre de Dower, à la dose de 5 à 6 grammes, l'acétate d'ammoniaque en solution. On peut en même temps avoir recours à des lotions stimulantes, à des frictions.

Les indications thérapeutiques ne se tirent pas toutes, à la deuxième période de la néphrite parenchymateuse, de l'état du rein ; il en est que fournit l'état du sang, l'aglobulie, qui, souvent, pour quelques-uns, précède l'inflammation rénale, et qui toujours en est la conséquence. Les indications fournies par l'aglobulie sont des plus utiles à remplir ; il est même indispensable de ne pas les négliger lorsqu'on veut tirer de l'emploi des médications purgative, diurétique et diaphorétique tous les avantages qu'elles peuvent donner. On devra combattre, à l'aide de médicaments toniques et ferrugineux, cette aglobulie, qui va toujours croissant, et qui se traduit par la pâleur du malade. Cette médication doit être prolongée, alors même que l'état local s'améliore, ce dont on est averti par la diminution de l'albumine et le retour des forces. Elle le sera surtout lorsque la néphrite parenchymateuse passe de la deuxième à la troisième période. Elle constitue même à cette époque la médication la mieux appropriée au traitement de cette inflammation. On doit donc insister sur cette médication lorsqu'on verra l'albumine persister, les cylindres épithéliaux disparaître ou être remplacés par des cylindres hyalins, par des cylindres graisseux, lorsque l'urée ne sera plus représentée que par des chiffres insignifiants. Elle consiste en prescriptions hygiéniques et pharmaceutiques.

N'ayant plus à combattre que les restes d'un état inflammatoire, il faut mettre le malade dans les meilleures conditions d'hygiène et d'alimentation. On lui conseillera le séjour dans un climat doux et tempéré, des exercices physiques proportionnés à ses forces, la vie au grand air, l'éloignement des affaires. Il en est qui se sont bien trouvés d'un voyage en mer (Johnson). Pour éviter toute impression due à des changements brusques de température, le malade portera des vêtements chauds, de la flanelle. De cette manière, il favorisera le fonctionnement de la peau et pourra, jusqu'à un certain point, parer à l'accumulation de l'urée dans le sang.

L'alimentation sera aussi riche que possible et consistera en substances azotées, en vins purs ou mouillés. Il n'est pas mauvais de conseiller au malade quelques verres de vin pur à chacun de ses repas ; mais il est nécessaire de lui défendre l'usage des boissons trop alcooliques. L'alcool, en traversant le rein, ne pourrait qu'aggraver l'état d'irritation dont il est le siége, ou, si déjà il a en partie cédé, le ramener à l'état aigu. Si l'appétit fait défaut, il sera bon de stimuler l'estomac par des médicaments acides, d'avoir recours au quinquina. On pourra, à l'aide de ces prescriptions, retarder l'apparition de cette aglobulie qui toujours se montre, d'une façon si prononcée, dans le cours de la néphrite parenchymateuse.

Pour assurer l'efficacité de ces prescriptions, il sera bon d'avoir recours à l'usage de certains médicaments analeptiques, du fer, entre autres, qui aurait donné, entre les mains de Nonat et de Lees, les résultats les plus satisfaisants. Ces auteurs ne comptent pas moins de six cas de guérison sur dix cas de néphrite. On peut le prescrire sous toutes les formes ; il faut toutefois surveiller l'effet de ce médicament et se rappeler qu'il a de la tendance à amener la constipation, à ralentir la secrétion cutanée. Ces résultats, s'ils n'étaient pas combattus, seraient fâcheux, car on diminuerait ainsi les chances d'élimination de l'urée par les surfaces cutanées et intestinales. C'est pour obvier à ces inconvénients qu'il faut employer de temps à autre de légers purgatifs, quelques sudorifiques, tels que la poudre de Dower et les sommités de genêt.

C'est même dans ce but que Johnson conseille une préparation spéciale des plus utiles, qui serait le citrate de fer et d'ammoniaque. Ce médicament, tout en étant analeptique, aurait l'avantage de stimuler en même temps l'action de la peau et de la muqueuse intestinale. C'est dans le même but qu'on pourrait encore prescrire le tartrate de fer à la dose de 15 à 20 gouttes (Johnson). Ces médicaments n'ont pas seulement l'avantage d'être reconstituants et d'agir ainsi indirectement sur l'atonie vasculaire du rein ; ils semblent jouir, avec d'autres agents dont il nous reste à parler, d'une action toute spéciale sur ces organes ; car bien que le traitement général constitue le traitement par excellence de la néphrite parenchymateuse à la troisième période, il est des indications que fournit l'état local, et qui, sans avoir l'importance de celles qu'on tire de l'état général, ne sont toutefois pas à dédaigner. Elles sont, du reste, à peu de chose près, celles de la quatrième période.

A la quatrième période, le travail intracanaliculaire hyperplasique a cessé ; le rein est en état de collapsus les canalicules, débarrassés en partie des corps étran gers (cellules dégénérées, cylindres hyalins) qui les obstruaient, privés de leur épithélium et ne produisan plus que des cellules rares et incomplètes, se sont affais sés sur eux-mêmes. Bientôt ils auront disparu par l'ac colement de leurs parois. La circulation n'étant plus gênée par ces corps étrangers qui, en dilatant les canali cules, comprimaient les vaisseaux, entraînant ainsi l'a némie rénale, a repris son cours; mais elle es loin de se faire comme à l'état physiologique, et ce qu l'atteste, c'est qu'à l'anémie a succédé la congestion Le rein est bleuâtre, violacé, comme dans tout organ qui a été longtemps enflammé; les vaisseaux du rein on perdu leur tonicité; ils se laissent distendre par la pres sion intravasculaire sanguine. Cette pression n'est pas l seule cause de la distension dont ils sont le siége. Cett distension tient encore, et principalement peut-être, comm nous l'avons dit, à l'affaissement des canalicules urinifè res voisins. Cet affaissement ne peut en effet avoir lie qu'en exerçant sur le tissu connectif qui les environn une traction qui se fait sentir sur les parois vasculaire dont elle amène la distension. Cette distension mécani que dont les vaisseaux sont le siége en met les parois dan des conditions analogues à celles que produit une pressio intravasculaire exagérée. Aussi n'est-il pas extraordinai qu'elles se comportent de même, et que, leurs propriétés di lytiques étant changées, elles laissent filtrer de l'albumin

C'est pour obvier à cette double cause d'albuminuri

la perte de contractilité des vaisseaux d'une part, la tension de leurs parois de l'autre, qu'il faut avoir recours à une médication spéciale, à une médication qui puisse rendre aux vaisseaux leur tonicité et les mettre à même ainsi de résister aux funestes effets du collapsus des canalicules urinifères. Cette médication, qui consiste dans l'emploi des excitants et des astringents, n'a pas été l'objet d'attaques moins vives que la médication diurétique.

Comme on l'avait fait pour les diurétiques, on a blâmé l'usage des excitants dans le cours de la néphrite parenchymateuse, exagérant le danger qu'il y avait à s'en servir, ou les croyant d'une efficacité douteuse. Pour répondre à ces objections, il nous suffira de faire voir que nous ne les croyons utiles qu'à une époque où toute trace d'irritation a cessé dans le tissu rénal, alors qu'il n'y a qu'avantage à réveiller une vitalité qui s'éteint. Les canalicules urinifères à cette période cessent de se revêtir d'épithélium et marchent à grands pas vers l'atrophie. La seule chance qu'on ait d'éviter cette atrophie, c'est de donner aux mouvements nutritifs une impulsion nouvelle. Les médicaments dont nous parlons actuellement nous semblent parfaitement appropriés à ce but. Nous ne doutons pas que les auteurs qui vantent l'emploi de ces médicaments n'aient obtenu en temps et lieu des résultats inespérés, c'est-à-dire la guérison de la néphrite parenchymateuse profonde à sa quatrième période ; de même que nous reconnaissons tout le danger qu'il y aurait à prescrire l'usage de ces médicaments à une époque peu avancée de cette maladie.

Le mode d'action de ces médicaments, qui semble se circonscrire aux vaisseaux et aux tissus du rein, s'explique du reste tout naturellement. Le rein constitue en effet la voie d'élimination naturelle de ces différentes substances médicamenteuses. Pour être éliminées ces substances doivent fatalement traverser les vaisseaux qui président à la sécrétion urinaire, et c'est de ces vaisseau dilatés que s'échappe l'albumine. Elles ne peuvent le traverser qu'en ramenant un retour de tonicité ; c'est e agissant ainsi qu'elles font parfois cesser l'albuminuri comme c'est en irritant la surface des canalicules qui leu sert de voie d'élimination qu'elles ramènent parfois un sécrétion épithéliale plus abondante et la guérison.

Les astringents dont on a, dans ces cas, surtout vant l'efficacité sont le tannin et l'acide gallique (Parkes), l'a lun (Oppolzer), que Garnier, Gambérini, Schottin et Helle ont donné à la dose de 0,50 à 1, 2 grammes par jour. A côté se placent l'ergot de seigle, qui a été conseillé par Ja quet, Chatin et Hugues ; le perchlorure de fer, vanté pa Bourguignon. C'est sans doute aussi à la tonicité qu'i communiquent aux vaisseaux du rein que certaines sub stances ont également dû la vogue dont elles ont, à to ou à raison, joui momentanément. Telles sont les feuille d'uva ursi, qui contiennent en effet du tannin et qu'o prescrit à la dose de 1 à 2 grammes par jour, en tisane tel est aussi l'acide nitrique, qu'on donne également e tisane à la dose de 4 à 5 grammes par litre.

C'est comme substances tanniques qu'on prescrit en core les extraits de quinquina, de ratanhia, de tormen tille, dont on se trouve parfois très-bien.

Ces différentes substances sont souvent employées is lément, mais on les associe parfois à d'autres médica ments ; ainsi Frerichs s'est trouvé très-bien de prescrir conjointement à l'aloès, du tannin à la dose de 0,10 à 0,3 par jour, pris en trois fois. Il a vu cesser l'albuminuri sous l'influence de cette médication.

C'est sans nul doute à côté de ces médicaments qu' faut placer les substances qui agissent comme excitant en modifiant la vitalité de cet organe : le raifort, qu conseillé Rayer comme diurétique, la teinture de canth ride, que prescrit formellement Frerichs. Le raifort se donn en tisane ou en sirop ; la teinture de cantharide s'administre à la dose de 30, 50, 60 gouttes par 24 heures (Wells). Rayer ne la conseillait qu'à la dose de 12 à 15 gouttes par jour, et ne la prescrivait, comme Wells, qu'à une période avancée de la maladie. Il blâmait avec raison, à notre point de vue, l'usage qu'en faisait Blackall dans la néphrite parenchymateuse aiguë.

Il nous resterait à signaler, pour être à peu près complet, certaines médications qui auraient donné entre les mains de leurs auteurs des résultats satisfaisants : nous voulons parler de la médication de la néphrite par l'iodure de potassium ; mais il serait à désirer que de nouveaux faits vinssent se joindre à ceux de Malmsten, pour juger la question. Il est probable que dans ces cas il s'agissait non pas d'une néphrite parenchymateuse essentielle, mais bien d'une néphrite consécutive à une néphrite interstitielle, peut-être de nature syphilitique, et c'est sans doute en guérissant cette néphrite primitive que cette médication a modifié la néphrite parenchymateuse secondaire.

Hamburger, de son côté, aurait vu disparaître, par suite d'une médication quinique, des néphrites parenchymateuses consécutives à la scarlatine. Ces résultats ne peuvent s'expliquer que par les modifications circulatoires qu'entraîne l'administration de la quinine. Mais on comprend que la guérison ne puisse guère survenir, dans ces cas, que lorsque la maladie est encore à sa première période, à la période d'hypérémie.

Les sétons, les moxas et les cautères, que Christison, Rayer et O. Rees appliquaient au niveau de la région lombaire, sont à peu près complétement abandonnés, à tort à notre avis, car, malgré les inconvénients qu'ils peuvent présenter et sur lesquels Frerichs s'est peut-être trop appesanti, nous croyons qu'ils peuvent rendre d'énormes services et modifier d'une façon puissante et continue le travail inflammatoire dont les reins sont le siége, et nous sommes convaincu qu'on aura tout avantage à y avoir de nouveau recours dans certains cas de néphrite parenchymateuse chronique.

La thérapeutique de la néphrite parenchymateuse profonde, ou maladie de Bright, a besoin, comme on a pu le voir, pour donner des résultats satisfaisants, de faire des emprunts à de nombreuses médications (antiphlogistique, purgative, sudorifique, diurétique). Aussi ne peut-on revenir aux errements de certains médecins, nos prédécesseurs, qui croyaient pouvoir guérir par l'une quelconque de ces médications. C'est à toutes qu'il faut avoir recours; seulement l'emprunt qu'on leur fait, pour être rationnel, doit être basé sur des considérations qu'on peut résumer en quelques mots. Il faut tenir compte, en effet : 1° de l'état d'acuité ou de chronicité du processus ; 2° de la période à laquelle il est arrivé.

En envisageant ainsi le traitement, on se rendra compte des insuccès qui attendent tout médecin qui n'emploie, dans tous les cas, qu'une seule médication, de même qu'on s'expliquera les résultats heureux que peut avoir donnés fortuitement chacune de ces médications. Pour arriver à bien il faut savoir leur faire appel, suivant les indications, et se bien persuader que chacune des périodes de la maladie réclame un traitement différent.

ŒDÈME. — L'œdème, qui se montre dans le cours de la néphrite parenchymateuse profonde, peut être partiel ou général. Il se montre à peu près avec une égale fréquence chez l'enfant et chez l'adulte. Lorsqu'il est général, on le décrit sous le nom d'anasarque. A l'œdème se rattachent les épanchements plus ou moins considérables qui se font dans les grandes séreuses, et dont les noms varient suivant la séreuse qui en est le siége (hydrothorax, hydropéricarde, ascite, etc....)

Œdème partiel. — L'œdème partiel se montre aussi bien dans la néphrite parenchymateuse aiguë que dans la néphrite parenchymateuse chronique. Il peut n'apparaître qu'à une époque avancée de la maladie, et alors qu'on a déjà eu l'occasion de constater la présence de l'albumine dans l'urine. Il peut se montrer, au contraire, au début, et constituer un des phénomènes d'invasion de la maladie. L'œdème partiel est d'ordinaire passager; il peut n'exister que pendant un certain temps, ne se montrer qu'à certaines époques de la journée.

Il peut récidiver pendant longtemps avant d'être suivi de l'œdème généralisé, dont il précède ordinairement l'apparition.

L'œdème partiel peut siéger à la peau, sur certaines muqueuses, vers certains organes.

L'œdème partiel est indolore et caractérisé, lorsqu'il se montre à la peau, par la tuméfaction des téguments, qui sont incolores et gardent, lorsqu'on vient à les comprimer, l'empreinte des doigts.

C'est à la face qu'il se montre le plus habituellement. Lorsqu'il l'envahit tout entière, il donne au malade un aspect insolite qui attire son attention. Le plus souvent il se localise aux paupières, qui sont comme bouffies, tuméfiées; le malade n'ouvre que difficilement les yeux. C'est au réveil qu'il apparaît d'ordinaire; il se dissipe peu à peu, dans la journée, et au bout de quelques heures il peut ne pas en rester de traces : parfois il se montre au front et donne lieu à des plaques circonscrites plus ou moins étendues, indolores, qui peuvent disparaître par la pression, mais qui se dissipent d'elles-mêmes. La durée en est, en somme, toute passagère; mais il est rare qu'il ne se reproduise pas le lendemain, dans les mêmes conditions, et cela pendant plusieurs jours, jusqu'à ce que la maladie continuant à progresser s'accompagne d'un œdème généralisé ou d'autres œdèmes partiels qui, sans être aussi fréquents, n'en ont pas moins la même valeur.

L'œdème partiel n'occupe point, en effet, toujours fatalement le même siége. On l'a vu aux bourses, au prépuce (Rosenstein), sur le trajet du cordon spermatique (Finger). C'est habituellement à la suite de congestions liées à l'excitation des organes génitaux qu'il se localise vers ces parties ; de même que l'œdème des paupières semble se produire surtout à la suite de la congestion physiologique liée au sommeil.

L'œdème partiel peut se montrer enfin vers les extrémités, principalement vers les extrémités inférieures. On en constate l'existence au pourtour des malléoles, le soir surtout, à la suite de la marche. Il n'apparaît vers ces parties qu'à une époque déjà avancée de la maladie. Son apparition est plus tardive que celle des précédents. Il constitue, pour ainsi dire, le trait d'union entre les œdèmes partiels et l'œdème généralisé ou anasarque, dont il est le précurseur. Lorsqu'il s'est montré, il est rare qu'il disparaisse. Il n'a pas la mobilité des autres œdèmes partiels.

Les muqueuses sur lesquelles on a été à même de constater la présence de l'œdème sont la conjonctive et la muqueuse qui revêt les ligaments arytheno-épiglottiques. Il est très-probable qu'il existe également du côté de la muqueuse gastro-intestinale, et que c'est à l'œdème de cette membrane qu'il faut rapporter certains vomissements et certaines diarrhées de la néphrite; mais, ne pouvant émettre à cet égard qu'une supposition, et dans l'impossibilité de trancher cette question, nous préférons ne nous occuper que des œdèmes conjonctivaux et arytheno-épiglottiques dont l'existence a été constatée *de visu*.

L'œdème conjonctival est rare. Bright en signale un cas, toutefois, qui ne laisse aucun doute sur la possibilité de son existence. Il était caractérisé dans ce cas par un chemosis des plus prononcés. Il n'eut pas toutefois de suites fâcheuses et ne nécessita aucune opération. Il fut de courte durée et ne donna pas lieu à récidive.

L'œdème de la glotte a été rencontré bon nombre de fois. Signalé par Baudelocque, Bright et Frerichs, à une époque avancée de la maladie, il a surtout été étudié par M. Fauvel, qui en a fait l'objet d'un travail spécial, par Gibb, qui en mentionne un cas sur un enfant de 2 ans et demi.

L'œdème de la glotte, étudié par Fauvel, ne parait pas avoir la gravité qu'il présente habituellement. Il l'a surtout vu se manifester au début de la maladie et le regarde comme une manifestation analogue à l'œdème de la rétine, cause de l'amblyopie initiale de l'albuminurie. Il semble, d'après ces faits, qu'il peut exister dans le cours de la néphrite parenchymateuse deux espèces d'œdèmes de la glotte : l'un qui ne se montre qu'à une époque tardive et qui, comme dans le cas de Bright et de Baudelocque, peut être une cause de mort rapide : on constate alors tous les symptômes caractéristiques de l'œdème de la glotte ; l'autre, qui n'apparaît qu'au début, est caractérisé par une légère tuméfaction des ligaments arytheno-épiglottiques, appréciable au laryngoscope : il ne provoque d'ordinaire que de légers troubles de la voix. Dans un cas, toutefois, signalé par Fauvel, il y eut dyspnée, suffocation, et l'on fut obligé d'avoir recours à la trachéotomie, qui fut couronnée de succès. Cet œdème du début peut persister plusieurs jours et présenter, comme l'œdème cutané, des oscillations avant de disparaître complétement, pour faire place à d'autres symptômes. M. Fauvel croit que cet œdème a une certaine importance diagnostique qu'il faut utiliser, et, lorsqu'on en constate l'existence, en dehors de toute lésion de la muqueuse, on doit examiner les urines. Il serait parfois le seul signe qui mettrait sur la voie du diagnostic d'une néphrite parenchymateuse, à son début.

A côté de ces œdèmes partiels, dus à l'épanchement d sérosité dans le tissu cellulaire sous-cutané ou sous-muqueux des parties qui en sont le siége, se rangent tout naturellement les épanchements qui se font dans les grande séreuses. Ces épanchements sont toutefois rares au débu de la maladie ; ils n'apparaissent guère que lorsque déj l'œdème s'est généralisé. Néanmoins lorsque, chez un individu pâle et anémié, on verra se produire un épanchement de cette nature que n'expliquera ni la tuberculose ni la gêne au cours du sang, on devra recherche quelle est la constitution de l'urine qui en donnera, dan certains cas, l'explication.

Il est certains œdèmes viscéraux dont le caractère s rapproche des œdèmes partiels, dont nous venons d parler. Bright signale l'œdème des membranes du cerveau, et du cerveau lui-même. D'autres auteurs ont rapporté des faits analogues, et l'on sait qu'on a cherch (Behier) à expliquer par la présence de cet œdème le troubles nerveux qu'on a décrits sous le nom d'urémie e que nous croyons de tout autre nature. Mais cet œdèm n'apparaît d'ordinaire qu'à une période avancée de la néphrite parenchymateuse aigüe ou chronique (Grainger Stewart), et souvent il ne se traduit par aucun symptôm appréciable. Il n'en est pas de même de ceux dont i nous reste à parler, des œdèmes de la rétine et du pou mon, qui peuvent se montrer dès le début et qui, comm les œdèmes sous-muqueux et sous-cutané, peuvent revêti le caractère de phénomènes prémonitoires.

L'œdème de la rétine a été étudié par Simpson, Landouzy, Lévy, Follin, Wecker, Schweigger. Nous en avon nous-même reconnu les caractères à l'ophthalmoscope, nous les avons signalés dans un travail particulier (D l'altération de la vision dans la néphrite albumineus thèse 1858).

L'œdème de la rétine est ordinairement limité ; so

siége le plus fréquent est près de la papille, qu'il entoure d'un cercle plus ou moins complet ; la rétine soulevée en cet endroit prend une teinte d'un rouge blanchâtre ; la papille semble parfois infiltrée. L'œdème de la rétine est un accident passager, et il constitue, 4 fois sur 7 avec l'hypérémie, une des causes de ces amblyopies du début dont l'intensité est très-variable et de peu de durée, et qui ne laissent dans l'œil aucune lésion. Cet œdème disparaît à l'approche de la mort, comme du reste tous les œdèmes partiels dont nous avons parlé, lorsque la tension artérielle devient insuffisante pour faire filtrer les liquides à travers les vaisseaux. L'amblyopie que détermine l'œdème est surtout prononcée pendant le jour ; elle peut n'exister que d'un côté. Elle est le plus souvent double. Elle est caractérisée par la sensation d'un brouillard qui voile les objets ou d'un cercle noir qui les entoure ; elle peut amener la cécité complète. Elle peut ne durer que quelques heures, au bout desquelles la vue reprend toute son intégrité. Cette amblyopie passagère, due à l'œdème de la rétine, n'a du reste aucun rapport avec l'amblyopie albuminurique persistante, due à des lésions plus profondes, à des lésions inflammatoires de la rétine. Elle constitue, lorsqu'elle se présente avec ce caractère, c'est-à-dire lorsqu'elle est due à l'œdème de la rétime, un excellent symptôme prémonitoire de la néphrite parenchymateuse aigüe ou chronique, mais surtout chronique.

De tous les œdèmes partiels, le plus fréquent, après toutefois l'œdème sous-cutané, c'est l'œdème pulmonaire. Bright l'a vu se manifester 30 fois sur 100 individus atteints de néphrite parenchymateuse. Pour Grainger-Stewart, il serait encore plus fréquent, et ne se montrerait pas moins de 64 fois sur 100 cas de néphrite. Rayer, qui ne l'a pas rencontré moins fréquemment, a constaté que, dans le tiers des cas, il se terminait par la mort. Il peut se montrer au début et constituer un des premiers symptômes de la maladie ; il n'apparaît le plus souvent qu'à une période plus avancée. Il se complique souvent de catarrhe bronchique. On le reconnaît à la présence de râles sous-crépitants qui peuvent être localisés par places, au sommet, à la base surtout. Il peut exister sur les deux poumons ou se localiser à un seul. Sa durée est d'ordinaire assez courte, et, lorsqu'il ne se termine pas par la mort, il disparaît rapidement, pour reparaître au besoin de nouveau, comme tous les œdèmes partiels. Parfois la marche en est très-lente, de là deux espèces d'œdème pulmonaire, l'œdème aigu et l'œdème chronique.

Ces œdèmes partiels, quel qu'en soit le siége, qui présentent comme caractère pathognomonique la mobilité, ne sont le plus habituellement que le prélude de l'œdème généralisé ou anasarque qui leur succède presque fatalement.

Œdème généralisé. — L'œdème généralisé paraît n'être, dans certains cas, dû qu'à l'extension de l'œdème partiel, localisé d'abord vers les extrémités inférieures. C'est au niveau des malléoles qu'il commence à se montrer apparaissant surtout le soir, à la suite de fatigues, disparaissant en partie le matin. C'est de là qu'il s'étend, peu à peu, pour se généraliser, gagnant les cuisses, le tronc envahissant bientôt le corps tout entier ; la marche en est alors très-lente ; il n'apparaît avec ce caractère qu'à une période avancée de la néphrite parenchymateuse chronique, après 3 ou 6 mois de maladie (Rayer). C'est l'anasarque passive. Elle peut être active (Martin-Solon). Le début en est alors brusque, la généralisation rapide comme après la scarlatine. Dans cas cas les téguments sont fortement tendus, et peuvent être douloureux à la pression. Son apparition coïncide avec une notable diminution de l'urine.

L'œdème généralisé ne présente pas la mobilité de l'o

dème partiel, il est persistant. Il peut, il est vrai, disparaître, mais rarement pour longtemps. Il se reproduit bientôt, et acquiert alors plus d'intensité qu'à sa première manifestation.

L'anasarque active ou passive constitue une des manifestations les plus fréquentes de la néphrite parenchymateuse aigüe ou chronique; elle existe dans presque tous les cas, ainsi qu'on peut en juger d'après le tableau suivant :

Grégory l'a signalée	58	fois sur	80	cas.
Christison	27	—	31	—
Becquerell	62	—	65	—
Rayer	68	—	79	—
Martin-Solon	28	—	28	—
Bright et Barlow	37	—	27	—
Malmsten	67	—	69	—
Frerichs	29	—	41	—

Le début en est rarement spontané, il ne se manifeste souvent qu'à la suite d'une cause facile à saisir. Il est souvent le résultat d'une marche prolongée, d'une fatigue insolite, d'un refroidissement. Il succède ailleurs à une maladie intercurrente (bronchite, érésypèle), à un accès de fièvre. Son mode d'apparition le rapproche beaucoup, comme on le voit, de l'œdème généralisé consécutif aux maladies de cœur, qui ne se montre le plus souvent que comme la conséquence d'un surcroit de travail imposé au cœur par des maladies febriles.

Il est rare que l'œdème généralisé ne se complique pas, lorsqu'il dure depuis longtemps, de manifestations de même nature, portant sur les séreuses. Ces épanchements peuvent avoir pour siége l'une quelconque de ces séreuses. Plusieurs d'entre elles peuvent être intéressées en meme temps. Dans certains cas rares, l'épanchement s'y montre avant l'apparition de l'anasarque. En réunissant aux 292 cas de néphrite parenchymateuse de Frerichs le 114 cas de Rosenstein, on voit que, sur un chiffre d 406 morts, il y en eut 82 atteints d'hydrothorax, 73 d'h drocéphalie, 21 d'hydropéricarde. Le plus fréquent d tous ces épanchements est l'ascite, qui se montrerait deu fois plus souvent que l'hydrothorax (Dickinson, Grainge Stewart). Cette assertion des auteurs anglais peut êt considérée comme vraie, bien qu'elle ne soit pas confi mée par les statistiques de Frerichs, qui aurait vu l plèvres être 35 fois le siége d'un épanchement séreu et le péritoine seulement 33 fois.

On s'est demandé quelle était la nature du liquide épa ché. Déjà Nysten, Barlow et Guibourt avaient entrepr des recherches à cet égard. Elles ont été reprises p Schmidt, qui est arrivé à constater que l'albumine ne trouve pas dans d'égales proportions dans tous les épa chements. C'est dans la plèvre qu'elle se rencontre plus grande quantité, puis dans le péritoine, dans les ve tricules du cerveau, et enfin dans le tissu connectif. Il également remarqué que si les sels de soude et l'urée trouvent à peu près indistinctement dans tous les épa chements, il n'en est pas de même des sulfates et d phosphates de potasse, qui n'existent guère que dans liquide ventriculaire du cerveau.

Les caractères de ces épanchements ne présentent, p plus que l'œdème généralisé, de signes spéciaux. L symptômes, on le comprend, varient avec le siége qu' occupent.

Comme l'anasarque, ils dénotent un état avancé de maladie. De même que l'anasarque peut être, à un mome donné, le point de départ de l'érysipèle, de même au ces épanchements peuvent entraîner des troubles vis raux fonctionnels ou organiques qui mettent en dang l'existence du malade.

Pathogénie. — Les nombreuses explications qu'on

données de l'œdème albuminurique généralisé permettent de supposer qu'actuellement encore on n'est qu'incomplétement fixé sur sa nature. La généralité des auteurs en a cherché la cause dans les altérations vraies ou supposées que présente la constitution du sang chez les malades. Quelques-uns ont pensé qu'il ne s'agissait là que d'un trouble vasculaire d'origine périphérique. Nous admettons volontiers que l'œdème ne soit que la conséquence d'un trouble vasculaire ; mais, pour nous, ce trouble vasculaire est toujours d'origine cardiaque. Un coup d'œil jeté rapidement sur les théories qui veulent expliquer cet œdème par un vice du sang ou par un trouble vasculaire périphérique suffira pour en démontrer toute l'inanité.

Les altérations du sang qu'on incrimine dans la production de cet œdème sont nombreuses et pour la plupart encore assez mal démontrées. M. Gubler croit pouvoir faire intervenir l'hyperalbuminose, qui tantôt serait absolue, et qui tantôt relative n'apparaîtrait que comme une conséquence de l'aglobulie. Christison, Johnson et Frerichs croient que c'est à l'hypoalbuminose absolue qu'on doit attriquer l'apparition de l'œdème généralisé. En dehors de ces deux états morbides, on a signalé encore, comme cause de l'œdème généralisé albuminurique, des altérations du sang qu'on a décrites sous le nom de dyscrasiques. Reid et O. Rees pensent que la rétention dans le sang de certains principes urinaires suffit pour amener la stase veineuse dans les capillaires du corps, et, par suite, l'œdème comme conséquence forcée de ce trouble circulatoire.

Mais en admettant qu'il n'y eût aucun doute sur l'existence de ces altérations, on serait encore en droit de se demander si elles sont de nature à produire l'œdème, surtout cet œdème généralisé, caractéristique de la maladie, à son début ou à une époque avancée. Il n'en est rien. L'aglobulie n'est pas fatalement de provenance rénale ; elle peu.. se montrer dans toute autre circonstance : elle peut être le fait d'une anémie simple, d'une anémie symptomatique, d'une adénie... et, dans ces cas, elle acquiert des proportions sinon supérieures, au moins égales à celles de l'aglobulie néphritique. Eh bien! c'est à peine si l'on arrive à constater, à une époque avancée de la maladie, un peu d'œdème vers les extrémités inférieures, et cet œdème n'est même pas directement lié à cette altération du sang. Il semble plutôt le fait de la gêne circulatoire. Le cœur, incomplétement excité par un sang appauvri, ne se contracte qu'imparfaitement ; de là, une tension veineuse exagérée ; de là, une filtration de liquide à travers les capillaires et par suite l'œdème. Comme on le voit, en admettant même l'existence de l'aglobulie, et par conséquent de l'hyperalbuminose, on ne pourrait expliquer qu'indirectement par le fait de cette altération l'œdème généralisé.

L'hypoalbuminose, pas plus que l'hyperalbuminose, ne peut donner la clef de la pathogénie de l'œdème rénal ; d'abord, l'hypoalbuminose n'apparaît d'ordinaire qu'à une époque avancée de la maladie. Elle résulte des pertes albumineuses que fait journellement le malade. Mais, lors même qu'elle est parfaitement constatée, lorsqu'on a reconnu la diminution de la pesanteur spécifique du sérum du sang, il est permis de douter encore de l'action de l'hypoalbuminose dans la production de l'œdème. Cet état ne se rencontre pas seulement en effet dans le cours de la néphrite parenchymateuse ; il peut se montrer chez les individus cachectiques ; il peut servir à caractériser certaines variétés d'anémie (hydroémie), et, dans ces cas, il ne produit jamais cet œdème généralisé de l'albuminurique. Tout se borne, chez ces malades, à un œdème vers les extrémités, et nous ne serions pas éloigné de croire que cet œdème est de même nature que le précédent, et qu'il tient plutôt à l'aglobulie qui toujours accompagne l'hypoalbuminose qu'à l'hypoalbuminose elle-même. En tout cas il ne saurait expliquer l'œdème du début.

Johnson donne de l'œdème une autre explication. Ainsi que nous le disions, il le rapporte bien encore à une altération du sang, mais cette altération serait d'une autre nature. Il pense que la cause de cet œdème doit être attribuée à la rétention dans le sang de principes qui ne sont plus éliminés par le rein. Il croit, en s'appuyant sur les observations de Reid relatives à l'asphyxie, pouvoir conclure que cette altération, due à l'inflammation rénale, entraîne la stase du sang dans les capillaires et, par suite, la filtration de l'eau dans le tissu connectif. Il suffit, pour ruiner cette théorie, de faire voir qu'il est des néphrites parenchymateuses qui ne s'accompagnent que tardivement d'œdème, et, d'un autre côté, qu'il est certaines altérations qui amènent la destruction du rein, comme la dégénérescence amyloïde, sans produire d'œdème considérable.

Restent les théories qui, pour expliquer cet œdème, font intervenir des troubles circulatoires. Ces troubles circulatoires peuvent être ou périphériques ou centraux. Jusqu'ici on n'a pensé qu'aux troubles circulatoires périphériques, et l'on a cru pouvoir expliquer l'œdème rénal, les uns par une paralysie — les autres par une dilatation active des capillaires, ou mieux des artérioles. — Cette variété d'œdème est admissible dans certains cas. On en a des exemples dans les affections cérébrales qui, à un moment donné, s'accompagnent d'œdème dans le côté paralysé ; on en a peut-être un autre exemple dans cet œdème passager qui survient à la suite d'un refroidissement. Cet œdème peut même coïncider avec une néphrite parenchymateuse, lorsque cette néphrite reconnaît pour cause l'action du froid, qui agirait alors à la fois et sur les capillaires et sur le rein. Mais il est des cas de néphrite parenchymateuse, et ils sont nombreux, où l'action du froid fait défaut, et dans le cours desquels l'œdème relève directement du rein. Dans ces cas il nous semble impossible d'attribuer l'œdème à un simple trouble nerveux, déterminant ou la paralysie ou la dilatation active des capillaires. On s'expliquerait du reste difficilement qu'un simple trouble fonctionnel persistât aussi longtemps, alors même qu'on en admettrait l'existence sans en comprendre la cause. Aussi, tout en admettant que l'œdème albuminurique généralisé est bien réellement dû à un trouble circulatoire, nous pensons que cet œdème est d'origine centrale, et non point périphérique. Nous n'hésitons pas à le regarder comme relevant toujours d'une insuffisance cardiaque.

L'œdème généralisé peut se montrer dès le début de la maladie (néphrite scarlatineuse). Il peut aussi n'apparaître qu'à une époque avancée. Dans les deux cas, le mode de production en est le même; il ne diffère qu'en raison des conditions qui président à son développement. L'insuffisance cardiaque, qui toujours en est la cause, est entièrement liée à l'altération rénale qui la détermine. Il n'est plus actuellement permis de douter que la gêne circulatoire rénale apporte à la contraction cardiaque un trouble d'autant plus considérable que cette gêne sera plus prononcée. Ce trouble circulatoire se traduit, pendant la vie et au début, par la violence des contractions du cœur, par la dureté du pouls, et, plus tard, lorsqu'il persiste, par la mollesse du pouls, le cœur devenant très-volumineux, ainsi que le dénote la percussion. C'est alors que se manifeste l'œdème. A l'autopsie, on constate la dilatation des cavités cardiaques sans hypertrophie des parois. Cette dilatation sans hypertrophie est très-fréquemment et incidemment notée dans les observations de néphrite parenchymateuse que relatent les travaux ayant trait à cette maladie, et nous ne doutons pas un instant que, si l'attention eût été attirée de ce côté, on ne l'eût signalée plus souvent. Jamais on ne rencontre dans ces cas cette dilatation avec hypertrophie cardiaque, sur laquelle Traube a attiré l'attention, et qui ne se montre que dans le cours des néphrites interstitielles, dont nous aurons plus tard à parler. Si, tenant compte des signes cliniques et des altérations anatomiques que nous venons de mentionner, on cherche à interpréter les faits, on arrive tout naturellement à cette conclusion : c'est que cette dilatation du cœur, liée à son insuffisance, n'est que la conséquence naturelle de la tension artérielle exagérée qu'entraîne rapidement la gène circulatoire rénale. Cette insuffisance cardiaque peut se montrer brusquement, c'est lorsque la gène circulatoire rénale apparaît rapidement ; or cette gêne peut se montrer en quelques heures, elle est due tout entière à la dégénérescence de l'épithélium qui, retenu dans la portion flexueuse des canalicules, comprime les capillaires rénaux ; cette dégénérescence épithéliale, qui peut se faire en très-peu de temps, rend très-bien compte de l'insuffisance cardiaque qui en est la conséquence et qui peut se traduire dans l'espace d'une nuit par un œdème généralisé. Par le fait de cette insuffisance cardiaque, il se produit en effet une stase dans le système veineux, une tension exagérée dans les capillaires, et par suite l'œdème généralisé.

Lorsque l'œdème ne se produit qu'au bout d'un certain temps, c'est que la néphrite parenchymateuse n'a pas été d'emblée généralisée, l'inflammation n'a envahi que peu à peu le rein, comme dans certaines variétés de néphrite parenchymateuse chronique. Ce n'est qu'au bout d'un certain temps que l'épithélium dégénéré arrive à amener cette gène circulatoire cause de l'insuffisance cardiaque et de l'œdème. On pourrait être au premier abord étonné de ne point voir survenir dans ces cas l'hypertrophie compensatrice qui toujours apparaît lorsqu'il existe un obstacle au cours du sang. Seulement il faut se rappeler que l'individu atteint d'aglobulie par le fait de la néphrite parenchymateuse est dans de mauvaises conditions pour fournir les éléments nécessaires à la production de cette hypertrophie. Le cœur se laisse donc distendre peu à peu, sans s'hypertrophier; il suffit souvent longtemps aux obstacles que l'affection rénale crée à la circulation. Mais il arrive un moment où il devient insuffisant. C'est alors qu'apparaît l'œdème, qui, d'abord peu prononcé, envahit bientôt le corps tout entier et se complique d'épanchements vers les séreuses.

Cet œdème généralisé, lent à se produire, dont la marche rappelle en tout point celui des affections chroniques du cœur, se produit dans les mêmes conditions. C'est le plus souvent à la suite d'une maladie fébrile qu'il apparaît, et ce qui ne laisse aucun doute sur la nature de cet œdème, c'est qu'il présente les mêmes oscillations que l'œdème cardiaque. Ce qui, d'un autre côté, prouve bien que le point de départ en est dans la gêne circulatoire rénale, c'est qu'il est d'autant moins prononcé que les urines sont plus abondantes, et par suite les altérations rénales moins étendues ; c'est qu'il s'atténue lorsque se rétablit la sécrétion urinaire, un moment suspendue ou diminuée.

Si l'on a émis, pour se rendre compte de l'œdème généralisé, les hypothèses nombreuses et plus ou moins plausibles dont nous venons de parler, pour en faire justice, nous devons avouer que l'œdème partiel a jusqu'à présent semblé tout à fait inexplicable. On ne saurait, en effet, l'attribuer aux modifications du sang ou à l'influence du froid. On ne comprendrait pas très-bien qu'à la suite de ces causes se manifestât un œdème qui se localise souvent aux paupières, parfois aux extrémités inférieures, plus rarement aux bourses ou vers l'un des organes internes. En tenant compte toutefois de ces localisations, et en remarquant que d'une part, il n'apparaît que là où les tissus présentent une certaine laxité ou dans les parties déclives, que d'autre part il coïncide avec une exagération de la tension artérielle, ainsi que le prouvent l'état du pouls et l'impulsion du cœur, tension qui peut être assez considérable pour amener consécutivement l'insuffisance cardiaque et, par suite, l'œdème généralisé, dont il n'est que l'avant-coureur, il ne serait peut-être pas tout à fait impossible d'en pénétrer le mécanisme. Pour nous, cet œdème partiel n'est qu'un œdème collatéral, se faisant à distance.

Lorsque se manifeste une inflammation au voisinage d'un organe dont le tissu connectif est abondant, ce tissu devient le siége d'un œdème, dû à la gêne qu'éprouve le sang à traverser les parties enflammées. Par suite de cette gêne, il y a tension exagérée dans les artérioles environnantes et consécutivement filtration, à travers les parois des capillaires, de sérosité qui s'épanche dans les mailles de ce tissu. C'est ce qui arrive dans les inflammations qui avoisinent les bourses, les paupières. Et qu'on ne vienne pas nier l'influence de cette tension comme cause de l'œdème pour l'attribuer à une paralysie inflammatoire de ces vaisseaux que rien ne prouve : il n'existe point en effet, au niveau de ces œdèmes, de signes d'inflammation; les téguments ont conservé leur coloration normale et sont tout à fait indolores. C'est ainsi qu'on peut expliquer également l'œdème pulmonaire dans les cas d'épanchements pleuraux. L'œdème localisé de la néphrite parenchymateuse nous semble de même nature, et passible des mêmes explications. Il relève tout entier de la pression artérielle exagérée que détermine la gêne circulatoire rénale. Seulement c'est un œdème collatéral qui se fait loin des organes malades; mais, comme ces œdèmes dont nous venons de parler, il ne se montre que vers les parties qui permettent à l'infiltration séreuse de se produire avec le plus de facilité : là où les tissus présentent le moins de résistance, vers les bourses et les paupières; il se montre également aux extrémités inférieures, bien que le tissu cellulaire sous-cutané y soit peu abondant ou plus résistant : c'est que, dans ces parties, la tension artérielle, cause de cette variété d'œdème, y trouve un adjuvant dans l'action de la pesanteur. Et ce qui prouve que la tension artérielle exagérée, cause de ces œdèmes, subit bien réellement l'influence de causes adjuvantes, c'est qu'il se montre avec le plus d'intensité, vers les parties qui en sont le siége, à la suite de congestions physiologiques passagères. Ainsi, c'est surtout à la suite du sommeil, le matin au réveil, que l'œdème des paupières est le plus prononcé; c'est après le coït qu'il apparaît avec le plus d'intensité aux bourses, ou sur le trajet du cordon spermatique.

Cet œdème partiel, localisé vers les tissus à texture molle, comme les paupières, les bourses, et dû à une tension artérielle exagérée, se montre surtout dans la forme aiguë de la néphrite parenchymateuse profonde. Il ne conserve pas longtemps ce caractère ; bientôt il se généralise. Il ne diffère alors en rien de l'œdème des affections cardiaques. Ce passage de l'œdème partiel à l'œdème généralisé se fait tout naturellement ; la gêne circulatoire persistant en même temps que se prononce de plus en plus l'aglobulie, le cœur devient insuffisant et se laisse distendre. C'est la marche que suit l'œdème dans la néphrite parenchymateuse chronique : d'abord partiel il ne devient généralisé que consécutivement. Mais l'œdème généralisé peut se montrer d'emblée, sans avoir été précédé d'œdème partiel : il en est ainsi lorsque la néphrite parenchymateuse frappe un sujet qui, déjà, est épuisé par d'autres maladies ; lorsque la gêne circulatoire rénale, due à une néphrite généralisée, est trop rapidement considérable pour permettre au cœur de lutter, même quelque temps, avant de devenir insuffisant.

On peut, en somme, résumer en deux mots la pathogénie des œdèmes partiel et généralisé ; le point de départ en est le même : la résistance qu'opposent au cours du sang les altérations rénales, consistant, lors de néphrite parenchymateuse, dans la réplétion des canalicules urinifères par des éléments de nature diverse. Cet obstacle admis, il peut arriver que le cœur lutte et résiste : la circulation continue ; mais alors apparaît, par le fait de la tension artérielle exagérée, l'œdème partiel. Il peut arriver, d'autre part, que le cœur cède et devienne insuffisant : la circulation est troublée ; la tension artérielle baisse ; la tension veineuse s'exagère. C'est alors que se montre l'œdème généralisé.

Il va sans dire qu'en dehors de ces œdèmes partiel et généralisé qui appartiennent à la néphrite parenchymateuse profonde, il peut se montrer, à une époque avancée de cette maladie, comme dans toute maladie cachectique, un œdème anémique qui reste localisé aux extrémités inférieures.

Traitement. — Pour être traitées avec succès, ces deux variétés d'œdèmes réclament un traitement quelque peu différent. Pour combattre l'œdème partiel, on ne doit avoir qu'un but : diminuer la tension artérielle exagérée cause de cet œdème. Les médications qui, à ce point de vue, donnent les meilleurs résultats sont les émissions sanguines, les purgatifs et les diurétiques : le nitrate de potasse, la scille. Il faut rejeter ici l'emploi de la digitale, dont les effets seraient désastreux, puisqu'elle augmenterait encore la tension artérielle, qu'il s'agit de faire baisser. L'œdème partiel, sauf toutefois ceux de la rétine, de la glotte et du poumon, n'est pas très-gênant pour le malade, mais, en le combattant, on agira prudemment, puisqu'on préviendra l'apparition de l'œdème généralisé, dont il est l'avant-coureur.

On ne saurait, sans la modifier, utiliser cette médication

lorsque l'œdème est généralisé. Ici la tension vasculaire, cause de l'œdème, existe bien encore ; mais d'artérielle elle est devenue veineuse, et l'on doit se rappeler que cette tension veineuse exagérée, qui détermine l'œdème généralisé, ne reconnaît pas d'autre cause immédiate que l'atonie cardiaque. Tout le traitement de cet œdème généralisé consistera donc à rendre au cœur une énergie capable de triompher des résistances rénales, ou bien à diminuer ces résistances. Les saignées ne peuvent plus guère être tentées ; en les répétant, du reste, on court le risque d'exagérer l'atonie du cœur. L'aglobulie qui existe chez le malade, à la période à laquelle se montre souvent l'œdème généralisé, les rend parfois impraticables.

Le plus sûr moyen de faire disparaître cet œdème est celui qui consiste à le combattre à l'aide de médicaments cardiaques, et de tous le plus efficace est sans contredit la digitale, qui, comme on le sait, possède la propriété d'augmenter l'énergie du cœur. C'est assurément à cette propriété de la digitale plus encore qu'à son action diurétique qu'il faut attribuer les résultats merveilleux que certains médecins, comme Christison, ont obtenus en traitant l'œdème généralisé de la néphrite parenchymateuse à l'aide de la digitale. Ce qui prouve que tel est bien son mode d'action dans les cas auxquels nous faisons allusion, c'est que dans les mêmes conditions de simples diurétiques ont été impuissants. Il ne faut pas toutefois négliger les diurétiques simples, dont nous avons parlé à propos de la néphrite parenchymateuse.

On pourra enfin, dans les deux cas, utiliser l'action du bromure de potassium, qui redonnera aux vaisseaux une tonicité qu'ils ont perdue sous l'influence d'une distension exagérée.

Lorsque l'œdème généralisé résiste à cette médication, lorsque surtout il s'accompagne d'épanchements séreux, il est parfois nécessaire de compléter cette médication à l'aide de purgatifs, de sudorifiques et des diurétiques simples.

Les purgatifs qu'on emploie le plus souvent sont les sels de soude, de magnésie, mais surtout les drastiques. Bright, Barlow, Christison et Malmsten ont vanté l'élatérium, à la dose de 0,025mm; Christison la gomme gutte, à la dose de 0,25 à 0,50; la coloquinte, qu'il prescrit en pulpe ou en teinture. On a également conseillé l'ellébore. Le jalap a parfois donné de bons résultats, associé au nitrate de potasse, à la dose de 0,75 à 1 gramme, 2 à 3 fois le jour. On ajoute parfois à cette préparation du gingembre pour prévenir son effet nauséeux. Mais celui que prescrivent le plus souvent les auteurs anglais, c'est le calomel, tout en en surveillant l'action ; car ils ont constaté que les individus atteints de néphrite ont une grande tendance à être pris de salivation. Ces purgatifs, pour produire de bons effets, doivent être fréquemment répétés.

Les sudorifiques ont joui et jouissent encore d'une grande vogue contre l'œdème généralisé. On conseille de préférence les poudres de Dower, de James, l'acétate d'ammoniaque. On les associe d'ordinaire aux bains chauds, aux bains d'air, aux bains de vapeur. Libermeister s'est parfaitement bien trouvé de bains d'eau chaude, à température graduellement croissante, et prolongés pendant 35 minutes. Au sortir du bain, il enveloppe les malades de couvertures, pour provoquer la transpiration. Ces deux espèces d'agents donnent souvent de bons résultats ; ils peuvent même faire complétement disparaître cette variété d'œdème, en diminuant la tension vasculaire veineuse et en rétablissant l'équilibre cardiaque ; mais ils n'ont parfois qu'une faible portée et leur effet peut n'être que de courte durée. Pour que cet effet persiste il faut qu'on puisse, à l'aide d'un régime bien entendu, mettre le cœur à même de lutter à nouveau avantageusement contre les obstacles que créent à la circulation les lésions rénales. Si l'on ne peut atteindre ce but, l'insuffisance cardiaque reparaît bientôt et, avec elle, de nouveau l'œdème généralisé. Toutefois, ils peuvent avoir, dans certains cas, et bien qu'efficaces en apparence et faisant disparaître l'œdème, de très-fâcheuses conséquences, qu'il faut toujours avoir présentes à l'esprit. On a remarqué, en effet, que la disparition de l'œdème due à l'action des sudorifiques et des purgatifs est souvent suivie d'accidents urémiques. Il est probable qu'alors l'urée que contient la sérosité, épanchée dans les mailles du tissu cellulaire, est résorbée trop rapidement, sous l'influence de ces médicaments ; seulement, comme les surfaces cutanées et intestinales ne se prêtent que difficilement à la sortie de cette substance, elle reste dans le sang et rend imminente l'apparition de l'urémie. Aussi ne doit-on employer les sudorifiques et les purgatifs qu'avec la plus grande réserve.

On n'a point à redouter de tels accidents lorsque, pour combattre cet œdème, on a de préférence recours aux diurétiques. Ces diurétiques sont ceux-là mêmes que nous avons signalés plus haut et qu'on emploie dans le traitement de l'œdème pour prévenir l'apparition de la néphrite. Comme les purgatifs et les sudorifiques, en diminuant la tension vasculaire, ils mettent le sang à même de reprendre les liquides qui imprègnent les tissus qui sont le siége de l'œdème. Mais mieux qu'eux ils en facilitent la sortie, attendu que le rein est, par excellence, la voie d'élimination de l'urée. Aussi nous semble-t-il préférable de baser la médication qu'on dirige contre l'œdème généralisé surtout sur l'emploi des diurétiques. Comme diurétique simple, celui qu'on doit de préférence employer, d'abord sous forme de teinture, mais surtout sous forme d'infusion, c'est la digitale. On peut également avoir recours à son alcaloïde, la digitaline, à la dose de 1 ou 2 granules par jour. C'est contre cette manifestation de la néphrite parenchymateuse, l'œdème, plus encore que pour en prévenir l'apparition, qu'il est utile d'avoir recours à ce diurétique. La digitale, agissant non-seulement comme diurétique, mais encore comme tonique du cœur, a l'avantage de débarrasser les tissus des liquides qui les infiltrent et d'en empêcher le retour. Elle stimule le rein et combat l'insuffisance cardiaque, seule cause de l'œdème généralisé. On pourra également utiliser en cas d'insuccès les sels de potasse, la scille et, suivant Simpson, l'huile de genévrier.

En même temps qu'on s'attaque à l'œdème il faut combattre l'aglobulie, qui n'agit pas seulement d'une manière fâcheuse en aidant à la production de l'insuffisance cardiaque, mais encore en donnant au sang une fluidité anomale. C'est grâce à cette fluidité que, dans ces cas d'œdème par insuffisance cardiaque, la sérosité est parfois si abondante. Pour combattre cette aglobulie et l'épuisement qui en est la conséquence, on ne saurait mieux faire que de prescrire les soins hygiéniques que nous avons indiqués avec soin, à propos de la néphrite parenchymateuse, et sur lesquels nous ne reviendrons pas.

Lorsque les forces de l'économie restent sourdes ou ne répondent qu'incomplétement à l'appel des purgatifs, des sudorifiques et des diurétiques, lorsque la digitale est impuissante à redonner au cœur une énergie capable de combattre la tension vasculaire veineuse exagérée, il est parfois nécessaire d'avoir recours à des moyens locaux. Si la tension des téguments est considérable, si l'œdème, par son développement exagéré, devient une cause de douleur et d'insomnie, il n'y a pas à hésiter, il faut, sur les extrémités inférieures, faire des piqûres qui permettent au liquide de s'écouler au dehors. Devant de telles indications, on ne saurait être retenu par la crainte de les voir se compliquer d'érysipèle, et, comme ce traitement est palliatif, il faut, suivant le besoin, revenir à de nouvelles piqûres. Il est plus rare de voir les épanchements des séreuses atteindre des proportions telles qu'ils réclament un traitement direct. Lorsqu'il en est ainsi, il faut donner issue au liquide épanché quel qu'en soit le siége, ou plèvre, ou péritoine, ou péricarde. On emploiera, à cet effet, l'aspirateur, qui suffit dans tous les cas, puisqu'il ne s'agit que de sérosité.

Inflammations. — Les inflammations qui se montrent dans le cours de la néphrite parenchymateuse sont nombreuses ; le siége en est divers. On en voit se manifester vers le poumon, le tube digestif, les séreuses, la peau, certains organes spéciaux, comme l'œil. Elles sont plus rares vers le foie, la rate et le cœur. Les inflammations qui se manifestent chez les brightiques sont plus fréquentes chez l'enfant que chez l'adulte. Ainsi, sur un nombre égal d'enfants au-dessous de 16 ans et d'adultes au-dessus de cet âge, Dickinson vit apparaître chez les enfants 9 fois la pneumonie, 5 fois la pleurésie, 2 fois la péritonite, tandis qu'il n'observa chez les adultes qu'une pneumonie, 3 pleurésies et 3 péritonites.

Ces inflammations n'apparaissent pas indistinctement à toutes les périodes de la maladie. Elles se montrent surtout à la période d'hyperémie et de prolifération ; il n'y a d'exception que pour la pneumonie, qui semble apparaître avec une égale fréquence à toutes les périodes (Grainger-Stewart).

Les inflammations séreuses sont un peu plus communes que les inflammations parenchymateuses.

Elles ne sont pas toutes également fréquentes. Il résulte des tableaux dressés par Frerichs, Rosenstein et Dickinson que la plus fréquente est la pleurésie, puis vient la péritonite, et enfin la péricardite. Grainger-Stewart est arrivé au même résultat relativement à la pleurésie, mais il n'a jamais observé de péritonite.

Inflammations pulmonaires. — Les inflammations pulmonaires ont pour siége, ou la muqueuse, ou le parenchyme lui-même.

Bronchite. — La bronchite, dont Dickinson conteste la fréquence, est une des manifestations les plus communes de la néphrite parenchymateuse. Rayer l'a trouvée dans les 7/8es des cas. C'est en raison de cette fréquence que certains auteurs la désignent sous le nom de bronchite rénale (Pellegrino Levi).

Elle se montre tantôt à l'état aigu, tantôt à l'état chronique. Comme Frerichs, Deckehr la croit assez rare sous la forme aiguë. Elle est alors caractérisée par de la fièvre, de la dyspnée, des râles divers, une expectoration muqueuse. Elle se complique facilement de pneumonie lobulaire (Rayer, Bright) ; et, ce qui lui donne un caractère particulier, c'est qu'elle se manifeste sans cause appréciable. Elle est parfois une des manifestations du début de la néphrite parenchymateuse, et, lorsqu'elle résiste à la médication habituelle, elle doit éveiller l'attention du médecin, qui en examinant l'urine du malade, trouvera l'explication de cette forme insolite de bronchite.

C'est le plus souvent à l'état chronique que se montre la bronchite. Elle est souvent alors si peu prononcée, qu'elle échappe même au malade. Ce n'est, pour ainsi dire, que par hasard que le médecin, en auscultant la poitrine, rencontre des râles qui ne laissent aucun doute sur l'existence de cette maladie.

Il n'en est pas toujours ainsi, et le plus souvent elle se traduit par de la dyspnée et par une expectoration qui n'a pas dans tous les cas le même caractère : tantôt muqueuse et constituée par des crachats rares, épais et tenaces, elle est d'autres fois très-abondante et formée d'un liquide transparent. Elle se rapproche alors de la bronchorrhée et peut se terminer par suffocation.

La bronchite chronique est très-tenace; elle a grand tendance à passer des grosses bronches dans les plu fines; elle entretient dans le poumon un état congesti permanent et se complique souvent d'emphysème. Ell présente des oscillations dans le cours de la néphrit parenchymateuse; mais il est rare qu'elle disparaiss complétement. A l'autopsie, on trouve la muqueuse roug et épaissie.

Pneumonie. — Moins fréquente que la bronchite, l pneumonie n'en est pas moins une complication asse habituelle de la néphrite parenchymateuse. Il est certains pays dans lesquels on la rencontre plus souvent qu dans d'autres: Mac Dowell l'a trouvée dans le 12e de cas; pour Grainger-Stewart, elle causerait la mort dan le 5e des cas; elle a été signalée par Rayer, Bright, Grégoire, Christison, Forget, Sabatier et Frerichs.

D'ordinaire limitée à un seul poumon, elle peut êt double (Rayer). Lorsqu'elle se manifeste indépendamment de la bronchite, elle est toujours fibrineuse et s montre à l'état aigu; Bright toutefois l'a vue, dans le tie des cas, à l'état chronique.

Elle siége d'ordinaire à la base du poumon (Deckeh et a grande tendance à passer à la suppuration et à l gangrène. Il est rare de la voir remplacée par la pneumonie chronique. La pneumonie chronique, lorsqu'el existe, est chronique d'emblée.

Plus souvent que la pneumonie aiguë commune, on trouve compliquée de pleurésie.

Elle apparaît d'ordinaire, avec le plus de fréquence, à période de prolifération de la néphrite parenchymateus et peut se montrer à tout âge. Sabatier l'a observée ch un enfant de 8 ans.

Elle présente certains caractères dignes d'intérêt. Lorsqu'elle se manifeste, malgré la fièvre qui l'accompagne, l'urine conserve sa pesanteur spécifique anormale de 1012, 1013 ; le chiffre de l'urée, ainsi que l'a constaté Rosenstein, ne dépasse pas 4 à 5 grammes par jour ; les chlorures enfin ne disparaissent pas, comme lorsqu'il s'agit d'une pneumonie franche.

Le diagnostic est parfois difficile. La marche en est souvent latente. La douleur manque assez fréquemment ; les crachats caractéristiques sont dissimulés par l'expectoration propre au catarrhe, qui souvent en précède l'apparition. Les signes physiques eux-mêmes sont souvent voilés par l'épanchement pleural et par les râles bronchiques.

Les signes en sont toutefois d'ordinaire plus nets ; ils ne diffèrent en rien de ceux de la pneumonie commune.

La pneumonie simple se complique assez fréquemment, on le sait, de néphrite parenchymateuse ou catarrhale. Finger a trouvé que, sur 100 pneumoniques, 45 étaient albuminuriques ; Becquerel 42 ; Parkes 46. On pouvait craindre, d'après ces résultats, que la pneumonie n'aggravât la néphrite parenchymateuse préexistante. L'observation a démontré que ces craintes ne sont pas tout à fait illusoires. Lorsque la pneumonie guérit, il n'est pas rare, en effet, de voir la néphrite parenchymateuse présenter une intensité plus grande, comme si cette inflammation pulmonaire était le point de départ d'une poussée rénale nouvelle. Cette inflammation ne diffère point en somme, au point de vue des signes physiques, de la pneumonie franche, et Graves n'hésite pas à l'attaquer par les saignées.

Outre la bronchite et la pneumonie, on constaterait encore assez souvent chez l'enfant de la diphtérie et du croup (Dickinson) :

Inflammations gastro-intestinales. — Le tube digestif est, comme le poumon, souvent lésé dans le cours de la néphrite parenchymateuse. Il est peu de néphrites qui ne présentent, dans leur cours, des troubles dyspeptiques caractérisés par de l'anorexie, par de la lenteur de digestion; mais, dans certains cas, ces troubles revêtent un caractère d'acuité en rapport avec une véritable inflammation gastro-intestinale.

Ces troubles peuvent se montrer à des époques très différentes. Ainsi, parfois ils apparaissent au début de la néphrite parenchymateuse aiguë. Ils coïncident alors avec l'appareil fébrile dont ils dépendent. Ailleurs, ils se montrent à une époque avancée, et ne doivent pas être confondus avec les symptômes de l'urémie gastro-intestinale. Ils consistent en diarrhée simple et en vomissements, et sont dus à la stase veineuse dont le tube digestif est le siége.

Les vomissements sont alors, le plus souvent, précédés de sensations de plénitude et de pesanteur au niveau de la région épigastrique, de distension stomacale gazeuse qui suivant Johnson, serait, dans certains cas, assez développée pour être le point de départ d'accidents sérieux et qui s'accompagnent parfois de pyrosis. Lorsqu'ils se manifestent, ils se montrent le plus souvent le matin; bien distincts en cela des vomissements urémiques, qui apparaissent d'ordinaire à la suite des repas. Ils sont glaireux et ne deviennent que rarement alimentaires; enfin, ils ne contiennent pas comme les vomissements urémiques l'urée en nature ou à l'état de carbonate d'ammoniaque.

Par le fait de cette gastrite chronique, les aliments ingérés ne subissant qu'incomplétement le travail digestif deviennent souvent le point de départ de troubles intestinaux, caractérisés par les symptômes du catarrhe intestinal. Ce catarrhe intestinal peut toutefois se montrer indépendamment du catarrhe stomacal. Les matières re jetées sont muqueuses ; elles ne renferment pas de sang, comme lorsqu'il s'agit de diarrhée urémique ; jamais elles ne contiennent d'urée ni de carbonate d'ammoniaque. Ces troubles gastro-intestinaux sont le plus souvent passagers et ne sont que rarement cause de mort.

A l'autopsie, lorsqu'ils ont persisté longtemps, on trouve des altérations variées qui ont été signalées par Frerichs. Ce sont, le plus souvent, vers l'estomac, des épaississements et des ramollissements dus à la gastrite chronique; 3 fois seulement sur 292, il y eut de véritables ulcérations. Les lésions étaient moins considérables dans les cas que Fenwick eut l'occasion d'observer. Il trouva seulement que la muqueuse était injectée, que les glandes à pepsine étaient remplies de cellules granuleuses, que la membrane de ces glandes était épaissie. W. Fox a en partie confirmé ces découvertes, et l'on peut, de ces recherches, conclure que ce n'est sans doute qu'à une époque plus avancée qu'on observe les altérations signalées par Frerichs.

La lésion intestinale la plus fréquente est, dans ces cas, l'hyperémie ; Frerichs la rencontra 34 fois sur les 292 autopsies qu'il eut occasion de faire chez des individus atteints de néphrite parenchymateuse. Dans 13 de ces cas, il y avait éruption folliculaire. Elle peut même, ainsi qu'il résulte des recherches de cet auteur et de celles de Christison, s'accompagner d'ulcérations.

INFLAMMATIONS DES SÉREUSES. — Tous les médecins sont actuellement unanimes à reconnaître que les grandes séreuses peuvent s'enflammer dans le cours de la néphrite parenchymateuse. Il en est même, comme Hamilton, qui regardent les inflammations comme plus fréquentes que les épanchements. Rayer ne les regardait que comme des exceptions. On est toutefois encore assez mal fixé sur la fréquence relative de ces inflammations. Ainsi, tandis que Johnson regarde la péritonite comme une des plus fréquentes, on voit, d'après les faits de Frerichs et Rosenstein, que celle qui se montre le plus fréquemment, c'est la pleurésie, et que la plus rare est la péricardite. Ainsi, sur les 81 cas d'inflammations de séreuse survenues chez des albuminuriques, Frerichs trouva la plèvre enflammée 35 fois, le péritoine 33, le péricarde 13. Cette opinion est confirmée par les observations de Bright, Grégory, Christison et Hamilton. Celle qui, de l'avis de tous ces auteurs, est de beaucoup la plus fréquente, c'est la pleurésie. Signalée déjà par Tissot et Christison, elle a surtout été étudiée par Bright, qui l'a observée tantôt à l'état aigu, tantôt à l'état chronique. Elle est parfois isolée de toute complication, mais souvent aussi elle s'accompagne de pneumonie. Lorsque l'inflammation porte sur le péritoine, elle peut être partielle ou généralisée; lorsqu'elle est partielle, elle peut être localisée au niveau du foie, de la rate.

La péricardite coïncide fréquemment avec des altérations portant sur l'endocarde; mais cette coïncidence est moins grande que dans les cas de péricardite rhumatismale.

Ces inflammations peuvent être isolées; elles peuvent aussi se compliquer l'une l'autre, et il n'est pas rare de constater chez le même malade les signes d'une pleurésie et d'une péricardite concomitantes. Elles s'accompagnent souvent enfin de manifestations inflammatoires des grandes jointures. C'est Christison qui, le premier, attira l'attention des médecins sur ces manifestations de la néphrite parenchymateuse chronique ou aiguë; Johnson est venu confirmer, par ses recherches, les observations de Christison. Ces localisations de la néphrite parenchymateuse ne se feraient même pas seulement sur les jointures; elles intéresseraient aussi le tissu musculaire, dont elles détermineraient la rougeur et la tuméfaction. Les muscles, au dire de Johnson, seraient plus souvent pris que les jointures. Cette complication articulaire est même si fréquente, qu'elle doit, suivant l'auteur anglais, engager toujours le médecin qui se trouve en présence d'un rhumatisme chronique à examiner les urines.

Ces inflammations apparaissent à une période peu avancée de la néphrite parenchymateuse. Elles ont pour caractères généraux de se montrer sans cause appréciable, de donner lieu d'ordinaire à un exsudat abondant. Elles ne provoquent pas, le plus souvent, de phénomènes réactionnels et fréquemment elles échappent au diagnostic, confondues avec les épanchements non inflammatoires, qui souvent existent en même temps qu'elles.

Inflammations cutanées. — Il arrive assez fréquemment que, chez les albuminuriques, la peau distendue rougisse et s'enflamme. Parfois cette inflammation est légère. Elle ne consiste qu'en de simples rougeurs au pli de l'aine, au scrotum chez l'homme, aux grandes lèvres chez la femme. Souvent cette rougeur, prend une teinte brune ou violacée ; il se forme à ce niveau des bulles qui contiennent un liquide rougeâtre et, ultérieurement, des ecchymoses. Ces ecchymoses peuvent devenir le point de départ d'ulcérations gangréneuses qui s'étendent plus ou moins loin.

Parfois cette inflammation ne reste pas limitée au derme, le tissu cellulaire sous-cutané participe lui-même à cette inflammation. Il se forme alors un phlegmon qui se termine souvent par gangrène.

C'est vers les parties les plus distendues que se montrent ces inflammations profondes, vers les extrémités inférieures, vers les grandes lèvres, les bourses, vers les parois abdominales. Frerichs croit qu'elles sont dues en partie à la décomposition en carbonate d'ammoniaque de l'urée contenue dans le tissu cellulaire sous-cutané. Ce qu'il y a de certain, c'est que ces inflammations sont plus fréquentes dans l'anasarque brightique que dans toute autre. Elles se montrent surtout à la suite de scarifications; aussi ne doit-on y avoir recours qu'à la dernière extrémité.

L'érysipèle n'apparaîtrait qu'exceptionnellement dans ces circonstances; Frerichs n'en a observé qu'un cas. D'autres auteurs ont vu se développer des lymphangites.

Inflammations viscérales diverses. — Ces inflammations ne sont pas les seules qui aient été constatées dans le cours de la néphrite parenchymateuse aiguë ou chronique. On aurait vu également survenir des inflammations hépatiques et spléniques. Mais les observations que rapportent les auteurs, et qui ont trait à ces dernières espèces d'inflammations, sont encore trop vagues et trop peu nombreuses pour qu'elles puissent être, de notre part, l'objet d'une étude spéciale. Il en est une cependant qui mérite une mention spéciale : c'est la rétinite.

Rétinite. — La rétinite albuminurique s'annonce par des troubles amblyopiques, qui bientôt s'accompagnent d'intolérables douleurs. Le malade se plaint en même temps de visions douloureuses qui le tourmentent beaucoup : ce sont des taches brillantes, des cercles de feu. Ces visions variées le poursuivent même la nuit; mais il est rare qu'elles persistent pendant toute la durée de l'amblyopie. Elles reviennent à des époques variables, durent plus ou moins longtemps, et disparaissent complétement, lorsque l'amblyopie existe depuis longtemps.

Si l'amblyopie s'aggrave, les objets deviennent confus; le nuage qui les recouvre s'épaissit peu à peu. Le malade n'a plus que la sensation des corps lumineux, qui disparaît bientôt elle-même (Wagner, Avrard).

Avec ces troubles s'atténue l'intensité des phosphènes qui cessent d'être appréciables, en même temps que se rétrécit peu à peu le champ visuel périphérique de la rétine.

Lorsqu'on vient à examiner à l'ophtalmoscope le fond de l'œil d'un malade atteint de rétinite albuminurique, il se présente des taches blanchâtres qui semblent débuter au niveau de la macule. Ces taches blanchâtres, d'une forme allongée, sont isolées les unes des autres et s'irradient du centre, qu'occupe la fossette centrale, vers la périphérie de la tache jaune. A mesure que la maladie fait des progrès, ces taches se multiplient, occupent une étendue plus considérable de la rétine ; mais ce qui est digne de remarque, c'est qu'à une période avancée, les parties périphériques de la rétine, voisines de l'ora serrata, ne sont point atteintes, et se conservent toujours dans leur état d'intégrité.

En même temps que se manifestent de nouvelles taches, celles qui se sont montrées les premières s'étendent peu à peu et forment une sorte d'exsudation au pourtour du nerf optique. Lorsque le malade vient à guérir, c'est en ce point qu'on peut retrouver des vestiges de ces taches qui souvent persistent toute la vie du malade, alors que les autres symptômes de la rétinite ont disparu.

Ce n'est qu'accidentellement qu'on rencontre concurremment avec ces taches des hémorrhagies, qui du reste ne se montrent que d'une façon toute passagère ; ce qui semble prouver que les hémorrhagies n'appartiennent pas, comme la rétinite, à la néphrite parenchymateuse.

A l'autopsie on trouve des altérations qui, constatées par Schweigger et Muller, rendent bien compte des lésions qu'on a observées pendant la vie.

Ces auteurs ont reconnu qu'au niveau de ces taches la rétine est tuméfiée d'une manière notable ; que cette tuméfaction est due à une infiltration de ses éléments par des matières séreuses et coagulables.

Plus tard surviendrait une dégénérescence graisseuse qui, commençant dans la couche granulée externe, s'étendrait bientôt à toutes les autres couches. Les vaisseaux qui sont situés dans les parties sclérosées subiraient eux-mêmes la dégénérescence graisseuse ; de là leur rupture possible et par suite l'apparition de foyers hémorrhagiques. Mais ce qu'il est essentiel de se rappeler, c'est que ces hémorrhagies sont ici consécutives à l'altération de la rétine ; nous les verrons plus tard se montrer d'emblée dans des rétines en apparence saines, et donner lieu à des troubles visuels permanents qu'on rencontre chez les individus atteints de néphrite interstitielle, compliquée ou non de néphrite parenchymateuse. Ces hémorrhagies ne se distinguent pas seulement des précédentes par leur mode d'apparition ; elles s'en distinguent encore par l'état des artères et du cœur, qui, toujours alors, présentent des altérations plus ou moins graves.

La rétinite albuminurique suit d'ordinaire dans sa marche les progrès de la maladie principale ; elle s'aggrave avec elle. Elle peut s'améliorer toutefois, la néphrite parenchymateuse persistant. Elle peut du reste récidiver dans son cours.

D'un autre côté, elle peut persister, la néphrite ayant depuis longtemps disparu.

Elle coexiste fréquemment avec d'autres inflammations.

C'est d'ordinaire dans la néphrite parenchymateuse chronique qu'elle se montre ; mais on en retrouve des cas dans le cours de la néphrite parenchymateuse aiguë, consécutive à la grossesse, à la scarlatine.

Son traitement est celui de toutes les inflammations consécutives à cette néphrite.

Ces inflammations, si diverses, ne relèveraient pas toutes de la néphrite parenchymateuse, et, suivant Bartels, la néphrite interstitielle pourrait également les produire, plus souvent même à son avis que la néphrite parenchymateuse. Telle n'est pas l'opinion de Johnson, telle n'est pas non plus la nôtre. Il résulte en effet de la statistique faite à propos de l'une de ces inflammations de la rétinite, qu'elle ne s'est montrée dans le cours de la néphrite interstitielle que dans les cas de complication de néphrite parenchymateuse (Völckers). Cohnheim, de son côté, a rencontré cette inflammation dans des cas de néphrite parenchymateuse sans hypertrophie cardiaque, par conséquent, sans néphrite interstitielle.

Il est à supposer que des travaux analogues entrepris, relativement à d'autres inflammations, conduiront aux mêmes résultats, c'est-à-dire à admettre que les inflammations sont plus communes dans le cas de la néphrite parenchymateuse, et que, lorsqu'elles apparaissent, dans les cas de néphrite interstitielle compliquée de néphrite parenchymateuse, elles sont le plus souvent dues à cette dernière maladie. Nous aurons, du reste, à revenir sur cette question.

Pour obéir à l'opinion de quelques médecins, il nous resterait à signaler et à décrire, comme complications de la néphrite parenchymateuse, l'hypertrophie du cœur, les hémorrhagies et les gangrènes ; mais nous avons de bonnes raisons pour ne point ici parler de ces manifestations.

L'hypertrophie cardiaque, que certains auteurs se plaisent à signaler comme une des manifestations de la néphrite parenchymateuse, n'apparaît, lorsqu'elle se produit, ce qui est très-rare, qu'à une époque avancée de la maladie, à la période de collapsus, ou lorsque, accidentellement, l'inflammation parenchymateuse a gagné le tissu intercanaliculaire. Elle ne se montre que lorsque l'état général du malade est encore suffisamment bon pour fournir à une hypernutrition. Dans toute autre circonstance, c'est-à-dire dans la généralité des cas, elle se lié d'une manière intime à l'hyperplasie du tissu connectif du rein ; elle est due tout entière à la gêne qu'apporte à la circulation le retrait de ce tissu nouveau ; aussi n'est-ce point dans la néphrite parenchymateuse qu'on rencontre ordinairement l'hypertrophie cardiaque. C'est dans la néphrite interstitielle qu'elle se manifeste ; elle constitue même un des bons symptômes de cette maladie ; aussi n'en parlerons-nous point ici.

On a parlé également d'hémorrhagies et de gangrène, que quelques auteurs regardent comme des complications de la néphrite parenchymateuse ; mais tout porte à croire que ce n'est pas à la néphrite parenchymateuse qu'appartiennent ces accidents, mais bien à la néphrite interstitielle, compliquée ou non de néphrite parenchymateuse. La cause de ces manifestations gît en effet tout entière dans les altérations matérielles du système circulatoire. C'est à peine si l'on en trouve quelques cas en dehors de ces altérations (Goodfellow, Tardieu, Pidoux et Heaton). Or, ces altérations sont sous la dépendance de l'hypertrophie ventriculaire du cœur, ainsi que nous avons eu l'occasion de le démontrer dans un travail antérieur (thèse d'agrégation, 1869 : *Des altérations athéromateuses des artères*).

Pathogénie. — Les troubles circulatoires qui se montrent dans le cours de la néphrite parenchymateuse, et qui nous ont servi à expliquer le mode de production de l'œdème partiel ou généralisé, rendent aussi parfaitement compte de la fréquence des inflammations. C'est à l'exagération de tension, tantôt artérielle et tantôt veineuse, qu'il faut, à notre avis, en attribuer la cause. N'est-ce point à l'augmentation de tension artérielle que les auteurs rapportent la fréquence des inflammations qui apparaîtraient chez les individus pléthoriques. Ne sait-on pas, d'autre part, que les inflammations sont assez communes, à une époque avancée des maladies de cœur, alors que la tension veineuse, par le fait de l'insuffisance cardiaque, arrive à l'emporter sur la tension artérielle ; alors qu'il y a stase veineuse. C'est à l'exagération de la tension veineuse qu'on doit, sans nul doute, faire jouer, dans ces cas, un rôle important dans la production des inflammations aiguës ou chroniques, telles que la pneumonie, le catarrhe gastro-intestinal, la cirrhose du foie et du rein, qui apparaissent souvent dans ces conditions.

Ce qui semble bien prouver que l'œdème et l'inflammation reconnaissent, sans doute, une seule et même cause, les troubles circulatoires, c'est que l'œdème et l'inflammation coexistent fréquemment ; c'est que l'œdème, quel qu'en soit le siége, semble entraîner souvent l'inflammation ; c'est qu'il existe entre ces deux manifestations des affinités de nature qu'a récemment démontrées M. Renault, en faisant voir que l'œdème cutané ne saurait exister longtemps sans se compliquer d'hyperplasie, c'est-à-dire d'inflammation chronique du derme ou du tissu sous-cutané.

Les troubles circulatoires sont donc bien suffisants, comme on le voit, pour expliquer les inflammations qui se manifestent dans le cours de la néphrite parenchymateuse. C'est à tort, à notre avis, qu'on voudrait les attribuer, comme Frerichs, à la dépravation du sang, suite de l'altération des reins, ou, ainsi que le fait Parkes, à la rétention dans le sang de l'urée et des autres matières extractives. Cet auteur, en émettant cette opinion, n'a fait que renouveler, à propos de la néphrite parenchymateuse, une théorie qu'il avait déjà formulée, relativement aux inflammations qui se manifestent dans le cours de la fièvre typhoïde (Murchison).

Cette opinion est du reste toute hypothétique, et rien ne saurait actuellement démontrer la nature urémique de ces inflammations. Elle ne repose que sur un fait expérimental rapporté par Dickinson, c'est qu'on peut, en injectant de l'urée ou de l'urine dans le sang d'un animal, faire parfois naître de la pleurésie ou de la péricardite; mais ces inflammations, qui ne s'accompagnent pas habituellement d'urémie, ne sont pas suivies plus fatalement d'accidents de cette nature qu'elles n'en sont précédées. Ce qui semble prouver qu'elles sont d'essence différente.

Traitement. — Contre les inflammations qui se manifestent dans le cours de la néphrite parenchymateuse, et surtout contre les inflammations des bronches et du poumon, on ne peut employer ni le mercure, ni les saignées.

Le mercure doit être rejeté à cause de la susceptibilité des individus atteints de maladie de Bright à être pris de ptyalisme (Robert).

Les émissions sanguines sont impossibles, l'épuisement du malade s'y oppose : on doit se contenter d'antiphlogistiques qui, tels que l'aconit, la digitale et l'antimoine, n'ont pas sur l'état général du malade d'aussi fâcheux effets que les émissions sanguines (Robert).

On pourra utiliser les révulsifs cutanés, sous forme d'emplâtres, de cataplasmes, de ventouses sèches.

Les vésicatoires sont à éviter, sauf toutefois à certaines périodes avancées de la néphrite parenchymateuse, alors que la cantharidine peut être absorbée sans danger et même avec avantage par le malade.

Contre les troubles digestifs dus à un état catarrhal plus ou moins prononcé, s'il y a anorexie, nausées, on prescrira une diète sévère, des amers, l'acide cyanhydrique dilué, la teinture de noix vomique ; parfois des alcalins, à petites doses, lorsque le malade se plaint de renvois acides.

Lorsque se manifestent des vomissements et de la diarrhée ; contre les vomissements, on conseillera la morphine, la glace, des eaux gazeuses. On s'est bien trouvé d'employer parfois la créosote pour combattre ces vomissements, qui n'ont rien d'urémique. Christison la conseillait à la dose de 1 à 2 gouttes deux à trois fois par jour. Contre la diarrhée, on emploiera l'acide sulfurique, l'opium, dont il faut surveiller l'action, attendu qu'à petites doses même, il aurait de grandes tendances à produire le coma et enfin l'acétate de plomb. Christison qui, le premier, a vanté l'efficacité de l'acétate de plomb dans cette variété de diarrhée, l'employait à la dose de 0,10 à 0,15, mélangé à l'opium.

On ne saurait négliger, contre cette diarrhée, les astringents qui, tels que la cascarille, le columbo, le simarouba, ont rendu parfois de grands services.

URÉMIE.

On décrit sous le nom d'urémie un groupe de symptômes qu'à tort ou à raison on a cru pouvoir tout d'abord attribuer à la présence d'un excès d'urée dans le sang.

La néphrite parenchymateuse est une des causes les plus habituelles de l'urémie, mais elle n'en constitue pas la condition exclusive. Rayer l'avait prévu, lorsqu'il écrivait ces lignes : « Les maladies des reins et les altérations de la sécrétion urinaire donnent souvent lieu aux symptômes cérébraux les plus graves ; que la réaction s'exerce directement sur le cerveau et le système nerveux, ou indirectement, par suite des changements que ces maladies amènent dans la composition du sang. » Les faits sont depuis lors venus confirmer cette manière de voir, et l'on trouve, dans les auteurs, des cas d'urémie dus à la transformation kysteuse des reins (Tavignot), à la compression des uretères (Observ. de Aran, citée par Fournier). Tout obstacle à la sécrétion de l'urine ou à son élimination peut en somme devenir une cause d'accidents urémiques, bien distincts des accidents dus à la résorption des matières urineuses plus ou moins altérées. C'est en agissant de cette manière, en s'opposant à la sécrétion normale de l'urine, que la néphrite interstitielle, compliquée ou non de néphrite parenchymateuse, arrive aussi, ainsi que nous le verrons, à produire fréquemment l'urémie.

L'urémie a été soupçonnée par les auteurs anciens. Arétée parle des symptômes nerveux qui se présentent dans le cours des néphrites, et tout porte à croire qu'il avait en vue les symptômes urémiques. On ne pourrait en dire autant des accidents cérébraux signalés par Baillou et Van Helmont dans les maladies des organes génitaux urinaires; car ces accidents pouvaient aussi bien tenir à l'ammoniémie qu'à l'urémie.

Morgagni fait également mention d'accidents qui se manifestent dans le cours de ces affections, et qu'il attribue à des altérations rénales. Mais, en somme, on ne peut s'empêcher de reconnaître que, si ces auteurs ont entrevu les troubles dont nous nous occupons actuellement, ils ne les ont que très-vaguement décrits, et il faut arriver jusqu'au commencement de notre siècle pour en avoir une idée plus précise.

C'est Bright qui le premier, en 1827, dans la description qu'il donna de la néphrite parenchymateuse, attira l'attention sur les convulsions, sur l'état apoplectique, et sur l'épilepsie qui peuvent se montrer dans son cours. Bostock et Christison (1830), en trouvant de l'urée dans le sang, conduisirent Wilson (1833) à émettre la première théorie, destinée à expliquer le mode de production de ces accidents. Cet auteur n'hésita pas à les attribuer à l'action sur les nerfs de l'urée en plus et de l'albumine en moins (hypoalbuminose). C'est depuis lors que ces accidents furent étudiés avec soin. Plus tard, en 1839, Addison en donna une description assez exacte, et, le premier, il signala, dans ces cas, l'absence de la paralysie. Rayer compléta cette définition, en émettant sur la pathogénie de cet état morbide des idées que nous aurons à examiner plus loin.

Ce ne fut toutefois qu'en 1847 que M. Piorry assigna à ces différents accidents la dénomination d'urémiques, et c'est sous ce nom qu'ils ont, depuis lors et jusqu'en ces derniers temps, été décrits. Ce n'est que dans ces dernières années, et pour obéir à certaines théories, qu'on proposa de les désigner sous les noms d'ammoniémiques, de créatinémiques. Nous n'imiterons pas cet exemple, que les données scientifiques ne justifient encore nullement, et nous continuerons à les décrire sous le nom d'urémiques.

Les auteurs qui depuis lors se sont occupés de cette question sont nombreux. Pour ne citer que quelques noms de ceux qui ont fait sur ce sujet des travaux importants et que nous mettrons à profit dans le cours de cet article, nous nommerons Frerichs, Lasègue, Wieger, Picard, Gallois, Treitz, Schottin, Hammond, Traube, See, Fournier, Oppler, Hoppe, Zalesky et Gubler.

La première division qu'on introduisit dans la science, pour la description de l'urémie, est celle de Frerichs et de M. Lasègue, qui distinguent deux espèces d'urémie : l'aiguë et la chronique ; mais pour ces auteurs, l'urémie est toujours cérébrale. Depuis, on s'est aperçu que les manifestations de l'urémie n'étaient pas uniquement constituées par des phénomènes nerveux centraux ; que parfois ces manifestations se localisaient sur le tube digestif ; que d'autres fois elles semblaient intéresser les nerfs respirateurs. De là une division qu'on basa sur le siége même de ces troubles, sans tenir compte de leur caractère. C'est au professeur See qu'on doit cette division, qu'accepta M. Fournier pour décrire, dans son travail, l'urémie cérébrale, l'urémie gastro-intestinale, et l'urémie dyspnéique ou respiratoire. C'est cette dernière que nous adopterons.

Les deux premières espèces d'urémie peuvent se montrer à l'état aigu ou à l'état chronique ; la troisième n'existe qu'à l'état aigu.

Dans ces derniers temps, M. Jaccoud s'est demandé, se basant sur quelques faits personnels, s'il n'était pas permis d'en décrire une quatrième espèce, pour laquelle il propose le nom d'urémie arthritique. Il s'agit, dans ces cas, de malades qui, atteints de néphrite parenchymateuse, présentèrent des manifestations articulaires. Mais on peut objecter à cette manière de voir, en s'appuyant sur des faits observés par Christison et Johnson, que ce rhumatisme semble se produire plutôt sous l'influence de la néphrite parenchymateuse que sous l'influence de l'urémie. En entrant dans cette voie, on serait du reste fatalement conduit à partager une opinion que rien ne démontre, celle de W. Parkes, Goodfellow et Richardson, qui ne voient que des accidents urémiques dans les différentes manifestations inflammatoires dont nous avons parlé plus haut.

Etiologie. — Bien que sous la dépendance d'un état anormal du sang, qui joue le rôle de cause prédisposante prochaine, ainsi que les recherches de Christison et de Bostock l'avaient indiqué, et que les travaux récents ont permis de préciser d'une façon plus nette, l'urémie n'en obéit pas moins à certaines influences qui agissent comme causes prédisposantes éloignées, et qu'il importe d'examiner. Mais d'abord disons que parmi les nombreuses variétés de néphrite parenchymateuse qui produisent cet état anormal du sang, et consécutivement l'urémie, il en est qui, plus que d'autres, semblent conduire fatalement à cet état morbide. Telles sont les néphrites parenchymateuses, consécutives à la scarlatine et à la grossesse, qui de toutes les néphrites sont le plus souvent suivies d'urémie. C'est le plus souvent, dans ces cas, la forme convulsive qui se manifeste. On la décrit généralement sous le nom d'éclampsie.

La néphrite parenchymateuse aiguë commune, moins

souvent suivie d'urémie, donne plutôt lieu à la forme comateuse aiguë, tandis que la néphrite parenchymateuse chronique n'engendre guère que l'urémie à forme comateuse lente, et parfois, bien que plus rarement, l'urémie à forme convulsive.

Les néphrites secondaires, qui viennent compliquer certaines altérations des reins (dégénérescence amyloïde, cancer, etc.), donnent rarement lieu à l'urémie.

La néphrite parenchymateuse n'est pas la seule cause de l'urémie. Cet état morbide se montrerait également, et se montrerait même plus fréquemment, dans le cours de la néphrite interstitielle (Grainger-Stewart, Dickinson et Bartels). C'est également à cette manière de voir que nous ont conduit les observations qui nous sont personnelles.

Le mode d'action des néphrites ou de leurs variétés n'a pas, dans la pathogénie de l'urémie, toujours été interprété de la même manière. Ainsi Addison croyait que la fréquence de l'urémie était en raison de l'état avancé des lésions du rein. Nous sommes plus disposé à partager l'opinion de Bruecke, qui pense que l'étendue des lésions joue, dans ces cas, un rôle plus important que leur profondeur. Ce qui semble donner gain de cause à cette opinion, c'est qu'il n'est pas rare de voir, dès le début de la néphrite, se manifester des accidents urémiques, comme dans les cas de White kidney des Anglais, alors que l'épithélium n'a encore subi que la dégénérescence granuleuse, tandis qu'il est des cas de néphrite parenchymateuse plus restreinte, avec dégénérescence graisseuse et collapsus rénal, qui ont entraîné la mort sans avoir provoqué d'accidents urémiques. Pour quelques auteurs même, comme M. Piberet et Richardson, les accidents urémiques ne seraient d'ordinaire, dans les cas de néphrite parenchymateuse chronique, que l'expression d'une nouvelle poussée inflammatoire aiguë.

Quelle que soit l'opinion qu'on se fasse, relativement à l'action plus ou moins grande de telle ou telle lésion sur la production de l'urémie, en présence de la constance des lésions rénales, on ne saurait accepter actuellement, avec Richardson, que la rétention de l'urée dans le sang soit, dans certains cas, due à un simple trouble d'innervation rénale. Tout semble prouver que les altérations rénales, portant sur le parenchyme ou sur le tissu connectif intercanaliculaire, sont indispensables à la production de l'urémie. Mais, comme nous le disions plus haut, ces altérations ne suffisent pas toujours pour la produire fatalement. Elles semblent avoir besoin, pour agir, en dehors, de la cause déterminante que nous aurons à spécifier, de certaines autres influences qu'on décrit sous le nom de causes prédisposantes éloignées, et que nous allons rapidement passer en revue.

L'urémie se montre plus rarement chez l'enfant que chez l'adulte. D'après les faits de Bright, de Christison et de Malmsten réunis par Frerichs, d'après ceux de Dickinson, on voit qu'elle est chez eux d'un tiers moins fréquente. On l'a observée cependant chez des enfants de 5 mois, de 15 jours (Aran, Cahen). Chez eux, c'est habituellement entre huit et dix ans qu'elle sévit avec le plus d'intensité. C'est du reste à cet âge que les enfants sont le plus exposés à la scarlatine, et par suite à la néphrite parenchymateuse.

Elle atteint plus souvent les filles que les garçons (Barthez).

La constitution des individus ne paraît pas étrangère à son apparition. On la voit se produire plus volontiers chez les personnes qui, antérieurement, ont eu des convulsions (Barlow, Bright), ou des manifestations hystériques (Rilliet). Dans ces conditions, elle semble même revêtir un certain caractère de gravité, et se termine plus souvent par la mort.

Le climat ne paraît pas étranger à la production de l'urémie, ni à sa gravité. Ainsi, en Suède, la mort par urémie arriverait dans les deux tiers des cas de néphrite parenchymateuse ; en Angleterre, dans les deux cinquièmes ; en Allemagne, dans le quart. En France, il n'y aurait guère qu'une mort sur onze cas (Rayer).

L'urémie a paru, chez les individus atteints de néphrite parenchymateuse, être parfois le fait d'une imprudence. Ainsi, on l'a vue survenir à la suite d'une exposition au froid, d'un excès de table, d'un accès de colère (Picard), d'une frayeur (Avrard), de contrariétés vives (Bergeron).

D'autre fois, elle semble pouvoir être imputée à une médication intempestive, à l'usage du mercure (Lees, Bright), à l'usage de l'opium à haute dose (Richardson), à l'action de bains de vapeur (Marchal).

L'aspect même de mouvements convulsifs auraient, au dire de Wieger et de Stevens, suffi, chez des sujets prédisposés, pour provoquer l'apparition de l'urémie cérébrale.

C'est souvent ailleurs qu'il faut aller chercher les causes prédisposantes de l'urémie. On a signalé, comme agissant de cette manière, les modifications que subissent, de temps à autre, les manifestations caractéristiques de la néphrite parenchymateuse ou de la néphrite interstitielle. Ces modifications, qui peuvent avoir trait aux fonctions digestives elles-mêmes, portent surtout sur les changements qui surviennent dans la constitution de l'urine.

La nature des cylindres et la transformation dont ils sont susceptibles ne semblent point avoir la valeur que quelques auteurs ont cru pouvoir leur attribuer. Mais il n'en est pas de même de la réapparition dans l'urine de globules sanguins, de masses fibrineuses et de l'augmentation d'albumine. Ces manifestations, qui sont l'indice d'une nouvelle poussée inflammatoire, ont souvent précédé de bien près l'apparition des symptômes urémiques.

Suivant Abercrombie, Golding Bird, Romberg, Lees, Aran, Cahen et Richardson, l'urémie serait toujours annoncée par une diminution ou une suspension dans la sécrétion de l'urine. Présentée en ces termes généraux, cette opinion, bien que vraie, ne saurait être acceptée sans réserve. Il peut se faire, en effet, que la sécrétion urinaire soit en apparence diminuée sans que cette diminution entraîne l'urémie; la pesanteur spécifique est alors augmentée; la quantité d'eau a seule baissé ; l'urée a conservé ses proportions normales. Mais il n'en est plus de même, si avec cette diminution coïncide l'abaissement de la pesanteur spécifique de ce liquide. Tout est là. La diminution de la sécrétion urinaire n'a de valeur, comme cause d'urémie, qu'autant que la quantité d'urée rejetée en 24 heures par le malade est notablement diminuée.

Cette manière de voir est tellement exacte, que l'urémie peut se manifester, bien que l'urine semble sécrétée en quantité normale ou même exagérée. C'est ce qui arrive dans la néphrite interstitielle compliquée ou non de néphrite parenchymateuse. Seulement, dans ces cas, signalés par Addison, Wilks, Libermeister et Matthey, la constitution de l'urine est profondément troublée ; l'urine n'est presque entièrement constituée que par de l'eau; les substances salines et surtout l'urée ont presque complétement disparu. Aussi est-il nécessaire, lorsqu'on se trouve en présence de conditions qui peuvent faire redouter d'un instant à l'autre l'apparition de l'urémie, d'analyser fréquemment l'urine rendue dans les 24 heures (Johnson), ou du moins de rechercher qu'elle en est la pesanteur spécifique.

On est moins bien fixé sur l'action que joue dans la production de l'urémie le peu de développement de l'œdème (Bright, Barlow), ou sa disparition (Vogel, Anderson, Rilliet, Fournier). Le fait est encore mal établi, bien que les recherches de Monod tendent à confirmer l'opinion de Bright et de Barlow, puisque sur 12 cas d'urémie, il a vu que sept fois l'œdème était localisé, qu'une fois il faisait défaut, et qu'une autre fois, bien que généralisé, il était peu abondant. Admît-on l'influence de cesét ats morbides différents sur la production de l'urémie, que leur mode d'action donnerait lieu à diverses interprétations. Picard et Vogel seraient portés à croire toutefois que si l'urémie se produit à la suite de la disparition de l'œdème, c'est qu'il y a résorption de l'urée, qui, avec la sérosité, infiltrait le tissu connectif sous-cutané ; lorsque, au contraire, l'urémie se montre sans œdème, ils se demandent si les accidents urémiques ne sont pas dus à la rétention de l'urée dans le sang.

Si, dans tous ces cas, on a mal compris le rôle de l'œdème dans la production de l'urémie, si on a donné de son mode d'action des interprétations nombreuses et parfois contradictoires, c'est qu'on a jusqu'à présent cru que l'urémie, survenant dans le cours d'affections rénales, ne dépendait que d'une seule et même maladie, ayant pour caractéristique l'altération de l'épithélium. Mais s'il devient avéré, ce dont nous ne doutons pas, que la cause de l'urémie n'est pas la même dans tous les cas ; si tantôt l'urémie est le fait de la gêne au cours de l'urine à travers les canalicules obstrués (néphrite parenchymateuse), tandis que dans d'autres cas (néphrite interstitielle) elle est due à l'abord dans le rein d'un sang que rendent insuffisant le rétrécissement des artères et l'épuisement du cœur. Si, d'autre part, on admet, ce que les faits démontrent, que l'une de ces maladies, la néphrite interstitielle, peut parcourir son évolution sans provoquer d'œdème, tandis que, dans l'autre, dans la néphrite parenchymateuse, l'œdème constitue un des symptômes caractéristiques, on se rendra compte des contradictions signalées par les auteurs qui jusqu'ici ont confondu, sous un même chef, deux maladies très-distinctes ; on comprendra que Barlow, Bright et Monod aient pu rencontrer des cas d'urémie survenus sans œdème chez des individus présentant des urines plus ou moins albumineuses. C'est qu'alors ils avaient affaire à des malades atteints de néphrite interstitielle, compliquée accidentellement de néphrite parenchymateuse. Ici l'œdème ne joue aucun rôle dans l'apparition de l'urémie. Mais il n'en est pas de même dans les cas d'urémie symptomatique compliquée d'une néphrite parenchymateuse ; l'urémie coïncidera alors tantôt avec l'étendue de l'œdème, tantôt avec sa disparition, et l'explication en est facile à donner. Picard et Vogel ont sainement interprété ce deuxième cas. Quant à l'urémie qui se présente avec œdème, elle tient, sans nul doute, à la gêne énorme que l'urine éprouve à circuler à travers les canalicules. C'est à la réplétion de ces canalicules par de l'épithélium dégénéré qu'il faut l'attribuer, aussi bien que l'œdème généralisé qui se montre en même temps, le cœur devenant incapable de triompher des obstacles créés par cette réplétion. Comme il est facile de le remarquer, l'œdème ou sa disparition dans les deux cas se lie donc intimement à la production de l'urémie.

La généralité des auteurs s'accorde à faire jouer aux vomissements un rôle important dans l'apparition de l'urémie ; seulement les rapports qu'ils affectent avec cet état morbide ont été interprétés de différentes manières : les uns, avec Vogel, disent que la suppression des vomissements amène l'urémie ; d'autres, avec M. Monod, pensent, au contraire, que c'est l'apparition des vomissements qui est une menace d'urémie. La question, il nous semble, doit être envisagée différemment. Il est nécessaire de rappeler d'abord qu'il existe, dans le cours de la néphrite parenchymateuse, des vomissements qui n'ont rien d'urémiques, et auxquels il serait irrationnel de vouloir attribuer une influence dans la pathogénie de l'urémie. Il en est d'autres qui sont réellement urémiques et qui se reconnaissent facilement, ainsi que nous l'avons vu, des précédents. Ces derniers vomissements ont, on le comprend, des rapports intimes avec les différentes manifestations de l'urémie, puisqu'ils en sont une des manifestations. C'est assurément de ces derniers vomissements que veulent parler Vogel et M. Monod. Seulement ces vomissements ne sauraient avoir l'importance qu'ils leur attribuent comme symptômes prodromiques, puisqu'ils constituent une des expressions d'un état morbide confirmé. Avec cette interprétation les opinions de Vogel et de Monod sont également vraies. Le vomissement étant une des premières manifestations de l'urémie, son apparition doit alors faire craindre de voir les autres espèces d'urémie succéder à l'urémie gastro-intestinale; d'un autre côté, il peut se faire que la suppression de ce vomissement entraîne, par la rétention de l'urée dans le sang, l'apparition d'autres manifestations urémiques.

On pourrait, à propos de la diarrhée, faire des réflexions analogues à celles que vient de nous suggérer le vomissement. Elle n'a d'importance comme signe avant-coureur des manifestations de l'urémie qu'en raison de sa nature toxique, c'est-à-dire que la simple diarrhée séreuse, relevant de la néphrite parenchymateuse, n'en possède aucune.

On a également regardé comme cause d'urémie la suppression des sueurs (Richardson), ainsi que la suppression de l'expiration ammoniacale (Wilks). Ces faits, s'ils étaient prouvés, s'expliqueraient tout naturellement par la rétention de l'urée que n'élimineraient plus ni la peau ni le poumon.

Les inflammations autres que celles du tube digestif, qui peuvent se manifester dans le cours de la néphrite parenchymateuse comme dans celui de la néphrite interstitielle, de même que les hémorrhagies diverses qui n'appartiennent qu'à la néphrite interstitielle, n'ont avec l'urémie que des rapports assez éloignés, bien qu'elles paraissent en précéder parfois l'apparition.

Jusqu'ici nous n'avons parlé que des causes prédisposantes éloignées ; à propos de la pathogénie de cette maladie, nous aurons à nous occuper de sa cause prédisposante prochaine, de l'altération du sang, et en même temps de sa cause déterminante.

Urémie cérébrale. — L'urémie cérébrale est aiguë ou chronique. A l'état aigu, elle est caractérisée, dans certains cas, par la prédominance d'un symptôme qui a permis d'en décrire quatre formes distinctes : la forme convulsive, qui peut être clonique ou tonique, la forme délirante et la forme comateuse.

Parfois il y a un mélange intime des manifestations propres à chacune d'elles, et ce mélange est tel qu'on ne peut savoir au juste à quelle variété on a alors affaire.

Il est rare que l'urémie cérébrale aiguë débute d'emblée ; elle est d'ordinaire annoncée par certains phénomènes prodromiques (Lasègue, Fournier, Tripe). Ces phénomènes consistent en des troubles de la sensibilité ou de la motilité. La durée en est variable ; ils constituent parfois à eux seuls toute la manifestation. On donne alors à la variété d'urémie dont ils sont l'expression le nom d'urémie cérébrale incomplète. Ils peuvent manquer (West, Sée, Jaccoud), et l'urémie se montre alors d'emblée, sous l'une de ses formes typiques.

Lorsqu'ils existent, on les rencontre surtout dans l'urémie puerpérale ou scarlatineuse. Ils consistent principalement en céphalalgie, en amblyopie et en vomissements.

La céphalalgie est gravative ou pulsative ; et dans quelques cas, si violente, que le malade ne peut reposer sa tête ; le siége en est parfois indéterminé ; le plus souvent cependant elle se localise au front ou à l'occiput (Piberet) ; elle peut n'occuper que la moitié du crâne et simuler la migraine. Elle est continue ou intermittente. Lorsqu'elle est intermittente, elle présente d'ordinaire le soir des exacerbations que rien n'explique, et s'accompagne alors de vertiges et d'étourdissements qui augmentent avec les mouvements.

L'amblyopie est d'une valeur diagnostique plus grande que la céphalalgie. Elle précède de peu de temps l'apparition des symptômes caractéristiques de l'urémie (Monod). Elle apparaît brusquement et se reconnaît à son intensité. En peu de temps, en quelques heures, la cécité peut être complète. Elle s'accompagne ordinairement d'éclairs, d'étincelles. Elle peut disparaître rapidement, pour se reproduire ensuite, souvent à plusieurs reprises dans le cours de l'urémie ; elle peut être aussi persistante. Bien différente de l'amblyopie albuminurique, elle ne présente ni œdème, ni hyperémie de la rétine ; jamais elle n'est due aux lésions graves de l'amblyopie albuminurique persistante (Wagner et Charcot). La cause en est plus profondément située, et, comme la plupart des accidents prodromiques ou convulsifs de l'urémie confirmée, elle nous paraît d'origine centrale.

Ces troubles, qui peuvent aller jusqu'à la cécité, ne constituent pas les seuls troubles visuels prodomiques de l'urémie cérébrale, bien qu'ils soient, il est vrai, de beaucoup les plus importants. Les auteurs ont en effet parfois signalé de l'hémiopie, de la diplopie, de la presbytie, de l'héméralopie, de l'achromatisme. Dans certains cas le malade accuse la sensation de mouches volantes. Parfois ces troubles sont très-fugaces, très-passagers : l'une des malades de M. Piberet se trouva, deux fois et pendant une demi-heure à peine, dans l'impossibilité de lire. Souvent, comme la cécité, ils sont persistants.

Le vomissement, du moins dans la forme aiguë, constituerait, au dire de M. Monod, un phénomène prodromique plus rare que les précédents. D'abord alimentaire, il devient bientôt séreux, puis bilieux ; et l'on peut se demander, lorsqu'il se montre, s'il n'appartient pas à l'urémie confirmée. Il n'y a qu'un moyen de trancher la question, c'est de voir si dans ces vomissements auxquels nous faisons allusion il n'y a pas de l'urée ou du carbonate d'ammoniaque. Ils s'accompagnent fréquemment de diarrhée, diarrhée qui peut être, à notre avis, susceptible de la même interprétation.

A côté de ces troubles prodromiques s'en trouvent d'autres moins importants, il est vrai, mais qui n'en ont pas moins une très-grande valeur quand ils apparaissent dans le cours d'une néphrite interstitielle ou parenchymateuse. Ce sont des bourdonnements d'oreille, de la surdité, des mouvements convulsifs apparaissant dans les membres, surtout dans les membres inférieurs. Robert accorde à ces mouvements convulsifs une grande valeur diagnostique. Dans les cas d'urémie dus à un obstacle mécanique au cours de l'urine, ils se montreraient vers le neuvième jour, et seraient le signe avant-coureur à peu près certain d'accidents urémiques plus graves. Nous avons été à même de faire la même observation dans des cas d'urémie dus à la néphrite interstitielle. D'autres fois on note de la somnolence, surtout dans l'urémie cérébrale chronique, et une notable modification dans l'état moral du malade, qui dans ces cas, dit M. Fournier, présente une singulière torpeur physique et intellectuelle : il devient paresseux et moins actif ; il ne se meut qu'avec lenteur et, en quelque sorte, à regret. Son intelligence est moins active, ses idées moins nettes. Le caractère semble changé, et l'on remarque une singulière indifférence du malade pour ceux qui l'entourent. Cette apathie se traduit sur la figure, qui perd son expression habituelle : les traits sont comme pendants ; le regard vague, incertain (Rayer, Charcot).

On a également signalé, comme un des signes prodromiques importants de l'urémie en général, l'épistaxis ; mais il reste à se demander si l'épistaxis ne se montre pas plus spécialement, et peut-être exclusivement dans l'urémie, symptomatique d'une néphrite interstitielle. Ces symptômes prodromiques peuvent exister dans toutes les formes d'urémie cérébrale ; mais c'est surtout dans l'urémie cérébrale à forme convulsive clonique qu'on les rencontre.

L'urémie cérébrale à forme convulsive clonique est la première qui ait été signalée par les auteurs. C'est cette forme qui a été décrite par Bright. Elle apparaît le plus souvent dans le cours de la néphrite parenchymateuse, consécutive à la scarlatine ou à la grossesse ; mais, ainsi que nous le verrons, on aurait tort d'attribuer à l'urémie toutes les convulsions de la grossesse. Elle se montre plus rarement dans le cours de la néphrite parenchymateuse chronique. Elle débute d'ordinaire à une époque peu avancée de la néphrite, vers la deuxième ou la quatrième semaine (Rilliet), du douzième au vingtième jour (Fournier) ; pour M. Monod, elle apparaîtrait du deuxième au soixantième jour. Du reste, plus la néphrite est aiguë, et plus les accidents cérébraux sont prompts à se développer. Un œdème peu considérable en favoriserait le développement ; il en serait de même de la diminution de l'urine, si commune dans la néphrite parenchymateuse aiguë. Pour la néphrite parenchymateuse chronique ce serait tout le contraire, et M. Abeille aurait vu l'urémie convulsive apparaître surtout dans les cas d'hypersécrétion urinaire, mais tout porte à croire qu'il s'agissait là d'une néphrite interstitielle, compliquée de néphrite parenchymateuse. Dans ces cas, en effet, le liquide rejeté par le rein n'a de l'urine que l'apparence, et l'urée qui reste dans le sang est en aussi grande quantité, et plus même que dans la néphrite parenchymenteuse aiguë. On s'explique ainsi très-bien les phénomènes urémiques qu'on peut être alors à même d'observer.

Il peut ne pas exister de symptômes prodromiques. Le début est alors brusque. Les convulsions se montrent subitement.

L'urémie convulsive clonique n'est point une; elle revêt différents aspects. Tantôt elle rappelle à s'y méprendre l'attaque épileptique : elle prend alors le nom d'éclampsie ou d'épilepsie symptomatique; d'autres fois, elle se rapproche beaucoup plus de l'attaque de convulsion proprement dite; elle mérite alors le nom de forme ataxique que lui a donné Rilliet.

a) *Variété éclamptique.* — Dans la forme éclamptique on peut constater les trois stades caractéristiques de l'épilepsie : les stades tonique, clonique et de collapsus. Les convulsions de chacun de ces stades sont d'ordinaire généralisées (Rilliet, Piberet, Routh); elles peuvent être toutefois, comme dans l'épilepsie essentielle, localisées à l'une des moitiés du corps. C'est à tort qu'on a cru pouvoir nier l'apparition, dans le cours de cette variété de l'urémie cérébrale, de certains symptômes de l'épilepsie. Ces symptômes sont, il est vrai, moins constants, et peuvent n'exister qu'à l'état isolé; mais M. Bergeron a signalé, au début de l'attaque, un cri analogue à celui qui précède l'attaque épileptique. Routh a rencontré la morsure de la langue; Cahen la flexion du pouce dans la main. La perte de connaissance elle-même, qu'on a voulu nier dans cette variété de l'urémie, est au commencement de l'attaque un phénomène fréquent, sinon constant.

b) *Variété ataxique.* — Lorsque l'urémie cérébrale affecte le deuxième type convulsif, la forme ataxique, les symptômes qui la caractérisent ne consistent qu'en de simples convulsions cloniques, qui peuvent être générales ou partielles. On ne constate point ici d'écume à la bouche, de perte de connaissance, de troubles de la sensibilité. Le cri initial fait défaut. On ne trouve aucun des signes enfin qui se rencontrent aussi bien dans l'épilepsie essentielle que dans l'épilepsie symptomatique ou éclampsie. Les convulsions cloniques se montrent sans stade tonique précurseur et le stade de collapsus manque complétement. Cette variété d'urémie est caractérisée par des convulsions généralisées, qui rappellent plus ou moins les convulsions hystériques.

Les convulsions, toutefois, sont loin d'être toujours généralisées. Elles peuvent être localisées à certains muscles de la face (Lasègue), du bras (Sée). Elles peuvent ne consister qu'en de légers soubresauts, en des tremblements de tendons (Robert).

La variété ataxique, comme la variété éclamptique, se montre par accès. Lorsque les accès ont été fréquents, il est rare qu'ils ne laissent point après eux un état comateux plus ou moins prononcé ; mais ce coma est d'abord assez léger, et le malade recouvre bientôt connaissance. Il ne devient intense que lorsque les accès se sont reproduits plusieurs fois. Dans ces cas, le coma peut devenir persistant, et l'on a alors une forme mixte, due à la réunion des symptômes caractéristiques de la forme convulsive clonique, éclamptique ou ataxique avec la forme comateuse.

Le pouls, qui pendant la phase convulsive avait été accéléré, se ralentit au moment où cessent les convulsions. Les pulsations sont parfois même moins nombreuses qu'à l'état physiologique. On ne saurait donc voir, avec M. Ozanam, dans la persistance de l'accélération du pouls un signe distinctif de l'épilepsie symptomatique, comparée à l'épilepsie essentielle. Il n'y a du reste de fièvre vraie que lorsqu'à la suite de nombreux accès convulsifs il est survenu des complications vers quelques organes, ou lorsque le malade touche à la période ultime et fatale de l'urémie. La respiration perd également de sa fréquence et reprend son rythme habituel.

Le nombre des accès dont la réunion constitue ce qu'on appelle une attaque d'urémie n'est pas le même dans tous les cas, il varie même assez sensiblement, suivant l'espèce de néphrite qui a présidé au développement de l'urémie. Ainsi, tandis que chez 12 scarlatineux M. Sée n'a guère vu, lors d'urémie, que 2 attaques convulsives en 24 heures, M. Charcot en a vu survenir 15, 20, 70 en un jour, chez une femme atteinte d'urémie puerpérale. Mais on peut se demander si dans ces cas on avait affaire à une éclampsie de nature urémique. Le chiffre donné par M. Sée ne nous semble toutefois pas complétement exact, et tout en reconnaissant que l'urémie puerpérale convulsive se traduit par des attaques plus fréquentes que l'urémie scarlatineuse, nous croyons que dans cette dernière elles sont cependant un peu moins rares. Un tableau de Monod vient en partie confirmer notre manière de voir, puisque cet auteur a vu survenir, chez des scarlatineux urémiques, ici 3 attaques en 2 jours, ailleurs 11 en 28 heures, et même 20 en 24 heures.

Le accès constitutifs de ces attaques sont de deux à trois minutes, parfois d'un quart d'heure. Ils sont d'ordinaire séparés par des intervalles de calme, pendant lesquels le coma disparaît et l'intelligence revient au malade. Lorsque ces accès sont intenses et rapprochés, ces intervalles de calme peuvent faire complétement défaut, l'accès empiétant sur le précédent; les accès sont alors dits subintrants. Cette subintrance peut ne pas exister. Lorsqu'elle manque, on voit dans l'intervalle des accès se développer un état comateux, qui est d'autant plus prononcé que les accès ont été plus intenses et plus rapprochés; la sensibilité serait d'ordinaire conservée, mais les mouvements réflexes seraient suspendus.

Lorsqu'il existe plusieurs attaques, elles sont d'ordinaire séparées par des intervalles de repos, et rien ne peut parfois faire soupçonner le retour d'une attaque nouvelle. D'autres fois, il persiste certains troubles ; mais ces troubles peuvent subsister, quoique moins fréquemment, alors même que l'attaque ne doit point se reproduire. Aussi n'ont-ils pas toute la valeur qu'on a voulu leur attribuer. Ils consistent dans des troubles de la vue (amblyopie, cécité, hémyopie, photophobie), de l'ouïe (surdité, hyperesthésie acoustique).

Le malade est souvent pris d'une incontinence d'urine parfois très-tenace, ou de transpiration abondante. Les pupilles, qui, suivant Goodfellow, Wilks, seraient contractées pendant la période convulsive, se dilateraient outre mesure lors du coma et à l'époque de la convalescence. Il peut, à la suite d'attaques multiples, survenir également des troubles cérébraux plus ou moins graves, de l'aphasie, de la manie, parfois seulement de la somnolence, une tendance à la tristesse, tous symptômes sur lesquels nous allons revenir avec plus de détails dans un instant, car ils peuvent persister à la suite de toutes les formes d'urémie cérébrale. On ne peut donc, comme on le voit, se baser sur la présence ou l'absence de ces troubles pour formuler le pronostic de l'urémie cérébrale à forme convulsive clonique (épileptique ou ataxique). On pourra plus sûrement prédire une terminaison heureuse lorsqu'on verra les attaques s'espacer et perdre de leur intensité. Dans certains cas, la cessation des attaques semble avoir coïncidé avec le retour de l'anasarque (Matthey, Coindet, Odier, Rilliet), avec l'augmentation de l'albuminurie (Erlenmayer, Finger, Piberet).

L'urémie cérébrale clonique (éclamptique ou ataxique) serait beaucoup moins grave que la forme comateuse, le pronostic en serait même très-benin, si l'on en jugeait d'après les chiffres de Rilliet et de M. Sée, puisque sur 13 cas d'urémie convulsive, Rilliet a observé 10 guérisons, et M. Sée 11 sur 12. Seulement, il faut remarquer que dans ces statistiques n'entre pas l'urémie la plus grave, l'urémie d'origine puerpérale.

La mort ne survient que rarement pendant la période convulsive; elle n'apparaît le plus souvent que dans la période comateuse, consécutive à l'éclampsie.

La forme convulsive tonique ou tétanique de l'urémie cérébrale, bien que moins fréquente que la précédente, a été observée, surtout dans ces derniers temps, par un assez grand nombre d'auteurs. Elle est assez variée dans ses manifestations, si l'on en juge d'après les faits relatés par eux. Ainsi M. Jaccoud l'a vue caractérisée par de l'opistothonos avec contracture des fléchisseurs des avant-bras. Dans le cas de Aran, il y eut trismus avec incurvation du tronc, puis convulsions. Il s'agissait ici d'un nouveau-né. Hausser rapporte un fait à peu près semblable chez un adulte. Routh vit chez son malade les convulsions cloniques remplacées par de la rétraction des membres. Avrard observa en même temps des convulsions du côté droit et des contractures du côté gauche.

Le diagnostic de cette forme de l'urémie est parfois assez difficile. Elle peut être très-facilement prise pour une maladie des centres nerveux ou de leurs enveloppes, si rien dans l'extérieur du malade ou dans les renseignements ne porte à examiner l'urine. M. Jaccoud partage tout à fait notre manière de voir, et dans le cas qu'il rapporte on pouvait, dit-il, croire à une méningite cérébrale.

Cette variété semble plus grave que la précédente.

La forme délirante, indiquée par Christison et Grégory, a été surtout bien décrite par Wilks et par MM. Lasègue et Sée.

Elle est assez rare. Le délire peut, ainsi que le fait remarquer M. Fournier, s'ajouter aux formes comateuse et convulsive sans constituer une forme à part, alors qu'il n'est que modéré, peu intense ou transitoire, lors surtout qu'il ne survient qu'à une époque voisine de la période terminale. Mais en d'autres cas, il est plus prononcé ; c'est alors que la maladie semble prendre un aspect nouveau et qu'on a véritablement affaire à la forme délirante.

Lorsqu'il prédomine, il peut à son tour s'associer au coma et aux convulsions. Il est alors tantôt tranquille, doux, et revêt le caractère du délire monotone ; tantôt il est bruyant et frénétique. Le malade privé de connaissance pousse parfois des cris dits encéphaliques, et semble atteint de véritable manie. Il est parfois tellement violent qu'on est obligé d'avoir recours à la camisole, comme dans le fait cité par M. Lasègue.

La durée de ce délire est parfois très-courte ; elle peut être, dans certains cas, de quelques heures, comme dans le cas de Lasègue; elle pourrait, au dire de M. Sée, durer plusieurs mois.

Le coma peut n'exister que d'une façon pour ainsi dire secondaire. C'est avec ce caractère qu'il se présente, comme manifestation terminale de la forme convulsive. Il ne constitue point, dans ces cas, une forme spéciale de l'urémie cérébrale. La forme comateuse de l'urémie est caractérisée par l'apparition primitive du coma. Il peut être annoncé par des manifestations dans l'état intellectuel du malade, et ne se développe que peu après; mais le plus souvent le début en est brusqué. Tel fut le cas de cet enfant qui, revenant de la clinique de Romberg, fut frappé tout à coup dans la rue et tomba sans connaissance. Il en est ainsi surtout dans les cas de néphrite interstitielle. Il peut alors être rapidement mortel. Wilson, Christison, Moore, ont cité des observations de malades qui ont succombé dans le cours d'une première attaque. On constate alors la perte de connaissance avec insensibilité, résolution des membres (Frerichs). Le pouls est à 60,90, la température est d'ordinaire abaissée et rarement plus élevée qu'à l'état normal. La respiration présenterait dans le coma le caractère stertoreux du coma ordinaire (Addison, Wilks); elle serait en outre accompagnée d'un bruit de sifflement pathognomonique (Adam, Wilks). D'ordinaire elle est ralentie : Piberet a vu tomber à 14, à 7 par minute, le nombre des respirations. Parfois elle est accélérée, sans qu'il y ait apparence de dyspnée ; la dyspnée n'existerait que dans les cas de complication (Monod). La face est pâle, quelquefois livide ; les yeux sont fermés ou à demi fermés. Les pupilles, dans un état de dilatation moyenne, rarement dilatées, plus rarement encore contractées, sont peu sensibles à la lumière. Rien ne peut faire sortir les malades de cet assoupissement qui se termine bientôt par la mort.

Il est rare de voir le coma atteindre si rapidement ce degré d'intensité. Lorsqu'il se développe lentement, on peut d'abord facilement et pendant longtemps tirer le malade de sa torpeur à l'aide de la moindre excitation.

Il est rare que le coma suive son cours et se termine par la mort sans s'accompagner de mouvements convulsifs, parfois de délire, qui, le plus souvent, est alors doux et monotone. Lorsque la mort met un terme à la forme comateuse de l'urémie, c'est le plus souvent vers le troisième ou le quatrième jour, et cela sans produire le moindre symptôme de paralysie. Cette absence de paralysie dans le cours de l'urémie avait déjà frappé l'un des médecins, Addison, qui le premier s'occupa de cet état morbide ; mais c'est à MM. Lasègue et Sée qu'on doit d'avoir plus spécialement attiré l'attention des médecins sur cette particularité.

Lorsque le coma doit guérir, il est d'ordinaire de courte

durée; il devient alors de moins en moins profond et diminue progressivement. Toute trace de coma peut avoir disparu dans l'espace d'une demi-heure. Il peut se reproduire au bout d'un certain temps, il peut faire place à l'une des autres formes de l'urémie cérébrale ; la mort peut arriver aussi, dans ces cas, par l'une des formes non cérébrales de l'urémie.

L'urémie cérébrale chronique a surtout été de la part de MM. Frerichs, Lasègue, Piberet et Sée, l'objet d'études particulières. Le début en est d'ordinaire insidieux. Au commencement, le médecin constate chez le malade qui en est atteint des symptômes qui ne diffèrent des phénomènes prodromiques dont nous avons parlé, à propos de l'urémie cérébrale aiguë, que par la lenteur de leur développement. Ces symptômes consistent dans un état de torpeur intellectuelle et physique des plus marqués ; les mouvements sont moins actifs, les idées moins nettes, le visage est comme affaissé. Ils consistent en outre dans une céphalalgie intense ; cette céphalalgie est même un des meilleurs signes de l'urémie cérébrale chronique ; il en est certainement un des phénomènes les plus constants. Cette céphalalgie, continue ou intermittente, s'accompagne d'une sensation d'élancements ou de lourdeur. Malmsten l'a rencontrée, d'une part, 15 fois sur 22 cas d'urémie cérébrale chronique, et, d'autre part, 60 fois sur 69 ; Rob. John, 19 fois sur 21. Imbert Gourbeyre ne l'aurait toutefois trouvée que 21 fois sur 65 cas.

Après la céphalalgie se montre comme symptôme fréquent de l'urémie cérébrale chronique l'amblyopie, dont les caractères ne diffèrent pas de ceux de l'amblyopie du début de l'urémie cérébrale aiguë ; puis apparaissent, mais moins souvent, des troubles de l'ouïe ; quelques spasmes ou mouvements convulsifs limités au visage, aux mains. C'est à l'approche de la mort que se montrent le plus habituellement ces troubles de la motilité.

A une époque plus avancée, cet état de torpeur fait place à un coma plus ou moins prononcé qui ne diffère en rien du coma caractéristique de la forme comateuse de l'urémie cérébrale aiguë. Il se manifeste parfois, à cette période de l'urémie cérébrale chronique, du délire, des vomissements, de la diarrhée. On a toute raison de craindre, dans ces cas, le passage de l'urémie cérébrale chronique à l'état d'urémie cérébrale aiguë. Cette forme d'urémie peut durer plusieurs semaines et ne se terminer par la mort qu'à la suite de cinq ou six paroxysmes. C'est dans cette forme d'urémie cérébrale qu'on a surtout décrit l'épistaxis comme un des prodromes de l'urémie. Nous nous sommes expliqué plus haut sur les raisons qui nous portent à croire que l'épistaxis ne se montre guère que dans la néphrite interstitielle compliquée ou non de néphrite parenchymateuse secondaire.

La forme chronique est une des manifestations les plus graves de l'urémie. Elle ne se montre habituellement qu'à une période avancée de la néphrite parenchymateuse, alors que le rein a eu le temps d'être complétement dégénéré.

Accidents consécutifs a l'urémie cérébrale aigue ou chronique. — Quelle qu'ait été la forme aiguë ou chronique de l'urémie cérébrale, lorsque la mort ne survient pas à la suite de l'une des premières manifestations, lorsque les accidents urémiques se sont reproduits à plusieurs reprises ou ont persisté longtemps, il est rare qu'ils ne laissent pas à leur suite certains troubles plus ou moins persistants. De ces troubles qui intéressent les centres nerveux, les organes des sens, le système circulatoire, le tube digestif, nous avons déjà parlé ; nous n'aurons qu'à en dire quelques mots en ce moment.

La céphalalgie, qui se montre si fréquemment comme symptôme prodromique, peut persister après l'attaque.

M. Monod l'a vue persister dans près de la moitié des cas. Le siége en est alors variable : frontal, intraorbitaire (Rilliet) ou occipital (Gœlis, Piberet). Elle peut être localisée au sinciput. Elle se distingue par sa continuité et sa ténacité ; elle est souvent accompagnée d'agitations, d'insomnie, de soupirs, de plaintes et chez les enfants des cris hydrencéphaliques.

Comme la céphalalgie, peuvent persister les troubles visuels qui se montrent si fréquemment au début de l'attaque d'urémie. Ces troubles, quels qu'ils soient (hémiopie, photophobie, cécité...) peuvent conserver, après l'attaque, toute leur intensité, et se prolonger pendant deux ou trois jours. On cite des cas de cécité, dus à l'urémie puerpérale, qui se sont ainsi prolongés plusieurs jours pour disparaître ensuite complétement ; car c'est le propre de ces troubles de ne pas laisser de traces, ce qui se comprend, puisque l'ophthalmoscope démontre qu'ils existent sans lésion oculaire.

A la suite des attaques, le regard est souvent fixe, et l'état des pupilles présente quelques particularités qui ont été l'objet de l'attention des médecins anglais. Wilks a cru remarquer que lorsque l'urémie a été de forme convulsive, les pupilles sont alors plus souvent contractées que dilatées. Pour Goodfellow, la contraction ne se rencontrerait que consécutivement à des attaques d'urémie convulsive. Lorsqu'il a existé des attaques de coma, il y aurait plutôt dilatation, et cette dilatation, si le coma guérit, pourrait persister très-longtemps.

Les troubles de l'ouïe (surdité passagère ou hyperesthésie) n'ont, après la disparition des attaques urémiques, qu'une durée passagère (Routh, Gœlis).

Le délire peut être une des suites de l'urémie. Il peut, lorsqu'il persiste, n'être que l'expression prolongée d'une urémie à forme délirante. Le plus souvent il est consécutif à la forme convulsive ; plus souvent encore, dans ces cas, il semble intimement lié à une éclampsie de nature puerpérale. C'est à cette variété de délire qu'il faut rapporter bon nombre de ces manies consécutives aux couches. Lorsque ces manies sont vraiment de nature urémique, le plus souvent elles disparaissent avec le temps.

La motilité qui, pendant les attaques, est si profondément lésée, présente fréquemment, les accidents passés, des altérations plus ou moins persistantes. Tantôt il s'agit de tremblement passager pouvant occuper tout un côté du corps (Avrard) ; tantôt on constate des secousses d'un membre, de l'oscillation d'un œil ; d'autres fois les altérations présentent un caractère de ténacité désespérante : elles consistent alors en contractions partielles, permanentes d'un membre, en strabisme.

La sensibilité, qui n'est guère troublée que pendant les attaques de coma profond, ne présente pas à la suite de ces attaques de modification appréciable. Du reste, ces troubles, consistant dans de l'anesthésie, ne sont pas même constants pendant la période comateuse, comme on serait porté à le croire d'après les faits de Piberet, puisque M. Monod a vu des cas où la sensibilité fut conservée. La forme convulsive s'accompagne plus rarement encore de troubles de la sensibilité. Disons toutefois qu'on a signalé, dans des cas d'urémie convulsive, de l'anesthésie ; qu'une fois Rilliet a rencontré de l'hyperesthésie.

Le pouls, qui présente pendant l'attaque convulsive un certain degré de fréquence, ne conserverait cette fréquence, l'attaque finie, que lors de complications inflammatoires (Christison). Il perdrait même la dureté qu'il présente au début, et qui peut à juste titre, selon Wilks et Vogel, faire soupçonner l'apparition ou la réapparition d'une attaque convulsive. L'attaque finie, le pouls serait manifestement ralenti ; il présenterait ce caractère même, durant l'attaque, lorsqu'il s'agit d'une forme comateuse.

On a pensé que la température s'élevait à la fin des attaques convulsives, et que, dans la forme comateuse seulement, avec refroidissement des extrémités, l'abaissement était constant. Il résulte des recherches de MM. Charcot et Bourneville que, lorsqu'il s'agit d'urémie, quelle que soit la forme que revêtent ses manifestations, quelle que soit l'époque de son apparition, la température est toujours au-dessous de la normale, tandis que la température s'élève dans les convulsions puerpérales non urémiques. Cette découverte a tout naturellement conduit ces auteurs à penser que les convulsions puerpérales, dans bon nombre de cas du moins, ne sont pas de nature urémique, et dans l'élévation de la température ils ont trouvé dans ces convulsions un signe diagnostique important.

L'urémie cérébrale aiguë ou chronique est de beaucoup la plus fréquente. Les espèces dont il nous reste à parler ne s'observent que plus rarement ; l'urémie gastro-intestinale se rencontre toutefois encore plus souvent que l'urémie dyspnéique ou respiratoire.

Urémie gastro-intestinale. — La deuxième espèce d'urémie, l'urémie gastro-intestinale, peut apparaître à l'état isolé. Elle peut, d'un autre côté, survenir dans le cours de la forme cérébrale aiguë, surtout lorsque cette forme se présente avec le type comateux, et dans l'urémie cérébrale chronique. Elle peut, à son tour, se compliquer d'urémie cérébrale, et se terminer en présentant tous les symptômes caractéristiques de l'une des différentes formes de cette espèce d'urémie.

C'est à Bernard et à Bareswill qu'on doit la découverte de l'urémie gastro-intestinale. Lorsque ces physiologistes eurent démontré que, dans certains cas, les matières vomies par le malade renfermaient de l'urée, en nature, ou du carbonate d'ammoniaque, résultant de la décomposition de l'urée, Frerichs, Treitz, Wilks et Munk, cherchèrent à préciser quels étaient les caractères de ces vomissements, quels étaient les symptômes et les altérations caractéristiques de cette forme de l'urémie.

L'urémie gastro-intestinale débute rarement d'emblée par des vomissements et de la diarrhée. L'apparition en est le plus souvent annoncée par de l'inappétence, par du dégoût pour les aliments avec enduit lingual blanchâtre. Ce n'est qu'au bout d'un certain temps que se manifestent les vomissements avec nausées. Au début, ces vomissements sont alimentaires et souvent pris pour des vomissements dus à une indigestion. Ce n'est que plus tard, lorsqu'ils persistent et qu'ils deviennent séreux, puis bilieux, qu'on en soupçonne la nature et qu'on recherche, dans les liquides rejetés par les malades, les substances qui les caractérisent.

Ces vomissements peuvent, au début, s'accompagner de constipation; mais cette constipation fait bientôt place à une diarrhée muqueuse, puis mucoso-sanguinolente, ayant, dans certains cas, tout à fait le caractère des selles dyssentériques; d'autres fois, la diarrhée est séreuse, et en rapport avec une des formes d'altérations décrites par Treitz, et qu'il désigne sous le nom d'hydrorrhée.

La diarrhée urémique existe rarement seule, et c'est à tort qu'on voudrait décrire deux variétés d'urémie gastro-intestinale, l'une gastrique, l'autre intestinale. Ce qui caractérise cette espèce d'urémie, c'est, ainsi que l'a démontré Bernard, la présence de l'urée ou de carbonate d'ammoniaque dans les selles ou les vomissements.

Urémie dyspnéique ou respiratoire. — L'urémie dyspnéique ou respiratoire n'accompagnerait jamais, au dire de M. Monod, l'urémie cérébrale. Cette espèce assez rare de l'urémie a été décrite par Heaton, Christensen, Wilks, Piberet et par M. Pihan-Dufeuillay, à qui l'on doit la relation d'un fait intéressant. Elle présente deux types très-différents. Dans l'un de ces types, c'est la dyspnée qui surtout attire l'attention du malade. La respiration est fréquente, mais ne s'accompagne d'aucun bruit laryngé; le murmure respiratoire semble faire défaut dans toute l'étendue des poumons ; il n'existe qu'au sommet, où il est à peine perceptible. Il semble que dans ces cas, les troubles respiratoires soient dus à une paralysie diaphragmatique.

Dans un autre type d'urémie respiratoire, l'inspiration est bruyante, sifflante et comme croupale. Elle paraît tenir alors à un spasme du larynx. C'est dans ces cas qu'on a été porté à pratiquer, mais sans succès, il faut l'avouer, l'opération de la trachéotomie. La nature de ces troubles, mal définis, est encore assez mal connue. Tout porte à croire cependant qu'ils sont d'origine centrale et de même nature que l'amblyopie. On ne trouve le plus souvent pas de lésions pulmonaires, et celles qu'on rencontre sont consécutives à la gêne circulatoire. On a toutefois lieu d'être surpris, si ces troubles sont d'origine centrale, de ne les rencontrer qu'exceptionnellement avec les différentes formes que revêt l'urémie cérébrale.

Ce qu'il y a d'intéressant à signaler dans l'urémie respiratoire ou dyspnéique, c'est la nature de l'air expiré. Cet air renfermerait, au dire de Frerichs et de Charcot, des quantités plus ou moins considérables de carbonate d'ammoniaque, qui lui donnerait des propriétés particulières. Tout en reconnaissant la possibilité de cette altération, disons qu'elle a été contestée par bon nombre d'auteurs, par MM. Behier et Gallois entre autres; qu'elle serait due, suivant Schottin, à la décomposition que subiraient dans la bouche les aliments retenus par les dents altérées.

Mais il est facile, en faisant nettoyer la bouche du malade, de se mettre à l'abri de cette cause d'erreur.

Cette alcalinité, que communique à l'air expiré la présence de l'ammoniaque, se reconnaît à l'aide de nombreux procédés. Celui de Vogel est assez pratique. Cet auteur expose à l'air expiré des plaques de verre imbibées d'acide chlorhydrique, et lorsqu'il contient de l'ammoniaque, il se forme sur les plaques des cristaux de chlorhydrate d'ammoniaque. M. Jaccoud conseille de mettre au contact de l'air expiré une baguette de verre imbibée d'hématyxoline, qui du jaune passe au violet, au contact de l'ammoniaque.

La mort et la mort rapide est la conséquence fatale de l'urémie respiratoire.

État de l'urine. — Lorsque se manifestent les symptômes caractéristiques de l'urémie, l'urine peut faire complétement défaut, il n'y a pas d'excrétion volontaire, et lorsque dans ces cas on vient à sonder le malade, on ne trouve pas d'urine dans la vessie ; l'urémie est alors due à de l'anurie, et cette anurie ne produit d'ordinaire l'urémie qu'au bout du neuvième jour. Lorsque l'urine est seulement diminuée, elle est souvent trouble, et ce sont les parents qui parfois attirent l'attention du médecin sur cette particularité. L'acidité est alors peu marquée. Parfois la sécrétion continue ; elle semble même normale. Dans certains cas même elle est augmentée ; mais la pesanteur spécifique a baissé ; elle n'est plus que de 1012, 1014 (Fournier), de 1008 (Rayer). Lorsque, chez un albuminurique, on voit diminuer la pesanteur spécifique, on doit craindre l'apparition de l'urémie ; elle serait même à redouter avec un abaissement de 2 degrés du chiffre de la pesanteur spécifique normale. Si l'on vient à faire l'analyse de l'urine, on constate ordinairement une notable diminution de l'urée. Frerichs a vu des malades qui ne rendaient plus que 0 gr. 47 d'urée par 24 heures ; Rosentein, 7,26 ; Schottin, 6,75 ; Parkes, 8,23. Ce n'est qu'exceptionnellement qu'on rencontre un chiffre à peu près normal, et, dans ces cas, comme dans ceux de Parkes, de Schottin et de Mosler, on peut se demander s'il n'existait pas quelque inflammation intercurrente, pour expliquer cette élévation insolite de l'urée.

L'urée n'est pas la seule substance qui soit diminuée dans l'urine des individus atteints d'urémie. On trouve également une diminution marquée de l'acide urique, de la créatine, de la créatinine et des matières extractives, encore indéterminées. L'albumine peut avoir disparu, au moment où se manifestent les symptômes urémiques, et il peut se faire qu'on ne rencontre que des traces de sédiments, formés par des cylindres de nature différente. Ils peuvent même, comme l'albumine, faire tout à fai défaut (néphrite interstitielle).

Durée. Marche. — Il est assez difficile de préciser la durée exacte de l'urémie. On ne peut guère, à cet égard, que donner les limites extrêmes dans lesquelles elle accomplit son évolution. On peut dire, tout d'abord, que la durée en est plus courte lors de néphrite interstitielle que lors de néphrite parenchymateuse ; qu'elle sera d'autant plus courte dans ce dernier cas que la néphrite parenchymateuse, dans le cours de laquelle elle se développe, est plus aiguë. C'est en effet l'urémie d'origine scarlatineuse ou puerpérale qui se termine le plus rapidement, ou par la mort ou par la guérison. Rilliet l'a rarement vue durer plus de vingt-quatre heures, lorsqu'elle est de nature scarlatineuse ; M. Sée rarement plus de trois jours. Lorsque au contraire elle survient dans le cours des néphrites parenchymateuses subaiguës, ou chroniques, elle peut durer beaucoup plus longtemps, des semaines, des mois même.

Le propre de l'urémie est de procéder par attaques composées d'accès. La durée de la maladie sera d'autant plus longue que les attaques seront plus espacées et les accès composant les attaques moins nombreux. Il ne faut pas oublier toutefois que l'urémie peut tuer à la première attaque. C'est ce qui arrive parfois lorsqu'elle produit des accidents exclusivement comateux ; elle peut même avoir cette fâcheuse issue, lorsque les accidents urémiques revêtent la forme convulsive.

La rapidité de la marche est donc en rapport d'une part avec la nature de la néphrite et avec son état d'acuité ; d'autre part avec la pureté de forme des accidents qui traduisent, au dehors, l'existence de l'urémie. Si l'urémie n'est pas exclusivement comateuse, ou convulsive, ou délirante, elle a des chances pour durer plus longtemps. C'est en effet sous l'une de ces formes mixtes que l'urémie peut durer des mois, comme dans le cas de Routh, rapporté par M. Lasegue, où elle dura deux mois et demi. C'est alors qu'elle procède par attaques qui peuvent être séparées par des intervalles plus ou moins longs.

Terminaison. — L'urémie peut se terminer ou par la mort, ou par la guérison. Bien que la mort soit le plus souvent précédée de coma, on aurait tort de croire avec M. Jaccoud que la mort ne soit jamais arrivée par suite de convulsions. Goodfellow, M. Tardieu et bien d'autres auteurs en ont observé des cas qui ne laissent aucun doute à cet égard. Lorsque la mort est subite, elle peut dans l'un et l'autre cas être due à la syncope ; lorsqu'elle est précédée de troubles circulatoires dont la durée est plus ou moins longue, elle est due sans nul doute à l'asphyxie. C'est également par asphyxie que succombent les malades atteints d'urémie respiratoire ; les poumons sont plus ou moins gorgés, œdémateux.

Dans certains cas d'urémie, à longue portée, dans l'urémie gastro-intestinale, la mort paraît survenir comme une des conséquence de l'épuisement du malade (Wieger), épuisement dû aux lésions gastro-intestinales étendues qu'entraîne l'urémie.

Lorsque l'urémie se termine heureusement, la guérison peut survenir brusquement ; le plus souvent elle est précédée d'une convalescence plus ou moins longue, dans le cours de laquelle on peut observer, et parfois pendant assez longtemps, la persistance de quelques-uns des troubles sensitifs ou moteurs dont nous avons parlé, et, qui, derniers vestiges de manifestations graves, vont s'atténuant peu à peu, jusqu'à ce qu'ils disparaissent complétement. La guérison peut survenir brutalement sans s'accompagner ou sans être précédée de phénomènes qui puissent la faire pressentir. Ce n'est pas toutefois le fait le plus habituel. La guérison s'annonce d'ordinaire par certains mouvements critiques d'une valeur capitale pour certains médecins. Ce sont des sueurs profuses, des urines abondantes ; c'est ailleurs de la diarrhée. Sans partager l'enthousiasme des médecins qui font de ces sécrétions des causes de guérison, nous nous contenterons d'en signaler la coïncidence, nous demandant si le retour à la guérison n'est pas tout simplement la cause du rétablissement, chez le malade, de fonctions momentanément interrompues.

On a cru remarquer que, dans quelques cas, la guérison paraissait coïncider avec le retour de l'œdème qui avait disparu au moment des attaques (Matthey, Coindet, Odier). Ce mode de guérison n'a rien que de très-naturel, et l'on comprend très-bien qu'il puisse en être ainsi, puisque la sérosité, en s'épanchant dans les mailles du tissu connectif, débarrasse le sang d'une quantité d'urée toujours considérable.

L'urémie ne se terminerait pas seulement, dans certains cas, par la guérison, elle pourrait même devenir l'une des causes de guérison de la maladie qui a présidé à son développement, ou des manifestations inflammatoires qui ont pu précéder son apparition.

On a cité des cas d'urémie convulsive et comateuse qui ont eu de semblables résultats. Il est assez difficile de se rendre compte, dans ces cas, du mode d'action de l'urémie. Faut-il ne voir là qu'une simple coïncidence? Faut-il attribuer, comme le veulent quelques auteurs, cette influence au retour du malade à la santé et, par suite, au rétablissement normal de toutes les sécrétions? La chose serait possible, cette opinion admissible, s'il n'y avait dans l'albuminurie qu'un simple trouble sécrétoire, mais il y a altération matérielle, néphrite parenchymateuse. On ne peut s'expliquer l'action de l'urémie sur l'altération du rein qu'en admettant que, sous l'influence de cet état morbide, le système nerveux profondément troublé préside à d'heureuses modifications nutritives dans les organes qui, comme le rein, sont lésés dans leur structure.

On a cru que l'urémie pouvait récidiver. Peut-être serait-il plus rationnel de la regarder comme susceptible de rechute. Il est probable que dans les cas auxquels nous faisons allusion, et qui sont dus à MM. Tardieu et Richardson, la maladie, principale cause de l'urémie, présenta des oscillations qui permirent, à plusieurs reprises, le retour d'accidents urémiques. Pour admettre qu'il y a véritablement récidive, il serait nécessaire de prouver que l'individu atteint d'urémie a été affecté de deux néphrites parenchymateuses tout à fait indépendantes; la chose n'est pas impossible, mais reste à démontrer. Il est plus naturel de ne voir, dans ces cas d'urémie, qu'une intoxication liée à une affection procédant par poussées, comme la néphrite parenchymateuse chronique, ou présentant, comme la néphrite interstitielle, des oscillations qui sont en rapport avec une foule de circonstances dont le malade subit l'influence.

Anatomie pathologique. — A l'autopsie des individus

qui succombent à l'urémie, il est des lésions qui sont constantes. Ce sont celles qui portent sur les reins et qui ne sont autres, dans les cas qui nous occupent, que les lésions caractéristiques de la néphrite parenchymateuse ou de la néphrite interstitielle. Nous n'avons pas à en parler actuellement, elles ont été déjà et seront plus loin encore, de notre part, l'objet d'une étude minutieuse. N'oublions pas toutefois qu'il peut en exister d'autres et que, l'urémie pouvant être produite par des hydro-néphroses, des compressions d'uretère, les altérations de la néphrite parenchymateuse peuvent ici faire complétement défaut. Mais, en dehors de ces lésions rénales, qui ne doivent pas nous arrêter actuellement, il en est d'extra-rénales qui peuvent exister ou faire défaut.

Ces lésions extra-rénales, dues les unes à des manifestations concomitantes, relèvent, comme l'urémie, de la néphrite parenchymateuse ou interstitielle. Ce sont des épanchements, des inflammations, des gangrènes, l'hypertrophie du cœur, toutes lésions que certains auteurs, comme Parkes, ont eu le tort de vouloir, sans raison, rapporter à l'urémie, et qui s'expliquent bien plus naturellement, ainsi que nous croyons l'avoir démontré, par la gêne circulatoire qu'apporte au cours du sang l'affection rénale. Rien ne prouve, en effet, que la rétention de l'urée puisse produire de semblables altérations.

Les autres lésions, qui semblent avoir avec l'urémie un rapport plus ou moins direct, peuvent intéresser différents organes ; nous allons les passer rapidement en revue. Le siége en est très-variable ; c'est dans le cerveau, le tube digestif et le sang qu'on les rencontre le plus souvent. Elles sont toutefois loin d'être constantes, puisque Christison, Gregory, Wilks, Frerichs, Cazeaux, Piberet, Sée, Aran et Fournier n'en ont pas trouvé traces ; Andral n'a pas été plus heureux, et pour lui, le cerveau d'un urémique est dans un tel état d'intégrité qu'il pourrait au besoin servir pour des recherches anatomiques. Elles ont été signalées par Rayer, Coindet, Odier, Osborne, Rilliet et Béhier, ainsi que par Frerichs, qui, il faut l'avouer, ne les a pas rencontrées dans la généralité des cas. Il ne les a trouvées que 8 fois sur 20. Elles ont été un peu plus fréquemment observées par Wieger et par M. Monod, qui les ont vues 14 fois sur 17 cas.

Lorsqu'elles existent, elles consistent dans de l'œdème, de l'anémie ou de la congestion, des inflammations ou des hémorrhagies de la pulpe nerveuse ou de ses enveloppes.

L'œdème est assez rare et, comme l'ont démontré MM. Guillot et Marcé, difficile à constater. Il n'est pas toujours localisé à la pulpe nerveuse ; il s'étend souvent aux ventricules dans lesquels il détermine des épanchements séreux (hydrocéphalie). M. Monod l'a vu revêtir ce caractère 9 fois sur 16 ; il accompagne le plus souvent la forme comateuse, mais on aurait tort de croire avec Tripe qu'il n'a aucun rapport avec la forme convulsive.

L'anémie a été rencontrée par Frerichs, Wieger, Sée, Grainger-Stewart et Dickinson. On l'observe d'ordinaire chez les individus qui ont succombé à la forme comateuse, mais elle accompagne aussi parfois la forme convulsive. Elle ne se présente pas toujours avec le même caractère : tantôt elle occupe et la pulpe et les membranes, elle coïncide alors avec l'œdème et l'épanchement ventriculaire ; d'autres fois, elle se localise à la pulpe nerveuse. Il n'est pas rare alors de la rencontrer en même temps que l'hypérémie des membranes.

La congestion n'est pas moins fréquente que l'anémie : peut-être même l'est-elle davantage ; mais on ne peut de prime abord lui accorder la même valeur pathogénique. On peut se demander, en effet, si elle n'est pas la conséquence des troubles circulatoires dus aux convulsions. C'est, en effet, dans la forme convulsive qu'on la rencontre le plus habituellement (Wieger). Elle s'accompagne assez fréquemment alors d'ecchymoses sous-arachnoïdémiés, de véritables foyers hémorrhagiques pouvant envahir la masse cérébrale elle-même.

Tripe aurait eu l'occasion d'observer des inflammations méningitiques qui lui paraissent relever de l'urémie. Elles sont rares. Dans les 406 cas de Frerichs, on ne les voit signalées que 9 fois. Elles se développent surtout dans les cas d'urémie, dont la durée s'est prolongée. Elles apparaissent comme une des conséquences de cet état congestif dont nous venons de parler. Aussi ne saurait-on, dans tous les cas, les considérer comme des lésions primitives.

La moelle n'a encore été l'objet que d'examens peu nombreux; les lésions y semblent cependant aussi fréquentes que dans les centres cérébraux, puisque sur 4 cas rapportés par M. Monod, deux fois la moelle fut trouvée œdématiée, et le liquide encéphalo-rachidien augmenté.

Ce n'est qu'à une époque rapprochée de nous qu'on a décrit l'urémie gastro-intestinale, mais on aurait tort de croire que Treitz le premier ait signalé, dans les cas d'urémie, des lésions gastro-intestinales. Il suffit, pour s'en convaincre, de faire une légère étude rétrospective sur ce sujet, et d'examiner quel est le résultat des autopsies d'urémiques. En se livrant à ces recherches, on trouve, en effet, que des lésions multiples ont été signalées non-seulement dans l'estomac et dans l'intestin, mais encore dans la cavité buccale, par Bright, Christison, Rayer, Malmsten, Duncan, Graham et Alison. Ainsi, Rayer, chez les urémiques, parle des injections buccales, tout à fait distinctes des rougeurs scarlatineuses; il signale des aphtes et des ulcérations plus ou moins localisées. Comme Malmsten et Christison, il a constaté dans l'estomac une teinte rouge uniforme; d'autres fois une injection arborescente, avec ou sans ramollissement; dans certains cas, des ecchymoses et des ulcères.

Mais c'est dans l'intestin que ces auteurs ont rencont les altérations les plus nombreuses et les plus variées. Ains Rayer parle de rougeur et d'anémie intestinales avec ulc rations folliculaires, vers la fin de l'iléon et sur le trajet d gros intestin, parfois avec eschares. Bright a vu, dans cer tains cas, l'intestin comme lavé ; dans d'autres il a rencont des hémorrhagies intestinales. La muqueuse intestina était épaissie avec plaques grisâtres, ou ulcérée, dans l faits de Christison, de Duncan, de Graham et d'Aliso Les ulcérations portaient surtout sur l'S iliaque et le côlo Les ulcérations étaient encore plus étendues dans cas rapporté par Martin Solon, elles intéressaient à la fo l'iléon, le côlon et le rectum.

Les altérations gastro-intestinales de l'urémie étaie comme on le voit, connues bien avant le travail de Trei Cet auteur eut le mérite, toutefois, de les décrire av soin, et de faire voir qu'elles peuvent se rapporter à de groupes très-distincts. Dans l'un de ces groupes, qu'il d crit sous le nom d'hydrorrhée, qui n'est autre que le c tarrhe chronique, on trouve la muqueuse décolorée, am cie, anémiée, ne présentant que de rares injections arl rescentes, ou, au niveau des villosités, un pointillé noirâ dû à d'anciennes injections. C'est à ces altérations q correspondent, pendant la vie, les diarrhées séreuse parfois très-abondantes dont sont atteints les urém ques.

L'autre groupe qui est caractérisé, pendant la vie, p des diarrhées muqueuses ou dyssentériques a re de l'auteur le nom de blennorrhée. Lorsqu'on vien ouvrir l'intestin des individus qui, dans ces cas, so morts à la suite de l'urémie gastro-intestinale, et qui pr sentent les lésions qui nous restent à décrire, on trou au dire de Treitz, cet intestin rempli d'un liquide à réa tion alcaline, à odeur ammoniacale. Cette odeur dispar rapidement, mais on peut la faire apparaître de nouve à l'aide de la potasse caustique qui met en liberté l'ammoniaque, résultant de la décomposition de l'urée.

L'intestin ne présente pas toujours ici les mêmes lésions; elles varient avec l'âge de la manifestation urémique. Au début, la muqueuse est injectée, tuméfiée, dépourvue de son épithélium. Plus tard se manifestent des ulcérations qui peuvent intéresser toute la muqueuse, et qui semblent résulter de la chute des eschares. Ces ulcérations se rencontrent surtout sur le trajet du gros intestin, et elles semblent d'autant plus nombreuses qu'on se rapproche davantage de l'anus. A une époque plus avancée encore, ces ulcérations peuvent donner lieu à des perforations et être suivies, lorsqu'elles guérissent, de rétrécissement intestinal.

Lorsque les lésions intestinales ne sont point le fait d'un processus vital, lorsqu'elles ont été produites, *post mortem*, par le fait du contact avec la muqueuse des liquides ammoniacaux contenus dans l'intestin, elles affectent un siége spécial, et se rencontrent plus habituellement au niveau de l'S iliaque.

Les altérations cérébrales et gastro-intestinales peuvent ne pas exister, mais il en est qui ne manquent jamais, ce sont celles que présente le sang. Les recherches qu'ont suscitées les altérations du sang sont nombreuses; mais elles n'ont pas toutes fourni le même résultat. Ces altérations sont surtout constituées par la présence dans le sang de substances qui ne s'y rencontrent pas à l'état physiologique, ou qui ne s'y trouvent alors qu'en de minimes proportions.

SANG. — Le sang présenterait, suivant Braun, une coloration violette et, suivant Christison, Jaksch et Malmsten, une odeur ammoniacale des plus prononcées. C'est, suivant ces auteurs, à la présence des substances extractives qu'il contient qu'il faudrait attribuer son défaut de coagulation. Parmi les substances que renferme le sang celle qui, dans la généralité des cas, s'y trouve en excès c'est l'urée. Picard a montré qu'on pouvait l'y rencontrer à la dose de 0,15 par 100 grammes, tandis qu'à l'état physiologique le sang n'en renfermerait que 0,016 par 100 grammes, et, dans le cours des fièvres, seulement de 0,021 à 0,030. Lorsque la proportion est de 0,07 à 0,06, les accidents urémiques sont, pour Picard, imminents. Il est des cas d'urémie, toutefois, dans lesquels l'urée a fait défaut dans le sang; tels sont ceux de MM. Wurtz et Berthelot. Ces cas suffiraient à eux seuls pour ruiner l'hypothèse qui attribue à la présence de l'urée dans le sang ces accidents que, depuis Piorry, on a décrits sous le nom d'urémie. C'est sans doute en s'appuyant sur des faits analogues que Christison a émis l'opinion que la rétention de l'urée pouvait être intermittente, et qu'il a cherché, à l'aide de cette rétention intermittente, à expliquer le retour et la disparition des accidents urémiques. Inutile de dire que rien ne vient confirmer cette hypothèse.

L'urée ne resterait pas toujours dans le sang à l'état d'urée, elle s'y transformerait, suivant Frerichs, Letzmann, Heller, Kletzinsky, Oppolzer, Gegenbauer et Braun, en carbonate d'ammoniaque. Cette transformation n'est pas généralement admise (Stokvis, Gallois) et la présence ne saurait en rien en prouver la nocuité, puisque Bernard et Richardson admettent que l'ammoniaque existe à l'état normal dans le sang.

Outre l'urée, on trouverait également dans le sang de la créatine, de la créatinine, des matières extractives encore innommées qui, suivant Scherer, Schottin, Oppolzer et Perls, seraient seules causes de l'urémie.

Diagnostic. — Le diagnostic de l'urémie n'est pas toujours facile à faire. Il est de nombreuses maladies qu'on peut confondre avec les formes variées qu'elle revêt. Pour établir ce diagnostic, il faut utiliser d'abord les conditions étiologiques qui président à son développement. On pourra apprendre du malade ou des parents du malade, que l'individu qui se présente, avec une des formes de l'urémie, a été récemment atteint de scarlatine ; parfois il s'agira d'une femme récemment accouchée. On pourra constater la présence d'un œdème plus ou moins généralisé ; parfois on sera averti que l'infiltration qui naguère existait a tout à coup disparu; l'examen de l'urine pourra, dans d'autres cas, permettre d'y constater la présence de l'albumine. Mais il ne faut pas oublier que, dans les néphrites interstitielles, l'albuminurie peut faire défaut, et qu'à un moment donné elle peut diminuer, disparaître même momentanément, lors de néphrite parenchymateuse. Il faut tenir compte des caractères généraux que présentent les manifestations urémiques. On se rappellera que la fièvre, sauf complications, fait toujours défaut, que jamais les convulsions ou le coma ne s'accompagnent ou ne sont suivis de paralysie. On devra tenir compte du début brusque des accidents, de leur réapparition rapide, de leur disparition subite ; mais souvent tous ces éléments sont insuffisants et l'on est obligé de rechercher, dans chacune des formes de l'urémie, quels sont les symptômes pathognomoniques qu'elles peuvent présenter. Pour ce faire, il est nécessaire d'examiner séparément chacune d'elles.

L'urémie, avons-nous dit, peut être cérébrale, aiguë ou chronique, gastro-intestinale, respiratoire ou dyspnéique.

L'urémie cérébrale aiguë peut être convulsive, comateuse ou délirante.

La forme convulsive est clonique ou tonique.

La forme clonique présente deux types : le type éclamptique et le type ataxique.

L'éclampsie urémique peut être confondue avec l'épilepsie essentielle, avec l'éclampsie nerveuse.

L'éclampsie urémique présente, comme l'épilepsie,

une période tonique, une période clonique et une période de collapsus. Comme dans l'épilepsie, on peut constater le cri initial, l'écume à la bouche, la perte de connaissance, la pronation forcée du pouce. Seulement ces manifestations ne sont pas constantes, et il est rare de les trouver toutes réunies; de plus il n'existerait jamais, dans l'éclampsie comme dans l'épilepsie, ce phénomène prodromique qu'on désigne sous le nom d'aura, et, qui, comme on le sait, peut être de nature intellectuelle, motrice ou sensitive. L'éclampsie urémique n'apparaît qu'à une époque souvent avancée de l'existence; les accès en sont nombreux, fréquemment répétés, ce qui n'existe, lors d'épilepsie, que dans l'état de mal; de plus, dans l'intervalle des accès, l'intelligence fait complétement défaut; ajoutons enfin qu'on ne rencontre jamais dans l'éclampsie urémique ces paralysies, plus ou moins limitées si fréquentes à la suite d'accès répétés d'épilepsie.

L'éclampsie urémique est plus difficile peut-être encore à distinguer de l'éclampsie nerveuse. Les symptômes en sont à peu près les mêmes, et c'est à tort, ainsi que nous l'avons dit, qu'on croirait pouvoir trouver dans la fréquence du pouls (Ozanam) un signe caractéristique et distinctif de l'éclampsie urémique. On ne peut souvent arriver à en soupçonner l'existence qu'en tenant compte des conditions dans lesquelles elle se présente. L'éclampsie nerveuse apparaît chez les femmes grosses; elle existe sans albumine dans l'urine. Lorsqu'elle se montre chez l'enfant, elle se lie à une indigestion, à la présence de vers dans l'intestin, à une dentition laborieuse. Toutefois l'élévation de la température signalée par M. Charcot si tant est qu'elle existe constamment, constituerait un signe diagnostique qui suffirait à lui seul pour différencier l'éclampsie nerveuse de l'éclampsie urémique, dans le cours de laquelle la température est ou normale ou abaissée.

Le type ataxique, caractérisé par des convulsions cloniques générales ou partielles, ne peut guère être confondu qu'avec l'hystérie. Mais les convulsions de nature urémique ne sont pas, comme lorsqu'il s'agit de convulsions hystériques, précédées de troubles multiples de la sensibilité, de sensation de boule, d'hyperesthésie localisée. On ne constate pas ces troubles intellectuels, si variés, que présente l'hystérique, et jamais on ne voit, comme il arrive souvent chez l'hystérique, les convulsions suivies de paralysies plus ou moins étendues.

La forme tonique ou tétanique, assez rare, et encore assez mal décrite, pourrait être prise, on le comprend, pour du tétanos, de la contracture des extrémités ; mais si l'on en juge par les faits connus, elle n'a pas la tendance à se généraliser qu'affecte le tétanos ; il serait à voir si, dans ces cas comme dans le tétanos, l'urine renferme une grande quantité d'acide lactique (Schultzen). Elle n'en a pas du reste la marche, et ne débute pas par la raideur de la mâchoire avec douleur à la nuque.

On pourra également la distinguer de la contracture essentielle ou tétanie, par le seul fait qu'elle ne se manifeste pas d'une façon symétrique, vers les extrémités supérieures ou inférieures. Le plus souvent, elle reste localisée à l'une des extrémités, à une partie du corps.

La forme comateuse a pu, dans certains cas, être confondue avec l'apoplexie cérébrale, avec certaines variétés de fièvre pernicieuse. On a cru trouver dans l'absence de stertor un signe distinctif du coma urémique ; mais ce signe est loin d'être constant, et, pour distinguer ce coma, on ne peut utiliser que son apparition brusque, sa disparition parfois rapide, son retour fréquent. Ce n'est point ainsi que se comporte le coma apoplectique. Il est persistant, va toujours s'aggravant, et, lorsqu'il disparaît, diminue progressivement ; en outre, il s'accompagne le plus souvent, lorsqu'il est intense, de la disparition des mouvements réflexes, et, lorsqu'il est moins prononc d'une paralysie plus ou moins étendue, habituelleme d'une hémiplégie, dont on peut constater l'existence e excitant le malade.

Le coma paludéen est parfois difficile à reconnaître. peut, comme le coma urémique, coexister avec de l'œ dème, s'il se montre chez des individus soumis depu longtemps à l'influence des miasmes maremmatiques, déjà cachectiques. Il faut alors tenir compte du milie dans lequel vit le malade, des accidents que déjà il a p présenter. Un examen de l'urine pourra dans ces ca trancher la difficulté. Si l'on constate dans ce liquide ur augmentation de l'urée, on pourra, jusqu'à un certain poin affirmer qu'il s'agit là d'un accident fébrile intermitten

Le coma opiacé se reconnaîtrait à la nature des vomi sements, au rétrécissement des pupilles, à la suppressio des sueurs.

La forme délirante est rarement pure. Le plus souve nous l'avons vue mélangée aux autres formes. Lorsqu'el se présente isolément, on pourrait la confondre avec de délires de nature diverse et surtout avec le délire symp tomatique d'une inflammation, avec le délire nerveux o alcoolique. Le délire urémique ne présente pas de carac tère particulier, il est ou doux ou frénétique. Aussi n'es ce que par voie d'exclusion qu'on peut en établir l'exi tence. Il sera facile, dans ces cas, de reconnaître qu'o n'a point affaire à un délire sympathique. Il n'existe pneumonie, ni pleurésie intercurrente, et, du reste, il n s'accompagne pas de fièvre.

Le délire nerveux ne survient qu'à la suite de secouss morales vives, d'opérations graves. Quant au déli belladoné qu'on pourrait, au dire de M. Jaccoud et R chardson, prendre parfois pour un délire urémique, coïncide avec l'injection des muqueuses, la sécheres de la gorge.

Il ne faut pas oublier que des manifestations analogues à celles qui appartiennent à l'urémie peuvent se montrer dans d'autres circonstances, et qu'il est parfois embarrassant, pour le médecin, d'en établir au premier abord la nature. Ainsi, l'on voit survenir du délire, du coma, des convulsions dans le cours des inflammations du cerveau ou de ses enveloppes, à la suite ou dans le cours de l'intoxication alcoolique ou plombique.

Les manifestations de nature inflammatoire se reconnaîtront assez facilement des accidents urémiques par la fièvre qui les accompagne, et par la paralysie qui les suit.

Les troubles dus à l'intoxication alcoolique ou plombique ne surviennent que chez des ivrognes de profession, ou chez des individus qui, maniant le plomb, présentent les caractères habituels de cette intoxication et entre autres le liséré des gencives.

L'urémie cérébrale chronique peut être confondue avec l'épuisement qui, d'ordinaire, apparaît à la période ultime de toutes les maladies cachectiques. Mais l'épuisement ne va jamais, dans ces cas, jusqu'à produire le coma, et l'on ne constate pas, comme dans l'urémie cérébrale chronique, l'apparition de ces phénomènes variés, souvent très-mobiles, dont nous avons parlé : la céphalalgie persistante, l'amblyopie, des vomissements, et, comme le veulent certains auteurs, ces épistaxis dont la valeur serait si grande au point de vue du diagnostic.

L'urémie gastro-intestinale peut se montrer concurremment avec les différentes variétés de l'urémie cérébrale ; mais elle peut aussi se montrer à l'état indépendant. Dans le premier cas, le diagnostic est assez facile ; dans le second, la signification en est toujours moins nette. Les manifestations gastro-intestinales qui peuvent la simuler dans le cours d'une néphrite parenchymateuse sont nombreuses, et n'ont pas toutes la même valeur. Ainsi l'on voit parfois, au début d'une néphrite parenchymateuse, se produire des troubles digestifs, tels que anorexie, nausées, vomissements ; mais ces troubles, liés à l'état fébrile, n'ont qu'une durée passagère. On en voit d'autres à peu près semblables, et s'accompagnant souvent de diarrhée, qui apparaissent le plus souvent dans le cours de la néphrite. C'est surtout lorsque cette inflammation est subaiguë ou chronique qu'ils se montrent. Ils semblent parfois en former les symptômes du début. Ils sont remarquables par leur ténacité, par leur coïncidence avec des symptômes de même nature, c'est-à-dire de nature catarrhale, apparaissant vers d'autres organes, vers le poumon et reconnaissant la même cause : l'insuffisance cardiaque ; très-tenaces à la plupart des médications dirigées contre eux. Ils cèdent le plus souvent à la médication cardiaque. De plus, on ne trouve pas alors dans les matières vomies ou expulsées par l'intestin la caractéristique des vomissements et des diarrhées urémiques, l'urée ou le carbonate d'ammoniaque.

Les vomissements qui se manifestent même dans le le cours de l'urémie cérébrale peuvent ne pas être de nature urémique. On peut n'avoir affaire qu'à de simples vomissements nerveux qui apparaissent surtout avec le type ataxique de l'urémie cérébrale. Ces vomissements cèdent rapidement une fois l'attaque finie, et les matières rejetées ne renferment pas d'urée.

L'urémie respiratoire semble exister toujours isolément. Elle peut se montrer à une époque peu avancée de la néphrite parenchymateuse, qui en constitue la condition étiologique, alors que cette néphrite parenchymateuse n'a point encore été reconnue. Dans ces conditions, on comprend qu'elle puisse très-facilement être méconnue. C'est ce qui est arrivé dans la généralité des faits signalés par les auteurs. On a le plus souvent cru avoir affaire à des affections laryngées simples, et l'on s'est décidé à avoir recours à la trachéotomie, dans le but de combattre une dyspnée qu'on leur attribuait. Nous ne doutons pas que l'on puisse un jour établir le diagnostic de la dyspnée urémique, aussi bien de celle qui simule la dyspnée des affections laryngées que de celle qui simule la dyspnée diaphragmatique ; mais actuellement les faits sont trop peu nombreux pour qu'on puisse le tenter.

Pronostic. -- Pour avoir quelque valeur, le pronostic de l'urémie doit reposer sur des bases nombreuses, sur des bases étiologiques symptomatiques....., dont il nous suffira de signaler les principales.

La nature de la néphrite, cause de l'urémie, est d'une importance capitale. Ainsi, tandis que dans l'urémie scarlatineuse la mort ne survient que 3 fois sur 13, elle se manifeste 1 fois sur 3 dans les cas d'urémie puerpérale.

Toutes les espèces d'urémie n'ont pas la même gravité. La plus grave de toutes est, sans contredit, l'urémie respiratoire ; puis vient, par ordre de gravité, l'urémie cérébrale, qui peut, lorsqu'elle revêt certaines formes, débuter par une attaque mortelle. L'urémie gastro-intestinale est assurément la moins sérieuse ; il est rare que, par elle seule, elle devienne une cause de mort.

La mort n'arrive le plus souvent dans ces cas que par le fait de complications diverses.

L'urémie cérébrale n'est pas également grave suivant qu'il s'agit de l'urémie cérébrale aiguë ou chronique. D'une manière générale, on peut affirmer que, moins rapidement grave que l'urémie cérébrale aiguë, l'urémie cérébrale chronique l'est plus sûrement, et qu'elle conduit fatalement à la mort les individus qui en sont atteints.

Si nous examinons maintenant les formes diverses que peut présenter l'urémie cérébrale aiguë, nous pourrons retirer de cet examen d'utiles données pronostiques. Ainsi, on est assez généralement d'accord pour accepter l'opinion de Graves et d'Abercrombie, bien que cette opinion ait été contestée, à tort selon nous, par Trousseau, Rayer.

Cette opinion consiste à regarder la variété convulsive comme une des moins graves de l'urémie cérébrale. Des relevés statistiques dus à Rilliet, Barthez, West et Monod sont venus du reste confirmer cette opinion, et démontrer que, lors de convulsions, la mort peut n'arriver chez les enfants que 3 fois sur 13 cas (Rilliet, Barthez), 1 fois sur 4 (West), 3 fois sur 12 (Monod).

Des variétés convulsives, la variété la plus grave est l'éclamptique.

La variété comateuse est sans contredit la forme la plus grave de l'urémie cérébrale, ce qui se comprend du reste, puisque le coma qui la caractérise n'est le plus souvent que la manifestation terminale des autres formes de l'urémie ; mais, envisagée en elle-même et comme manifestation primitive, la forme comateuse est encore plus grave que la forme convulsive, puisqu'elle peut tuer à la première attaque, ce qui n'arrive point à cette dernière. Il ne faut pas croire toutefois que la variété comateuse est toujours mortelle ; ainsi elle peut guérir lorsqu'elle est le fait d'une néphrite parenchymateuse aiguë.

Ces formes diverses seront du reste d'autant plus graves que les symptômes qui les constituent seront plus intenses, que les accès qu'elles présentent seront plus rapprochés. Ainsi le pronostic sera mitigé lorsque l'urémie cérébrale, quelle qu'en soit la forme, ne s'annoncera par aucun symptôme prodromique ; lorsque les manifestations qui la caractérisent, peu nombreuses, ne s'accompagneront pas de troubles qui dénotent une atteinte profonde portée à des fonctions importantes, telles que la respiration et la circulation.

Le pronostic ne sera pas moins favorable lorsqu'on constatera que les attaques sont peu nombreuses, espacées ; lorsque les symptômes qui les caractérisent iront en perdant de leur intensité ; lorsque, dans l'intervalle des accès, le malade recouvrera son intelligence. On pourra même prédire une guérison prochaine, si l'on constate que la sécrétion de l'urée est devenue plus abondante, et que ce liquide présente une densité plus grande; lorsque l'on verra survenir une diarrhée modérée, des sueurs abondantes.

Dans les conditions contraires, le pronostic doit être très-grave, et l'on peut, sans hésiter, prédire une terminaison fâcheuse lorsque les attaques déjà nombreuses se rapprochent, lorsque l'intelligence fait défaut dans l'intervalle des accès, lorsque se troublent les fonctions respiratoires, circulatoires et digestives. La respiration devient lente, le pouls irrégulier, puis se manifestent des vomissements et de la diarrhée.

Dans tous les cas, enfin, il faudra, pour porter un pronostic assuré, tenir compte non-seulement de l'étiologie de l'urémie et des symptômes consécutifs de cet état morbide, mais encore des phénomènes concomitants. Ainsi il ne faudra pas s'aventurer à porter un pronostic trop favorable si l'urine continue à être sécrétée en petite quantité ; si la densité en est faible ; si l'œdème disparu ne reparaît pas...

Théorie de l'urémie. — Si l'on recherche quel peut être le mode de production des accidents qu'on décrit sous le nom d'urémie, on voit que les explications qu'on en a données sont nombreuses, que de ces explications sont nées des théories variées, qu'on peut toutefois grouper sous deux chefs différents, suivant qu'elles s'appuient sur des lésions organiques ou des altérations chimiques.

A) *Théories anatomo-pathologiques.* — De toutes les lésions qu'on rencontre, les moins fréquentes sont celles qui, dès 1818, ont été signalées par Osborne et Abercrombie, et qui consistent en lésions inflammatoires. C'est à tort, à notre avis, qu'on voudrait les faire intervenir dans la pathogénie de l'urémie cérébrale, puisque Frerichs et Rosenstein ne les ont rencontrées que 9 fois sur 406 cas d'urémie. Nous en dirons autant de l'œdème cérébral, avec ou sans épanchement ventriculaire, qui, bien que plus fréquent, n'est pas constant, et qui n'en a pas moins été regardé comme cause de l'urémie par Coindet, Odier, Grisolles, Hardy et Behier. Pour ces auteurs, l'urémie ne serait qu'une hydrocéphalie. Cet œdème cérébral ou partiel, qui pour O. Rees et Cahours serait le fait d'un état dyscrasique du sang, qui pour Traube et pour nous résulterait d'une tension artérielle exagérée, produirait le coma en se limitant aux hémisphères, les convulsions en se localisant à la moelle allongée.

Nous avons, pour rejeter l'influence unique de l'œdème sur la production de l'urémie, une double raison. D'abord, c'est qu'il n'est pas plus constant que l'arachnitis; en second lieu, c'est qu'il existe souvent sans avoir produit pendant la vie la moindre manifestation, ainsi qu'il résulte des recherches de Dickinson et de Grainger-Stewart.

Ces lésions sont du reste loin d'être les plus fréquentes; celles qu'on rencontre le plus habituellement sont assurément l'hypérémie (Frerichs) ou l'anémie (Sée, Dickinson, Grainger-Stewart). Aussi dans tous les cas d'urémie peut-on, sans courir le risque de se tromper, affirmer l'existence de l'un ou de l'autre de ces états morbides. Mais suffit-il d'en constater l'existence à l'autopsie, pour conclure avec Graves qu'ils président à eux seuls au développement des accidents urémiques? La conclusion nous semblerait irrationnelle, attendu que la congestion et l'anémie peuvent se produire, dans bien d'autres cas, sans donner lieu à des troubles analogues aux troubles urémiques. Que ces états morbides aient une certaine influence sur la production de ces troubles, nous ne saurions le nier, nous en sommes même convaincu ; mais, ainsi qu'on le verra plus loin, on aurait tort de les incriminer seuls en cette circonstance. Ils n'agissent que comme causes déterminantes sur des sujets prédisposés.

B) *Théories chimiques.* — On ne saurait, comme on le voit, trouver dans les théories qui ont pour bases des lésions organiques l'explication complète des accidents urémiques. Les théories qui reposent sur les altérations chimiques sont tout aussi insuffisantes. Les théories chimiques cherchent à expliquer la production de l'urémie par l'action sur les centres nerveux de l'urée, de l'ammoniaque ou des matières extractives contenues dans le sang.

D'après Gregory, Wilson et Basham, la théorie de l'urémie a été pendant longtemps, et presque sans conteste, acceptée par la généralité des auteurs. On ne saurait actuellement l'admettre sans réserve. Depuis que les observations de O. Rees, de Christison et de Babington ont démontré que les accidents urémiques peuvent manquer, bien que le sang soit chargé d'urée, on est en droit de soutenir que la présence de l'urée dans le sang ne suffit pas pour donner lieu à l'urémie, et que l'urémie peut se produire sous d'autres influences. La seconde partie de cette proposition est d'autant plus légitime que Parkes, Schottin et Mosler ont vu survenir des accidents dits urémiques, bien que l'urée ne fût dans le sang qu'en proportion minime et même bien qu'elle y fût en moindre quantité qu'à l'état normal (Berthelot et Wurtz). Un fait expérimental enfin qui vient encore à l'appui de cette manière de voir, c'est que chez les animaux, l'urée introduite expérimentalement dans le sang ne produit aucun des symptômes caractéristiques de l'urémie (Segalas, Treitz et Zalesky).

Ne pouvant expliquer l'urémie par la présence de l'urée en excès dans le sang, on a cru pouvoir l'attribuer à l'action du carbonate d'ammoniaque, formé de toutes pièces dans le sang (Frerichs), ou résorbé dans l'intestin (Treitz). Mais on n'en trouve que des traces dans le sang, et cett faible quantité de carbonate d'ammoniaque ne peut avoi de fâcheuse influence, puisqu'il s'y rencontre également l'état physiologique (Richardson et Cl. Bernard). Les expé rimentations ont, d'un autre côté, prouvé que l'action de c sel se traduit par des phénomènes tout différents de ceu qu'on décrit sous le nom d'accidents urémiques. Ils res semblent à ceux que mentionne Jaksch, et ne relèven que de l'ammoniémie. Il est habituel, en effet, de voi apparaître alors du frisson ; de voir se produire des para lysies qui, comme on le sait, sont étrangères à l'urémie

On s'est alors demandé s'il n'y avait pas lieu d'incri miner les matières extractives innommées qui, dans ce cas d'urémie, ont toujours été rencontrées dans le sang Scherer, Schottin, Oppler et Perls pensent en effet qu c'est à ces substances que l'on doit attribuer la cause d l'urémie, qu'ils désignent sous le nom de créatinémie. I est actuellement assez difficile de se prononcer, attend que les recherches sur ce sujet sont encore peu nom breuses. Cependant, nous croyons qu'en leur faisan l'honneur de les mettre complétement en cause dans l production de l'urémie, on ferait fausse route, attend qu'on ne comprendrait pas qu'une cause persistante pû donner lieu à des accidents intermittents, à moins d'ad mettre, sans preuves à l'appui, comme le faisait Christi son pour l'urée, que la rétention de ces substances es intermittente.

Nous ne citerons que pour mémoire les opinions d Bence Jones et de Thudycum, qui avaient cru pouvoi expliquer les manifestations urémiques par l'appariti ou la rétention dans le sang d'acide oxalique ou d'ur chrome, attendu que l'existence de ces substances e excès n'y a point encore été démontrée.

La pathogénie de l'urémie cérébrale qui ne peut s'expliquer ni par les théories pathologiques, ni par les théories chimiques, nous semble complexe, et nous croyons que, pour la bien comprendre, il faut faire appel à ces deux espèces de théorie.

L'urémie dépendrait, pour nous, d'une part, de la nutrition vicieuse des centres nerveux, et d'autre part, de troubles circulatoires accidentels, de nature congestive. La nutrition vicieuse de la substance cérébrale ne saurait être niée ; elle s'impose d'elle-même, lorsqu'on pense aux énormes quantités de matières extractives ou d'urée que dénotent dans le sang toutes les analyses qu'on en a faites.

La présence de l'urée ou des matières extractives en excès dans le sang ne saurait en effet être mise en doute. Elle résulte des recherches nombreuses déjà faites par Bright, continuées par Picard, Frerichs, Fritz, Hepp, Berthelot et Wurtz. La cause n'en est toutefois pas toujours la même. Tantôt, en effet, elle résulte d'une élimination incomplète due à l'altération des éléments qui président à cette élimination (néphrite parenchymateuse) ; d'autres fois, elle tient à des lésions vasculaires du rein ou à une insuffisance cardiaque, le sang n'arrivant plus alors en quantité suffisante au rein pour y subir une dépuration normale (néphrite interstitielle).

Les troubles congestifs, dans les cas d'urémie, ne sauraient pas davantage être contestés, ils sont relatés dans bon nombre d'autopsies, et sont de même nature que ceux que l'on rencontre vers d'autres organes, car ils n'existent pas seulement vers l'encéphale, ils coïncident souvent avec des troubles analogues portant sur le poumon, l'intestin ; parfois ils sont précédés par des hémorrhagies nasales ou oculaires qui dénotent un excès de tension vasculaire.

Ils peuvent se montrer au début de la néphrite parenchymateuse, ils semblent tenir à une tension artérielle exagérée ; ils peuvent ne se montrer qu'à une époque avancée de cette néphrite, alors que déjà s'est manifesté à plusieurs reprises un œdème généralisé ; ils sont dans ce dernier cas dus, sans nul doute, à une insuffisance cardiaque. Ce sont ces troubles congestifs qui nous paraissent agir comme cause déterminante de l'urémie.

Les accidents urémiques préparés par une nutrition vicieuse du cerveau ne se montreraient donc pas spontanément. L'altération du sang, agissant comme cause prédisposante, nécessiterait dans tous les cas pour que puissent se produire ces accidents une cause déterminante accidentelle. Cette cause pour nous ne serait autre que l'hypérémie cérébrale se produisant brusquement ou lentement, qui tantôt serait active, et tantôt passive, et qui, suivant son mode d'apparition, donnerait lieu ici à l'urémie cérébrale aiguë, là à l'urémie cérébrale chronique. Que l'une ou l'autre de ces hypérémies soit complète et généralisée, et l'on verra apparaître le coma. Qu'elles soient incomplètes ou partielles, et l'on constatera l'apparition d'accidents convulsifs plus ou moins étendus, des troubles sensitifs (amaurose, céphalalgie.....), du délire.

L'hypérémie, active ou passive, constitue donc pour nous la cause déterminante des accidents dits urémiques. L'urémie cérébrale ne serait en somme qu'une hypérémie cérébrale, se produisant dans des conditions spéciales, c'est-à-dire chez des individus dont le cerveau a subi une nutrition vicieuse plus ou moins prolongée, par le fait de la rétention dans le sang d'une trop grande quantité d'urée ou de matières extractives.

Cette théorie, parfaitement soutenable dans les cas où l'autopsie permet de constater les signes évidents de l'hypérémie, semble au premier abord complétement en défaut lorsque le cerveau ne présente que des signes d'anémie. C'est pour expliquer ces faits que certains auteurs (Traube, Munk) ont pensé que cette anémie n'était que la conséquence d'une hypérémie cérébrale exagérée. Sous l'influence d'une tension artérielle ou veineuse exagérée, il se produirait peu à peu un œdème cérébral qui, en comprimant les capillaires, diminuerait l'hyperémie et pourrait même en amener la disparition complète. En acceptant cette opinion parfaitement admissible, l'œdème lui-même ne serait qu'un phénomène consécutif à l'hypérémie ; mais il serait tout à fait étranger à la production de l'urémie, puisque, ainsi que nous l'avons vu, il peut exister sans donner lieu à des accidents urémiques (Grainger-Stewart). Il semble résulter de ce fait que toutes les variétés d'hypérémie ne sont pas aptes à produire l'urémie, il faut pour qu'elle agisse qu'elle se manifeste brusquement.

Le point capital actuellement acquis, c'est que l'urémie cérébrale semble se produire, d'une part, sous l'influence d'un trouble nutritif du tissu nerveux qui agit comme cause prédisposante, et d'autre part, sous l'influence d'une congestion cérébrale qui agit comme cause déterminante des accidents qui la caractérisent ; c'est que, de plus, cette congestion est tantôt active et tantôt passive ; c'est qu'enfin, dans certains cas, l'on peut reconnaître de quelle nature est cette hypérémie ; c'est plus qu'il n'en faut pour essayer d'établir un traitement rationnel de l'urémie cérébrale, traitement en rapport avec l'état congestif du cerveau, avec la nature de cet état congestif, en rapport aussi avec les troubles fonctionnels dont il est le siége.

Il résulte de ces faits que les troubles cardiaques jouent dans la symptomatologie de la néphrite parenchymateuse, et, ainsi que nous le verrons, dans celle de la néphrite in-interstitielle un rôle de première importance.

Que ces troubles, liés à une tension artérielle ou vei-

neuse exagérée, viennent à se produire chez un sujet don
le sang ne renferme encore que peu de matières extractives et d'urée, dont la nutrition des tissus nerveux n'
encore que peu souffert, et l'on verra se montrer o
les inflammations ou l'œdème, les inflammations de préférence, si le cœur suffit encore au travail nouveau qu
lui est imposé (tension artérielle exagérée), l'œdème généralisé, si le cœur est devenu insuffisant (tension veineuse exagérée). C'est à la tendance qu'ont les inflammations à se produire lors de tension artérielle exagérée
qu'est due leur fréquence plus grande à une époque pe
avancée de la néphrite parenchymateuse ou de la néphrite interstitielle; elles coïncident fréquemment alor
avec l'œdème partiel qui tient également à l'exagératio
de tension artérielle, tandis que l'œdème généralisé n'apparaît qu'à une époque avancée, alors que le cœur es
devenu insuffisant.

Si au lieu de se produire dans ces conditions, ces troubles circulatoires se développent chez un sujet dont l
système nerveux, pour ainsi dire saturé d'urée ou de matières extractives, est puissamment modifié dans la vitalité de ses éléments, ce ne sont plus de simples œdème
ou des inflammations diverses qu'on verra apparaître
mais des accidents urémiques.

Si la pathogénie de l'urémie cérébrale a donné lieu à
de nombreuses interprétations, il n'en a pas été de mêm
de l'urémie gastro-intestinale. Du jour où Cl. Bernard e
Bareswill eurent démontré que les selles et les vomissements des urémiques contenaient des quantités plus o
moins considérables d'urée, ou de carbonate d'ammoniaque, résultant de la décomposition de l'urée, on a ét
fixé sur le véritable mécanisme de cette espèce d'urémie. On a pu en pénétrer la nature, et en attribuer le
lésions caractéristiques à leur véritable cause, à l'élimination de l'urée qui se fait à la surface de l'estomac e
de l'intestin, par suite de l'insuffisance rénale.

On ne saurait en dire autant de l'urémie respiratoire, et tout porte à croire que cette urémie, qu'on décrit comme espèce distincte, n'est qu'une variété de l'urémie cérébrale.

Traitement. — Le traitement varie avec chacune des diverses espèces d'urémie ; mais le plus important à établir est celui de l'urémie cérébrale. Ce traitement, pour être complet, doit être envisagé à différents points de vue. Il doit avoir pour but de prévenir l'apparition de l'urémie, de la combattre lorsqu'elle existe, ou d'en empêcher le retour lorsqu'elle a disparu : de là des indications préventives ou curatives.

Traitement préventif. — Le traitement préventif de l'urémie doit avoir pour but : 1° d'éviter les causes qui semblent présider à son apparition, et qui paraissent agir en favorisant le développement de l'hypérémie active ou passive, cause déterminante de cet état morbide ; 2° de faciliter la sortie du poison (urée ou matières extractives), cause prédisposante du mal ; et, 3° si faire se peut, de le détruire sur place, dans l'intimité des tissus.

Pour bien comprendre toute l'importance qu'il y a pour les albuminuriques à éviter toute cause de perturbation du système circulatoire, il suffit de se rappeler que, chez eux, l'urémie n'apparaît souvent qu'à la suite d'une exposition au froid (Picard), après un excès de table ou consécutivement à une émotion vive (Avrard). On s'explique du reste très-bien, en se plaçant à notre point de vue, que l'une ou l'autre de ces influences puisse en être la cause déterminante. Chacune d'elles en effet a pour résultat de troubler l'état normal de la circulation. Elles agissent chez ces individus comme chez tous les malades atteints d'affections cardiaques, et qui toujours sont en imminence d'asystolie. Chez ces malades, en effet, c'est à la suite d'un refroidissement, d'un écart de régime, d'une maladie intercurrente qu'on voit apparaître les signes certains d'une insuffisance cardiaque. Cette insuffisance est le résultat de la gêne de la circulation, due à la congestion d'un organe (poumon, intestin), etc., ou à l'afflux du sang qui se fait des parties périphériques vers les parties centrales et qui ne peut se produire sans avoir déterminé au préalable une contraction exagérée du cœur, et par suite une augmentation de tension artérielle ; de là une tendance à l'hypérémie active précédant toujours l'hypérémie passive, si fréquente à une période avancée des maladies de cœur.

Les mêmes phénomènes ont lieu dans les mêmes conditions chez les albuminuriques dont la circulation est gênée par un obstacle qui, pour ne pas se trouver au niveau d'un des orifices du cœur, n'en existe pas moins. Les phénomènes d'asystolie peuvent tenir aux mêmes causes ; mais le plus souvent ils dépendent d'une poussée inflammatoire nouvelle qui a pour siége des territoires rénaux encore intacts. C'est pour se soustraire à cette asystolie, et par suite aux troubles circulatoires qui la précèdent ou qui la suivent, que les malades atteints de néphrite parenchymateuse ou de néphrite interstitielle doivent s'astreindre à suivre avec la plus stricte ponctualité le traitement général dont nous avons parlé plus haut à propos de la néphrite parenchymateuse. C'est à l'aide de ce traitement, consistant en prescriptions hygiéniques et médicamenteuses (toniques, fers, acides) qu'on peut espérer de maintenir chez eux toutes les fonctions dans un état relativement bon, et de mettre ainsi le cœur à même de faire face aux obstacles dont il peut avoir à triompher, pour que la circulation s'exécute régulièrement.

D'autre part, il est urgent de faciliter la sortie de l'urée. Pour ce faire, il faut stimuler l'action de la peau et celle de l'intestin. C'est dans ce but que Richardson conseille les ablutions froides, le drap chaud mouillé; que d'autres recommandent l'usage des purgatifs. On peut avoir recours à l'un ou à l'autre de ces procédés; toutefois on ne doit employer les purgatifs qu'avec une certaine réserve et ne conseiller que des purgatifs doux, de préférence des purgatifs salins. Il est, en effet, d'observation que, chez les albuminuriques avec œdème plus ou moins généralisé, la disparition de l'œdème, consécutive à l'action de purgatifs violents, a été souvent le point de départ d'accidents urémiques (Bartels); soit que l'action de ces purgatifs ait eu pour résultat de susciter de nouveaux troubles circulatoires, en augmentant l'atonie du cœur, soit qu'elle ait eu pour conséquence, en provoquant une résorption des liquides infiltrant les mailles du tissu cellulaire, de faire passer dans le système circulatoire une trop grande quantité d'urée. C'est sans doute pour éviter de si graves inconvénients, que certains auteurs, comme Tripe, préfèrent à l'usage des purgatifs celui des diurétiques qui ne présentent jamais le même danger, et qui, de plus, jouissent du privilége d'entraîner la sortie d'une plus grande quantité d'urée.

La digitale est assurément, de tous les diurétiques, celui qu'on doit de préférence employer dans les cas d'hypérémie passive, car tout en exagérant la sécrétion rénale, elle augmente la force contractile du cœur, et le met à même de résister à la gêne circulatoire. La digitale se donne sous forme de poudre, d'infusion ou à l'état de digitaline. Elle prévient ainsi une des causes déterminantes de l'urémie, l'hypérémie cérébrale passive. Il faut se garder d'avoir recours à ce médicament toutes les fois que l'âge de la néphrite, sa nature et l'état du malade peuvent faire craindre une hypérémie active, car ce médicament précipiterait l'apparition des accidents urémiques.

On ne saurait conseiller avec autant de confiance les émissions sanguines, qui cependant ont été préconisées comme agents de la médication préventive de l'urémie. L'individu menacé d'urémie est le plus souvent un albuminurique, et, comme tel, cet individu est atteint d'un aglobulie qui va toujours croissant au fur et à mesur qu'avance sa maladie. On ne pourrait en bonne conscienc et dans le but imaginaire de faciliter la sortie de l'urée se laisser aller à augmenter cet état d'aglobulie, déjà s menaçant pour le malade. Aussi ne doit-on avoir recour aux émissions sanguines que lorsque le malade est e butte à quelques nouvelles poussées inflammatoires d rein. Dans ces circonstances, elles sont vraiment utiles car si elles ne donnent issue qu'à de faibles quantité d'urée, elles ont l'avantage de limiter l'extension du pro cessus inflammatoire, et même d'en arrêter le dévelop pement.

Abordons maintenant une autre partie du problème, e voyons si l'on peut détruire dans l'économie l'urée qui en s'y accumulant, devient la cause première, la caus prédisposante de l'urémie; si l'on peut, à l'aide d'un médication spéciale, prévenir l'apparition d'accident urémiques. Bon nombre de médecins se sont posé cett question, et quelques-uns d'entre eux, comme Frerichs croient pouvoir y répondre par l'affirmative. Nous somme loin de partager semblable opinion, et cela pour plu sieurs raisons. D'abord, rien n'est moins prouvé qu l'action des médicaments que conseille cet auteur. Il re commande, dans les cas où l'on croit avoir à redoute l'apparition de l'urémie, de prescrire au malade l'usage d l'acide benzoïque ou de l'acide chlorhydrique. Ces mé dicaments, en passant dans le sang et en se combinan avec l'urée, lui enlèveraient tout caractère nocif. Mai cette combinaison de l'urée avec ces acides n'est nulle ment prouvée. Le fût-elle, du reste, que cette médicatio préventive n'aurait d'efficacité que dans les cas où l'uré mie est bien réellement due à l'accumulation de l'uré dans le sang. Elle resterait sans effet, et ne saurait pare aux accidents urémiques, qui parfois semblent tenir la présence dans le sang de substances extractives, et qui se montrent sans que les analyses les plus minutieuses aient permis d'y trouver la moindre trace d'urée (Berthelot, Wurtz).

Traitement curatif. — L'urémie, ainsi que nous l'avons dit, consiste cliniquement dans la manifestation de troubles nerveux, de forme diverse, anatomiquement dans un état congestif et dans un vice de nutrition du système nerveux ; le traitement curatif de cet état morbide doit avoir en vue de combattre l'hypérémie d'une part, et d'autre part, de modifier, si faire se peut, la perturbation nerveuse. C'est cette double indication qu'on doit chercher à remplir, si l'on veut instituer un traitement aussi rationnel que possible. C'est ce double objectif qu'ont toujours eu en vue, sans s'en rendre parfaitement compte, tous les auteurs qui se sont occupés du traitement curatif de l'urémie.

De toutes les médications, celle qui compte le plus grand nombre d'adhérents, et qui fournit les meilleurs résultats, est sans contredit celle qui consiste dans l'emploi des émissions sanguines. Ce qu'il y a de curieux à signaler, c'est que c'est empiriquement qu'on est arrivé à prescrire cette médication qu'est venue consacrer la nature mieux connue de l'urémie.

C'est le plus souvent aux émissions sanguines générales qu'il faut avoir recours. On ne conseillera les émissions sanguines locales que chez les individus profondément épuisés, chez les enfants ; et même dans ces cas, on se trouvera bien de commencer le traitement par une saignée générale. C'est ainsi que procédèrent Abercrombie, Hunt, Marshall-Hall et Rayer qui, les premiers, les ont préconisées. Ces auteurs n'hésitent pas à revenir plusieurs fois, et à intervalles rapprochés, à la saignée générale. Ils commencent le traitement par une saignée qu'ils répètent 2, 3 à 4 fois, dans les 24 heures, en diminuant progressivement toutefois la quantité de sang qu'ils tirent. Ce n'e qu'ultérieurement, et lorsque les accidents ne cède qu'incomplétement, qu'ils ont recours aux émissions sa guines locales. Ces émissions sanguines locales se fon l'aide de sangsues qu'on applique aux tempes, derriè les oreilles, à l'anus; on peut les faire également à l'ai de ventouses scarifiées à la nuque. Goodfellow et F chardson recommandent aussi cette médication, dont mode d'action s'explique très-bien, puisqu'elle a po but de diminuer la congestion dont le cerveau est siége.

Il est cependant quelques modifications utiles à lui fa subir, modifications qui doivent varier avec la nature la congestion. S'agit-il, en effet, d'une hypérémie pass qui se traduit, comme on le sait, par la distension c veines du cou, par la faiblesse des battements du cœ et qui, liée à l'insuffisance de cet organe, s'accompag d'un œdème généralisé, on se trouvera bien d'assoc aux émissions sanguines locales ou généralisées la di tale, qui a pour effet de diminuer indirectement, dans cas, la masse du sang contenue dans la cavité c nienne, en rendant au cœur une tonicité qui lui manqu pour triompher de la tension veineuse exagérée, ca de cette hypérémie. S'agit-il au contraire d'une hypé mie cérébrale active, suite d'une tension artérielle ex gérée, de cette hypérémie sans distension veineuse coïncide avec des battements cardiaques exagérés, so vent avec des hémorrhagies, qui existe sans œdème néralisé, de cette hypérémie enfin qu'on rencontre début de certaines néphrites parenchymateuses primiti (néphrite a frigore, néphrite gravidique) ou dans cours de la néphrite interstitielle, on pourra contre utiliser, outre les émissions sanguines locales ou gé rales, la compression des carotides vantée par Trousse C'est dans de semblables conditions que Rillet a vu d fois les accidents urémiques céder à la compression de ces vaisseaux.

Pour faciliter l'effet de cette médication, on se trouvera bien de faire faire, à l'exemple de Cahen et de Rayer, des applications d'eau froide sur la tête du malade. On pourra même, comme on l'a conseillé, remplacer ces applications d'eau froide par un courant d'eau continu. Graves sut, à l'aide de ce moyen, et même sans recourir aux émissions sanguines, rendre au bout d'une demi-heure la parole et la déglutition à un malade en état de coma urémique. L'action du froid, ainsi employé. a certainement pour résultat de rendre aux vaisseaux crâniens une tonicité suffisante pour résister à la distension qu'entraîne ou l'asystolie du cœur (nép. parenchymateuse) ou sa contraction trop énergique (nép. interstitielle.)

A la médication dont nous venons de parler, il est toujours utile d'en associer d'autres dont il nous reste à dire quelques mots, et qui toutes du reste ont pour but de diminuer, par les pertes qu'elles provoquent, la tension du système circulatoire et ultérieurement la congestion cérébrale. Parfois même ces médications qui consistent dans l'usage des purgatifs et des diurétiques sont les seules que l'on doive employer, soit qu'on ait affaire à des sujets trop débilités pour supporter les émissions sanguines, soit que les accidents urémiques soient trop peu prononcés, comme c'est le cas dans la néphrite parenchymateuse chronique. Le plus habituellement, lorsqu'il s'agit de néphrite parenchymateuse aiguë, les purgatifs et les diurétiques ne sont employés qu'à titre d'adjuvants. On peut en utiliser les effets concurremment avec ceux des émissions sanguines; mais souvent on ne les prescrit qu'ultérieurement pour compléter les bons résultats déjà produits par la saignée.

Les purgatifs que d'ordinaire on conseille, en pareille occurrence, sont les drastiques (aloës, eau-de-vie alle-

mande, jalap, scammonée). Il faut en répéter souvent l
prescription et les donner tour à tour, si l'on veut obten
l'effet désiré, c'est-à-dire d'abondantes garde-robes. Il n'
a plus à prendre ici souci de la disparition de l'œdème e
des accidents urémiques y adhérents. Ces accidents uré
miques existent actuellement et ils n'ont chance de s
dissiper qu'avec une déplétion du système circulatoir
aussi abondante et aussi rapide que possible. Ces purga
tifs nous semblent préférables au calomel, que conseil
Rilliet, contrairement à Lee et à Richardson, et cette pré
férence, nous la leur donnons non point parce que no
redoutons, comme certains auteurs, la salivation que pr
duirait souvent, dans ces cas, le calomel ; mais parce q
nous les croyons plus aptes à provoquer ces abonda
tes garde-robes séreuses qu'on doit chercher à obten
à tout prix, chez ces malades.

Les diurétiques seront également, et pour les mêm
raisons, utilisés dans le traitement de l'urémie. Pour l
mêmes raisons aussi on devra les varier, donnant tour
tour tantôt la scille, tantôt les sels à base de soude ou d
potasse. Mais, à cause de son action spéciale sur le cœu
on prescrira surtout la digitale lorsqu'il s'agira d'u
urémie par stase veineuse.

Cette médication, dirigée contre l'hypérémie cérébral
ne saurait constituer tout le traitement curatif de l'ur
mie cérébrale. Il ne faut pas oublier que la vitalité d
système nerveux a été profondément modifiée par l'i
toxication urémique, et que c'est à cette intoxication qu
doit cette impressionnabilité toute particulière si facil
ment mise en jeu par l'hypérémie. Aussi, tout en com
battant cette hypérémie, devra-t-on avoir recours à ce
tains médicaments qui, agissant spécialement sur
système nerveux, varieront avec les différentes form
de l'urémie.

Lorsqu'on se trouvera en présence d'un individu attei

d'accidents de nature convulsive, on se trouvera bien de faire usage du chloroforme, en inhalations, du chloral, qu'on prescrira en potion, en lavement. Il suffira parfois de faire taire, à l'aide de ces médicaments, les manifestations convulsives un temps suffisant pour permettre à l'hypérémie de disparaître et pour obtenir ainsi la guérison de cette forme de l'urémie. Dans certains cas, même lorsque le malade est épuisé, lorsque l'urémie date déjà de quelque temps, le chloral et le chloroforme devront constituer les seuls médicaments. On devra même, lorsqu'il en est ainsi, suivre le conseil de Grainger-Stewart, qui recommande de s'abstenir d'émissions sanguines.

Si c'est, au contraire, à une forme comateuse qu'on a affaire, on en combattra les symptômes par des vésicatoires, des sinapismes, l'électricité même, et dans certains cas, l'alcool.

Bien que l'urémie cérébrale chronique soit de même nature que l'urémie cérébrale aiguë, il est nécessaire de faire subir à la médication dont nous venons de parler certaines modifications que commandent et l'état du malade et la marche de la maladie.

L'urémie cérébrale chronique ne se montre d'ordinaire qu'à une époque avancée de la néphrite parenchymateuse ou de la néphrite interstitielle. Pour en prévenir l'apparition, on devra surveiller avec soin l'état général du malade et se préoccuper du fonctionnement régulier de chacun de ses organes.

Pour éviter, autant que faire se peut, les troubles nutritifs qui toujours accompagnent la rétention des matières extractives, on conseillera au malade un exercice modéré; une alimentation réparatrice. On se gardera bien, ainsi que le fait Grainger-Stewart, de le priver d'aliments azotés. En le soumettant à une alimentation purement végétale, dans le but d'éviter la somme des matières extractives retenues dans le sang, on hâterait l'apparition de l'anémie, qui n'est pas moins à redouter pour le malade. On lui prescrira l'usage de vêtements chauds, de la flanelle, et, dans la limite du possible, le séjour dans un pays tempéré.

Il sera parfois nécessaire, lors de menaces d'anémie, d'ajouter à ce traitement hygiénique quelques préparations pharmaceutiques, quiniques ou ferrugineuses.

En même temps on assurera, par une médication appropriée, le jeu régulier des principales fonctions de l'économie. On combattra par de légers purgatifs la constipation qui pourrait se produire; on stimulera la peau, à l'aide de diaphorétiques. Lorsque la sécrétion rénale se ralentira, comme dans la néphrite parenchymateuse, on prescrira les diurétiques, qu'on variera suivant le besoin.

Lorsque, malgré toutes ces précautions, se montrera l'urémie cérébrale chronique, on en combattra les manifestations en s'appuyant sur les principes qui servent de bases au traitement de l'urémie cérébrale aiguë. Contre la congestion, qu'il ne faut pas songer à attaquer par la saignée, le malade étant trop épuisé pour qu'on puisse en retirer des effets salutaires, on emploiera, si cette congestion est active, des purgatifs qu'on répétera suivant le besoin. On pourra utiliser aussi les révulsifs cutanés. Si la congestion, cause déterminante de l'urémie, est passive, on prescrira en outre la digitale et les préparations alcooliques.

On combattra enfin avec avantage les manifestations urémiques elles-mêmes, comme lorsqu'il s'agit de l'urémie cérébrale aiguë, les convulsions par le chloroforme et le chloral, le coma par les vésicatoires, par les révulsifs cutanés ou les stimulants diffusibles.

L'urémie cérébrale chronique, dont la marche est si lente qu'elle peut durer plusieurs semaines, des mois même, ne se traduit parfois, et cela pendant longtemps, que par certaines manifestations isolées qui réclament souvent un traitement à part. La céphalalgie est parfois intense; Grainger-Stewart et Dickinson ont constaté qu'elle ne cédait qu'aux préparations ferrugineuses. Le délire est parfois très-prononcé; on pourra, dans ces cas, avoir recours au musc, au castoreum.

Il peut se faire enfin que l'urémie cérébrale chronique coïncide avec certaines hémorrhagies qu'on devra soigner d'une façon particulière, si l'on veut éviter une mort prématurée; telle est l'épistaxis. Contre cette hémorrhagie, parfois difficile à arrêter, on emploiera la glace, les styptiques, et enfin, si ces moyens sont insuffisants, le tamponnement.

Le traitement de l'urémie gastro-intestinale devra être, de la part du médecin, l'objet d'une attention spéciale. Il réclame une médication toute différente de celle que nous venons de formuler pour l'urémie cérébrale aiguë ou chronique.

Le traitement préventif sera seul à peu près le même, il consistera à entretenir toutes les fonctions dans un état d'activité à peu près régulière.

Le traitement curatif doit avoir pour but de combattre, d'une part, la dyspepsie que cause forcément l'élimination de l'urée à la surface de la muqueuse gastro-intestinale, et, d'autre part, de remédier à l'inflammation que finit toujours par amener cette élimination.

Contre cette dyspepsie, Johnson conseille d'avoir souvent recours à l'eau tiède pour provoquer des vomissements qui entraîneront les matières sécrétées (urée, carbonate d'ammoniaque), dont la présence ne peut qu'être fâcheuse pour la muqueuse gastro-intestinale.

Dickinson conseille les acides, qui modifieront l'état ammoniacal ou par trop alcalin des sucs digestifs. Parmi les acides, ceux qu'emploient de préférence les auteurs anglais sont les acides nitrique, chlorhydrique et cyanhydrique. On a également utilisé contre cette dyspepsie la strychnine, la créosote, le columbo et autres amers, et lorsque se manifestent des vomissements, la glace et le sous-nitrate de bismuth. Si ces vomissements s'accompagnent de diarrhée, il faudra souvent avoir recours aux astringents, parfois aux opiacés, ne les employant toutefois qu'avec la plus grande réserve.

Lorsque cette élimination de l'urée à la surface gastro-intestinale a entraîné des manifestations inflammatoires, ce dont on sera prévenu par les douleurs et la nature des garde-robes, on prescrira une médication antiphlogistique en rapport toutefois avec la vigueur du malade.

L'urémie respiratoire, dont la nature est encore mal connue, ne saurait être de notre part l'objet d'indications thérapeutiques spéciales.

Néphrites interstitielles.

NÉPHRITE HYPERPLASIQUE OU SCLÉROSE.

Les néphrites, avons-nous dit, peuvent être divisées en deux groupes très-distincts ; suivant que l'inflammation qui les caractérise a pour siége le canalicule urinifère ou le tissu connectif intercanaliculaire. Les néphrites du premier groupe sont celles que nous avons décrites sous le nom de parenchymateuses ; celles du deuxième groupe constitueront les néphrites interstitielles. Les néphrites interstitielles sont de beaucoup les plus anciennement connues, bien que de tout temps elles aient été assez mal décrites. Tandis que l'histoire des néphrites parenchymateuses ne date guère que de Bright, les néphrites interstitielles, désignées sous le nom d'abcès du rein, ont été signalées dès l'époque d'Hippocrate, d'Ateius et de Galien. Mais l'abcès du rein ne constitue qu'une des espèces de néphrite interstitielle, la néphrite aiguë ou su purative. Il en est une autre espèce dont l'histoire est presque à faire : c'est la néphrite hyperplasique, dont nous nous occuperons d'abord.

La néphrite hyperplasique, contestée encore récemment par des auteurs de grand mérite, par Colberg entre autres, n'a guère été mentionnée pour la première fois que par Prout, qui, dans sa description de la diathèse phosphatique, relate quelques-uns des symptômes de cette espèce de néphrite.

Rayer l'a indiquée sous le nom de néphrite chronique; Todd l'a signalée depuis, et elle constitue pour lui par excellence l'inflammation goutteuse du rein.

Mais ce n'est que dans ces derniers temps qu'elle a été l'objet de travaux spéciaux, de la part d'Anderson, de Johnson et surtout de la part de Saunders, Balfour, Bennett, Laycock, Dickinson, Grainger-Stewart, Gull et Klebs. Ce dernier auteur a même voulu lui faire jouer dans la pathologie rénale un rôle qui nous semble en tout point exagéré. Remarquant que, ainsi que l'ont constaté Frerichs et d'autres auteurs, la néphrite parenchymateuse s'accompagne parfois d'hyperplasie du tissu connectif intercanaliculaire (néphrite interstitielle hyperplasique), Klebs se demande s'il existe bien réellement une néphrite parenchymateuse, et si cette néphrite parenchymateuse, en supposant qu'elle existe, n'est pas seulement et toujours la conséquence de la néphrite interstitielle hyperplasique.

C'est à cette dernière conclusion qu'il arrive, après avoir cherché à démontrer la nature non inflammatoire de la dégénérescence épithéliale. Pour lui, il n'existe pas de néphrite parenchymateuse, il n'y a qu'une néphrite interstitielle, pouvant, à un moment donné, entraîner l'altération de l'épithélium et toutes les conséquences qui en découlent. Pour lui toute la symptomatologie de la néphrite parenchymateuse ne serait qu'une des manifestations plus ou moins tardives de la néphrite interstitielle. Déjà nous avons touché cette question et nous avons fait voir qu'il suffit pour réduire à néant les prétentions de Klebs de rappeler qu'il est des néphrites parenchymateuses qui parcourent toutes leurs phases, sans qu'à l'autopsie on trouve d'hyperplasie du tissu connectif. (Beckman, Robert et Bartels.) La néphrite parenchymateuse a donc bien, au moins dans ces cas, une indépendance à part. Elle peut, il est vrai, quoique rarement du reste, s'acompagner d'hyperplasie du tissu connectif intercanaliculaire; mais la néphrite interstitielle n'apparaît ici qu'à l'état de complication; les lésions qui la caractérisent ne sont le plus souvent qu'ébauchées.

Mais de même que la néphrite parenchymateuse peut avoir une existence à part, il est juste de reconnaître que la néphrite interstitielle peut exister à l'état primitif et ne se compliquer que tardivement de néphrite parenchymateuse, si tant est qu'elle en amène toujours le développement. On constate alors des lésions qui ont une toute autre valeur que celles qu'on rencontre dans la néphrite parenchymateuse. Ici les altérations du tissu connectif sont très-développées ; ce tissu est épaissi, parfaitement organisé ; et avec ces altérations on ne trouve que des traces de lésions portant sur les canalicules, parfois même ces altérations épithéliales manquent complétement. Ces cas de néphrite interstitielle, compliquée ou non de néphrite parenchymateuse, ont du reste une allure clinique bien distincte de celle qui appartient à la néphrite parenchymateuse. Pour toutes ces raisons nous nous croyons en droit de donner de la néphrite hyperplasique, comme variété de la néphrite interstitielle, une description à part.

Les auteurs qui, dans ces derniers temps, s'occupèrent de cette variété de néphrite interstitielle ne pouvaient aboutir qu'à des résultats insuffisants, se contentant, les uns de mentionner les conditions d'apparition de cette inflammation, les autres d'en esquisser les principaux caractères anatomiques, la plupart n'allant pas jusqu'à considérer cette maladie comme une maladie distincte. Ils n'y voient tous qu'une variété de la maladie de Bright qu'ils désignent sous le nom de forme atrophique de la maladie de Bright, de rein contracté. Traube ne saurait échapper à ce reproche. En continuant à décrire, sous le nom de maladie de Bright des maladies essentiellement dissemblables, cet auteur eut le tort de croire que l'hypertrophie cardiaque se rencontre indistinctement dans tous les cas, tandis qu'elle n'existe que dans la néphrite interstitielle.

Grâce à ces travaux toutefois, et aux tentatives de Bartels, grâce à des recherches qui nous sont personnelles, nous croyons pouvoir actuellement donner de cette maladie une description à peu près complète.

L'état morbide que nous désignons sous le nom de néphrite interstitielle hyperplasique a reçu des dénominations diverses. On l'a tour à tour décrit sous les noms de contracted kidney, de gouty kidney (Todd), de chronic desquamative nephritis (Johnson), de cirrhotic kidney (Grainger-Stewart), de granular degeneration (Dickinson). Mais c'est à tort, selon nous, qu'on voudrait conserver l'une quelconque de ces dénominations, car elles sont ou fausses ou incomplètes.

Elles sont incomplètes lorsqu'elles ne représentent à l'esprit qu'une des particularités de cet état morbide. Telles sont celles de contracted kidney ou de gouty kidney, attendu que de semblables dénominations pourraient laisser croire que cet état morbide relève toujours de la diathèse goutteuse, ce qui est faux; que lui seul peut amener l'atrophie rénale, ce qui n'est pas plus vrai, puisque la néphrite parenchymateuse, ainsi que nous l'avons vu, peut déterminer le collapsus du rein, qui n'est qu'une des formes de l'atrophie.

Elles sont fausses, lorsque, comme celles de Johnson ou de Dickinson, elles permettent de supposer que cet état morbide est surtout caractérisé par la desquamation épithéliale des canalicules urinifères, ce qui n'arrive qu'exceptionnellement lorsqu'il se complique de néphrite parenchymateuse, ou bien qu'il tient à une dégénérescence spéciale qui n'a rien d'inflammatoire.

On pourrait peut-être conserver la dénomination de Grainger-Stewart, celle de cirrhotic Kidney, qui éveille l'idée d'une inflammation interstitielle analogue à celle qui caractérise la cirrhose hépatique; mais cette dénomination, basée sur une apparence grossière, est tout à fait inexacte; car cette apparence est plutôt celle de la dégénérescence amyloïde. Aussi, de toutes ces dénominations et pour toutes ces raisons, préférons-nous pour désigner cet état morbide celle que nous proposons, celle de néphrite interstitielle hyperplasique, qui repose sur l'essence même de la maladie et qui indique parfaitement la nature de cet état morbide, sans rien préjuger de son étiologie, de sa symptomatologie, ni des caractères anatomo-pathologiques qui peuvent en résulter.

La néphrite interstitielle hyperplasique est une maladie chronique, une hyperplasie du tissu connectif interstitiel entraînant le plus souvent tôt ou tard l'atrophie du rein une hypertrophie du cœur, localisée d'ordinaire au ventricule gauche, et des altérations athéromateuses des artères.

Cette maladie, qui cliniquement est caractérisée par de la polyurie, par un œdème partiel ordinairement peu considérable, quelquefois par un œdème généralisé, par une détérioration lente de l'économie, se complique souvent d'albuminurie passagère d'abord, permanente ensuite d'hémorrhagies multiples, d'urémie, plus rarement d'inflammation des viscères ou des séreuses.

Étiologie. — La néphrite interstitielle n'apparaît souvent qu'à un âge avancé. On la voit alors coexister avec la dégénérescence athéromateuse des artères (Johnson), dont elle provoque peut-être l'apparition, loin d'en être la conséquence, comme le croient certains auteurs.

Sa fréquence la plus grande est à 50 ans; mais, sauf dans les premières années de la vie, on peut la rencontrer à tout âge. Dickinson toutefois ne l'aurait jamais rencontrée au-dessous de 20 ans.

Le tableau suivant, qui repose sur 308 cas de néphrite interstitielle hyperplasique, fournit sur son degré de fréquence, aux différents âges de la vie, des données utiles à connaître. La mort, dans ces cas, et par le fait de cette néphrite, arriva, de :

0 à 10 ans.	0 fois.
11 à 20 —	1 —
21 à 30 —	24 —
31 à 40 —	50 —
41 à 50 —	93 —
51 à 60 —	76 —
61 à 70 —	47 —
Au-dessus de 70 ans	17 —

Cette maladie se montre plus fréquemment chez l'homme que chez la femme. La différence est même assez grande, plus grande que celle qui existe relativement à la néphrite parenchymateuse. Sur 250 néphrites interstitielles observées en dix ans à l'hôpital Saint-Georges, 165 furent observées chez des hommes et 85 chez des femmes; la proportion était donc de 2 à 1. Dickinson est arrivé à peu près aux mêmes résultats. On ne peut s'expliquer cette immunité relative dont jouit la femme qu'en pensant qu'elle est moins exposée que l'homme aux causes de cette néphrite (goutte, intoxication saturnine, etc...).

On peut soupçonner l'influence de l'hérédité dans la production de cette maladie, mais rien jusqu'à présent ne permet la moindre affirmative à cet égard.

Ce qui semble hors de doute, c'est que cette maladie est une affection des climats tempérés ; c'est que dans certains pays, en Angleterre par exemple, elle frappe de préférence certaines races : elle est en effet plus fréquente chez les Anglo-Saxons que chez les étrangers.

Cette maladie peut être primitive ou consécutive. Primitive, elle se manifeste à la suite d'un froid prolongé. Elle est parfois le fait de coups portés sur la région lombaire. Prout l'a vue survenir à la suite d'une chute, Rayer après des marches forcées.

Lorsqu'elle est consécutive, elle est liée tantôt à des affections rénales qui lui donnent le plus habituellement naissance, tantôt à des affections extra-rénales. Parmi les affections rénales, on peut citer la néphrite parenchymateuse profonde ou maladie de Bright, les calculs rénaux, le cancer, les tubercules, les kystes, les corps étrangers du rein, les abcès, les embolies et la pyélite.

Les affections extra-rénales qui produisent cette maladie sont les unes locales : telles sont les affections de la vessie et de la prostate; les autres générales.

C'est ici que nous trouvons à signaler, comme cause de néphrite interstitielle, la variole, la rougeole (Beer, Biermer), parmi les maladies aiguës, et parmi les maladies chroniques, la syphilis héréditaire ou acquise, le diabète (Jacksch et Finger), la goutte, qui, pour Todd, Johnson, Anderson, en serait une des causes les plus fréquentes. Scudamore avait très-certainement eu l'occasion de constater cette influence, et les cinq cas d'albuminurie intermittente qu'il mentionne chez huit goutteux étaient manifestement des cas d'albuminurie dus à une néphrite interstitielle. Garrod a établi qu'elle est une con plication aussi fréquente de la goutte aiguë que de la goutte chronique. Elle se manifeste même dans ces cas par le fait de l'état diathésique seul, sans qu'il y ait production de calcul. Grainger-Stewart a été à même de vérifier toute l'exactitude de cette opinion. Pour Todd, la sclérose rénale, qui ne serait qu'une atrophie non inflammatoire du rein, résulterait de la nutrition insuffisante qu'entraîne un sang altéré.

C'est à ses rapports fréquents avec la goutte que cette variété de néphrite doit d'avoir reçu les noms de néphrite goutteuse (Rayer), de rein goutteux (Todd, Garrod, Charcot).

Les faits établissent que, dans le quart des cas, la néphrite interstitielle hyperplasique relève de la goutte.

C'est Todd qui, après Rayer, s'occupa le premier des rapports de la goutte et de la néphrite interstitielle. Il publia des cas d'albuminurie survenue chez des individus qui, à la mort, présentèrent une dégénérescence granuleuse des reins (néphrite interstitielle).

Garrod a également insisté sur la fréquence de ce rapport, il ne rencontra qu'une fois le rein d'un goutteux indemne de toute inflammation interstitielle. Il démontra que, lorsque cette néphrite est consécutive à des dépôts d'urate de soude dans le rein, ces dépôts ne se font pas seulement, comme on l'avait vu, dans les canalicules urinifères, mais bien aussi dans le tissu connectif intercanaliculaire. C'est, plus souvent, en suscitant cette lithiase urique que la goutte provoque l'apparition de cette inflammation qui ne se montre que consécutivement à la formation de calculs rénaux. C'est même à cette corrélation assez commune avec des calculs rénaux dans le cours de la goutte que la sclérose doit d'avoir été décrite par certains auteurs sous le nom de néphrite uratique (Durand-Fardel, Castelnau).

Cette variété de néphrite se montre aussi bien dans la

goutte acquise que dans la goutte héréditaire, plus sou vent toutefois dans la goutte héréditaire. Elle est d'ordi naire pendant longtemps précédée de troubles articulaire Ainsi, dans un cas de Dickinson, ce ne fut qu'au bo de 26 ans qu'on vit apparaître des troubles rénaux.

L'intoxication alcoolique (Grainger-Stewart) jouira également, contrairement à l'opinion de Dickinson, (triste privilége de provoquer souvent l'apparition de sclérose.

Cette fâcheuse influence de l'alcool est loin d'être l'abri de tout conteste. Son action paraît porter plutôt s l'épithélium des canalicules urinifères, ainsi qu'il résul des recherches de Ogston et de Peters, que sur le tis connectif intercanaliculaire. Il serait ainsi plutôt cause néphrite parenchymateuse que de néphrite interstitiell L'action qu'il exerce sur le tissu connectif de certai organes, et qu'on ne saurait toutefois lui dénier, seml se localiser de préférence sur celui du du foie et poumon. Ainsi, sur 40 cas de cirrhose hépatique pr noncée, on ne trouva que 8 fois le rein légèrement gr nuleux. Cette immunité relative du rein tient peut-êt comme le fait judicieusement remarquer Dickinson, à s éloignement de l'estomac, l'alcool ne lui arrivant q dilué.

La néphrite interstitielle peut enfin n'être qu'une co séquence indirecte de l'alcoolisme qui produirait d'abord goutte et consécutivement des calculs rénaux, causes leur tour de néphrite interstitielle.

L'intoxication saturnine, signalée par Garrod, Begb Grainger-Stewart et Dickinson, comme une cause de n phrite interstitielle, n'est pas toujours, en effet, su vant Robert, étrangère à sa production. Elle se mont alors chez des malades qui antérieurement ont été attein de coliques de plomb, ou frappés de paralysie des exte seurs.

D'après les auteurs anglais, la néphrite interstitielle serait même une des plus fréquentes causes de mort chez les saturnins. Sur 42 individus qui succombèrent à l'hôpital Saint-Georges des suites d'une intoxication saturnine, 26 présentèrent à l'autopsie les lésions avancées d'une néphrite interstitielle. Cette néphrite serait même la seule affection rénale inflammatoire susceptible de se montrer primitivement chez les saturnins, et lorsqu'on constate chez ces individus de l'albuminurie, on peut affirmer que la néphrite parenchymateuse dont elle dépend est consécutive à une néphrite interstitielle.

Dans le quart des cas de néphrite interstitielle, on pourrait retrouver l'action du plomb, agissant comme cause déterminante. Cette action ne s'exerce pas toujours de la même manière. Tantôt cette action semble directe ; le tissu connectif est tout d'abord et seul lésé ; d'autres fois, ce tissu connectif ne s'enflamme qu'après avoir été le siége d'un dépôt préalable de calculs d'urate. Comme dans certains cas l'alcool, le plomb ne produirait ici l'inflammation interstitielle du rein qu'en faisant naître la goutte et par suite ces dépôts d'urates. Ce mode d'action serait même, au dire de Garrod, de beaucoup le plus fréquent, puisque, selon lui, sur 100 goutteux, 30 le seraient devenus par le fait de l'intoxication saturnine.

On ne peut que s'étonner, en présence de ces chiffres, de la rareté de la goutte chez nos malades atteints d'intoxication saturnine. Ce n'est en effet qu'exceptionnellement qu'en France on rencontre çà et là des exemples analogues. Il est toutefois une remarque à faire à ce propos, et qui, peut-être, dissipera l'étonnement : c'est qu'il ne faut pas s'attendre à trouver dans ces cas des types de goutte, le rein seul est souvent touché ; on y rencontre alors des dépôts d'urate de soude. Ces dépôts suffisent à nos confrères d'outre-Manche pour déclarer, et peut-être avec raison, qu'il s'agit là de reins goutteux. La goutte saturnine se distingue de la goutte ordinaire en ce que les dépôts d'urates, au lieu de se faire au pourtour des jointures, se font dans les reins.

La tuberculose paraît étrangère à son développement. Elle ne se rencontre pas plus souvent avec la néphrite interstitielle qu'avec toute autre maladie.

Citons encore, parmi les causes de la sclérose, la grossesse, à laquelle certains auteurs prêtent une fâcheuse influence sur le développement de la néphrite interstitielle. Grainger-Stewart, toutefois, il faut l'avouer, élève un doute à l'égard de la grossesse considérée comme cause de néphrite interstitielle.

Citons enfin comme causes de néphrite interstitielle les maladies de cœur, surtout celles du cœur gauche et plus spécialement les affections de l'orifice mitral (rétrécissement ou insuffisance). Ces maladies impriment même au processus interstitiel des modifications telles que la néphrite, dans ce cas, revêt des caractères anatomiques particuliers. C'est à cette variété de néphrite interstitielle qu'on a donné le nom de rein cardiaque; elle constitue un état morbide secondaire, qu'on peut rapprocher de la cirrhose hépatique cardiaque.

Anatomie pathologique. — La néphrite interstitielle, ou sclérose, qui peut ne porter que sur un rein, qui le plus souvent intéresse les deux, présente à considérer, au point de vue anatomo-pathologique, quatre périodes distinctes qu'on peut, jusqu'à un certain point, rapprocher des périodes de la néphrite parenchymateuse.

La première période ne diffère en rien de celle de cette néphrite; c'est une période d'hypérémie. Comme dans la néphrite parenchymateuse on trouve à la deuxième période de l'hyperplasie ; seulement la prolifération, au lieu de porter sur l'épithélium intra-canaliculaire, intéresse le tissu connectif interstitiel qui est rempli de cellules nouvelles. La troisième période est la période d'organisation de ce tissu nouveau. La quatrième période ou atrophique est la période terminale de la néphrite interstitielle, comme le collapsus est la période terminale de la néphrite parenchymateuse. Seulement ici il n'y a pas résorption des éléments nouveaux, mais rétraction du tissu connectif de formation récente, qui devient dur et résistant.

1re *période, ou période d'hypérémie.* — La période d'hypérémie échappe le plus souvent à l'examen. Ce n'est qu'accidentellement qu'on peut avoir l'occasion de faire l'autopsie d'un individu mort à cette période de la néphrite interstitielle. Le rein est gros, volumineux, fortement injecté, surtout dans sa substance corticale; les caractères de cette hypérémie sont du reste les mêmes que ceux de la néphrite parenchymateuse à son début. Il est un fait toutefois qu'il est bon de signaler, c'est que dans les cas de néphrite interstitielle, la période d'hypérémie est plus nettement accentuée que dans les cas de néphrite parenchymateuse; cette particularité avait déjà frappé Johnson. Il avait remarqué que, dans la néphrite dite à tort par lui desquamative et qui n'est autre, en somme, que la néphrite interstitielle, la surface du rein présente une teinte rouge, rutilante, qui se circonscrit, plus ou moins atténuée vers la fin de cette période; il avait remarqué en outre que cette teinte n'a rien de la coloration légèrement bleuâtre que revêt l'hypérémie lors de néphrite parenchymateuse, néphrite non desquamative du même auteur.

2e *période, ou période de prolifération.* — A la deuxième période, comme à la première, le rein est augmenté de volume. Le poids en est plus considérable. Il pèse souvent 200, 250, 360 grammes. Sa consistance, qui est modifiée, n'est pas celle qu'il présente dans la néphrite parenchymateuse, lorsqu'il est atteint de dégénérescenc granulo-graisseuse. Elle se rapproche assez de celle d caoutchouc (Klebs). A la surface de cet organe se des sinent des polygones blanchâtres, circonscrits par de lignes rougeâtres. C'est à cause de cet aspect que Kleb a donné à ces reins le nom de reins tachetés. Ces poly gones se réunissent peu à peu, et bientôt la surface n présente plus qu'une teinte uniforme, grisâtre, au milie de laquelle on aperçoit çà et là des points d'un roug sombre, derniers vestiges des étoiles de Verheyen ou de glomérules de Malpighi.

Lorsqu'à ce moment on vient à faire du rein une coup parallèle à ses faces, on s'aperçoit que cet organe es imbibé d'une grande quantité de liquide séro-sangui nolent, qui s'écoule à la surface de cette coupe. On cons tate en outre que la décoloration que présente la surfac du rein ne dépasse guère l'épaisseur de la substanc corticale.

A l'examen microscopique, on trouve que l'altératio ne porte que sur le tissu connectif intercanaliculair C'est d'abord dans le tissu connectif de la substance co ticale que se remarque cette altération ; ce n'est qu'ulté rieurement qu'elle intéresse le tissu connectif de la sub tance médullaire. Ainsi que l'ont constaté Dickinson Grainger-Stewart, la néphrite interstitielle marche d la périphérie du rein vers les parties centrales. Le tiss est augmenté de volume et parfaitement appréciable là o à l'état normal, son existence avait pu être mise en dout Ce tissu est infiltré d'un grand nombre de cellules lym phoïdes, qui s'accumulent surtout dans la substance co ticale, et qu'on rencontre de préférence dans les lacune lymphatiques décrites par Klebs. C'est à l'abondance plu ou moins grande de ces cellules qu'est due la teinte blan châtre que présente la surface du rein. Ces cellules, q ne diffèrent en rien des globules lymphatiques, et do l'origine est diversement expliquée, suivant qu'on admet les opinions de Virchow, de Robin ou de Cohnheim sur l'inflammation, n'ont pas, dans tous les cas, un sort identique.

Il peut se faire en effet que la néphrite interstitielle n'arrive point à la troisième période et se termine par résolution. Dans ce cas, ces cellules subissent la dégénérescence graisseuse, et sont, sous cette forme, reprises par les lymphatiques. On aperçoit alors à la surface du rein des taches jaunâtres plus ou moins nombreuses, en général peu volumineuses. Ces taches, dont la coloration tranche sur la teinte blanchâtre uniforme que présente le rein, sont dues à l'accumulation, en certains endroits, de cellules lymphoïdes en voie de régression. Si la résolution n'a pas lieu, ces cellules continuent à séjourner dans le tissu connectif et s'y métamorphosent. Elles se transforment en tissu connectif et donnent au rein des caractères nouveaux, qui constituent les signes anatomiques de la néphrite interstitielle à sa troisième période.

Lorsque la néphrite est généralisée, lorsque la prolifération est considérable, les cellules nouvelles sont tellement abondantes qu'elles peuvent comprimer les canalicules urinifères et amener au début de l'anurie. Cette compression se fait également sentir sur les vaisseaux sanguins ; de là l'anémie, qui se traduit par la teinte pâle et décolorée que présente la substance corticale du rein. C'est au grand nombre de ces cellules lymphoïdes qu'il faut également rapporter l'hypertrophie rénale, qui toujours existe à cette période. Ce n'est que tardivement que les cellules lymphoïdes infiltrent le tissu connectif de la substance médullaire, dont elles diminuent l'hyperémie.

3e *période, ou période d'organisation.* — A cette période, le rein est encore hypertrophié. Il l'est surtout au début de cette période ou dans certaine variété de néphrite interstitielle qu'on a décrite sous le nom de rein cyanotique ou cardiaque. La consistance en est manifestement augmentée. C'est alors qu'il est comme lardacé.

Si l'on vient à faire une coupe de ce rein, on s'aperçoit que la substance corticale, qui bientôt aura parfois complétement disparu, est encore légèrement hypertrophiée, et lorsqu'on l'examine au microscope, on trouve que cette hypertrophie tient à la nouvelle formation du tissu connectif, qui apparaît sous forme de cellules étoilées ou en fuseaux. C'est à ce tissu nouveau qu'est due l'augmentation de consistance dont nous parlions tout à l'heure. Les canalicules urinifères sont séparés les uns des autres par des cloisons connectives qui peuvent avoir le double ou le triple de l'épaisseur normale. Les cellules lymphoïdes sont complétement transformées ; il n'en existe plus trace.

Ce tissu connectif nouveau ne se rencontre pas seulement au pourtour des canalicules : il forme également une enveloppe aux capsules des glomérules. Dans certains cas, même, c'est au niveau de ces capsules qu'on le rencontre en plus grande abondance. C'est ce qui a fait admettre par quelques auteurs, par Beer entre autres, une variété de néphrite interstitielle localisée, une néphrite analogue à la néphrite capsulaire, que Traube a décrite dans la néphrite parenchymateuse (maladie de Bright). Axel-Key a également trouvé des éléments connectifs nouveaux au milieu des circonvolutions vasculaires qui forment les glomérules de Malpighi. Il existerait alors une néphrite glomérulaire. Déjà Johnson avait signalé cette prolifération à la surface des artérioles. Virchow, par ses recherches, a confirmé l'assertion de ces différents auteurs ; il a trouvé, dans ces cas, trois ou quatre fois plus de noyaux au niveau du glomérule qu'à l'état physiologique.

Dans certains cas, enfin, entrevus par Johnson et mieux décrits depuis par Gull, c'est au niveau de la tunique fibreuse des artérioles du rein que serait surtout prononcée l'hyperplasie intercanaliculaire qui constitue l'altération caractéristique de la sclérose rénale.

4e période, ou période de rétraction et d'atrophie. — Le sort de ce tissu connectif est celui de tous les tissus de nouvelle formation. Comme le tissu des cicatrices, il se rétracte, et, par ce fait seul, entraîne l'altération et la déformation des vaisseaux et des canalicules qui plongent au milieu de lui. C'est à cette rétraction qu'est due l'atrophie du rein qu'on constate à une époque avancée de cette période. Cette atrophie, qu'il ne faut pas confondre avec l'atrophie de la néphrite parenchymateuse, peut être considérable. Dans un cas, nous avons trouvé des reins dont le poids ne dépassait pas 30 et 50 grammes. Garrod en a rencontré un qui ne pesait que 15 grammes. Klebs en a vu qui ne mesuraient que 1 pouce de long, sur 3/4 de pouce de large et sur 1/4 de pouce d'épaisseur. Elle peut, lorsqu'elle est très-prononcée, ne porter que sur un seul rein.

Elle ne se présente pas toujours avec le même caractère extérieur; la surface du rein peut être uniforme et à peu près lisse. Cet organe a seulement perdu sa forme régulière pour devenir globuleux; mais pour qu'il en soit ainsi, il faut que la sclérose soit généralisée et que la rétraction se fasse alors sentir sur toute la périphérie de l'organe. Si la sclérose est partielle et consécutive à quelques néoformations du rein, ou à des calculs; si même, générale, elle est, çà et là, d'âge différent, la rétraction ne se fera pas également sur toutes les parties, et l'on verra, par le fait de cette rétraction inégale, se produire à la surface de l'organe des dépressions plus ou moins profondes. C'est ainsi que se produisent ces déformations qui ont valu au rein le nom de rein granulé, de rein lobulé. L'atrophie du rein est d'autant plus considérable que les granulations sont plus petites.

La lobulisation peut être complète que parfois le rein semble divisé en deux lobes très-distincts, l'un supérieur par exemple, et l'autre inférieur ; la partie intermédiaire à ces lobes peut ne plus contenir d'éléments sécrétoires, et être formée tout entière de tissu connectif Cette atrophie, suite de sclérose partielle, peut n'exister que vers l'une des extrémités, de là des aspects tout particuliers que présente parfois la configuration du rein.

La teinte blanchâtre qu'offrait la surface rénale au moment de la deuxième et de la troisième période ne se retrouve plus guère qu'au niveau des lobules et des saillies Les parties déprimées prennent une teinte bleuâtre qu communique à la capsule fibreuse sa base de support presque entièrement formée de substance médullaire, la substance corticale ayant, à ce niveau, à peu près complétement disparu.

Les éléments canaliculaires et vasculaires ressentent profondément les effets de cette rétraction. Ces effets sont d'ordre vital et mécanique. Comprimés par les fibres du tissu connectif qui les enserrent, les canalicules urinifère présentent des rétrécissements, des obstructions qui de viennent le point de départ de kystes nombreux, aperçus déjà par Henri Watson en 1782. C'est dans la substance corticale qu'on rencontre ces altérations de structure (Grainger-Stewart) ; ce qui n'a rien d'étonnant, puisque c'est cette substance qui est surtout le siége de la néphrite interstitielle. Les kystes qui s'aperçoivent dans ce cas, à la surface de l'organe, se distinguent par leur siége des kystes, assez rares, du reste, qui, dans le cours de la néphrite parenchymateuse, se développent dans la substance médullaire et qui ne font que tardivement saillie à la surface du rein. Ces kystes sont parfois tellement nombreux qu'on peut, sur une préparation, en voir plusieurs réunis sous forme de grappe. Leur volume est d'ordinaire peu considérable ; leur point de départ va riable. En les examinant avec soin, on aperçoit facilement qu'ils se forment tantôt aux dépens des canalicules tortueux, tantôt par la distension de la capsule des glomérules.

Le contenu de ces kystes n'est pas toujours le même. Les canalicules peuvent ne contenir qu'un liquide transparent, jaunâtre. Lorsqu'ils existent au niveau de la capsule, on constate que le glomérule est refoulé par ce liquide vers un des côtés du kyste, et parfois complétement atrophié. Mais, outre ce liquide, il n'est pas rare de rencontrer dans ces kystes d'autres éléments, des masses plus ou moins considérables, d'une teinte jaunâtre, qui ne sont autres que des épanchements sanguins, en voie de régression, ou des amas de pigment urinaire (uriane ou urianine de Schunck) qui souvent est en liberté dans la cavité canaliculaire, qui d'autres fois infiltre les cellules épithéliales qui en revêtent la face interne. On y trouve également, et même très-souvent de l'épithélium dégénéré, des cylindres colloïdes. On ne peut douter que, dans ces cas, la néphrite interstitielle se soit compliquée de néphrite parenchymateuse. Il est, du reste, assez facile d'en avoir la preuve. Il suffit d'examiner d'autres parties du rein, et là où l'altération est moins avancée, on constatera que la membrane des canalicules est épaissie, et que l'épithélium qui en recouvre la face interne est ici en voie de régression, ailleurs en voie de prolifération. On ne peut douter, en présence de ces faits, de l'existence d'une néphrite parenchymateuse, quoi qu'en dise Klebs, qui ne voit là qu'une simple dégénérescence due à la gêne circulatoire.

Mais ce qui prouve que cette néphrite parenchymateuse n'apparaît que comme une complication, c'est que parfois elle y est très-restreinte, comparativement aux lésions que présente le tissu connectif. On s'est demandé quelle était la cause de cette néphrite parenchymateuse secondaire. Les uns ont pensé qu'il y avait propagation p contiguïté de l'inflammation du tissu connectif aux can licules ; d'autres admettent qu'elle est due à la gê qu'apporte au cours de l'urine et à la circulation la com pression qu'amène la rétraction du tissu connectif. Il e assez difficile de se prononcer pour l'une ou pour l'aut de ces deux opinions. Toutefois, si l'on considère q la néphrite parenchymateuse apparaît souvent dès début de la sclérose, alors que la gêne circulatoire e encore peu considérable, on aurait quelque raison penser qu'elle est due à la propagation de l'inflamm tion.

Les altérations de la néphrite interstitielle, au déb de la quatrième période, sont presque entièrement loca lisées à la substance corticale qui, dans certaines partie finit par ne plus être formée que de tissu connecti il en est ainsi lorsque la maladie continue sa marche lorsque la vie se prolonge assez longtemps, les kyste alors s'affaissent, leur contenu se résorbe, et leurs paro finissent par subir la transformation fibreuse.

La substance médullaire n'est que tardivement envahi par l'inflammation interstitielle. Les éléments canalicu laires qu'elle renferme résistant à la compression du tiss connectif, il est rare de les voir disparaître complétemen alors même que la dégénérescence fibreuse de la sub stance corticale est avancée ; le plus souvent même le canalicules sont dilatés et deviendraient ainsi, pour quel ques auteurs, le siége d'une hypertrophie compensatrice destinée à obvier à la sécrétion urinaire, insuffisante o interrompue, des canalicules tortueux. Nous ne saurion admettre cette manière de voir, puisque, pour nous, le glo mérule peut seul éliminer l'urée et les sels, c'est-à-dire le substances caractéristiques de l'urine. Nous pensons qu cette dilatation est secondaire et due à la polyurie, qu fatalement engendre la néphrite interstitielle, en augmen tant la tension vasculaire, par suite de la gêne qu'apporte à la circulation le tissu connectif rétracté.

Lorsque l'affection est ancienne, on peut voir des altérations encore plus prononcées. L'atrophie ne porte plus seulement sur la substance corticale ; la substance médullaire elle-même a disparu d'une façon à peu près complète. Cette disparition arrive lentement ; elle ne serait pour les uns que l'extension aux canalicules droits de l'atrophie fonctionnelle des canalicules tortueux ; elle résulterait pour les autres, comme dans la substance corticale, de l'organisation du tissu connectif de la substance médullaire et de la compression qu'il détermine sur les canalicules. Au début on constate au niveau des parties qui s'atrophient des lignes blanchâtres dues à l'affaissement des canalicules ; bientôt ces lignes deviennent noirâtres et disparaissent. Au microscope, on trouve que la membrane propre de ces canalicules présente souvent des stries longitudinales qui préludent à la dissociation de cette membrane et à sa transformation en tissu connectif. Parfois on y trouve des cellules étoilées, qui se colorent en rouge par le carmin (Beer).

Le tissu connectif hyperplasié, dont la rétraction entraîne les états anatomiques divers que nous venons de passer en revue, ne jouit que d'une faible vitalité. Son existence ne saurait être de longue durée. Bientôt on le voit subir, lorsqu'un seul rein est atteint, des altérations qui en amènent la disparition. Tantôt, en effet, il passe à l'état de caséification, c'est le cas le plus rare ; d'autres fois, et c'est ce qui arrive habituellement, il subit la régression graisseuse. On voit du tissu graisseux se développer d'abord entre les pyramides de Malpighi, au niveau des papilles, puis s'étendre peu à peu du hile à la périphérie. Ce tissu graisseux peut envahir l'organe tout entier, et c'est alors à peine si l'on trouve, au milieu de ce tissu, des restes de canalicules urinifères, privés d'épithélium, et des corpuscules étoilés, qui ne sont autres que les glomérules atrophiés.

Les artères, comme les canalicules, ressentent les effets de la néphrite interstitielle. Comme les canalicules, elles sont le siége d'un trouble vital et mécanique. C'est également, surtout au niveau de la substance corticale, qu'elles sont le plus altérées. Par le fait de l'inflammation du tissu connectif qui les entoure, leur couche connective prolifère et s'hypertrophie. Pour Johnson, Dickinson, Grainger-Stewart et Gull, l'hyperplasie débuterait même par cette couche adventice pour de là s'étendre au tissu connectif du rein. De l'hypertrophie de cette membrane résulte un rétrécissement du calibre du vaisseau ; ce rétrécissement est même tellement prononcé que la membrane interne est comme plissée, mais la lumière n'en est jamais obturée ; on peut toujours l'injecter. Ce rétrécissement, qui porte sur le vaisseau afférent du glomérule et sur les vaisseaux du glomérule lui-même, n'est pas le seul qu'engendre la sclérose. Ces vaisseaux sont en outre, comme les canalicules, mécaniquement comprimés par le tissu connectif environnant, qui se rétracte à la quatrième période.

Sous l'influence de cette gêne circulatoire, la tension vasculaire augmente dans les artères de la substance médullaire ; ces artères se dilatent, deviennent tortueuses et athéromateuses. C'est également à cette gêne circulatoire qu'il faut attribuer les thromboses qui se font dans les veines rénales, attendu que la tension veineuse est d'autant moins forte que la tension artérielle est plus considérable. Or, on sait qu'une des causes de la coagulation dans les veines est précisément la diminution de tension, la vitesse du courant sanguin étant en rapport avec l'intensité qu'elle présente.

Les altérations vasculaires ne sont pas limitées aux artères du rein. C'est à la néphrite interstitielle qu'il faut rapporter les lésions athéromateuses des grosses artères, signalées depuis Bright, dans la maladie qui porte son nom. On trouve, en effet, dans le cours de cette maladie, toutes les altérations artérielles qu'on a décrites sous le nom d'altérations athéromateuses, depuis la simple hyperplasie des éléments constitutifs de la membrane interne jusqu'à la dégénérescence graisseuse et à sa transformation calcaire. (Voir *Altérations athéromateuses des artères*, thèse agrégation, 1869, Lecorché.)

Ces altérations artérielles ne sont pas les seules lésions, portant sur le système circulatoire, qui relèvent de la néphrite interstitielle. Traube a trouvé que 93 fois sur 100 la maladie de Bright se compliquait d'hypertrophie du ventricule gauche du cœur. Cette fréquence des maladies du cœur est de beaucoup supérieure à celle des observations de Bright, Christison, Grégory, Martin-Solon, Rayer, Becquerel, Bright et Barlow, Malmsten, Frerichs et Rosenstein ; puisque sur 406 individus qui succombèrent à la maladie de Bright, on n'en trouve guère, dans ces observations, que le quart qui présente de l'hypertrophie cardiaque avec ou sans lésion valvulaire. Mais, si la différence qui existe entre les chiffres de Traube et ceux des autres auteurs a lieu de surprendre au premier abord, en y regardant de près, on s'aperçoit bien vite que cette différence tient tout simplement à ce que Traube, sans s'en douter, ne s'est pas placé sur le même terrain que ses devanciers. Tous ces auteurs, en effet, se contentent de signaler les maladies de cœur et principalement l'hypertrophie dans la maladie de Bright, confondant, sous un seul et même nom, des entités morbides très-différentes : la néphrite parenchymateuse, la néphrite interstitielle et même la dégénérescence amyloïde. Si l'on sépare chacune de ces entités, réservant le nom de maladie de Bright, si l'on veut, à la néphrite parenchymateuse, qui des trois présente assurément de la façon la plus nette les caractères qu'on reconnaît habitue lement à la maladie dite de Bright ; si d'autre part on re cherche ensuite, en compulsant des observations nom breuses, comme nous l'avons fait, pour chacune de ce entités, quelle est la fréquence des complications cardia ques, on verra que, si l'on rencontre assez souvent la dila tation ventriculaire sans hypertrophie avec la néphrit parenchymateuse, la dilatation ventriculaire avec hyper trophie appartient exclusivement à la néphrite interst tielle ; on verra de plus que la dégénérescence amyloïde e le plus souvent indemne de toute complication cardiaqu Aussi peut-on conclure de ces recherches que les ca d'hypertrophie cardiaque signalés par les auteurs ancien avaient trait à des complications survenues dans le cour de la néphrite interstitielle.

Ces complications cardiaques ne sont pas toujou identiques. Tantôt on constate l'existence d'une simpl hypertrophie, portant surtout sur le ventricule gauch Cette hypertrophie simple, que Bright a le premier dé crite, et dont il a donné une explication sur laquel nous aurons à revenir, peut s'accompagner parfois d lésions valvulaires. Grainger-Stewart, qui a fait de recherches à cet égard, a trouvé que, sur 100 cas d'hy pertrophie cardiaque liée à la néphrite interstitielle, o rencontrait 46 fois l'hypertrophie simple et 54 fois l'hype trophie avec lésion valvulaire. Cette deuxième variét d'hypertrophie n'a pas toujours la même origine. Tant elle n'est autre que l'hypertrophie simple, qui, à un mo ment donné, par le fait de la dilatation exagérée du ven tricule, s'est accompagnée d'une insuffisance aortiqu D'autres fois cette hypertrophie est liée à une endocar dite, consécutive à la néphrite interstitielle. Cette end cardite, portant sur les valvules, a déterminé l rétrécissement ou l'insuffisance de l'orifice cardiaqu et ultérieurement l'hypertrophie du ventricule. Il peu se faire, enfin, que l'affection rénale soit consécutive à l'affection cardiaque, dont elle n'est qu'une conséquence.

Cette hypertrophie cardiaque, secondaire à la néphrite interstitielle, et dont nous expliquerons plus loin le mode de production, rencontre chez ces malades toutes les conditions qui peuvent en favoriser le développement. Cette néphrite, en effet, progresse lentement ; le malade conserve longtemps ses forces ; il est en état de fournir tous les éléments nécessaires à l'hypernutrition qui préside à l'apparition de cette hypertrophie. Il en est tout autrement lorsqu'il s'agit de la néphrite parenchymateuse, qui, dès le début de son apparition, porte une atteinte si profonde à la crase sanguine.

La capsule fibreuse résiste à la transformation graisseuse du rein ; elle finit même par présenter une véritable hypertrophie, qu'explique très-bien la gène qu'apporte au cours du sang l'atrophie de la substance tubuleuse ou parenchymateuse.

Au début de la néphrite interstitielle, à la première période, la capsule fibreuse a conservé sa transparence. Elle se détache facilement des tissus sous-jacents. A la deuxième période, elle est épaissie, blanchâtre ; les éléments qui la constituent sont tuméfiés, imbibés de liquides. Plus tard, à la troisième et à la quatrième période, elle devient le siége d'une véritable hypertrophie ; elle est très-adhérente aux tissus sous-jacents. Son épaisseur augmente, sa vascularisation est plus prononcée. Cette vascularisation est due tout entière à l'atrophie de la substance parenchymateuse, surtout à celle de la substance corticale. Le sang qui arrive au rein par l'artère rénale, ne pouvant traverser cet organe, se crée à sa surface, dans la capsule fibreuse, des voies nouvelles qui en permettent le retour par la veine émulgente. De là cette vascularisation dont la capsule fibreuse est le siége, et qu'elle présente même à l'époque la plus avancée de la néphrite interstitielle, alors que le rein a subi presque en entier la dégénérescence fibreuse ou la transformation graisseuse.

Lorsque la néphrite interstitielle est secondaire à une affection rénale, on trouve dans le rein, outre les altérations que nous venons de décrire, et qui appartiennent en propre à la sclérose, les lésions caractéristiques de l'affection primitive. C'est ici un noyau cancéreux, ailleurs des calculs. La néphrite est alors partielle. Le siége en est différent; il varie avec celui de l'affection primitive.

Les concrétions, causes de cette néphrite, et dont le siége a été signalé par différents auteurs, apparaissent, selon Rayer, sous forme de petits grains rouges, composés d'acide urique, fixés dans la substance corticale ou médullaire du rein, ou sous forme de calculs situés dans les calices ou dans les bassinets. D'après Castelnau, tous les cônes tubuleux ou pyramides de Malpighi renfermeraient des dépôts de matière blanche comme l'émail, qui ne serait due qu'à une accumulation d'urates. Elles ont été décrites par Todd et Garrod comme se présentant sous forme de stries d'un blanc mat.

Lorsque la néphrite interstitielle est de nature syphilitique, elle peut revêtir deux aspects différents : tantôt elle est généralisée, c'est le plus souvent sous cette forme qu'elle se présente, dans les cas de syphilis héréditaire (Virchow, Beer); tantôt elle est partielle, et due ordinaiment à la syphilis acquise. Aussi est-ce sous cette seconde forme qu'on la rencontre le plus souvent chez l'adulte (Klebs). Elle présente ceci de particulier que le tissu de nouvelle formation ne s'organise pas complétement, et que les foyers inflammatoires passent rapidement à la caséification, donnant lieu à des gommes analogues à celles qu'on trouve, dans les mêmes conditions, vers d'autres organes.

La néphrite interstitielle embolique est toujours partielle. Elle est caractérisée par des foyers hyperplasiques plus ou moins nombreux, qui coexistent avec des foyers de même nature, siégeant dans d'autres organes, surtout dans le foie et dans la rate. On retrouve assez souvent, dans ces cas, la cause productrice de ces inflammations multiples, c'est-à-dire l'embolie qui a déterminé l'oblitération des artères correspondant aux foyers inflammatoires.

Lorsque la néphrite interstitielle est consécutive à une affection cardiaque, elle présente des caractères qui méritent une description spéciale. C'est à cette variété de néphrite ou sclérose qu'on donne le nom de rein cyanotique. Elle est aux reins ce que la cirrhose dite cardiaque est au foie. Ce qui distingue cette variété, c'est que le rein, quelle que soit l'époque à laquelle on ait l'occasion de l'examiner, n'est jamais atrophié.

Au début les reins volumineux présentent une teinte bleuâtre uniforme sur laquelle se dessinent, en saillies légères et d'un bleu foncé, les étoiles de Verheyen. La surface en est lisse, et la capsule, pauvre en graisse, est au début facile à enlever. La consistance est légèrement augmentée. Lorsque, à cette période d'hypérémie, on examine le rein au microscope, on trouve les vaisseaux remplis de sang, surtout les vaisseaux veineux. L'injection s'étend jusqu'aux glomérules, elle porte sur les capillaires et les vaisseaux efférents. La coupe permet de constater que la teinte bleuâtre est surtout prononcée au niveau de la substance médullaire. Le tissu connectif, imbibé de sérosité, est plus apparent; l'épithélium des canalicules est sain.

A une époque plus avancée, l'aspect extérieur est le même ; mais on trouve, à l'examen microscopique, que le tissu connectif est infiltré de cellules lymphoïdes. Plus tard encore, on constate souvent çà et là, à la surface de l'organe, des taches jaunâtres dues à l'épithélium des canalicules tortueux dégénéré ; il en est ainsi lorsque la néphrite parenchymateuse est venue compliquer la néphrite interstitielle, ce qui est ici fréquent. Les cellules lymphoïdes se sont transformées en tissu connectif; les cloisons intercanaliculaires épaissies, dures, résistantes, peuvent renfermer des restes d'épanchements sanguins plus ou moins altérés. Lorsqu'alors on prive le rein du sang qu'il contient, il ne s'affaisse plus. Du reste, il n'y a jamais d'atrophie dans cette variété de néphrite, et le rein conserve, sauf les taches jaunâtres plus ou moins nombreuses dont nous avons parlé, la teinte qui lui a valu le nom de rein cyanotique.

La capsule fibreuse participe à l'affection; elle s'est épaissie, et ne se détache que difficilement du tissu rénal sous-jacent.

Outre ces altérations, qui appartiennent à la néphrite hyperplasique interstitielle, il n'est pas rare de rencontrer des lésions dues aux complications inflammatoires ou œdémateuses qui peuvent s'être montrées pendant la vie.

Suivant Grainger-Stewart, c'est surtout le foie, la rate et les yeux, qui seraient le siége de ces inflammations consécutives ; 15 fois sur 100 il aurait trouvé de la cirrhose hépatique ; 40 fois sur 100 il aurait vu la rate atteinte ; la capsule en était épaissie, le stroma plus résistant et augmenté. Dans les yeux on rencontre les altérations anatomo-pathologiques propres à la rétinite, mais surtout des foyers hémorrhagiques de la rétine, de date ancienne ou récente, qu'on a été à même de constater, pendant la vie, à l'aide de l'ophthalmoscope.

On trouverait également la muqueuse gastro-intestinale assez fréquemment enflammée, et ce qu'il y aurait de particulier, suivant Fenwick et Wilson Fox, c'est que l'inflammation respecterait les follicules et ne porterait que sur le tissu interfolliculaire.

Le sang n'a pas été l'objet d'études très-étendues ; toutefois, nous pouvons dire qu'on y a vainement cherché les lésions caractéristiques de l'état dyscrasique qu'admettent certains auteurs. Cet état ne paraît être autre que celui qu'on rencontre dans toute maladie cachectique, à une période plus ou moins avancée de son évolution. On n'y rencontre de matières extractives que lorsque le rein devient insuffisant pour leur élimination. C'est du moins ce que semblent prouver les recherches faites par Owen-Rees et Hassall.

Symptomatologie. — Si l'anatomie pathologique de la néphrite interstitielle est actuellement assez bien connue pour qu'il soit possible à l'autopsie de se prononcer sans hésiter sur l'existence de la sclérose, il n'en est pas de même, il faut l'avouer, de la symptomatologie. Cette symptomatologie est tellement incomplète que le plus souvent cette sclérose passe inaperçue, ou bien continue à être confondue avec la néphrite parenchymateuse qui souvent la complique.

Rayer le premier en a tenté l'esquisse ; mais les symptômes qu'il signale ne pouvaient le conduire qu'à un résultat insuffisant. Il ne parle, en effet, comme appartenant à cette maladie que de la douleur rénale, de l'état alcalin ou albumineux des urines. On ne saurait aujourd'hui se contenter d'une telle description ; les caractères de la sclérose peuvent être plus nettement accentués ; le diagnostic peut en être mieux précisé. Il suffit, pour atteindre ce but, de savoir utiliser des découvertes qui, jusqu'à présent, n'ont pas été exactement interprétées. Ainsi, depuis Bright, on a souvent signalé des altérations cardiaques, caractérisées surtout par l'hypertrophie du ventricule gauche, comme se présentant fréquemment dans le cours de l'atrophie rénale, décrite sous le nom de néphrite albumineuse ou de maladie de Bright. Traube, qui s'est surtout occupé de cette complication, en a mis l'existence hors de doute. Mais ce que personne n'a nettement dit, c'est que cette hypertrophie cardiaque ne se présente que dans certaine variété d'atrophie, dans l'atrophie qu'entraîne la néphrite interstitielle. Elle fait complétement défaut dans l'atrophie rénale, due à la néphrite parenchymateuse proprement dite, ou maladie de Bright.

L'hypertrophie cardiaque, caractérisée par les signes qui lui sont propres, s'accompagnant parfois d'insuffisance aortique et survenant dans le cours d'une affection rénale, devient donc un des signes importants de la néphrite interstitielle. Il en est de même de l'exagération de tension artérielle qui en est en grande partie la conséquence, de la polyurie qu'entraîne fatalement cette exagération de tension artérielle.

Nous en dirons autant des hémorrhagies variées qu'on a cru mal à propos pouvoir, dans ces derniers temps, décrire comme appartenant à la néphrite parenchymateuse et qui ne relèvent que de la néphrite interstitielle hyperplasique. Elles ne se montrent qu'à la suite de l'hypertrophie cardiaque dont elles ne sont que la conséquence et, comme elle, permettent d'affirmer que l'affection rénale qui est en jeu n'est autre que la sclérose.

Ce qui pendant longtemps avait fait confondre la sclérose avec la néphrite parenchymateuse, c'est que souvent, dans le cours de la néphrite interstitielle, on constate l'existence d'urines albumineuses, c'est que souvent la sclérose se complique de néphrite parenchymateuse. Mais, loin de trouver dans cette complication une cause de confusion, on peut, en étudiant avec soin les caractères que présente alors l'albuminurie, tirer de cette complication d'utiles données diagnostiques. Ainsi on constate, par exemple, que l'albumine est peu abondante, qu'elle se montre d'une façon souvent intermittente avant de devenir continue (Garrod), que l'urine est claire, abondante... En présence de tels signes, on ne saurait un instant accepter l'existence d'une néphrite parenchymateuse primitive. Il y a plus, c'est que cette néphrite parenchymateuse, grâce aux modifications que subissent ses symptômes, devient, comme nous le disions, une manifestation utile au diagnostic de la sclérose et permet presque à elle seule d'en affirmer l'existence.

On peut, ainsi qu'on le voit, en réunissant toutes ces données arriver à formuler les caractères symptomatiques de la néphrite interstitielle, qu'on a jusqu'à présent souvent méconnue et le plus souvent confondue avec la néphrite parenchymateuse profonde, les décrivant toutes deux sous le nom générique de maladie de Bright.

Les symptômes de la néphrite interstitielle sont au début assez obscurs. Parfois, 9 fois sur 68, ils ne consistent qu'en douleurs lombaires très-faibles, qui n'attirent que vaguement l'attention du malade. Ces douleurs s'accompagnent souvent de troubles dans la miction ; les émissions d'urine sont devenues fréquentes et incommodes. Le malade est obligé de se lever quatre ou cinq fois la nuit pour uriner. Sur 68 cas de néphrite interstitielle, Dickinson vit 13 fois les mictions fatiguer énormément le malade. C'est le plus souvent pour ces troubles plus encore que pour les douleurs rénales qu'il vient consulter le médecin. Comme ces troubles se lient aussi à d'autres maladies des voies urinaires (rétrécissement de l'urèthre, maladies de la prostate ou de la vessie) qui souvent sont cause de la néphrite interstitielle, il peut se faire qu'à ce moment cette maladie soit tout à fait méconnue. Elle peut échapper d'autant plus facilement au diagnostic, que la marche en est intermittente ou plutôt rémittente, et qu'elle procède par poussées.

Avec le temps la maladie s'accentue ; la douleur devient plus vive ; les altérations de l'urine sont plus caractéristiques. La douleur de la sclérose est sourde, profonde ;

parfois il n'y a qu'une gêne plus ou moins grande au niveau de la région lombaire. Elle est quelquefois si obscure qu'elle ne s'accuse qu'à la pression, ou que le malade ne la découvre que lorsqu'on attire son attention de ce côté. Lorsqu'elle existe spontanément, elle est exaspérée par la marche, par le cahotement d'une voiture, et ce qui permet de la distinguer de la douleur du lumbago, c'est qu'elle s'exaspère à la pression. Elle ne se prolonge pas dans le testicule, mais s'irradie parfois, avec un certain caractère d'acuité, sur le trajet de l'urèthre. Elle n'est pas persistante, ou du moins elle n'existe pas d'une façon continue avec le même caractère d'intensité; elle présente des rémissions et des exacerbations qu'expliquent souvent l'impression du froid, la fatigue ou un écart de régime.

L'urine, suivant Rayer, présenterait, dans le cours de la sclérose, des caractères d'une grande valeur. Elle serait trouble, alcaline et contiendrait en excès, soit du phosphate de chaux, soit du phosphate ammoniaco-magnésien. Si les travaux ultérieurs n'ont pas en tout point confirmé les assertions de cet auteur, ils ont permis d'établir, d'une façon péremptoire, les principaux caractères que présentent l'élimination de l'urine et son excrétion dans le cours de cette maladie. On peut actuellement affirmer que toujours il y a polyurie; que cette polyurie s'accompagne habituellement de mictions pressantes et nombreuses; que l'urine a pour caractère chimique de contenir, dans les vingt-quatre heures, la somme d'urée physiologique.

L'urine qui est pâle, décolorée, peu acide, souvent légèrement alcaline ou neutre, est sécrétée en quantité parfois considérable, 3 à 4 litres en 24 heures (Grainger-Stewart), 5 à 6 litres en 12 heures (Bartels). Nous en avons nous-même vu la quantité s'élever, pendant de longs mois, à plusieurs litres par jour. Ce n'est qu'à de rares intervalles ou à une époque avancée de la maladie qu'on voit baisser les quantités d'urine rendue par le malade. On avait cru trouver la cause de cette hypersécrétion dans les altérations locales du rein. On a pensé qu'elle était due à l'épaississement des cloisons inter-canaliculaires, qui s'opposerait à la résorption des parties aqueuses de l'urine ; mais il est plus que probable que les oscillations que suit, dans la néphrite interstitielle, la sécrétion urinaire, tiennent aux complications cardiaques. Exagérée d'abord par le fait seul de l'hypertrophie cardiaque (ventricule gauche) qui augmente la tension artérielle, elle ne diminue que lorsque, le cœur devenant insuffisant, la pression artérielle vient à baisser. A une époque avancée de la maladie, l'urine rendue dans les vingt-quatre heures peut ne pas dépasser 180 à 200 grammes. Cette hypersécrétion tient à un des anneaux de cette chaîne anatomo-pathologique que nous aurons à étudier à propos de la genèse de cette maladie.

En même temps que se manifeste cette hypersécrétion rénale, on constate des modifications très-notables dans les caractères de l'urine, qui est claire, transparente, d'une décoloration qu'explique à peine son grand degré de dilution. Elle ne perd ce degré de transparence qu'à une époque avancée de la maladie, alors que cesse la polyurie. Il n'est pas rare à ce moment de la voir légèrement opalescente et de constater, lorsqu'on la laisse au repos, la formation de dépôts d'urate de soude.

Dans certains cas, elle n'est ni trouble, ni transparente, elle présente une teinte blanchâtre tout à fait caractéristique.

L'acidité que présente cette urine est peu considérable ; sa pesanteur spécifique est notablement diminuée ; elle n'est guère que de 1005 à 1010 ; il est exceptionnel de la voir atteindre 1015. Vers la fin de la maladie toutefois, alors que baisse la sécrétion rénale, on voit cette pesanteur spécifique augmenter de quelques degrés, même lorsque la néphrite interstitielle ne s'est pas compliquée de néphrite parenchymateuse.

Ces particularités caractéristiques de la néphrite interstitielle sont complétement modifiées lorsque cette néphrite vient à se compliquer de néphrite parenchymateuse. L'urine devient alors peu considérable, fortement colorée, parfois sanguinolente, la pesanteur spécifique dépasse le chiffre de la pesanteur normale; elle atteint facilement 1025 à 1030. Ces modifications peuvent d'abord n'être que passagères, ce qui tient à ce qu'au début la néphrite interstitielle ne se complique qu'accidentellement de poussées inflammatoires intra-canaliculaires.

Les modifications que la néphrite interstitielle imprime à l'urine n'intéressent pas seulement ses caractères physiques; la constitution intime de ce liquide est toujours à un moment donné, plus ou moins modifiée.

L'urée, qui d'abord et pendant longtemps est éliminée en proportion à peu près normale, baisse bientôt, et cela sans que la néphrite interstitielle se complique de néphrite parenchymateuse. Cet abaissement dans le chiffre de l'urée n'arrive qu'à une période avancée, alors que cesse la polyurie. Cet abaissement est parfois des plus considérables et rend bien compte des accidents qui mettent souvent brusquement un terme à l'existence de ces malades. Il n'est pas rare de voir ce chiffre quotidien qui pendant longtemps s'était maintenu à 23 grammes tomber à 8 gr. 50 (Dickinson), à 3 grammes et même à 1 gramme (Rosenstein).

Ce n'est qu'exceptionnellement que l'élimination de l'urée présente ces limites extrêmes; elle se maintient d'ordinaire à 12, à 15 grammes par vingt-quatre heures même à la période terminale de la maladie. Cette diminution de l'urée ne diffère alors que bien peu, ainsi qu'on le voit, de celle qu'elle subit dans le cours de la néphrite parenchymateuse ; elle s'en distingue toutefois en ce sens qu'elle ne se produit qu'à la fin de la maladie. Elle s'en distingue encore en ce que le mécanisme qui préside à la diminution de cette élimination ne semble pas le même dans les deux cas. Cette diminution dans l'élimination de l'urée nous paraît liée, comme le ralentissement de la sécrétion avec lequel elle coïncide souvent, à l'atonie cardiaque. L'élimination de l'urée ne baisse, en effet, que lorsque le cœur épuisé ne conduit plus au rein qu'une quantité de sang trop insuffisante pour prévenir l'altération de la masse totale par la rétention des matières extractives. L'urémie peut se produire ici, l'épithélium des canalicules ayant conservé leur intégrité.

Comme l'urée, l'acide urique, à une période avancée, serait aussi diminué ; il pourrait même disparaître complétement de l'urine, ainsi qu'il résulte des travaux de Beale.

Le chiffre des phosphates baisse également, il arrive même à n'être que la moitié ou le quart du chiffre normal. Dans un cas de Dickinson, la quantité du phosphore éliminé n'était que de 0,87 en vingt-quatre heures ; jamais il ne rencontra de chiffre plus élevé.

Le soufre est également en moins grande abondance qu'à l'état physiologique. Toutefois la diminution qu'il subit semble moins considérable que celle qui porte sur le phosphore, puisque, dans le cas de Dickinson, il y avait cinq fois plus de soufre que de phosphore.

Les chlorures ne sont que peu modifiés, si ce n'est toutefois vers la fin de la maladie. A ce moment le chiffre des chlorures peut être des plus minimes. Il peut n'être pour vingt-quatre heures que de 1,13 (Dickinson), 0,70 (Rosenstein) au lieu de 8 à 10 grammes qui représentent le chiffre physiologique.

On ne sait rien encore de bien positif relativement aux

modifications que peuvent présenter les bases alcalin et terreuses. Tout ce qu'il est permis de dire, c'est que le matières salines sont en moins grande abondance qu' l'état normal ; mais il peut se faire que cette diminutio porte plutôt sur les acides que sur les bases, et ce q semble le prouver, c'est que l'urine a perdu de sc acidité.

La diminution des principes salins renfermés dai l'urine, qui du reste y sont dans un état de dilutio très-étendue, explique la rareté des sédiments penda presque toute l'évolution de la néphrite interst tielle. C'est à peine si l'on rencontre, dans le fond d vases qui contiennent l'urine des malades qui en sont a teints, quelques rares globules muqueux. Quant aux c lindres fibrineux que Dickinson croit pouvoir regard comme appartenant en propre à cette variété de néphrit nous n'hésitons pas à les considérer comme lui étant to à fait étrangers. Ils ne se montrent dans l'urine q lorsque la néphrite interstitielle s'est compliquée de n phrite parenchymateuse (inflammation intra-canalic laire). Leur apparition coïncide alors avec la présence l'albuminurie, autre manifestation exclusive de la néphri parenchymateuse.

L'urine ne contient pas fatalement de l'albumine; maladie peut évoluer complétement, sans qu'on en re contre la moindre trace; c'est qu'alors la néphrite i terstitielle est restée vierge de toute complication cana culaire. Le plus souvent, toutefois, on constate l'existen de l'albuminurie, et cette albuminurie revêt certains c ractères qui méritent d'attirer notre attention.

Déjà Rayer avait constaté que l'urine peut, dans néphrite interstitielle, devenir albumineuse ; mais il n' vait pas été frappé de la fréquence avec laquelle se pr sente cette complication, qui se lie à l'existence intercu rente d'une néphrite parenchymateuse. Cette néphri secondaire présente des modifications symptomatiques qui permettent, dès l'abord, d'affirmer qu'elle n'est point essentielle. C'est par poussées qu'elle semble débuter ; l'urine ne devient albumineuse que de temps à autre (Todd, Bartels).

Dans les cas de sclérose rénale observés par Todd chez des goutteux, l'albumine n'apparaissait dans l'urine qu'à l'époque des attaques. Dans les cas de goutte aiguë elle disparaît après l'accès (Garrod). Ce n'est que plus tard, lorsque l'inflammation intra-canaliculaire de passagère est devenue stationnaire, qu'elle persiste. Garrod l'a vue persister dans 10 sur 17 cas de goutte chronique. Il en est de même dans toutes les autres variétés de sclérose. Ce n'est pas d'emblée que se montre l'albuminurie permanente ; elle présente pendant des mois, des années même, des oscillations plus ou moins accusées, et ce n'est souvent qu'au bout de plusieurs années de cette marche irrégulière qu'elle s'établit à demeure. Elle n'est, le plus souvent, d'abord qu'assez peu prononcée, mais peu à peu elle s'accuse davantage. Les quantités d'albumine rendues journellement par les malades peuvent finir par être, dans certains cas, si considérables qu'elles ne diffèrent en rien de celles qu'on rencontre dans la néphrite parenchymateuse primitive.

On peut alors voir se former des sédiments dans l'urine et constater que ces sédiments, comme ceux de la néphrite parenchymateuse, contiennent des cylindres dont la nature varie avec l'âge de la complication. Dans tous les cas, l'albuminurie diminue, vers la fin de la maladie.

L'œdème peut manquer complétement. La sclérose peut évoluer sans qu'on en constate la moindre trace. Lorsqu'il existe, il peut se montrer sans néphrite parenchymateuse concomitante ; il constitue, par conséquent, un des symptômes de la sclérose. Limité aux extrémités, à la face, il est toujours peu considérable. Jamais il ne s'accompagne de ces épanchements énormes qu'o rencontre si fréquemment lorsqu'il s'agit de néphri parenchymateuse. Il ne se complique qu'exceptionnelle ment d'œdème généralisé, et, lorsqu'il revêt ce carac tère, ce n'est qu'à une époque ultime de la maladie. précède alors de peu de temps la mort du malade. Sou vent, dans ces cas, il semble dû au développeme d'une néphrite parenchymateuse secondaire.

Pour Grainger-Stewart, l'œdème partiel ou générali serait toujours lié à cette complication de la scléros Nous ne saurions accepter une telle manière de voi l'œdème peut ne relever que de la néphrite interstitielle il trouve dans cette maladie, ainsi que nous le démo treront ailleurs, les mêmes conditions d'existence qu dans la néphrite parenchymateuse. L'œdème générali est toutefois beaucoup plus rare que dans cette derniè maladie ; il est l'indice d'une insuffisance cardiaque, montre au moment où cesse la polyurie et n'arrive p conséquent que tardivement.

L'œdème partiel est beaucoup plus commun ; c'est pre que un phénomène de début de la sclérose ; il est, comm celui de la néphrite parenchymateuse dont il parta la mobilité, souvent très-passager, parfois assez constan il existait 19 fois sur les 68 cas de Dickinson.

Comme l'œdème de la néphrite parenchymateuse (m ladie de Bright), l'œdème est ici d'origine cardiaqu seulement il existe sans albuminurie. C'est à cette varié d'œdème qu'on a souvent affaire dans bon nombre d'éta cachectiques, dont la nature a été jusqu'ici méconnue, qui sont sous la dépendance de la néphrite interstitiell Ces états mixtes peuvent évoluer complétement sa qu'il se produise d'albuminurie, et, lorsque l'albumi apparaît dans l'urine, elle ne s'y montre que parce q la sclérose s'est compliquée de néphrite parenchyma teuse.

Cet œdème paraît se compliquer fréquemment d'épanchements séreux, en général peu considérables, qui apparaissent dans la plèvre, dans le péritoine, plus rarement dans le péricarde. Il existe même pour chacune de ces séreuses une aptitude assez différente à être, dans ces conditions, le siége de l'épanchement. C'est la plèvre qui manifestement offre le moins de résistance. Sur les 68 cas de Dickinson, 23 fois il y eut hydrothorax, 18 fois ascite, 3 fois seulement hydropéricarde. Dans un nombre de cas indéterminé, mais cependant encore assez fréquents, on constate aussi parfois de la sérosité dans les ventricules du cerveau. Ce qu'il y a d'intéressant dans ces particularités pathologiques, c'est que, si le péricarde est le moins souvent le siége d'un épanchement, c'est cette séreuse qui, dans le cours de la néphrite interstitielle, est le plus habituellement atteinte d'inflammation.

En même temps que se manifestent ces symptômes de la sclérose, c'est-à-dire, d'une part, la douleur rénale, signalée par Rayer, et, d'autre part, l'élimination exagérée d'une urine claire, aqueuse, peu acide, souvent neutre, parfois alcaline, présentant de notables modifications dans les proportions normales et des sels et de l'urée, ne renfermant d'albumine que lorsque la sclérose vient à se compliquer de néphrite parenchymateuse ; en même temps qu'apparaît l'œdème partiel ou généralisé, pouvant exister sans néphrite parenchymateuse, et appartenant par conséquent en propre à la néphrite interstitielle ; en même temps on voit survenir d'autres manifestations qui se lient également d'une façon non moins intime à cette néphrite, et qui servent, dans les cas douteux, alors qu'elle s'est compliquée de néphrite parenchymateuse persistante, c'est-à-dire alors que l'urine est albumineuse, à en établir le diagnostic. Ces manifestations consistent dans l'hypertrophie du cœur et dans les hémorrhagies que certains auteurs et Frerichs lui-mên ont cru pouvoir, à tort, attribuer à la néphrite parench mateuse.

L'hypertrophie cardiaque qui se présente dans cours de la sclérose rénale peut être généralisée, mais plus souvent elle est limitée. Elle est alors localisée ventricule gauche. Elle peut être simple ; c'est le cas plus habituel ; c'est avec ce caractère qu'elle s'offrit Dickinson 31 fois dans les 68 cas de néphrite interst tielle qu'il eut l'occasion d'observer. Cette fréquence l'hypertrophie simple serait même plus grande que ne l'i diquent ces chiffres, si l'on en jugeait d'après le rele fait à l'hôpital Saint-Georges, et portant sur 250 ca D'après ce relevé, en effet, elle se rencontrerait 48 fo sur 100 cas de sclérose.

Parfois elle se complique de dilatation ventriculaire par suite d'insuffisance des valvules aortiques.

Lorsqu'elle est simple, on constate tous les sign physiques et rationnels caractéristiques de l'hypertroph cardiaque. Ces signes ne présentent rien de particulie Ils consistent dans la violence des battements du cœu dont la pointe est énergiquement soulevée, au niveau quatrième et du cinquième espace intercostal gauche, dehors de la ligne mammaire ; dans de la matité au nive de la région précordiale; dans de l'augmentation deuxième ton aortique, vers le bord droit du sternum, a niveau du deuxième espace intercostal, et, comme n'existe d'ordinaire aucune lésion au niveau de l'orifi aortique, on ne perçoit à l'auscultation aucun bruit souffle. La tension artérielle se traduit par de la dureté pouls et par le tracé sphygmographique, qui permet reconnaître que le plateau de chacune des pulsations e nettement accusé (Landois). Le rhythme cardiaque n'e nullement modifié, la maladie étant apyrétique.

C'est à tort, à notre avis, que Traube a mention

certains caractères qui seraient pour lui distinctifs de cette hypertrophie. Suivant cet auteur, cette espèce d'hypertrophie s'accuserait moins par la violence des palpitations que par l'étendue de la matité qu'elle produit au niveau de la région précordiale. Bien qu'il soit entré dans des détails très-munitieux pour expliquer cette particularité que lui semble présenter l'hypertrophie cardiaque d'origine rénale, nous nous dispenserons de nous appesantir sur cette question, nous gardant bien de suivre cet auteur dont les assertions nous paraissent très-problématiques, attendu qu'il nous a été permis d'observer plusieurs fois des malades atteints de néphrite interstitielle et chez lesquels l'hypertrophie cardiaque était loin d'être à l'état latent. Il y a plus, c'est que les palpitations qu'elle provoquait constituaient pour ces malades, surtout la nuit, une véritable torture. Ces palpitations, contrairement à l'opinion de Traube, sont parfois si prononcées, qu'elles attirent à elles seules toute l'attention du malade, qui se croit affecté d'une maladie de cœur.

En même temps que l'attention du médecin est attirée vers le cœur, il n'est pas rare qu'il ait à constater la présence d'athéromes et l'apparition d'hémorrhagies dont le siége est des plus variés.

Les athéromes qui le plus souvent coexistent avec les hémorrhagies, et qui n'en sont probablement qu'une des conséquences, peuvent échapper à l'attention du médecin, s'il n'interrogeait que l'artère radiale. Ainsi que Traube l'a démontré, ce n'est que tardivement qu'apparaît l'endartérite à la radiale, et alors que déjà elle a entraîné des désordres avancés vers d'autres artères, surtout vers les artères de la pie-mère et de la rétine et vers l'aorte.

L'endartérite est une des manifestations fréquentes de la néphrite interstitielle. Elle paraît exister dans plus de la moitié des cas. L'âge semble en hâter le développement. Ainsi, tandis que, chez les vieillards atteints de sclérose, on trouve des plaques athéromateuses multiples et très-développées, on ne trouve chez les adultes qui succombent à une néphrite interstitielle que des points athéromateux à peine visibles à l'œil nu (Dickinson); parfois même on ne rencontre qu'une simple hyperplasie de la membrane interne (Traube).

Bright fut le premier qui signala l'existence des hémorrhagies qui se manifestent dans le cours des affections rénales. Il mentionna spécialement les hémorrhagies nasales, pulmonaires et intestinales comme des accidents possibles de l'atrophie rénale.

Rayer soupçonna la relation qui peut exister entre ces accidents et la maladie de Bright, et il en fit des complications de cette dernière maladie.

Graves admit la même manière de voir, et émit l'opinion que c'est sans doute aux hémorrhagies cérébrales qu'il faut rapporter bon nombre d'accidents attribués à tort à l'urémie.

Depuis lors ces hémorrhagies ont été étudiées par Johnson (épistaxis, purpura, ménorrhagies), par Imbert-Gourbeyre (épistaxis, hématémèse, purpura), par Frerichs (hémorrhagies pulmonaires, cérébrales), par Blot (hémorrhagie du foie), par Devilliers, Cahen, Becquerel, Charcot, Goodfellow, Pidoux, Tardieu et Heaton, et surtout par Traube, Grainger-Stewart et Dickinson. Ces derniers auteurs ne se sont pas seulement contentés de signaler le rapport de ces hémorrhagies avec l'atrophie rénale, ils en ont étudié la fréquence, et de plus ont cherché à en pénétrer le mécanisme.

C'est en réunissant la plupart des observations connues d'hémorrhagies, survenant dans le cours de la maladie de Bright, et en en donnant quelques-unes qui lui sont personnelles, que Pellegrino Lévi a fait sur ce sujet un travail qu'on peut consulter avec le plus grand intérêt.

Ces hémorrhagies n'ont pas toutes le même caractère; ainsi il en est une qui peut se manifester au début de la maladie, ou plutôt à l'époque des poussées qu'elle présente, lorsque l'urine devient albumineuse. Cette hémorrhagie, de cause locale, qui constitue l'hématurie, n'appartient pas, à proprement parler, à la néphrite interstitielle. Elle n'a du reste ni le mécanisme, ni la valeur des autres hémorrhagies, qui, propres à la sclérose, ne se montrent qu'à une époque avancée, alors que l'hypertrophie cardiaque a eu le temps de se développer.

Ces hémorrhagies sont d'ordinaire multiples, et ce qui en fait la gravité, c'est qu'en dehors des troubles qui peuvent en résulter, comme des hémiplégies, la perte d'un œil ou des deux yeux, fréquemment elles constituent des phénomènes précurseurs de l'urémie. Elles se reproduisent souvent plusieurs fois dans le cours de la maladie, tantôt sur le même organe, tantôt sur des organes différents.

Les plus fréquentes et les plus graves de ces hémorrhagies sont les hémorrhagies cérébrales, rétiniennes et pulmonaires.

Les recherches que nous avons entreprises relativement à ces hémorrhagies, et les faits qui nous sont personnels, nous ont conduit à les attribuer, dans la généralité des cas, sinon dans tous, à la néphrite interstitielle, et non point à la néphrite parenchymateuse.

Les statistiques de ces hémorrhagies sont trop insuffisantes pour permettre d'en établir la fréquence d'une façon définitive, et encore moins la fréquence de telle ou telle variété de ces hémorrhagies, puisque les auteurs, jusqu'à nous, confondant sous un seul et même chef, sous le nom de maladie de Bright, deux maladies essentiellement distinctes, la néphrite parenchymateuse et la néphrite interstitielle, ont étudié simultanément la fréquence des hémorrhagies dans ces deux maladies. Des recherches récentes autorisent toutefois à utiliser jusqu'à un certain point ces statistiques, attendu que tout porte à croire que, dans les cas qui leur servent de base, l'hémorrhagie ne relevait que de la néphrite interstitielle, primitive ou consécutive.

L'hémorrhagie cérébrale est une des plus fréquentes : elle a été constatée 8 fois par Bright, 11 fois par Rosenstein et Frerichs, 15 fois sur 100 cas de néphrite instertitielle par Grainger-Stewart, et toujours elle a été mortelle. Les faits de Dickinson et de Bence Jones sont intéressants ; ils démontrent que cette hémorrhagie dépend souvent d'une atrophie rénale méconnue. Sur 75 apoplectiques qui succombèrent à Saint-Georges, Dickinson rencontra le rein atteint d'inflammation interstitielle et atrophié 31 fois.

Bence Jones, qui a fait des recherches analogues, est arrivé à des résultats plus surprenants encore, puisque, sur 36 individus morts d'hémorrhagie cérébrale, il en trouva 29 dont les reins étaient manifestement atteints d'inflammation interstitielle ; 24 d'entre eux présentaient même des reins petits, durs, granuleux. La néphrite interstitielle était arrivée à sa période terminale ou atrophique, sans qu'on en eût soupçonné l'existence.

Ces faits sont intéressants, et si l'on en juge d'après ces statistiques de Dickinson et de Bence Jones, ils doivent être très-fréquents chez les vieillards. Ils sont actuellement méconnus. La mort, dans ces cas, semble due à une hémorrhagie cérébrale essentielle ou primitive, tandis que cette hémorrhagie qui, suivant Traube, est surtout localisée au niveau des couches optiques, n'est que l'expression d'une sclérose rénale latente, entraînant la dégénérescence athéromateuse des artères, l'hypertrophie du cœur, et consécutivement des hémorrhagies d'organes divers, entre autres des hémorrhagies intra-ventriculaires ou cérébrales. Aussi l'attention doit-elle être éveillée sur cette cause possible de l'hémorrhagie cérébrale.

L'hémorrhagie cérébrale est une des hémorrhagies qui paraissent survenir le plus souvent dans le cours de la sclérose. Elle a pour siége le centre du cerveau, les membranes d'enveloppe, les ventricules. Il peut y avoir dans ces cas communication des deux ventricules distendus; le caillot sanguin s'étend alors d'un ventricule à l'autre. Dans les membranes, le sang est en caillot ou à l'état d'infiltration.

Le début de l'hémorrhagie est ordinairement brusque (Williams); elle ne se produit parfois que dans l'espace de plusieurs heures. Le début en est brusque lorsqu'elle résulte d'une dégénérescence athéromateuse des artères (Basham), ce qui est le cas le plus habituel.

Les symptômes auxquels elle donne lieu sont ceux que provoque toute hémorrhagie cérébrale; les convulsions qui parfois en dépendent se distinguent des convulsions urémiques par la paralysie qui souvent les remplace.

Une autre hémorrhagie qui, sans avoir la gravité de l'hémorrhagie cérébrale, est cependant d'une importance capitale, c'est l'hémorrhagie rétinienne, qui a été déjà de notre part l'objet d'études spéciales (*De l'altération de la vision dans la néphrite albumineuse*).

L'hémorrhagie rétinienne est caractérisée par des ecchymoses qui siégent près de la papille du nerf optique et de la tache jaune de la rétine. Ces ecchymoses sont ordinairement placées dans l'angle de bifurcation d'un vaisseau, plus rarement sur son trajet ou à quelque distance. Reconnaissables à l'ophthalmoscope, elles sont isolées ou groupées, et généralement peu étendues. Les plus grandes n'atteignent que quelques millimètres de diamètre; quelques-unes sont à peine visibles; leur relief est peu prononcé. Les vaisseaux passent au-dessus d'elles, rarement au-dessous ou dans leur épaisseur. Les ecchymoses sont circulaires ou allongées; leurs bords sont nettement accusés, leur coloration uniformément rouge. A leur partie centrale, on aperçoit quelquefois un point noirâtre qui correspond à la déchirure du vaisseau. Au niveau des ecchymoses, la rétine a perdu son aspect granité et semble striée.

Au bout d'un temps variable, elles pâlissent à leur pourtour, puis disparaissent en laissant une teinte blanchâtre.

Les symptômes par lesquels se traduisent les hémorrhagies de la rétine sont excessivement variables : ils consistent dans l'apparition de points fixes, de mouches volantes qu'accusent les malades; parfois on constate de l'hémiopie, d'autres fois une diminution de la vue qui peut aller jusqu'à la cécité. Ces troubles s'accompagnent d'ordinaire de visions lumineuses qui tourmentent beaucoup les malades; parfois de douleurs intolérables dans les profondeurs de la tête. La lumière solaire est souvent très-mal supportée.

A ces phénomènes subjectifs s'ajoutent souvent la perte d'un ou de plusieurs phosphènes, et la diminution d'étendue du champ visuel, qui, au niveau de l'ecchymose, est plus ou moins échancré.

L'hémorrhagie pulmonaire peut avoir pour siége la muqueuse des bronches; elle prend alors le nom d'hémorrhagie broncho-pulmonaire. Elle peut se localiser dans le tissu même du poumon, ainsi que l'ont constaté Bright, Rayer et Gregory; elle constitue l'apoplexie pulmonaire.

L'hémorrhagie broncho-pulmonaire, qui a été l'objet d'une thèse intéressante soutenue en 1872 par M. Deckher, s'observe assez fréquemment à une période avancée de la sclérose rénale, ainsi que M. Lasègue et le Dr Deckher, son élève, l'ont constaté plusieurs fois. Les crachats, lorsqu'elle existe, sont colorés et parfois constitués par du sang pur. Elle n'entraîne pas fatalement l'inflammation pulmonaire, mais coexiste d'ordinaire avec de l'œdème ou du catarrhe. Elle se termine quelquefois par la gangrène.

Mais, de toutes ces hémorrhagies, la plus fréquente est l'épistaxis. La valeur de cette hémorrhagie est, au point de vue du diagnostic, considérable. Elle est telle que, lorsqu'on la voit se reproduire souvent et avec abondance, chez des adultes et des vieillards, on peut affirmer presque avec certitude l'existence d'une néphrite interstitielle.

Ces hémorrhagies ne sont point, avec l'hypertrophie cardiaque, les seules manifestations qui semblent relever de la néphrite interstitielle. On a encore signalé, parmi ces manifestations, les inflammations et l'urémie.

Cette assertion n'a rien d'invraisemblable, puisque nous trouvons ici, comme dans la néphrite parenchymateuse, des troubles circulatoires à peu près analogues, troubles qui se traduisent, pendant toute la durée de la maladie, par une augmentation de tension artérielle, en rapport avec l'hypertrophie cardiaque; et, vers la fin, bien que plus rarement, par une augmentation de tension veineuse, lorsque l'œdème partiel, qui s'est parfois montré dans le cours de la maladie, a de la tendance à se généraliser. Il est de plus des faits qui semblent prouver la fâcheuse influence de la néphrite interstitielle relativement à l'inflammation. Ce sont ceux de Völckers, de Frerichs et de Johnson. Ces auteurs auraient constaté que la néphrite parenchymateuse, compliquée de sclérose, donne bien plus rapidement lieu à des inflammations (rétinite, bronchite, érysipèle, myosite) que la néphrite parenchymateuse simple. Dans cette forme mixte, ces inflammations se montreraient alors que les troubles circulatoires sont encore peu prononcés, avant même qu l'œdème localisé ait fait place à l'anasarque.

Mais cette prédisposition à l'inflammation, qui paraî se développer sous l'influence de la néphrite intersti tielle, ne suffisait pas pour faire admettre d'emblée l fréquence des inflammations dans la sclérose; il fallai des observations qui ne laissassent aucun doute cet égard, et l'on ne pouvait être en droit de se pro noncer en ce sens que lorsqu'on aurait été à mêm de constater que l'inflammation peut apparaître dan le cours de la néphrite interstitielle, pure de né phrite parenchymateuse; ces preuves nous semblen fournies par les chiffres de Grainger-Stewart, qui dé montrent que l'inflammation peut se produire chez de individus atteints de sclérose rénale simple. Il résulte e effet des recherches de cet auteur, que la pneumonie s rencontrerait 7 fois sur 100 cas de sclérose, la pérical dite 7 fois, la pleurésie 15 fois. Il n'a pas été à mêm d'observer de péritonite.

Dickinson est venu confirmer le résultat des recherche de Grainger-Stewart et établir, comme lui, que l'inflam mation peut ne dépendre que de la néphrite interstitielle seulement, ces différentes inflammations consécutives n se sont pas toujours présentées à son observation dan l'ordre de fréquence que leur assigne Grainger-Stewar Ainsi l'inflammation qui lui semble de toutes la plus fré quente, c'est la bronchite. Elle apparaîtrait dans le tier des cas. Vient ensuite la péricardite, qu'il a rencontré 16 fois sur 68 cas. L'endocardite est plus rare, et ce qu' y a de particulier, c'est que dans les cas de péricardit l'endocarde s'enflamme beaucoup moins facilement qu lorsqu'il s'agit d'une péricardite rhumatismale.

La plèvre et le poumon ne s'enflammeraient que plus ra rement; le péritoine ne serait qu'exceptionnellement touché

Dickinson, comme on le voit, tout en confirmant le

recherches de Grainger-Stewart sur les complications inflammatoires possibles de la néphrite interstitielle, arrive à des conclusions quelque peu différentes sur la fréquence relative de ces complications. Son travail n'a pas seulement le mérite d'établir d'une façon définitive l'existence de ces complications inflammatoires, il démontre en outre, ainsi que nous le verrons à propos du diagnostic, et contrairement à l'opinion de Frerichs et de Johnson, que ces complications inflammatoires sont moins fréquentes avec la néphrite interstitielle qu'avec la néphrite parenchymateuse.

Les cas d'urémie consécutive à la néphrite interstitielle sont actuellement trop nombreux et trop évidents pour qu'on puisse élever le moindre doute sur cette provenance de l'urémie. C'est aux travaux de Grainger-Stewart, de Dickinson et de Traube qu'on doit d'avoir élucidé ce point étiologique obscur.

Suivant Bartels, cette variété de l'urémie serait même plus fréquente que celle que produit la néphrite parenchymateuse. Les formes en sont les mêmes. Toutefois, comme l'altération du sang n'est pas tout à fait identique, la sérosité étant, par suite de la polyurie, moins abondante dans la néphrite interstitielle que dans la néphrite parenchymateuse, il faut s'attendre à voir prédominer certaines formes de l'urémie dans l'une ou l'autre espèce de néphrite. C'est en effet la forme comateuse qui se rencontre le plus souvent dans la sclérose, tandis que la forme convulsive relève plutôt de la néphrite parenchymateuse.

L'urémie due à la sclérose du rein peut, comme l'urémie due à la néphrite parenchymateuse, être annoncée par des troubles variés de nature urémique (vomissements, assoupissement, insomnie, céphalalgie, vertiges, modifications de caractère, amblyopie). Mais elle peut aussi, et c'est là un de ses caractères, se montrer brusquement. On constate alors l'existence d'un coma plus ou moins profond, q peut durer vingt-quatre heures, comme dans un cas q nous avons été à même d'observer, se dissiper ensui ou se terminer par la mort.

Ces symptômes urémiques ne constituent pas, à not avis, avec les signes propres aux hémorrhagies encéph liques, les seules manifestations cérébrales de la néphri interstitielle. En lisant avec soin les observations néphrite interstitielle qu'on trouve çà et là dans les a teurs, telles que celles de Paget, de Hatherly, de Dicki son, en tenant compte de quelques observations perso nelles, on constate qu'il se développe parfois dans le cou de la maladie des troubles passagers, caractérisés par perte de la parole, une tendance à pleurer, un abaiss ment intellectuel notable. Ces manifestations, qui ne ra pellent en rien les symptômes de l'hémorrhagie cérébra ni ceux de l'urémie, nous paraissent dus au ramolliss ment cérébral qui se manifeste dans ces cas, et dont c peut du reste se rendre aisément compte.

C'est surtout lors de néphrite interstitielle primiti que les symptômes se présentent avec la netteté q nous venons de décrire, c'est dans cette variété d néphrite que l'on voit apparaître, avec toute leur fr quence, les diverses complications que nous avons én mérées. Toutefois il est juste de reconnaître que symptomatologie de la néphrite secondaire ne présen dans la généralité des cas que d'assez faibles différence Il est une variété de néphrite secondaire qui cependa ne se traduit ni par de la polyurie ni par une hypertr phie ventriculaire gauche nettement appréciable ; c'e celle qui se lie aux affections cardiaques et qu'on déc sous le nom de rein cyanotique. L'affection primitive d cœur, dont elle n'est qu'une conséquence, nuit au dév loppement régulier de ces différentes manifestations. L sclérose n'existe alors souvent qu'à l'état de lésion, e lorsque la percussion ne permet pas d'établir l'hypertrophie du rein ou des reins, on ne peut qu'en soupçonner l'existence.

Durée. — La durée de la néphrite interstitielle hyperplasique est toujours fort longue. On peut, sans crainte de se tromper, la porter à plusieurs années, bien qu'il soit à peu près impossible d'en préciser exactement le début. Les exemples ne manquent pas de néphrite interstitielle ayant duré 10, 15, 20 ans. (Dickinson.)

C'est sans nul doute la sclérose rénale, compliquée de néphrite parenchymateuse, qu'il faut voir dans ces cas signalés par Bright et Oppolzer, qui eurent l'occasion d'observer des malades atteints d'albuminurie dont l'existence se prolongea 10, 15 et 23 ans.

Cette maladie n'offre pas l'acuité que présente souvent la néphrite parenchymateuse ; elle diffère essentiellement, à ce point de vue, de cette espèce de néphrite qui court rapidement à la guérison ou à la mort.

Marche. — La marche en est des plus variées. Elle s'annonce le plus souvent par des symptômes qui conduisent à penser qu'il s'agit d'une affection rénale. Le malade se plaint de douleurs à la région lombaire ; on voit alors se dérouler peu à peu tous les symptômes caractéristiques de cette maladie. C'est l'ensemble de tous ces symptômes qui constitue la forme qu'elle revêt le plus communément. Le malade a remarqué que les mictions étaient fréquentes, la nuit surtout ; que l'urine était abondante. Cette abondance de l'urine est parfois si prononcée qu'on a pu croire, dans certains cas, à l'existence d'une polyurie ou d'un diabète. Bartels parle d'un de ses malades qui rendait 6 litres d'urine en douze heures. La similitude qu'il peut y avoir avec la polyurie simple est d'autant plus grande que la néphrite interstitielle ne donne pas d'abord lieu à des urines albumineuses. Ce n'est qu'ultérieurement que se montre l'œdème, que l'on peut constater l'existence d'une hypertrophie cardiaque et que se manifestent des hémorrhagies, des i flammations et finalement des accidents urémiques.

La néphrite interstitielle, ou sclérose, ne suit toutef pas toujours, à son début, une marche aussi régulière qui permette d'en soupçonner l'existence. Les doule rénales peuvent faire complétement défaut ; l'hypers crétion urinaire peut ne pas avoir attiré l'attention du n lade. L'existence de cette maladie peut ne s'accuser t d'abord que par quelques-unes de ses complications, par la prédominance de l'un de ses symptômes.

Tantôt l'on se trouve en présence d'un malade qui po les traces d'un épuisement que rien ne peut expliquer. L maigrissement est considérable; la peau est sèche et t reuse. Il y a tendance à l'anémie. L'œdème n'est que p prononcé, limité parfois aux extrémités inférieures, parf localisé vers le visage. Souvent à cet état s'ajoutent quelq troubles nerveux, des vertiges, des vomissements, troubles dyspeptiques, des douleurs dites rhumatismal très-rebelles, siégeant surtout vers les extrémités in férieures. Parfois on constate chez le malade une apat insolite, des troubles qui peuvent faire penser à u affection des centres cérébraux ou médullaires. Ai il peut exister de la tendance à pleurer, de la parésie extrémités inférieures.

Le malade, qui ne se doute nullement qu'il est atte d'une affection rénale, se plaindra d'autres fois de pal tations, et alors que l'examen ne permettra de découv aucune des lésions qui d'ordinaire commandent à l'hyp nutrition cardiaque, ou rétrécissement, ou insuffisan mitrale ou aortique, on constatera l'existence d'une hyp trophie du cœur.

Dans d'autres cas, c'est par des symptômes d'urém aiguë que s'annonce la sclérose rénale. Le malade alors pris de cécité subite, d'attaques convulsives ou mateuses qui peuvent amener la mort, qui le plus souve disparaissent, pour se montrer de nouveau, à une époque plus ou moins éloignée, tantôt spontanément, tantôt et le plus souvent (Grainger-Stewart) à propos d'un excès ou d'une inflammation intercurrente, d'une endocardite ou d'une pleurésie.

Le malade se plaint parfois d'une céphalalgie tenace, persistante, localisée au sommet de la tête. Cette céphalalgie, qui ressemble à la céphalalgie des anémiques, qui cède au fer, ne semble pas toujours être sous la dépendance de l'urémie.

Il peut se faire aussi que la néphrite interstitielle débute par des hémorrhagies, dont le siége est, ainsi que nous l'avons vu, des plus variés, et dont la nature échappe, le plus souvent, au diagnostic. L'une des plus fréquentes est, sans contredit, l'hémorrhagie nasale.

D'autres fois, cette maladie s'annoncera par des inflammations et surtout par la bronchite, qui se montre dans plus du tiers des cas. (Dickinson.)

Parfois la mort peut survenir brusquement, sans que rien ait pu faire soupçonner l'existence d'une néphrite interstitielle. C'est à ces formes frustes qu'on pourrait donner le nom de latentes.

Terminaison. — Lorsque l'inflammation rénale est peu prononcée, ce dont on juge par le peu de développement de l'hypertrophie cardiaque, par la polyurie peu considérable, par l'absence d'albuminurie, ou par de rares poussées d'albuminurie, on peut espérer la guérison ou la longue durée de la maladie. Dans tout autre cas, la terminaison est fatale : la mort peut alors survenir lentement ou brusquement.

Lorsqu'elle n'est pas provoquée par une maladie intercurrente, la terminaison arrive lentement. La néphrite interstitielle suit alors son cours habituel, et l'on voit se dérouler tous les phénomènes, toutes les complications dont nous avons parlé, et qui servent à en asseoir le diagnostic. On voit alors se manifester les signes propres à l'hypertrophie du ventricule gauche du cœur (palpitations, matité à la région précordiale), qu'accompagne une polyurie très-considérable avec mictions fréquentes et parfois douloureuses. La fréquence de ces mictions, qui troublent le sommeil du malade, entre pour une bonne part dans les causes de l'épuisement qui se manifeste tôt ou tard. Toutefois comme cette néphrite ne donne pas lieu, ainsi que la néphrite parenchymateuse, à des urines albumineuses, les causes d'épuisement sont ici moins considérables et, par suite, la santé peut se maintenir en apparence à peu près bonne pendant un temps beaucoup plus long; mais, si le malade ne succombe pas à quelques-unes des complications dont nous avons parlé plus haut, la nutrition tout entière arrive à être profondément atteinte; le malade s'amaigrit; en même temps on constate que le pouls a perdu de sa force et de sa résistance; la tension artérielle a baissé, par suite de l'insuffisance cardiaque qui est survenue. Les signes de l'hypertrophie cardiaque ont diminué : moins de palpitations, moins de chocs violents à la région précordiale. La polyurie est moindre, et si l'on vient à faire l'analyse de l'urine, dont la quantité n'atteint parfois pas alors le chiffre normal, on s'aperçoit que l'élimination de l'urée a notablement baissé. Le malade arrivé à ce degré peut s'éteindre peu à peu. Le plus souvent il est emporté par une complication.

Il est rare, en effet, que la néphrite interstitielle, lors même qu'elle se traduit au début par des symptômes qui ne laissent aucun doute sur son existence, suive une marche tout à fait régulière. Les plus fréquentes des complications, celles qui en abrègent le cours, celles qui en amènent brusquement la terminaison, sont des attaques apoplectiques, dues à des hémorrhagies cérébrales, qu'explique très-bien la dégénérescence athéromateuse des artères, fatalement liée à la sclérose. C'est par l'intermédiaire de cette dégénérescence que se produisent, dans le cours des affections rénales, la plupart de ces hémorrhagies sur l'existence desquelles bon nombre d'auteurs ont attiré l'attention, sans en donner l'explication.

Souvent aussi, et plus souvent même que dans le cours de la néphrite parenchymateuse, on peut avoir à reconnaître des accidents urémiques convulsifs ou comateux, susceptibles d'entraîner brusquement la mort du malade (Bartels). Ces accidents, qui semblent atteindre des individus dans la plénitude de la santé, ne s'expliquent souvent qu'à l'autopsie par l'atrophie rénale.

Il peut se faire enfin que la mort soit le fait d'une maladie intercurrente qui, sans l'existence d'une néphrite interstitielle souvent à l'état latent, n'aurait pas présenté le caractère qu'elle revêt alors. Elle a pour caractère en effet de passer rapidement à la suppuration. Ces maladies intercurrentes, de nature inflammatoire, plus rares assurément que dans le cours de la néphrite parenchymateuse, affecteraient les siéges les plus variés ; le péricarde, la plèvre, l'endocarde, le poumon, le péritoine.

Mais de toutes les complications qui peuvent hâter la mort d'un malade atteint de néphrite interstitielle, la plus fréquente est, sans contredit, la néphrite parenchymateuse. C'est même à la fréquence de cette complication que la sclérose doit, ainsi que nous l'avons dit, d'être encore actuellement décrite comme une des formes de la maladie de Bright. Lorsque la néphrite parenchymateuse est étendue, lorsque l'albuminurie devient permanente, on voit se précipiter la marche des accidents, et la mort survenir, à la suite d'un épuisement des plus prononcés ; parfois la mort suit de près l'apparition d'un œdème généralisé.

La néphrite parenchymateuse ainsi développée, les symptômes de la néphrite interstitielle perdent de leur netteté habituelle, et, à l'autopsie, on trouve à côté des altérations interstitielles très-avancées et caractéristiques de la sclérose, les lésions canaliculaires très-étendues de la néphrite parenchymateuse. Elles ne consistent pas seulement alors, comme le plus souvent dans les cas de sclérose, en desquamation et en dégénérescence granuleuse isolée ; ici tous les canalicules peuvent être intéressés, et leur épithélium peut avoir subi la dégénérescence graisseuse. C'est à cette forme anatomo-symptomatique que revêt parfois la sclérose qu'on pourrait donner le nom de forme mixte ou diffuse. Mais dans ces cas il est toujours possible, en s'aidant des commémoratifs et même des symptômes que présente la maladie (hypertrophie du cœur, dégénérescence athéromateuse des artères), de reconnaître que la néphrite parenchymateuse n'est ici que secondaire.

Diagnostic. — Il est des cas de néphrite interstitielle dans lesquels le diagnostic est impossible à faire et du reste tout à fait inutile, c'est lorsque la mort arrive brusquement, par le fait d'une hémorrhagie cérébrale ou d'un coma urémique, chez un individu jouissant en apparence d'une excellente santé.

Lorsque le diagnostic est praticable, il ne présente pas toujours le même degré de simplicité. Parfois la maladie ne se traduit que par des symptômes portant sur des organes plus ou moins éloignés (dyspepsies, palpitations), ou par des manifestions diverses (inflammations, hémorrhagies, œdème ou épanchements, accidents urémiques), les symptômes locaux faisant défaut ou plutôt échappant à l'attention du malade. On pourra croire alors à une affection de l'estomac, du cœur, regarder ces inflammations ou ces hémorrhagies comme des maladies essentielles, indépendantes d'une affection rénale. On pourra méconnaître l'urémie, attribuer l'œdème à l'état anémique du malade ou à une affection primitive du cœur.

Pour établir le diagnostic dans ces cas, il faudra examiner le malade avec soin, rechercher dans ses antécédents. En procédant ainsi, on finira certainement par découvrir quelques symptômes qui mettront sur la voie du diagnostic, car il suffit souvent d'avoir l'attention éveillée sur la possibilité d'une néphrite interstitielle hyperplasique pour arriver à en constater l'existence.

Toutes les manifestations qui en dépendent, pourront, du reste, venir en aide, si l'on tient compte des particularités qu'elles présentent. En les examinant à ce point de vue, on reconnaîtra que la dyspespie est tenace, le plus souvent rebelle à toute médication; que l'hypertrophie cardiaque ne s'accompagne d'aucune lésion d'orifice. Or, à moins d'admettre l'existence d'une hypertrophie essentielle, on est conduit à rechercher la cause de cette hypertrophie, qui ne peut être due qu'à un obstacle placé sur le système circulatoire, à une distance plus ou moins éloignée du cœur. Cette hypertrophie cardiaque, d'origine rénale, acquerrait une valeur diagnostique plus grande encore si, comme le veut Traube, elle revêtait, dans ces cas, des caractères négatifs qui au moins ne nous semblent pas constants, si elle ne s'accompagnait jamais de palpitations.

Comme la dyspepsie et l'hypertrophie cardiaque, les inflammations, les hémorrhagies, l'œdème et l'urémie présentent des caractères spéciaux qu'on peut utiliser au point de vue du diagnostic de la maladie principale. Ainsi les inflammations sont persistantes et se renouvellent souvent; les hémorrhagies sont multiples, et il en est, il faut se le rappeler, qui sont pour ainsi dire pathognomoniques. Telle est l'épistaxis dans certaines conditions, telles sont les hémorrhagies rétiniennes dans toutes. Il n'est pas jusqu'à l'œdème et à l'urémie qui ne revêtent, dans les cas de néphrite interstitielle, une allure spéciale. Ainsi l'urémie se traduit surtout par des accidents comateux, et ces accidents suffisent souvent à eux seuls pour faire soupçonner l'existence d'une sclérose rénale.

L'œdème partiel se distingue de l'œdème anémique en ce qu'il n'est pas, comme lui, localisé aux extrémités inférieures; le siége en peut être varié. Il peut se trouver à la face.

Lorsqu'il est généralisé, on le reconnaît de l'œdème de la néphrite parenchymateuse (maladie de Bright), en ce qu'il est sans albuminurie; de l'œdème cardiaque, en ce qu'on ne constate à aucun des orifices du cœur de bruit morbide qui puisse permettre d'affirmer l'existence d'une affection cardiaque primitive.

Lorsque les symptômes locaux sont prononcés, lorsqu'il y a de la douleur lombaire, lorsque les mictions sont pénibles et fréquentes, lorsque les caractères physiques et chimiques de l'urine sont modifiés, le diagnostic est plus facile. Le cercle des affections qui peuvent donner le change, se rétrécit. Tout porte à penser qu'on a affaire à une affection rénale. Il n'y a guère que le lumbago qui puisse encore faire douter du siége réel de la maladie; mais l'hésitation ne saurait être de bien longue durée. Lors de lumbago, en effet, la douleur ne s'exaspère que dans les mouvements plus ou moins étendus du tronc, et jamais il n'existe de troubles urinaires.

De toutes les modifications que subit l'urine, dans le cours de la néphrite interstitielle, la plus nettement accusée est certainement celle qui tient à l'hypersécrétion rénale. La polyurie qui en résulte peut faire penser à la polyurie simple ou à la polyurie diabétique; mais le doute ne saurait persister longtemps. Jamais, en effet, la polyurie simple ne donne lieu à cette hypertrophie cardiaque si fréquente, pour ne pas dire constante, dans la néphrite interstitielle; jamais elle ne provoque ces hémorrhagies multiples, ni ces inflammations nombreuses, portant sur les parenchymes ou sur les séreuses; jamais elle ne s'accompagne d'œdème généralisé, et, quand il existe de l'œdème partiel, cet œdème, qui résulte d'un appauvrissement du sang, reste toujours localisé vers les extrémités inférieures.

La polyurie diabétique est encore plus facile à reconnaître, et l'on n'a pas besoin, pour se prononcer, d'attendre la marche des événements, puisque, dès le début, on est toujours à même de constater dans l'urine la présence des matières sucrées, qui toujours font défaut lorsqu'il s'agit de néphrite interstitielle.

Parfois la polyurie est moins nettement accusée, et ce qui a frappé l'attention du malade, c'est une douleur lombaire, ce sont des mictions plus ou moins pénibles ; on peut alors penser à une néphrite parenchymateuse (maladie de Bright), ou à une dégénérescence amyloïde. C'est à la similitude que présentent ces trois maladies, pourtant si essentiellement distinctes, qu'on doit attribuer l'unanimité qu'ont mise tous les médecins, depuis Bright, à ne les considérer que comme les variétés d'une seule maladie.

C'est surtout entre la néphrite parenchymateuse et la néphrite interstitielle que la ressemblance est, dans certains cas, très-grande. Il faut avouer, en effet, que si le plus souvent l'examen de l'urine suffit pour trancher la difficulté, en permettant d'affirmer, lorsqu'on y trouve de l'albumine, l'existence d'une néphrite parenchymateuse, ce caractère peut faire complétement défaut, bien qu'il s'agisse d'une néphrite parenchymateuse. Il existe en effet des exemples de néphrite parenchymateuse qui, à un moment donné de leur évolution, cesse de se traduire par l'albuminurie ; il faut alors chercher ailleurs des caractères capables de différencier ces deux maladies. Ces caractères, on pourra les trouver dans l'étiologie, la symptomatologie, les complications, propres à chacune d'elles. En les examinant en effet à ces différents points de vue, on verra que la néphrite parenchymateuse est surtout une maladie de l'enfance, qu'elle ne se rencontre que peu chez le vieillard, que sa mortalité la plus grande porte sur les dix premières années de la vie, tandis que la néphrite interstitielle est une maladie de l'âge adulte et qu'elle est surtout fatale de 50 à 60 ans.

L'anatomie pathologique est, dans les deux cas, essentiellement différente : dans la néphrite parenchymateuse, les canalicules urinifères seuls sont atteints ; dans la néphrite interstitielle, les altérations ne portent que sur le tissu connectif intercanaliculaire, les canalicules n'étant qu'accidentellement lésés.

Les altérations du sang, autant du moins que permettent de le reconnaître les analyses encore insuffisantes qu'on en a faites, seraient quelque peu différentes, la sérosité étant plus abondante dans les cas de néphrite parenchymateuse que dans les cas de néphrite interstitielle.

La néphrite interstitielle est caractérisée par une abondante sécrétion d'urine qui reste claire, incolore, par l'absence de l'albumine et de cylindres épithéliaux ou fibrineux, par une hypertrophie du cœur.

Lors de néphrite parenchymateuse, l'urine est rare, souvent sanglante ; parfois même il y a de l'anurie. L'albumine s'y trouve habituellement, en quantité plus ou moins considérable, et toujours on rencontre dans les sédiments des cylindres dont la nature et les caractères varient avec l'âge de la maladie. Jamais il n'y a d'hypertrophie cardiaque.

La marche dans ces deux maladies n'est pas la même. La gravité est essentiellement différente.

Tandis que la néphrite parenchymateuse s'annonce le plus souvent bruyamment, évolue rapidement en quelques mois, se terminant ou par la guérison ou par la mort, la néphrite interstitielle débute sourdement, dure des années, et conduit presque fatalement à la mort l'individu qui en est atteint.

Il n'est pas jusqu'aux complications qui surviennent dans le cours de ces deux maladies, qui ne permettent d'établir des distinctions entre elles.

Des complications hémorrhagiques, œdémateuses, inflammatoires ou urémiques peuvent se montrer dans chacune d'elles, mais elles ne s'y montrent pas avec le même degré de fréquence, ou bien elles revêtent certains caractères distinctifs.

Les hémorrhagies ne se montrent qu'exceptionnellement dans le cours de la néphrite parenchymateuse. Il n'en est qu'une qu'on y rencontre habituellement, c'est l'hématurie; mais son mécanisme est tout différent de celui qui semble présider aux autres hémorrhagies.

Si les hémorrhagies appartiennent plus spécialement, pour ne pas dire toujours, à la néphrite interstitielle, l'œdème et ses différentes manifestations se rencontrent plus souvent avec la néphrite parenchymateuse; sa fréquence dans cette néphrite serait de 97,4 pour 100, tandis qu'elle ne serait que de 72 pour 100 dans la néphrite interstitielle.

Les inflammations sont également plus communes dans la néphrite parenchymateuse que dans la néphrite interstitielle. Il en est deux, toutefois, qui s'y montrent moins souvent: ce sont la péricardite et la bronchite; ce qui tient probablement à l'hypertrophie dont le cœur est atteint. Ainsi, les cas de bronchite seraient dans la néphrite interstitielle de 35,4 pour 100, ceux de péricardite de 23,5 pour 100, tandis que dans la néphrite parenchymateuse on ne rencontrerait la bronchite que 20,5 fois, et la péricardite seulement 2,5 sur 100.

L'urémie est un peu plus fréquente dans la néphrite interstitielle que dans la néphrite parenchymateuse. Elle se montrerait 40,9 fois sur 100 cas de néphrite parenchymateuse, tandis qu'on la rencontrerait 56,3 fois sur 100, lors de néphrite interstitielle, et dans cette dernière maladie la forme comateuse se manifesterait 5 fois plus souvent que dans la néphrite parenchymateuse (maladie de Bright).

Comme on le voit, les différences nombreuses que présentent les symptômes et les complications de ces deux espèces de néphrites permettront toujours de les séparer. Parfois on ne pourra utiliser, pour établir ce diagnostic, que leurs complications.

Il peut se faire, en effet, que la néphrite interstitielle se soit compliquée, ce qui est assez fréquent, de néphrite parenchymateuse. L'urine sera alors rare, parfois sanglante, souvent même diminuée; mais dans ces cas obscurs on pourra toujours affirmer qu'il s'agit d'une néphrite parenchymateuse secondaire à une néphrite interstitielle, en constatant que le cœur est hypertrophié, que les hémorrhagies sont fréquentes, que l'urémie revêt surtout la forme comateuse. On pourra également utiliser, pour arriver à ce diagnostic, les considérations tirées de l'âge du malade, des causes qui semblent avoir présidé au développement de cette maladie et de sa longue durée.

La dégénérescence amyloïde se reconnaîtra plus facilement de la néphrite interstitielle que la néphrite parenchymateuse.

La dégénérescence amyloïde peut apparaître à toutes les époques de la vie. Elle reconnaît une cause presque toujours la même, pour Dickinson toujours la même : la suppuration ou des pertes en albumine (néphite parenchymateuse) 60 fois sur 66.

Dans cette maladie, l'œdème est toujours limité; les inflammations sont plus rares; l'hypertrophié cardiaque manque; l'urémie fait presque toujours défaut; les troubles digestifs, surtout la diarrhée, sont fréquents, et dans les déjections on ne constate jamais la présence de l'urée. Enfin, dans plus de la moitié des cas, on peut, si la vie se prolonge assez longtemps, constater une augmentation manifeste dans le volume du foie et de la rate.

Pronostic. — Bien qu'il soit permis de regarder comme possible l'arrêt de la néphrite interstitielle à son début, il faut admettre qu'en général la marche en est fatalement progressive.

Lorsqu'elle continue son évolution, le pronostic en est des plus graves. Elle se termine constamment par la mort. Toutefois le danger n'est pas immédiat, comme il peut l'être dans les cas de néphrite parenchymateuse. La mort ne survient d'ordinaire qu'au bout d'un certain nombre d'années.

Lorsqu'elle en est arrivée à produire l'hypertrophie cardiaque, ce dont on peut avoir aisément la preuve à l'examen du cœur, aux caractères du pouls, il est à craindre de voir bientôt se développer les complications qui semblent dues à l'exagération de tension artérielle: l'œdème partiel, les troubles digestifs, les hémorrhagies et peut-être en grande partie les inflammations. Lorsqu'au contraire la tension artérielle vient à baisser, lorsque le malade cesse de se plaindre de palpitations, lorsque le pouls devient mou et dépressible, lorsque l'hypersécrétion rénale diminue, il faut redouter l'urémie, l'œdème généralisé et les épanchements séreux.

Les complications, lorsqu'elles apparaissent, sont d'un fâcheux pronostic. L'épistaxis et les hémorrhagies rétiniennes doivent faire appréhender des hémorrhagies plus graves, telle que l'hémorrhagie cérébrale.

Les inflammations sont redoutables par la funeste tendance qu'elles ont à se terminer par la suppuration. Elles sont moins à redouter, toutefois, que les hémorrhagies et les accidents urémiques.

La néphrite parenchymateuse, qui peut se montrer à toutes les époques de son développement, constitue une manifestation d'une certaine gravité. Après avoir été d'abord intermittente, n'apparaissant qu'à des intervalles plus ou moins éloignés, au moment des attaques de goutte, à la suite d'imprudence ou d'inflammation viscérale intercurrente, cette néphrite peut devenir persistante. Elle constitue alors une cause d'épuisement nouvelle, par les pertes d'albumine qu'elle fait subir au malade. Le malade, qui longtemps avait résisté, tombe bientôt dans un état anémique des plus profonds. Le cœur, ne trouvant plus dans le sang que des éléments nutritifs insuffisants, est menacé d'atonie, et l'on peut voir se développer, d'un instant à l'autre, les accidents qui en découlent : l'œdème généralisé, les épanchements, certaines variétés passives d'inflammation.

La néphrite parenchymateuse, en compliquant la néphrite interstitielle, augmente enfin les risques déjà si grands que court le malade d'être atteint d'urémie. Elle entraîne, en effet, la dégénérescence de l'épithélium des canalicules urinifères, chargés de l'élimination de l'urée. Elle peut amener l'obstruction de ces canalicules par les dépôts fibrineux qui s'y forment, et par suite la rétention de l'urine, la résorption consécutive des matières extractives que contient ce liquide. Le malade, atteint simultanément de ces deux espèces de néphrites, est donc doublement exposé aux attaques urémiques, dues à la rétention de l'urée dans le sang, par l'insuffisance circulatoire d'une part, et d'autre part par l'insuffisance éliminatrice.

Il n'est pas jusqu'aux causes de la néphrite interstitielle qui n'aient une certaine valeur au point de vue du pronostic. Ainsi il sera grave surtout dans les cas où la néphrite est sous la dépendance d'un état diathésique que la thérapeutique est souvent impuissante à guérir (goutte). Il sera moins grave si la néphrite interstitielle dépend d'intoxications qu'il est possible de combattre comme l'alcoolisme et le saturnisme ; si la néphrite est sous la dépendance d'une affection des voies urinaires que peut atténuer un traitement rationnel (pyélite, cystite).

Il sera tout à fait insignifiant lorsque la néphrite partielle dépend d'une affection curable ou actuellement disparue (abcès du rein, embolies, abcès rénal).

Le malade, enfin, pourra survivre à toutes les phases de la sclérose, lorsque, ce qui est rare, cette inflammation est limitée à un seul rein, le rein sain suffisant à l'élimination des substances toxiques.

Pathogénie. — Avant d'aborder le mécanisme qui semble présider au développement des manifestations de la néphrite interstitielle et de ses complications, il est bon d'être fixé sur la nature même de la maladie qui semble en être le point de départ. Les opinions émises à cet égard sont nombreuses ; soutenues par Johnson et par Todd surtout, elles ne sauraient actuellement résister à des preuves indéniables, l'étude des faits démontrant jusqu'à l'évidence que l'atrophie rénale qu'on rencontre toujours, à une période avancée de cette maladie, n'apparaît que secondairement ; que cette atrophie n'a rien de spécial, que toujours elle est précédée d'une hypertrophie rénale plus ou moins prononcée, due à un travail morbide qui a pour siége le tissu intercanaliculaire. Or ce travail, on n'en saurait douter, à l'hyperplasie qui le caractérise, est de nature inflammatoire. Il est de même nature que celui qui se manifeste dans la cirrhose hépatique vraie (hépatite interstitielle). C'est donc avec raison que nous avons donné à cette affection que nous venons de décrire le nom de néphrite interstitielle.

C'est à l'état anatomique que provoque cette inflammation intercanaliculaire, ou aux modifications rénales qui en sont la conséquence, que sont dus tous les symptômes ou complications qui caractérisent cette néphrite.

Que la néphrite interstitielle vienne à se compliquer de néphrite parenchymateuse qui, pendant la vie, se traduit par de l'albuminurie, il n'y a là rien que de très-naturel. La connexion du tissu connectif intercanaliculaire et des canalicules est trop intime pour que l'inflammation rencontre, dans la différence qu'ils peuvent présen-senter histologiquement, des barrières infranchissables. La néphrite parenchymateuse résulte de la propagation de l'inflammation du tissu connectif au canalicule. Cette propagation est, pour le rein, l'analogue de celle qui peut survenir dans d'autres organes, dans le poumon par exemple, lorsque la pneumonie interstitielle vient à se compliquer de bronchite.

Mais cette inflammation ne borne pas seulement son action de voisinage aux canalicules du rein; elle finit par s'étendre également à la couche adventice des artères de cet organe, et lorsqu'arrive la périoded'atrophie, elle diminue forcément le calibre de ces vaisseaux; il en est même, et de nombreux, lorsque l'atrophie est considérable, qui sont complétement oblitérés.

Cette diminution dans la perméabilité vasculaire du rein ne saurait exister sans entraîner une exagération de la tension artérielle, ainsi qu'il ressort des expériences et des observations de Traube, Goltz, Bernard, Bezold, Marey et Landois. De cette tension artérielle exagérée résultent forcément les manifestations que nous avons successivement décrites, comme complications ou symptômes de la néphrite interstitielle.

C'est cette tension artérielle exagérée qui produit la polyurie[1], c'est à sa persistance qu'est due l'hypertrophie cardiaque. Cette hypertrophie cardiaque, dont on a si vivement contesté la valeur symptomatique dans la maladie de Bright, ne saurait être actuellement discutée, comme manifestation de la néphrite interstitielle. En présence des faits si nombreux, réunis par Dickinson et Grainger-Stewart, on doit même reconnaître qu'elle constitue un des signes les plus fréquents de cette inflammation.

Cette hypertrophie n'arrive, du reste, à se produire dans les circonstances au milieu desquelles elle apparaît, qu'en vertu d'une loi de pathologie générale, de laquelle le cœur ne saurait s'affranchir : c'est que toutes les fois que le fonctionnement d'un organe s'exagère, cet organe s'hypertrophie. Or, c'est précisément à l'énergie des contractions qu'impose au cœur la tension artérielle exagérée qu'est due cette hypertrophie. Elle est l'analogue de l'hypertrophie cardiaque, symptomatique d'un rétrécissement de l'orifice aortique ; seulement ici le rétrécissement au lieu de siéger à cet orifice, existe au niveau du rein. Cette hypertrophie a d'autant plus de raison d'apparaître dans les cas de néphrite interstitielle, que la santé générale du malade se maintient longtemps dans de bonnes conditions, que cette espèce de néphrite est de longue durée. Le cœur a donc tout le temps de s'hypertrophier, et il trouve dans un sang peu altéré tous les éléments nécessaires à son hypernutrition.

S'il n'en est pas de même dans les cas de néphrite parenchymateuse, bien que la distension des canalicules par de l'épithélium dégénéré apporte également une gêne assez considérable au cours du sang, et par suite une exagération de tension artérielle, c'est que la maladie est de courte durée, c'est que l'aglobulie est rapidement des plus prononcées, le cœur résiste quelque temps, mais cède bientôt, se laissant distendre sans s'hypertrophier.

Cette hypertrophie cardiaque, dont l'apparition est d'abord pour ainsi dire providentielle, puisque c'est grâce à cette hypertrophie que se produit la polyurie et que se maintient, dans des conditions à peu près normales, l'élimination de l'urée, finit bientôt par entraîner des lésions graves du système circulatoire, des lésions athéromateuses (thèse d'agrégation, 1869, Lecorché), et par suite des hémorrhagies de divers organes ou des ramollissements cérébraux par thromboses ou embolies.

La gravité n'est pas moindre lorsque cette hypertrophie cardiaque devient impuissante à triompher des obstacles toujours croissants que lui crée l'atrophie progressive du rein, le cœur cède et devient insuffisant. C'est alors qu'on peut voir survenir tantôt de l'urémie et tantôt un œdème généralisé qui, comme celui de la néphrite parenchymateuse, est toujours d'origine cardiaque.

Traitement. — Le traitement de la néphrite interstitielle hyperplasique, qui dans certains cas peut être préventif, peut, dans d'autres, n'être que curatif ou plutôt palliatif.

Le traitement préventif consistera à supprimer les causes qui, parfois, semblent présider au développement de cette maladie. Ainsi, on pourra la prévenir en combattant les causes locales qui, comme les rétrécissements, mettent obstacle au cours de l'urine, les inflammations qui, comme celles de la vessie ou des bassinets, peuvent se propager jusqu'au tissu connectif intercanaliculaire du rein.

D'autres fois, ces causes sont générales ; il faudra alors soustraire les individus à l'influence du plomb, de l'alcool, diminuer, si faire se peut, l'intensité de la lithiase urique, en combattant la goutte dont elle n'est souvent qu'une conséquence.

Pour combattre la goutte et la néphrite interstitielle, qui n'est qu'une de ses manifestations, on conseillera au malade un exercice modéré, l'équitation, les voyages. On l'éloignera de toute préoccupation fatigante ; on lui prescrira l'usage d'une nourriture stimulante, sans être excitante toutefois. Le régime ne doit pas être composé exclusivement de substances azotées. L'alcool ne sera donné qu'avec réserve, dilué, sous forme de vin de Bordeaux.

Lorsqu'on aura toutes les raisons de soupçonner que la goutte donne lieu à la formation de calculs rénaux, on se trouvera bien de soumettre le malade à l'usage du colchique et des sels de potasse ou de lithine. On pourra même utiliser ces sels, avant la formation des calculs qu'ils auraient la propriété de prévenir, en s'unissant dans le sang avec l'acide urique, et en donnant ainsi naissance à un urate soluble.

Parfois, dans les cas de goutte chronique, on devra conseiller l'usage des toniques.

Si la néphrite interstitielle semble sous la dépendance d'une intoxication saturnine, on tâchera d'atténuer la violence de cette intoxication ou même d'en prévenir l'action, en exigeant du malade des soins d'une extrême propreté. Il se lavera régulièrement en quittant son travail; il ne mangera pas dans son atelier. En même temps le médecin favorisera l'action de l'intestin par de légers purgatifs ; il s'efforcera de rendre inerte le plomb dont il n'aura pu empêcher l'absorption.

C'est pour ce faire, qu'il lui prescrira l'iodure de potassium, l'acide sulfurique, dans l'espérance de produire dans l'économie des iodures et des sulfures inoffensifs.

Le traitement curatif de la sclérose, si tant est qu'il puisse exister, ce dont doutent, avec raison peut-être, les auteurs anglais, doit toujours être tenté, au début surtout de la maladie. Il consistera en de nombreuses indications, qui doivent varier, suivant l'âge de la maladie, et qui se tirent du processus inflammatoire lui-même et de l'état général du malade.

Cette espèce de néphrite ne se présente jamais à l'état d'acuité, aussi n'est-il nullement indiqué d'avoir recours à la saignée générale, comme dans les cas de néphrite parenchymateuse. Il ne faut pas dédaigner toutefois les émissions sanguines locales, et l'on se trouvera bien d'y avoir recours, à titre de révulsifs. On prescrira alors l'application de ventouses scarifiées sur la région lombaire. On pourra même y revenir sans danger, à plusieurs reprises, attendu que, chez ces malades, comme il n'y a pas d'albuminurie, l'état général est excellent au début et se conserve longtemps bon.

C'est également à titre de révulsifs qu'on devra conseiller les purgatifs, et qu'on pourra assez fréquemment en répéter l'usage. On variera la nature de ces purgatifs, employant tantôt les drastiques, tantôt les purgatifs salins.

C'est dans cette variété de néphrite que l'on peut appliquer, à la région lombaire, des pointes de feu, des cautères même, qui n'ont pas seulement le mérite d'agir comme révulsifs, mais qui encore modifient puissamment la nature du processus dont le tissu rénal est le siège.

Les diurétiques ne sont ici d'aucune utilité ; les canalicules urinifères sont libres. Ces médicaments ne sauraient donc agir à titre de désobstruants, comme dans la néphrite parenchymateuse. Aussi ne doit-on les employer que lors d'indication spéciale, lors de complication. Il faut craindre d'irriter les cellules sécrétoires déjà fort menacées, en en augmentant encore l'excitabilité fonctionnelle.

A côté de ce traitement médicamenteux dirigé contre la maladie elle-même, il faudra instituer un traitement hygiénique rationnel.

Ce traitement consistera dans la prescription d'exercices modérés, d'une alimentation substantielle, sans être trop excitante, dans l'éloignement des affaires, et surtout dans le déplacement. Les auteurs anglais n'hésitent pas à penser que le changement de climat est peut-être le seul moyen de guérir ou d'arrêter la maladie à son début. Aussi conseillent-ils à leurs malades le séjour dans les pays chauds.

Lorsque la maladie résiste à cette médication, il ne s'agit plus que d'en ralentir l'évolution ou de combattre les complications qui peuvent se montrer d'un instant à l'autre; le traitement sera alors palliatif.

Lorsque la maladie est nettement accentuée, lorsque la polyurie est abondante, les mictions fréquentes, lorsque l'hypertrophie cardiaque est manifeste, on ne peut plus conserver d'espoir de guérison, on ne doit plus avoir qu'un but, ralentir l'évolution de la maladie et en prévenir les complications. Pour atteindre ce but, il faut d'une part s'attacher à entretenir le fonctionnement régulier des différents organes, et, d'autre part, surveiller l'action du cœur.

On s'occupera surtout de l'action de la peau, dont la sécrétion est si utile pour l'élimination des matières extractives, qui ne se fait plus qu'incomplétement par les reins. On conseillera l'emploi de la flanelle, on aura recours de temps à autre à l'usage des bains d'air chaud ou de vapeur. Il suffit parfois de l'un de ces bains pour faire disparaître momentanément l'aspect terreux que présente le malade.

La maladie déclarée, on pourra encore avoir recours, et avec avantage, au changement de climat, au séjour dans un pays chaud.

On combattra par des moyens appropriés l'anémie qui, bien que se manifestant plus lentement que dans les cas de néphrite parenchymateuse, n'en arrive pas moins à se produire. C'est pour combattre cette anémie que les médecins anglais prescrivent avec avantage les préparations ferrugineuses et de préférence le citrate de fer (Basham).

L'alimentation ne doit pas être exclusivement azotée. On pourrait craindre, en ne conseillant que des viandes aux malades, de voir se produire trop rapidement l'urémie, l'urée ne s'éliminant qu'incomplétement.

Le vin sera pris à dose modérée. Toutefois, lorsque l'épuisement est considérable, on peut avoir recours à des préparations alcooliques plus énergiques.

Tout en s'occupant de l'état général du malade, on ne doit pas oublier que le cœur doit être l'objet de préoccupations constantes, car c'est des écarts que peut subir son mode d'action que dépendent les complications de la néphrite interstitielle. Pour diriger le traitement que réclame l'hypertrophie cardiaque, il faut se rappeler que, chez ces malades, la santé relative ne se maintient qu'à la condition que la pression artérielle ne dépasse pas certaines limites. Lorsqu'elle aura de la tendance à s'accentuer par trop, ce dont on sera prévenu par la violence des palpitations, par l'apparition de l'œdème partiel, il faudra en atténuer la note, à l'aide de légères émissions sanguines locales ou de purgatifs. Lorsqu'au contraire on la verra baisser, lorsque le pouls deviendra mou, lorsque les pulsations cardiaques faibliront, il faudra la relever à l'aide de toniques cardiaques. C'est alors qu'on devra prescrire, avec prudence toutefois, l'usage de la digitale.

C'est par ce système de médication à bascule qu'on arrivera à prolonger l'existence des malades, en prévenant ainsi, d'une part, les hémorrhagies et les inflammations ; d'autre part, l'urémie et l'œdème généralisé.

Lorsque ce traitement est devenu insuffisant, lorsque se sont manifestées les complications dont nous avons parlé, on en est réduit à ne plus faire qu'une médecine de symptômes, c'est alors qu'il faudra combattre les inflammations, l'œdème, les troubles anémiques, par une médication appropriée à chacune de ces complications, médication dont nous avons parlé à propos des complications de la néphrite parenchymateuse et sur laquelle nous ne reviendrons pas actuellement.

NÉPHRITE INTERSTITIELLE AIGUE OU SUPPURATIVE.

Comme la sclérose, la néphrite aiguë a pour siège le tissu intercanaliculaire du rein ; elle constitue la deuxième espèce de néphrite interstitielle. La différence dans la cause du processus n'est pas le seul caractère qui établisse une distinction entre ces deux espèces de néphrites; dans l'une, dans la sclérose, il y a formation de tissu connectif nouveau; dans l'autre, il y a production possible de pus: de là son nom de néphrite aiguë ou suppurative. En outre, tandis que la sclérose est diffuse et généralisée, la néphrite suppurative est essentiellement limitée, et dans les cas même où l'hypérémie initiale est généralisée, la suppuration est toujours circonscrite à un ou plusieurs foyers.

La néphrite suppurative de toutes les affections rénales est peut être la plus anciennement connue. Elle a été indiquée sous des noms différents. D'abord désignée sous les noms de nephritis, de fièvre néphritique, d'inflammation des reins, de néphritie, cette maladie, à une époque plus rapprochée de nous, a été décrite sous les noms de néphrite circonscrite, de néphrite suppurative, de suppuration des reins, d'abcès des reins.

C'est très-probablement de cette espèce de néphrite dont veut parler Hippocrate, lorsqu'il signale la possibilité de l'ouverture des abcès du rein dans le péritoine et dans le bassinet. Aetius appelle l'attention médicale sur les symptômes généraux et locaux que présente cette inflammation. Galien mentionne les accès fébriles irréguliers qui parfois la caractérisent. On pourrait multiplier les citations qui depuis ont été faites relativement à cette néphrite par Celse, Aretée, Paul d'Œgine, Fernel, Hoffman et Sauvages. Mais il faut reconnaître que les travaux vraiment importants qu'a fait naître l'étude de cette néphrite ne datent guère que de 1800. Ils sont dus à Bouillet, Tirrel, Carraud, Bressant et Sellier. Rayer eut le mérite, en les utilisant, de faire voir que souvent on avait pris pour des néphrites suppurées de simples pyélites, et d'établir d'une façon définitive, les caractères distinctifs de ces deux espèces d'inflammation, de siége si différent.

Les auteurs, qui depuis lors ont traité cette question, n'ont eu comme Johnson, Rosenstein, Vogel et Beckman, qu'à suivre la voie tracée par Rayer.

Actuellement, on doit comprendre sous le nom de néphrite interstitielle aiguë une inflammation du rein ayant pour siége le tissu intercanaliculaire pouvant se terminer par suppuration et s'accompagnant de symptômes généraux qui varient avec la nature de cette inflammation.

Étiologie. — La néphrite suppurative, qu'on décrit aussi et peut-être à plus juste titre, sous le nom de néphrite aiguë, puisque, ainsi que nous le verrons, elle peut ne pas aller jusqu'à la suppuration, se rencontre à tout âge. Betschler a eu l'occasion de disséquer un fœtus mort-né, dont le rein gauche était enflammé, distendu, dégénéré. Le pus avait passé de l'urèthre dans la vessie. Ochler vit également chez un fœtus une néphrite aiguë, causée par un calcul.

Billard, tout en signalant chez le nouveau-né la néphrite aiguë, dit que cette inflammation est plus rare que l'inflammation des autres organes. Desir toutefois en mentionne trois cas chez des enfants à la mamelle.

Rayer parle également de la rareté de la néphrite aiguë chez l'enfant, et, jusqu'à la puberté, suivant cet auteur, elle constituerait une des maladies les moins communes. Chez l'adulte elle devient plus fréquente, elle est alors due aux maladies nombreuses qui peuvent se montrer à cet âge : telles sont les maladies de la vessie et de l'urèthre. Elle est quelquefois aussi liée à la grossesse. Mais c'est surtout à un âge avancé qu'elle se rencontre, et l'on trouve pour l'expliquer des hypertrophies de la prostate, des affections de la moelle, du cerveau qui la provoquent, en amenant la stase de l'urine, dans la vessie ou dans une des parties excrétantes du rein.

L'influence du sexe est encore indéterminée et l'action du climat est au moins douteuse.

La néphrite aiguë peut être primitive ou secondaire.

La néphrite primitive, que Chomel a eu le tort de vouloir nier, est assez rare. Suivant Rayer, Aran, Howship, elle survient à la suite de chocs, de contusions portant sur la région lombaire. Chambers doute toutefois de cette étiologie de la néphrite, puisque, dans sept cas de contusions lombaires, il ne l'a pas vue survenir une seule fois.

Elle pourrait également se montrer à la suite de l'impression du froid et de l'humidité.

La néphrite secondaire peut être causée par des affections rénales, ou par des affections extra-rénales.

Des maladies rénales, celles qui, à un moment donné, s'accompagnent le plus souvent de néphrite aiguë, sont les calculs, les tubercules, le cancer et les kystes, parfois bien que rarement, la néphrite parenchymateuse (Dickinson, Grainger-Stewart et Vogel).

Les affections extra-rénales peuvent porter sur des organes voisins du rein, sur le bassinet, les uretères, la vessie (inflammation, calculs, fistules, cancers, paralysie) sur l'urèthre (rétrécissement). Ces affections peuvent être consécutives à des opérations telles que la taille et la lithotritie.

Ces affections peuvent intéresser le péritoine, le tissu cellulaire périnéphritique, comme dans un cas d'Abercrombie, dans lequel on vit la néphrite aiguë compliquer un abcès périnéphritique. Parfois cette néphrite est consécutive à des abcès du foie (Dohloff), de la rate (deux cas de Heusinger).

Dans quelques cas plus rares l'inflammation primitive, cause de la néphrite, porte sur des organes éloignés du rein, sur le cœur par exemple, sur les grosses artères, sur la moelle ou sur les centres nerveux cérébraux.

Il est certaines néphrites aiguës qui semblent produites

par l'excitation que fait naître dans le rein l'usage de certains médicaments. Ainsi on a signalé comme cause de néphrite aiguë l'action de la cantharidine (Orfila, Morel), du nitrate de potasse qui, employé chez les chevaux, amènerait des abcès dans le rein (Huzard). Suivant Home, Chopart et Martinet, la térébenthine jouirait de la triste propriété de produire les mêmes effets. Rayer aurait également vu les reins rouges augmentés de volume et parsemés de points purulents chez un enfant de quatre ans qui avait fait usage de la digitale. Tout en reconnaissant à ces médicaments la possibilité de produire la néphrite aiguë, il faut avouer qu'actuellement la preuve de leur nocuité fait encore défaut. Valleix émet même un doute à cet égard; et Beckman leur dénie formellement toute action fâcheuse.

On s'est demandé quel était, dans tous ces cas, le mode d'action des maladies primitives causes de la néphrite aiguë. Ce mode d'action est des plus variés. Tantôt, en effet, la substance rénale est directement irritée par la néoplasie (cancer, tubercules), qui s'est développée dans le tissu connectif intercanaliculaire. D'autres fois, il y a propagation de l'inflammation des organes voisins au tissu rénal; c'est ce qui arrive, lorsque le péritoine, le foie et la rate sont primitivement atteints. Mais l'explication n'est pas toujours aussi facile à donner, lorsque l'affection primitive porte sur la vessie, le testicule, les centres nerveux, le cœur. On est ici obligé de faire appel à un mécanisme différent pour chacun de ces cas.

On a vu parfois survenir une néphrite à la suite d'une blessure du testicule, à la suite de l'opération d'un varicocèle, sans inflammation du tissu cellulaire voisin. On n'a pu expliquer dans ces cas l'apparition de cette inflammation qui se montre à distance, qu'en admettant entre ces organes l'existence d'une sympathie morbide, analogue à celle qu'on a bien des fois constatée entre les parotides et les testicules.

Lorsque la maladie primitive porte sur la vessie, la néphrite aiguë apparaît, sous l'influence de conditions très-variées. Tantôt il y a propagation de l'inflammation de la vessie à l'uretère, aux bassinets puis aux reins ; mais il arrive aussi parfois qu'il n'y a pas de continuité entre l'inflammation vésicale et l'inflammation rénale. On admettait naguère encore, dans ces cas, que toujours la néphrite se développait comme précédemment, sous l'influence d'une sympathie particulière, existant entre les reins et la vessie. Les recherches de Beckman et de Traube semblent avoir prouvé que le plus souvent ces néphrites sont dues à l'acheminement vers le rein, à travers les canalicules urinifères, de spores ou de bactéries développées primitivement dans la vessie. Ces bactéries, nées le plus souvent à la suite d'un cathétérisme, traverseraient ainsi les uretères, le bassinet, sans y provoquer d'inflammation, et n'agiraient comme corps étrangers qu'une fois engagées dans les canalicules urinifères. Nous aurons à revenir sur les particularités que présente l'inflammation dans ces conditions, à propos des variétés de la néphrite interstitielle aiguë.

Les affections nerveuses médullaires qu'on a considérées comme dépendantes, dans certains cas, de la néphrite aiguë ou suppurative, peuvent, et c'est même là le cas le plus habituel, en précéder l'apparition et en favoriser le développement par la paralysie vésicale qui en est tôt ou tard la conséquence. L'urine retenue dans la vessie distend les uretères, séjourne dans le bassinet et agit comme corps étranger, en attendant qu'elle irrite chimiquement ces différentes parties ; ce qui ne tarde pas d'arriver, car l'urine ne saurait longtemps séjourner dans ces réservoirs sans y subir la décomposition ammoniacale.

Un mécanisme tout particulier est celui qui préside au développement des néphrites aiguës, consécutives à l'inflammation d'organes éloignés. Ces néphrites ainsi que l'ont démontré Virchow et Beckman, ne reconnaissent pas d'autres causes que l'obstruction des artères rénales par des embolies détachées des parties malades. C'est cette variété de néphrite, qu'on trouve décrite sous les noms de néphrite métastatique, rhumatismale (Rayer).

. . . .

Anatomie pathologique. — Pendant de longues années on se contenta de décrire les abcès du rein, sans se préoccuper du siége de formation du pus. Ce n'est que dans ces derniers temps qu'on chercha à déterminer quels étaient les éléments du rein qui pouvaient en être le point de départ. Johnson crût d'abord que le pus se formait aux dépens de l'épithélium des canalicules urinifères ; actuellement il ne reste aucun doute à cet égard, il prend manifestement naissance dans le tissu connectif intercanaliculaire. La généralité des auteurs est d'accord sur ce point ; ils ne diffèrent que sur le mode de formation des globules purulents. Les uns les croyant dus, avec Virchow, à une prolifération du tissu connectif lui-même ; les autres leur donnant pour point de départ le plasma (Robin) ou les cellules lymphoïdes (Cohnheim). La néphrite interstitielle aiguë ou suppurative ne différerait en somme de la néphrite hyperplastique que par l'accumulation dans les mailles du tissu connectif des cellules lymphoïdes, qui ne subissant aucune transformation formeraient, par leur réunion, les foyers purulents ; tandis que dans la sclérose ou néphrite interstitielle hyperplasique, ces cellules passent à l'état de tissu connectif.

Ces processus morbides dont le mode de terminaison est si différent ne présentent, au début, aucun signe distinctif anatomique qui puisse faire supposer qu'il s'agira ici d'une sclérose, là d'une néphrite aiguë ou suppurative.

Dans les deux cas, on ne constate au début que de l'hypérémie.

Période hypérémique. — Les reins sont volumineux, la consistance est amoindrie et la congestion se traduit par une coloration d'un rouge sombre, générale ou circonscrite. La capsule est épaissie, œdémateuse ; le tissu périrénal hypérémié. A la coupe, on voit de la surface de section s'écouler une sérosité sanguinolente plus ou moins abondante, L'injection que présente cette coupe est diffuse, surtout prononcée au niveau de la substance médullaire ; la substance corticale est épaissie. Lorsqu'on vient à faire de ce rein un examen microscopique, on constate que le tissu connectif intercanaliculaire est infiltré de sérosité, que les cloisons qu'il forme sont parfois doublées de volume. Dans ces cloisons on trouve surtout sur le trajet des vaisseaux, des cellules lymphoïdes, qui paraissent plus abondantes qu'à l'état physiologique. On y rencontre en outre, et surtout dans la substance corticale, de petites ecchymoses, dues à des épanchements sanguins dont on trouve également des traces dans les canalicules urinifères. Ces petites hémorrhagies apparaissent sous forme de stries, de points.

La muqueuse du bassinet et des calices est fortement hypérémiée.

Cette première période, caractérisée par l'hypérémie, peut ne pas être suivie de suppuration. On dit alors que la néphrite aiguë s'est terminée par résolution. Cette période hypérémique ne diffère de la période correspondante de la néphrite chronique ou sclérose que par la rapidité de son développement.

Période suppurative. — Lorsqu'elle doit se terminer par la suppuration, les cellules lymphoïdes deviennent plus nombreuses. Bientôt, à la surface, on aperçoit çà et là des points décolorés, dus d'une part à la compression qu'exercent sur les capillaires les cellules épanchées, et, d'autre part, à leur réunion en masses, plus ou moins étendues, qui forment le point de départ des abcès. Parfois ces cellules, tout en devenant plus nombreuses, restent isolées les unes des autres ; elles donnent à la surface du rein une teinte jaunâtre. Le pus dans ce cas est à l'état d'infiltration.

Lorsqu'on vient à faire une coupe de ces reins, en voie de suppuration, on constate, si le pus y est à l'état d'infiltration (Rayer), que la surface de la coupe présente, au niveau de la substance corticale, une teinte jaunâtre uniforme. Les pyramides sont de couleur sombre, comme dissociées à leur base, par l'infiltration purulente interstitielle. Cette infiltration n'est d'ordinaire nettement accusée que dans la substance corticale. A la pression on fait sourdre de cette surface un liquide formé de sérosité chargée de globules purulents. Au microscope on constate que ces globules purulents n'occupent pas seulement le tissu connectif intercanaliculaire, mais qu'ils ont envahi les canalicules urinifères, qui en sont plus ou moins remplis.

Lorsque le pus s'est collectionné de manière à former des abcès, on trouve, au milieu d'un tissu hypérémié, des foyers plus ou moins nombreux qui, parfois très-superficiellement placés, forment à la surface de l'organe de petites saillies analogues à des pustules d'impétigo ou d'ecthyma (Rayer). Quelquefois, ces saillies sont beaucoup plus petites, et, n'ayant guère que le volume d'une tête d'épingle, sont réunies par groupes de 3 à 6.

A la coupe on constate que ces abcès n'occupent pas exclusivement la substance corticale ; on en trouve également dans la substance médullaire. Ces abcès, qui, dans la néphrite commune, peuvent se réunir par fusion, et produire une grande collection purulente qui occupe la moitié ou les deux tiers de l'organe, n'ont pas au début la même forme. Cette forme varie suivant leur point de départ. Ils sont d'ordinaire arrondis, et plutôt cylindroïdes, lorsqu'ils débutent dans la substance corticale. Dans la substance médullaire, ils apparaissent d'abord sous forme de traînées purulentes environnant les vaisseaux droits; ils ne se montrent, dans la substance corticale, que lorsqu'ils ont acquis un certain développement. On ne constate alors à la surface de l'organe que le prolongement d'abcès qui siégent au voisinage de la papille.

Que le siége en soit dans la substance médullaire ou dans la substance corticale, ces abcès, d'abord entourés d'une injection très-prononcée, sont bientôt d'ordinaire circonscrits par une néo-membrane, et s'accompagnent le plus souvent de néphrite parenchymateuse, c'est-à-dire d'une dégénérescence inflammatoire de l'épithélium des canalicules.

La capsule, aussi bien que le tissu graisseux qui entoure le rein, est œdématée et hypérémiée. La capsule qui participe à l'inflammation ne peut souvent s'enlever que difficilement; elle se déchire. Lorsqu'on a pu y parvenir sans la déchirer, on constate que sa face interne, rugueuse, inégale, présente par place des débris purulents, correspondant aux abcès qui siégent à la surface du rein.

Ces abcès n'ont pas toujours le même mode de terminaison; il en est qui subissent la transformation caséo-crétacée; d'autres la transformation kystique, et l'on ne trouve, à leur place, au bout d'un certain temps, qu'une dépression ou une cicatrice plus ou moins étendue (Rayer). Il en est enfin dont le liquide est évacué au dehors, à la région lombaire, à travers les parois abdominales, ou qui entrent en communication avec des organes plus ou moins éloignés, avec le péritoine, avec le côlon et le duodénum (Rayer, Gintrac), avec les bronches et le poumon (Rayer), avec le foie et la rate (Rayer, Rosenstein). Il en est aussi qui s'ouvrent dans le bassinet, et dont le pus arrive au dehors, mélangé à l'urine.

Lorsque l'abcès rénal se termine par évacuation, on trouve, en dehors des lésions caractéristiques de l'abcès, des altérations qui varient avec chacun des modes de cette évacuation. Ce sont des trajets fistuleux, souvent uniques, parfois multiples, qui mettent cet abcès en rapport avec l'organe vers lequel aboutit le pus, ou avec la peau. La capsule fibreuse peut être perforée de nombreuses ouvertures, à travers lesquelles est sorti le pus. Il peut se faire que l'abcès rénal communique avec deux organes différents ; dans le cas de Taylor, l'abcès s'était ouvert, et dans le bassinet, et dans l'intestin. La communication de l'abcès avec le bassinet peut se faire, à travers la capsule fibreuse, à l'aide d'adhérences qui unissent au bassinet cette capsule fibreuse distendue par le pus. Il peut se faire aussi que le pus fuse vers le hile du rein, et s'ouvre directement dans le bassinet ; on trouve alors à l'autopsie que l'abcès a surtout intéressé le sommet des pyramides, dans une étendue plus ou moins considérable. Ce sont surtout les abcès de la substance médullaire qui ont de la tendance à s'ouvrir dans le bassinet, les abcès de la substance corticale se portant plus volontiers vers la capsule fibreuse, dont ils amènent la perforation.

La cavité des abcès est plus ou moins grande ; il est des abcès du volume d'une amande ; il en est de la grosseur d'un œuf de poule. Cette cavité est d'ordinaire assez régulière ; les parois en sont formées d'ordinaire par le tissu rénal lui-même, refoulé à la périphérie, et atrophié. Lorsqu'on les examine sous l'eau, on aperçoit, flottant à leur surface, des débris de tissu rénal, et l'on comprend que quelques auteurs aient pu reconnaître dans l'urine, lorsque l'abcès vient à s'ouvrir dans le bassinet, du tissu rénal mélangé au pus.

La gangrène, au dire de M. Cornil, peut venir compliquer la suppuration du rein. C'est lorsqu'il en est ainsi sans doute qu'on peut voir, comme l'a vu Rayer, se développer de l'emphysème et de l'infiltration urineuse. La gangrène pourrait même, suivant Pigné et Letenneur, dans le cours de la néphrite aiguë, apparaître sans avoir été précédée de suppuration. Elle serait alors caractérisée par des points noirâtres, se montrant à la surface du rein, fortement hypérémiée. C'est sans doute à des cas analogues que font allusion Eustachi, Fabrice de Hilden, Houllier et Lieutaud lorsqu'ils parlent de la gangrène rénale. Les faits nous manquent pour trancher la question relative à la gangrène rénale. Nous ne pouvons qu'enregistrer ces opinions différentes, n'ayant pas d'éléments suffisants pour en contrôler l'exactitude.

Les altérations dont nous venons de parler et qui peuvent n'exister que sur l'un des reins, bien que rarement dans ces cas l'autre rein soit tout à fait intact, constituent les lésions caractéristiques de la néphrite interstitielle aiguë ou suppurative. Elles présentent parfois certaines modifications importantes qui ont permis d'en décrire deux variétés ; ce sont ces variétés qu'on désigne sous les noms de néphrite parasitaire, et de néphrite embolique.

A) La néphrite parasitaire est simple ou double. Les reins sont volumineux ; à la surface on aperçoit une teinte rouge uniforme, et çà et là, des taches blanches. La capsule fibreuse se détache facilement du tissu sous-jacent. A la coupe se voient, sur un fond rouge hypérémié, des lignes blanchâtres, qu'on peut suivre dans les substances corticale et médullaire, et qui, parfois, se limitent à la substance médullaire. Lorsqu'elles vont jusqu'à la substance corticale, elles se continuent souvent sous forme de surfaces blanchâtres d'aspect pyramidal, occupant toute l'épaisseur de la substance corticale. La base de ces petites pyramides, dont on ne voit alors que la coupe, correspond aux taches blanchâtres, sous-jacentes à la capsule fibreuse, et dont nous avons parlé ; le sommet de ces petites pyramides avoisine la base des pyramides de Malpighi.

A leur niveau, le tissu interstitiel est anémié ; les canalicules urinifères sont élargis ; l'épithélium, qui en recouvre la face interne, trouble et même graisseux, est, dans certains endroits, en voie de prolifération. La lumière des canalicules est obstruée par de petites masses qui se dissolvent dans l'éther, dans l'alcool, et qui n'offrent pas la réaction du tissu connectif.

Bientôt les cloisons intercanaliculaires d'abord anémiées s'infiltrent de globules purulents, et l'on y voit apparaître ces corpuscules brillants, dont sont formées les masses qui remplissent les canalicules.

Les altérations sont les mêmes au niveau des lignes blanchâtres qu'on aperçoit dans la substance médullaire.

Lorsqu'on cherche à pénétrer le processus de cette variété de néphrite, on aperçoit que ces petites masses intercanaliculaires sont formées de spores et de filaments. Ces spores qui semblent venir des bassinets, parfois même de la vessie s'engagent dans la portion droite des canalicules urinifères, pénètrent ensuite dans la portion tortueuse. Après avoir provoqué le développement d'une néphrite parenchymateuse, ils gagnent, à travers la membrane canaliculaire, le tissu connectif voisin, et font naître une inflammation interstitielle, inflammation le plus souvent suppurative. La sclérose toutefois, il ne faut pas l'oublier, peut en être la conséquence (Klebs). Le pus qui résulte de cette inflammation se collectionne et forme des foyers plus ou moins considérables, qui ne se distinguent des abcès, dus à la néphrite commune, que par la présence d'une quantité variable de bactéries. Le plus souvent toutefois dans ces cas l'on a affaire à des abcès de la substance médullaire, dont l'ouverture se fait dans le bassinet.

B) La néphrite embolique, qui a été décrite sous les noms de néphrite métastatique, de néphrite pyémique, et par Rayer sous celui de néphrite rhumatismale, se manifeste à la suite d'inflammations éloignées.

La néphrite embolique a pour siége habituel la substance corticale; elle peut occuper également, quoique moins souvent, la substance médullaire; elle peut même intéresser les deux substances à la fois.

Elle est caractérisée au début par une hypérémie excessive, le plus souvent localisée à certaines parties du rein. Elle peut même n'en occuper qu'une partie assez restreinte. Au centre de ce point hypérémié se manifeste bientôt un épanchement de sang, dont l'aspect rappelle assez bien, lorsqu'il existe à la surface du rein, celui d'une piqûre de puce, auquel l'a comparé Virchow. Cet épanchement peut occuper et le tissu connectif et les canalicules urinifères. Plus tard se forme, au centre de cet épanchement, un point jaunâtre à peine perceptible à l'œil nu. C'est le commencement de la suppuration. Ce point jaunâtre va s'étendant peu à peu du centre à la périphérie. L'abcès qui résulte de cette formation de pus n'atteint jamais que d'assez faibles proportions. Le volume de ces abcès est du reste en rapport avec le calibre de l'artère oblitérée. Beckman et Virchow, ont en effet démontré que c'est à l'oblitération embolique d'une artère par une substance sceptique que doit être rapporté chacun de ces abcès. Les artères qui sont le plus fréquemment obstruées sont les vaisseaux afférents ou efférents; de là les deux variétés d'abcès emboliques dont nous avons parlé, les abcès corticaux qui de beaucoup sont les plus fréquents, et les abcès médullaires. Lorsque la nature de l'embolie n'est pas sceptique, elle donne lieu à de simples infarctus dont nous aurons à parler plus loin.

Les abcès rénaux métastatiques ne sont pas les plus fréquents des abcès pyémiques. Sur 2161 autopsies qu'il fit à l'hôpital Saint-Georges, Chambers ne trouva que 12 fois ces abcès dans le rein, tandis qu'il les rencontra 106 fois dans les poumons et 22 fois dans le foie. Les causes qui le plus souvent en provoquent l'apparition sont les amputations, la lithotomie, la lithotritie, les affections gangreneuses, la morve, les suppurations chroniques spécialement celles des voies urinaires.

SYMPTOMES.— La néphrite interstitielle aiguë commune ou suppurative présente parfois au début des symptômes d'une certaine acuité et qui peuvent, ainsi que l'ont dit quelques auteurs, faire penser à une variole, à une fièvre intermittente (Donné). Elle s'annonce alors par un frisson plus ou moins intense, bientôt suivi de chaleur à la peau, de nausées, de vomissements, de douleur au niveau de la région lombaire. L'urine conserve rarement son intégrité; elle présente d'habitude des modifications dignes d'intérêt. Mais de toutes les manifestations, celle qui frappe le plus l'attention, c'est la douleur.

La douleur même, lorsque la néphrite est double, ce qui est le cas le plus fréquent, se montrerait d'abord d'un seul côté et n'envahirait qu'ultérieurement l'autre côté. Louis et Cossy ont vu cependant la douleur débuter simultanément des deux côtés, et présenter dans ces cas la même intensité. Cette douleur n'occupe pas tout à fait la même situation à gauche et à droite. Suivant Rayer, elle s'étendrait à gauche de la 11e côte à l'os des iles; à droite de l'os des iles, à la 12e côte. Elle siégerait au niveau du carré des lombes.

Cette douleur s'irradierait, lors même que la néphrite n'a rien de calculeux (Rayer). Ces irradiations douloureuses, qu'on rencontrerait aussi bien à gauche qu'à droite, ne présenteraient rien de propre à chacune de ces néphrites; et c'est à tort que Nauman aurait émis l'opinion que la douleur du rein droit gagnerait le foie, et qu'à gauche elle s'étendrait vers les parties inférieures. Suivant Rayer, les douleurs irradiées de la néphrite simple suivent le trajet de l'uretère, de la vessie et de l'urèthre ; elles portent sur le testicule et la cuisse, du côté affecté. Elles ne se dirigeraient vers le foie, l'estomac ou les épaules que lors de néphrite symptomatique de calculs rénaux.

La douleur fixe présente des caractères très-variables. Parfois vive, superficielle, elle est le plus souvent sourde, profonde. Elle n'est très-vive que lorsqu'elle est due à des calculs. Elle consiste en un sentiment de tension, et ne prend le caractère pulsatif, qu'à tort on lui a attribué, dans la généralité des cas, que lorsqu'elle se complique de périnéphrite. Localisée d'ordinaire au niveau du carré des lombes elle occupe parfois toute la région lombaire, tout l'abdomen. Dans certains cas même, elle semble plus vive, au niveau de la vessie. Elle s'accompagne alors de modifications dans les qualités de l'urine, plus ou moins chargée de mucosités. Cette douleur continue présente, de temps à autre, des exacerbations plus ou moins vives ; mais, dans aucun cas, on ne constate les intermittences complètes signalées par quelques auteurs (Cossy).

Cette douleur spontanée peut s'exaspérer sous l'influence de certaines manœuvres, lorsqu'on vient à presser d'avant en arrière le côté malade, ou l'un des côtés malades. Elle augmente lorsque le malade vient à s'asseoir, à se courber en avant, à tousser, à éternuer, ou à respirer fortement. Elle paraît accrue par la chaleur du lit, par l'application de linges chauds sur la région lombaire.

Le malade repose d'habitude sur le côté sain, et lorsque les deux reins sont pris, le décubitus est dorsal.

Cette douleur fixe ne s'accompagne d'aucun signe local : ni rougeur, ni chaleur ; pas de tuméfaction sensiblement appréciable à la percussion, comme le voudrait M. Piorry. La tuméfaction ne se manifeste que rarement à la première période (Rayer). Elle n'apparaît qu'à la période terminale, lorsque la néphrite se termine par la suppuration, ou lorsqu'il y a rétention d'urine dans les calices et le bassinet, lors de calculs obstruant les conduits. La douleur fixe lombaire, due à l'existence d'une néphrite, ne saurait exister longtemps, sans s'accompagner de troubles urinaires qui, dans les cas douteux, viennent jeter du jour sur la question.

La quantité d'urine sécrétée dans les 24 heures est diminuée, et, si les deux reins sont pris, l'urine peut même être supprimée. Cette diminution de l'urine ou cette anurie, qui peut ne pas être persistante, se montre, lors des exacerbations de la néphrite. Elle coïncide alors avec une augmentation des douleurs lombaires, avec une accélération du pouls et l'élévation de la température cutanée (11 cas de Cossy).

L'urine est faiblement acide, quelquefois neutre ou alcaline ; elle renferme moins d'acide urique ou d'urates qu'à l'état physiologique. A ce point de vue, toutefois, elle présente des modifications intéressantes. Lorsque la néphrite s'accompagne de fièvre, au moment des exacerbations, on peut trouver les urines peu aqueuses, foncées en couleur, chargées de matières salines. Mais ces urines ne sont autres que des urines fébriles, et l'on aurait tort de vouloir, avec Becquerel, en faire des urines caractéristiques de la néphrite interstitielle aiguë. Cette urine contient, en outre, assez fréquemment du sang ; c'est même la règle, lorsque la néphrite est traumatique. Elle ne renferme de l'albumine que lorsque l'inflammation interstitielle s'est compliquée de néphrite parenchymateuse, ce qui arrive d'ordinaire dans la néphrite métastasique, plus rarement dans la néphrite simplement inflammatoire, plus fréquemment dans la néphrite parasitaire. Le pus ne s'y montre qu'à une époque avancée, lorsqu'il est dû à la néphrite. Celui qu'on y constate parfois dès le début de la maladie appartient, ainsi que le mucus qui l'accompagne, aux complications portant sur le bassinet et sur la vessie.

Lorsque la néphrite est arrivée à son summum, l'urine est pâle, aqueuse ; elle ne se trouble que lorsqu'elle contient du mucus ou du pus, et n'est colorée que par la présence du sang.

La miction est tantôt rare, tantôt très-fréquente ; elle est alors très-douloureuse. Les malades, en proie à de pressants besoins d'uriner, ne rendent chaque fois que quelques gouttes d'urine.

Le frisson du début est d'ordinaire unique ; il ne se reproduit pas, la maladie une fois déclarée. Il pourrait manquer, il manque même habituellement, dans les néphrites aiguës secondaires. On ne le rencontrerait même, au dire d'Abercrombie, Cossy et Valleix, lors de néphrite primitive, que dans des cas exceptionnels. Rayer attachait à ce frisson beaucoup plus d'importance. Il avait même posé en principe que tout frisson violent doit faire redouter une inflammation intense ; que, lorsqu'il dépasse 1/4 d'heure, on peut être à peu près certain que les deux reins sont pris. Nous ne croyons pas qu'on doive accorder à cette dernière proposition toute l'importance que lui attribuait son auteur, attendu que le frisson manque souvent, bien que rarement la néphrite aiguë se limite à un seul côté.

Si le frisson peut manquer, il n'en est pas de même de la fièvre, qui est constante. Le pouls est petit, fréquent, dur, concentré ; la peau sèche présente parfois des éruptions à sa surface. Ces éruptions, signalées déjà par Lorry, rencontrées par Rayer, sont de nature diverse : ce sont des urticaires, de l'eczéma. Aussi quelques auteurs ont-ils considéré ces éruptions, comme une cause possible de néphrite.

Cette fièvre, qui est continue, a très-souvent une apparence d'intermittence, due aux exacerbations qu'elle présente. C'est cette pseudo-intermittence qui avait porté Morton et depuis Alibert et Mongellaz, à considérer, dans certains cas, la néphrite aiguë comme une des formes de la fièvre paludéenne, opinion que Rayer a cru, avec raison, devoir combattre, ne la trouvant pas appuyée sur d'assez solides bases.

Les nausées et les vomissements, qui, parfois sont à peine marqués et qui se montrent avec le frisson, peuvent se prolonger, présentant des intermissions en rapport avec la diminution des accidents fébriles. Ils sont alors le plus souvent liés à un catarrhe gastro-intestinal. Ils coïncident avec un enduit saburral de la langue, avec de la soif, de l'anorexie. Ils s'accompagnent fréquemment de coliques, de hoquet, et c'est à tort que Valleix croit pouvoir affirmer qu'il n'y a de vomissement dans la néphrite aiguë que lorsqu'elle est symptomatique de calculs rénaux.

Ces troubles sympathiques n'offrent pas toujours le caractère que nous venons de leur assigner ; ils se modifient lorsqu'au lieu de revêtir le simple type inflammatoire, la néphrite aiguë se présente sous la forme typhoïde. Cette forme typhoïde peut être primitive et apparaître dès le début avec les symptômes qui lui sont propres. Parfois les symptômes généraux ne revêtent le caractère typhique qu'au bout d'un certain temps, et après s'être montrés d'abord avec le caractère inflammatoire. Ils peuvent même, au début de leur manifestation, affecter une certaine intermittence, comme dans les faits de Forest, Tweedale, Abercrombie, Wilson rapportés par Rayer. Ils sont de nature différente, tantôt adynamiques et tantôt ataxiques. Les malades tombent alors dans une grande prostration; le pouls est d'une faiblesse extrême, il y a des fuliginosités aux lèvres, de la fétidité de l'haleine. Si ce sont les phénomènes ataxiques qui se développent on constate au contraire l'existence du délire, l'apparition d'accidents convulsifs.

Il est rare que dans ces cas il n'existe pas en même

temps des douleurs rénales et des vomissements plus ou moins intenses. Lorsque les douleurs rénales sont peu prononcées, on comprend qu'en présence de symptômes aussi graves, le diagnostic porté soit le plus souvent erroné, et lors même qu'on arriverait à soupçonner l'existence d'une néphrite, il resterait encore à distinguer ces accidents typhiques de ceux que peuvent faire naître, en pareille occurrence, l'infection purulente, l'urémie et l'ammoniémie.

Outre la forme commune simplement inflammatoire et la forme typhique que peut revêtir la néphrite interstitielle suppurative, quelques auteurs ont décrit une forme latente. La néphrite, sous cette forme, est rarement primitive. On n'a le plus souvent affaire qu'à une néphrite secondaire. On en trouve des exemples dans les cas de néphrite aiguë que Rayer signale pendant la grossesse et chez des individus atteints de cancers. La néphrite interstitielle aiguë a été également trouvée latente avec des affections thoraciques (Rayer), ou à la suite de péritonite (Huxham, Rayer, Maréchal). Civiale parle également de cas dans lesquels cette phlegmasie subsistait à un haut degré sans que rien la trahît au dehors.

Dans d'autres cas, la néphrite donne lieu à des symptômes locaux ou rationnels qui sont pris pour d'autres maladies. Elle peut faire croire à des tumeurs de voisinage (Morgagni, Bonet), à des douleurs hystériques (Sydenham), rhumatismales ainsi que l'éprouvèrent eux-mêmes Galien et Boerhaave. D'autres fois elles provoquent des accidents qui font penser à une autre lésion. Cruveilhier cite plusieurs cas dans lesquels on avait cru à des lésions de l'estomac ou des intestins, à une affection de la rate, à un squirrhe du pylore, tandis qu'à l'ouverture du corps on reconnaissait que les reins seuls étaient malades.

La néphrite secondaire n'est pas toujours latente, ainsi qu'on pourrait le croire, elle s'accompagne parfois de douleurs plus vives que la néphrite primitive. Telle est la néphrite interstitielle aiguë symptomatique de calculs. Il en est d'autres variétés qui s'accompagnent fatalement de frisson au début et bientôt de symptômes typhiques: telle est celle qui se manifeste sous l'influence de la septicémie et qui constitue une des formes de la variété de néphrite, décrite sous le nom de néphrite embolique, bien distincte de la néphrite embolique non septicémique, qui ne se traduit que par des signes locaux et qui le plus souvent n'entraîne pas la mort du malade. Nous aurons à revenir sur les particularités que présente la marche de cette seconde espèce de néphrite embolique, en parlant des infarctus.

Terminaison. — Qu'elle soit primitive ou secondaire, la néphrite interstitielle aiguë peut ne pas dépasser la première période ou période d'hypérémie; elle se termine alors par la guérison. Ce n'est que dans des cas exceptionnels qu'elle occasionne rapidement la mort des individus, lorsqu'elle revêt, par exemple, la forme typhique.

Lorsqu'elle se termine par la guérison, on voit peu à peu s'amender les symptômes locaux et généraux. La fièvre cède, les douleurs diminuent; l'urine reprend son caractère normal.

Lorsque l'inflammation continue sa marche, on voit au contraire survenir les symptômes propres à la suppuration, parfois ceux de la gangrène. Ces symptômes, il faut l'avouer, ne sont pas toujours très-prononcés, et c'est plutôt à la longue durée des accidents qu'à l'apparition de phénomènes très-caractéristiques qu'on en soupçonne l'existence. C'est souvent à la suite d'une rémission passagère, qu'ils apparaissent. On constate que le pouls reprend de la fréquence; il y a plus de gêne et de pesanteur à la région lombaire; parfois se manifestent des douleurs pulsatives, puis des frissons irréguliers qui se montrent plusieurs jours de suite. Enfin, l'on peut voir se dessiner aux lombes une tumeur plus ou moins volumineuse.

Une fois formé dans le rein, le pus peut y rester un temps plus ou moins long, ou être évacué au dehors dans l'une des directions que nous avons indiquées plus haut. C'est dans les cas de suppuration du rein qu'on voit parfois survenir certains troubles nerveux qui localisés vers les extrémités inférieures ont tout d'abord attiré l'attention des médecins anglais, et qui méritent de nous arrêter quelque peu.

Graves et Stanley furent les premiers à signaler ces troubles nerveux, consistant en paraplégies, ou plutôt en parésies. Ils n'hésitèrent point à en rapporter le point de départ à la suppuration des reins, des bassinets et parfois même de la vessie. Ces troubles, qui furent décrits sous les noms de paralysies sympathiques, réflexes ou périphériques, présenteraient, suivant les auteurs qui les admettent, des caractères particuliers qui permettraient de les distinguer des paraplégies symptomatiques d'une lésion médullaire. Ainsi ces paralysies réflexes coïncideraient avec une affection des reins, de la vessie ou de la prostate, qui toujours en précéderait l'apparition; elles seraient limitées aux extrémités inférieures, et, toujours incomplètes; elles se localiseraient enfin de préférence sur certains muscles. Il y aurait donc plutôt parésie que paralysie de tout un membre.

La paralysie de la vessie et de l'intestin n'accompagnerait que rarement cette parésie des extrémités inférieures et à l'inverse de ce qui se passe dans les paralysies symptomatiques de lésions médullaires, on ne constaterait aucun trouble de la motilité reflexe, aucun spasme dans les muscles paralysés. De plus il n'existerait ni hypersthésie vers un point limité du rachis, ni sensation de serrement à la ceinture, ni fourmillement vers les extrémités, rarement de l'anesthésie. Ce qui semblerait confirmer la nature de ces troubles, c'est qu'au dire des premiers auteurs qui les ont décrits, la marche qu'ils présentent serait en rapport avec les lésions rénales s'aggravant, ou diminuant avec elles.

Ces troubles moteurs coexistent parfois avec des troubles urinaires, ou n'en saurait douter. Cette coexistence a été constatée par Rayer, Leroy d'Etiolles, Brown-Sequart, Gull, Romberg, Weber, Matteuci, Pflüger, Remack et Bauerlacher. Mais ces auteurs n'en donnent pas tous la même interprétation. Les uns acceptent presque sans réserve l'opinion émise par Stanley; les autres croient avec Gull et Romberg que les affections rénales, dans les cas de paraplégie, loin d'être le point de départ, n'en sont au contraire qu'une des conséquences; qu'elles résultent des troubles moteurs de la vessie, qui se manifestent consécutivement à la paraplégie. L'urine stagne dans la vessie, s'y décompose; de là des pyélites et des néphrites. Tout en reconnaissant que bon nombre de ces paraplégies peuvent recevoir cette explication, il est juste d'admettre qu'il est des faits qui en réclament une autre. Ce sont ces faits dans lesquels les affections rénales ont manifestement précédé l'apparition de la paraplégie et dans lesquels à l'autopsie on ne semble avoir trouvé aucune lésion médullaire.

Pour expliquer la paraplégie qui se manifeste alors dans ces conditions, Brown-Sequart a pensé que dans un segment plus ou moins étendu de la moelle il se produit, sous l'influence de l'irritation rénale, un état anémique qui commanderait à la paraplégie. Les expériences physiologiques sur lesquelles il s'appuie pour émettre cette opinion sont, il faut l'avouer, peu probantes, et si tant est que ces paralysies se manifestent sous l'influence des affections rénales, ce que l'avenir seul pourra nous apprendre, elles nous paraissent plus facilement explicables à l'aide de la théorie de l'épuisement.

Nous ne pouvons quitter ce sujet sans faire remarquer que ces troubles d'apparence réflexe qui auraient pour point de départ la vessie ou les reins ont pour pendants des troubles uropoiétiques ayant pour point de départ les affections portant sur les extrémités. Ne voit-on pas quelquefois, à la suite d'affections articulaires, d'opérations faites à la périphérie, survenir une rétention d'urine plus ou moins persistante, parfois de l'anurie? Le phénomène se produit ici en sens inverse.

Lorsque le pus est évacué au dehors, ce qui parfois n'a lieu qu'au bout d'un temps très-long (Thorn plusieurs années), s'il passe dans l'urine, ce qui est rare, on en reconnaît facilement la présence, à l'examen de ce liquide; si l'on y trouve en outre, comme dans le cas de Taylor, des débris de substance rénale, on ne saurait douter de la communication de l'abcès avec le bassinet. Quelquefois cette communication se fait brusquement. Alors, en même temps que l'on constate la diminution de la tumeur lombaire et la disparition de la douleur et des autres symptômes, on voit apparaître, à un moment donné, dans l'urine des flots de pus. Cette brusque apparition d'urine purulente permettra, à elle seule, d'éloigner toute idée de suppuration tenant à une pyélite.

Lorsque le pus se fait jour au dehors, il provoque des douleurs plus ou moins vives, dont le siége varie suivant la direction qu'il prend. Ces douleurs se manifestent sur le trajet de l'uretère, du psoas si c'est à l'aine ou au périné que se fait l'ouverture de l'abcès, La communication la plus favorable est sans contredit celle qui se fait au niveau de la région lombaire : le pus s'écoule plus facilement, entraînant souvent des calculs qui en restant dans le rein entretiennent la persistance de l'inflammation. C'est ainsi qu'en ouvrant un de ces abcès, faisant saillie au niveau de la région lombaire, Evans put faciliter la sortie de 600 calculs.

L'écoulement du pus par l'intestin n'est le plus souvent reconnu qu'à l'examen des selles. On peut craindre la communication d'un abcès rénal avec le poumon lorsque chez un malade atteint de néphrite, la respiration devient difficile, avec point de côté, toux sèche; mais on ne peut affirmer ce mode de terminaison que lorsque les crachats deviennent purulents (Rayer, de Haen, Hier, Sporer).

Il peut se faire qu'un abcès rénal communique avec deux organes différents. Ainsi Thorn parle d'un malade qui, après plusieurs années de douleur, pissa du pus, et qui vit ensuite s'ouvrir à la région lombaire une fistule dont il guérit.

Si la suppuration ne se reconnaît qu'à l'aide de phénomènes peu tranchés, la gangrène, dont l'existence est du reste mise en doute par bon nombre d'auteurs, ne se reconnaît qu'à l'aide de signes encore plus incertains. Aussi le diagnostic qu'on en porte est-il tout à fait problématique. Elle s'annoncerait, suivant Rayer et Cornil, par des accidents cérébraux ou adynamiques, par de l'ischurie, par des modifications de l'urine qui présenterait une odeur et une coloration spéciales et qui contiendrait en outre des détritus, venant du tissu rénal, en voie de décomposition. En dehors de ces symptômes locaux, qui presque toujours font défaut, tout n'est qu'obscurité. Ainsi Fabrice de Hilden aurait constaté chez son fils, mort d'une gangrène rénale, de la céphalalgie, des douleurs lombaires avec ischurie.

Houllier ne parle que de l'ischurie, survenue chez un homme dont l'unique rein fut frappé de gangrène. Wedel donne, comme signe de gangrène rénale, des pétéchies se manifestant à la surface du corps, chez les individus atteints de néphrite aiguë. Parfois, comme dans les cas de Bonet et de Chopart, la gangrène rénale serait précédée de fièvre lente, de douleurs lombaires, tous symptômes en rapport avec des calculs rénaux qu'on trouva à l'autopsie.

Marche. Durée. — La marche de la néphrite aiguë est celle qu'affecte toute maladie inflammatoire ; elle est toutefois d'ordinaire lentement progressive. Dans quelques cas, ainsi que nous l'avons vu, elle prend une allure intermittente et peut simuler jusqu'à un certain point une fièvre paludéenne.

La durée de la maladie varie, suivant son intensité. Parfois elle ne dépasse pas 48 heures. Il en était ainsi dans les cas de Louis, relatés par Cossy. La durée varie encore, suivant le mode de terminaison de la maladie. Lorsque l'inflammation ne va pas jusqu'à produire la suppuration, il est rare qu'elle dépasse 8 à 9 jours. Lorsque la suppuration s'empare du rein, l'affection est presque toujours mortelle, et cette terminaison a lieu soit avant l'évacuation du pus, au milieu de symptômes typhiques des plus nettement caractérisés, soit après l'évacuation du pus, par suite de l'affaiblissement graduel du malade, et, par le fait d'accidents divers qui peuvent survenir et qui varient, suivant l'organe qui a été le siége d'ouverture de l'abcès.

Diagnostic. — La néphrite interstitielle aiguë ou suppurative, caractérisée par des symptômes locaux, tels que la douleur, la tuméfaction lombaire et les modifications de l'urine et par des symptômes généraux inflammatoires, peut simuler des affections locales ou générales, dont il est parfois difficile de la distinguer.

Des affections locales, celles qui peuvent le plus facilement donner lieu à la méprise sont le lumbago, la colique néphrétique, la pyélite et la périnéphrite ; car, bien que les néphrites parenchymateuse et interstitielle hyperplasique donnent parfois lieu à la douleur, elles ne sauraient, en aucun cas, être confondues avec la néphrite interstitielle suppurative, dont elles se distinguent par les caractères qu'elles impriment à l'urine. Dans le premier cas en effet l'urine est albumineuse, et dans le second aqueuse et très-abondante.

La distinction est souvent beaucoup plus difficile à établir à propos du lumbago et de la colique néphrétique. Toutefois il ne saurait y avoir de longue hésitation. Ces deux états morbides ont un caractère commun qui suffirait presque à lui seul pour éloigner l'idée d'une néphrite suppurative. Ils sont apyrétiques ; mais ce caractère distinctif n'est pas le seul ; il en est d'autres qui appartiennent en propre à chacun d'eux. Ainsi la douleur du lumbago siége d'ordinaire au niveau des deux reins ; celle de la néphrite est le plus souvent, pour ne pas dire toujours, suivant quelques auteurs, localisée à un seul côté. La douleur du lumbago s'exaspère bien plus souvent par le fait de mouvements étendus que celle de la néphrite ; de plus, l'urine ne présente aucune altération.

Lors de colique néphrite, l'urine peut bien, comme dans les cas de néphrite suppurative, être diminuée, supprimée même; mais la douleur ne revêt pas le même caractère que dans cette maladie. Elle se montre plus nettement, sous forme d'accès ; elle s'accompagne de lipothymies, de défaillance et d'un pouls qui, sans être fébrile, est petit et misérable.

Plus grandes sont les difficultés, lorsqu'on veut établir le diagnostic entre la néphrite suppurative et la pyélite, entre la néphrite suppurative et la périnéphrite. Ce diagnostic, il faut l'avouer, ne repose le plus souvent que sur des probabilités. Ainsi on pourra penser à une périnéphrite plutôt qu'à une néphrite dans les cas où l'on ne constatera aucune modification dans les caractères de l'urine, ni dans ses quantités sécrétées. Cependant il ne faut pas oublier que Todd, cité par Roberts, a vu la périnéphrite s'accompagner d'hématurie. On pensera encore à une périnéphrite dans les cas où une tuméfaction avec empâtement se dessine rapidement, au niveau de la région lombaire, et dans les cas où la douleur devient nettement pulsative (Rayer).

Le diagnostic, déjà si difficile à propos de la périnéphrite, est encore plus difficile à établir lorsqu'il s'agit de la pyélite. Comme lors de néphrite, on constate, en effet, dans les cas de pyélite, de la douleur, de la fièvre. Il n'y a qu'un signe qui puisse avoir une certaine importance au point de vue du diagnostic, c'est la purulence de l'urine. Cette purulence peut se rencontrer dans les cas de néphrite, mais d'une façon tout à fait exceptionnelle, et lorsqu'elle se produit, elle apparaît brusquement, comme dans les cas de Rayer. Elle donne bien l'idée d'un abcès qui s'est ouvert dans le bassinet. Elle est en outre souvent passagère, l'abcès se cicatrisant, la suppuration se tarit. La purulence dans la pyélite est tout autre, ainsi que nous le verrons, elle est continue, persiste longtemps, alterne souvent avec un état muqueux des urines. Les caractères que présente l'urine dans ces cas sont tellement nets qu'on ne saurait hésiter à affirmer l'existence d'une pyélite ou d'une cystite, ou mieux à rejeter l'idée d'une néphrite suppurative.

La néphrite suppurative, qui parfois s'accompagne au début d'un état fébrile continu ou intermittent, peut être prise pour une fièvre intermittente, pour une variole; mais le doute ne saurait être de longue durée, attendu que, d'une part, dans la néphrite, l'intermittence n'est pas nette, et que d'autre part, les symptômes locaux s'accentuent davantage, tandis que l'éruption continue à faire défaut. La température de la néphrite ne présente pas du reste la marche progressivement ascendante, propre à la variole.

Quant aux formes typhiques, l'absence des symptômes caractéristiques de la fièvre typhoïde (épistaxis, taches abdominales.....) suffira pour les différencier de cette dernière maladie.

Les formes latentes échappent le plus souvent au diagnostic ; dans ces cas, la néphrite ou passe inaperçue ou est prise pour une tout autre maladie. Pour éviter cette erreur, autant que faire se peut, il faut se rappeler qu'elle peut simuler des affections d'estomac, d'intestin (Cruvelhier), de rate ; que d'autres fois, au contraire, on peut croire à son existence, alors qu'il n'existe que de l'hystérie (Sydenham), ou du rhumatisme (Galien, Boerhaave).

Le diagnostic de la néphrite établi, il s'agira d'en reconnaître les complications. Ces complications, comme on l'a vu, peuvent être locales ou générales. Il faut en outre rechercher à quelle espèce de néphrite on a affaire. Cette recherche est surtout nécessaire au point de vue du pronostic et du traitement. Ainsi, il est important à ce double point de vue, de savoir si la néphrite est primitive ou secondaire ; si secondaire, elle dépend d'un état général tel que la pyémie ou d'une affection locale : d'un corps étranger, d'un calcul, par exemple.

Nous ne parlerons pas actuellement des difficultés que peut présenter le diagnostic de la néphrite, lorsque le pus s'est réuni de manière à former une tumeur appréciable, au niveau de la région lombaire. Nous aurons plus tard à y revenir à propos de la périnéphrite. Nous ne nous étendrons pas davantage sur les difficultés qu'il y a à reconnaître le point de départ du pus dont l'urine est mélangée dans les cas où l'abcès s'est ouvert dans le bassinet (Civiale); nous aborderons ces questions lorsque nous traiterons de la pyélite.

Pronostic. — Lorsque la néphrite est primitive, lorsqu'elle résulte de l'action du froid, elle est en général peu grave, et guérit d'ordinaire. Il en est de même de la néphrite traumatique. Plus grave, lorsqu'elle est de nature calculeuse, elle est sujette à récidive, et n'a de chance de guérison que lorsque l'évacuation du pus a entraîné la sortie des calculs.

Lorsqu'elle dépend d'affections uréthrales, prostatiques ou vésicales, son pronostic varie avec la nature de ces lésions. Ainsi il est moins grave dans les cas de néphrite, liée à un rétrécissement que dans les cas de néphrite, consécutive à une hypertrophie de la prostate. Il est plus grave dans les néphrites consécutives aux affections vésicales. Aussi existe-t-il un axiome qui date d'Hippocrate : c'est que les individus qui, atteints de maladie de vessie, viennent à souffrir des reins, ne guérissent pas.

La néphrite secondaire n'est qu'un incident qui survient dans le cours de maladies diverses, mais c'est un incident fâcheux dont on doit tenir compte. Ainsi il faut absolument s'abstenir d'opérations chirurgicales sur la vessie de calculeux, qui présentent des accès de frisson, et redouter, dans ces cas, le développement d'une néphrite suppurative. Elle peut, d'un autre côté, être une des suites de l'opération. Civiale parle d'un abcès rénal qui survint consécutivement à la lithotritie, et qui contenait une pinte et demie de liquide.

Le pronostic varie avec le siége de l'évacuation du pus ; promptement mortelle lorsqu'elle a lieu dans le péritoine (Howship), elle est susceptible d'amener la guérison lorsqu'elle se fait à la peau, à la surface de l'intestin et surtout dans le bassinet (Civiale) ; mais il faut se rappeler que l'abcès peut s'ouvrir de nouveau au bout de deux ans, de quatorze ans même (Ledran). Le trajet fistuleux peut continuer à donner du pus toute la vie (Petit), lorsque l'abcès rénal est dû à un calcul. Toutefois on peut se demander si, dans ces cas, il ne s'agissait pas plutôt d'une pyélite que d'un véritable abcès rénal.

Le pronostic de la néphrite secondaire est souvent encore aggravé par les complications que peuvent entraîner les maladies primitives et dont elle n'est elle-même qu'une conséquence. Il arrive souvent en effet, dans les cas d'hypertrophie de la prostate, que la mort est le fait de l'ammoniémie, et, lors d'obstacle au cours de l'urine par des calculs, qu'elle est le résultat de l'urémie.

Traitement. — Le traitement que conseille la généralité des auteurs au début, est un traitement essentiellement antiphlogistique, et nous n'hésitons pas à l'accepter sans réserve.

Ce traitement doit consister surtout en émissions sanguines, locales ou générales. Rayer pense que, dans la plupart des cas, il faut, au début, pratiquer deux saignées dans les 24 heures. L'âge du malade ne saurait éloigner de cette médication énergique ; on peut et l'on doit l'employer même chez les enfants. Toutefois, si le malade est peu vigoureux ; si les symptômes inflammatoires sont modérés, on pourra se contenter d'une seule saignée qu'on fera suivre d'émissions sanguines locales (sangsues, ventouses scarifiées appliquées au niveau de la région lombaire). On pourra même ne prescrire que des émissions sanguines locales, lorsque la faiblesse du malade le met dans l'impuissance de supporter les saignées générales. Il faudra du reste s'en abstenir lorsque tout porte à croire que le rein est déjà en état de suppuration, lorsqu'on verra apparaître, après quelques jours d'apyrexie de nouveaux frissons, le plus souvent alors fugaces et irréguliers.

On prescrira, en même temps que les émissions sanguines, le repos absolu, une diète sévère, des boissons délayantes, des cataplasmes émollients sur la région lombaire, des bains prolongés.

Il sera utile en même temps de combattre quelques-uns des symptômes qui, en fatiguant le malade, peuvent ajouter à la gravité de la maladie. On conseillera contre les vomissements, qui, parfois sont tenaces, l'usage de la glace, des boissons gazeuses ; contre la constipation, des purgatifs, de préférence les purgatifs salins.

Il faudra se rappeler enfin que la néphrite ne reconnaît souvent pas d'autres causes qu'un obstacle au cours de l'urine, un rétrécissement de l'urèthre qu'il faudra faire disparaître.

Lorsque la néphrite revêt une forme grave ; lorsqu'on voit se manifester des accidents typhiques intermittents, il faudra employer contre ces accidents le sulfate de quinine, qui non-seulement agira contre la périodicité, mais qui, en faisant baisser la température du malade, pourra diminuer l'intensité des symptômes typhoïdes. C'est alors aussi qu'on pourra avoir recours à des bains à basse température, fréquemment renouvelés, comme les emploie Brand contre les accidents de même nature qui se montrent dans le cours de la fièvre typhoïde. Lorsque ces accidents typhiques sont nettement accusés, ils peuvent être eux-mêmes la source d'indications dans la thérapeutique symptomatique. Ainsi, contre le coma, il sera bon parfois d'employer les stimulants diffusibles, le quinquina, les purgatifs drastiques ; contre l'ataxie, le musc, le castoréum.

Lorsque l'abcès fera saillie à l'extérieur, il faudra suivre le conseil de Civiale et l'ouvrir ; en agissant ainsi, on préviendra les accidents qui se lient à la rupture de l'abcès vers les organes voisins.

II. — LITHIASE URINAIRE.

Lithiase urinaire en général.

Le parenchyme du rein ou partie sécrétante n'est pas toujours le seul et unique siége de l'inflammation. L'inflammation s'étend souvent et se localise parfois à la partie excrétante aux calices et aux bassinets ; elle prend alors le nom de pyélite. Pour être complet, nous devrions en indiquer ici les caractères ; mais comme la pyélite est rarement primitive, comme elle n'est souvent qu'une des conséquences de la lithiase urinaire, nous préférons ne la décrire que comme une des manifestations ou un des accidents de cet état morbide.

Ces manifestations, qui vont actuellement nous occuper sont multiples, de nature différente et de siége variable. Les unes, comme la colique néphrétique, de durée passagère, ne sont dues qu'à un simple trouble nerveux, portant sur les uretères. Les autres, plus persistantes, sont de nature inflammatoire ; telles sont les néphrites interstitielles dont nous avons déjà parlé, telles sont les pyélites que nous décrirons avec soin. Il en est enfin de durables qui, siégeant sur les canalicules urinifères ou sur les uretères, tiennent à un obstacle au cours de l'urine ; telle est l'hydronéphrose, tels sont les kystes rénaux.

Ces manifestations, qui constituent autant d'affections rénales différentes offrent ceci de particulier ; c'est qu'à l'encontre des néphrites parenchymateuses et de la presque totalité des néphrites interstitielles qui apparaissent comme maladies primitives commandant aux altérations de l'urine, elles ne sont le plus souvent que la conséquence de modifications portant sur la constitution normale de ce liquide. Aussi est-il nécessaire avant d'en aborder l'étude d'être bien fixé sur la nature de ces modifications qu'on décrit sous le nom générique de lithiase urinaire.

Par lithiase urinaire on doit entendre un état morbide caractérisé par la formation, dans les conduits urinaires, de sables, de graviers ou de calculs aux dépens des substances qui, à l'état normal sont en dissolution dans le liquide urinaire ou qui ne s'y rencontrent qu'à l'état pathologique.

Nous laisserons de côté, en nous occupant ici de la lithiase urinaire, les concrétions qui se forment dans la vessie. L'étude de ces concrétions appartient à la chirurgie. Nous ne nous occuperons que des concrétions sus-vésicales, qui seules sont du domaine médical.

Les calculs rénaux constituent du reste le point capital de la lithiase urinaire, puisque, ainsi que le dit Civiale, la plupart des calculs se forment dans les reins, d'où ils passent dans la vessie.

Nous négligerons également en ce moment les concrétions étrangères à la sécrétion rénale et qui peuvent se rencontrer dans le rein comme dans tout autre organe : telles sont les dégénérescences osseuse (Bonnafont) ou cartilagineuse.

Avant d'étudier quels sont les accidents que peut entraîner la lithiase urinaire ; avant de signaler quelles sont les particularités que présente chacune de ses variétés, il est nécessaire de connaître, autant du moins que le permet l'état actuel de nos connaissances, quelles sont les causes de la lithiase en général ; quels sont les caractères généraux des concrétions ; quels en sont les symptômes. Cette étude nous permettra d'esquisser une thérapeutique générale de la lithiase, thérapeutique que pourra seule fixer la connaissance plus complète de chacune des variétés de lithiase.

La lithiase urinaire fut de tout temps connue, et, dans les auteurs les plus anciens, on ne trouve pas seulement l'indication de cet état morbide, on y voit encore consignées les idées qu'ils se faisaient sur l'origine des concrétions et sur les médications qu'ils croyaient utiles de diriger contre elles.

Ainsi pour n'en citer que quelques-uns, Hippocrate parle, en plusieurs endroits de ses ouvrages, de la formation des calculs urinaires. Il signale, à ce propos, l'influence des boissons, de la stase urinaire. Il indique quelques-uns des symptômes des calculs rénaux. Déjà il avait pu reconnaître toute la gravité des concrétions calcaires chez le vieillard.

Galien décrit la gravelle, les calculs rénaux. Il fait voir le rapport qui existe entre les tophus et la gravelle. Il émet l'opinion que la gravelle peut être le point de départ des calculs vésicaux, et il conseille, pour la combattre, d'avoir recours à la diète aqueuse.

Pour Arétée, c'est aux calculs rénaux qu'on doit rapporter les ulcères, souvent inguérissables, dont les reins sont le siége.

Plus tard, on voit Sydenham insister sur le rapport intime qui existe entre la goutte et la gravelle, tandis que Hoffman et van Swiéten mentionnent la possibilité de rencontrer chez le fœtus des concrétions urinaires.

Mais jusqu'au dix-huitième siècle, on se contenta d'indiquer l'existence de ces concrétions, sans pouvoir en pénétrer la nature intime. On manquait alors des données chimiques nécessaires. Ce fut Scheele qui, le premier, en 1778, fit voir que dans la généralité des cas, elles sont formées d'acide urique ou lithique. Bergman, en découvrant le phosphore dans l'urine, devait être bientôt après amené à émettre l'opinion qu'il en est qui sont exclusivement formées de phosphates. De là deux espèces principales de lithiase : une lithiase acide (urique) et une lithiase alcaline ou phosphatique, analogues aux deux espèces de sédiment déjà admises par nous.

Les travaux que depuis, firent paraître sur ce sujet des hommes tels que Fourcroy, Vauquelin, Marcet, Brugnatville, Prout, Civiale et Rayer, n'arrivèrent, pour ainsi dire, qu'à confirmer l'opinion de ces auteurs, tout en signalant que parfois, bien que rarement, les concrétions tiennent à l'apparition dans l'urine de substances qui ne s'y trouvent pas à l'état physiologique. C'est ainsi que Marcet et Civiale eurent l'occasion de rencontrer des concrétions formées de xanthine et de cystine.

De ces recherches, il résulte qu'on peut et qu'on doit admettre trois espèces de lithiase : 1° une lithiase acide (lithiase urique ou oxalique) ; 2° une lithiase alcaline (calcaire ou ammoniacale) ; 3° une lithiase due à la formation de concrétions de nature diverse avec réaction variable de l'urine ou lithiase indifférente (xanthique ou cystique).

Cette division des lithiases nous semble, en tout point, préférable à celle de Roberts, qui propose de les diviser en deux classes suivant que les calculs se forment dans une urine non décomposée, ou suivant que leur formation est consécutive à sa décomposition.

Étiologie. — L'étiologie de la lithiase varie avec chaque variété ; mais il est certaines conditions générales qu'on rencontre également dans toutes. Ce sont ces conditions générales, relatives à l'âge, au sexe, à l'hérédité, au climat, au degré de concentration du liquide urinaire, à la stase de ce liquide qu'on a considérées comme des causes prédisposantes. Nous nous en occuperons tout d'abord.

Age. — Contrairement à l'opinion anciennement reçue, et dont on retrouve des traces dans Hippocrate, Civiale, à l'aide de chiffres, a démontré que les concrétions urinaires vésicales et sus-vésicales, loin d'être rares chez l'enfant, sont peut-être plus fréquentes que chez l'adulte.

Ainsi il a fait voir que, sur 5376 calculeux, 1946 avaient de 1 à 10 ans, tandis qu'on n'en trouvait que 721 de 30 à 50 ans. Voici du reste le tableau statistique fort intéressant qu'il donne à cet égard, et qui résume ses recherches.

1946 de 1 à 10 ans.
943 de 10 à 20 ans.
460 de 20 à 30 ans.
330 de 30 à 40 ans.
391 de 40 à 50 ans.
513 de 50 à 60 ans.
577 de 60 à 70 ans.
199 de 70 à 80 ans.
17 de 80 à 90 ans.

D'après ce tableau, comme on le voit, la fréquence des concrétions serait surtout grande dans l'enfance et dans la vieillesse. Seulement il est une remarque à faire, c'est que, si l'on ne se contente pas d'examiner l'influence de l'âge sur le développement des concrétions en général, on s'aperçoit que, si les calculs rénaux sont beaucoup plus fréquents chez l'enfant, la gravelle y est beaucoup plus rare. La disposition qu'affectent, à cet âge, les organes génitaux urinaires, s'oppose à la sortie facile des graviers, et rend jusqu'à un certain point, compte de cette fréquence des calculs. Les enfants ne sont point toutefois à l'abri de la gravelle, et les observations de Rayer, de Virchow ont démontré que, même chez le fœtus, les canalicules du rein sont le siége de petites concrétions d'urates ou d'acide urique.

Civiale n'a pas seulement le mérite d'avoir attiré l'attention sur la fréquence des concrétions calcaires chez l'enfant. Il a démontré en outre que, si dans certains pays, on les rencontre chez l'enfant, dans d'autres, on les trouve plus fréquemment chez le vieillard. Il est probable que ces différences tiennent au genre d'alimentation auquel est soumis l'enfant dans chacun de ces pays, plus encore qu'à l'influence du climat ou à la disposition des organes génitaux ; ce qui le prouve, c'est que l'affection calculeuse ne sévit guère que chez les enfants de la classe nécessiteuse. Le vieillard au contraire, en est atteint, quel que soit le rang social auquel il appartient. Aussi ne peut-on s'empêcher de reconnaître que la lithiase dépend ici d'une condition inhérente à l'âge (paresse de la vessie, hypertrophie de la prostate.....)

Roberts a établi par des chiffres la fréquence des calculs. Les résultats auxquels il est arrivé, confirment ceux de Civiale. La fréquence la plus grande se rencontre à deux époques différentes de la vie, entre 10 et 15 ans et, au-dessus de 35 ans.

Sexe. — Le sexe ne paraît pas avoir moins d'influence que l'âge sur la production des concrétions urinaires, et, de tout temps, l'on a constaté ce fait annoncé par van Swieten, confirmé par les recherches de Civiale, c'est que les femmes n'y sont que peu prédisposées. Civiale fait, avec juste raison, remarquer que l'on ne saurait expliquer cette immunité par la disposition des organes urinaires, attendu que si cette disposition peut les mettre à l'abri de la formation des calculs, elle ne saurait les garantir des graviers.

Hérédité. — L'hérédité, admise par bon nombre d'auteurs, tels que Fernel, Franck et Proust ne saurait, à notre avis, dans certains cas, être mise en doute ; dans ces cas, par exemple, où les concrétions calcaires ne sont que l'expression d'un état diathésique, et, si Civiale en rejette l'influence, c'est que pour lui les concrétions calcaires ne sont jamais que le résultat d'un état morbide des parties excrétantes ou sécrétantes du rein.

On a signalé encore parmi les causes prédisposantes des calculs rénaux la concentration du liquide urinaire; sa stagnation dans les calices et le bassinet, par suite d'un décubitus prolongé.

État de l'urine. — La concentration de l'urine est surtout prononcée à certaines heures du jour, à l'heure du dîner, le matin au réveil. Il n'est pas irrationnel de penser qu'en cet état l'urine soit plus apte à laisser déposer des calculs ; mais en est-il réellement ainsi ? L'observation journalière permet d'en douter. Ne voit-on pas tous les jours des personnes qui n'ingérant que de faibles quantités de liquides et qui n'éliminant par les reins qu'une moyenne d'urine au-dessous de la normale, n'en sont pas pour cela plus souvent atteints de calculs, bien que la quantité quotidienne des sels qu'elles rendent soit à l'état physiologique.

Cette saturation semble donc en général insuffisante pour donner lieu à des calculs. Pour qu'il en soit ainsi, il faut que le chiffre des sels contenus dans l'urine surpasse la moyenne physiologique. Que la concentration, dans ces cas, vienne à augmenter l'imminence du danger, en favorisant la formation des graviers, tout porte à le croire ; mais cette concentration n'agit en somme que d'une manière secondaire ; la cause principale est ailleurs. Elle gît tout entière dans l'état diathésique local ou général qui suscite l'apparition, dans l'urine, d'une plus grande quantité de substances salines qu'à l'état physiologique.

Ce que nous venons de dire de la concentration du liquide urinaire s'applique également à sa stagnation. C'est à tort qu'on voudrait voir, avec Prout, dans la stagnation seule qu'entraîne une profession sédentaire ou un décubitus dorsal prolongé, des conditions suffisantes pour expliquer la formation des calculs. Elle n'est réellement efficace que lorsque l'urine présente les caractères que lui imprime la diathèse urique ou lorsqu'il existe dans les conduits urinaires une cause inflammatoire susceptible de donner lieu à la lithiase alcaline ou acide.

On comprend très-bien qu'alors le décubitus dorsal prolongé en retardant l'écoulement de l'urine permette aux substances qui ne s'y trouvent qu'à l'état de suspension, de se déposer dans les calices, les bassinets ou la vessie; partout enfin où a lieu la stagnation.

Cette influence du décubitus sera surtout fâcheuse dans les cas où l'on a à redouter la formation des calculs phosphatiques. Le retard dans l'écoulement de l'urine, permettant la décomposition d'une plus grande masse de ce liquide, entraînera la précipitation d'une plus grande quantité de phosphates et par suite la formation de concrétions phosphatiques plus considérables.

Mais cette stagnation ne saurait suffire à elle seule pour expliquer la formation des calculs, et ce qui le prouve, c'est qu'un très-grand nombre de malades ont des rétrécissements de l'urèthre, des engorgements de la prostate qui s'opposent au libre écoulement de l'urine sans que pour cela la gravelle soit plus fréquente chez eux. (Civiale.)

D'autres ont cru trouver dans l'exercice exagéré des causes de lithiase. Il en est qui signalent comme cause de gravelle l'équitation, les marches forcées; mais ces auteurs nous semblent avoir donné des faits sur lesquels ils s'appuient une interprétation tout à fait erronée. Nous croyons que l'exercice, dans ces cas, ne fait que faciliter la sortie des graviers déjà existant soit en provoquant dans les conduits urinaires certaines contractions spasmodiques, soit en exagérant la sécrétion de l'urine qui en détermine l'expulsion. L'effet suit de trop près la cause pour qu'en dehors d'autres considérations on puisse un instant penser à admettre raisonnablement qu'il en soit autrement.

Ce que nous disons de l'exercice, nous pourrions le

dire des émotions morales, de l'ingestion de certains aliments. C'est à tort, à notre avis, qu'on a voulu faire jouer un rôle à ces influences dans la formation des concrétions, lorsque, comme dans les cas de Segalas et de Magendie, la sortie des graviers suit de très-près l'impression que peut avoir causé une vive sensation ou l'ingestion de certains acides, comme le vinaigre dans la salade.

Climats. — Il n'est pas de contrées, pas de climats, qui soient à l'abri de la lithiase urinaire. Mais il est certaines localités qui paraissent en favoriser le développement. Ainsi les calculs urinaires et la gravelle sont surtout communs en Angleterre, en France, à Ténériffe, en Islande et en Égypte. Dans ce dernier pays cette prédisposition paraît due au Bilharzia qui se développe dans les voies urinaires.

Les concrétions sont rares, au contraire, en Suède, en Norwége, en Syrie et dans certaines parties de l'Autriche.

On les rencontre parfois, avec une certaine fréquence, dans quelques régions voisines d'autres régions où elles n'existent que très-rarement. Ainsi, suivant Roberts, en Angleterre, c'est dans l'est, dans le Norfolk et le Suffolk qu'elles se trouvent le plus souvent, tandis qu'on ne les voit qu'exceptionnellement dans l'ouest, dans le Lancashire. Déjà Civiale avait signalé de semblables particularités.

En présence de ces faits, on peut se demander si la différence que nous venons de signaler ne tient pas plutôt au genre d'alimentation qu'à l'exposition qu'affecte telle ou telle contrée, ou à la nature du sol.

Anatomie pathologique. — Pour faciliter la description des concrétions urinaires, les auteurs ont admis des divisions multiples, ne considérant ici que le volume de ces concrétions, ne tenant compte ailleurs que de leurs caractères physiques ou chimiques. Nous croyons que ces divisions sont indispensables. Mais nous pensons aussi que pour en retirer tout le bénéfice qu'on est en droit d'en attendre, elles ne doivent point être multipliées outre mesure et ne pas reposer sur une seule base. Ainsi nous n'imiterons pas l'exemple de Civiale qui, prenant pour point de départ de ses divisions le volume des concrétions en admet, sans nécessité, cinq espèces différentes qu'il décrit sous les noms de sable, de gravelle, de gravier, de calcul et de pierre. En examinant les raisons qui semblent, selon lui, militer en faveur de cette division, on s'aperçoit que l'on peut, en somme, la modifier de telle manière qu'elle réponde aux phénomènes cliniques qui traduisent pendant la vie, l'existence des concrétions sus-vésicales.

Le volume des concrétions est parfois si peu considérable qu'elles peuvent traverser, sans encombre, les uretères et arriver au dehors sans que la présence en ait été auparavant bien nettement accusée ; c'est lorsqu'elles sont à l'état de sables. D'autres fois elles peuvent encore s'engager dans les uretères ; mais elles ne sauraient les traverser sans faire naître des troubles qui constituent, par leur ensemble ce qu'on est convenu d'appeler la colique néphrétique. On a dans ces cas affaire aux graviers qui pour nous ne se distinguent en rien de la gravelle, et dont le volume peut varier depuis celui d'une tête d'épingle jusqu'à celui d'un petit pois. Que le gravier devienne trop volumineux pour franchir l'uretère, il se changera en calcul rénal, et, l'on se trouvera en présence de toutes les éventualités possibles, liées à l'existence des calculs, en présence de la pyélite ou de la néphrite.

Cette division n'est point, à la vérité, d'une précision mathématique puisque la concrétion qui, pour quelques malades constitue un calcul, ne constitue pour d'autres qu'un simple gravier. Tout dépend, en effet, dans certains cas, vers les limites extrêmes de cette division, du plus ou moins de dilatabilité ou d'impressionnabilité des uretères. Néanmoins malgré cette imperfection, cette division nous semble utile à garder. Basée sur la symptomatologie, elle a surtout le mérite de pouvoir guider la médication. Elle ne doit pas être la seule toutefois. Il faut, pour en retirer tout le profit imaginable, l'associer à une sous-division d'ordre chimique, établie d'après les recherches qu'ont inaugurées les découvertes de Scheele et de Bergman, c'est-à-dire qu'après avoir envisagé les concrétions urinaires au point de vue de leur volume, il deviendra utile de les considérer relativement à leur constitution chimique. Cette étude ne sera pas moins utile que la première, attendu qu'elle permettra au médecin de diriger contre les concrétions, dont on connaît déjà le volume, le traitement le plus rationnel.

Nous décrirons donc d'abord les différentes espèces de concrétions sus-vésicales par nous admises : les sables, les graviers et les calculs. Nous examinerons ensuite avec soin quelle en peut être la constitution chimique à propos des variétés de la lithiase.

Sables. — Les sables sont constitués par une poudre amorphe ou cristalline. Ils sont parfois assez abondants pour faire perdre à l'urine sa transparence. Ils existent tout formés dans l'urine, au moment de son émission. On peut alors en constater l'existence, à l'aide du microscope.

Lorsqu'on laisse reposer l'urine, ils se déposent au fond du vase qui la contient, sous forme de sédiment ou rougeâtre ou blanchâtre. Si on examine quelle en est la composition, on reconnaît, dans le premier cas, qu'il est formé d'acide urique, d'urates de soude, ou d'ammoniaque ou d'oxalate de chaux, et que dans le second il ne renferme que des phosphates (phosphate de chaux ou phosphate ammoniaco-magnésien) ou des carbonates. Lorsqu'ils sont dus au phosphate ammoniaco-magnésien, ces sables forment un sédiment plus ou moins épais qui d'ordinaire recouvre le sédiment formé par le mucus, qui se dépose le premier.

Il nous semble inutile de revenir sur les caractères chimiques et microscopiques de chacune de ces substances, car nous les avons longuement étudiés à propos de la constitution normale de l'urine.

Ces sables peuvent avoir été le point de départ de graviers qui souvent se rencontrent en même temps qu'eux, dans l'urine. Du reste on se rend bien compte du mécanisme de la formation de ces graviers, lorsqu'on examine quelle est la constitution des sables urinaires. On voit en effet que, lorsqu'ils sont sous forme cristalline, ils résultent de l'agglomération de cristaux plus ou moins nombreux d'oxalate de chaux, d'acide urique ou de phosphate. Lorsqu'ils sont formés de poudre amorphe, comme les sables d'urates, on voit que cette poudre a de la tendance à se réunir en masses plus ou moins considérables qui ne sont autres que des graviers en voie de formation.

Ces sables peuvent se déposer à la surface de la vessie, dans les bassinets et les uretères, ainsi qu'on l'a constaté. Ils peuvent, en se mêlant au mucus dont ils provoquent l'apparition, former des masses visqueuses qui, en se desséchant, prennent la densité calcaire (Civiale).

Ils peuvent même s'agglomérer dans le rein (Civiale, Blanchard). Ils y forment des stries ou des masses globuleuses, suivant que leur accumulation se fait dans les canalicules urinifères, dans la capsule des glomérules ou dans le tissu intercanaliculaire. On les décrit, sous le nom d'infarctus calcaires. Le phosphate ammoniaco-magnésien donne rarement lieu à ces infarctus, mais on en a rencontré formés d'acide urique (Virchow, Rayer), d'urate de soude (Garrod), d'oxalate de chaux (Greenhow, Pavy), d'urate d'ammoniaque, de carbonate et de phosphate de chaux.

On les reconnaît ici, comme lorsqu'ils forment des sédiments dans l'urine, à leurs caractères chimiques et microscopiques.

Ces infarctus auraient parfois une certaine importance. C'est aux infarctus d'oxalate de chaux que quelques auteurs anglais ont voulu, dans ces derniers temps, attribuer l'hématurie endémique, qui ne serait plus alors qu'une manifestation de l'oxalurie. Virchow a cru pouvoir également faire jouer un rôle important, en médecine légale, à certaines variétés d'infarctus, à ceux d'acide urique. Il a pensé que ce dépôt des sables uriques dans les canalicules urinifères était un signe certain que l'enfant avait vécu au moins 24, 36 heures. Les recherches de Hoogvin et de Martin n'ont malheureusement pas confirmé cette manière de voir.

Tout ce qu'on peut dire à propos de ces infarctus d'acide urique chez l'enfant, c'est qu'on les rencontre surtout lorsque l'agonie a été longue et les combustions longtemps insuffisantes.

Graviers. — C'est par la réunion de sables urinaires, en masses plus ou moins volumineuses, mais susceptibles de traverser les uretères, que se forment les graviers. Par conséquent, les graviers sont, comme eux, de nature cristalline ou amorphe. Lorsqu'ils sont cristallins, c'est à la juxtaposition régulière des cristaux qu'ils sont dus. Lorsqu'ils sont amorphes, ils contiennent en outre une substance organique qui facilite l'agglomération de masses plus petites.

Le volume de ces graviers est assez variable. Toutefois comme ils doivent, pour conserver ce nom, ne pas atteindre un développement qui leur rende les uretères infranchissables ; ils ne peuvent guère dépasser le volume d'un pois ; ils sont d'ordinaire beaucoup plus petits.

La forme en est assez irrégulière. Tantôt ovalaires, oblongs, ils sont, dans d'autres cas, prismatiques ou pyriformes. Leur surface lisse est parfois inégale ou taillée à facettes, lorsqu'ils ont longtemps séjourné en grand nombre dans les bassinets, avant d'être rejetés au dehors.

L'aspect qu'ils présentent a certain rapport avec les éléments dont ils sont composés. Il est bon d'en mentionner les particularités, car on peut être amené à en reconnaître ainsi la nature. Il est rare en effet qu'un gravier formé d'oxalate de chaux ne présente pas des rugosités, des inégalités à sa surface, tandis qu'on ne trouve guère que des graviers lisses lorsqu'il s'agit de concrétions phosphatiques.

Leur dureté est également en rapport avec leur constitution : on trouve en effet, à ce point de vue, quatre espèces principales de graviers : des graviers formés d'acide urique, d'oxalate de chaux, de phosphate ammoniaco-magnésien et de phosphate de chaux. De là quatre espèces de gravelle décrites sous les noms de : gravelle rouge (acide urique), de gravelle jaune (oxalate de chaux), de gravelle grise (phosphate ammoniaco-magnésien), de gravelle blanche (phosphate de chaux). On n'a jamais rencontré de graviers exclusivement formés d'urates de potasse, de soude ou de chaux.

La valeur de la coloration, bien qu'en rapport avec les éléments qui constituent chacune de ces variétés de gravelle a été manifestement exagérée (Civiale). La coloration des concrétions varie en effet, suivant une foule de circonstances. On peut dire d'une manière générale que, formés dans les reins et dans les uretères et expulsés au fur et à mesure de leur formation, les graviers sont ordinairement d'une couleur fauve, tirant plus ou moins sur le rouge ou sur le jaune. Ce n'est que lorsqu'ils sont rejetés depuis un certain temps, qu'ils prennent une des colorations qui répondent aux différentes espèces de gravelle que nous avons admises. Les graviers d'acide urique, dit Civiale, sont incolores au moment de leur formation. Lorsqu'ils grossissent ou se réunissent en masses, ils deviennent rouges ; avec le temps ils prennent une teinte sale. La couleur fauve est celle qu'offrent habituellement les gros graviers.

Les graviers d'oxalate de chaux ont souvent aussi une teinte brunâtre, due au sang qui souvent se mélange à la substance saline.

Les plus durs de ces différents graviers sont les graviers formés d'acide urique ou d'oxalate de chaux, bien que parfois ces concrétions présentent une certaine mollesse. Les graviers phosphatiques sont au contraire très-friables.

Leur densité est en rapport avec leur dureté. Les graviers poreux sont en général peu résistants. Lorsqu'ils offrent ce caractère, ils se reproduisent très-rapidement, et l'on doit se le rappeler au point de vue du pronostic.

La récidive n'est point toutefois seulement en rapport avec ce caractère; elle se lie encore et surtout à la nature des éléments qui entrent dans sa composition. Celui qui de tous les graviers a le plus de chance de se reproduire, c'est sans contredit le gravier d'acide urique. C'est ce gravier qui doit inspirer les plus légitimes craintes de voir apparaître, à un moment donné, des calculs rénaux ou vésicaux (Magendie), car le gravier, il ne faut pas l'oublier, est le point de départ de la généralité, sinon de tous les calculs (Civiale).

Il est des graviers qui ne se reproduisent que rarement, tels sont ceux qui sont formés d'oxalate de chaux.

Le gravier phosphatique, au contraire, doit en faire appréhender d'autres, qui souvent ne sont dus qu'à des parcelles qui se détachent d'un calcul phosphatique, cette variété de calcul étant excessivement friable.

Les graviers rendus ne sont pas toujours de même nature que le calcul rénal. Il peut se faire qu'un calcul urique ou oxalique donne lieu à des graviers phosphatiques, par suite de l'irritation qu'il fait naître dans la muqueuse du bassinet qui le renferme.

Les graviers, quelle qu'en soit la nature, se forment, tout porte à le croire, dans les calices ou les bassinets. C'est là qu'on les rencontre parfois, en très-grand nombre à l'autopsie. Ainsi Hare en trouva 1000 à l'autopsie dans le bassinet du rein d'un de ses malades.

Mais comme les sables ils peuvent se montrer également dans la substance même du rein, dans les canalicules et dans le tissu intercanaliculaire (Garrod).

Comme les sables, les graviers sont ordinairement formés d'une seule substance. Il est rare d'en trouver qui contiennent à la fois par exemple de l'acide urique et de l'oxalate de chaux, de l'acide urique et des phosphates. Nous verrons qu'il en est tout autrement lorsqu'il s'agit des calculs.

Calculs. — Le calcul rénal peut être multiple, mais le plus souvent il est unique.

Lorsqu'il en existe plusieurs dans l'un des bassinets, ils sont d'ordinaire de même nature. Il peut se faire cependant qu'on rencontre des calculs phosphatiques mélangés à des calculs d'acide urique. Le calcul qui se montre isolément dans le bassinet n'est le plus souvent que le résultat de plusieurs calculs qui, immobilisés, se sont soudés ensemble. C'est à tort qu'on a cru pouvoir avancer que les calculs d'oxalate de chaux étaient toujours uniques à leur début. Civiale a trouvé dans un cas deux calculs d'oxalate de chaux parfaitement distincts. Celui qui de tous les calculs se rencontre le plus souvent à l'état multiple, c'est le calcul d'acide urique ; on en a compté dans certains cas 11 (Morgagni), 36 (Lieutaud), 60 (Plater), et même 80 (Heurnius).

Lorsque les calculs sont multiples, ils présentent d'ordinaire une tendance à affecter la forme sphérique. A leur surface on aperçoit souvent des facettes qui résultent de la pression qu'ils exercent les uns sur les autres, au niveau de leur point de contact. Lorsqu'ils sont peu volumineux, moins nombreux, ils jouent les uns sur les autres, et c'est sans doute au mouvement incessant que leur imprime l'urine qui filtre au milieu d'eux qu'est due la forme sphérique qu'ils présentent. C'est lorsqu'ils continuent à se développer, que ces calculs multiples peuvent, au niveau de leur point de contact, se fondre en un seul calcul, envoyant des prolongements dans les calices, l'uretère; de là les formes bizarres des calculs rameux (Ruysch). On comprend que l'urine puisse, au milieu de quelques-uns d'entre eux, conserver la liberté de son écoulement, et donner lieu à ces calculs annulaires signalés déjà par plusieurs auteurs.

Mais ces calculs volumineux et uniques n'ont pas toujours ce point de départ; ils peuvent n'être dus qu'à un seul calcul qui s'est accru peu à peu. Dans ce cas la forme sphérique ou ovalaire qu'ils présentent au début se modifie peu à peu. Le calcul, en grossissant, a de la tendance à revêtir la forme de la cavité qui le contient; de là ces dépôts calcaires qui se prolongent dans les calices, l'urètere, et qui reproduisent en tous points l'aspect du calcul dû à la réunion de plusieurs calculs secondaires. Que le calcul résulte d'un calcul unique énormément développé ou qu'il ne soit que le fait de la soudure de plusieurs calculs, sa surface en est lisse ou rugueuse, et en rapport avec sa nature chimique aussi bien qu'avec l'état de la muqueuse pyélitique avec laquelle il est en contact. Ainsi, tandis que les calculs d'acide urique sont ordinairement lisses, on a constaté que les calculs d'oxalate étaient plus souvent mamelonnés, les calculs phosphatiques irréguliers.

Ces calculs, lorsqu'ils siégent dans les uretères, présentent quelques modifications de forme, sur lesquelles il est bon d'être édifié. Ils sont souvent multiples, sans être toutefois aussi nombreux que ceux des reins. Civiale en rencontra 7 dans un uretère, Cruvelhier 11. Leur forme est en général ovoïde. Lorsqu'ils sont multiples, ils constituent comme autant de grains de chapelets, dont les plus volumineux sont les plus rapprochés de la vessie. Parfois ils forment comme la tige d'un clou dont la tête serait constituée par un calcul rénal retenu dans le bassinet (Alghisi).

Le poids des calculs rénaux est en rapport avec le volume qu'ils présentent, Il en est qui ont le volume d'une amande, d'une noix, d'un œuf de poule. La moyenne du poids d'un calcul est, suivant Civiale, de 4 à 16 grammes; on en a trouvé de 250gram. ; mais, dans ce cas, le calcul unique résultait de plusieurs calculs soudés ensemble. Le poids du calcul rénal ne semble point en rapport avec l'âge qu'il peut avoir. On en a vu dont l'existence avait été soupçonnée dès longtemps et qui n'étaient pas très-volumineux. Le plus souvent, dans ces cas, il s'agissait de calculs d'acide urique. Ceux de phosphates sont en général beaucoup plus volumineux, mais les plus volumineux de tous sont ceux qui sont formés de plusieurs substances (acide urique, phosphates.....). L'augmentation de ces calculs est en rapport avec l'état général du malade, avec l'état des organes, et c'est à tort que certains médecins ont cru pouvoir préciser l'accroissement annuel de ces concrétions, que Crosse a fixées à 4 grammes.

La coloration est, suivant Civiale, de tous les caractères que peuvent présenter les calculs rénaux, le moins important. Aussi serait-il irrationnel de croire avec quelques auteurs qu'on peut avec certitude, à l'aide de la coloration, reconnaître la provenance d'un calcul. Les calculs rénaux ne sont pas exclusivement jaunes et rouges, comme on l'a cru; il en est de blanchâtres, et bien qu'on doive reconnaître que les calculs blanchâtres sont plutôt d'origine vésicale ; il faut se rappeler que les calculs, en séjournant dans les bassinets, peuvent subir tous les changements de nature et d'aspect qu'on rencontre dans les calculs vésicaux. Cette coloration varie du reste à l'exposition à l'air, et de fauves ils peuvent devenir, par la dessication, ou jaunes ou blanchâtres. La coloration ne tient pas seulement à la nature des substances qui les constituent, elle varie, suivant une foule de raisons. Ainsi elle dépend de l'état des organes ; de la quantité plus ou moins grande de sang qui peut se trouver mélangée aux substances calcaires. Toutefois, d'une manière générale, on peut dire que les calculs jaunâtres doivent faire soupçonner l'existence de l'acide urique, d'urates, ou d'oxalate ; ceux qui sont blancs sont presque toujours formés de phosphates ou de carbonate.

La coloration n'a pas toujours, du reste, même à la surface, une teinte parfaitement uniforme. Ainsi sur un fond blanchâtre, on aperçoit quelquefois des taches jaunâtres qui dénotent le dépôt d'une substance différente de celle qui constitue la totalité du calcul. Mais c'est à la coupe que la coloration est surtout variée, et si d'habitude la teinte va pâlissant d'une manière uniforme du centre à la surface, ou plus rarement de la surface au centre, souvent elle se présente par couches superposées et de nuances diverses. Ces teintes sont assez en rapport avec la structure du calcul dont nous allons nous occuper.

L'odeur qu'exhalent les calculs a été l'objet de remarques nombreuses. Pour quelques auteurs, l'odeur de certains calculs rappellerait l'odeur du castoreum, de la menthe poivrée, du musc. Il faut y mettre de la bonne volonté pour retrouver ces différentes odeurs. Le plus souvent, quand il est frais, le calcul a une odeur spécialement fétide, qui s'explique très-bien du reste par la plus ou moins grande quantité de matière organique qu'il renferme et qui est en voie de décomposition putride. Par la dessiccation cette odeur disparaît. On peut la faire renaître de nouveau en mouillant le calcul ou en le brisant. Lorsqu'on vient à les scier, il est des calculs, ceux d'acide urique, par exemple, qui développeraient une odeur fade, se rapprochant un peu de celle du sperme.

La densité que présente le calcul est en rapport avec le mode de formation qui préside à son développement, avec la nature des substances qui entrent dans sa composition. Lorsque les concrétions calcaires sont formées de matières amorphes, lorsqu'ils sont grumeleux à la surface, ils sont comme les graviers d'habitude très-friables. Il n'en est pas de même des concrétions à forme cristalline qui sont le plus souvent dures et résistantes. Cette dureté va d'ordinaire en augmentant de la périphérie au centre ; mais il y a, à cet égard, de nombreuses variations qui tiennent aux éléments divers qui peuvent entrer dans la composition d'un calcul; car si le calcul peut être formé d'une seule substance, il en est qui sont dus à la réunion de deux, trois et même de quatre substances différentes. Pour avoir à cet égard une idée nette, il faut étudier quelle est la structure des calculs, et l'on ne peut faire cette étude qu'à l'aide de coupes.

Lorsqu'on vient à pratiquer des coupes de calculs rénaux, ce qu'on ne peut souvent faire qu'à l'aide de la scie, tant ils sont parfois durs, on s'aperçoit bien vite que la surface de ces coupes est loin de présenter le même aspect. Il en est qui offrent une teinte homogène, plus foncée parfois au centre, d'autres fois à la périphérie, mais qui ne présentent en aucun point de coloration tranchant brusquement sur un fond d'un autre ton. Il en est d'autres, au contraire, dont la partie centrale se détache nettement de la périphérie. Les premiers de ces calculs ne contiennent qu'une seule substance; ce sont les calculs simples. Les autres, formés de plusieurs substances, présentent à considérer une partie centrale, le noyau, et une partie périphérique, l'écorce. Ce sont les calculs mixtes.

Les calculs simples, qui sont assez rares, sont formés d'acide urique, d'oxalate de chaux ou de cystine, rarement de phosphates. Le calcul formé d'acide urique, suivant Civiale, est le plus fréquent des calculs simples. L'aspect qu'il offre à la coupe rappelle par sa coloration celui des graviers de même nature. Le calcul d'oxalate est plus jaunâtre, et se rapproche d'autant plus du blanc qu'il renferme plus d'urates. Il présente des stries blanchâtres qui rayonnent du centre à la périphérie. Ces substances constitutives des calculs simples peuvent être à l'état cristallin ou à l'état amorphe, comme dans les graviers, dont ils ne sont du reste que l'exagération. Lorsque la forme en est cristalline, la substance qui les constitue y est habituellement à l'état de pureté. Dans les calculs amorphes ou granuleux elle est d'ordinaire mélangée à du mucus ou à d'autres substances salines, en petite quantité, il est vrai, mais en quantité suffisante pour s'opposer à la régularité de la cristallisation.

Que le calcul simple soit formé d'une substance amorphe ou cristalline, lorsqu'il existe depuis longtemps, il n'est pas rare de le voir fixer à sa surface des matières salines de nature différente. C'est ainsi que les calculs simples donnent naissance aux calculs mixtes. Ce sont ces matières salines qui en s'accumulant constituent la partie périphérique des calculs mixtes, c'est-à-dire l'écorce. Le plus souvent en effet les noyaux sont formés d'acide urique ou d'oxalate de chaux rarement de phosphates. Les noyaux ne sont pas toujours de cette nature; on en rencontre parfois qui sont formés de mucus, de sang. Ces substances organiques sont devenues le point de départ de la formation des concrétions.

Le noyau occupe le centre du calcul mixte. Dans les calculs ovalaires on le rencontre cependant parfois à l'une de leurs extrémités. Il est sphérique, le plus souvent lisse à sa surface, assez rarement rugueux. Il est d'ordinaire unique; mais on en trouve parfois plusieurs et, dans ces cas, il en existe quelquefois de placés près de la surface du calcul. Ces particularités n'ont rien de surprenant, et l'on comprend très-bien que deux calculs juxtaposés aient été englobés dans les substances salines qui, formant écorce se sont développées à leur pourtour. On conçoit très-bien aussi que pendant la période d'accroissement de l'écorce, il se soit déposé à la surface un calcul de même nature que les calculs centraux ou noyaux et que, maintenu par des nouveaux dépôts de substances, ce noyau calcul soit resté fixé à la périphérie.

L'écorce a une épaisseur variable, en rapport avec l'âge du calcul. Cette écorce, à la coupe, semble formée de couches concentriques, dont le nombre varie avec son épaisseur. Ces couches, plus ou moins épaisses, apparaissent comme autant de lignes parallèles blanchâtres ou rougeâtres, suivant la nature des substances dont elles sont formées. Leur épaisseur varie suivant la durée des conditions qui leur ont donné naissance. Elles représentent les différentes phases chimiques qu'a traversées le calcul. Elles décrivent des courbes assez régulières, en rapport avec le noyau, et dont le diamètre augmente avec leur éloignement du centre. Lorsqu'il existe des noyaux périphériques, au niveau de ces noyaux, elles présentent des inflexions qui rappellent assez bien les veines que l'on constate dans les terrains qui ont été soumis à un travail d'expansion interne. On peut, pour ainsi dire, à l'aide de ces couches, reconstruire les différentes phases du travail qui a présidé à la formation du calcul mixte; comme on peut, à l'aide des couches que présentent les terrains, se rendre compte des révolutions qu'a subies le globe terrestre.

Ces couches présentent entre elles des rapports intimes;

elles sont juxtaposées les unes aux autres, comme la couche la plus interne est juxtaposée au noyau. Parfois, cependant, cette juxtaposition est incomplète, et il existe entre elles des vides plus ou moins étendus qui communiquent ensemble et avec l'extérieur. Dans certains cas ces vides, qu'on peut rencontrer entre la première couche et le noyau, sont remplis de phosphate ammoniaco-magnésien. Il est probable que dans ces cas il existait entre ces couches et le noyau, des amas de substance muqueuse qui, en s'altérant et en disparaissant avec le temps, ont laissé des vides qu'ont comblés les dépôts de phosphate ammoniaco-magnésien ou d'urate d'ammoniaque. Ces dépôts dessinant des lignes noirâtres ou blanchâtres radiées du centre à la périphérie, diminuent la dureté de ces calculs qui sont en général très-friables.

Mais lors même qu'elles sont juxtaposées, il est rare que ces couches de nature différente se succèdent d'une façon régulière. Ainsi, lorsque le noyau central d'acide urique est enveloppé d'une couche d'oxalate de chaux, on trouve, comme substance intermédiaire existante, de l'urate d'ammoniaque. Parfois c'est l'acide urique qui cesse d'être cristallisé pour passer à l'état de poudre amorphe avant d'être recouvert d'une enveloppe d'oxalate de chaux, ou bien l'on voit l'acide urique être remplacé par l'oxalate qui précède l'apparition d'une couche phosphatique.

Les substances constitutives de ces couches sont excessivement variables. Celles qu'on y rencontre le plus souvent sont le carbonate et le phosphate de chaux, le phosphate ammoniaco-magnésien, parfois même, outre l'oxalate de chaux dont nous venons de parler, l'acide urique lui-même, qui apparaît alors à la surface des couches phosphatiques, sous forme de paillettes rougeâtres ne formant qu'une couche, le plus souvent incomplète.

La substance de ces couches corticales, comme celle du

noyau ou des calculs simples, peut être, disions-nous, à l'état amorphe ou à l'état cristallin ; seulement les cristaux n'ont point ici la régularité qu'ils présentent dans les sédiments. Qu'il s'agisse de prismes d'acide urique, de rhomboïdes, ou d'octaèdres ; ils sont aplatis, allongés, et forment, en se réunissant, comme des fibres dont l'ensemble constitue les couches de l'écorce. Il n'est pas rare de voir une couche cristalline enveloppée par une couche amorphe et *vice versâ*.

Ces substances ne sont pas toutes réunies dans un calcul mixte; il est rare qu'un de ces calculs contienne plus de 3 ou 4 substances; le plus souvent il n'en renferme que deux, celle du noyau et celle de l'écorce. Il en renferme d'autant plus qu'il est plus gros (Civiale).

Les calculs mixtes sont de beaucoup les plus volumineux, et lorsqu'on a affaire à un calcul dont le volume dépasse celui d'un haricot, il est rare qu'il ne s'agisse pas d'un calcul mixte (Valker). Les calculs mixtes sont loin d'être aussi fréquents que les calculs simples. On ne les rencontre guère que 2 fois sur 8.

Symptomatologie. — La symptomatologie de la lithiase urinaire varie suivant le volume des concrétions.

Lorsqu'il n'existe que des sables, la douleur est à peu près nulle. Elle ne consiste guère qu'en une sensation de lourdeur, de pesanteur, au niveau de la région lombaire ; elle ne se traduit souvent que par les troubles urinaires qu'elle provoque, par des mictions fréquentes, par de la chaleur en urinant. L'urine est dans ce cas alcaline ou acide. Lorsqu'elle est alcaline, elle est pâle, décolorée ; très-chargée en couleur au contraire lorsqu'elle est acide.

Parfois trouble au moment de l'émission, surtout dans les derniers jets qui sont constitués par l'urine, qui a eu le temps de se déposer dans la vessie, elle présente, lorsqu'on l'examine et avant même que les sédiments aient eu le temps de se former des cristaux d'acide urique, d'oxalate de chaux ou de phosphate. Lorsqu'on ne l'examine qu'au bout d'un certain temps, on trouve que les cristaux, lorsqu'ils sont le fait de la lithiase urinaire, présentent ce caractère particulier de tomber au fond du vase, sans former des dépôts adhérents aux parois de ce vase.

Cette particularité distinguerait les sables dus à la lithiase urinaire des sables pouvant se produire accidentellement, sous l'influence de la fièvre ou d'une digestion laborieuse. Dans certains cas, l'examen microscopique pourrait, de son côté, faire soupçonner que ces sables appartiennent à la lithiase. Ainsi Beneke aurait constaté que si l'acide urique revêt la forme dite en sablier, on a tout lieu de craindre de le voir former bientôt des graviers ou des calculs.

La longue persistance de ces sables, reparaissant sous l'influence du moindre écart de régime, peut faire penser à l'existence dans les bassinets, de graviers qui traduisent leur présence par des douleurs persistantes plus ou moins vives, s'accompagnant parfois d'irradiations vers les fesses, et se compliquant enfin de douleurs aiguës, qui se montrent sous forme d'accès. C'est à ces accès qu'on a donné le nom de coliques néphrétiques. Ces coliques néphrétiques sont d'ordinaire suivies d'expulsion de graviers qui ne laissent aucun doute sur la nature de l'affection à laquelle on a affaire.

La sortie des graviers n'est pas toujours, il faut le dire, accompagnée de coliques néphrétiques ou d'émission de sables. Chez l'enfant par exemple, du moins dans nos climats, dit Civiale, on observe rarement soit des coliques néphrétiques, soit du sable dans les urines. Il est même des malades adultes qui rendent des graviers, pour ainsi dire, sans s'en apercevoir; il en est d'autres qui n'ont que des sensations peu douloureuses et qui à l'aide de ces sensations, indiquent le siége des graviers, et suivent la marche de ces concrétions. Ils vous avertissent de la descente dans l'intérieur de l'uretère, et de l'arrivée dans la vessie d'un gravier qu'ils rejettent deux ou trois jours après. Il peut se faire que l'expulsion ait toujours lieu de la même manière; mais il arrive aussi parfois que la sortie indolore d'un gravier soit suivie du rejet d'un autre gravier avec accompagnement de colique néphrétique.

La colique néphrétique paraît dépendre tantôt de la nature et de la forme des graviers, tantôt de l'état des conduits de l'urine ou de l'irritabilité du sujet. En général, les sensations sont d'autant moins pénibles que le gravier offre moins de résistance et moins d'aspérités. C'est dire assez que les graviers phosphatiques sont ceux qui sont expulsés avec le moins de douleur.

Les calculs qui n'ont point été annoncés par la présence de sables dans l'urine, ou par le rejet de graviers, comme les calculs d'oxalate de chaux par exemple, qui ne donnent lieu qu'à peu de graviers sont le plus souvent d'un diagnostic difficile; ils peuvent même échapper, dans certains cas, à l'attention médicale (Civiale). On en soupçonne l'existence plutôt qu'on en a la certitude; aussi se trompe-t-on souvent. On en pourrait donner pour preuves les faits, propres à Galien ou à Boerhaave, qui se crurent longtemps atteints de calculs tandis qu'ils n'étaient que rhumatisants. Dans d'autres cas, au contraire, comme dans le cas de Civiale, on a cru avoir affaire à un lumbago chronique alors qu'à l'autopsie on trouvait les bassinets remplis de substance calcaire. Le seul symptôme que présentent en effet les calculs rénaux sont des douleurs qui sont tantôt fixes au niveau de la région lombaire, et tantôt irradiées vers la vessie, ou vers les genoux. On peut donc très-bien croire à des douleurs rhumatismales, comme dans le fait précédent, à des douleurs hystériques, à des affections articulaires ou à un commencement de paralysie (Civiale), car parfois il n'y a qu'un engourdissement dans le membre du côté malade. Toutefois la douleur lombaire due à l'existence des calculs rénaux présente certains caractères qu'on ne saurait laisser dans l'ombre et qui peuvent servir à en établir la nature.

Cette douleur souvent sourde qui peut cesser complétement, reparaît à la suite d'influences diverses souvent mécaniques, lors des contractions actives que suscite la toux, l'éternument ou la défécation. Elle se montre dans certaines positions du corps ; elle se réveille par la marche, l'équitation et les pressions extérieures, faites au niveau de la région lombaire. Il suffit, dans certains cas, de la chaleur du lit pour la rappeler. Parfois elle diminue dans certaines situations, lorsque le malade se couche sur le dos ou sur le côté. Lorsqu'elle est très-vive, elle peut s'accompagner de nausées, de vomissements. Mais il est rare que la douleur soit le seul symptôme des concrétions rénales ; tôt ou tard elles donnent lieu à des manifestations qui viennent en faciliter le diagnostic.

Ces manifestations ou complications des calculs rénaux sont multiples et de nature diverse. Elles intéressent tantôt le rein et tantôt les parties excrétantes de l'urine. Déjà nous avons indiqué l'influence de la lithiase sur le développement des néphrites ; il nous reste actuellement à parler des autres complications qui portent plus spécialement sur l'appareil excréteur de l'urine : de l'hématurie, de la colique néphrétique, de la pyélite, de l'hydronéphrose et des kystes rénaux ; c'est ce que nous ferons dans autant de chapitres distincts. Mais avant d'aborder cette étude, nous devrons examiner quels sont les caractères des principales variétés de lithiase que nous avons admises, quelle en est la gravité, quel en doit être le traitement.

TRAITEMENT. — Envisagée à un point de vue général, la lithiase urinaire ne fournit que peu de données pronostiques ou thérapeutiques.

Il résulte toutefois des recherches auxquelles nous nous sommes livré, que cette lithiase est plus grave chez l'homme que chez la femme, chez l'enfant que chez l'adulte.

Pas plus que le pronostic, la thérapeutique ne saurait tirer de cette étude générale de la lithiase urinaire d'indications bien précises. Formulée à un point de vue aussi général, la médication ne doit avoir qu'un but, s'opposer aux causes prédisposantes.

On diminuera la concentration possible de l'urine en prescrivant au malade des diurétiques légers, l'usage de boissons aqueuses abondantes. On le soumettra à l'action d'eaux comme celles de Contrexeville, d'Evian, qui sont peu minéralisées et qui semblent agir en facilitant mécaniquement la sortie des sables ou graviers dont elles arrondiraient, suivant quelques auteurs, les angles par le frottement. Ces eaux auraient aussi la propriété de prévenir la formation de calculs ou de pierres rénales.

On conseillera l'exercice au malade, la marche, l'équitation. Il devra surtout éviter un séjour trop prolongé au lit. Enfin on combattra tous les obstacles qui s'opposent à la sortie facile de l'urine.

Le traitement, destiné à prévenir ou à faire disparaître les concrétions rénales, en créant des affinités chimiques nouvelles, ne peut être actuellement discuté. Il varie avec les différentes espèces de lithiase, et c'est à propos de chacune d'elles que nous allons avoir à en parler.

Lithiase acide.

LITHIASE URIQUE.

La lithiase urique, qui est caractérisée par la formation dans le rein ou dans les conduits urinaires de concrétions d'acide urique ou d'urates, est de beaucoup la plus fréquente. Roberts estime qu'elle comprend les 5/6 des concrétions sus-vésicales. Ces concrétions n'ont pas toujours le même caractère. Elles sont tantôt à l'état de sables et constituent les sédiments dont nous avons déjà parlé, tantôt à l'état de graviers, d'autres fois à l'état de calculs.

L'acide urique, qu'on rencontre bien plus souvent que les urates, peut exister à l'état de sables dans les canalicules urinifères, formant bouchon dans l'intérieur de leur cavité ou infiltrant l'épithélium qui en revêt la face interne (Virchow). On le rencontre encore sous cette forme dans le bassinet et dans la vessie.

Lorsqu'il est à l'état de graviers c'est plus souvent le bassinet qu'il occupe. Toutefois, il peut également envahir le rein. Ces graviers sont alors sous forme de grains et de paillettes, placés dans les canalicules qui présentent des dilatations à leur niveau ou dans le tissu intercanaliculaire (Garrod, Dickinson). La substance entière de certains reins, en est comme lardée. On en distingue aisément la présence à la surface des coupes, quand on divise l'organe par tranches minces.

Si la concrétion d'acide urique a atteint le volume d'un calcul, on ne la trouve guère que dans les calices ou le bassinet. Ce n'est qu'exceptionnellement qu'on voit de ces concrétions dans le rein; lorsqu'elles s'y rencontrent, on constate que les canalicules dilatés d'abord ont ensuite été détruits. Lorsqu'au contraire les concrétions se sont formées en dehors des canalicules urinifères, ils ont été comprimés et peu à peu atrophiés.

Le calcul rénal d'acide urique est parfois arrondi, quelquefois allongé sous forme d'amande. Sa coloration, qui varie du jaune fauve au rouge brique, est en rapport avec la quantité de pigment qu'il contient. La surface de ces calculs est inégale et présente de petites saillies mamelonnées qui, lorsqu'ils sont multiples, font place à des facettes. Le poids varie de 4 à 30 gr.; il atteint parfois 120, 150 gr.

La dureté que présente le calcul d'acide urique est très-grande ; sa pesanteur spécifique est de 1, 5. Lorsqu'on vient à le briser, on voit qu'il présente un éclat brillant et même une sorte de transparence. On peut constater, à l'aide du microscope ou à l'aide de certains agents chimiques, que les débris qui en résultent présentent les caractères de l'acide urique.

On trouve, en effet, que ces calculs sont constitués par l'agglomération de cristaux qui se rapprochent de la forme rhomboïdale et qui, suivant les modifications qu'ils subissent sur un de leurs axes, présentent une configuration qu'on a comparée, ainsi que nous l'avons déjà dit, à une pierre à aiguiser, à un barillet. D'autres fois ces parcelles de calcul sont de cristallisation moins nettement définie ; parfois même elles semblent composées de substance amorphe. Mais on peut toujours, dans ces cas, en reconnaître la nature, il faut seulement avoir recours à l'examen chimique.

On utilise dans ce but la propriété que possèdent l'acide nitrique et l'ammoniaque de donner de la murexyde, aux dépens de l'acide urique ou des urates. Pour l'obtenir on écrase la portion de calcul à examiner, on la mélange dans une capsule à de l'acide nitrique ; on en élève légèrement la température, en chauffant la capsule, et l'on y ajoute de l'ammoniaque qui donne la magnifique coloration violette caractéristique de la murexyde.

L'acide urique présente en outre certains caractères chimiques que déjà nous avons indiqués, à propos des urines normales ; mais qu'il est bon de rappeler pour pouvoir en tirer parti relativement au diagnostic de la lithiase.

Dix mille centimètres cubes d'eau froide ne dissolvent que un gramme d'acide urique. Il n'en faut que deux mille pour le dissoudre, à une température élevée. Les urates sont beaucoup plus solubles. Ainsi un gramme d'urate, acide de soude, se dissout dans 1150 cc. d'eau froide, et dans 124 cc. d'eau chaude, tandis que 80 à 90 cc. d'eau chaude suffisent à la dissolution d'un grain d'urate neutre.

L'acide urique est plus soluble dans les solutions de potasse et de soude que dans l'eau ; plus soluble encore dans les solutions de lithine. Ce qui s'explique très-bien, car l'acide urique forme, au contact des sels contenus dans ces solutions, des urates de soude, de potasse et de lithine. Or, le plus soluble de ces urates est celui de lithine, puis celui de potasse. De là, la préférence qu'on donne aux sels de lithine et de potasse dans le traitement de la gravelle urique. Toutefois la quantité de sels que contiennent ces solutions n'est pas indifférente. Ainsi Roberts a constaté que les solutions trop concentrées ne dissolvent plus l'acide urique et que leurs sels forment, avec cet acide, des biurates insolubles.

Les acides dilués n'ont aucune action sur l'acide urique ; ils le chassent seulement des combinaisons dans lesquelles il peut se trouver pour former avec les bases, des sels plus solubles (Liebig). L'acide se dépose alors sous forme de cristaux.

Dans l'urine, il est tenu en dissolution par le phosphate de soude qui lui abandonne une partie de sa base. Aussi cet acide est-il d'autant plus soluble que le phosphate moins acide se rapproche davantage du phosphate neutre. Plus au contraire le phosphate est acide et moins l'acide urique est soluble : c'est alors qu'il a grande tendance à se déposer. Ces considérations que suggèrent les propriétés chimiques de l'acide urique permettent de s'expliquer les caractères que présente d'ordinaire l'urine dans les cas de lithiase urique. (Voigt.)

Cette variété de lithiase ne donne pas toujours lieu

à des concrétions d'acide urique. Souvent les sédiments ou les graviers que forme cet acide sont mélangés d'urates. Dans certains cas l'acide urique est en petite quantité ; ce sont les urates qui prédominent.

Ils donnent lieu à des sédiments jaunes, roses, parfois brûnâtres. Ils sont plus solubles que l'acide urique. Aussi voit-on les sédiments qu'ils forment se dissiper par la chaleur. Ceux qu'on rencontre le plus souvent sont les urates de soude (Roberts), de chaux, plus rarement ceux de magnésie et de potasse. Ils se présentent ordinairement sous forme de poudre amorphe, ainsi qu'on peut le reconnaître au microscope ; lorsque sous la lamelle on vient à les traiter par un acide faible, on en chasse l'acide urique qui cristallise sous les formes qui lui sont propres. Comme l'acide urique, traité par l'acide nitrique et l'ammoniaque, ils donnent de la murexyde.

Il est une variété d'urate qui mérite un instant d'attirer l'attention, car elle n'appartient pas à la lithiase urique, c'est l'urate d'ammoniaque qui n'apparaît que dans les urines alcalines, le plus souvent hors du corps, parfois dans les conduits urinaires, lors de gravelle phosphatique, lors de décomposition ammoniacale de l'urine. Sa forme cristalline, ainsi que nous l'avons vu, est caractéristique, et c'est probablement à sa grande insolubilité, qu'il doit de se former dans les conditions dans lesquelles il apparaît.

Chez les individus atteints de lithiase urique, le plus habituellement l'urine est très-acide, fortement colorée, peu abondante. La sortie en est souvent accompagnée d'un sentiment de cuisson. Elle charrie des paillettes d'acide urique qui se précipitent dans le fond du vase, parfois de petits graviers dont le nombre peut être considérable. Un des malades de Civiale en compta 1,200 dans l'urine qu'il rendit en une nuit.

Ces graviers ou paillettes se précipitent dans le fond du

vase, au moment où le liquide vient d'être évacué. Parfois le sédiment n'apparaît qu'au moment où l'urine se refroidit dans le vase qui la contient, mais pour que ces paillettes d'acide urique puissent permettre d'affirmer l'existence de la lithiase urique, il faut qu'elles existent au moment de l'émission de l'urine ou qu'elles se montrent avant le refroidissement du liquide. L'apparition plus tardive de ces paillettes n'a plus la même valeur. Elles peuvent exister alors chez des individus qui ne sont pas atteints de lithiase et résultent de la fermentation acide dont l'urine est le siége.

Elles forment, en se réunissant, un sédiment plus ou moins épais dont nous avons parlé et qui présente les caractères micrographiques et chimiques de l'acide urique, en calcul.

Cette urine fortement acide et qui laisse déposer de l'acide urique est d'une pesanteur spécifique peu considérable (1021). Ce n'est qu'au bout d'un certain temps et au fur et à mesure que se dépose l'acide urique qu'elle devient moins acide neutre et parfois légèrement alcaline. Cette diminution d'acidité tient, ainsi que nous le verrons, à la combinaison des phosphates acides avec les bases des urates, combinaison qui met en liberté l'acide urique qui se dépose sous forme de sédiment.

L'urine, qui laisse ainsi déposer de l'acide urique, peut n'en plus contenir aucune trace (Prout).

Le dépôt d'acide urique, avons-nous dit, est souvent accompagné de sédiments d'urates. Dans ces cas, les caractères de l'urine présentent quelques modifications importantes : l'urine est souvent légèrement opalescente, les urates ayant déjà commencé à se déposer dans les conduits urinaires ; elle est moins acide, d'une pesanteur spécifique plus élevée (1027).

Ces dépôts qui peuvent se former dans les conduits urinaires, ne constituent que rarement des calculs complets;

le plus ordinairement ils ne forment que les noyaux des calculs d'acide urique. Lorsqu'ils se font au dehors, on constate qu'ils ont lieu peu de temps après l'émission. Les paillettes d'acide urique ne se montrent que lorsqu'existent déjà ces dépôts. On a ainsi la reproduction exacte de ce qui doit se passer dans les bassinets. Les sédiments d'acide urique semblent réclamer, pour se former, des conditions de pesanteur spécifique et d'acidité de l'urine qui n'existent pas lorsque les urates sont en excès. C'est surtout après les repas que les urates sont en excès, l'élimination en semble augmentée par le fait de l'alcalinité de l'urine. Cette alcalinité diminuant bientôt, ils se déposent; mais ce n'est point à ce moment qu'en se décomposant ils donnent naissance à des dépôts d'acide urique. Il n'en est ainsi que lorsque l'urine conserve un certain caractère d'acidité. Dans tout autre cas, ce dépôt n'a lieu que lorsque l'urine a recouvré son acidité, c'est-à-dire 4 ou 5 heures avant l'ingestion des aliments. Il peut ne pas être précédé de dépôts d'urates, l'urine très-acide n'en contenant que très-peu.

Les conditions qui semblent présider aux dépôts d'urates comme à ceux d'acide urique sont donc la concentration de l'urine, l'abaissement de la température que présente l'urine une fois sortie du corps et surtout l'acidité de ce liquide.

Les dépôts d'urates n'ont, dans la lithiase urique, qu'une importance secondaire attendu qu'ils peuvent se montrer sous les influences les plus diverses (fièvre, affections cutanées, digestives) ayant pour résultat de diminuer la partie aqueuse de l'urine. Ils n'ont de valeur que lorsqu'ils coïncident avec des sédiments d'acide urique assez considérables.

Les symptômes et les complications communs à toute espèce de lithiase se rencontrent dans la lithiase urique, mais ils y sont surtout prononcés lorsqu'elle est caractérisée par des concrétions d'acide urique.

On constate alors l'existence de troubles locaux consistant en catarrhe de la muqueuse du bassinet, des uretères; en douleurs lombaires parfois très-vives simulant le lumbago; en névralgies lombo-abdominales; en troubles généraux qui ne sont autres que ceux d'un état névropathique des plus prononcés ou de la diathèse urique (goutte).

Lorsque les urates, au contraire, prédominent, on trouve que les dépôts apparaissent sans avoir été précédés d'aucun symptôme.

Ces caractères de la lithiase urique étant bien connus, connaissant d'autre part les causes prédisposantes qui semblent présider à la formation des concrétions uratiques aussi bien qu'à celle de toute autre espèce de concrétion, Il nous reste à préciser, autant que faire se peut, qui elle en est la cause intime.

Les causes intimes de la lithiase urique sont multiples et de nature diverse. Tantôt elle semble n'apparaître que comme la conséquence d'un état morbide général déjà soupçonné par Van Helmont et Berzélius, tantôt elle paraît n'être que l'expression d'un trouble local portant sur les organes urinaires; dans certains cas enfin elle se lie à des erreurs de régime.

1° De l'état général incriminé par Van Helmont et Berzélius, on ne saurait actuellement douter.

Rayer s'est chargé d'établir à l'aide de statistiques les rapports qui le lient à la lithiase urique. Cet état général, qui n'est autre que la diathèse urique, s'accompagnerait, suivant cet auteur, 99 fois sur 100 de gravelle.

Garrod, par ses recherches sur les altérations du sang, a établi définitivement l'existence de cette diathèse qui, caractérisée par un excès d'acide urique, préside si souvent à l'apparition de la lithiase, dont nous nous occupons actuellement.

2° Lorsque la lithiase urique est de provenance locale, on la voit coïncider avec des altérations matérielles des reins ou des conduits excréteurs de l'urine. Parfois on s'est cru obligé d'admettre, pour en expliquer l'apparition, certains troubles fonctionnels du rein, sur lesquels nous aurons à revenir dans un instant.

3° Les erreurs de régime qu'on trouve çà et là signalées dans les auteurs, comme causes de lithiase urique, sont assez nombreuses.

On la voit survenir chez les personnes qui font un usage excessif et souvent presque exclusif des substances azotées, chez les personnes peu actives ou condamnées au repos par la maladie ou par la nature même de leur profession.

Il est certaines substances qui, comme l'alcool, le thé et le café (Donné), paraissent jouir du fâcheux privilége de donner lieu à la lithiase urique.

Hoffman a constaté qu'elle était fréquente chez les individus faisant excès de fruits, de boissons acides, de vins, et surtout de certains vins acidulés.

Quel est dans ces cas le mode d'action de ces erreurs de régime ? tout porte à croire que c'est en modifiant la crase du sang qu'elles agissent, en faisant naître chez les individus qui les commettent une diathèse urique accidentelle, qui ne différerait de la diathèse urique spontanée qu'en ce qu'elle n'arrive qu'à la longue, et sous l'influence de causes parfaitement déterminées.

Qu'une alimentation trop azotée puisse donner lieu à cette diathèse urique, ainsi que le soutenait Magendie, on n'en saurait actuellement douter ; les faits sont là pour le démontrer. N'est-ce point à ce genre d'alimentation qu'est due la presque généralité des gouttes acquises ?

Il nous serait facile de citer de nombreux exemples à l'appui de l'opinion de Magendie, qu'on ne peut plus rejeter.

L'apparition de la diathèse urique dans ces différents cas s'explique tout naturellement. Elle est ici le fait d'une combustion incomplète de substances azotées prises en excès. L'oxydation ne suffisant pas à transformer en urée ces substances azotées, une partie de ces substances n'étant qu'incomplétement brûlée, reste dans le sang à l'état d'acide urique et y produit une saturation de ce liquide, saturation qui caractérise la diathèse urique. Dans d'autres cas, l'ingestion des substances azotées n'est point exagérée ; mais par suite d'un exercice insuffisant, la combustion ne donne qu'une assez faible proportion d'urée ; l'acide urique qui se produit dans ces circonstances, n'étant point complétement éliminé, finit par s'accumuler dans le sang. C'est ainsi que dans les 2 cas s'engendre la diathèse urique accidentelle.

Ailleurs cette diathèse résulte de l'action toute spéciale qu'exercent sur les combustions certaines substances qui, comme l'alcool (Griesinger), le thé et le café, ont pour résultat de limiter la production de l'urée, et par suite d'exagérer la formation de l'acide urique.

La diathèse urique ne constitue pas toutefois pour tous les auteurs, il faut l'avouer, la seule cause générale de la lithiase urique. Cette lithiase semble naître dans certains cas, assez rares il est vrai, sous d'autres influences. Ce ne serait pas, ainsi que nous le verrons, en provoquant l'apparition de la diathèse urique qu'agiraient les boissons acides, les fruits pris en excès, et cependant ici encore on peut se demander si ces substances n'arrivent pas à la produire en ralentissant la somme des combustions et en diminuant le chiffre de l'urée. Il n'y aurait assurément rien d'illogique à accepter une telle manière de voir, bien qu'on puisse dans ces cas expliquer autrement que par la diathèse urique préexistante la formation des concrétions uratiques.

La lithiase urique peut donc être regardée comme

de provenance générale ou locale. Dans le premier cas, elle tient à une modification, tantôt spontanée et tantôt accidentelle, survenue dans la crase sanguine ; elle se lie intimement à un état qu'on décrit sous le nom de diathèse urique. Dans le deuxième, elle se montre en dehors de tout état diathésique ; elle est manifestement due à un état morbide, organique ou fonctionnel, du rein ou de ses conduits.

Ces faits établis, il nous reste à déterminer de quelle manière se produisent ces deux espèces de lithiase urique.

La présence en excès, dans le sang, de l'acide urique qui constitue la caractéristique de la diathèse urique devait tout naturellement porter à penser que la lithiase qui survient chez le goutteux était due à une élimination exagérée de l'acide urique. Mais si l'on rencontre çà et là des faits (Garrod, Beale) qui semblent confirmer cette manière de voir, il faut reconnaître que ces faits, assez rares en somme, ne sauraient valider cette théorie dans tous les cas. L'analyse de l'urine ne permet pas le plus souvent d'affirmer cet excès d'acide urique. D'ordinaire même, les quantités en sont diminuées et la lithiase n'en existe pas moins.

Frappé de l'insuffisance de cette théorie de la lithiase urique, Voit en chercha une autre explication, et celle qu'il en donne nous semble bien plus naturelle. Basée sur des faits d'expérimentation, sur des observations cliniques, elle a le mérite d'être applicable à tous les cas. Partant de ce fait d'observation que toujours cette lithiase s'accompagne d'une augmentation d'acidité de l'urine, acidité que ne peut expliquer la présence de l'acide urique, qui le plus souvent n'est nullement augmenté, il rechercha quelle en était la cause et il trouva qu'elle était due à la présence dans l'urine d'un phosphate acide. C'est à ce phosphate acide dont l'apparition s'explique assez facilement que serait dû le dépôt d'acide urique, et par suite la formation de sables, graviers, calculs.

L'acide urique en excès coïncide en effet souvent avec une ingestion exagérée de substances azotées. Souvent, ainsi que nous l'avons vu, la diathèse urique n'est que la conséquence de cette alimentation vicieuse, et lorsqu'elle existe spontanément, elle provoque chez les individus qui en sont atteints un besoin d'assimilation qui se traduit chez les goutteux par un appétit considérable. Cet usage immodéré de substances azotées ne saurait persister sans mettre en liberté une quantité insolite de phosphore qui passe facilement dans l'urine à l'état de phosphate et dont se débarrasse ainsi l'économie. L'acide urique au contraire ne peut être éliminé qu'à l'état de sel neutre; sous cette forme, il ne peut même s'échapper que dans de certaines limites qui ne dépassent pas de beaucoup les limites physiologiques. Il reste donc dans le sang, mais il ne peut y rester qu'à l'état d'urates. Il prive alors en partie d'une de ses bases, de la soude, l'acide phosphorique qui apparaît dans l'urine à l'état de phosphate acide.

En présence des urates contenus dans l'urine, le phosphate acide se modifie rapidement et passe à l'état de sel neutre, empruntant, pour subir cette métamorphose, aux urates la base qui a servi à leur élimination. L'acide urique ainsi mis en liberté se dépose bientôt, vu son insolubilité, et forme dans les conduits urinaires les sables ou graviers qui caractérisent la lithiase urique.

La lithiase urique serait donc ainsi due à l'acidité que détermine la présence dans l'urine d'un sel phosphatique acide.

Toute acidité de l'urine, quelle qu'en soit la nature, serait apte, sans nul doute, à donner lieu aux mêmes résultats, c'est-à-dire à la lithiase urique, et tout porte à croire que c'est en provoquant un excès d'acidité, sans avoir déterminé la diathèse urique, qu'agissent certaines substances que nous avons énumérées plus haut, telles que les fruits acides, et certains vins acidulés ou gazeux. C'est peut-être pour avoir fait pendant longtemps usage de son élixir acide qu'Haller devint calculeux. C'est ce qui semble résulter des recherches récentes de Salkowsky.

Jusqu'à présent, se basant sur les travaux de Liebig et de Wohler, on croyait que les acides végétaux absorbés passaient dans l'urine à l'état de bicarbonates ; il n'en serait rien. D'après les expériences de Nasse, de Eyland et de Bucheim (1854), de Wilde (1855) et de Gaethgens, expériences qu'a reprises Salkowsky, on est amené à conclure que les acides végétaux, aussi bien que les acides minéraux, arrivent en nature dans l'urine, dont ils augmentent l'acidité. Or, ces acides, d'après Liebig lui-même, ne sauraient se trouver en contact avec des urates sans en amener la décomposition, s'emparant de leurs bases et mettant l'acide en liberté. La lithiase urique serait ici encore déterminée par la présence d'un acide dans l'urine ; mais elle différerait de la précédente en ce qu'elle ne nécessiterait pas au préalable le développement de la diathèse urique. Il y aurait donc ainsi deux espèces de lithiase urique tenant à l'état général de l'économie. L'une relèverait d'une diathèse ; l'autre serait due à l'apparition dans l'urine d'acides résultant d'une alimentation vicieuse et produisant une altération spéciale du sang.

L'acidité prononcée de l'urine qu'on rencontre toujours dans les cas de lithiase urique pouvait donner lieu à une autre hypothèse. Cette hypothèse, quelques auteurs l'ont émise. On s'est demandé si, dans certains cas, le dépôt d'acide urique ne tenait pas à une diminution des substances formant les bases des sels de l'urine, si l'acidité, en somme, n'était pas seulement relative. Eh bien ! cette hypothèse ne saurait tenir devant les recherches de

Gaethgens et de Salkowsky, qui ont constaté que les bases alcalines ou terreuses étaient augmentées dans les urines acides, loin d'être diminuées.

On s'est demandé encore si l'alcool n'était pas capable de produire directement la lithiase sans donner lieu à la formation de la diathèse urique. On sait en effet que l'acide urique est insoluble dans l'alcool; on sait, d'autre part, que l'alcool ingéré est surtout éliminé par les reins lorsqu'il n'est pas brûlé. Aussi ne serait-il pas extraordinaire que, dilué dans le liquide urinaire, il déterminât la précipitation de l'acide urique. C'est sans doute en partie ainsi qu'il faut expliquer les dépôts abondants qu'on remarque dans l'urine à la suite d'excès. Mais pour qu'il en soit toujours ainsi, il faudrait que les quantités d'alcool rendues journellement, dans l'habitude de la vie, même chez ceux qui en absorbent beaucoup, fussent considérables. Or il n'en est rien; l'alcool est pris en trop petite quantité pour passer en assez grande abondance dans l'urine; il est brûlé presque en totalité, ainsi que l'ont démontré Liebig et dans ces derniers temps Després.

L'acidité prononcée de l'urine peut donc être considérée comme la cause de la lithiase urique, que cette acidité soit due à la présence dans ce liquide d'un phosphate acide de soude, ou bien qu'elle soit due à l'apparition d'un acide étranger à sa constitution.

On ne saurait douter de la deuxième espèce de lithiase urique, de celle qu'on a pu croire due à un trouble fonctionnel du rein. Dans ces cas, en effet, la diathèse urique fait défaut, et l'on ne saurait expliquer l'apparition de la lithiase par une atteinte portée à la nutrition générale et résultant d'une alimentation vicieuse ou mal entendue; par contre on constate certains malaises locaux consistant en sensation de tension, de pesanteur, et qui, pour Civiale, étaient les indices d'une irritation des reins.

Bien qu'on ne puisse alors nier l'origine tout à fait localisée de la lithiase urique, il n'est pas facile d'en expliquer le mode de production, et cependant de nombreuses tentatives ont été faites. On peut les rapporter à deux groupes. Pour les uns, la lithiase urique de provenance locale est le fait d'un trouble sécrétoire du rein, pour d'autres elle se lie à un état morbide de cet organe.

Le trouble sécrétoire du rein, cause de la lithiase urique, consisterait seulement dans une diminution des parties aqueuses de l'urine; l'acide urique, ne trouvant plus un véhicule suffisant à sa dilution, se déposerait sur les parois du vase qui le contient. On ne peut nier l'action que ne manquerait pas d'exercer sur la formation de la lithiase urique une telle condition de l'urine. Mais, en l'absence de statistiques qui en prouvent l'existence d'une façon péremptoire, et en s'appuyant sur un certain nombre d'observations qui démontrent que cette élimination aqueuse peut être pendant longtemps diminuée sans avoir pour résultat la production de la lithiase urique, on ne peut regarder cette diminution que comme un fait accidentel passager, pouvant agir peut-être comme cause adjuvante dans la formation de cette lithiase, mais nous semblant incapable de la produire de toute pièce. Il y a plus, c'est que cette modification survenue dans les quantités d'urine éliminée n'est souvent qu'une des conséquences de la lithiase, loin d'en être la cause.

C'est d'une autre manière que Civiale, Wetzlar et England ont interprété le trouble sécrétoire du rein, cause de la lithiase urique. Pour eux, ce trouble sécrétoire tiendrait à une perméabilité plus grande du rein à l'acide urique. Cet organe en laisserait passer une plus grande quantité qu'à l'état physiologique. Mais, pour qu'il en soit ainsi, on devrait trouver dans l'urine une plus grande quantité de bases, puisque l'acide urique n'est éliminé qu'à l'état d'urates; or, l'analyse de l'urine, dans ces cas, n'a pas démontré que les bases fussent en excès, et, d'un autre côté, elle n'a jamais permis d'affirmer l'existence d'une plus grande quantité d'acide urique. Tout porte à croire que l'interprétation donnée par ces auteurs est complètement inexacte; il résulte en effet de recherches récentes que, loin d'avoir augmenté, le chiffre de l'acide urique a souvent baissé.

Pour ceux qui pensent que la lithiase urique de provenance locale tient à un état morbide du rein ou de ses conduits, l'urine serait sécrétée en quantité normale et avec ses caractères physiologiques; seulement elle subirait des modifications ultérieures qui auraient pour résultat de déplacer l'acide urique de ses combinaisons et d'en amener le dépôt. Nous ne dirons rien de l'opinion de Meckel, qui a cherché à donner de ces faits une explication. Cette opinion est trop hypothétique pour être de notre part l'objet d'une discussion sérieuse; elle ne s'appuie du reste sur aucune base scientifique. Il n'en est pas de même de celle de Scherer, qui, malgré les objections qu'on peut lui faire, a le mérite d'être basée sur des faits d'observation journalière et parfaitement constatés.

Pour cet auteur, le déplacement de l'acide urique cause de la lithiase tiendrait à un développement hâtif de l'acidité secondaire de l'urine contenue encore dans les réservoirs des organes uropoiétiques. Cette acidité serait l'analogue de celle qui se développe après l'émission. Pour qu'elle apparaisse, il faut d'abord l'existence d'un ferment; il faut en outre la présence de substances susceptibles de donner lieu à la formation d'un acide par la fermentation; il faut enfin que l'urine subisse un léger retard dans son écoulement. Or, toutes ces conditions, on peut les trouver dans les affections des voies urinaires (pyélite, cystite, tuméfaction de la prostate, rétrécissement de l'urèthre).

Le ferment, cause des modifications que présente l'urine, serait fourni par la muqueuse des conduits urinaires, et consisterait en mucosités, car il n'est pas besoin d'admettre dans tous les cas la présence de spores. L'acide produit ne serait autre que l'acide lactique formé aux dépens du pigment et des matières extractives de l'urine. Cet acide lactique ainsi développé chasserait l'acide urique de ses combinaisons et en amènerait le dépôt, qui se ferait sous forme de sables ou de graviers.

Cette théorie, qui de toutes nous semble la plus rationnelle, est, il faut l'avouer, cependant passible de nombreuses objections. Ainsi on n'aurait pas toujours constaté dans ces urines la présence de l'acide lactique. Liebig et Petenkoefer l'y auraient vainement cherché. D'un autre côté, il faut reconnaître que les affections locales, causes de cette sécrétion muqueuse qui joue le rôle de ferment, sont souvent à peine appréciables, que parfois même elles font défaut et que lorsqu'elles existent, on peut toujours se demander si, au lieu d'être causes de la lithiase urique, elles n'en sont pas la conséquence.

Que la lithiase urique soit de provenance générale ou locale, le fait capital qui semble présider à son developpement, c'est l'acidité exagérée de l'urine que l'on constate dans l'un et l'autre cas. Cette particularité nous paraît des plus utiles à connaître puisqu'elle permet de s'opposer à l'apparition de cette lithiase, en instituant un traitement préventif rationnel.

Pour atteindre ce but, il faut ou s'opposer aux causes de cette acidité ou en empêcher les effets lorsqu'une pareille tentative est impuissante.

Pour remplir la première de ces indications, les moyens à employer varieront avec l'une ou l'autre de ces deux espèces de lithiase.

Lorsqu'on est menacé d'une lithiase urique de provenance générale, il faudra combattre, à l'aide de moyens appropriés, la diathèse urique accidentelle ou spontanée (goutte) qui en est la cause la plus fréquente. Il faudra d'une part modifier le régime du malade, lui prescrire une nourriture simple, peu azotée, un usage modéré des spiritueux, et d'autre part lorsqu'on pourra supposer que cette formation d'acide urique en excès tient plutôt à une tendance fâcheuse de l'économie qu'à l'apport trop considérable de substances azotées, viser à en exagérer la combustion, en prescrivant l'exercice au malade. On pourra également lui conseiller l'usage des alcalins, qui, à petites doses, activent dans l'économie le travail de désassimilation. Il suffira parfois pour l'éviter de supprimer de l'alimentation des acides en excès, des fruits, le vin acidulé.

Lorsque l'acidité de l'urine, cause de la lithiase urique, est de provenance locale, le traitement préventif devra être dirigé vers les organes génito-urinaires. Il faudra combattre les manifestations inflammatoires qui peuvent exister de ce côté, en conseillant au malade l'usage de décoctions émollientes; en lui prescrivant, comme le faisait Civiale, des applications de ventouses sèches ou scarifiées fréquemment appliquées au niveau de la région lombaire. On obéira, d'un autre côté, aux indications chirurgicales que peuvent fournir ces affections, portant sur le bassinet, la vessie ou l'urèthre.

Si avec cette médication qui, comme on le voit, doit varier suivant l'espèce de lithiase urique dont on est menacé, on ne modifie pas les caractères de l'urine, il faut combattre directement, à l'aide d'alcalins (eaux de Vals, de Vichy), l'acidité de l'urine qui ne peut manquer d'entraîner rapidement le dépôt de l'acide urique ou des urates, c'est-à-dire l'apparition des concrétions. Mais ce traitement ne peut être que palliatif et, tout en le prolongeant autant que le permettent les forces du malade, il faut chercher à modifier l'état général ou local, cause de l'acidité de l'urine, si l'on veut sûrement se mettre à l'abri de la lithiase urique.

Les concrétions formées, le traitement ne peut plus être que curatif. Le traitement curatif a pour but, d'une part, de faciliter la sortie de ces concrétions (sables, graviers, calculs), et d'autre part d'en obtenir la dissolution.

Pour atteindre le premier but on cherche à exagérer la sécrétion rénale dans la pensée d'entraîner, à l'aide de diurétiques, de boissons prises en excès, la sortie des concrétions. C'est alors qu'on conseille aux malades, et souvent avec succès, un séjour à Contrexéville, à Évian, à Vittel. Les eaux de ces sources, dont la minéralisation est peu prononcée, ne semblent agir en effet que mécaniquement. On en prend d'énormes quantités et la sécrétion rénale qu'elles déterminent doit être favorable à l'expulsion des sables et des graviers. Les résultats qu'elles donnent viennent, en tout point, confirmer cette manière de voir. Il est en effet peu de malades qui, au bout de quelques jours de l'usage de ces eaux, ne rendent d'énormes quantités de graviers.

Leur action est moins admissible dans le traitement des calculs; toutefois, disons qu'il est certains fanatiques de ces eaux qui pensent que, même dans ces cas, elles sont efficaces. Ils croient que les mouvements imprimés aux calculs par l'énorme quantité d'urine qui traverse les conduits qui les contiennent ne peut manquer d'en arrondir les angles, d'en diminuer ainsi mécaniquement le volume et d'en faciliter la sortie.

Pour atteindre le deuxième but, la dissolution des concrétions contenues dans les calices ou dans les bassinets, il n'est qu'une médication à employer, c'est la médication alcaline. Cette médication, prônée par les uns, blâmée par les autres, a été l'objet de trop de controverses pour qu'il ne soit pas nécessaire d'entrer dans quelques détails relativement à son action.

La médication alcaline, qu'on employa d'abord contre les calculs vésicaux, ne fut qu'ultérieurement prescrite contre les calculs rénaux. Dès le XVe siècle on préconisa les alcalins contre les concrétions urinaires. On employait de préférence les carbonates de soude et de potasse. Plus tard on prescrivit des substances diverses qui, suspendues dans des boissons, ne doivent leur activité qu'aux carbonates de chaux qu'elles contiennent. Telles sont les coquilles d'huîtres, d'œufs. Ce sont ces substances que renfermaient les différents remèdes qui, comme celui de lady Stephens, jouirent à une certaine époque d'une vogue immense (XVIIIe siècle) ; mais cette médication ne se maintint pas à la hauteur de la réputation que lui avaient acquise des résultats heureux incontestables. Il ne pouvait en être autrement, puisqu'on l'appliquait au traitement de toute espèce de concrétion. Elle fut alors l'objet de nombreux travaux que Plouquet n'estime pas à moins de 1,740.

Pour en établir la valeur réelle, il était de toute nécessité d'être fixé sur la nature des concrétions. Ce ne fut qu'à partir des recherches de Fourcroy qu'on put formuler les véritables indications de cette médication. C'est depuis lors seulement que parurent sur ce sujet des recherches thérapeutiques ayant une véritable importance. Les premières de ces recherches furent entreprises par Muscagni en 1804, puis par Jurine. Elles furent ensuite continuées par Magendie, Darcet, Petit, Civiale, Leroy d'Étiolle. La question est loin d'être encore complétement résolue, et l'on est encore actuellement en droit de se demander, en présence des recherches contradictoires de Petit, Civiale et Leroy, quelle est dans le traitement des concrétions urinaires, formées d'urates ou d'acide urique, l'action de la médication alcaline.

C'est pour élucider cette question encore si obscure, que Roberts a entrepris une série d'expériences fort intéressantes, dont nous donnerons le résumé en quelques mots. Ces expériences nous permettront de répondre aux desiderata qui se présentent, à propos de cette médication, et qui peuvent se formuler en ces termes : Quelle est l'action des alcalins sur les concrétions d'acide urique? Quel est le danger qui peut résulter de leur administration? Quel est celui des alcalins qu'on doit prescrire de préférence, et comment doit-on l'employer?

Ce qui importait avant tout, c'était d'être fixé sur l'action dissolvante des alcalins. Pour résoudre cette première partie du problème, Roberts étudie les modifications que subissent des calculs d'acide urique plongés dans une solution de potasse donnée, et il remarque que :

12 grammes de carbonate de potasse dans une pinte d'eau sont sans effet sur ces calculs.
8 gr. ne donnent pas de meilleurs résultats.
6 gr. par pinte dissolvent 3 0/0 d'un calcul par jour.

3	—	—	20	—
1,50	—	—	11,9	—
0,50	—	—	6,5	—
1,05	—	—	1,2	—

De ce tableau, on peut conclure que les solutions trop concentrées ou trop faibles sont sans action sur les calculs d'acide urique, et lorsqu'on cherche à s'expliquer quelle peut être la cause de l'inefficacité des solutions trop concentrées, on constate que sur les parties les plus superficielles du calcul il s'est formé une croûte de biurate de soude qui met à l'abri des atteintes de la solution les parties plus profondes de ce calcul. Dans tous les autres cas, la surface du calcul est parfaitement lisse.

Il s'est ensuite demandé si ce pouvoir dissolvant des solutions moyennes de carbonate de potasse ne serait pas augmenté par le fait d'un écoulement continu à la surface des calculs, et il a obtenu à cet égard des résultats qui ne sont pas moins nets que les précédents. Ainsi, il a constaté que tandis que 15 pintes contenant chacune 1,50 de carbonate de potasse ne dissolvent que 13 0/0 d'un calcul,

8 pintes avec écoulement continu en dissolvent en 24 heures. 15 0/0

6 pintes avec écoulement continu en dissolvent en 24 heures. 10 0/0

4 pintes avec écoulement continu en dissolvent en 24 heures. 9 0/0

On voit d'après ces chiffres que, pour se mettre dans les meilleures conditions, il faut que l'urine ne soit pas trop chargée de carbonate et que l'écoulement n'en soit pas trop considérable. Aussi doit-on éviter de prescrire au malade ces énormes quantités d'eau qui n'agissent que mécaniquement, en le débarrassant des graviers ou des sables que peuvent contenir les calices ou les bassinets. Toutefois la force de la solution est plus importante que la vitesse du courant, puisque deux pintes, à 2 grammes par pinte, coulant un jour goutte à goutte sur un calcul, dissolvent les 17, 1 0/0 de ce calcul alors que 4 pintes à 1,50 par pinte n'en dissolvent que les 9 0/0. Le maximum que peut dans ces conditions fournir un calcul d'acide urique à l'action dissolvante du carbonate de potasse est de 10 à 20 0/0 de son poids.

En présence de ces faits, n'a-t-on pas lieu d'espérer la diminution des calculs par l'intermédiaire de l'urine rendue alcaline? Ne peut-on pas admettre qu'ils puissent, à un moment donné, avoir assez perdu de leur volume pour s'engager dans les uretères et être ainsi expulsés? Ce qui permet de conserver cette espérance, c'est que l'urine alcalinisée par les médicaments pris à l'intérieur donne absolument les mêmes résultats, et jamais dans ces cas, à moins d'alcalinité trop prononcée, on ne constate ces dépôts blanchâtres que Leroy avait pris à tort pour des carbonates ; car ce n'est qu'exceptionnellement que se forment dans les urines alcalines des dépôts de cette nature. Lorsque en effet les urines alcalines non ammoniacales donnent lieu à des dépôts sédimenteux, ces dépôts sont dus à des phosphates terreux qui sont amorphes, et qui jamais ne forment couches à la surface des calculs d'acide urique (Vogel). Cette surface lisse ne se recouvre d'une croûte calcaire que lorsque l'urine est ammoniacale.

La nature des dépôts qui peuvent se former dans le cours du traitement par les alcalins, les conditions au milieu desquelles ils se développent, réduisent donc à néant une des principales objections qu'on a dirigées contre cette médication, puisqu'il est avéré que l'alcalinité non ammoniacale de l'urine obtenue par les médicaments est insuffisante pour donner lieu au dépôt d'un sel susceptible d'accroître le volume du calcul. Les seuls dépôts qui puissent se former, sous l'influence de cette médication, à la surface de ces calculs sont dus tantôt à la formation de biurate de potasse, tantôt à un dépôt de phosphate ammoniaco-magnésien. Ils peuvent du reste être facilement évités, le premier en ne donnant au malade que des doses moyennes de solutions alcalines, le second en suspendant tout traitement alcalin, lorsqu'on constate accidentellement dans l'urine la présence de l'ammoniaque.

On a également objecté contre cette médication le danger qu'il pouvait y avoir pour le rein et les conduits excréteurs à maintenir pendant longtemps l'urine à l'état alcalin. Il suffit, pour répondre à cette objection, de faire remarquer que cet état alcalin de l'urine n'est point en somme un état tout à fait anormal, puisqu'elle présente physiologiquement ce caractère chimique après les repas, ou à la suite de l'ingestion de certaines substances.

Le reproche qu'on adresse en outre à cette médication de porter atteinte à l'état général est peut-être plus sérieux. Pour réussir, en effet, cette médication doit être employée d'une façon continue pendant des semaines, des mois, et tout le monde connaît la fâcheuse action des alcalins sur les globules sanguins qu'ils détruisent. On comprend que les adversaires de cette médication aient pu exprimer les craintes qu'elle leur inspirait relativement à l'état général de l'individu. Toutefois ces craintes nous semblent plus imaginaires que réelles, et si l'on s'en rapporte aux faits cités par les auteurs, on est conduit à ne pas avoir sur les résultats du traitement les mêmes appréhensions, et à se persuader que ce qu'il faut pour le mener à bonne fin, c'est de ne point le prescrire avec trop de sévérité, c'est de se soumettre aux règles que nous allons indiquer en parlant du choix des alcalins.

En France, on a de préférence conseillé l'usage des sels de soude. Ainsi Robiquet prescrit aux malades atteints de gravelle urique deux litres chaque jour d'une solution contenant par litre 8 grammes de bicarbonate de soude cristallisé.

On a également conseillé de prendre dans de l'eau trois à quatre cuillerées par jour du mélange suivant qu'on conserve dans un bocal bouché :

Bicarbonate de soude..	100 gr.
Acide tartrique pulvérisé. . . .	60
Sucre en poudre.	200

Lorsque l'estomac ne peut supporter de grandes quantités de liquide, on prescrit au malade de prendre trois à quatre fois par jour, dans du pain à chanter :

Bicarbonate de soude.	2 gr.
Sucre en poudre	6

C'est dans le même but qu'on prescrit l'usage des eaux de Vichy, de Vals, de Bussang. Le seul reproche qu'on puisse adresser à cette médication thermale tient à l'énorme quantité d'eau qu'on fait prendre aux malades. Pour éviter le danger qu'il y aurait à alcaliniser ainsi trop fortement l'urine, il est de toute nécessité d'en diminuer les doses. C'est le seul moyen d'éviter la formation du biurate qui peut résulter de leur administration intempestive. Rien, du reste, de plus facile que d'arriver à spécifier la quantité qu'on en doit absorber, puisque l'on a pour se guider, ainsi que nous allons le voir, l'état chimique de l'urine.

En Angleterre, c'est à la potasse et à la lithine qu'on donne la préférence pour le traitement curatif des concrétions d'urates ou d'acide urique. Comme Holme, Roberts préconise les sels de potasse. Ceux qu'il emploie sont le citrate, l'acétate et le carbonate de potasse. Sa préférence est basée sur la solubilité plus grande de l'acide urique par les sels de potasse que par les sels de soude. Cette différence toutefois n'est pas très-considérable, puisque tandis qu'une pinte contenant 1 gr. 50 de carbonate de soude dissout les 10,3 0/0 d'un calcul, une pinte contenant la même quantité de carbonate de potasse dissout les 11,9 0/0.

Il ne suffit pas, toutefois, de faire choix du dissolvant qu'on veut employer, il faut encore savoir s'en servir. C'est à formuler ces règles que Roberts s'est surtout appliqué. Ce à quoi il faut viser, lorsqu'on soumet un malade à ce genre de traitement, c'est de maintenir l'urine à un état d'alcalinité, autant que faire se peut, toujours le même. Pour atteindre ce but, il faut administrer chaque trois heures au malade une des fractions du médicament alcalin employé. Ce médicament sera, par exemple, de 12 à 16 grammes de citrate de potasse dans une potion de 120 grammes qu'on prendra en huit fois dans les 24 heures. Pour les enfants, la dose sera de 6 à 12 grammes.

Par ce procédé, on remédie à l'influence que ne peuvent manquer d'exercer sur la constitution alcaline de l'urine les oscillations que présente l'acidité de la sécrétion rénale. Si l'on n'avait pas recours à ce procédé, on pourrait n'obtenir que des résultats nuls ou fâcheux. L'urine devenant d'une alcalinité douteuse, au moment de l'hypersécrétion rénale, serait sans effet sur les calculs; en devenant trop alcaline, elle pourrait donner lieu à une couche de biurate qui, en en augmentant le volume, aggraverait l'état du malade.

On peut, du reste, en répétant souvent l'examen de l'urine, prévoir quel sera le résultat de ce traitement et éviter les écueils que nous venons de signaler. Ce qu'on doit à tout prix obtenir, c'est la disparition de son acidité. Aussi faut-il augmenter les doses du sel alcalin qu'on emploie jusqu'à ce qu'on soit arrivé à en produire la neutralisation. Il faudra au contraire en diminuer la quantité, si à l'état neutre succède l'alcalinité, et se maintenir alors à des doses inférieures. Si cette alcalinité est due à la décomposition dans les conduits urinaires de l'urée, à la formation de carbonate d'ammoniaque, il faudra immédiatement suspendre le traitement alcalin. En prenant toutes ces précautions, on pourra, sans préjudice pour l'état local ou pour l'état général du malade, continuer pendant des semaines, des mois, un traitement qui, selon Roberts, doit forcément amener la disparition des calculs d'acide urique ou d'urates.

Il sera bon toutefois, de temps à autre, de remplacer un médicament alcalin par un autre médicament de même nature, la potasse par la soude ou par la lithine, qui a été employée avec succès par Ure, Wolf et Garrod. Les résultats heureux que semble donner le carbonate de lithine tiennent à la grande solubilité de l'urate de lithine, qu'il forme au contact de l'acide urique. C'est assurément le plus soluble des urates; il s'en dissout une partie dans 60 parties d'eau à 50° (Lipowtiz), et une partie dans 116 à 39° (Schilling). Toutefois ce sel a un inconvénient, c'est qu'il répugne rapidement aux malades. On est d'ailleurs encore peu édifié sur les résultats qu'il peut avoir sur l'économie.

Le traitement alcalin, bien que le plus rationnel, n'est

pas le seul qui soit recommandé dans le but d'obtenir la dissolution des concrétions urinaires, formées d'acide urique et d'urates. On a également prescrit contre ces concrétions l'acide benzoïque (Ure), qui aurait la propriété de transformer en acide hippurique très-soluble l'acide urique à peu près insoluble. Mais ces idées toutes théoriques n'ont pas encore reçu la consécration clinique. Cet acide se prescrit en mixture, à boire en 4 fois dans la journée :

Acide benzoïque.	1 gr.
Phosphate de soude	8
Sirop de sucre.	30
Eau distillée.	125

LITHIASE OXALIQUE.

La lithiase oxalique est caractérisée par la formation et le dépôt dans les conduits urinaires de sables, graviers et calculs d'oxalate de chaux. Les concrétions rénales d'oxalate de chaux ne dépassent guère généralement le volume d'un grain de sable ou d'un gravier. Ce n'est qu'exceptionnellement qu'elles constituent de véritables calculs. A l'état de graviers, les concrétions oxaliques sont lisses, arrondies, grisâtres, du volume d'un grain de chènevis. Lorsqu'elles se présentent à l'état de calculs, elles affectent habituellement une forme sphérique, d'une coloration gris bleuâtre; elles présentent une surface inégale, analogue à celle d'une mûre. Ces calculs ont souvent un noyau d'acide urique, de même que fréquemment les noyaux des calculs d'acide urique sont formés d'oxalate de chaux.

Les calculs uniquement composés d'acide urique sont plus rares que les calculs mixtes formés de couches concentriques et alternantes d'acide urique et d'oxalate de chaux. Ces couches sont complètes ou incomplètes. Lorsqu'elles sont incomplètes, la lithiase perd un peu de sa gravité, car le médecin peut attaquer cette variété de calculs, à l'aide de la médication alcaline, et conserver l'espoir d'en obtenir la dissolution.

L'oxalate de chaux constitutif de ces calculs possède certaines propriétés chimiques dont nous avons déjà parlé, mais qu'il est bon de rappeler en quelques mots, surtout au point de vue de la thérapeutique.

L'oxalate de chaux est insoluble dans les carbonates et les acides organiques ; mais il se dissout dans les acides nitrique et muriatique. Chauffées au chalumeau, des parcelles de ces calculs noircissent d'abord, et finalement laissent comme résidu de la chaux caustique qui bleuit le papier rouge de tournesol.

Vu au microscope, l'oxalate de chaux se présente sous forme d'octaèdres ou de sabliers qui permettent d'en affirmer l'existence. Les cristaux d'oxalate ne peuvent être en effet confondus avec les cristaux d'aucune autre espèce de sels. Il est des cas toutefois où la cristallisation est irrégulière.

Ce n'est qu'exceptionnellement et souvent par hasard que l'on rencontre ces cristaux dans les sédiments que présente l'urine d'un individu atteint de lithiase oxalique, alors que cet état morbide ne s'est encore traduit par aucune manifestation locale. Il n'en est plus de même lorsque déjà se sont montrés les troubles locaux qui, dans le cours de cette lithiase, sont des plus nettement accusés.

Il est peu de gravelles en effet qui donnent aussi sûrement lieu à la colique néphrétique que la gravelle oxalique, et, ce qu'il y a de particulier, c'est que cette variété de colique néphrétique présente toujours le même caractère. Une manifestation locale qui n'est pas moins familière à la gravelle oxalique que la colique néphrétique, c'est l'hématurie rénale. Cette lithiase serait même pour quelques auteurs la cause habituelle de l'hémorrhagie rénale périodique ; cette hémorrhagie ne reconnaîtrait pas d'autre cause que la formation dans les canalicules urinifères d'infarctus d'oxalate de chaux, infarctus qui produiraient les hémorrhagies, en causant la rupture des capillaires. Dans ces conditions, on est tout naturellement conduit à rechercher quel est l'état de l'urine, et l'on peut même être amené à soupçonner, en tenant compte des caractères des accidents, que cette urine doit renfermer des cristaux d'oxalate de chaux.

Cette urine est d'ordinaire très-acide.

La lithiase oxalique peut être produite à volonté; il suffit en effet de se soumettre à l'usage des groseilles, de l'oseille, des tomates, de la rhubarbe fraîche, pour voir apparaître dans ses urines des cristaux d'oxalate de chaux. M. Ségalas ne doute pas que l'usage immodéré qu'on fait de l'oseille, en certains pays, ne soit la cause de la fréquence des calculs qu'on y rencontre. On peut enfin la faire naître accidentellement, en injectant dans le sang des animaux des solutions concentrées d'acide urique (Bernard). Peut-on, en présence de ces faits, conclure que la lithiase oxalique est toujours la conséquence d'un état morbide général auquel on a donné le nom de diathèse oxalique? La lithiase oxalique n'est-elle pas plutôt le fait d'une cause locale?

Il semble démontré qu'on peut, en soumettant un animal à l'usage de certaines substances, faire naître un état diathésique caractérisé par la présence dans le sang d'acide oxalique, et la preuve, c'est que cet acide, venant des végétaux ingérés, s'y retrouve sous forme d'oxalate de chaux (Garrod). Mais ce qui n'est pas prouvé d'une façon péremptoire, c'est qu'ainsi que l'acide urique, l'acide oxalique puisse naître spontanément de toutes pièces dans l'économie, c'est qu'il puisse y traduire sa présence par un ensemble de symptômes qui caractériseraient la diathèse oxalique et dont la formation de calculs oxaliques ne serait qu'une des manifestations.

Il est certains auteurs, toutefois, qui ne doutent pas de l'existence de cette diathèse. Pour Prout, Begbie et Bird, elle se traduirait par des symptômes nettement définis. Les malades atteints de diathèse oxalique seraient amaigris, nerveux, très-impressionnables, souvent hypochondriaques et persuadés qu'ils sont atteints de phthisie. Ils se plaindraient de la fatigue que leur cause le plus petit exercice. Ils présenteraient le soir une légère excitation fébrile, accompagnée de chaleur à la paume des mains et à la plante des pieds. Facilement irritables, ils seraient généralement devenus impuissants. Ils accuseraient surtout une douleur au niveau de la région lombaire, des mictions fréquentes. Les facultés intellectuelles auraient dans certains cas manifestement baissé, et la mémoire serait loin d'avoir conservé son intégrité. Ce qui semble, au premier abord, donner quelque autorité à cette manière de voir, c'est que Garrod serait, ainsi que nous l'avons dit, arrivé à démontrer parfois dans le sang de ces malades l'existence de l'acide oxalique.

Toutefois ces symptômes, comme on le voit, sont loin de présenter des caractères pathognomoniques. Ils ne sont point assez constants, du reste, pour avoir toute la valeur que leur prêtent ces auteurs. Ainsi, ce n'est qu'exceptionnellement que Garrod a rencontré l'acide oxalique dans le sang. D'un autre côté, ces symptômes ne sont autres que ceux qu'on rencontre chez des individus plus ou moins épuisés par des souffrances ou par des pertes durant déjà depuis longtemps et tout porte à croire qu'ils ne sont, lorsqu'ils se montrent, que la conséquence des calculs oxaliques déjà formés, loin d'être, pour ainsi dire, la cause déterminante de la lithiase oxalique. Ce qui leur ôte enfin toute valeur diathésique, c'est que souvent ils font défaut alors qu'il existe des calculs oxaliques. Ainsi chez les enfants, qui sont plus que les adultes exposés à la lithiase oxalique, la santé se conserve dans son état d'intégrité aussi longtemps que les calculs ne provoquent que des complications locales insignifiantes.

Pour Owen Rees, comme pour la généralité des auteurs, qui se basent sur l'insolubilité de l'acide oxalique dans le sang, les concrétions d'oxalate de chaux seraient toujours de provenance locale; mais les causes qui président à leur développement seraient encore très-obscures.

Lorsqu'on étudie un calcul mixte, on voit parfois le noyau d'acide urique s'entourer d'oxalate de chaux. On est, dans ces cas, conduit à admettre ou que la diathèse urique a été remplacée, en vertu de conditions encore inconnues, par la diathèse oxalique, ou que, sur place, c'est-à-dire dans les bassinets, l'acide urique s'est transformé par le fait d'une oxydation plus complète en ammoniaque et en acide oxalique. Telle serait l'opinion d'Owen Rees. Ce qui porterait à croire qu'il en est peut être ainsi, c'est que l'acide urique ne passe à l'état d'oxalate que par transition, le noyau d'acide urique dans les calculs étant séparé de la couche d'oxalate de chaux par une couche d'urate d'ammoniaque. On comprend toutefois que cette transformation puisse se faire d'emblée aux dépens de l'acide urique, et l'on conçoit ainsi l'apparition des calculs qui ne sont formés que d'oxalate de chaux.

Le traitement préventif de la lithiase oxalique consistera à supprimer de l'alimentation toutes les substances qui peuvent en favoriser le développement ; telles que les groseilles, l'oseille, la rhubarbe fraîche, les tomates, les sucreries, dont on restreindra l'usage.

Si les concrétions d'oxalate de chaux paraissaient tenir à une tendance vicieuse de l'économie à former de l'acide oxalique, on en préviendrait la formation en exagérant les combustions par un peu plus d'exercice. Puis comme souvent l'oxalurie s'accompagne de troubles digestifs et nerveux dont elle n'est, selon quelques auteurs, qu'une des conséquences, on combattra ces troubles par des amers.

On stimulera enfin, à l'aide de toniques et d'excitants, le système nerveux, dont ces troubles accusent l'atonie.

Parfois, comme nous l'avons vu, les concrétions d'oxalate de chaux sont de cause toute locale. Il en est ainsi sans doute lorsqu'elles alternent avec des concrétions d'acide urique. On combattra alors, à l'exemple de Civiale, l'état d'irritation rénale qui peut y donner lieu. On emploiera alors des ventouses scarifiées, au niveau de la région lombaire.

Le traitement curatif est loin de donner des résultats aussi satisfaisants que dans les cas de lithiase urique. Les recherches de Roberts ont prouvé surabondamment que les calculs d'oxalate de chaux ne sont nullement attaqués par les alcalins. Il cite à ce propos une observation dans laquelle le calcul de l'un de ses malades lui parut n'avoir été nullement modifié, bien que pendant trois mois son urine eût été maintenue à un état d'alcalinité des plus prononcés. Il fit des expériences directes; il fit passer sur des calculs d'oxalate des solutions alcalines contenant 2 grammes de carbonate de soude par pinte, et un écoulement de 8 pintes par 24 heures n'amena pas la plus petite diminution du calcul.

Les alcalins n'ont quelque chance de réussir dans ces cas que lorsqu'on a affaire à des calculs mixtes d'acide urique et d'oxalate de chaux, et lorsque les couches d'oxalate incomplètes leur permettent d'agir directement sur les parties centrales composées d'acide urique. Le calcul se creuse ainsi. Les couches externes s'affaissent ultérieurement, se brisent et sont rendues par morceaux. C'est la seule condition qui puisse favoriser l'action des alcalins.

Lorsque le calcul est d'oxalate pur, il faut de toute nécessité laisser de côté la médication alcaline. La seule médication qui serait capable de donner de bons résultats serait la médication consistant dans l'emploi des acides minéraux, de l'acide nitrique en particulier. Seulement on est obligé de le donner en solution trop diluée pour qu'il soit efficace. Vogel croit pouvoir toutefois conseiller, pour le remplacer, l'acide phosphorique et le phosphate acide de soude qui dissoudraient l'oxalate de chaux, et qu'on peut prescrire au malade sans préjudice pour sa santé.

I. Lithiase alcaline.

De même que l'acidité prononcée de l'urine peut être l'expression symptomatique de deux espèces de lithiase caractérisées, l'une par l'augmentation absolue ou relative de l'acide urique, l'autre par l'apparition accidentelle dans l'urine d'un acide qui ne s'y rencontre pas à l'état physiologique ou qui ne s'y rencontre qu'en de minimes proportions (Roberts), de même aussi l'alcalinité de ce liquide peut être le point de départ de deux variétés de lithiase très-distinctes des précédentes et qu'on décrit à tort sous le nom générique de lithiase phosphatique. Il serait plus rationnel en effet de les décrire sous le nom générique de lithiase alcaline comprenant deux variétés, la lithiase calcaire et la lithiase ammoniacale : la première, caractérisée par la formation des concrétions salines ayant pour base un des éléments normaux de l'urine, la chaux (carbonate et phosphate de chaux) ; la seconde due à l'apparition dans l'urine d'un élément nouveau, l'ammoniaque, qui en s'unissant à la magnésie donne lieu à des concrétions de phosphate ammoniaco-magnésien. Ce qui nous porte à admettre cette distinction, c'est que les causes et les symptômes de ces deux variétés de lithiase sont différents.

LITHIASE CALCAIRE.

Les phosphates de chaux apparaissent dans les sédiments, tantôt à l'état de phosphate bibasique que l'on désigne aussi sous les noms de phosphate acidule de chaux ou de biphosphate, tantôt à l'état de phosphate tribasique.

On les reconnaît aux caractères qui leur sont propres. Les sédiments qu'ils forment peuvent se produire dans l'intérieur des conduits urinaires; l'urine est alors trouble, au moment de son émission. D'autres fois, ils ne se forment que lorsque l'urine laissée au repos s'est refroidie. Les concrétions que forment ces sels terreux peuvent être primitives et ne contenir que ces éléments. Le plus souvent elles n'apparaissent que secondairement à d'autres concrétions; elles forment alors des calculs mixtes composés d'acide urique ou d'oxalate de chaux et de phosphates. Ce sont ces calculs primitifs d'acide urique et d'oxalate de chaux qui jouent le rôle de corps étranger et irritent la muqueuse. Ils produisent ainsi consécutivement l'alcalinité de l'urine qui entraîne le dépôt des phosphates à leur surface. Que cette inflammation vienne à diminuer par suite d'un traitement ou par le fait seul de la tolérance de la muqueuse pour le corps étranger, et l'on verra, si les causes de la lithiase urique ou oxalique persistent encore, l'urine redevenir acide, et de nouveaux dépôts d'acide urique et d'acide oxalique se faire au-dessus de la couche des phosphates. C'est ainsi que se produisent les couches alternantes d'acide urique et de phosphates. La couche de phosphates sera d'autant plus épaisse que l'inflammation, dont on peut juger la persistance par l'acalinité de l'urine, aura duré plus longtemps. Pendant toute la durée de cette alcalinité, les dépôts d'acide urique font complétement défaut, l'acide urique étant entraîné à l'état d'urates.

Les phosphates qui, se déposant dans les urines non ammoniacales, peuvent donner lieu à des calculs sont les phosphates de chaux bibasique et tribasique et le phosphate de chaux et de magnésie. Le phosphate de chaux bibasique donne rarement à lui seul lieu à des calculs. Le plus souvent il est mélangé aux autres phosphates. Ce phosphate, qui parfois est amorphe, se présente dans d'autres cas et le plus souvent à l'état cristallin. Il se montre sous forme de rhomboïdes à angles arrondis, à pointes ovales, parfois sous forme de rosettes irrégulières. Il apparaît dans les urines dont l'acidité est peu prononcée.

Le phosphate de chaux tribasique et le phosphate également tribasique de chaux et de magnésie se montrent à l'état amorphe. Insolubles dans les alcalins, comme le biphosphate, ils sont très-solubles dans les acides faibles. Roberts fit passer pendant une heure sur un calcul phosphatique du poids de 7 gr. 65 environ une solution d'acide nitrique de 36 pintes, contenant 60 milièmes d'acide nitrique du commerce par pinte, soit 2 grammes d'acide par 600 grammes de liquide, et le calcul perdit plus de 1 gr. 05 de son poids.

Parfois les phosphates sont mélangés de carbonates de chaux, c'est un fait rare chez l'homme. On ne rencontre guère cette particularité que lorsque la quantité de phosphore est trop faible pour s'unir aux bases qui ne peuvent sortir de l'économie qu'à l'état de sels, lorsque l'alimentation est insuffisante ou lorsque les substances ingérées sont trop pauvres en phosphore.

Les calculs de carbonate de chaux sont en général peu considérables ; à peine atteignent-ils le volume d'une noisette. Parfois même ils sont tellement petits, qu'ils ne constituent que des graviers. Haldane, cité par Roberts, vit un malade en rendre des milliers.

La surface en est blanchâtre, parfois comme bronzée, avec un reflet métallique. Les noyaux que renferment ces petits calculs sont parfois multiples. Ces noyaux sont enveloppés de couches concentriques.

Lorsqu'on traite par les acides des parcelles de ces calculs sous le microscope, on voit se dégager des bulles d'acide carbonique. Lorsqu'on traite ainsi un calcul tout entier, surtout si l'acide est faible, on voit disparaître peu à peu la matière calcaire dont il est formé, et il ne reste comme résidu qu'une matière amorphe qui paraît constituer la trame du calcul. Brûlés au chalumeau, ces calculs ne donnent, comme les phosphates de même nature que de la chaux caustique pour résidu.

Les alcalis sont impuissants à en amener la dissolution. Ces calculs de carbonate sont le plus souvent mélangés de phosphates ; mais ils diffèrent toutefois de ces derniers, en ce que dans des conditions encore mal déterminées ils peuvent se montrer dans des urines acides.

Les urines qui donnent lieu à des concrétions formées de phosphates terreux et de carbonate ont ceci de particulier, c'est que toujours elles sont alcalines, non ammoniacales. Elles sont d'ordinaire décolorées, et souvent troubles par le fait de la présence dans leur intérieur de sédiments de même nature que les calculs. Lorsque l'urine alcaline ne contient pas d'ammoniaque, on peut affirmer *à priori* que les sédiments sont de nature terreuse.

L'alcalinité non ammoniacale de l'urine, telle est la condition *sine qua non* de la lithiase calcaire. C'est à cette alcalinité que les phosphates terreux contenus dans l'urine doivent de devenir insolubles. Mais pour que l'alcalinité donne lieu à cette espèce de lithiase, elle doit être persistante. On aurait tort de croire que cette lithiase puisse résulter d'une alcalinité passagère, de celle qui résulte de l'ingestion de boissons alcalines, de l'usage des fruits ou des bains prolongés. Le plus souvent, cette alcalinité passagère ne donne même pas lieu à des sédiments, et lorsqu'il s'en forme, on les voit bientôt disparaître au retour de l'acidité physiologique de l'urine. Aussi dans ces conditions la formation de sables ou de graviers paraît de toute impossibilité.

Il n'en est plus de même lorsque cette alcalinité devient permanente ; c'est alors qu'existe réellement la lithiase calcaire, et par suite la tendance à l'apparition des graviers.

Comme l'acidité qui préside au développement de la lithiase urique, cette alcalinité serait de provenance locale ou générale.

Lorsqu'elle paraît tenir à l'état général du malade, elle dépendrait d'un état diathésique spécial, analogue à celui qu'on décrit sous le nom de diathésique urique. Cet état diathésique, que Prout a décrit sous le nom de diathèse phosphatique, serait caractérisé par une alcalinité exagérée des humeurs de l'économie et surtout du sang. C'est en vertu de cette alcalinité exagérée que filtrerait à travers les canalicules une plus grande quantité de bases qu'à l'état physiologique. Mais, malheureusement, cet état diathésique, être de raison, n'a jusqu'à présent été démontré ni chimiquement, ni cliniquement. Il se manifesterait dans le cours de certaines affections osseuses, lors d'alimentation insuffisante ne permettant pas l'entrée, dans l'économie, d'une quantité assez considérable de phosphore.

C'est le plus souvent à la lithiase calcaire de provenance locale qu'on a affaire. Elle semble due à une modification des reins ou des conduits urinaires. Parfois ce sont les reins qui semblent prendre le plus de part à cette alcalinité. Rayer n'a-t-il pas donné comme un des signes de la néphrite interstitielle hyperplasique l'altération que subit dans cette maladie l'urine qui passe à l'état neutre et même alcalin? C'est très-probablement en agissant sur le rein, en modifiant la dialyse de ses membrane, que les affections médullaires arrivent à rendre les urines alcalines, alors qu'il n'existe pas encore de lésions matérielles des organes uropoiétiques.

Dans d'autres cas, cette alcalinité de provenance locale

est manifestement due à l'état des muqueuses qui revêtent le bassinet et les uretères.

L'alcalinité démontrée dans la lithiase calcaire, il restait à rechercher quelle en était la cause intime. On a pensé qu'elle pouvait tenir à une augmentation des phosphates, mais tout indique qu'elle est due à une diminution de l'acide phosphorique ou à une augmentation des bases.

Que l'acide phosphorique soit en certains cas diminué, et que par suite il en résulte une alcalinité de l'urine qui favorise le dépôt des phosphates terreux, la chose est possible, mais n'est encore actuellement nullement prouvée, bien que tout porte à croire même qu'il en soit ainsi dans certains cas de lithiase calcaire de provenance générale, dans celle qui survient chez les individus épuisés et se nourrissant mal. Le plus souvent toutefois, que la lithiase soit de provenance locale ou générale, l'alcalinité semble due à l'augmentation des bases.

Tout d'abord on avait pensé, et cela bien naturellement, que cette alcalinité et par suite la lithiase calcaire étaient dues à l'augmentation des bases terreuses. Certains auteurs même, Nauman, Frank et Hankel, n'étaient pas éloignés de croire que la muqueuse irritée des conduits urinaires peut, dans quelques circonstances, sécréter un mucus chargé de sels calcaires et susceptible de se concréter. Civiale avait quelque tendance à comparer ces feuillets calcaires qui enveloppent les calculs aux coquilles développées dans l'oviducte des oiseaux. Il pensait que cette production avait lieu sous l'influence d'un état de surexcitation ou d'exaltation de la vitalité des tissus muqueux, déterminé souvent par la présence d'un calcul d'acide urique. Mais toutes ces théories tombent devant ce fait bien prouvé par l'analyse : c'est que, dans les cas de lithiase calcaire, la proportion des bases terreuses n'est nullement augmentée. L'alcalinité est donc due tout entière, à l'augmentation relative ou absolue des bases alcalines; que cette augmentation soit liée à l'état des humeurs, comme le veut Prout, ou à des modifications survenues dans l'état des membranes du rein qui en favorisent la dialyse, ou, ce qui semble le plus habituel, qu'elle soit liée à l'inflammation des muqueuses uretérale ou pyélitique. Dans ce dernier cas, l'alcalinité de l'urine résulterait du mélange direct, avec ce liquide, d'alcalis fixes qui, tels que la soude et la potasse, sont fournis par la muqueuse enflammée. Ce sont ces alcalis qui, en neutralisant l'acidité de l'urine due à l'acide phosphorique, provoquent le dépôt des phosphates terreux insolubles dans un liquide alcalin et parfois même, dans quelques cas exceptionnels, celui des carbonates.

L'inflammation agissant ici sur l'urine pour la rendre alcaline produirait ainsi un effet tout à fait opposé à celui qu'elle donne dans certains cas de lithiase urique; la même cause pourrait donc avoir pour effets deux résultats très-différents. Quelque étrange que semble au premier abord une telle proposition, elle est loin d'être inexplicable, car, bien que les termes du problème présentent, dans les deux cas, de nombreux points de similitude, ils ne sont pas tout à fait les mêmes. L'urine, en effet, peut ne renfermer que dans certains cas des éléments qui, tels que le pigment urinaire et les matières extractives, soient susceptibles de subir la fermentation acide. C'est sans nul doute à l'absence de ces éléments qu'il faut attribuer l'alcalinité que produit dans d'autres cas l'inflammation de la muqueuse. L'urine ne donnant point lieu à la formation d'un acide subit complétement l'influence alcaline des mucosités que sécrète toute muqueuse enflammée; sa constitution chimique en est profondément modifiée.

Le traitement préventif que réclame la lithiase calcaire doit consister, non point à diminuer la quantité des phosphates ingérés, comme on le croyait, mais à augmenter l'ingestion des substances azotées, à en exagérer les combustions qui ne peuvent avoir lieu sans augmenter la proportion du phosphore rendu journellement par l'urine. La première de ces deux indications est rarement utile à remplir, si tant est même qu'elle le soit ; mais il n'en est pas de même de la seconde.

Dans tous les cas, on supprimera l'usage des végétaux et des eaux alcalines qui, en augmentant l'alcalinité de l'urine, ne peuvent que favoriser le dépôt des sels terreux. On conseillera les acides.

Si la lithiase calcaire menace de se produire par le fait d'un obstacle au cours de l'urine, d'une inflammation de la muqueuse des conduits urinaires, c'est contre cet état morbide qu'on devra diriger la médication préventive. On aura recours à des boissons émollientes (eau de graine de lin, de chènevis), émissions sanguines locales faites au niveau de la région lombaire.

Lorsque tout porte à croire que l'alcalinité de l'urine a donné lieu à des concrétions rénales phosphatiques, on fera tout pour en faciliter la sortie, à l'aide d'exercice, de boissons prises en abondance. C'est dans ces conditions qu'on peut espérer les meilleurs résultats d'une cure à Evian ou à Contrexeville.

C'est à l'aide d'une médication analogue qu'on devra combattre les calculs de carbonate de chaux qui se montrent souvent unis aux concrétions phosphatiques, et qui ne sont, comme elles, qu'une des expressions de la lithiase calcaire. On se trouvera bien aussi, dans ces cas, d'avoir recours à des boissons acides.

LITHIASE AMMONIACALE.

Les concrétions dont nous venons de parler, et qui se forment dans l'urine alcaline présentent ceci de particulier : c'est qu'elles se développent aux dépens d'éléments qui entrent dans la constitution normale de l'urine. Celles dont il nous reste à parler s'en distinguent en ce qu'elles sont dues en partie à l'introduction dans l'urine d'un élément qui lui est étranger : l'ammoniaque. Elles appartiennent à la lithiase ammoniacale.

L'ammoniaque qui apparaît dans ces cas ne se lie ni à une alimentation vicieuse, ni à un état général, ni à un vice de sécrétion rénale. Les faits physiologiques actuellement connus permettent au moins d'avancer cette assertion : elle est de provenance toute locale. Elle se montre dans les cas d'affection des organes urinaires qui mettent obstacle au cours de l'urine et qui en déterminent la stagnation plus ou moins complète.

Elle apparaît dans les cas d'affections vésicales, de lithiase urique, oxalique ou calcaire. C'est dire assez que les concrétions auxquelles elle donne lieu coexistent le plus souvent avec des calculs relevant de l'une ou de l'autre de ces lithiases. Il est rare, en effet, d'en rencontrer qui soient uniquement formées de phosphate ammoniaco-magnésien. C'est sous forme mixte, combinées à d'autres concrétions, que se montrent les concrétions ammoniacales. Le plus souvent elles forment des couches à la surface de ces calculs ; parfois elles en pénètrent les fêlures, ce qui se comprend, et de reste, puisque cette lithiase ammoniacale n'est habituellement qu'une conséquence des autres lithiases.

L'ammoniaque qui entre dans leur composition résulte d'une décomposition de l'urée qui passe à l'état de carbonate d'ammoniaque. C'est le carbonate qui, se décomposant, donne naissance au phosphate ammoniaco-magnésien. Cette décomposition de l'urée s'explique tout naturellement dans les cas auxquels nous faisons allusion. L'urine stagnant dans les conduits urinaires y subit la fermentation alcaline, en contact avec des matières organiques, sans qu'il soit nécessaire de faire intervenir l'entrée souvent fort problématique de spores qui, au dire de Traube, seraient la cause de cette fermentation. La fermentation se produit ici comme elle se produirait dans un vase parfaitement clos, mais renfermant en même temps que l'urine des matières organiques.

L'urine alcalinisée par cette ammoniaque laisse déposer des phosphates terreux. C'est un de ces phosphates, le phosphate magnésien, qui, en se combinant avec l'ammoniaque, donne lieu au phosphate tribasique ammoniaco-magnésien qui est le sel caractéristique de la lithiase ammoniacale.

Qu'elles soient composées exclusivement de phosphate ammoniaco-magnésien, ou qu'elles soient mixtes, ces concrétions sont en général très-volumineuses, peu résistantes, cristallines. Lorsqu'on vient à examiner au microscope une parcelle de ces concrétions, on trouve qu'elle est formée de prismes rhomboïdaux, qui le plus souvent revêtent cet aspect spécial dont nous avons déjà parlé et qui les a fait comparer à des couvercles de cercueil.

Ces concrétions sont insolubles dans les liquides alcalins, solubles dans les acides les plus faibles, même dans l'acide acétique dilué. Lorsqu'on vient à les chauffer au chalumeau, on obtient comme une masse ductile; c'est ce qui les avait fait décrire sous le nom de calculs fusibles.

L'urine présente, dans ces cas, un caractère particulier de grande valeur. Elle n'est pas seulement alcaline; elle est de plus ammoniacale, ce dont on peut se convaincre facilement par l'odorat ou en présentant à la surface de ce liquide du papier de tournesol rouge qui ne tarde pas à être bleui par le carbonate d'ammoniaque qui s'en échappe.

Ce qu'il faut faire à tout prix pour éviter ces concrétions, c'est de combattre toutes les affections dont nous avons parlé, et qui ne peuvent manquer de les produire, à un moment donné. Ces concrétions développées, il faut les attaquer directement, à l'aide de solutions acides (acide nitrique dilué, acide citrique, acétique). Il faut en provoquer l'expulsion à l'aide de diurétiques, et en prescrivant au malade l'usage des eaux d'Evian ou de Contrexeville.

Lithiase indifférente.

Si nous voulions suivre l'exemple de différents auteurs, il nous resterait à décrire des calculs d'espèces diverses. Ainsi on a décrit des calculs formés de fibrine, de mucus. Mais si ces substances peuvent, à différents titres, entrer dans la constitution des calculs, elles ne nous paraissent pas, lorsqu'elles existent seules, mériter le nom de calculs. Il en est deux toutefois qui doivent attirer notre attention : ce sont ceux de xanthine et de cystine, et comme ils apparaissent dans toute espèce d'urine aussi bien acide qu'alcaline et le plus souvent dans une urine ayant conservé son acidité normale, nous comprendrons, ainsi que déjà nous l'avons dit, ces deux espèces de lithiase sous le nom générique de lithiase indifférente.

LITHIASE CYSTIQUE.

La cystine, découverte par Wollaston, en 1805, a été rencontrée à l'état de sédiment ou de sables, à l'état de graviers et de calculs. Dans les sédiments, elle revêt le plus souvent une forme cristalline. Cette forme cristalline n'est pas une ; tantôt, en effet, la cystine est à l'état de prismes, tantôt de tablettes hexagonales. Les graviers que forment ces cristaux en se réunissant présentent un volume plus ou moins considérable. Roberts parle de deux graviers de cystine dont l'un, affectant la forme lenticulaire, ne pesait que 0,075 ; l'autre, de forme cylindrique, pesant 1 gr. 30, mesurait 1/4 de pouce de longueur. L'aspect en était cristallin, la coloration jaunâtre.

Les calculs de cystine sont le plus souvent vésicaux, mais il en existe toutefois de rénaux. Ils peuvent peser 90 à 120 grammes. De forme ovalaire, d'une coloration jaunâtre, ils sont mamelonnés à leur surface et présentent une cassure cristalline brillante. A la coupe, la structure en est comme radiée. Ils sont habituellement composés de cystine pure et présentent parfois à leur partie centrale un noyau d'acide urique. La surface externe de ces calculs est parfois recouverte d'une couche de phosphates de formation secondaire, due uniquement à l'inflammation qu'ont fait naître ces calculs dans la cavité qui les contenait.

Les calculs de cystine possèdent la propriété de passer, au contact de l'air, du jaune au vert. Ils sont bien plus friables que ceux d'acide urique ou d'acide oxalique. Ils se laissent facilement rayer par l'ongle.

La nature de ces calculs est facile à reconnaître. La cystine, qui n'a par elle-même ni saveur, ni odeur, ne présente pas de grande affinité chimique. Elle se comporte comme une base et donne avec les acides nitrique et chlorhydrique des composés cristallins. Suivant Pelouze, elle jouerait avec les sels d'argent le rôle d'acide, et formerait des cystates d'argent.

Elle n'est décomposée ni par la chaleur, ni par les acides végétaux. Elle se dissout par l'ammoniaque caustique et donne, à l'évaporation, des cristaux à six faces, prismes ou tablettes ; elle est donc dimorphe. C'est cette propriété qui permet d'en reconnaître assez facilement l'existence. Elle est soluble dans les acides minéraux, mais ne se dissout ni dans l'eau ni dans l'alcool.

La cystine est une substance azotée qui semble toute formée dans le sang et qui ne serait qu'éliminée par le rein. Elle contient d'assez grandes proportions de soufre, et sa composition, qui reproduit assez exactement celle de la taurine, porte à supposer qu'elle est de provenance hépatique. Scherer l'aurait trouvée du reste dans le foie d'individus morts de typhus.

L'urine des individus atteints de lithiase cystique est opalescente au moment de l'émission. Il s'y forme par le repos un sédiment brillant ressemblant assez bien, à l'œil nu, à un dépôt d'urates. Cette urine a une odeur légèrement musquée, une coloration jaunâtre, un aspect huileux. Elle est acide et se décompose très-facilement. Elle donne naissance, en se décomposant, à de l'hydrogène sulfuré, en même temps qu'elle teint en noir le vase qui la contient. Golding Bird l'a vue passer du jaune au vert.

Lorsqu'on vient à traiter cette urine avant sa décomsition par de l'acide acétique, il s'y forme rapidement des cristaux de cystine qui gagnent le fond du vase.

L'analyse qu'ont faite de ces urines Beale et Toel ne leur a pas permis d'y constater de modifications appréciables. Dans un des cas de Beale, les sulfates y étaient en proportion normale. On ne peut donc pas supposer que la cystine se soit formée aux dépens du soufre que renferme l'urine à l'état physiologique.

La cystine peut être éliminée pendant plusieurs années ; cette élimination peut cesser momentanément pour reparaître ensuite. Elle est parfois remplacée par de l'acide urique en excès. Elle ne semble pas s'accompagner d'une augmentation des sels terreux, et si parfois on en constate le dépôt dans des urines cystiques (Civiale, Prout), ces dépôts tiennent probablement à la décomposition qui s'y manifeste d'ordinaire très-rapidement.

Les symptômes de la lithiase cystique, en dehors des caractères qu'elle imprime à l'urine, ne présentent rien de particulier à signaler. Ces symptômes ne diffèrent en rien de ceux de la lithiase en général. Ce sont les mêmes accidents, et la colique néphrétique a été signalée par Toel comme dans toute autre espèce de lithiase. La santé générale n'en ressent que lentement les atteintes. Civiale l'a vue parfaite encore six années après le début d'une lithiase cystique.

Cette variété de lithiase se rencontrerait de préférence dans l'enfance et dans la jeunesse ; mais l'âge adulte n'en est pas à l'abri. Shearman, dont M. Fabre a contesté les assertions, l'aurait vue surtout se montrer chez les enfants scrofuleux et chez les chlorotiques. Mais ce qu'on ne peut nier, c'est sa tendance à affecter des membres d'une même famille. Ce fait a été mis hors de doute par les travaux de Civiale et de Toel.

Elle a été signalée en Europe et en Amérique.

L'obscurité qui règne encore sur la pathogénie de la lithiase cystique ôte au médecin toute chance de s'opposer à son évolution. En se basant toutefois sur les faits de Shearman, que n'ont point annihilés, à mon avis, les observations de M. Fabre, on pourra, si la scrofule est manifeste, si la chlorose est évidente, combattre ces deux états morbides, et peut-être aura-t-on ainsi quelque chance d'en prévenir le développement.

On pourra, d'autre part, en prescrivant des diurétiques, en conseillant l'exercice, en facilitant s'il en est besoin la sortie des urines, s'opposer aux causes de formation des calculs (stagnation, concentration de l'urine). Il suffira souvent d'avoir recours à ces moyens pour prolonger la vie des malades ; car cette variété de lithiase peut exister longtemps sans avoir de grands retentissements sur l'économie.

Lorsqu'il existe des calculs, ce dont on a la preuve par les douleurs lombaires persistantes, par le retour paroxystique de coliques néphrétiques, il faudra avoir recours à l'usage longtemps continué de l'acide chlorhydrique, qui aurait donné à Prout les meilleurs résultats.

LITHIASE XANTHIQUE.

La xanthine, découverte par Marcet en 1817, peut comme la cystine se montrer dans l'urine sous forme de sables, de graviers ; elle peut exister également à l'état de calculs.

La xanthine est une substance chimiquement très-voisine de l'acide urique ; elle n'en diffère que par deux atomes en moins d'oxygène. C'est donc une substance azotée.

Découverte par Scherer, dans le foie, dans la rate, dans les muscles, dans la substance cérébrale et dans le sang, elle existerait même, suivant cet auteur, en faible proportion dans l'urine physiologique.

Dans les sédiments, elle se montrerait à l'état amorphe. Lorsqu'on les dessèche, on obtient une croûte d'un jaune clair qui donne lieu, lorsqu'on l'écrase, à une poudre d'un jaune plus foncé qui contient la xanthine. Lorsqu'on vient à la frotter, elle prend le brillant de la cire.

Elle est soluble dans les alcalis, dans l'acide chlorhydrique chaud et concentré. Cette solution, en se refroidissant, donne lieu à des cristaux octaédriques composés d'acide et de xanthine.

Elle se dissout avec effervescence dans l'acide nitrique et laisse déposer par l'évaporation un résidu jaunâtre qui devient d'un rouge violet lorsqu'on le traite par la potasse caustique. Elle est à peine soluble dans l'eau froide ; elle l'est un peu plus dans l'eau chaude (Städeler), 1 partie se dissolvant dans 1,178 parties d'eau chaude.

L'urine, dans les cas de lithiase xanthique, présenterait parfois une coloration d'un jaune foncé (Bence Jones).

Cette lithiase, qui peut également donner lieu à des graviers et à des calculs, s'accompagne parfois de coliques néphrétiques.

Laugier, qui a eu l'occasion d'observer des graviers de

xanthine, n'en a pas vu dont le poids dépassât un cent gramme. La coloration en était jaunâtre, la forme sphé roïdale, la surface lisse.

A l'état de calculs, la xanthine a été rencontrée pa Dulk et par Coles. Ils sont en général assez petits, ne dé passant pas 4 gr. 50, variant de 0,50 à 4,50.

C'est surtout chez les enfants qu'on a le plus souven rencontré la lithiase xanthique. La cause en est inconnue et, par suite, le traitement préventif ou curatif tout à fa hypothétique. Aussi, ne doit-on s'occuper que des symp tômes qu'elle peut provoquer et recourir au traitement d la lithiase en général ou de ses complications.

La lithiase rénale, quelle qu'en soit la nature, est, ain que nous l'avons vu, l'occasion d'accidents divers et nom breux qui apparaissent comme autant de complications ce sont les hémorrhagies rénales, la colique néphrétiqu la pyélite ou inflammation des bassinets, l'hydronéphro et les kystes rénaux. Nous profiterons des rapports d causalité qui existent entre ces accidents et la lithias pour les décrire actuellement, tout en faisant remarqu qu'ils peuvent cependant, ainsi que nous le signaleron se montrer sous l'influence d'autres causes.

Hémorrhagie rénale.

On doit comprendre sous le nom d'hémorrhagie réna tout épanchement de sang qui se fait dans les cavités d rein (canalicules urinifères, calices ou bassinet) ou da le tissu interstitiel. De là deux espèces d'hémorrhagi la parenchymateuse ou intra-cavitaire, et l'interstitiell Cette dernière n'est autre que l'apoplexie rénale d auteurs.

L'hémorrhagie parenchymateuse peut être avec sans hématurie, avec ou sans tumeur lombaire ou hyp gastrique. De là deux variétés d'hémorrhagie réna parenchymateuse : l'une dite externe avec hématurie; l'autre dite interne avec tumeur lombaire ou hypogastrique.

L'hémorrhagie interstitielle est beaucoup plus rare; elle passe le plus souvent inaperçue et ne se reconnaît qu'à l'autopsie. Parfois mais rarement primitive, elle n'existe le plus souvent que comme complication de l'hémorrhagie parenchymateuse. Aussi ne nous occupera-t-elle que d'une façon secondaire. C'est donc à de nombreux titres que l'hémorrhagie parenchymateuse doit d'attirer l'attention toute particulière dont elle va de notre part être l'objet.

L'hémorrhagie parenchymateuse a de tout temps été décrite et signalée par les auteurs.

C'est de l'hémorrhagie parenchymateuse qu'il s'agit dans maints passages d'Hippocrate, où l'on voit mentionnées certaines hématuries qui viennent des reins.

C'est à cette hémorrhagie que Celse fait également allusion lorsqu'il dit que l'urine sanguinolente est parfois l'indice d'une blessure des reins.

Rufus en parle aussi lorsqu'il signale la nécessité qu'il y a de distinguer les hématuries qui viennent des reins de celles qui viennent de la vessie.

Blaes rapporte un cas d'urine purulente et sanguinolente manifestement due à la présence de calculs dans le rein. Willis observa de semblables urines dans un cas de fistule lombaire.

Bonet signale un cas d'hématurie chez un goutteux. Hoffmann cherche à distinguer l'hématurie rénale de l'hématurie vésicale. Il croit que ce qui caractérise l'hématurie rénale, c'est qu'elle est moins douloureuse que l'hématurie vésicale.

Bien qu'à une époque plus rapprochée de nous se soient multipliées les observations d'hémorrhagie rénale parenchymateuse, c'est à Rayer, il faut le reconnaître, qu'on doit l'étude la plus complète qui ait paru sur ce sujet.

Étiologie. — Pour en étudier l'étiologie, il propose une division qui nous semble encore la plus rationnelle ; c'est celle que nous adopterons. Nous admettrons donc que tantôt cette hémorrhagie est essentielle et que tantôt elle est symptomatique d'un état local (lésions rénales) ou d'un état général (altérations du sang). Mais avant d'examiner quelles sont les causes particulières qui semblent agir pour produire ces deux espèces d'hémorrhagie rénale, il est certaines conditions générales qu'il est bon de passer rapidement en revue pour en signaler l'influence dans les deux cas.

Ainsi c'est le plus souvent dans l'âge adulte et chez le vieillard (Boyer) que se montre l'hémorrhagie rénale parenchymateuse avec ou sans hématurie. L'hémorrhagie essentielle toutefois ne respecte aucun âge (Chapotin, Salesse). On peut la rencontrer dans l'âge le plus tendre.

Elle est plus commune chez l'homme que chez la femme, ce qui tient sans nul doute à la fréquence plus grande des lésions rénales chez l'homme. L'hémorrhagie essentielle toutefois fait exception à cette règle ; elle semble atteindre la femme plus souvent que l'homme.

On a signalé l'hémorrhagie parenchymateuse comme se montrant de préférence à certains âges, à la ménopause, chez les individus exerçant des professions sédentaires ou s'adonnant à l'usage des liqueurs spiritueuses.

A) Il est certains pays qui, très-manifestement, prédisposent à l'hémorrhagie parenchymateuse essentielle : l'île Maurice, Pavie (Frank), le Brésil (Sobrini, Simoni, Vallados), la Caroline du Sud (Chalmers), la Nubie, l'Égypte (Renoult).

Cette variété d'hémorrhagie rénale parenchymateuse, qu'on a tour à tour décrite sous les noms de sporadique ou d'endémique, de périodique, de supplémentaire et de cri tique, ne se présente pas avec un caractère de fréquence aussi grand qu'on le pensait autrefois. Les cas d'hémorrhagie essentielle tendent chaque jour à diminuer, et tout porte à croire que, grâce aux travaux dont elle est l'objet et que nous signalerons plus loin, l'époque n'est pas loin où l'on pourra rayer du cadre nosologique cette entité morbide. Actuellement toutefois, on doit encore admettre deux espèces d'hémorrhagie rénale parenchymateuse essentielle, l'une sporadique et l'autre endémique.

L'hémorrhagie rénale essentielle sporadique pourrait être continue (Rayer), et dans certains cas périodique. Elle céderait alors au sulfate de quinine (Elliotson, Gergeres, Stewart), ce qui porterait à croire qu'elle est parfois de nature paludéenne. Dans certains cas toutefois cette hémorrhagie n'est rien moins qu'essentielle; elle est, ainsi que l'ont démontré Pavy et Greenhow, l'expression d'un état diathésique entraînant des lésions locales du rein.

Le plus souvent l'hémorrhagie sporadique se montre à la suite de la suppression d'un flux physiologique (menstruation) ou accidentel (hémorrhoïdes). Parfois elle est consécutive à la cessation d'une hémorrhagie portant sur une muqueuse; c'est dans ces cas qu'on lui donne le nom de supplémentaire. Elle serait due à la pléthore.

L'hémorrhagie essentielle, dite critique, qui apparaît à la période de convalescence de certaines inflammations, comme dans la pneumonie, n'a le plus souvent d'essentiel que le nom, ainsi que nous le verrons plus loin.

L'hémorrhagie rénale parenchymateuse endémique n'a encore été l'objet que de recherches trop insuffisantes pour qu'on puisse affirmer quelle en est la véritable nature. Les lésions rénales que signalent les auteurs sont encore trop mal prouvées pour qu'on ne conserve pas jusqu'à nouvel ordre à cette hémorrhagie le qualificatif d'essentielle.

B) Les causes de l'hémorrhagie rénale parenchymateuse symptomatique sont les unes locales, les autres générales.

Le traumatisme est une des causes locales fréquentes de l'hémorrhagie rénale. On la voit survenir à la suite de contusions, de plaies des reins. Aran en a signalé des cas à la suite de l'équitation. Elle serait parfois le fait du cahotement de la voiture. Elle semble, dans certains cas, consécutive à l'accouchement, à des efforts violents.

On la voit survenir dans le cours des affections des bassinets. Elle n'est le plus souvent dans ces cas qu'une des conséquences de la lithiase urinaire. C'est en irritant, en déchirant la muqueuse de ces cavités que les concrétions qui s'y déposent la produisent.

C'est encore à l'inflammation de cette muqueuse qu'elle semble due lorsqu'elle survient à la suite de l'ingestion de certaines substances médicamenteuses, telles que les cantharides (Paré, Forestus), le baume du Pérou (Frank), l'ail (Forestus).

Les affections rénales donnent également souvent lieu à cette espèce d'hémorrhagie. Celles qui de toutes lui donnent le plus souvent naissance sont les néphrites parenchymateuse et interstitielle, le cancer, les tubercules, les kystes hydatiques, les embolies, les athéromes et l'anévrysme de l'artère rénale (Gendrin).

Klebs croit que si l'on voulait classer par ordre de fréquence les causes que nous venons d'énumérer, on devrait mettre en première ligne les blessures des reins, puis les embolies, la néphrite interstitielle, et enfin le carcinome. Ce tableau nous semble inexact, ou plutôt doit être interprété d'une autre manière. Il faut se rappeler en effet que pour Klebs il n'y a pas de néphrite parenchymateuse, ou plutôt il comprend sous le même chef, sous le nom de néphrite diffuse, la néphrite parenchymateuse et la néphrite interstitielle. Pour nous, qui les séparons, nous regardons la néphrite parenchymateuse comme de beaucoup plus souvent en cause lors d'hémorrhagie rénale que la néphrite interstitielle.

Les causes générales qui semblent présider à l'apparition de l'hémorrhagie rénale parenchymateuse sont toutes les maladies qui paraissent agir sur la crase sanguine et qui donnent le plus souvent lieu à des hémorrhagies multiples intéressant différents organes. De ces maladies, celles qui le plus habituellement s'accompagnent d'hémorrhagie rénale sont la scarlatine, la variole, le purpura (Rayer), la pyémie, la fièvre jaune, la fièvre rémittente, le typhus et la fièvre typhoïde.

Celles qui de toutes causeraient le plus fréquemment l'hémorrhagie rénale parenchymateuse seraient, suivant Klebs, la fièvre jaune, le typhus, la variole, puis la fièvre rémittente.

L'hémorrhagie rénale parenchymateuse peut être, ainsi que nous l'avons vu, essentielle ou symptomatique; mais, quelle qu'en soit la nature, elle présente certains caractères généraux anatomiques et cliniques qu'il est bon d'étudier en premier lieu. Ces caractères communs connus, il sera plus facile de rechercher ensuite quelles sont les particularités que présente telle ou telle variété de l'hémorrhagie rénale.

Anatomie pathologique. — Les lésions qu'on a l'occasion de constater à l'autopsie peuvent ne relever que de l'hémorrhagie parenchymateuse; mais lorsqu'elle est considérable, il est rare de ne pas en trouver en même temps qui appartiennent à l'hémorrhagie interstitielle ou apoplexie rénale. Cette dernière espèce, qui existe rarement seule, n'est, dans la généralité des cas, qu'une complication de l'hémorrhagie parenchymateuse.

Lors d'hémorrhagie rénale parenchymateuse, on constate que c'est dans les canalicules ou dans les cavités des calices ou des bassinets que siégent les épanchements. Ils peuvent occuper la substance corticale ou la substance médullaire. Ils apparaissent dans la substance corticale sous forme de pétéchies parfaitement circonscrites, présentant une teinte d'abord rouge noirâtre, puis ardoisée, puis jaunâtre. On peut suivre, au niveau de ces taches, les différentes phases de décoloration que présente le sang épanché dans les tissus. On peut y constater les altérations successives que subissent les globules sanguins, la disparition de ces globules, dont la présence n'est plus attestée que par la persistance, au niveau des taches jaunâtres, de cristaux d'hématine. Ces épanchements peuvent se faire dans les canalicules tortueux, mais c'est au niveau des capsules des glomérules qu'on les rencontre le plus souvent. Dans la substance médullaire, ils ont pour siége la portion droite des canalicules urinifères ou tubes de Bellini, c'est pourquoi ils affectent, à ce niveau, une forme allongée.

Lorsque l'épanchement se fait dans les calices ou dans le bassinet, il peut acquérir parfois un développement exagéré ; il distend alors ces cavités et forme, au niveau de la région lombaire, une tumeur appréciable à la percussion, parfois même à la palpation. Il s'accompagne alors fréquemment de pétéchies siégeant dans l'épaisseur de la muqueuse qui en revêt la face interne.

Le sang qui forme l'épanchement dans ces cas y est pur, à l'état fluide ou coagulé. Il est dans d'autres cas plus ou moins altéré, ressemblant assez à du marc de café ; parfois il est mélangé à des substances étrangères, dont la nature varie avec la cause de l'hémorrhagie. Ainsi on rencontre avec le sang, dans le bassinet, du pus, des vésicules hydatiques, des masses cancéreuses ou tuberculeuses, le plus souvent des calculs.

Lorsque l'hémorrhagie interstitielle coexiste avec l'hémorrhagie parenchymateuse, on trouve dans le tissu intercanaliculaire du sang en foyers ou à l'état d'infiltration.

Ces foyers sont d'ordinaire peu développés. Les plus considérables se rencontrent à la surface rénale. On les voit décoller du tissu rénal la capsule fibreuse, dans une assez grande étendue, en même temps qu'ils repoussent et compriment la substance propre du rein. Ils se rencontrent également dans l'épaisseur des substances corticale et médullaire (néphrites interstitielle et parenchymateuse); ils sont alors peu étendus, à contours mal définis, bien distincts en cela des foyers hémorrhagiques qui siégent dans les canalicules urinifères ou dans les capsules des glomérules.

Lorsque l'hémorrhagie interstitielle (apoplexie rénale) est très-prononcée, il est assez habituel de la voir s'accompagner d'épanchements sanguins intéressant les organes environnants. On peut alors trouver au pourtour du rein, surtout à la suite de contusion, des foyers sanguins qui déplacent le colon. Dans d'autres cas, le sang à l'état d'infiltration remplit les mailles du tissu cellulo-graisseux qui enveloppe le rein, ou qui s'engage dans la scissure rénale. On peut même en trouver qui s'est épanché dans les replis voisins du péritoine.

En dehors de ces altérations caractéristiques des hémorrhagies parenchymateuse et interstitielle du rein, on rencontre des lésions qui sont en rapport avec les affections diverses qui président au développement de ces états morbides. Les unes sont locales, les autres générales. Parfois cependant le sang épanché dans les canalicules ou dans le tissu intercanaliculaire constitue la seule manifestation morbide qu'on rencontre. Il en est ainsi lorsque l'hémorrhagie rénale est essentielle.

Symptomatologie. — L'hématurie d'une part, d'autre part la tuméfaction lombaire ou hypogastrique, tels sont, avons-nous dit, les symptômes de l'hémorrhagie rénale parenchymateuse qui permettent d'admettre une hémorrhagie tantôt interne et tantôt externe, mais ces symptômes peuvent se présenter chez le même sujet. A l'hématurie succède parfois la tumeur lombaire ou hypogastrique. L'hémorrhagie d'externe devient alors interne. Lorsqu'ils existent isolément l'hémorrhagie rénale peut ne se traduire que par de l'hématurie : telle est l'hémorrhagie symptomatique des fièvres graves, telle est l'hémorrhagie essentielle. Dans d'autres cas il peut ne se produire qu'une tumeur vésicale ou lombaire, comme chez les vieillards, lors de néphrite interstitielle hyperplasique. L'hématurie fait alors ici défaut.

L'hématurie s'annonce par la coloration plus ou moins foncée que donne à l'urine une plus ou moins grande quantité de sang. Mais ce qui caractérise avant tout l'hématurie, c'est la présence dans l'urine de globules sanguins, ayant à peu près conservé leur aspect physiologique. C'est le globule sanguin qui seul permet d'affirmer l'existence de l'hématurie vraie, qu'il faut distinguer de l'hématurie fausse.

Ce mélange de l'urine et du sang se fait dans les proportions les plus variables. Il peut arriver que l'urine contienne si peu de sang que la teinte en est à peine rosée. On est alors obligé, pour reconnaître l'existence de l'hématurie, de laisser reposer l'urine suspecte dans des tubes de 12 à 15 centimètres de long sur 1 à 2 centimètres de large, de manière à ce que les globules sanguins, tombant au fond, puissent être facilement trouvés à l'aide d'une pipette. Le liquide qui contient ces globules est légèrement albumineux, et renferme en outre, dans certains cas, quelques coagulums fibrineux qui rappellent le diamètre des canalicules urinifères et qui ne laissent aucun doute sur la provenance rénale de l'hématurie.

Cette hématurie légère peut survenir d'emblée (néphrite parenchymateuse), mais elle n'est le plus souvent que la suite d'une hématurie plus nettement accusée. Sa valeur pronostique est alors assez importante ; aussi est-il nécessaire d'en constater l'existence. Si elle persiste en effet à la suite d'une hématurie considérable, elle doit faire craindre le retour d'une hémorrhagie rénale abondante, attendu qu'elle permet d'affirmer que le processus hémorrhagique n'est pas terminé.

Lorsque la quantité de sang est considérable, l'urine présente une coloration rouge noirâtre qui varie de la teinte la plus claire à la teinte la plus foncée. Lorsqu'on la laisse reposer quelques heures, elle se divise en deux parties : une partie liquide transparente rosée, une partie sédimenteuse qui tombe au fond du vase.

La partie liquide, qui est alcaline, se coagule facilement à l'aide de la chaleur. Cette coagulation, qui varie en intensité, suivant la quantité plus ou moins considérable de sérosité sanguine qu'elle contient, caractérise une variété d'urine que nous avons décrite sous le nom d'urine albuminurique fausse. Dans ce liquide nagent des coagulums emprisonnant un plus ou moins grand nombre de globules sanguins ; aussi ces caillots n'ont-ils pas toujours la même teinte. Ils sont d'une coloration blanchâtre ou noirâtre qui varie suivant le nombre des globules qu'ils renferment. Ces caillots, rendus le plus souvent tout formés, viennent des conduits qu'a traversés l'urine, et dont ils retracent parfois la configuration. Il en est qui sont allongés, présentant assez bien l'aspect d'un ver, comme dans le cruentus vermiformis de Winter, c'est lorsque la coagulation s'est faite dans les uretères. Il en est d'autres qui sont perforés et qui semblent venir de la vessie.

Dans certains cas, ce liquide ne présente aucune trace de coagulums ; c'est ce qui arrive lorsque le sang est en petite quantité, ou bien lorsque l'alcalinité très-prononcée de l'urine s'est opposée à la coagulation de la fibrine. On ne peut alors affirmer l'existence de l'hématurie qu'en tenant compte de la présence des globules.

Ce liquide urinaire ne doit pas toutefois être étudié seulement au point de vue des coagulums ; il faut encore rechercher quelle en est la composition. De cette étude découleront d'utiles données, qui, ainsi que nous le verrons, permettront dans certains cas de reconnaître quelle est la nature de l'hématurie à laquelle on a affaire. Ainsi, pour n'en citer que quelques exemples, lorsqu'on constatera que l'urine est très-albumineuse, que la quantité d'urée a notablement baissé, on pourra penser que l'hématurie est due à une néphrite parenchymateuse; lorsqu'on y trouvera d'autre part de notables proportions d'acide urique, on sera amené à supposer qu'il s'agit sans doute d'une hématurie dépendant de la diathèse urique, liée peut-être à des calculs du rein.

Le sédiment qui dans ces urines se forme par le repos est plus ou moins considérable ; son épaisseur varie avec l'abondance de sang qu'elles renferment. Il est presque entièrement formé de globules sanguins plus ou moins altérés, qui doivent aux acides de l'urine la coloration noirâtre qu'ils présentent souvent. Déjà nous avons parlé des modifications qu'imprime à ces globules un séjour plus ou moins prolongé dans l'urine. Nous n'y reviendrons pas. Ces globules peuvent être isolés ; souvent ils sont comme ceux qui nagent dans le liquide, englobés dans de la fibrine, et parfois réunis sous forme de cylindres dont le diamètre rappelle celui de l'uretère ou des tubes de Bellini. Cette dernière espèce de cylindres a une valeur caractéristique. Elle suffit à elle seule pour permettre d'affirmer l'existence d'une hémorrhagie rénale. Mais il ne faut pas oublier que l'hémorrhagie rénale a parfois pour point de départ les bassinets et, dans ce cas, on le comprend, ce signe fait complétement défaut. A côté de ces éléments se trouvent également dans le sédiment des substances de nature diverse : les unes viennent de l'urine elle-même, ce sont des cristaux d'acide urique, des urates ou des phosphates à l'état amorphe ou cristallin; les autres sont de provenance étrangère et tiennent aux causes mêmes de l'hématurie, ce sont des globules purulents, des masses tuberculeuses ou cancéreuses.

La quantité de sang rendue par l'urine est parfois énorme. Van Swieten parle d'un malade qui, en quelques heures, rendit huit livres de sang. Il est parfois difficile de l'apprécier d'une manière exacte, attendu que chacune des mictions ne contient pas la même proportion de sang. Ainsi Rayer a constaté que l'hématurie qui persistait plusieurs jours présentait chez les calculeux et les cancéreux des variations en rapport avec certaines influences. Il a reconnu que c'était surtout après les repas que l'urine était le plus chargée de sang. Aussi, pour juger la quantité de sang perdu par un malade dans les 24 heures, est-il nécessaire de se faire présenter toute l'urine émise par ce malade dans ce laps de temps. On peut alors avoir recours aux tubes gradués de Vogel, et en comparant la coloration de ces tubes, qui renferment une quantité de sang connue, à celle de l'urine rendue, on peut arriver expérimentalement à préciser, d'une manière assez exacte, la quantité de sang qu'elle contient.

Il est rare que l'hématurie ne fasse pas naître certains troubles en rapport avec les quantités anormales du liquide ou avec les coagulations qui s'y produisent. Le malade éprouve d'ordinaire de fréquents besoins d'uriner. Parfois l'urine n'est rendue que goutte à goutte, et la miction s'accompagne d'un ténesme vésical plus ou moins prononcé. Le liquide urinaire peut présenter des alternatives de coloration et de décoloration. Il faut admettre alors que dans ces cas l'uretère du rein malade a été obstrué par un caillot sanguin et que l'urine ne vient plus que du rein sain. Ce qui prouve qu'il doit en être ainsi, c'est que parfois l'urine apparaît de nouveau sanglante, à la suite du rejet d'un caillot allongé vermiforme, c'est que souvent l'hématurie s'accompagne d'accès de colique néphritique, dus précisément à la coagulation dans les uretères de masses sanguines plus ou moins considérables.

Parfois enfin, il y a cessation complète de tout écoulement d'urine ; malgré les efforts les plus grands il ne peut y avoir de miction. Il en est ainsi lorsque l'hémorrhagie d'externe devient interne, lorsque le sang se coagule dans la vessie. Il peut en être également ainsi lorsque, l'autre rein étant atrophié, l'écoulement de l'urine arrive à être suspendu par la coagulation du sang dans l'uretère. On comprend que, dans ce cas, la mort puisse être la conséquence de la rétention d'urine, comme dans le cas de Walther.

L'hématurie vraie, dont nous venons de parler, est en général assez facile à reconnaître, et nous ne reviendrons pas sur les difficultés qu'il peut y avoir parfois à distinguer la coloration due à la présence du sang des colorations diverses que peut présenter l'urine et qui peuvent faire croire à une hématurie. Il en est une cependant qu'il est bon de rappeler, c'est celle de la fausse hématurie qui est due à la présence dans l'urine de l'hémato-globine. Le seul caractère qui différencie l'hématurie fausse de l'hématurie vraie, c'est que lors d'hématurie fausse l'urine ne renferme pas de globules sanguins, comme dans l'hématurie vraie. Lorsqu'on traite cette urine par la chaleur et l'acide acétique, on obtient un caillot, et lorsqu'on traite ce caillot à une douce chaleur par l'alcool et l'acide sulfurique, on arrive à avoir une solution alcoolique d'hématine (Hartman).

Bien qu'il soit utile d'établir une distinction entre l'hématurie vraie et l'hématurie fausse, due à la présence de l'hémato-globine dans l'urine, nous devons dire que cette distinction n'est vraiment utile que lorsque l'examen porte sur des urines récemment rendues, attendu que dans ces cas la présence de l'hémato-globine, avec absence de globules, a une valeur pronostique importante. Elle peut permettre d'affirmer l'existence d'une affection grave, cause de l'hématurie, et ayant au préalable entraîné une dissolution des globules sanguins encore contenus dans le système circulatoire ; mais si l'examen n'est fait que tardivement, il peut se faire que la destruction des globules ait eu lieu ultérieurement à l'émission de l'urine et par le fait de l'action des acides qu'elle contient. On comprend la différence qui existe dans ces deux cas.

L'hémorrhagie externe ou hématurie peut être, avons-nous dit, à un moment donné, suivie d'hémorrhagie interne, c'est-à-dire que, l'écoulement cessant au dehors, le sang s'accumule alors dans les conduits excréteurs de l'urine (vessie ou bassinet) et s'y coagule. C'est un fait assez habituel. On voit alors se manifester les symptômes qui attestent cette accumulation du sang ; c'est alors que peuvent apparaître les tumeurs lombaire et hypogastrique.

Il est rare que l'hémorrhagie interne soit initiale. Lorsqu'il en est ainsi, elle échappe le plus souvent au diagnostic ; ce qui secomprend et de reste, surtout lorsque la coagulation se fait dans le bassinet, car les symptômes en sont assez obscurs. Ils consistent dans une sensation de pesanteur, parfois de douleur, située au niveau de la région lombaire. En même temps se manifeste à ce niveau une tumeur vers un des flancs ou vers les deux. Lorsque déjà le rein était augmenté par le fait de l'affection primitive, cause de l'hémorrhagie, cette tuméfaction prend des proportions considérables que l'on peut apprécier à l'aide de la percussion.

Dans Rayer on trouve l'observation d'un fait analogue ; l'obstruction de l'uretère avait amené l'arrêt du sang dans les calices et dans le bassinet qui, s'étant énormément dilaté, formait au niveau de la région lombaire une tumeur considérable. Comme l'arrêt du sang se limite d'ordinaire à un seul rein, au rein malade, le rein sain continue à sécréter, souvent en excès, une urine normale. Aussi conçoit-on que le plus ordinairement l'on n'ait à signaler aucun trouble de miction, l'urine conservant ses caractères physiologiques.

Il n'en est plus de même lorsque la coagulation, au lieu de se faire dans les bassinets ou les uretères, a la vessie pour siége. Qu'elle se manifeste d'emblée ou consécutivement à l'hématurie, lorsque se produit cette coagulation le malade se plaint de tension à l'hypogastre, de douleur au périné et au rectum. En même temps le médecin constate un développement exagéré de la région hypogastrique, qui est saillante, bombée. Il reconnaît, à l'aide de la palpation, qu'il existe à ce niveau une tumeur dure résistante, et que la sonorité normale a disparu pour faire place à de la matité. Il peut, à l'aide de la percussion, circonscrire le volume de cette tumeur, qui n'est due qu'à la vessie distendue par le sang qui s'y est coagulé.

La constatation de cette tumeur a une importance d'autant plus grande qu'elle peut se former aux dépens d'une vessie saine, alors que le malade n'a jamais accusé de douleur de ce côté. Lorsqu'on est arrivé à faire disparaître cette coagulation elle peut se reproduire, sous l'influence des mêmes causes, sous l'influence de l'affection rénale qui persiste. Cette coagulation vésicale n'entraîne pas forcément l'altération de l'urine. Il arrive parfois que l'urine, bien que difficilement émise, s'écoule claire au dehors, filtrant entre les parois de la vessie et la masse sanguine coagulée. Il peut même se faire qu'elle passe au travers des caillots, qui sont alors perforés ou sous forme de conduits. La coagulation n'acquiert pas toujours des proportions aussi considérables, elle peut ne porter que sur quelques petites parties de sang ; c'est alors que se forment des caillots qui, en séjournant dans la vessie, peuvent servir de noyaux à des calculs vésicaux.

L'hémorrhagie interne, comme l'hémorrhagie externe ou hématurie, peut durer un temps plus ou moins long. Elle peut se reproduire à plusieurs reprises; elle peut, comme elle, être en partie cause de l'anémie qui se montre à une période avancée de certaines affections rénales (cancer du rein), et qui parfois s'accompagne d'œdème localisé; mais il est rare qu'elle présente la gravité de certaines autres hémorrhagies internes qui, par la syncope qu'elles produisent, peuvent devenir une cause de mort subite. Il ne faut pas oublier toutefois qu'elle peut s'opposer au cours de l'urine et, provoquant l'apparition des symptômes d'ammoniémie ou d'urémie, entraîner la mort du malade.

Essentielle elle peut, comme toute hémorrhagie de même nature, s'accompagner, au moment où elle se manifeste, de symptômes fébriles plus ou moins prononcés.

Lorsqu'elle est symptomatique d'un état général, elle constitue parfois une des premières manifestations de la maladie, comme dans l'ictèro typhoïde, la fièvre jaune. Elle coexiste ailleurs avec d'autres hémorrhagies se faisant à la peau, vers la muqueuse utérine ou intestinale (variole grave). Elle est accompagnée généralement dans ces cas de symptômes graves et coïncide avec l'une des formes morbides que les anciens décoraient à juste titre du nom de maligne (fièvre putride des auteurs).

Après avoir examiné quels sont les caractères communs à toute hématurie ou à toute hémorrhagie interne de provenance rénale, il est indispensable de rechercher quels sont les caractères spéciaux que leur impriment les causes diverses sous l'influence desquelles se développent ces hémorrhagies. Cette étude, utile à tous les points de vue, l'est surtout au point de vue du diagnostic, elle peut seule fournir le moyen de reconnaître la variété d'hémorrhagie rénale à laquelle on a affaire.

L'hémorrhagie rénale peut être, avons-nous dit, essentielle ou symptomatique.

A) Essentielle, elle peut se montrer à l'état sporadique ou à l'état endémique.

Lorsqu'elle est sporadique, elle peut revêtir le caractère critique comme dans la pneumonie (Latour). Elle est le plus souvent supplémentaire d'une hémorrhagie habituelle qui vient à manquer. C'est ainsi qu'on la voit apparaître avec ce caractère à la suite de suppression d'hémorroïdes (Chopart, Latour), d'épistaxis habituelles (Pinel), de règles (Frank, Chopart).

Dans certains cas où elle est en apparence indépendante d'états morbides antérieurs, elle semble véritablement essentielle et revient d'une façon paroxystique. Il s'en faut toutefois que toujours alors on ait affaire à des hémorrhagies de cette espèce. Tout porte à croire que l'étude plus approfondie de ces faits permettra de reconnaître les lésions qui provoquent ces hématuries, et par suite facilitera leur classement dans tel ou tel groupe d'hématurie symptomatique. Déjà Pavy et Greenhow ont constaté que certaines hématuries paroxystiques, dites essentielles, reconnaissaient pour cause la formation dans la portion droite des canalicules urinifères ou tubes de Bellini de calculs d'oxalate de chaux revêtant la forme de ces canalicules. C'est à l'irritation déterminée dans les reins par ces infarctus calculeux que seraient dues ces hémorrhagies paroxystiques. Elles ne cesseraient qu'à la sortie de ces infarctus qu'on retrouve dans les sédiments. Elles reparaîtraient au bout d'un temps plus ou moins long, par suite de leur reproduction. Ces hématuries ne seraient, suivant ces auteurs, qu'une des manifestations de la diathèse oxalique.

L'hématurie essentielle dite critique, d'ordinaire peu abondante, est assez rare. L'occasion manque pour l'étudier à fond, et les connaissances qu'on a à cet égard sont assez restreintes. Mais si l'on considère qu'elle apparaît le plus ordinairement à la période de convalescence des maladies, si d'autre part on tient compte de la fréquence de la néphrite parenchymateuse dans ces conditions, on est en droit de se demander si cette variété d'hématurie essentielle, dite critique, n'est pas le plus souvent l'indice d'une altération inflammatoire des canalicules rénaux.

Il est plus difficile de préciser quelles peuvent être les lésions, causes des hémorrhagies supplémentaires. Qu'il y ait tension vasculaire, on n'en saurait douter, mais ce qu'il est difficile d'indiquer ce sont les conséquences de cette tension vasculaire. Agit-elle sur le parenchyme du rein de manière à en produire l'inflammation? le fait n'est pas probable. Il est à présumer que la tension vasculaire est ici seule en cause et que c'est à la pression qu'elle détermine qu'est due surtout la sortie du sang. Cette variété d'hémorrhagie résulte soit de l'altération terminale des capillaires sanguins et de leur rupture, soit d'une simple diapédèse, comme le veut Cohnheim.

L'hématurie essentielle dite endémique se rencontre à tout âge; elle paraît sévir de préférence sur le sexe féminin et sur le nouveau venu. Cette variété est particulière à certains pays. C'est précisément ce qui lui donne son caractère d'endémicité. On la rencontre surtout, ainsi que nous l'avons dit à propos de l'étiologie, dans certaines contrées de l'Amérique du Sud. On la trouverait également en Afrique.

Cette variété d'hématurie a été dans ces derniers temps l'objet de recherches importantes, faites en France par Rayer, Quevenne et M. Gubler, en Angleterre par de Waters, Cubit et Carter. Malgré les travaux qui en sont résultés, il reste encore, il faut l'avouer, bien des points à élucider.

Elle est caractérisée par trois espèces d'urine que Rayer a parfaitement décrites, et qu'il a désignées sous les noms d'urines sanglante, chyleuse et albumino-graisseuse.

L'urine sanglante ne présente rien qui puisse la distinguer de l'urine propre à toute autre espèce d'hématurie, si ce n'est toutefois que le sédiment qui s'y forme contient, outre les globules rouges, une quantité d'acide urique supérieure à celle qu'on y rencontre à l'état physiologique. Il est bon de se rappeler cette particularité, qu'on retrouve encore à propos de l'urine chyleuse et de l'urine albumino-graisseuse, attendu qu'on a pensé, peut-être avec juste raison, que cette tendance à la gravelle n'était pas étrangère à la production de cette variété d'hématurie. Les caillots qui nagent dans le liquide sont rares et peu volumineux (Rayer, Ackerman).

L'urine chyleuse diffère notablement de l'urine sanglante, non-seulement par sa teinte, mais encore par les éléments qui entrent dans sa composition. Ici, pas de globules rouges. Lorsqu'on laisse reposer cette urine, le sédiment formé de globules blancs est blanchâtre, parfois légèrement rosé ; la couche de liquide est légèrement opalescente et recouverte à la surface d'une couche graisseuse plus ou moins épaisse. Si l'on veut rendre à ce liquide sa transparence physiologique, il suffit, après l'avoir décanté, de le traiter par l'éther, qui dissout la couche graisseuse et de plus les molécules retenues en suspension dans ce liquide. Cette graisse fond à 36-38° (Ackerman). Le liquide urinaire contient parfois de telles proportions de fibrine qu'il se coagule en masse comme celui de certaines pleurésies. L'albumine y est également en notable quantité. Elle s'y reconnaît facilement, à l'aide de la chaleur de l'acide nitrique. Le sucre ne s'y trouve qu'en faible proportion (Klebs). Cette espèce d'urine mérite donc bien le nom d'urine chyleuse que lui a donné Rayer.

L'urine albumino-graisseuse ne diffère de la précédente que par l'absence des globules blancs ou lymphatiques. Ici, par conséquent, pas de sédiment, mais seulement opalescence du liquide et couche graisseuse à la surface.

Ce que présente de curieux cette variété d'hématurie, c'est que ces différentes espèces d'urine peuvent se présenter le même jour chez le même malade. Ainsi il n'est pas rare de voir l'urine sanglante passer à l'état d'urine chyleuse ou albumino-graisseuse quelques heures après l'ingestion des aliments. Lorsque cette hématurie endémique devient chronique, l'urine peut être normale le matin et ne devenir chyleuse qu'après les repas. Le plus souvent alors l'urine vraiment sanglante fait défaut.

Cette hématurie qui frappe surtout l'enfant est sujette à rechute. Elle reparaît après avoir cessé quelques jours, des semaines ; elle persiste souvent en présentant ces alternatives jusqu'à la puberté ; elle peut devenir constitutionnelle et se prolonger toute l'existence. Lorsqu'on quitte le pays, elle peut disparaître pendant la traversée ; mais souvent elle persiste et continue même dans les pays nouveaux qu'on habite. Elle cède parfois pour reparaître au retour.

Rarement mortelle par elle-même, elle cause cependant un épuisement des plus prononcés, et lorsqu'elle se montre chez les enfants elle nuit à leur développement. Elle s'accompagne habituellement d'une douleur sourde et persistante, au niveau de la région lombaire (Beale), et, comme l'urine de ces malades contient de l'acide urique en excès, parfois, quoique rarement, des caillots, on peut voir survenir des attaques de colique néphrétique.

Le malade succombe le plus souvent à une affection accidentelle.

Bien que Rayer ait, dans une autopsie, constaté que cette variété d'hématurie tenait à une hémorrhagie rénale, et bien qu'en comprimant un rein il ait pu faire sourdre le sang à travers les ouvertures papillaires des canalicules urinifères, il n'est point arrivé à déterminer quelle était la cause de cette singulière variété d'hématurie. Pas plus que Lubit il n'a constaté de lésions rénales. Aussi a-t-on émis sur la cause de cette hématurie les opinions les plı variées.

Pour les uns cette hématurie serait due à l'existence dar le rein d'une espèce de parasites. Ceux qui émettent cet idée ne l'appuient sur aucune preuve, aussi nous paraî elle tout au moins problématique. Il en est d'autres qui pe sent que cette hématurie tient ou à une néphrite parei chymateuse où à une néphrite interstitielle (Simoni) mais ici encore tout est hypothétique. On n'a jama constaté d'une façon bien nette des altérations rénal permanentes, et tout porte à croire qu'il n'en existe pa car elles détermineraient des symptômes tout différent analogues à ceux que nous avons appris à connaître propos des néphrites. S'il en était ainsi cette hématur ne présenterait surtout pas cette durée et ce caractère d'i nocuité qui la distinguent habituellement. Carter a pen qu'il s'agissait d'une affection du système lymphatique, q les vaisseaux lymphatiques rénaux se laissant dilater, pu déchirer, pouvaient seuls rendre compte de cette espè d'urine chyleuse si fréquente dans cette hématuri Mais on peut lui objecter qu'à l'état aigu les urin sanglantes existent presque seules, et que, lorsque l urines sont presque exclusivement chyleuses, il ser difficile de les croire dues à une lésion du système lyı phatique, attendu qu'elles ne renferment que des traces sucre, tandis que le chyle en contient d'énormes quantit

Toutes ces causes nous paraissant insuffisantes po expliquer l'hématurie endémique, l'on peut se dem der si elle ne tient pas, comme le pensait Rayer, une affection du système circulatoire sanguin, à u altération des capillaires du rein. Ce qui porterait admettre cette opinion, c'est qu'il a été constaté qı chez les individus atteints de cette variété d'hématur le sang présentait plus de graisse qu'à l'état physio gique. Il peut se faire enfin que cette tendance du reir former dans ces cas du sable urique en excès ne soit pas étrangère à la production de cet état morbide, puisque déjà nous avons vu que certaines variétés d'hématurie paroxystique s'expliquent par la formation dans les canalicules d'infarctus d'oxalate de chaux (Pavy, Greenhow).

B) Les variétés d'hémorrhagie rénale parenchymateuse syptomatique présentent moins d'intérêt. Quelques-unes cependant offrent quelques particularités qui seront de notre part l'objet d'une mention spéciale. Elles sont, comme nous l'avons dit, de cause locale ou générale. Dans les hémorrhagies de cause locale, il ne faut pas se contenter d'étudier les caractères communs qu'elles présentent, il faut se rappeler qu'on peut tirer parfois de la constitution de l'urine et des symptômes concomitants d'utiles renseignements. Ainsi les hémorrhagies rénales cancéreuse et calculeuse, qui peuvent toutes deux se manifester d'une façon pour ainsi dire intermittente, ont ceci de particulier : c'est que lors de cancer, l'urine a conservé ses caractères normaux, tandis que si l'hématurie est d'origine calculeuse, on la trouve chargée de sables, qui varient avec la nature de la lithiase.

Dans l'hémorrhagie embolique, l'urine ne présente aucune altération dans sa constitution, mais on voit généralement se manifester vers d'autres organes, en même temps que le sang se montre dans l'urine, des phénomènes d'une utilité diagnostique de première importance : c'est en effet tantôt le foie qui est le siége d'obstructions artérielles, tantôt et le plus souvent la rate. L'hématurie embolique est passagère.

Dans la néphrite parenchymateuse, l'hématurie est assez constante, peu abondante. Elle apparaît d'ordinaire au début de la maladie ; elle peut se montrer de nouveau à l'époque de nouvelles poussées. Elle est l'indice de l'acuité que présente accidentellement le processus inflammatoire. C'est au sang qu'elle contient que l'urine doit le caractère particulier qui l'a fait dans ces cas décrire sous le nom de lavure de chair.

L'hémorrhagie rénale peut se manifester également dans les cas de tubercules du rein, lors de kystes hydatiques. Assez fréquente avec les tubercules, elle est d'ordinaire peu abondante. Outre le sang qu'elle contient, l'urine renferme parfois en même temps des débris de masses tuberculeuses plus ou moins considérables qui ne laissent aucun doute sur la nature de cette hématurie. On peut en dire tout autant de celle qui se manifeste, bien que rarement, chez les individus atteints de kystes hydatiques. Dans ces cas, l'hématurie coïncide avec la rupture du kyste, l'urine entraîne avec le sang des débris de vésicules hydatiques ou des vésicules entières qui lèvent toute hésitation sur la provenance de cette manifestation.

La variole est certainement une des maladies générales qui donnent le plus fréquemment lieu à l'hémorrhagie rénale. Il est certaines épidémies dans le cours desquelles cette complication est des plus habituelles. L'hémorrhagie peut se montrer à deux époques différentes de son évolution, tantôt au moment de l'éruption, d'autres fois au moment de la suppuration. Elle revêt parfois les caractères de l'apoplexie rénale. A l'autopsie on constate alors dans les reins des suffusions intercanaliculaires plus ou moins considérables, parfois de véritables foyers sanguins que rien pendant la vie ne pouvait faire prévoir. Mais c'est le plus souvent à l'hémorrhagie rénale parenchymateuse qu'on a affaire et surtout à l'une de ses formes, à l'hémorrhagie externe ou à l'hématurie.

Moins fréquente que dans la variole, l'hémorrhagie rénale parenchymateuse qui se montre dans la rougeole n'a pas une moins grande gravité. Elle coïncide le plus souvent avec certains symptômes qui en dénotent le danger. Ainsi elle apparaît le plus souvent lorsque l'éruption de rouge rosé devient bleuâtre; parfois elle coexiste avec d'autres hémorrhagies, avec l'hémorrhagie pulmonaire, avec des troubles nerveux adynamiques ou ataxiques. C'est alors, et seulement alors, qu'elle peut être comme dans la variole, un signe du plus fâcheux augure. Elle sert à caractériser une des formes malignes que peuvent revêtir ces fièvres éruptives, la forme hémorrhagique. Mais pour qu'elle ait cette valeur pronostique, il faut de toute nécessité qu'il se manifeste des phénomènes concomitants nerveux ou d'autres hémorrhagies ; car il ne faut pas l'oublier, l'hémorrhagie rénale n'a pas par elle-même cette gravité ; il peut même se faire, comme dans le fait de Nedham, que l'hématurie qui se produit dans l'une ou l'autre de ces fièvres éruptives ait une cause toute autre. Il peut n'y avoir qu'une simple coïncidence ; elle peut tenir à un calcul rénal.

L'hémorrhagie rénale peut, dans la scarlatine, se montrer avec le caractère de gravité qu'elle présente dans la rougeole et surtout dans la variole. On a également décrit parmi les formes malignes de la scarlatine une forme hémorrhagique. Mais ce n'est point ainsi qu'elle se produit le plus souvent dans le cours de la scarlatine. Elle n'apparaît qu'à une époque avancée de la convalescence; elle est peu abondante et dépend de la néphrite parenchymateuse qui si souvent complique la scarlatine à cette période.

Dans la fièvre jaune l'hémorrhagie rénale n'apparaît que secondairement aux hémorrhagies gastro-intestinales.

Parfois très-abondante dans l'ictère grave (un litre par 24 heures. Monneret), elle est d'ordinaire accompagnée d'autres hémorrhagies et sert à caractériser une des formes de cet ictère qu'on a décrite sous le nom de forme hémorrhagique

Elle a été signalée dans le scorbut par Lind, mais elle y est plus rare que dans le purpura et ne présente pas le degré de fréquence de certaines autres hémorrhagies, de celle par exemple qui se fait à la muqueuse buccale.

On a également décrit des hématuries de provenance rénale qui relèveraient du miasme paludéen et qui auraient été guéries à l'aide de la quinine. Klebs parle de l'hématurie des fièvres rémittentes. Elliotson en signale des cas à la période de froid des fièvres intermittentes; Gergères à la période de chaud. Stewart aurait vu une hématurie intermittente datant de huit mois.

Diagnostic. — Pour que le diagnostic de l'hémorrhagie rénale soit complet il faut, d'une part, établir l'existence de cet état morbide ; il faut, d'autre part, en reconnaître la cause.

Lorsque l'hémorrhagie rénale est interstitielle, lorsqu'il y a apoplexie rénale, le plus souvent elle est méconnue; elle ne se traduit par aucun symptôme caractéristique. Elle a d'autant plus de raison pour passer inaperçue, qu'elle ne se montre d'ordinaire que comme phénomène secondaire d'un état morbide primitif qui attire toute l'attention du médecin. On peut tout au plus en soupçonner l'existence lorsqu'à la suite d'une chute, d'une contusion, le malade accuse de violentes douleurs au niveau de la région lombaire.

L'hémorrhagie rénale parenchymateuse qui consiste dans un épanchement de sang dans les cavités du rein peut être interne ou externe. Si elle est exclusivement interne elle ne se traduit que par de la douleur et par une tumeur lombaire due à la distension du rein par le sang. Si l'on constate en même temps que la douleur cette tumeur lombaire, on peut en soupçonner l'existence sans pouvoir l'affirmer toutefois, car rien ne prouve que cette tumeur rénale ne soit pas due à une autre cause, l'examen souvent n'ayant pas été fait antérieurement à l'apparition de l'hémorrhagie. Toutefois, si elle s'accompagne d'une tumeur hypogastrique, causée par la rétention du sang et sa coagulation dans la vessie, le soupçon qu'on pouvait avoir se change en certitude, surtout si cette tumeur se manifeste chez un individu qui jusque-là n'avait présenté aucun signe d'affection vésicale.

Lorsque l'hémorrhagie rénale parenchymateuse est externe, c'est-à-dire lorsqu'il y a hématurie, le diagnostic est plus facile ; mais, pour y arriver, il faut se rappeler que l'urine peut devoir sa coloration à d'autres substances qu'aux globules sanguins ; il faut savoir en outre que le sang contenu dans l'urine peut ne pas venir du rein.

L'urine peut être en effet colorée par de la rhubarbe, par du pigment biliaire. Mais dans ces cas elle donne avec certains réactifs des résultats qui ne se produisent point avec l'hémato-globine. Ainsi la rhubarbe, qui donne à l'urine une teinte jaunâtre qui rappelle la coloration due à certaines hématuries, rougit par la potasse ; le pigment biliaire verdit, puis devient jaune acajou par l'addition de l'acide nitrique. De plus, on ne trouve pas dans le sédiment que laissent déposer ces urines de globules sanguins. On peut enfin s'aider des commémoratifs ou tenir compte des symptômes concomitants. Dans l'un de ces cas on apprendra, en questionnant le malade, qu'il a pris récemment de la rhubarbe ; dans l'autre on constatera que la surface des téguments présente une teinte ictérique caractéristique. La présence de l'hématoglobine établie, il s'agira de rechercher à l'aide du microscope la présence des globules pour savoir s'il est question d'une hématurie vraie ou fausse.

Lorsqu'on est arrivé à mettre hors de doute l'existence de l'hématurie il faut rechercher quelle en est la provenance. Il faut d'abord savoir si le sang vient des organes urinaires. Chez la femme l'erreur est possible et la méprise fréquente. Il faut s'assurer si chez elle la coloration de l'urine ne tient pas à son mélange avec du sang, venu des organes génitaux. Cette question résolue, et l'on arrive assez facilement à la trancher en se livrant à un examen attentif, il restera à déterminer quel est des organes urinaires celui dont l'affection est le point de départ de l'hématurie.

Le sang peut provenir de l'urèthre, de la vessie, des reins. Lorsqu'il est fourni par l'urèthre, il s'écoule goutte à goutte, parfois en dehors de la miction, et lorsqu'il est mélangé à l'urine il ne teint guère que les premières gouttes émises. S'il vient de la vessie ce sont le plus souvent, au contraire, les dernières portions de l'urine rendue qui sont colorées ; parfois ce sont les seules colorées, la miction se composant presque entièrement d'urine décolorée. On peut en outre constater le plus souvent des symptômes qui ne laissent aucun doute sur l'existence d'une affection vésicale. Lorsqu'on est arrivé, par voie d'exclusion, à éliminer la provenance uréthrale ou vésicale du sang, on n'a guère plus à penser qu'à une hématurie rénale. Mais en dehors de ces différents caractères qui lui font défaut elles présentent des signes positifs qu'il faut utiliser pour confirmer ce diagnostic négatif.

D'abord, suivant Civiale, l'hématurie rénale serait caractérisée par le mélange intime du sang avec l'urine. De plus, lorsqu'elle est due à un épanchement de sang dans le bassinet elle est d'ordinaire précédée des symptômes caractéristiques de la pyélite; le pus a souvent précédé l'apparition du sang dans l'urine, et dans ces cas l'urine sanglante fait souvent place à l'urine purulente. C'est dans cette hématurie, de provenance pyélitique, qu'on peut constater ces caillots filiformes que bon nombre d'auteurs ont pris pour des vers. Pour que la coagulation puisse se faire dans les uretères il faut en effet de toute nécessité que l'épanchement de sang ait lieu dans des parties élevées ; il faut en outre qu'il soit assez abondant, or ce n'est par le propre de l'hémorrhagie urétérale de donner lieu à de grandes quantités de sang.

Ce qui d'un autre côté caractérise l'hématurie intracana.

liculaire, ce qui la distingue de la pyélitique, c'est que l'on trouve fréquemment dans les sédiments des cylindres fibrineux qui rappellent le diamètre des tubes de Bellini, c'est que souvent ces cylindres sont mêlés à des cylindres calcaires de même volume qui en indiquent la provenance.

L'hématurie rénale reconnue, il faut ensuite se demander si elle tient à une hémorrhagie essentielle ou symptomatique, puis, cette question tranchée, rechercher quelle est la cause de cette hématurie. Lorsqu'on constatera que l'hémorrhagie rénale est précédée ou suivie de troubles généraux ou locaux, analogues à ceux que nous avons signalés à propos des différentes variétés d'hématurie symptomatique, on n'hésitera pas à rejeter l'idée d'une hématurie essentielle.

L'hématurie essentielle sporadique est rare, il ne faut l'admettre qu'avec les plus grandes réserves. Chaque jour on reconnaît que bon nombre d'hématuries regardées comme essentielles ne sont autres que des hématuries symptomatiques. Comme la plupart des hémorrhagies essentielles d'autres organes, elle arrivera peu à peu à disparaître du cadre nosologique. Mais jusqu'à présent il faut l'accepter encore, et l'on n'est surtout pas en droit d'en nier l'existence lorsqu'il s'agit de l'hématurie essentielle endémique.

Cette hématurie est assez facile à reconnaître; son étiologie suffirait du reste à lever presque seule tous les doutes qui pourraient exister. Toutefois il peut se faire, lorsqu'il s'agit de malades qui ont quitté les pays où elle se montre à l'état endémique, qu'elle puisse susciter quelque embarras. Il peut arriver, en effet, qu'on prenne pour une urine purulente une urine chyleuse symptomatique de cette variété d'hématurie passée à l'état chronique. Il suffira, dans ces cas, pour sortir d'embarras, de se rappeler que l'urine purulente laisse déposer un sédiment par le repos et devient claire, tandis que l'urine chyleuse reste opaque, bien qu'il se forme une couche graisseuse à sa surface et un sédiment dans le fond du vase qui la contient.

Pronostic. — L'hémorrhagie rénale primitive est par elle-même rarement mortelle ; Rayer n'en cite qu'un cas. Frank, sur 13,467 morts, n'en signale qu'une due à l'hémorrhagie rénale. Mais elle entraîne souvent le développement de complications qui deviennent mortelles. Elle donne de plus souvent lieu à un état cachectique auquel le malade finit par succomber. C'est là ce qui arrive surtout aux malades atteints d'hématurie endémique qui ne peuvent s'expatrier. Néanmoins, il faut le reconnaître, ce qui fait la gravité de l'hémorrhagie rénale, ce sont les divers états morbides graves dont elle n'est qu'une conséquence.

Pathogénie. — Lorsque l'hémorrhagie rénale est de cause locale, le mécanisme s'en explique facilement par le défaut de résistance des capillaires, par leur rupture même, suite obligée des altérations qui portent sur les tissus qui les environnent. Le bassinet est de beaucoup le plus souvent la partie du rein qui est le siége de l'hémorrhagie. C'est du bassinet que viennent les hémorrhagies dues à la diathèse calculeuse, tuberculeuse, aux intoxications. Il en est d'autres dont le point de départ est essentiellement rénal. C'est dans le parenchyme du rein qu'a lieu la rupture des vaisseaux, et que se forment dans les canalicules urinifères ces cylindres fibrineux que l'urine entraîne et qu'on retrouve dans les sédiments, lorsqu'il s'agit de néphrite parenchymateuse ou interstitielle.

Toutes les hémorrhagies rénales qui relèvent d'un état général semblent liées à la constitution même du sang qui, ayant perdu ses caractères physiologiques, a ultérieurement entraîné l'altération des parois vasculaires. Il peut se faire aussi que les globules aient acquis des propriétés qui leur permettent de traverser plus facilement les membranes vasculaires. Sauf les foyers sanguins dont il peut être le siége, le rein ne présente dans ces cas aucune altération appréciable qui puisse rendre compte de ces hémorrhagies. Il n'en est cependant pas toujours ainsi, et lors de certaines hématuries dues à des causes générales on trouve dans les reins des lésions qui rendent très-bien compte de leur apparition. Ce n'est en effet pour ainsi dire que secondairement que ces états dyscrasiques du sang produisent l'hémorrhagie, en faisant naître dans le rein des états morbides locaux qui fatalement entraînent la rupture vasculaire et par suite l'hémorrhagie. C'est souvent d'une pyélite que dépendent ces hématuries secondaires. C'est à cette cause qu'elles sont dues dans la diphtérie, parfois dans la fièvre typhoïde, ainsi que l'ont démontré Cossy, Rayer, et que nous en avons signalé nous-même des exemples. Elles sont alors très-abondantes et coïncident avec des hémorrhagies de diverses autres muqueuses. Il en est d'autres peu considérables qui, dans ces mêmes maladies, sont liées à des néphrites parenchymateuses. Il en est qui ne reconnaissent pas d'autres causes qu'une néphrite interstitielle, telles sont celles qui se manifestent dans le cours des maladies de cœur. Il en est enfin qui semblent le fait d'embolies, telles sont celles qui se montrent dans la pyémie ou qui 20 fois sur 50 apparaissent à la suite de transfusion du sang (Frank).

On s'est demandé quelle était la cause des hémorrhagies rénales qui se montrent chez les paraplégiques. Tout porte à croire qu'elles tiennent à la distension des bassinets par l'urine qui s'y accumule; il y a là une espèce d'hématurie traumatique. C'est également à une pyélite qu'on attribue généralement aujourd'hui les hématuries qui se montrent à la suite de l'usage des diurétiques. Longtemps on avait cru que ces médicaments agissaient sur le parenchyme des reins ; il paraît maintenant avéré qu'ils n'ont d'action que sur la muqueuse des bassinets dont ils déterminent l'inflammation catarrhale ou diphtéritique qui devient ainsi la cause de l'hématurie. L'urine contient en effet, dans ces cas, en même temps que du sang, des pseudo-membranes plus ou moins considérables qui peuvent accidentellement s'opposer au cours de l'urine.

Traitement. — L'hémorrhagie rénale fournit deux espèces d'indications thérapeutiques : les unes générales, qui sont les mêmes, quelle que soit la nature de cette hémorrhagie ; les autres spéciales, qui varient quelque peu, suivant que l'hémorrhagie est essentielle ou symptomatique.

Les indications générales subissent des modifications qui sont en rapport avec l'intensité de l'hémorrhagie. Aussi est-il nécessaire d'examiner quelles sont ces modifications. Lorsque l'hémorrhagie se déclarera, il suffira souvent, pour la faire cesser, de conseiller au malade un régime doux, des boissons adoucissantes, des lavements émollients, le décubitus horizontal. La médication sera plus active dans les cas d'hémorrhagies abondantes : il faudra faire sur le ventre du malade, qui conservera la position horizontale, des applications froides. On y maintiendra de la glace en permanence, en même temps qu'on lui prescrira à l'intérieur des boissons acidulées. C'est dans ces cas qu'on a conseillé d'avoir recours à des injections astringentes dans la vessie, et à des lavements de même nature. Lorsque, malgré cette médication, l'hémorrhagie persiste, on ne doit pas reculer devant les émissions sanguines locales, générales même, si l'état du malade le permet.

Si les hémorrhagies rénales, sans être abondantes, présentent un certain degré de fréquence, on les combat à l'aide de médicaments astringents, tels que le ratanhia, le tannin, en même temps qu'on prescrit l'usage du seigle ergoté et de l'ergotine donnés pendant quelque temps sous forme de potion. On peut aussi faire faire des pilules de seigle ergoté de 10 centigrammes chacune. Le malade en prendra alors, suivant le besoin, de 4 à 6 par jour.

Ces hémorrhagies ont le fâcheux effet de débiliter rapidement le malade qui en est atteint; aussi ne doit-on rien négliger pour obvier à la cachexie qui en est la conséquence et qui peut en faciliter le retour. C'est dans ce but qu'on soumet ces malades à l'usage des toniques, du fer, et qu'on leur prescrit l'alimentation la plus substantielle.

Ces indications générales, que fournit toute hémorrhagie rénale, ne sont pas les seules; il en est qui se tirent des complications locales qui peuvent survenir, lorsqu'elle donne lieu à l'hématurie, ou bien lorsqu'elle se traduit par une accumulation de sang dans le bassinet ou dans la vessie.

Ces complications consistent en douleurs rénales qui parfois sont assez vives pour réclamer une médication spéciale. Souvent ces douleurs ne sont pas seulement localisées, elles s'irradient sur le trajet des uretères, lorsque des caillots s'engagent dans l'intérieur de ces conduits. Pour faire cesser la douleur, quel qu'en soit le caractère, il faut prescrire les narcotiques en potions, en pilules, parfois conseiller des frictions sur les points douloureux avec une pommade contenant de la morphine ou des extraits de belladone, de jusquiame ou d'opium. Mais ce qui rendra dans ces cas d'utiles services, c'est l'injection sous-cutanée d'une solution de chlorhydrate de morphine.

Dans les cas où le sang s'accumule en se coagulant dans l'intérieur de la vessie et s'oppose ainsi à l'écoulement de l'urine, il faut, à l'aide de la sonde, morceler les caillots et en entraîner les parcelles à l'aide d'injections d'eau tiède faites dans la vessie. On préviendra ainsi la rétention d'urine et les funestes effets qu'elle peut avoir (urémie, ammoniémie). On évitera des accidents inflammatoires qu'il faudra combattre, s'ils se développent du côté de la vessie, à l'aide de révulsifs cutanés et même d'émissions sanguines locales.

Les indications spéciales que fournit l'hémorrhagie rénale symptomatique ont toutes pour but de combattre, si faire se peut, la maladie primitive cause de cette hémorrhagie. Ainsi, l'on aura à s'occuper, à ce point de vue, du traitement de la lithiase urinaire qui, par les calculs au développement desquels elle préside, est une cause fréquente d'hémorrhagie rénale. Malheureusement il est bon nombre de ces maladies qui, comme le cancer, le tubercule, les athéromes artériels, sont au-dessus des ressources de l'art.

Lorsque l'hémorrhagie essentielle est sporadique, si elle est peu abondante, périodique, bon nombre de médecins conseillent de n'y attacher aucune importance; ils ont même quelque tendance à la respecter. Ils ne la combattent que lorsqu'elle prend d'assez grandes proportions; or, comme ici les solides paraissent intacts, ils se contentent de conseiller les toniques, les astringents, parfois même ils prescrivent la saignée. S'il s'agit de l'hémorrhagie rénale endémique, ils recommandent, avec Prout, l'usage de l'opium et des acides minéraux; avec Bence Jones, l'usage du matico, du nitrate d'argent, ou de l'acide gallique; mais surtout et avant tout ils conseillent le déplacement. Il suffit en effet de faire quitter aux malades le pays qu'ils habitent pour les voir souvent rapidement débarrassés d'hémorrhagies qui déjà depuis longtemps les épuisaient.

Colique néphrétique.

La colique néphrétique, qui le plus habituellement constitue une des manifestations propres aux concrétions urinaires, à celles surtout qu'on décrit sous le nom de graviers, a reçu les dénominations diverses de néphrite, de néphritis, de pyélite calculeuse, de néphralgia, d'attaque de gravelle, de fausse néphrite.

Elle est caractérisée : 1° par des accès de douleurs violentes, résultant de l'irritation que produit tout corps étranger s'engageant dans la partie supérieure des voies urinaires, probablement dans l'uretère ; 2° par des troubles urinaires ; 3° par de nombreux symptômes concomitants qu'on décrit sous le nom de sympathiques.

Étiologie. — La colique néphrétique n'est pas seulement due à la présence des graviers. On la voit survenir aussi dans le cours de certaines pyélites pseudo-membraneuses, lors d'hématurie rénale. Elle accompagne parfois les tubercules et le cancer du rein, les kystes hydatiques. Elle est quelquefois due à l'ingestion de certaines substances toxiques ou médicamenteuses qui, comme les cantharides, le cubèbe et le copahu (Ricord), ont la propriété de congestionner le rein et de faire naître des pyélites ou des hématuries.

Toutes les affections qui peuvent en somme donner lieu à des corps étrangers destinés à traverser les uretères sont susceptibles de produire la colique néphrétique. Mais de toutes ces affections, la plus commune est sans contredit la lithiase urinaire.

La colique néphrétique ne reconnaît pas en effet d'autres causes, suivant la généralité des auteurs, que l'engagement d'un corps étranger dans l'un des uretères, ou simultanément dans les deux. Les autopsies qu'on a pu faire, bien qu'à de rares occasions, ne laissent aucun doute à cet égard. Elle est due, selon toute vraisemblance, à la contraction douloureuse de ces conduits urinaires.

Tout ce qui peut faciliter l'entrée de corps étrangers dans l'un des uretères agit comme cause déterminante. Ainsi, lors de lithiase urinaire, on voit souvent la colique néphrétique survenir à la suite d'un choc, d'un cahotement de voiture, d'une course à cheval, d'un coup au niveau de la région lombaire.

Il est d'autres causes qui méritent d'être mentionnées, comme l'âge, le sexe, l'hérédité; ce sont les causes prédisposantes.

La colique néphrétique est rare dans l'enfance. L'enfant est moins que l'adulte exposé aux cancers, aux hématuries, aux tubercules du rein. Moins souvent aussi que chez l'adulte la concrétion calcaire reste à l'état de gravier; elle se transforme plus rapidement en calculs. Cette transformation plus rapide tient sans doute, lorsqu'il s'agit de concrétions de nature urique, à ce que le travail de désassimilation étant à cet âge plus rapide qu'à tout autre, l'urine fournit une plus grande quantité d'éléments susceptibles d'augmenter rapidement le volume des graviers. Nous ne pensons point, en effet, comme l'ont cru quelques auteurs, qu'on puisse attribuer au défaut d'impressionnabilité de l'enfant l'absence de la colique néphrétique. Tout le monde sait qu'il est plus que l'adulte exposé aux convulsions, et la colique néphrétique n'est autre chose qu'un spasme convulsif des uretères.

Chez la femme, la colique néphrétique semble aussi moins fréquente que chez l'homme, ce qui s'explique par la rareté relative de concrétions urinaires chez elle, quoiqu'elle soit aussi bien que l'homme exposée aux autres causes de colique néphrétique. Il est même une des conditions rares de cette manifestation qu'on rencontre plus souvent chez elle, c'est le cancer de l'utérus ou de ses annexes, qui, en se propageant jusqu'à l'uretère, peut en amener le rétrécissement et provoquer des douleurs qui simulent à s'y méprendre la colique néphrétique.

Si, pour quelques auteurs, la colique néphrétique paraît héréditaire, c'est que la transmission par voie d'hérédité semble indubitable pour quelques-unes des maladies qui, comme le cancer et le tubercule, peuvent la provoquer, en se localisant dans le rein.

Il n'est pas jusqu'à la nature et à la forme des graviers qui ne doivent être prises en considération dans l'étiologie de la colique néphrétique. Ainsi on a constaté que le gravier d'acide urique développait plus fréquemment que tout autre la colique néphrétique. Cette fâcheuse particularité tient sans nul doute à ce qu'il se reproduit avec la plus grande rapidité, et à ce que, souvent rugueux, il irrite facilement la surface interne du conduit qu'il traverse.

Symptomatologie. — La colique néphrétique, dit Magendie, s'annonce parfois, pendant quelques mois, par un sentiment particulier de fourmillements, d'engourdissement dans la région des reins. L'urine est foncée en couleur (lithiase urique), ou décolorée, parfois opalescente et légèrement trouble (lithiase calcaire ou ammoniacale). Elle laisse déposer, au bout de quelques heures, un sédiment rougeâtre ou blanchâtre plus ou moins abondant. Les premiers symptômes s'accroissent, le sentiment d'engourdissement se change en une véritable faiblesse douloureuse qui varie d'intensité. Le lendemain du jour où elle a été le plus forte, une certaine quantité de sables est évacuée par l'urine.

Souvent elle n'est annoncée que par quelques jours de malaise, par une sensation parfois pénible à l'épigastre. Dans certains cas, elle débute brusquement.

Lorsqu'elle apparaît, le malade peut éprouver pendant quelques instants des besoins d'aller à la garde-robe, besoins qu'il essaye vainement de satisfaire. Bientôt se montre la douleur caractéristique de la colique néphrétique.

Cette douleur peut être le premier symptôme, mais toujours elle s'accompagne de ténesme rectal et bientôt de ténesme vésical. Elle se montre d'abord dans un côté de la région lombaire. Elle est rarement double. De la région lombaire, cette douleur, qui a le caractère pongitif, s'étend bientôt sur le trajet de l'uretère. Son acuité, qui va toujours croissant, force bientôt le malade à se courber sur le côté qui en est le siége. La marche est impossible. La pression, lorsqu'elle est fortement faite, est d'ordinaire insupportable, tandis que le pincement superficiel des téguments est indolore. Pendant ce temps, le malade fait de vains efforts de défécation, que ne facilite aucunement l'usage des lavements.

Bientôt surviennent des frissons erratiques, accompagnés de sueurs profuses. Les extrémités ont de la tendance à se refroidir. Le malade éprouve en même temps un malaise indéfinissable qu'accompagnent bientôt des nausées et parfois des vomissements.

Ce cortége symptomatique qui, lorsqu'il se montre pour la première fois et, lorsqu'il n'est pas plus nettement accusé, peut faire croire à un étranglement interne, peut ne durer qu'une demi-heure, une heure. Le sommeil peut mettre un terme à ces souffrances, et le lendemain le malade ne garde de cette attaque que de l'endolorissement au niveau de la région lombaire, parfois comme une sensation de courbature dans la fesse ou dans le côté du ventre correspondant. D'autres fois, cette douleur cesse brusquement, et le malade éprouve comme la sensation d'un corps étranger qui tombe dans la vessie. C'est le gravier qu'il expulse avec l'urine le lendemain ou le surlendemain.

L'attaque ne présente pas toujours ce caractère de bénignité que nous venons de lui assigner. Elle dure habituellement plus longtemps, 3 à 4 heures, parfois 24, 48 heures. La douleur est alors dans ces cas beaucoup plus vive; les troubles sympathiques qui l'accompagnent sont beaucoup plus prononcés.

La douleur pongitive ne se localise plus à la partie inférieure du ventre. On la voit s'étendre, chez la femme, dans la grande lèvre, dans le testicule chez l'homme. Elle devient déchirante. L'acuité en est alors tellement grande qu'elle jette le malade dans les angoisses les plus vives. Il pousse des gémissements, se comprime le ventre, pensant ainsi diminuer l'intensité des souffrances, qui lui font prendre les positions les plus bizarres. Ces douleurs, qu'expliquent peut-être les érosions que causent à la muqueuse de l'uretère les aspérités du calcul, ne sont pas continues. De temps à autre elles diminuent d'intensité pour reparaître de nouveau, lorsque sans doute le calcul, poussé par l'urine, gagne des parties plus déclives. Ce qui porte à croire que telle en est probablement la cause, c'est qu'avec la durée de l'attaque les irradiations qu'elles présentent vers le testicule ou la grande lèvre s'accusent d'une façon plus nette. Bientôt elles s'accompagnent d'engourdissement dans la cuisse, qui parfois devient raide et tremblante.

Il n'est pas rare de voir, dans le cours de ces longues attaques, des malades accuser dans la région lombaire la sensation de battements, dus sans doute à la distension du bassinet par l'urine, dont le cours est arrêté par le gravier ou par tout autre corps étranger qui obstrue complétement l'uretère.

La présence du gravier n'est pas du reste toujours nécessaire pour affirmer que la douleur dont il s'agit est bien due à une colique néphrétique, il suffit de constater quelles sont d'habitude les altérations que présente l'urine. Il est rare en effet que ce liquide conserve en dehors de l'attaque son apparence et sa composition normales.

Pendant l'attaque l'urine ne s'écoule souvent que goutte à goutte; elle est rouge, épaissie; la miction s'accompagne d'une sensation de chaleur sur le trajet de l'urèthre et de ténesme vésical ; parfois même elle est mélangée d'une quantité de sang assez considérable. Elle peut être toutefois, dans certains cas, ou tout à fait normale ou supprimée. Pour expliquer ces différentes particularités, il faut de toute nécessité admettre que, dans le premier cas, le sang qui sort de l'uretère en partie obstrué vient avec l'urine qui s'en écoule se mêler dans la vessie à l'urine sécrétée par le rein sain ; que, dans le deuxième, l'urine est sécrétée tout entière par le rein sain, qui devient le siége d'une hypersécrétion ; que, dans le troisième, la sécrétion urinaire suspendue du côté malade est tarie par sympathie dans le rein sain, quand le rein de ce côté n'est pas lui-même le siége d'une atrophie ou quand l'urine qui s'en écoule n'est pas arrêtée par un obstacle placé sur le trajet de l'uretère. Il peut en effet exister une double colique néphrétique, ce qui est rare (Civiale). C'est dans ces cas qu'on est menacé de voir survenir des accidents nerveux graves, urémiques ou ammoniémiques, qu'on a décrits dans le cours de certaines coliques néphrétiques, et qui peuvent entraîner la mort du malade. Il est probable qu'il s'agissait précisément là de rétention d'urine, non pas due seulement au simple arrêt fonctionnel du rein sain, mais à un double obstacle au cours de l'urine.

C'est dans le cours de ces attaques que les troubles sympathiques acquièrent toute leur intensité. Il est habituel, en effet, de voir survenir, au moment des exacerbations, du hoquet et des vomissements. Ces vomissements, qui peuvent persister pendant toute la durée de l'attaque, donnent lieu d'abord au rejet d'aliments, si la colique néphrétique apparaît peu de temps après le repas, ce qui est loin d'être rare. Bientôt ces vomissements deviennent muqueux, puis bilieux. La constipation persiste pendant toute la durée de l'attaque.

Au milieu de telles douleurs, la face ne tarde pas à

s'altérer; elle exprime une très-vive souffrance, souvent l'effroi; elle est pâle, jaunâtre. Les traits sont effilés; la physionomie est la même que dans la colique intestinale, hépatique, ou dans l'étranglement.

La peau se couvre d'une sueur froide.

Le pouls est petit, déprimé et filiforme au moment des exacerbations. Il se relève souvent après les vomissements, mais il n'y a pas de fièvre, et lorsqu'on constate de la chaleur à la peau, avec fréquence du pouls, on peut affirmer l'existence d'une complication, portant ou sur le bassinet ou sur le rein.

Lorsque l'attaque est terminée, l'urine rejetée est trouble et chargée de mucosités. Elle peut pendant plusieurs jours présenter ce caractère, qu'elle doit à l'inflammation qu'ont produite dans l'uretère et dans le bassinet le corps étranger d'une part et d'autre part l'urine, qui, en s'accumulant derrière lui, n'a pu manquer de distendre le bassinet. C'est même cette accumulation qui rend compte des proportions d'urine souvent considérables que les malades rejettent après la cessation de la colique néphrétique (Baillou, Chopart). L'expulsion du gravier ne suit pas fatalement la cessation de l'attaque, il peut se faire qu'il séjourne deux ou trois jours dans la vessie avant d'être rejeté. Il peut même y rester et y devenir le point de départ d'un calcul vésical.

L'attaque finie, survient un état de bien-être, mêlé toutefois de courbature qui ne disparaît qu'au bout de quelques jours. Avec l'attaque s'évanouissent tous les troubles sympathiques dont nous avons parlé et qui présentaient un caractère en apparence si inquiétant.

Nous ne reviendrons pas sur la nature des graviers dont nous avons déjà étudié les caractères physiques ou chimiques; mais nous ne devons pas omettre de dire que, dans une même attaque, un malade peut rendre un nombre de calculs parfois considérable. On comprend très-bien dans ces cas les paroxysmes douloureux que présente l'attaque. Ces paroxysmes ne tiennent pas toujours à la progression du même gravier, mais à la sortie successive de plusieurs graviers; Bewerwyck en aurait vu rendre 25 en 24 heures par le même malade, Chopart 600 dans une seule attaque. Le volume de ces graviers est habituellement d'un pois ; on en aurait vu qui atteignaient la grosseur d'une noisette ou d'un œuf de pigeon. Il faut admettre que dans ces cas l'uretère y met de la bonne volonté. Le fait ne nous paraît pas toutefois improbable. Cartier vit un malade rendre en un an 2,000 graviers. C'est par cette tendance à la formation de concrétions qu'on peut s'expliquer la récidive fréquente que présente la colique néphrétique chez certains individus. Il est rare toutefois de constater plus d'une ou deux attaques par an. Il est des malades chez lesquels cette colique ne reparaît qu'au bout de 12 à 15 ans. Mais si l'on pense aux causes qui le plus souvent président à la production des graviers (diathèse urique, affections chroniques des reins, du bassinet), on verra qu'il y a tout lieu d'en craindre la réapparition, et, en effet, il est peu de malades qui lorsqu'ils en ont été affectés une fois n'en présentent pas, dans le cours de leur existence, plusieurs atteintes.

Terminaisons.—La colique néphrétique, bien que très-douloureuse, ne présente par elle-même qu'une assez faible gravité, mais il peut surgir des complications qui mettent en danger les jours du malade. Ces complications sont très-variées : les unes se manifestent rapidement, comme la suppression de l'urine, la rupture du bassinet, la pyélite, la néphrite, l'hématurie ; d'autres n'apparaissent qu'à une époque plus ou moins éloignée de la colique néphrétique : le calcul vésical et l'hydronéphrose.

Lorsque chez un malade atteint de colique néphrétique on voit se manifester des accidents cérébraux, le plus souvent de nature convulsive ou comateuse, il y a tout à parier qu'il s'agit là de manifestations urémiques, dont la marche est rapide et la terminaison le plus souvent fatale. C'est dans ces cas qu'on peut constater dans l'un des côtés de la région lombaire, dans les deux si la colique néphrétique est double, la présence d'une tuméfaction appréciable à la percussion. C'est dans ces cas que le malade accuse ces sensations de battements et d'élancements dont nous avons parlé plus haut. L'urine est alors supprimée ou notablement diminuée.

Lorsque la colique néphrétique est simple, il faut de toute nécessité admettre, pour expliquer ces accidents, que le rein sain a sympathiquement cessé de fonctionner d'une façon régulière. Il y a alors dans ces cas mort par anurie plutôt que par rétention d'urine (Civiale). La mort peut alors survenir brusquement, le plus souvent dans l'espace de quelques jours, bien que Voit et Roberts aient établi qu'on peut vivre huit jours, lors d'accidents urémiques par suppression d'urine.

Dans quelques cas plus rares la vie serait compromise par le fait de la rétention d'urine et les complications qu'elle entraîne à sa suite (ammoniémie, cystite....); c'est lorsque les graviers, en s'engageant dans l'urètre, mettent obstacle au cours de l'urine.

Parfois, au milieu des douleurs vives de la colique néphrétique, on voit apparaître des frissons nettement accusés, des accidents adynamiques, de la fièvre; il n'y a point ici à penser à des troubles urémiques, on ne peut que soupçonner l'apparition d'une néphrite secondaire qui ne se traduit d'ordinaire que par des symptômes généraux, et l'autopsie vient d'ordinaire confirmer ce diagnostic.

Ailleurs, la colique passée, on voit se prolonger la douleur rénale, persister les altérations de l'urine, qui de muqueuse devient purulente : c'est que la colique s'est compliquée d'une pyélite. L'hématurie ne prend que rarement des proportions qui puissent la faire considérer comme une complication sérieuse.

Nous ne dirons rien en ce moment des autres complications de la colique néphrétique, attendu qu'elles ne présentent pas de danger immédiat (hydronéphrose) ou qu'elles n'ont pour le médecin qu'un intérêt secondaire (calcul vésical).

Diagnostic.—La colique néphrétique est, ainsi qu'on a pu le voir, caractérisée par des symptômes locaux et par des troubles généraux dits sympathiques. Il peut se faire que l'un ou l'autre de ces groupes de symptômes soit plus prononcé. Parfois ce sont les troubles généraux qui prédominent. Il est alors de nombreuses affections qui, par quelques-uns de leurs symptômes, se rapprochent de la colique néphrétique. Il en est deux surtout auxquelles on peut au premier abord être conduit à penser alors qu'il ne s'agit que de colique néphrétique : c'est d'une part l'étranglement interne, c'est d'autre part la péritonite; mais le doute ne saurait se prolonger longtemps.

Comme avec la colique néphrétique, on constate à la vérité que, lors d'étranglement, les traits sont altérés, la face grippée, qu'il existe des vomissements, de la constipation ; que le pouls est petit, misérable, fréquent, sans être fébrile. Mais, lorsqu'il s'agit d'étranglement, ces signes se modifient rapidement, d'autres apparaissent et bientôt l'hésitation n'est plus possible. Les vomissements ne restent point en effet seulement muqueux ou alimentaires ; ils deviennent bilieux et même stercoraux. Le ventre revêt une configuration spéciale; la douleur se généralise à toute la cavité abdominale. Du reste, jamais elle n'a été localisée à la région lombaire, jamais elle ne s'est irradiée sur le trajet de l'uretère, jamais elle ne s'est accompagnée de troubles urinaires.

La péritonite donne bien également lieu à l'altération de la face, aux vomissements; mais ici la douleur est généralisée, le ventre déformé, très-douloureux. La fièvre est intense et jamais l'on ne constate ces modifications dans la constitution de l'urine et dans son mode d'excrétion qu'on rencontre dans les cas de colique néphrétique.

Il n'est pas jusqu'à la péritonite partielle qui ne puisse être différenciée de la colique néphrétique par le siége de la douleur d'ordinaire localisée au niveau du foie, de la rate ou du cœcum, et par l'absence de ces exacerbations si caractéristiques de la colique néphrétique.

Lorsque les troubles locaux prédominent, on peut alors penser à l'une quelconque des affections s'accusant par une douleur plus ou moins localisée au niveau de la région lombaire.

De ces affections locales il en est pour lesquelles l'hésitation ne saurait être longue. Telles sont celles qui, comme la néphrite, la pyélite, l'abcès des ligaments larges et le psoïtis, s'accompagnent dès le début d'un état fébrile plus ou moins prononcé, la colique néphrétique étant toujours sans fièvre, bien que Civiale, à tort, en fasse une maladie pyrétique.

Il en est d'autres dont le diagnostic est parfois très-difficile : tels sont le lumbago, la névralgie iléo-lombaire et la colique intestinale. Nous ne croyons pas qu'on puisse jamais être très-embarrassé par une colique hépatique ou par une colique utérine. Le siége des douleurs dans ces affections, les conditions au milieu desquelles elles se produisent, lèveront toujours les difficultés. Il n'en est pas de même du lumbago, de la névralgie iléo-lombaire, et de la colique intestinale. Voyons donc quelles sont les différences que peut présenter la symptomatologie de chacune de ces affections, comparée à celle de la colique néphrétique.

Dans le lumbago, la douleur est toujours moins violente que celle de la colique néphrétique ; elle n'est pas comme elle unilatérale; le plus souvent elle affecte les deux côtés ; elle s'exaspère plus facilement par les mouvements que le malade imprime au tronc. Le siége en est plus diffus. Des reins cette douleur ne s'irradie pas vers le testicule, vers les bourses. Elle ne s'accompagne enfin d'aucun trouble urinaire ; un point encore qu'on peut utiliser relativement au diagnostic, qui parfois est assez difficile, car la colique néphrétique est souvent incomplète puisqu'elle peut ne consister qu'en une douleur localisée à la région lombaire. Il en ainsi par exemple dans certains cas de lithiase caractérisée par la présence de sables et de calculs dans le bassinet, où l'on peut se demander s'il y a réellement là de la colique néphrétique, si la colique néphrétique peut être admise sans irradiations. Or, dans ces cas, s'il s'agit d'un lumbago on ne tardera pas à voir cette douleur remplacée au bout d'un temps plus ou moins long par une douleur siégeant vers une autre partie du corps, le cou ou l'épaule. Il peut même arriver qu'en portant une ceinture de flanelle, on se mette à l'abri d'un retour de douleurs qu'on avait prises d'abord pour des douleurs liées à la lithiase rénale et qui n'étaient que rhumatismales.

La névralgie iléo-lombaire, quelquefois caractérisée par de vives douleurs, qui partant de l'extrémité inférieure de la colonne vertébrale se portent vers l'hypogastre et même vers le testicule ou la grande lèvre (Valleix), peut simuler une colique néphrétique ; mais cette ressemblance n'est qu'apparente. Ces douleurs spontanées ne sont pas en effet les seules que présente la névralgie iléo-lombaire. Elle s'accuse encore par des douleurs fixes qu'on peut faire naître à volonté en certains endroits, par des points douloureux : 1° sur les côtés de la colonne vertébrale ; 2° un peu au-dessus et vers la partie moyenne de la crête iliaque ; 3° vers l'hypogastre, un peu au-dessus du pubis et en dehors de la ligne blanche ; 4° dans le testicule ou la grande lèvre.

Toutefois il faut reconnaître que la symptomatologie de la névralgie iléo-lombaire, comme celle de la colique néphrétique, peut être incomplète, elle n'offre pas alors tous les points douloureux. Ainsi lorsqu'elle est incomplète, elle peut n'en présenter qu'un, mais alors même on ne saurait la confondre avec la colique néphrétique, car ce point douloureux est d'habitude au niveau de la partie moyenne de la crête iliaque, tandis que dans les cas de colique néphrétique incomplète, la douleur est limitée plutôt à la région lombaire.

La différence de la douleur n'est pas du reste le seul signe distinctif de chacune de ces maladies. On pourra utiliser en outre, au point de vue du diagnostic, l'absence des troubles urinaires qui est constante dans la névralgie iléo-lombaire. C'est à peine si l'on constate en effet un peu de gêne dans la miction, gêne que produit la douleur due aux efforts que détermine cette miction ; mais du reste l'urine est claire et sans graviers.

L'entéralgie, comme la colique néphrétique, peut donner lieu à des douleurs localisées, apparaissant brusquement et ne s'accompagnant d'aucun symptôme fébrile. Ce qui distingue ces douleurs de celles de la colique néphrétique, c'est que d'ordinaire le siége en est différent. Il peut se faire toutefois que ces douleurs se limitent, en certains cas, au niveau de la région lombaire ; la similitude est alors très-grande, puisque dans les cas de colique néphrétique avortée, la douleur peut être restreinte. Il n'y a qu'un seul moyen de sortir d'embarras, c'est de tenir compte des troubles concomitants qui, dans le premier cas, se montrent du côté de l'intestin, et, dans le deuxième, apparaissent du côté de l'urine. Il suffira parfois, pour dissiper l'entéralgie, de provoquer la sortie de matières fécales. Elle cédera dans d'autres cas à l'expulsion de gaz.

Outre les affections localisées dont nous venons de

parler et qui peuvent simuler la colique néphrétique, il en est une autre, si tant est qu'elle existe, qui plus qu'elle prêterait à la confusion : c'est la névralgie rénale qui, signalée d'abord par Sydenham, puis acceptée par Strambio, Baraillon, Teale, Andral et Rayer, a été niée par Valleix.

Nous ne saurions toutefois admettre l'opinion de ce dernier auteur et nous ne voyons pas pourquoi il veut faire de cette maladie une névralgie lombaire. Les preuves lui font complétement défaut et l'on ne peut refuser à l'uretère, conduit musculeux, la possibilité de se contracter de manière à produire de la douleur, alors même que cette contraction ne serait pas directement provoquée par la présence d'un calcul. Ne voit-on pas tous les jours l'intestin se contracter spasmodiquement sous l'influence d'un état général? Ne peut-il en être de même de l'uretère ou du canal cholédoque? Cette contraction ne peut-elle pas, du reste, être produite par une urine anormale? Pour notre part nous n'hésitons pas à l'admettre. C'est la seule manière en somme d'expliquer ces douleurs dont parle Sydenham, qui suivent le trajet de l'uretère, qui s'accompagnent de vomissements et qui ne provoquent pas l'expulsion de calculs. Cette absence de graviers est la seule caractéristique de cette névralgie qui, à tous les autres points de vue, ressemble à s'y méprendre à la colique néphrétique. Ajoutons de plus qu'à l'autopsie d'individus qui ont présenté durant la vie des atteintes de cette névralgie rénale, on ne trouve sur aucun des points du rein des traces de calculs.

La maladie reconnue, il s'agit ensuite d'en déterminer la cause; car la colique néphrétique, on le sait, peut être le fait de maladies diverses. Ce n'est qu'en tenant compte des symptômes concomitants qu'on arrivera à savoir de quelle nature est le corps étranger qui en s'engageant dans l'uretère, en passant du calice dans le bassinet ou en se déplaçant dans le bassinet, peut déterminer ces accidents qu'on décrit sous le nom de colique néphrétique. C'est ainsi qu'on arrivera à reconnaître qu'il s'agit d'un coagulum fibrineux, d'une vésicule hydatique, d'une masse cancéreuse, tuberculeuse ou d'un calcul.

Il est plus difficile, le calcul reconnu, de préciser qu'elle en est la composition, car les symptômes caractéristiques de la colique néphrétique varient avec l'état de l'uretère, l'irritabilité du sujet. Toutefois, qu'on n'oublie pas que, de tous les calculs, c'est le calcul d'acide urique qui la produit le plus souvent ; que lorsque la douleur reparaît avec régularité, précédée des mêmes prodromes, tout porte à croire que la structure du calcul reste la même. Le plus souvent, dans ces cas, c'est à un calcul d'oxalate de chaux qu'on a affaire. On pourra du reste arriver à ce diagnostic en étudiant la constitution de l'urine.

Tous ces points de la colique néphrétique élucidés, il faudra rechercher quelles en sont les complications. Pour les reconnaître il suffira de se rappeler qu'elles peuvent être inflammatoires (néphrite, urétérite, péritonite...) qu'elles peuvent consister en accidents urémiques ; qu'elles peuvent enfin tenir à l'ammoniémie, lorsque c'est dans l'uretère que gît l'obstacle au cours de l'urine.

Pronostic. — La colique néphrétique n'a de gravité réelle que par l'état morbide dont elle n'est qu'une des manifestations, la lithiase urinaire. Toutefois il peut se faire qu'elle devienne menaçante par les différents accidents dont nous venons de parler, accidents qui, dans certains cas, bien que rarement, peuvent mettre un terme à l'existence du malade.

Pathogénie. — Les phénomènes généraux s'expliquent très-bien, comme tous ceux que détermine une vive irritation portant sur le système nerveux. Ils sont les mêmes que ceux qui caractérisent la colique hépatique, l'étranglement interne; ils sont dus à l'excitation exagérée du nerf vague. C'est à cette excitation, en effet, c'est-à-dire à l'arrêt du cœur qui en résulte, ou à la diminution de ses contractions qu'il faut attribuer les troubles cardiaques appréciables au pouls, les phénomènes cutanés, peut-être même les vomissements qui presque toujours accompagnent la colique néphrétique. C'est également à l'excitation du nerf vague qu'il faut, sans nul doute, rapporter les troubles circulatoires périphériques qui, dans certains cas de colique néphrétique intense, commandent le délire ou les convulsions.

Les phénomènes locaux ne reconnaissent pas d'autres causes que la présence d'un corps étranger engagé dans les uretères ainsi que le prouvent surabondamment et les autopsies et le mode de terminaison de la colique néphrétique.

Que la colique néphrétique soit intense ou légère, elle se termine le plus souvent par la sortie du corps du délit, c'est-à-dire du gravier; nous disons le plus souvent, parce que dans certains cas, bien que l'attention du malade ait été attirée de ce côté, on n'a pu constater l'existence de graviers, et l'on est en droit de se demander, en présence de ces faits, s'il se peut, comme l'admettent certains auteurs, qu'un gravier, après s'être engagé dans l'uretère, retombe dans le bassinet. Cette opinion, qui me semble probable, n'est pas généralement acceptée et l'on a de la tendance à dénier cette possibilité de recul au gravier que pousse toujours en avant l'urine sécrétée par le rein. Il me paraît toutefois que ceux qui patronnent cette opinion ne tiennent point assez compte du pouvoir contractile de l'uretère qui jouit aussi bien de mouvements péristaltiques que de mouvements antipéristaltiques.

On peut se demander encore, en présence de ces faits de cessation de colique néphrétique sans sortie de corps étranger, si cette colique ne peut pas naître pour ainsi dire spontanément sous l'influence seule d'une urine plus ou moins irritante. Déjà Sydenham s'était posé cette question sans la résoudre d'une façon complète. Elle a été depuis soulevée de nouveau, ainsi que nous l'avons vu, par différents auteurs, qui admettent la possibilité de la colique néphrétique essentielle, ou de la néphralgie.

Cette opinion, nous l'avons dit, nous semble rationnelle en tous points, attendu que beaucoup d'autres organes creux peuvent être le siége de spasmes douloureux, en l'absence de corps étrangers. Toutefois, pour l'accepter sans réserve, il serait nécessaire de la voir appuyée sur des preuves irrécusables, attendu que lorsque la colique disparaît sans expulsion de calculs, on est toujours en droit de se demander s'il ne s'agit pas d'une colique symptomatique d'un calcul qui, après s'être engagé dans l'urètre, est retombé dans le bassinet ou qui, après avoir parcouru l'uretère, reste dans la vessie dont il n'est point expulsé. Nous retrouvons ici les mêmes difficultés qu'on rencontre lorsqu'on veut établir l'existence de la colique hépatique indépendante des calculs biliaires, c'est-à-dire de la névralgie hépatique.

Traitement. — Le traitement de la colique néphrétique est ou préventif ou curatif. Du traitement préventif nous n'avons pas à parler, car il n'est le plus souvent autre que celui que réclame la curation de la lithiase urinaire. Pour prévenir bon nombre de coliques néphrétiques il n'est en effet qu'une seule chose à faire : empêcher la formation des calculs ou des graviers qui en sont la cause.

Le traitement curatif doit avoir pour but la sortie de ces graviers, que le siége en soit dans le bassinet ou dans l'uretère, ce qui est le cas le plus fréquent. Les moyens qu'on a employés pour obtenir ce résultat sont de nature diverse : les uns simplement mécaniques, les autres médicamenteux. . . . .

Les moyens mécaniques conseillés par les anciens auteurs anglais consistent dans la provocation de la toux, de l'éternument, du vomissement, dans les mouvements brusques et les changements de position. Ainsi Roberts n'hésite pas, dans ces cas, à placer en bas la tête de ses malades. Mais Rayer fait, avec juste raison, remarquer que les malades sont trop souffrants pour qu'on puisse un instant penser à les soumettre à de telles épreuves, d'autant plus que les secousses que détermineraient ces différents actes ne produiraient sans doute que des résultats négatifs, si l'on en juge par ceux que donne le vomissement spontané.

Les moyens médicamenteux nous paraissent bien préférables. Ils semblent atteindre par des voies différentes le but qu'on se propose d'obtenir : l'expulsion du calcul ou du corps étranger. Tantôt c'est en provoquant la contraction de la couche musculaire de l'uretère qu'ils semblent agir ; d'autres fois en amenant la paralysie des parties de l'uretère situées au-dessous de l'obstacle ; ailleurs en facilitant le glissement du gravier par les modifications qu'ils apportent à la sécrétion de la muqueuse ; souvent enfin ils le poussent en avant, en augmentant la sécrétion rénale. De là quatre classes de médicaments très-distincts.

Dans la première classe se trouvent les médicaments qui impressionnent très-vivement la surface tégumentaire, comme le froid, les révulsifs cutanés (vésicatoires ou sinapismes) et qui semblent déterminer par action réflexe une contraction spasmodique de l'uretère, contraction suffisante pour vaincre la résistance que créent au glissement du calcul, ou son volume, ou les aspérités dont il est hérissé. C'est ainsi qu'il faut expliquer sans doute l'expulsion du gravier et le rétablissement de la sécrétion urinaire qui survinrent, ainsi que l'observa Rayer, chez des malades qui, atteints de colique néphrétique, s'étaient mis les pieds nus sur le pavé. En présence de ces faits on est en droit de se demander s'il n'y aurait pas indication, en pareil cas, de recourir à l'action de douches froides.

D'autres médicaments, et ce sont ceux de la seconde classe, paraissent agir tout autrement, en diminuant au contraire la contractilité de l'uretère, en en amenant la résolution, comme la belladone qui, on le sait, a pour effet terminal de paralyser les fibres lisses. C'est ainsi sans doute qu'il faut expliquer les bons résultats qu'elle donne parfois. En pareil cas, on peut la conseiller à l'intérieur, sous forme de poudre ou d'extrait. Dubla la recommande en frictions sur l'abdomen et sur les lombes. Il prescrit d'ordinaire une pommade contenant 75 grammes d'extrait de belladone pour 15 grammes d'axonge.

Tout différent paraît être le mode d'action de la térébenthine tant vantée par Richter et d'autres dans le traitement curatif de la colique néphrétique. Il est probable que les heureux effets de la térébenthine tiennent à la localisation d'action de cette substance médicamenteuse. Ce sont en effet les poumons et les reins qui jouissent du privilége de présider à son élimination. En traversant les reins la térébenthine modifie puissamment la muqueuse du bassinet et de l'uretère. Elle va même parfois jusqu'à en déterminer l'inflammation. Si on ne la prescrit qu'à dose modérée elle ne fait qu'augmenter la sécrétion dont cette muqueuse est le siége, et tout porte à croire que c'est aux mucosités qui en sont la conséquence que le calcul doit de pouvoir glisser plus facilement jusque dans la vessie. Ajoutez à cela qu'elle provoque en même temps une hypersécrétion urinaire qui n'est peut-être pas non plus tout à fait étrangère à l'expulsion du gravier. Le docteur Richter, qui le premier en préconisa l'emploi dans le traitement de la colique néphrétique, l'associe volontiers au savon médicinal, et il prescrit : térébenthine 2 grammes, savon 12 grammes, extrait de réglisse

12 grammes, pour faire des pilules de 10 centigrammes, dont on prendra 10 à 15 matin et soir.

Il est enfin des médicaments qui ne possèdent de la térébenthine que son action diurétique et qu'on prescrit dans le but d'obtenir une hypersécrétion d'urine qui poussera le calcul en avant. C'est dans ce but que l'on conseille aux malades de prendre des boissons en abondance, des liquides alcalins, des eaux gazeuses, qu'on leur prescrit certains diurétiques, comme la tisane d'uva ursi, les sommités de genêt, la tisane de queues de cerise. Il ne faut pas toutefois trop abuser de cette médication, car ainsi que le font, avec juste raison, observer certains auteurs, si l'obstacle urétéral est complet, il peut se faire en amont de l'obstacle une accumulation d'urine qui amènera la distension du bassinet, des calices, et par suite des accidents inflammatoires, voire même la rupture de ces parties.

Ces différentes médications peuvent être insuffisantes. Il faut alors s'occuper des symptômes et combattre la douleur, les vomissements, la constipation et l'inflammation lorsqu'elle se manifeste.

Contre la douleur on emploiera des bains prolongés, l'opium, le chloroforme, parfois des émissions sanguines locales.

L'opium, conseillé par Chomel, doit se prescrire à haute dose, en potion ou sous forme de pilules. Chomel n'hésitait pas à en donner 0,025 mm, d'heure en heure, ou de demi-heure en demi-heure.

Le chloroforme se prescrit à l'intérieur ou à l'extérieur; à l'intérieur, on le donne en potion, à la dose de 0,50 à 1 ou 2 grammes dans une potion de 120 à 150 grammes, mais il est plus sûr de l'administrer en inhalations, qu'on suspend lorsque la douleur s'apaise, pour y revenir de temps à autre, si le mal reparaît. A l'extérieur, le chloroforme s'emploie à l'état de nature ou sous forme de pommade, dont on fait des frictions au niveau de la région lombaire.

On pourrait, sans nul doute, utiliser également à l'intérieur le chloral, à la dose de 2 à 4 grammes; mais ce qui rend d'utiles services, ce sont des injections sous-cutanées, faites avec le chlorhydrate de morphine et pratiquées vers les points douloureux.

L'élément douleur joue un rôle capital dans la colique néphrétique, et on ne saurait trop tôt avoir recours aux différents moyens employés pour la faire disparaître. Il arrive en effet que, la douleur cessant, le calcul est parfois rapidement expulsé ; elle semble donc en arrêter la sortie.

On combattra enfin les vomissements et la constipation à l'aide de médicaments appropriés, et l'on ne devra pas hésiter à faire usage des émissions sanguines, locales ou générales, lorsque la fréquence du pouls et l'élévation de la température pourront faire craindre une complication de nature inflammatoire.

Pyélite.

La pyélite ou inflammation des calices et des bassinets doit son existence scientifique à Rayer; c'est lui qui le premier la sépara de la néphrite suppurative, avec laquelle on l'avait longtemps confondue. Dans un historique très-étendu et qui dénote de la part de l'auteur une vaste érudition, il démontre que la pyélite a été signalée de tout temps, et que c'est à cette affection qu'il faut rapporter la généralité des descriptions de néphrite qu'on trouve çà et là dans les auteurs. Il arrive à cette démonstration en faisant voir que l'étiologie aussi bien que le mode de terminaison et la symptomatologie attribués par ces auteurs à la néphrite sont bien plutôt caractéristiques de la pyélite que de la néphrite.

Ainsi Galien signale les calculs rénaux comme une des

causes qui le plus souvent donnent lieu à la néphrite. Or on sait aujourd'hui que ces calculs produisent plus souvent la pyélite que la néphrite.

Avicenne et les Arabes parlent des fistules rénales qui souvent se manifestent et persistent à la suite des néphrites suppurées, et l'on sait également que, bien qu'elles puissent se montrer comme conséquences des abcès rénaux, ce sont plus habituellement les pyélites qui les occasionnent.

Il n'est pas jusqu'au volume des abcès rénaux, signalés par Fernel, Morgagni, Pearson, Chardon et Portal, qui ne donne à penser que, si parfois ces abcès étaient réellement d'origine rénale, le plus souvent il ne s'agissait dans ces cas que de tumeurs purulentes, dues à la distension des calices et des bassinets. Il est rare en effet de voir de simples abcès rénaux atteindre les proportions que signalent quelques-uns de ces auteurs. Donc, on n'en saurait douter, bon nombre d'entre eux n'étaient autres que des pyélites.

C'est donc aux travaux de Rayer qu'il faut avoir recours pour donner de la pyélite une description à peu près complète. Les auteurs qui depuis s'en sont occupés les ont tous mis à contribution, et la science, il faut l'avouer, ne s'est guère enrichie, à ce sujet, d'aperçus nouveaux.

Actuellement, la pyélite est parfaitement connue. On doit comprendre sous ce nom l'inflammation aiguë ou chronique de la muqueuse, des bassinets et des calices, inflammation caractérisée cliniquement par de la douleur, par des urines mucoso-purulentes et, dans certains cas, par l'apparition, au niveau de la région lombaire, d'une tumeur formée aux dépens des bassinets et des calices dilatés. Elle est caractérisée anatomiquement par des altérations qui, portant d'abord sur la muqueuse de ces parties, s'étendent parfois consécutivement aux autres couches.

La division que Rayer propose pour l'étude des pyélites est assez complexe. Elle est basée, d'une part, sur les caractères que présente l'inflammation, d'autre part sur les causes qui la produisent et sur les symptômes qui la caractérisent. Il admet une pyélite simple, une pyélite calculeuse, une pyélite blennorrhagique, une pyélite gangréneuse et une pyélite hémorrhagique.

Une division purement anatomique nous paraît de beaucoup préférable. Aussi n'admettrons-nous que deux espèces de pyélites : l'une catarrhale ou suppurative, l'autre diphtéritique. Elles ne reconnaissent pas les mêmes causes, et présentent des caractères anatomo-pathologiques différents. Elles seront étudiées successivement, à ce double point de vue.

Étiologie. — A) La pyélite catarrhale muqueuse ou purulente est aiguë ou chronique, primitive ou secondaire.

Primitive, elle se montre plus fréquemment chez l'adulte et chez le vieillard que chez l'enfant. Pearson l'a rencontrée toutefois chez un enfant de 5 ans. Elle est plus fréquente chez l'homme que chez la femme (Rosenstein).

Il est difficile d'indiquer les conditions au milieu desquelles elle se développe. Elle paraît due, dans certains cas, à l'influence atmosphérique.

Secondaire, elle apparaît à la suite du traumatisme ou comme une des conséquences de certaines affections locales. Elle se montre également dans le cours de maladies générales diverses.

Les calculs, retenus dans le bassinet, sont de toutes les causes locales celles qui donnent le plus souvent lieu à la pyélite catarrhale. C'est même ce qui nous a engagé à décrire la pyélite, à propos des manifestations de la lithiase urinaire. Leur effet, toutefois, n'est pas toujours le même, et, devant l'innocuité de certains calculs, on peut se demander si l'action irritante de quelques-uns d'entre eux ne tient point à leur composition chimique autant qu'à la prédisposition du sujet.

Elle se montre souvent aussi comme conséquence d'un obstacle au cours de l'urine. Que cet obstacle tienne à un rétrécissement de l'urèthre, à une hypertrophie de la prostate, à une compression des uretères ou à une paralysie de la vessie, le résultat en sera toujours le même : la pyélite. Le mécanisme qui semble présider au développement de cette inflammation n'est pas dans ces différents cas toujours identique. Tantôt c'est en dilatant les calices et les bassinets que l'urine en amène l'inflammation ; d'autres fois c'est en donnant lieu, par sa décomposition, à des produits irritants comme le carbonate d'ammoniaque qu'elle arrive à la produire.

Les parasites qui peuvent se développer dans le rein deviennent également une cause de pyélite. Cette cause est assez rare. Il est même quelques-uns de ces parasites qu'on regarde comme propres à cet organe et dont l'existence n'est rien moins que prouvée. Tel est le spiroptère ; tel est encore le dactylius aculéatus. Mais on ne saurait en dire autant de l'échinocoque qui se rencontre assez souvent dans le bassinet, lors de kyste hydatique du rein, ni du stronyle géant qui, sans être fréquent, a été cependant rencontré par différents auteurs. Des dix-sept cas consignés dans la science, M. Davaine en admet sept qui pour lui sont très-authentiques. Nous ne serons pas plus difficiles que cet auteur, et sans partager le scepticisme de Morgagni, qui niait l'existence de ce ver et qui croyait qu'on décrivait, sous ce nom, de simples coagulums fibrineux, nous ferons observer son extrême rareté, puisque sur 3,000 reins d'hommes Rayer ne l'a renontré qu'une fois.

Le sang, en s'épanchant dans le bassinet, peut également entraîner le développement de la pyélite (Ollivier).

C'est ainsi qu'elle se produit dans les cas d'athéromes de l'artère rénale consécutifs à la néphrite interstitielle. C'est probablement à cette cause qu'est le plus souvent due la pyélite, que provoquent les contusions qui si souvent s'accompagnent d'hématurie. Dans tous ces cas la pyélite s'explique d'elle-même, elle est due à la présence d'un corps étranger.

Ailleurs, le mécanisme qui préside au développement de la pyélite semble tout différent. Ainsi, dans certains cas, elle paraît due aux qualités nouvelles que communique à l'urine la suppuration du rein ou l'usage de certains médicaments qui, comme la térébenthine et le copahu, sont surtout éliminés par le rein.

D'autres fois la pyélite n'est qu'une des conséquences de l'inflammation commune ou spécifique qui, siégeant à la vessie ou à l'urèthre, s'est étendue jusqu'à la muqueuse du bassinet. Son mode d'apparition n'est pas alors toujours le même. Tantôt elle résulte de la rétention d'urine et par suite de la décomposition de ce liquide ; d'autres fois l'inflammation gagne peu à peu la muqueuse du bassinet, en envahissant d'abord la muqueuse des uretères. Il y a alors propagation de l'inflammation. Dans certains cas la muqueuse des uretères reste saine ; la pyélite semble naître à distance. On a cru pouvoir décrire une pyélite par sympathie ; mais, ainsi que nous l'avons dit à propos des néphrites qui se développent dans les mêmes conditions, il est plus naturel d'admettre que la pyélite est due à la migration dans le bassinet de spores ou de bactéries qui, ne faisant que traverser les uretères sans y séjourner, n'y déterminent aucune inflammation.

Les organes voisins peuvent devenir une cause de pyélite catarrhale ou suppurative. On la voit se manifester parfois à la suite de cancer utérin. Il faut admettre que c'est en comprimant les uretères et en s'opposant au cours de l'urine que ces affections en facilitent le développement. Peut-être y a-t-il toutefois, dans quelques cas, propagation directe de l'inflammation à travers les différentes couches constitutives du bassinet, jusqu'à la muqueuse qui en revêt la face interne.

Cette espèce de pyélite semble quelquefois liée à la grossesse. Il est certaines femmes qui en ont présenté les signes manifestes dans le cours de chacune de leurs grossesses. On la voit d'autres fois se développer au moment de l'accouchement ; elle n'est probablement alors qu'une des suites du traumatisme qui accompagne certaines délivrances laborieuses.

La pyélite catarrhale ou suppurative secondaire peut n'être que l'expression de maladies générales aiguës ou chroniques.

Parmi les maladies générales aiguës qui lui donnent le plus souvent naissance, on peut citer le typhus, la scarlatine et la rougeole. Il est probable qu'elle résulte, dans ces maladies, de l'élimination par le rein du poison qui les engendre.

Dans les maladies chroniques, comme le cancer et la tuberculose, elle semble liée au développement secondaire dans le rein ou à la surface de la muqueuse des bassinets de productions qui relèvent de l'une ou de l'autre de ces diathèses.

B) La seconde espèce de pyélite, la pyélite diphtéritique, qui, comme nous le verrons, est caractérisée par la formation de fausses membranes à la surface ou dans l'épaisseur de la muqueuse du bassinet, se manifesterait secondairement à la pyélite catarrhale, dont elle ne serait, selon Rayer, que l'exagération. Mais il est certaines autres causes locales ou générales qui ne paraissent pas étrangères à son développement et qui sont dignes d'intérêt.

On la voit apparaître chez des individus atteints de calculs, chez ceux qui présentent un obstacle au cours de l'urine, et il est probable que c'est en gênant l'écoulement de ce liquide que les calculs y donnent naissance. Sous l'influence de cette stase plus ou moins complète, se produit la décomposition de l'urine que nous signalions plus haut, et par suite la formation du carbonate d'ammoniaque. C'est à la grande quantité de ce sel qu'il faut, à notre avis, rapporter la diphtérie locale. Cette action de l'ammoniaque sur les muqueuses a été démontrée par tous les toxicologistes. C'est la lésion qui se produit sur la muqueuse du tube digestif dans les cas d'empoisonnement par cette substance. On l'y constate même lorsque l'ammoniaque, au lieu d'être ingérée, résulte d'une décomposition de l'urée analogue à celle qui se produit ici, dans les cas de néphrite parenchymateuse compliquée d'urémie gastro-intestinale (Treitz).

La pyélite diphtéritique n'est pas toujours le fait de l'ammoniaque formée dans les voies urinaires. Il est certaines substances dont l'élimination se fait par les reins, et qui jouissent de la propriété de provoquer également cette variété de pyélite ; telle est la cantharidine. L'absorption s'en fait le plus souvent à la surface cutanée, lorsque les vésicatoires y sont appliqués d'une façon irrationnelle. Ainsi on a constaté que l'absorption avait lieu surtout lorsque cette application était faite au niveau de ventouses récemment scarifiées, ou bien encore lorsqu'on attendait plus de huit à dix heures pour lever l'emplâtre vésicant. Cette variété de pyélite ne se montre pas toutefois chez tous les malades; elle n'a pas, dans tous les cas, le même degré d'intensité, ce qui semble indiquer qu'il faut, pour qu'elle se développe, une certaine prédisposition du sujet. M. Gubler a constaté qu'on ne la rencontrait qu'une fois sur dix vésicatoires appliqués, et qu'elle ne présentait guère d'intensité qu'une fois sur vingt.

Comme la muqueuse des voies digestives et des voies respiratoires, comme la surface cutanée, la muqueuse du bassinet peut être le siége de fausses membranes qui ne sont que l'expression locale d'un état dyscrasique du sang qu'on a, depuis Bretonneau et Trousseau, décrit sous le nom de diphtérie. Cet état peut être primitif, mais le plus souvent il est secondaire à d'autres états morbides qui paraissent agir comme causes prédisposantes. C'est sans doute en provoquant cet état dyscrasique particulier que la fièvre typhoïde, le choléra, la pyémie et le charbon donnent lieu à la pyélite diphtéritique, qui le plus souvent ne se montre que dans les cas graves et à une période avancée de ces maladies générales.

Anatomie pathologique. — A) Les lésions de la forme catarrhale ou suppurative aiguë, légère, consistent dans une injection en général peu prononcée de la muqueuse qui a perdu son épithélium, et qui est recouverte de mucosités.

Lorsqu'elle est intense, la muqueuse est tuméfiée, œdémateuse; l'injection est plus considérable, et dans l'épaisseur de cette muqueuse on trouve souvent des pétéchies. Le tissu cellulaire sous-muqueux est également épaissi et œdématié, parfois infiltré de pus.

La surface de la muqueuse est dénudée et peut présenter des ulcérations qui, d'ordinaire, n'atteignent pas le tissu sous-muqueux. Parfois on y rencontre comme de petites pustules ou vésicules, de la grosseur d'une tête d'épingle (Rayer). Elle est enfin souvent recouverte de pus qui s'épanche, en quantité plus ou moins considérable, dans le bassinet. Il s'y mélange au sang qui suinte des ulcérations.

Dans la pyélite chronique l'épaississement de la muqueuse persiste. L'injection n'est pas toutefois aussi nettement accusée que dans la pyélite aiguë; elle peut même faire complétement défaut. Lorsqu'elle existe elle ne s'accuse que par des veines variqueuses, saillantes, situées dans le tissu sous-muqueux, par des taches isolées d'un rouge brunâtre. Parfois on ne trouve que les restes d'une injection, en partie disparue, une pigmentation plus ou moins considérable, une teinte ardoisée souvent partielle.

Lorsque l'injection a cessé, la muqueuse du bassinet et des calices est épaissie, blanchâtre. Ce n'est qu'à la partie externe de ces cavités et des uretères qu'on trouve les restes d'un lassis veineux qui les enveloppe plus ou moins intimement.

Cette muqueuse n'est pas seulement injectée, elle peut être également ulcérée. Les ulcérations, lorsqu'elles existent, y sont plus nettes qu'à l'état aigu ; elles peuvent intéresser, dans une étendue plus ou moins grande, les parois du bassinet. Ces parois peuvent être compromises dans toute leur épaisseur. Il en résulte alors des perforations et par suite des communications de cette cavité avec les organes environnants. Les ulcérations peuvent avoir, au moment de l'autopsie, en partie disparu, ou bien elles ne sont plus représentées que par des cicatrices qui forment, à la surface de la muqueuse, des lignes saillantes, blanchâtres, parfois comme étoilées, entremêlées, dans certains cas, de taches blanchâtres, plus ou moins étendues. Ces taches blanchâtres résultent de dépôts de phosphates calcaires. Ces dépôts peuvent être plus étendus et former comme un revêtement interne s'étendant à la majeure partie du bassinet et des calices.

L'inflammation chronique qui porte sur le bassinet n'en modifie pas seulement la texture, elle peut en altérer la capacité. Ainsi lorsque le rein venant à s'atrophier ne fonctionne plus, il peut se faire que la suppuration dont les parois du bassinet étaient le siége se tarisse peu à peu, que ces parois s'épaississent, que la cavité qu'elles circonscrivent diminue d'étendue et que même elle disparaisse. L'uretère alors s'oblitère et se transforme en un cordon fibreux. De telles lésions, lorsqu'elles existent, ne se rencontrent, on le comprend, que d'un seul côté. Lorsque les deux bassinets sont également atteints, ces altérations sont moins prononcées. Si la pyélite entraînant de telles altérations est unique, le rein du côté sain est manifestement hypertrophié, ce qui tient à ce que la sécrétion dont il est le siége est exagérée.

Dans d'autres cas, loin de s'être atrophié, le bassinet s'est laissé distendre par l'urine et par les produits morbides qui se sont accumulés dans son intérieur et qui ont obstrué, d'une façon plus ou moins complète, l'ouverture de l'uretère. Cet obstacle au cours de l'urine dû aux produits inflammatoires contenus dans le bassinet n'est pas la seule cause de sa distension. Cette distension est manifestement aidée par la paralysie et par la dégénérescence graisseuse des fibres musculaires qui constituent la couche moyenne des parois de cette cavité, dégénérescence et paralysie qu'entraîne fatalement l'inflammation dont elles sont le siége.

La tumeur qui résulte de cette distension ne se présente pas toujours avec le même aspect. Cet aspect varie, suivant que la poche s'est formée aux dépens des calices et du bassinet ou bien aux dépens du bassinet seulement.

Dans le premier cas on constate l'existence de nombreuses poches qui, correspondant aux calices dilatés, s'ouvrent dans une cavité unique. Cette cavité n'est autre que le bassinet également dilaté. Le sommet des papilles, qu'on peut apercevoir dans chacune des poches secondaires, est déprimé, affaissé, parfois ulcéré. Par le fait de la distension du bassinet, les calices ont diminué de hauteur. Dans certains cas l'ouverture qui les met en communication avec le bassinet est rétrécie ; parfois certains d'entre eux ont cessé d'être perméables et sont transformés en de véritables cordons fibreux.

Dans le second cas on ne trouve qu'une poche unique, mais cette poche formée exclusivement par la distension du bassinet peut présenter un volume souvent des plus considérables. Ainsi Morgagni l'a vue dans un cas atteindre la grosseur d'une tête d'homme. Pearson parle d'un bassinet distendu qui, chez un enfant de cinq ans et demi, contenait 16 livres 10 onces de liquide. Rayer mentionne des cas de tumeur pyélitique renfermant 35 livres, 45 livres et demie de liquide. Chez un des malades de Hillier, qui avait été ponctionné plusieurs fois et avec succès, la poche qui avait diminué par les ponctions successives présentait encore, à l'autopsie, 27 pouces de circonférence au niveau de son plus grand diamètre, et 24 au niveau du plus petit.

Les substances que contiennent ces poches sont de nature très-diverse. On y trouve du pus plus ou moins altéré et rendu visqueux par l'ammoniaque résultant de la décomposition de l'urine. Souvent le pus n'a subi aucune altération, mais il est plus ou moins coloré par le sang, ou bien il est épaissi et transformé en une matière jaunâtre, ayant la consistance du fromage.

A ce pus sont mélangés des précipités phosphatiques, dus à l'alcalinité de l'urine, une espèce de bouillie blanchâtre, formée de carbonates de chaux, comme l'a vu Brande, et souvent, lorsque la pyélite n'est pas primitive, des corps étrangers qui ont agi comme causes déterminantes : des calculs de nature diverse, des vésicules hydatiques, du sang coagulé, dans certains cas reconnaissable seulement au microscope.

Le plus souvent cette tumeur se rompt par suite de la distension dont elle est le siége. On constate alors à l'autopsie des communications établies avec les organes voisins. Ces communications varient suivant le volume de la tumeur, car ses rapports changent avec le développement qu'elle présente et le sens dans lequel il s'est fait.

Lorsqu'elle existe à droite, la tumeur pyélitique refoule

parfois le foie vers la poitrine et contracte des adhérences avec cet organe. Le pus ou l'urine purulente contenue dans cette poche peut alors se porter vers le foie et provoquer des abcès multiples. Contiguë au duodenum, elle peut s'ouvrir dans cette portion de l'intestin grêle. D'autres fois elle s'étendra plutôt du côté de la fosse iliaque, et, soulevant au-devant d'elle le cœcum, elle se fera sentir au-dessus de l'arcade crurale.

Lorsqu'elle se trouve à gauche, elle peut, se dilatant supérieurement, contracter des adhérences avec la face inférieure du diaphragme, en même temps que la face supérieure de ce muscle s'unit à la base du poumon. C'est à la suite de ce travail qu'on trouve parfois à l'autopsie une fistule allant de la poche pyélitique aux bronches et donnant passage aux liquides qu'elle contient.

Dans les deux cas, les liquides contenus dans la poche pyélitique peuvent s'épancher dans le tissu extra-péritonéal ou dans le péritoine, fuser parfois vers l'arcade crurale, former le plus souvent des abcès urineux dans la région lombaire, et, par suite, donner lieu à des fistules au niveau de cette région.

Outre l'atrophie rénale due à la néphrite interstitielle hyperplasique qui constitue une des terminaisons fréquentes de la pyélite avec ou sans distension du bassinet, on trouve assez fréquemment à l'autopsie des traces manifestes de néphrite suppurative. Le rein est, dans certains cas, comme farci d'abcès qui communiquent avec le bassinet. On a ainsi les lésions de l'état morbide connu sous le nom de pyélo-néphrite.

Dans les pyélites consécutives aux lésions de la vessie, de l'urèthre ou de la prostate, les deux bassinets sont presque toujours affectés ; mais ordinairement, dit Rayer, il y a une différence remarquable dans l'altération des deux conduits excréteurs. L'altération est toujours plus considérable ou plus ancienne dans l'un d'eux sans qu'il soit possible, dans un grand nombre de cas, d'assigner la cause de cette différence. Dans les cas de pyélite calculeuse au contraire, l'un des reins est souvent profondément altéré, tandis que celui du côté opposé et son conduit excréteur sont sains, mais hypertrophiés.

Ces lésions, qui appartiennent en propre à la pyélite, ne sont pas habituellement les seules qu'on rencontre. On ne les trouve guère isolées que dans les pyélites simples, et les cas en sont assez rares.

Elles se compliquent souvent de lésions portant sur d'autres parties du corps. La péritonite avec ou sans perforation est de toutes les lésions consécutives la plus commune. Les inflammations du gros intestin sont aussi très-fréquentes dans la dernière période de la maladie. De même encore, on voit survenir des pleurésies, des bronchites ultimes et des hépatites ; parfois des hémorrhagies sous-arachnoïdiennes.

On trouve enfin des altérations qui n'ont avec la pyélite que des rapports de cause à effet. Elle est souvent la conséquence de diverses tumeurs qui se développent dans le bassin. Aussi n'est-il pas étonnant qu'on rencontre à l'autopsie des tumeurs cancéreuses occupant le petit bassin et ayant déterminé cette inflammation en s'étendant aux uretères.

B) Les lésions de la forme diphtéritique sont pour la muqueuse du bassinet les mêmes que celles qu'on constate sur toutes les muqueuses atteintes de diphtérie. Ces lésions sont ou superficielles ou profondes. Superficielles, elles consistent dans un épanchement fibrineux qui, se faisant à la surface de cette muqueuse, englobe, dans son épaisseur, les cellules épithéliales.

Lorsque cette variété de diphtérie ne se manifeste que secondairement à la pyélite catarrhale, lorsque la muqueuse est déjà en partie privée de son épithélium, la pseudo-membrane ne contient que de rares cellules de nouvelle formation. Elle est presque tout entière alors constituée par de la fibrine. Ces cellules épithéliales noyées, pour ainsi dire, dans la pseudo-membrane se reconnaissent toutefois à la coloration que leur donne le carmin, à la viscosité que leur communique l'acide acétique. Cette pseudo-membrane, en se détachant est entraînée par l'urine et laisse une surface dénudée qui se recouvre peu à peu d'épithélium, mais qui peut, pendant quelque temps, sécréter du pus et des mucosités.

Les lésions diphtéritiques peuvent être plus profondes. Dans cette variété la muqueuse est plus ou moins intéressée. Elle s'infiltre de globules lymphoïdes. Ces globules lymphoïdes en comprimant les vaisseaux déterminent la mortification de cette membrane. De là des eschares plus ou moins étendues, des ulcérations et des hémorrhagies, consécutives à leur chute; de là ces formes graves de pyélite qu'on a décrites sous les noms de pyélite ulcéreuse, de pyélite gangréneuse et de pyélite hémorrhagique.

La pyélite diphtéritique, quelle qu'en soit l'espèce, n'existe qu'à l'état aigu; mais elle peut reparaître dans le cours d'une pyélite catarrhale. Lorsqu'elle n'entraîne pas la mort, elle guérit ou passe à l'état de pyélite simple.

Rayer donne des altérations qui constituent les lésions caractéristiques des pyélites diphtéritique, gangréneuse et hémorrhagique, une description qui mérite d'être en partie rapportée.

La pyélite simple, la pyélite calculeuse, et surtout la pyélite qui survient quelquefois dans les résorptions purulentes et les affections gangréneuses, peut se terminer par hémorrhagie et par gangrène. Or il est, pour nous, très-évident que les descriptions qu'il donne des lésions qui se manifestent dans ces cas se rapportent complétement à la diphtérie profonde.

Le bassinet et les parties contiguës au rein offrent, dit-il, un ramollissement putrilagineux, des flocons et des filaments brunâtres, flottant comme un gazon, quand on plonge le rein sous l'eau. Le tissu rénal est presque toujours enflammé ; parfois il est réduit en une sorte de putrilage. Dans d'autres cas, ajoute-t-il, on voit à la surface interne du bassinet des fausses membranes d'une couleur lie de vin. Au-dessous de ces fausses membranes, la membrane muqueuse déchiquetée par place paraît rude, quand on promène le doigt à sa surface. Examinée sous l'eau, cette surface inégale présente de légers filaments.

L'urine contenue dans le bassinet exhale une odeur infecte. Ici encore il s'agit bien, on n'en saurait douter, de diphtérie profonde.

La diphtérie légère ou plutôt superficielle groupale a également attiré son attention. C'est certainement d'elle qu'il veut parler lorsqu'il décrit la pyélite pseudo-membraneuse. Dans cette forme de pyélite on trouve, continue-t-il, à la surface du bassinet et des calices de fausses membranes grisâtres ou noirâtres infiltrées de sang, qui se prolongent parfois dans les uretères et à la surface de la vessie. Cette pyélite, qui peut survenir à la suite d'opération, semble tenir, dit Rayer, à la rétention de l'urine. Cette opinion confirme, comme on le voit, en partie l'opinion que nous avons émise sur l'apparition des fausses membranes consécutives à la décomposition ammoniacale de l'urine.

La surface interne du bassinet est parcourue par un grand nombre de vaisseaux ou parsemée de larges ecchymoses. La teinte brunâtre du liquide contenu dans le bassinet est évidemment due à du sang altéré. Parfois il n'existe pas de caillots dans le bassinet ; d'autres fois le sang déposé plus abondamment est coagulé ou plus ou moins altéré et mélangé à du pus.

Pour nous, la pyélite gangréneuse n'est dans ces cas rien moins que prouvée, du moins la pyélite gangréneuse primitive, car ces pyélites gangréneuses ne sont que des pyélites secondaires à la diphtérie profonde.

Ces localisations pseudo-membraneuses qui se font vers le bassinet n'apparaissent souvent que comme manifestations secondaires d'états généraux fort graves qui entraînent rapidement la mort des malades. Aussi n'a-t-on pas d'ordinaire l'occasion de constater les phénomènes locaux qu'elles provoquent. Il en est de même lorsqu'elles se rencontrent accidentellement dans le cours de la pyélite chronique, ou bien lorsqu'elles sont le fait de certaines éliminations, comme celle de la cantharidine ou du copahu, car elles n'ont souvent alors qu'une durée passagère.

Symptomatologie. — A) La pyélite catarrhale ou suppurative peut être aiguë ou chronique. La pyélite aiguë est caractérisée par de la douleur au niveau de la région lombaire, par des modifications survenues dans la constitution de l'urine et par des troubles sympathiques.

La douleur présente des caractères dignes d'être mentionnés, bien qu'il soit difficile, dans certains cas, de pouvoir affirmer que cette douleur est bien le fait de la pyélite et qu'elle n'est pas symptomatique de calculs. Toutefois, en se basant sur des observations authentiques de pyélite simple, on reconnait qu'il existe une douleur spontanée qu'exaspèrent le plus souvent certains mouvements du corps et la pression. On constate en outre que parfois la douleur spontanée fait complétement défaut, et qu'on ne la fait naître qu'à l'aide de certains artifices.

La douleur, lorsqu'elle existe spontanément, est généralement obtuse. Les malades éprouvent dans la région des reins un sentiment de pulsation, d'engourdissement, de tension, quelquefois même de froid. Il en est qui se plaignent d'un véritable point de côté, occupant l'un des siéges propres à la névralgie iléo-lombaire. Parfois ce point douloureux est même le seul malaise qu'accuse le malade. Il est rare toutefois que cette douleur fixe ne s'accompagne pas d'irradiations vers les symphyses iliaques, vers les masses musculaires des fesses, et l'on comprend qu'en présence de cette généralisation de douleur, on soit porté à penser à un lumbago ou à des douleurs articulaires alors qu'il s'agit d'une pyélite souvent à son début.

Ces douleurs sont d'autant plus facilement confondues avec du lumbago ou avec du rhumatisme articulaire qu'elles s'exaspèrent quelquefois sous l'influence d'un mouvement d'extension ou de torsion du tronc, à la suite d'une inspiration profonde, d'un effort de toux. Elles augmentent parfois après les repas ; elles diminuent ou même deviennent tout à fait nulles lorsque le malade se couche sur le dos ou sur le flanc. Elles présentent parfois des exacerbations qui semblent en rapport avec des écarts de régime, ou qui souvent coïncident avec l'époque menstruelle ; mais ces exacerbations, qui ne s'accompagnent qu'exceptionnellement de douleurs sur le trajet de l'uretère, peuvent se montrer sans cause déterminante. Elles précèdent souvent d'importantes modifications dans les caractères de l'urine.

L'urine, dans la pyélite catarrhale, est rapidement altérée et l'on peut dire que si la douleur fait parfois défaut, il ne saurait en être de même des altérations de l'urine. Pas de pyélite sans altération de l'urine. L'urine, suivant quelques auteurs, présenterait toujours, au début, une teinte rouge. Le pissement de sang serait un des premiers symptômes de cette affection ; mais ce caractère, qui peut être celui de la pyélite calculeuse, n'est pas constant lorsqu'il s'agit de la pyélite simple.

Il n'en est pas de même du mucus qui se rencontre dans toute urine pyélitique, au début de l'affection. D'abord peu abondant, ce mucus, qui apparaît dans l'urine qu'on laisse reposer, se prend au bout de quelques heures en masses plus ou moins épaisses qui gagnent le fond du vase ou nagent au milieu du liquide, mais qui toujours se placent au-dessus du sédiment. Bientôt ces masses sont mélangées de globules purulents, qui lorsqu'ils sont abondants donnent à l'urine, au moment de son émission, une teinte blanchâtre opaline qui disparaît en partie lorsque par le repos se forme le sédiment. L'urine reprend alors en partie sa transparence habituelle.

Nous ne reviendrons pas sur les caractères que présentent ces urines muqueuses et purulentes. Nous insisterons toutefois sur la nécessité qu'il y a à reconnaître la présence du pus dans l'urine, à distinguer les sédiments qui en sont formés de ceux qui sont constitués par des phosphates ou des urates. Ce sont surtout les sédiments phosphatiques qui peuvent être le plus facilement confondus avec les sédiments purulents. Ils peuvent d'autant plus donner lieu à l'erreur que souvent ils coexistent avec eux, l'urine étant le plus souvent alcaline dans les cas de pyélite.

Ces caractères de l'urine, surtout lorsqu'ils sont peu prononcés, peuvent être très-facilement modifiés. C'est surtout après les exacerbations douloureuses dont nous parlions tout à l'heure qu'on les voit s'accuser plus nettement ; d'un autre côté on peut, lorsque la douleur est peu considérable, voir d'un instant à l'autre, sous l'influence du repos et d'une alimentation convenable, l'urine reprendre son aspect normal et ses caractères physiologiques. De là la nécessité de recevoir l'urine dans 8 à 10 vases par 24 heures. On a alors ici une urine muqueuse, là une urine normale, ailleurs une urine purulente ou mucoso-purulente.

Les symptômes généraux sont d'ordinaire assez peu

prononcés lorsqu'il s'agit de pyélite simple. Ils peuvent même manquer complétement. Lorsqu'ils existent, ils ressemblent à ceux de la néphrite simple. Ils consistent en vomissements, fièvre, frissons irréguliers. Il n'est pas rare de les voir reparaître de temps à autre au moment des exacerbations. La durée en est d'ordinaire fort courte et bientôt les symptômes locaux seuls persistent.

Lorsque la pyélite catarrhale ou suppurative passe à l'état chronique, ou lorsqu'elle est chronique d'emblée, ce qui est rare, le malade n'accuse qu'une douleur sourde, une légère sensation de pesanteur ou de tension. Les irradiations douloureuses manquent complétement. C'est à peine si l'on peut la faire naître à l'aide de la pression exercée au niveau de la région lombaire. La douleur ne fait pas toutefois pour cela complétement défaut et l'on voit de temps à autre apparaître des exacerbations, en rapport avec des manifestations accidentelles qui peuvent se montrer dans le cours de cette maladie.

En même temps que la douleur est moins vive, la suppuration s'accuse d'une façon plus nette. Les urines sont troubles, purulentes, souvent en petite quantité, parfois glaireuses, d'une teinte blanchâtre, de temps à autre légèrement rougeâtres et même noirâtres, quelquefois abondantes. Il est rare que la miction soit normale. Les émissions sont d'ordinaire fréquentes, peu considérables et parfois douloureuses.

Ces symptômes peuvent être les seuls qu'on constate d'abord. Il peut même ne pas s'en montrer d'autres localement. Mais souvent aussi on voit se manifester, au niveau de la région lombaire, une tumeur due à la dilatation des calices et du bassinet. Cette tumeur peut être double et exister des deux côtés ; elle peut n'exister que d'un seul côté, c'est même le cas le plus habituel.

Cette tumeur fluctuante, dit Rayer, produite par l'accumulation du pus dans le bassinet et les calices distendus, située dans un des flancs correspond, lorsqu'elle s'est développée du côté droit, par sa partie supérieure à la face inférieure du foie, sous lequel elle s'enfonce. Lorsqu'elle a acquis un volume considérable, sa partie inférieure peut toucher à la crête de l'os des îles, s'étendre à la fosse iliaque en même temps que dans l'hypogastre. On a vu de ces tumeurs, formées par le bassinet et les calices dilatés, peser de 10 à 50 livres.

Par suite du développement de ces tumeurs, la région lombaire est déformée et plus ou moins élargie du côté affecté. Cet élargissement sensible, au premier coup d'œil, dans le plus grand nombre des cas, peut être facilement apprécié dans tous, en comparant la largeur du côté qui est le siége de la tumeur à celle du côté opposé.

A la percussion, la tumeur rend un son mat en arrière et presque toujours en avant, à moins que le côlon situé au devant et au dedans de la poche à droite, et en dehors à gauche, ne soit distendu par des gaz. Lorsque le côlon transverse sépare, au moins dans une certaine étendue, l'extrémité supérieure de la tumeur du bord libre du foie, le toucher et la percussion permettent d'en reconnaître la limite et de constater qu'elle est indépendante du foie. Il en est de même à gauche, lorsqu'il s'agit de distinguer une tumeur de cette nature d'avec une tumeur splénique. Mais lorsque, par suite d'un plus grand développement de la tumeur, le côlon transverse a été refoulé et affaissé, lorsque la tumeur a contracté des adhérences avec la rate, avec la face inférieure et le bord libre du foie, alors elle fait corps avec ces organes, dont elle simule soit un développement morbide, soit une augmentation de volume occasionnée par le développement d'une tumeur enkystée dans leur épaisseur.

Lorsque la tumeur rénale a acquis un certain volume, elle paraît presque toujours bosselée et comme composée de plusieurs lobes. Elle est fluctuante et présente des degrés de tension et d'accroissement qui sont en rapport avec les modifications que présente l'écoulement de l'urine.

Cette tumeur est le plus souvent indolore; mais elle devient douloureuse lorsqu'elle est comprimée par les vêtements, par la main appliquée à la région lombaire. On peut faire naître également la douleur lorsqu'après avoir placé une main sur la face antérieure de la tumeur, on la pousse en avant avec l'autre, appliquée sur la région lombaire. La douleur est également provoquée dans certains cas par la marche, lorsqu'elle est rapide, par certains mouvements du tronc.

Quelques malades assurent avoir senti ballotter des pierres dans de semblables tumeurs, lorsque la pyélite était calculeuse, et des médecins croient avoir perçu un choc particulier ou une sorte de frémissement, quand on les pressait avec la main.

Marche, Terminaison.— Lorsque la pyélite catarrhale ou suppurative existe, on voit tôt ou tard se manifester des symptômes locaux ou généraux qui varient avec les différents modes de terminaison qu'elle présente.

Tantôt on voit peu à peu l'urine se modifier, le pus diminuer, puis disparaître insensiblement pour être remplacé par des mucosités qui, bientôt, cessent elles-mêmes, et l'on a tout lieu de penser, dans ces cas, à une guérison de la pyélite, soit que la muqueuse du bassinet ait recouvré son intégrité, soit que le bassinet et le rein du côté malade se soient atrophiés, la sécrétion ne se faisant plus qu'aux dépens du rein sain qui s'est hypertrophié.

Dans d'autres cas, la suppuration continue, s'exagère même, en même temps que surviennent des troubles généraux caractéristiques d'un épuisement des plus prononcés. Le malade meurt de phthisie rénale (Frank). Sa face s'altère, ses yeux s'excavent. Les douleurs répandues dans toute la cavité du ventre augmentent par la pression, mais se font surtout sentir aux lombes. Les urines sont blanchâtres, rendues avec peine et en petite quantité. Le dépôt qui s'y forme est entièrement purulent. Ces accidents vont chaque jour s'aggravant, se compliquant fréquemment de vomissements, parfois de paraplégie. Le pouls devient de plus en plus petit ; la peau se refroidit ; la mort arrive.

Les symptômes terminaux peuvent être tout à fait autres. Ils varient alors avec les complications qui peuvent survenir et qui souvent mettent un terme à l'existence du malade.

L'urine reprend parfois brusquement ses caractères physiologiques, et l'on a tout droit de soupçonner que dans ces cas le cours de l'urine est suspendu, du côté malade, par un des corps étrangers, cause de la pyélite, par un bourgeonnement, ou par un épaississement de la muqueuse. On a du reste la preuve que cette opinion n'est point hypothétique dans les cas de pyélite avec tumeur lombaire, car on voit à ce moment la tumeur augmenter rapidement de volume.

Parfois, cette obstruction est passagère et bientôt suivie du rétablissement du cours de l'urine. Dans ce cas, le malade rend une énorme quantité d'urine purulente, muco-purulente et parfois sanguinolente, en même temps que cèdent les douleurs locales et que s'affaisse la tumeur. Mais cette obstruction peut persister et donner lieu à des accidents de diverse nature. Tantôt ce sont des phénomènes nerveux graves qui ne sont autres que des accidents urémiques qui mettent rapidement en danger les jours du malade. D'autres fois, les symptômes locaux s'exaspèrent en même temps que se manifestent des symptômes généraux. Ces symptômes, après avoir persisté pendant quelque temps, peuvent céder peu à peu et laisser après eux une tumeur à peu près indolente. La pyélite est passée, pour ainsi dire, à l'état d'hydronéphrose. Il ne reste plus qu'une poche indolente. L'inflammation a cessé. On n'en trouve plus que des traces qui disparaissent peu à peu.

Le plus souvent, à la suite de ces symptômes, on voit apparaître des phénomènes nouveaux qui indiquent la communication du bassinet avec des organes plus ou moins éloignés. Lorsqu'il y a tumeur en même temps que se manifestent ces phénomènes, la tumeur s'affaisse. Lorsque la perforation du bassinet n'a pas été précédée de sa dilatation, c'est le plus souvent avec les organes voisins : côlon, péritoine, tissu cellulaire des lombes, que s'établit cette communication. Ces phénomènes varient, on le comprend, avec la nature de la communication, et cette communication, ainsi qu'on l'a vu à propos de l'anatomie pathologique, peut être des plus variées.

Il peut se faire enfin que, sans que la suppuration se soit exaspérée, ou sans qu'elle soit brusquement supprimée, il se manifeste des accidents locaux ou généraux qui tiennent ou à des poussées d'inflammation aiguë ou à l'extension de l'inflammation jusqu'au parenchyme rénal. Dans le premier cas, ces accidents consistent en recrudescence de douleur, accompagnée de phénomènes fébriles d'une durée parfois toute passagère. Il est rare qu'à la suite de ces exacerbations l'urine ne soit pas plus purulente que la veille et que cet excès de suppuration ne persiste pas pendant quelques jours, mais bientôt l'urine reprend le caractère qu'elle avait auparavant.

Dans le second cas, lorsque la pyélite se complique de néphrite, on constate d'ordinaire chez le malade des accidents fébriles prononcés, présentant dans leur apparition une certaine régularité, et enfin des troubles sympathiques nettement accusés : vomissements, constipation, des symptômes généraux le plus souvent fort graves et revêtant un caractère d'adynamie et d'ataxie.

Tels sont les symptômes caractéristiques de la pyélite catarrhale ou suppurative aiguë ou chronique, telle en est la marche, tels en sont les modes de terminaison. Les modifications que présentent ces symtômes dans certains cas sont en rapport avec les causes de la pyélite, ce qui permet d'en établir plusieurs variétés.

La pyélite calculeuse est souvent précédée d'attaques de colique néphrétique ; c'est dans cette pyélite que l'urine muqueuse ou purulente est souvent mélangée de sang parfaitement reconnaissable au microscope. C'est lorsqu'il s'agit de pyélite calculeuse qu'on voit souvent la douleur sourde et continue, mais surtout la douleur exacerbante présenter ces irradiations dans la direction de l'uretère, jusque dans le testicule et le membre abdominal correspondant qui est parfois comme engourdi.

C'est dans ces cas encore qu'on peut voir des irradiations douloureuses qui ont fait croire à des maladies de vessie alors qu'on ne trouvait à l'autopsie que les traces d'une pyélite, due à des calculs rénaux (Morgagni, Lowdrel, Howship). Parfois ces irradiations douloureuses revêtent la forme d'arthrites et se localisent vers l'un des genoux ou vers les deux. D'autres fois ces pyélites se lient à des troubles nerveux convulsifs ou paraplégiques (Bonet), à de l'incontinence d'urine. C'est dans cette variété de pyélite enfin que surtout on observe les communications du bassinet avec différents organes, communications que signalent les auteurs, à la période terminale.

Il n'est pas jusqu'à l'urine qui, en dehors du mucus et du pus qu'elle contient, ne présente alors quelques caractères bons à utiliser au point de vue du diagnostic. Tantôt l'urine est acide et le sédiment offre des cristaux rhomboïdaux d'un jaune rougeâtre. Filtrée, elle devient légèrement louche, lorsqu'on la traite par l'acide nitrique qui précipite une certaine quantité d'acide urique ou d'albumine, mélangée ou non de globules sanguins.

Lorsque les calculs causes de la pyélite sont phosphatiques, l'urine alcaline est louche, au moment de l'émission. Elle s'éclaircit d'abord par l'addition de l'acide nitrique et ne se trouble ensuite, lorsqu'on en ajoute une plus grande quantité, que si elle contient de l'albumine, du sang ou du pus.

La pyélite blennorrhagique a été précédée d'une uréthrite spécifique qui ne laisse aucun doute sur sa nature. Elle est souvent très-tenace et, lorsqu'elle se montre, il n'est pas rare de voir cesser l'écoulement uréthral. Aussi est-on obligé, pour en déterminer la nature, d'avoir alors recours aux renseignements fournis par le malade. Elle a parfois été précédée de cystite qui persiste encore. Mais il peut se faire que la pyélite se soit produite à distance sans que l'inflammation se soit propagée de la muqueuse uréthrale à la muqueuse du bassinet. Il faut se rappeler toutes ces particularités.

La pyélite due à une inflammation de vessie ou à un obstacle au cours de l'urine, qui constitue une autre variété de la pyélite commune, a été précédée d'accidents qui parfois ont longtemps persisté avant que se soit manifestée la pyélite. On peut du reste, dans ces cas, reconnaître les causes qui ont provoqué le développement de cette inflammation ; c'est dans cette variété de pyélite que l'on constate surtout l'existence de ces urines glaireuses qui doivent ce caractère à la décomposition que subit dans la vessie le pus, au contact de l'ammoniaque résultant de la décomposition de l'urine.

Il est certaines pyélites catarrhales ou suppuratives qui empruntent leurs caractères distinctifs aux causes qui les ont fait naître. On trouve alors souvent dans l'urine des corps étrangers de nature diverse, des vésicules hydatiques plus ou moins altérées, des strongles ou des œufs de cet entozoaire, des masses cancéreuses ou même tuberculeuses. Ces dernières variétés de pyélite sont surtout remarquables par leur chronicité et par l'hématurie qui vient souvent en compliquer les symptômes.

Durée. — La durée de la pyélite catarrhale aiguë primitive peut être fort courte.

Il n'en est pas de même de celle que présente la pyélite chronique. Ici la durée varie et est en rapport avec celle des maladies qui y donnent naissance.

Elle est souvent assez courte, car elle ne se montre souvent qu'à leur période terminale. Mais lorsqu'elle dépend de calculs rénaux, elle se prolonge jusqu'à ce qu'en ait eu lieu la sortie, et cette sortie, quand elle arrive, se fait souvent longtemps attendre. Elle peut même se prolonger, lorsque l'obstacle au cours de l'urine qui la provoque est très-peu prononcé. On a également constaté que la pyélite blennorrhagique est souvent très-longue. La durée est du reste en rapport avec le traitement plus ou moins rationnel employé.

La pyélite chronique présente souvent des exacerbations qu'explique parfois la rétention d'urine, mais qui souvent aussi se montrent spontanément.

B) La deuxième espèce, la pyélite diphtéritique, si tant est qu'elle puisse être primitive, n'apparaîtrait que comme une des manifestations de l'état général qu'on décrit sous le nom de diphtérie. On pourrait en soupçonner l'existence, en se basant surtout sur les manifestations de même nature localisées à la surface cutanée ou vers d'autres muqueuses, telles que les muqueuses du pharynx, du larynx ou du vagin.

Secondaire, la pyélite diphtéritique survient, comme nous l'avons vu, à la suite d'états locaux (pyélite catarrhale, calculs), à la suite d'éliminations, comme celles de la cantharidine, du cubèbe ou du copahu, et dans le cours de certains états généraux graves.

La symptomatologie en est assez mal connue. Souvent elle échappe à tout diagnostic. Il est des cas, toutefois, dans lesquels on peut en affirmer l'existence. C'est lorsqu'on a affaire à la diphtérie superficielle, à la forme croupale.

On constate alors une douleur plus ou moins vive, au niveau de la région lombaire, une diminution de la sécrétion urinaire. L'urine est souvent rougeâtre, parfois momentanément suspendue. Elle charrie des lambeaux pseudo-membraneux, qui présentent la structure caractéristique des fausses membranes dites groupales. La miction est souvent douloureuse, accompagnée de ténesme vésical, ce qui tient à ce que la muqueuse de la vessie, dans ces cas, participe souvent à la manifestation diphtéritique. Ce ténesme peut s'expliquer toutefois par la simple difficulté d'expulsion des pseudo-membranes pyélitiques. La durée de la diphtérie superficielle est en somme assez courte ; la gravité légère.

Il n'en est pas de même de la diphtérie profonde que Rayer a décrite sous le nom de pyélite gangréneuse. Le diagnostic en est toujours incertain. On n'en peut soupçonner l'existence qu'à l'odeur infecte que présente l'urine et à l'intensité que revêtent les symptômes généraux. Les symptômes locaux font presque complétement défaut. Mais cette odeur est loin d'être habituelle, et comme cette forme de pyélite n'apparaît qu'à une époque avancée d'états fort graves, comme la durée en est courte, on comprend que le plus souvent elle passe inaperçue.

En dehors de ces deux espèces de pyélite, la catarrhale ou suppurative, qui présente des variétés nombreuses que nous n'avons pas pu toutes citer, et la diphtéritique, on a décrit des pyélites latentes.

Ces pyélites latentes apparaîtraient d'ordinaire brutalement, entraînant rapidement la mort, à la suite d'opérations tentées sur la vessie. Ainsi, dit Rayer, des médecin sinstruits, avant d'entreprendre l'opération de la taille ou de la lithotomie, ont exploré attentivement le reins sans rien découvrir qui pût faire présumer une lésion de ces organes, et, l'opération faite, il est survenu presque tout à coup un frisson intense suivi d'une forte chaleur et d'une mort rapide, et l'on a trouvé à l'autopsie du pus ou des calculs, non-seulement dans les calices et le bassinet, mais encore dans la substance propre des reins.

Ces pyélites latentes ont été observées dans le cas de cancer ou d'autres lésions organiques de la vessie. On a tout fait pour arriver à diagnostiquer ces pyélites, et, la douleur manquant, on a cherché à les reconnaître à la provenance du pus; mais les résultats auxquels on est arrivé devaient fatalement être insuffisants, puisque dans ces cas il existe de la cystite, et qu'il est alors impossible de savoir si tout le pus rejeté par l'urine vient exclusivement de la vessie. Nous croyons que le plus souvent on a mal interprété le caractère de ces inflammations. Nous pensons que, dans ces cas, la pyélite pouvait avant l'opération faire tout à fait défaut, et que c'est à l'infection purulente consécutive à l'opération qu'en est dû le développement.

Si l'on veut conserver cette dénomination de latentes, ce ne serait point à ces pyélites qu'on pourrait la donner, à mon avis, mais bien à celles qu'on rencontre parfois à l'autopsie chez des malades qui n'ont pas subi d'opérations. Mais ici encore cette dénomination serait vicieuse, car il est très-certain que si l'on avait examiné l'urine on aurait trouvé des traces de pus ou des mucosités, et, se basant sur l'absence des symptômes vésicaux, on serait arrivé à établir l'existence de la pyélite.

Diagnostic. — La pyélite est caractérisée, à l'état aigu comme à l'état chronique, par de la douleur, par la purulence de l'urine, et de plus, à l'état chronique, souvent par l'apparition, au niveau de la région lombaire, d'une tumeur fluctuante, bosselée, parfois très-volumineuse.

Les maladies qu'on peut confondre avec la pyélite peuvent donc être rangées dans trois catégories différentes :

I. Celles qui s'accompagnent d'urine purulente, le pus venant : 1° d'organes voisins (psoas, ovaire, tissu connectif) ; 2° du rein ; 3° de la vessie.

II. Celles qui donnent lieu à une tumeur lombaire : 1° hydronéphrose ; 2° kystes simples ; 3° kystes hydatiques ; 4° abcès rénaux ; 5° cancer ; 6° tubercules ; 7° tumeurs du foie, de la rate, de l'ovaire ; 8° tumeurs stercorales ; 9° anévrysmes de l'aorte ; 10° abcès par congestion ; 11° épanchement de sang dans le bassinet.

III. Celles enfin qui ne donnent lieu ni à une tumeur, ni à la suppuration et qui ne s'accusent que par de la douleur.

De ces dernières nous ne dirons qu'un mot : c'est que par le fait seul qu'elles ne provoquent à aucune époque de leur existence, ni urine purulente, ni tumeur à la région lombaire, on ne saurait les confondre avec la pyélite dont elles ne se rapprochent que par la douleur qu'elles présentent. Du reste, même à ce point de vue la ressemblance n'est qu'apparente. On ne saurait en effet établir de similitude complète entre la douleur sourde et continue de la pyélite et la douleur paroxystique de la névralgie iléo-lombaire avec ses points nettement définis, pas plus qu'on ne pourrait réunir sous un même chef la douleur spontanée de la pyélite et la douleur du lumbago et du psoïtis, qui se produit surtout sous l'influence des mouvements ou des efforts violents.

Le diagnostic est plus difficile à poser lorsqu'il s'agit de reconnaître une pyélite des affections qui peuvent donner lieu, d'une part, à des urines purulentes, d'autre part, à une tumeur au niveau de la région lombaire.

Le pus que charrie l'urine peut en effet avoir des origines très-distinctes. Il peut venir d'organes avoisinant le rein. Il peut avoir sa source sur une partie localisée des organes uropoiétiques, partie qu'il s'agit de déterminer. On ne peut trancher la première question qu'en mettant à profit les renseignements fournis par le malade sur son état de santé antérieur à l'apparition des urines purulentes et sur les phases qu'ont suivies les modifications de l'urine ; qu'en se livrant à un examen minutieux de l'état des organes voisins.

On arrivera ainsi à reconnaître que les organes voisins sont parfois le siége de tuméfactions étrangères au rein ; que ces tumeurs ont en partie diminué lors de l'apparition du pus dans l'urine, apparition qui s'est faite brusquement, et sans avoir été précédée de mucosités ou d'autres phénomènes qui puissent faire soupçonner l'existence d'affections des voies urinaires. On ne trouve point en effet dans ces cas les troubles qui, tels que les douleurs rénales et la colique néphrétique, précèdent souvent le développement de certaines pyélites. Mais par contre, on constate l'existence de symptômes étrangers aux maladies rénales.

Mais si l'on peut arriver à reconnaître le plus souvent que le pus qui se mêle à l'urine n'est pas d'origine extra-rénale, il n'est pas toujours aussi facile de préciser d'une manière exacte quel est le siége de la formation du pus dans les organes uropoiétiques.

Le pus peut venir en effet des points les plus divers : de l'urèthre, de la prostate, de la vessie, de l'uretère, du bassinet ou du rein lui-même. Cette détermination est surtout importante à établir à propos de la vessie, du bassinet et du rein. C'est à cette distinction qu'on doit s'efforcer d'arriver, à l'aide des données fournies par l'examen raisonné des caractères que revêt la suppuration dans chacun de ces cas.

Le diagnostic de la suppuration de l'urèthre est de

peu d'importance, il suffit du reste d'une simple pression méthodique sur le pénis pour en reconnaître l'existence. La suppuration de la prostate s'accompagne d'une tuméfaction de cette glande qu'on peut constater à l'aide du cathétérisme et du toucher rectal. La suppuration de l'uretère doit être insignifiante.

On ne saurait en dire autant de la suppuration de la vessie, et il est, au point de vue du pronostic et du traitement, d'une importance capitale de pouvoir la distinguer de la suppuration du bassinet. Cette distinction est des plus difficiles à faire, et l'on a donné comme signe de suppuration de la vessie des signes qui n'ont pas tous l'importance qu'on a cru pouvoir leur accorder. Ainsi, on a pensé qu'on était en droit de rejeter l'idée d'une pyélite et d'admettre l'existence d'une cystite dans les cas où l'urine au moment de son émission est très-visqueuse, lorsqu'elle ne renferme que peu de globules pyoïdes et très-peu de cristaux de phosphate ammoniaco-magnésien, lorsque le pus sort mélangé à l'urine pendant toute l'émission. Lors de pyélite au contraire, l'urine serait peu visqueuse, chargée de phosphate et ne contiendrait de pus qu'à la fin de l'émission.

Nous croyons qu'il n'y a qu'un seul moyen d'établir, dans ces cas, la véritable provenance du pus : c'est de laver la vessie, à l'aide d'injections, au moment où l'on veut recueillir de l'urine. Lorsque ce lavage a été complet et suffisamment prolongé, si l'urine qu'on recueille peu de temps après contient de nombreux globules de pus et des mucosités, on est bien forcé d'admettre qu'ils ne sont pas dus à une cystite, mais qu'ils proviennent du bassinet et qu'ils tiennent à une pyélite.

Le diagnostic est du reste corroboré par les symptômes concomitants. Lorsqu'il s'agit de pyélite, la douleur à la région lombaire est plus vive que la douleur d'irradiation qui souvent existe en ce point dans les cas de cystite. Cette douleur lombaire s'exaspère sous la pression, ce qui n'a point lieu lorsqu'il n'existe qu'une douleur d'irradiation.

Les éléments que renferme l'urine peuvent enfin, surtout au début, permettre d'affirmer l'existence d'une pyélite. On trouve en effet dans les sédiments des plaques d'épithélium stratifié qui manquent complétement dans les cas de cystite; car sur la muqueuse des organes urinaires cet épithélium ne se rencontre qu'au niveau des bassinets. Mais ces considérations sont loin d'avoir pour nous l'importance que leur attribue la généralité des auteurs. Tout en fournissant les moyens de reconnaître l'existence d'une pyélite, elles ne sauraient en tout cas permettre d'affirmer d'une façon certaine l'intégrité de la vessie.

Peut-être est-il plus facile de distinguer l'urine purulente due à une suppuration de provenance rénale. Elle se reconnaît le plus souvent à son existence éphémère, bien que Civiale ait vu des suppurations de cette nature se prolonger pendant des mois. Elle se reconnaît encore à son mode d'apparition; elle n'a pas été précédée pendant quelque temps, comme dans les cas de pyélite, d'urines muqueuses. Le pus s'est montré brusquement dans l'urine, au moment de la rupture de l'abcès rénal. Enfin, on peut trouver dans les commémoratifs du malade des signes évidents de néphrite interstitielle suppurative.

Si le diagnostic de la pyélite purulente présente de grandes difficultés, le diagnostic de la pyélite avec tumeur lombaire n'en offre pas moins. On peut alors confondre la pyélite avec toute maladie caractérisée par une tumeur siégeant au niveau de cette région. Toutefois le diagnostic n'est vraiment difficile que lorsque la tumeur est intra-rénale.

Les tumeurs extra-rénales qui peuvent tenir à une tuméfaction du foie, de la rate, de l'ovaire, à un anévrysme, à une tumeur stercorale, à un abcès par congestion, présentent toutes ce caractère distinctif qu'elles n'ont jamais donné lieu, à aucun moment de leur existence, à une modification dans la constitution de l'urine. De plus, elles s'accompagnent de symptômes particuliers qui tiennent à des troubles fonctionnels des organes qui en sont le siége. Elles sont en outre parfois susceptibles de subir un déplacement qui varie avec chacun de ces organes. On trouvera dans les antécédents du malade des signes certains de maladie du foie ou de la rate ; de l'ictère, des coliques hépatiques, des accès de fièvre intermittente. Ailleurs, on constatera que la tumeur est située plus en avant que la tumeur rénale ; qu'elle est allongée, cylindrique et qu'elle coïncide avec une constipation opiniâtre comme dans les cas de tumeur stercorale ; qu'elle peut être repoussée dans le bassin comme dans les cas de kyste de l'ovaire.

Il est une de ces tumeurs extra-rénales dont le diagnostic peut toutefois présenter plus de difficultés : c'est celle que détermine la périnéphrite. Mais la fluctuation de cette tumeur est plus superficielle que celle des tumeurs pyélitiques. Elle s'accompagne en outre rapidement d'œdème sous-cutané. Où le diagnostic devient plus difficile, c'est lorsque la périnéphrite n'est survenue que secondairement à une pyélite. Pour reconnaître la nature de cette périnéphrite, il faut alors s'aider des symptômes qui en ont précédé l'apparition et qui ne sont autres que ceux de la pyélite.

Les tumeurs intra-rénales qui peuvent faire croire à une tumeur pyélitique sont des plus nombreuses. De ces tumeurs, les unes sont indolores comme l'hydronéphrose, les kystes simples et les kystes hydatiques. Ce caractère qu'elles présentent est d'une grande importance diagnostique, attendu que lors même que la tumeur pyélitique ne donne plus lieu à des douleurs spontanées, on peut toujours en déterminer la réapparition lorsqu'on vient à la comprimer ; ce qui n'a pas lieu pour l'hydronéphrose, ni pour les kystes simples ou hydatiques. Ces tumeurs attei gnent en outre souvent des développements que ne pré sente que rarement la tumeur pyélitique. Jamais elles n s'accompagnent d'accidents fébriles, et n'ont jamais ét précédées comme la tumeur pyélitique d'urine purulente De plus, lorsqu'elles viennent à se perforer, elles donnen issue à un liquide séreux caractéristique ou à des vési cules hydatiques, ce qui ne laisse aucun doute sur leu nature.

Les autres tumeurs intra-rénales, comme les abcès d rein, le cancer, les épanchements de sang dans le bassinet sont douloureuses et souvent accompagnées de mouve ments fébriles plus ou moins prononcés. Leur ressem blance avec la tumeur pyélitique est plus grande ; mais cela près de ces points de contact, elles présentent de différences symptomatiques qu'on peut utiliser pour l diagnostic.

L'abcès du rein, lorsqu'il vient à s'ouvrir dans le bas sinet, n'a jamais été précédé comme la tumeur pyélitiqu du rejet d'une urine mucoso-purulente qui a persist plus ou moins longtemps.

Le cancer présente d'ordinaire une tumeur dure, plu ou moins résistante, plus ou moins irrégulière, bie distincte de la tumeur pyélitique. Souvent il s'accomp gne d'hémorrhagie rénale, et toujours il donne lieu à u état cachectique spécial qui ne ressemble en rien à celu de la pyélite.

Les hémorrhagies du bassinet, qui donnent lieu à l distension de cette cavité, sont rares. Elles n'arriven guère ainsi que chez les vieillards dont les artères on subi la dégénérescence athéromateuse liée à la néphrit interstitielle, et, avant de donner lieu à une tumeur lom baire, elles ont pendant longtemps causé des hématurie abondantes qui se distinguent aisément des hématurie de la pyélite.

Le diagnostic de la pyélite établie il faudra en préciser la nature, en rechercher les causes, en reconnaître les complications.

Pour arriver à ce résultat on se rappellera que la pyélite peut être la suite d'une application de vésicatoire, de l'ingestion de cantharides et qu'elle est alors diphtéritique; qu'elle peut être due à une blennorrhagie, à un rétrécissement de l'urèthre, à une tuméfaction de la prostate ou à une cystite; qu'elle tient parfois à la présence de calculs ou d'entozoaires dans le rein, les calices ou le bassinet; qu'elle résulte dans quelques cas de coups portés sur la région lombaire; que dans d'autres elle n'est que l'expression d'un état général ou diathésique tel que l'herpétisme ou la scrofule; qu'elle se montre dans le cours de la fièvre typhoïde; qu'elle est commune chez les tuberculeux, chez les cancéreux, chez les goutteux et chez les diabétiques.

Les complications auxquelles peut donner lieu la pyélite sont, les unes locales, les autres générales. Elles se reconnaissent aux symptômes qui les caractérisent, et sur la description desquels nous nous sommes attardé longtemps. Aussi nous suffira-t-il de rappeler ces complications : la perforation du côté des lombes, de l'intestin ou du péritoine, les accidents urémiques ou pyémiques, l'ammoniémie qui, au dire de Civiale, serait plus fréquente que l'urémie, la pyélite déterminant plutôt la rétention d'urine que l'anurie, et la phthisie, lorsque la suppuration se prolonge.

Pronostic. — Le pronostic de la pyélite varie avec les causes qui la produisent, avec les complications qui se manifestent.

Ne constituant qu'une affection légère, lorsqu'elle survient dans le cours d'une maladie aiguë générale, à la suite de diurétiques, elle est plus grave par sa ténacité si elle se lie à une blennorrhagie. Lorsqu'elle est produite par la présence de corps étrangers dans le bas sinet, elle ne guérit qu'avec leur expulsion.

Elle est plus grave encore lorsqu'elle survient dans l cours de maladies générales ou locales, parfois mêm elle est inguérissable (cancer, tubercule, hypertrophie d la prostate). Mais ce qui en constitue le danger ici, c'es moins l'intensité des symptômes qu'elle présente qu la nature de la maladie dans le cours de laquelle elle appa raît. La gravité de la pyélite s'accuse alors par des symp tômes divers, tantôt par de la douleur (pyélite calculeuse) tantôt par des hémorrhagies (pyélite dite scorbutique) tantôt par des symptômes généraux suraigus. D'autre fois elle tient au siége même de la perforation à laquell elle donne lieu. Si la poche pyélitique vient à s'ouvrir dan le péritoine, la mort est subite. Elle est également à pe près certaine bien que plus lente à se produire, lorsqu la communication s'établit avec le poumon, le foie o l'intestin. La guérison n'a chance d'apparaître que lors que l'ouverture de la poche pyélitique se fait à la régio lombaire. Il peut en résulter un trajet fistuleux qui per siste jusqu'à l'entière sortie des calculs, qui peut même s rouvrir pour donner issue à de nouveaux calculs et s fermer enfin. La guérison est alors complète.

Autant est légère la pyélite groupale, autant est grave l diphtéritique profonde.

Pathogénie. — Nous ne consacrerons pas un articl spécial à la pathogénie de la pyélite. Nous nous en somme occupé déjà, et d'une façon plus fructueuse que nou n'aurions pu le faire ici, en indiquant à propos de causes quel était le mode d'action de chacune d'elles.

Il nous semble d'un autre côté superflu d'entrer dan des détails destinés à prouver la nature inflammatoire d cette affection, le caractère des lésions décrites plus hau ne laissant à cet égard aucune espèce de doute.

Traitement. — Le traitement de la pyélite catarrhale est médical et chirurgical. Il doit présenter des modifications importantes dans les cas de pyélite primitive ou secondaire. Il variera également suivant que la pyélite primitive est aiguë ou chronique.

Lorsque la pyélite primitive est à l'état aigu, il faudra sans hésiter recourir à des émissions sanguines locales ou générales qu'on répétera au besoin, suivant l'état du malade; à des boissons émollientes; à des bains prolongés. On condamnera le malade au repos; on lui prescrira un régime sévère; on le privera d'aliments excitants; on le mettra même à la diète.

Lorsque la pyélite primitive est à l'état chronique, lorsque la suppuration est abondante, il faudra avoir recours à une médication susceptible de modifier l'état de la muqueuse du bassinet. C'est alors qu'il faut employer les astringents (tannin, ac. gallique, alun, ratanhia, catechu), qu'on donne en pilules ou en potions.

Dans d'autres cas on se trouvera bien de prescrire les balsamiques, le copahu, le baume du Pérou, la térébenthine. Parfois même il sera bon d'utiliser certains excitants du rein, comme la cantharidine. Aran aurait guéri en 10 jours une pyélite à l'aide de la teinture cantharidée, donnée dans un julep à la dose progressive de 10 à 50 gouttes.

Parfois enfin il faut envoyer le malade à des eaux qui, telles que les eaux sulfureuses, jouissent de la propriété de changer l'état des muqueuses malades. (St-Sauveur, Luchon, Cauterets).

Il est souvent nécessaire d'interrompre ces différentes espèces de médication, lorsque la pyélite chronique présente des poussées aiguës caractérisées par une augmentation de la douleur et par une diminution de la sécrétion purulente. Parfois même il faut alors revenir momentanément au traitement antiphlogistique.

Ce traitement, dirigé contre la maladie elle-même, est souvent insuffisant. Il est souvent utile de combattre en même temps, lorsqu'elles sont très-prononcées, certaines manifestations symptomatiques locales ou générales, telles que la douleur, les hémorrhagies, les accidents typhiques auxquels elle peut donner lieu.

Contre la douleur on prescrira les narcotiques, l'opium, la belladone, sous forme de pilules, de potions, ou à l'extérieur sous forme de pommade appliquée à la région lombaire; les antispasmodiques : musc, camphre..... Parfois même on aura recours avec avantage aux injections sous-cutanées de chlorydrate de morphine ou de sulfate d'atropine.

Oppolzer conseille contre les hémorrhagies les astringents, mais surtout les toniques : le quinquina et les amers. On peut y joindre le fer, surtout le perchlorure de fer, qui agit à la fois comme tonique et comme astringent.

Les accidents typhiques qui peuvent se manifester fournissent les mêmes indications que déjà ils nous ont suggérées lorsqu'ils se produisent dans le cours de la néphrite. Aussi croyons-nous inutile de les formuler à nouveau.

Lorsque la pyélite catarrhale ou suppurative se prolonge, lorsque la suppuration persiste, lorsque les symptômes aigus ont disparu, il ne faut pas négliger l'état général du malade, et se bien persuader que le seul moyen de prévenir la cachexie qu'elle ne peut manquer tôt ou tard d'entraîner, c'est de surveiller son hygiène, de lui prescrire une alimentation aussi riche que possible, tout en lui conseillant l'existence au grand air et le séjour dans un pays tempéré.

Le traitement chirurgical n'a de raison d'être que lorsque la pyélite a donné lieu à une tumeur lombaire. Il est souvent nécessaire d'y avoir recours pour prévenir des accidents mortels résultant de la communication de la poche pyélitique avec le péritoine, l'intestin ou les bronches.

On a conseillé dans ces cas, pour ouvrir la poche au niveau de la région lombaire, la ponction, les caustiques, l'incision, la néphrotomie. La ponction, utile dans certains cas, est toujours insuffisante lorsque la pyélite est calculeuse, ce qui arrive souvent lors même qu'on croyait avoir affaire à une pyélite simple. Aussi est-il préférable d'ouvrir largement la poche purulente. Cette ouverture peut être faite par le caustique ou par l'incision. Ce dernier procédé nous semble, à tous égards, préférable au premier. La néphrotomie qu'on a pratiquée dans certains cas nous paraît entourée de tels dangers que nous ne saurions la conseiller que comme ressource extrême.

Lorsque la pyélite est secondaire, le traitement sera le même ; mais pour qu'il puisse donner des résultats satisfaisants, il est indispensable d'y adjoindre quelques prescriptions qui varieront avec chacune des variétés de pyélite. Ainsi, dans les cas de pyélite calculeuse, il faudra essayer de faire disparaître les corps étrangers, cause de l'inflammation. C'est alors qu'on doit conseiller aux malades l'usage de l'eau de chaux, des eaux d'Ems, de Vichy, ou des acides, suivant que les calculs sont formés d'acide urique ou de phosphates.

Lorsque la pyélite est due à un rétrécissement de l'urèthre, il faudra au préalable et avant de soumettre le malade à tout autre traitement, faire disparaître ou diminuer l'intensité du rétrécissement à l'aide du cathétérisme souvent répété. L'amélioration ou la guérison du rétrécissement suffira souvent pour entraîner celle de la pyélite, ainsi que nous l'avons vu plusieurs fois.

On a proposé aussi de provoquer le retour de l'écoulement uréthral, cause de la pyélite, et la réapparition de la blennorrhagie n'aurait pas été indifférente à la guérison de cette maladie. Enfin, il est souvent nécessaire de prévenir les effets fâcheux que produit chez certains individus l'application de vésicatoires, en prescrivant aux malades des liquides alcalins destinés à combattre l'action de la cantharide (Dusart, Rousseau).

La deuxième espèce de pyélite, qui souvent ne se traduit par aucun symptôme, élude d'ordinaire toute médication. Les seuls cas dont le diagnostic est d'ordinaire porté, ceux de pyélite diphtéritique superficielle, ne sont passibles que d'un traitement antiphlogistique. Il consistera en bains, cataplasmes à la région lombaire, en révulsifs au niveau de la région lombaire, et à l'intérieur en boissons émollientes diurétiques et même alcalines.

Hydronéphrose.

On désigne sous le nom d'hydronéphrose un état morbide, indépendant de l'inflammation, caractérisé par la dilatation des calices, du bassinet, parfois même de l'uretère, due à une obstruction qui, portant sur une partie de ces conduits, s'oppose à l'écoulement de l'urine. C'est l'accumulation de l'urine qui détermine la dilatation de toutes les parties situées en amont du point obstrué.

Cet état morbide, dès longtemps connu, a reçu différentes dénominations. Ruysch l'avait décrit sous le nom d'expansion rénale ou de hernie rénale. Rudolphi et Frank lui ont donné le nom d'hydropisie rénale ; Johnson, en 1816, celui d'*hydrornale distension*. C'est à Rayer qu'on doit d'avoir, pour ainsi dire, consacré la dénomination d'hydronéphrose, en donnant de cet état morbide une excellente description. Aussi croyons-nous devoir conserver cette dénomination, bien qu'elle serve à désigner une tumeur au début, presque exclusivement formée par la rétention du liquide urinaire. Cette dénomination nous semble préférable à celle de rétention de l'urine dans les cavités rénales, que propose Valleix. Comme Rayer, nous emploierons le mot d'hydronéphrose pour désigner tout à la fois et la tumeur et l'état morbide dont la tumeur n'est pour ainsi dire que l'expression.

Étiologie. — L'hydronéphrose peut se présenter à la suite de tout obstacle persistant et plus ou moins complet au cours de l'urine. On signale chez le fœtus des cas d'hydronéphrose qui, lorsqu'ils sont prononcés, peuvent être cause de dystocie. Tous les professeurs d'accouchement mentionnent cette cause de dystocie, qui est d'autant plus efficace que souvent alors l'hydronéphrose est double.

L'hydronéphrose a été rencontrée aussi chez l'enfant, et dans des circonstances qui ne laissent aucun doute sur son développement extra-utérin. Elle peut exister à tout âge.

Cet obstacle au cours de l'urine qui devient la cause de l'hydronéphrose et qui d'ordinaire existe à droite n'est pas le même dans tous les cas. Il peut être dû à la présence dans les conduits urinaires d'un corps étranger. D'autres fois, il est dû à une modification congénitale ou pathologique des parois. Parfois enfin la cause en est pour ainsi dire étrangère aux conduits urinaires et située en dehors d'eux.

Chez l'adulte les calculs sont de beaucoup les plus fréquents des corps étrangers qui président au développement de l'hydronéphrose. On en trouve çà et là de nombreux exemples chez les auteurs. Rayer en rapporte plusieurs, c'est ce qui nous a engagé à décrire l'hydronéphrose comme une des complications de la lithiase urinaire. On a cherché à contester cette cause d'hydronéphrose, mais à tort selon nous, car si parfois les calculs peuvent être considérés comme de formation récente et consécutive au développement de l'hydronéphrose, le plus souvent ils paraissent agir comme causes déterminantes. Ces calculs sont de nature différente, le plus souvent d'acide urique. Le siége n'en est pas le même. De là les variétés d'hydronéphrose partielle ou générale que nous aurons à décrire.

On a également signalé comme cause d'hydronéphrose la présence dans les conduits urinaires de vésicules hydatiques, de caillots sanguins; mais l'influence de ces différents agents dans la production de l'hydronéphrose est beaucoup moins nettement établie que celle des calculs, et elle est en tout cas beaucoup plus rare.

L'hydronéphrose peut tenir à une modification de structure de l'uretère, de la vessie ou même de l'urèthre.

Lorsque cette modification est congénitale, elle consiste le plus souvent dans un défaut de développement des uretères. Ainsi, dans une observation due à Billard, l'uretère du rein gauche était bien développé près de la vessie, mais en remontant vers le rein il dégénérait en deux petits cordons très-minces bifurqués et nullement perforés. Près du bassinet, ces filaments se multipliaient et s'appliquaient au rein en forme de patte d'oie.

D'autres fois, les uretères sont très-bien développés, mais leur orifice est rétréci, au niveau de leur abouchement dans les bassinets; parfois même il est fermé par une valvule, comme dans une des observations de Rayer.

Dans certains cas, on trouve que l'obstacle au cours de l'urine est dû à un changement de direction dans le trajet des uretères, qui sont comme coudés. On s'explique très-bien que ces différentes causes d'hydronéphrose puissent ne produire que des hydronéphroses incomplètes ou intermittentes.

C'est également à un vice de conformation qu'il faut rapporter la généralité des hydronéphroses doubles. Le plus souvent alors la distension ne porte pas seulement sur les bassinets et les uretères, mais souvent aussi sur la vessie, ce qui se comprend, et de reste, car dans ces cas la cause de l'hydronéphrose tient à une perforation plus ou moins incomplète de l'urèthre, parfois même à une imperforation de ce canal. C'est cette lésion qu'on rencontre assez souvent dans les cas d'hydronéphrose congénitale (Moreau). L'hydronéphrose congénitale n'est pas toutefois toujours double. Bonet, entre autres, signale un cas d'hydronéphrose congénitale simple, due à l'obstruction de l'un des uretères.

L'hydronéphrose double, d'un autre côté, n'est pas exclusivement congénitale, et l'on en trouve chez l'adulte des exemples qui sont manifestement dus à la présence dans les uretères de calculs qui s'y sont développés à des époques différentes (Prompt). Mais dans ces cas l'hydronéphrose n'existe complète que d'un seul côté, le temps a manqué pour qu'elle se soit également développée dans les deux reins. Il n'existe guère du côté pris en dernier lieu que des tendances à l'hydronéphrose et à la rétention de l'urine.

Lorsque l'hydronéphrose est extra-utérine, elle peut également reconnaître pour cause des altérations des conduits excréteurs de l'urine ; mais ces altérations n'intéressent guère alors que les uretères. Elles consistent en rétrécissement, en tumeurs fongueuses qui, nées de la muqueuse urétérale, obstruent la lumière des conduits (Rayer, Aran).

Souvent les uretères ne présentent à leur intérieur aucune cause d'obstruction ; les parois en sont saines. C'est en dehors d'eux qu'il faut aller chercher la cause de l'hydronéphrose. Lorsqu'on se livre à cet examen, on reconnaît rapidement qu'elle est due à une compression qui en accolant les parois de ces conduits s'est opposée au cours de l'urine. Cette compression peut être due à des causes multiples. Elle tient parfois à une tumeur vésicale ; mais le plus souvent elle survient dans le cours d'affections de la matrice ou des ovaires, telles que le carcinome utérin et les tumeurs ovariques. Elle peut même être le fait de la simple rétroflexion d'un utérus gravide. Ces causes diverses en expliquent la plus grande fréquence chez la femme (Prompt, Aubrée, Taurin).

On s'est demandé si l'hydronéphrose ne pouvait pas se produire, pour ainsi dire spontanément, en dehors de toute gêne mécanique au cours de l'urine. Pour accepter cette opinion que certains médecins semblent disposés à accueillir, il faudrait admettre que dans ces cas il se produit une espèce de paralysie de la couche musculaire du bassinet indépendante de toute inflammation et, par suite, la distension de cette cavité dans laquelle s'accumulerait alors l'urine. Rien jusqu'à présent ne semble militer en faveur de cette hypothèse, et pour qu'elle prenne dans la science droit de domicile, il est besoin de nouvelles données physiologiques et de faits cliniques parfaitement authentiques.

Anatomie pathologique. — L'hydronéphrose peut être générale ou partielle, complète ou incomplète.

L'hydronéphrose partielle le plus souvent incomplète revêt au point de vue anatomique deux types très-distincts qui empruntent à la différence du siége qu'elle occupe des caractères distinctifs très-tranchés. La tumeur caractéristique de l'hydronéphrose a tantôt en effet pour siége les calices et tantôt le bassinet.

La première variété est assez rare chez l'homme ; elle est plus commune chez certains animaux, chez le bœuf, par exemple (Rayer). Chez l'homme, elle peut être limitée à un seul calice ; elle peut être constituée par la distension de deux ou de plusieurs calices voisins. Le plus souvent, dans ces cas, localisée vers l'une des extrémités de la glande rénale, elle simule, à s'y méprendre, certains kystes rénaux dont nous aurons à parler. Ce n'est souvent qu'à l'autopsie qu'on peut affirmer qu'il s'agit bien d'hydronéphroses partielles. Le volume que donne au rein cette variété d'hydronéphrose est d'ordinaire assez peu considérable. La configuration en est irrégulière. L'extrémité rénale, dont les calices ont été distendus, est mamelonnée ; la coloration de rougeâtre est devenue blanchâtre, ce qui tient à ce que la substance rénale atrophiée a, en ce point, en partie disparu. Partout ailleurs le rein a conservé sa teinte et sa structure normales. L'accumulation du liquide, sans être dans ces cas jamais très-considérable, permet de constater souvent, au niveau de la partie distendue, une fluctuation évidente.

Lorsque l'hydronéphrose est due à la distension du bassinet, on constate à l'autopsie l'existence d'une tumeur sphéroïde qui, parfois peu considérable, se cache dans le hile du rein, au niveau duquel elle fait saillie. Le rein semble alors avoir conservé son volume et sa configuration habituels. C'est à peine si les proportions en semblent plus considérables. Mais dans certains cas la distension du bassinet est énorme. La tumeur sphéroïde qu'il forme paraît s'être développée aux dépens du rein, qui n'apparaît pour ainsi dire plus qu'à l'état de vestiges, comme une espèce de casque coiffant cette tumeur.

Dans l'hydronéphrose générale, la tumeur est d'ordinaire beaucoup plus considérable que lors d'hydronéphrose partielle. Bonet la vit chez un nouveau né du volume d'une tête d'adulte. Frank en rencontra une qui ne contenait pas moins de 60 litres de liquide.

L'aspect qu'elle présente rappelle celui des parties aux dépens desquelles elle s'est formée. C'est à la dilatation des calices, du bassinet et souvent de l'uretère qu'est due la tumeur de cette variété d'hydronéphrose. Aussi est-elle dans ces cas le plus habituellement pyriforme, son sommet correspondant à l'uretère, sa base à la surface rénale. Elle tient des deux variétés d'hydronéphrose partielle. Du reste, son aspect n'est pas le même à toutes les périodes de son développement.

Au début, le rein paraît plus volumineux et présente, dans sa scissure, une tumeur due à la dilatation du bassinet. Bientôt la surface du rein de lisse devient irrégulière. On aperçoit alors çà et là des saillies mamelonnées blanchâtres, correspondant aux culs-de-sacs des calices dilatés et faisant taches sur la coloration rougeâtre uniforme, due à la substance corticale du rein. Ces saillies se développant, on voit s'étendre peu à peu la teinte blanchâtre qui leur est propre et que circonscrivent encore de faibles îlots rougeâtres de substance corticale encore intacte. Ces îlots qui parfois n'ont pas plus d'une ligne d'épaisseur vont toujours se rétrécissant. La distension continuant, ces saillies ou bosselures s'évanouissent peu à peu, se confondant ensemble.

Lorsqu'elles ont à peu près disparu, la tumeur tout entière, aussi bien la partie centrale formée aux dépens des calices et du bassinet que la partie périphérique constituée par le rein, présente tune einte blanchâtre uniforme.

Dans les sillons à peine marqués, qui parfois attestent encore l'existence des bosselures disparues, on trouve quelque peu de tissu rénal jaunâtre.

Arrivée à ce degré, l'hydronéphrose est caractérisée par une tumeur simple ou double, située sur les parties latérales du rachis, et dont les limites supérieures et inférieures varient, suivant le volume qu'elle présente. Dans les cas ordinaires on la voit s'étendre de la dixième côte à l'épine iliaque; mais lorsqu'elle est considérable comme dans les cas de Frank, comme dans celui de Rayer, dans lequel la tumeur mesurait 16 pouces de haut en bas, 22 pouces à son bord convexe, 16 pouces à son bord concave et interne et 7 pouces d'épaisseur, la rate et le foie sont également repoussés, et l'on comprend la gêne qui peut en résulter pour la respiration.

Cette tumeur blanchâtre apparaît sous la forme d'une vessie aplatie, parfois bosselée, distendue par du liquide. Elle se laisse facilement déprimer, et l'on y sent de la fluctuation. Parfois on perçoit, en quelques endroits, la sensation de brides traversant la tumeur.

La capsule surrénale qui surmonte cette tumeur n'offre d'ordinaire rien de remarquable.

Les parois de la poche arrivée à cette période de développement sont blanchâtres, très-minces et çà et là semi-transparentes. Toutefois, la partie de poche qui correspond au bassinet est d'un blanc plus mat, partout uniforme, sans traces de saillies ou de bosselures. De la partie inférieure de cette tumeur part l'uretère rétréci, parfois dilaté.

La poche ouverte, on se rend bien compte de l'aspect qu'elle offre à l'extérieur.

L'uretère, lorsqu'il y participe, présente parfois une dilatation qui par son volume peut rappeler celui de l'intestin grêle (Taurin, Dodeuil, Flamain).

Le bassinet, qui fait suite à cet uretère dilaté, a subi la même expansion, et la cavité qu'il constitue se continue avec celles des calices avant de se confondre avec elles. Au début, en effet, lorsque cette distension ne porte presque que sur le bassinet, ce qui est le fait le plus habituel dans le cas d'hydronéphrose générale, on aperçoit les calices à l'état à peu près normal. Bientôt ils participent à cette distension ; on les voit alors se creuser peu à peu ; la saillie papillaire se déprime en même temps que le fond se dilate peu à peu, l'ouverture restant à peu près normale. Ce n'est qu'ultérieurement que cette ouverture s'agrandit et que les cloisons qui séparent les calices les uns des autres diminuent de hauteur, pour disparaître d'une façon à peu près complète. On s'explique ain très-bien l'apparition des saillies mamelonnées ou boss lées à la surface du rein, et leur disparition lorsque l cavités des calices sont arrivées à se confondre avec cavité du bassinet. On se rend également très-bien comp des altérations anatomo-pathologiques qu'on trouve çà là dans les descriptions que donnent de l'hydronéphro les auteurs qui parlent de tumeurs aréolaires (Legrand C'est que dans ces cas la distension était imparfaite, et qu les calices incomplétement détruits formaient encore d cavités communiquant avec le bassinet.

Lorsque l'hydronéphrose est partielle on trouve, à l'ou verture de la tumeur, que les altérations que présente ces cavités sont les mêmes que celles que nous venons ded crire. Elles ne s'en distinguent que par leur localisatic sur telle ou telle partie du conduit excréteur de l'urine, su les calices ou sur le bassinet. S'agit-il en effet d'hy dronéphrose partielle limitée aux calices, on ne consta que l'existence d'excavations qui rappellent assez bie celles que forme la distension des calices, dans les ca d'hydronéphrose générale, alors que cette hydronéphros n'est point arrivée à sa dernière période. Seulement ce excavations sont parfois tout à fait isolées de la cavité d bassinet qui a conservé son volume normal, ou bien elle n'ont avec elle que des communications tout à fait incom plètes, l'orifice de communication admettant à peine l'en trée d'une soie de cochon, ou ne permettant l'écoulemen de l'urine que sous l'influence des pressions les plu fortes exercées sur le rein.

Dans les cas d'hydronéphrose partielle pyélitique, l disposition est tout autre. Ici la distension ne porte qu sur le bassinet; non-seulement les calices n'ont subi au cune distension, mais encore et souvent ils sont affaissé et transformés en cordons fibreux qui permettent à pein de reconnaître la place qu'ils occupaient.

Cela dit sur les dispositions que présente l'hydronéphrose générale ou partielle, il nous reste à étudier quelle est la la constitution de ces tumeurs, c'est-à-dire à rechercher quelle est la structure des parois, quelle est la composition du liquide qu'elles renferment.

La membrane qui revêt la face interne de ces excavations, et qui n'est autre que la muqueuse des calices et du bassinet, ne présente pas toujours les mêmes caractères. Son aspect varie avec l'âge de la maladie, avec la distension de ces cavités. Elle perd peu à peu sa coloration normale, pour prendre une teinte blanchâtre, un caractère nacré qui la rapproche bien plus des séreuses que des muqueuses. Sa vascularisation disparaît. Bientôt elle ne s'accuse plus que par de légers plis qu'elle forme au niveau des saillies, reste des cloisons qui séparaient les calices les uns des autres.

C'est en vain qu'on chercherait à retrouver dans les parois de cette tumeur les éléments qui entrent dans la constitution normale des calices et des bassinets. Comme la couche muqueuse, la couche musculeuse a perdu ses caractères physiologiques, sous l'influence de la distension à laquelle elle a été soumise. Les fibres musculaires dont elle est composée ont subi la dégénérescence graisseuse et peu à peu disparu. Les parois ne sont plus formées que de tissu connectif.

Le rein lui-même a subi de nombreuses modifications. Il peut même avoir disparu complétement (Flamain).

Les substances corticale et médullaire, comprimées de dedans en dehors, se sont atrophiées de le urscissure vers leur bord convexe (hydronéphrose partielle du bassinet), et à tel point que Rayer a vu des reins d'enfant qui n'avaient plus que le volume d'une fève ou d'un haricot, et des reins d'adultes qui, dépouillés de leurs membranes, ne pesaient pas 60 grammes. Dans d'autres cas où l'atrophie se fait dans tous les sens (hydronéphrose partielle des calices ou hydronéphrose générale), il ne reste de substances médullaire et corticale que de légers îlo disséminés sur la tumeur. Parfois on ne trouve plus dan les parois de cette tumeur que des traces de substance m dullaire et des glomérules qui permettent d'affirmer l'exi tence antérieure d'une glande rénale qui a disparu. Le membranes fibreuses sont le plus souvent méconnaissabl et confondues avec les parois de la tumeur. Mais ce q prouve bien que la tumeur caractéristique de l'hydr néphrose est postérieure à l'existence du rein, ch le fœtus, et formée aux dépens de cet organe, c'e qu'alors même les vaisseaux sont bien développés hors de proportion avec les restes de substance ré nale.

La nature du liquide contenu dans le bassinet et dan les calices dilatés varie suivant que la tumeur est ancienn ou récente, suivant que l'obstacle au cours de l'urine a ét complet ou incomplet. Mais dans tous les cas qu'il a p étudier, Rayer a reconnu que ce liquide renfermait d l'urée, ce qui lui a permis d'affirmer d'une façon positiv la nature et la provenance de ces tumeurs, et ce qui l' autorisé à les considérer comme des kystes urineux.

L'hydronéphrose peut être avec ou sans communicatio avec les cavités sous-jacentes. Lorsqu'il existe une com munication, quelque incomplète qu'elle soit, le liquide qu contient la tumeur est peu dissemblable de l'urine trouvé dans la vessie. Il n'en est plus de même lorsqu'il n'exist plus de communication, lorsque l'hydronéphrose est com plète. Dans ces cas, le liquide passe par trois phase qu'expliquent et l'état du rein et l'état de la muqueus des cavités dilatées. Dans le début on trouve un liquid qui rappelle assez complétement par ses propriétés l liquide urinaire. Il contient seulement de l'albumine e quantité. Plus tard, ce liquide devient comme gélatineux souvent noirâtre. Plus tard enfin, on ne trouve plus dan la poche hydronéphrétique que de la sérosité, c'est-à-dire un liquide sans consistance, se rapprochant de l'eau ou plutôt du sérum du sang.

En y réfléchissant un peu, on se rendra facilement compte des changements que présente, dans ses caractères physiques et chimiques, ce liquide étudié à trois époques différentes du développement de l'hydronéphrose. Disons d'abord que ce liquide est le même, et ce qui prouve qu'il n'est que modifié, suivant les circonstances, c'est que toujours il contient de l'urée, ainsi que l'a démontré Rayer, et ainsi que l'ont prouvé les recherches ultérieures. Au début, il ne diffère que bien peu de l'urine; il est seulement albumineux. Cette albumine tient, selon nous, à ce que sous l'influence de la pression exercée par le liquide retenu il se développe une néphrite, parenchymateuse qui détermine le passage de l'albumine dans l'urine et dans les cavités où il s'accumule. Bientôt, par le fait de cette pression, se modifie la sécrétion ou l'élimination rénale.

Pour qu'une élimination se fasse régulièrement, il est nécessaire que les phénomènes dialytiques ne soient nullement troublés; il faut que la tension artérielle conserve sa moyenne à peu-près physiologique (Ludwig). Il n'en saurait être ainsi dans les conditions pathologiques que crée au rein le développement de l'hydronéphrose. L'urine cesse donc d'être formée. Il n'en arrive plus dans la tumeur rénale. Cette tumeur, comme celle de tout autre organe, continue à être le siége de phénomènes vitaux caractérisés par des courants endosmotiques et exosmotiques qui s'établissent entre le liquide qu'elle contient et le sang qui circule dans les capillaires que renferment ses parois. Consécutivement à l'action de ces courants les éléments de l'urine disparaissent peu peu, sauf l'urée, qui est peu dialysable, et comme il n'arrive plus d'urine nouvelle, le liquide change de caractère, il devient muqueux, car la muqueuse continue à fonctionner. Sou l'influence de la distension, cette muqueuse semble mêm devenir le siége d'une hypersécrétion. Mais cette disten sion persistant, s'exagérant même, il arrive, à un momen donné, que la pression à laquelle cette membrane es soumise s'oppose aux phénomènes vitaux dont elle est l siége. C'est alors que cesse toute sécrétion muqueuse C'est alors qu'elle s'atrophie. C'est au moment où se pro duit cette atrophie que se rompent les vaisseaux qui s' rendent. Ainsi s'explique la teinte jaunâtre, parfois noi râtre, que présente le liquide souvent gélatineux d l'hydronéphrose.

La muqueuse atrophiée, le liquide perd peu à peu l caractère mucilagineux qu'il présentait, et qui, à just titre, permettait de le rapprocher du mucus. Bientôt i devient tout à fait séreux, c'est-à-dire qu'il n'est plu que l'expression de l'état anatomique nouveau de l membrane qui l'enveloppe, qui, de muqueuse, est passé à l'état de séreuse.

Outre ce liquide, on trouve souvent dans ces cavité de la cholestérine et des corps étrangers de nature di verse. Ce sont eux qui, en s'opposant au libre cours d l'urine, ont déterminé la distension des conduits qu'ell traverse et favorisé la formation de l'hydronéphrose com plète ou incomplète.

Ce n'est qu'assez rarement qu'en dehors des lésion propres à l'hydronéphrose on rencontre des altération dues à des complications portant sur les organes environ nants. Il ne faut pas oublier toutefois que l'hydronéphros peut entraîner la mort en se rompant dans la cavité péri tonéale dont elle provoque l'inflammation.

Symptômes. — L'hydronéphrose, au début, échappe l plus souvent au diagnostic. Elle ne provoque d'ordinair aucun trouble susceptible d'attirer l'attention du malade

Lors même qu'il en existe, ils sont passagers, et c'est en le questionnant très-soigneusement qu'on arrive à lui faire reconnaître qu'à une époque plus ou moins éloignée il a ressenti des douleurs rénales, que ses urines ont présenté une teinte rougeâtre. Il est rare qu'il y ait eu une véritable hématurie, ou une attaque bien nette de colique néphrétique. On en rencontre cependant quelques cas dans les auteurs.

Mais ces troubles peuvent faire défaut, et, lorsque le malade se présente au médecin, il n'accuse qu'une douleur peu considérable de la région lombaire en même temps qu'il se plaint d'une sensation de gêne, de pesanteur. Parfois même il a reconnu une augmentation insolite de l'un de ses côtés.

La douleur spontanée, qui n'est jamais très-prononcée, s'exaspère parfois sous l'influence de la pression exercée du côté malade, au niveau de la région lombaire. Il est exceptionnel que cette pression provoque des douleurs d'irradiation vers les cuisses ou vers les bourses, douleurs qui du reste n'apparaissent jamais spontanément.

Il peut se faire que de prime abord, lorsque la tumeur est considérable, on en soupçonne l'existence au simple aspect du ventre qui, du côté où elle existe, est arrondi et plus volumineux. Mais ce n'est qu'à la suite de recherches faites à l'aide de la palpation et de la percussion qu'on arrive à une certitude complète.

Lorsque, dans ces cas, on fait mettre le malade atteint d'hydronéphrose sur les mains et sur les genoux, on constate que la région lombaire est bombée du côté qui est le siége de la tumeur, au lieu de présenter une gouttière parallèle aux apophyses épineuses. Si on presse ce côté, on y sent de la fluctuation. En le percutant en avant et en arrière, on trouve qu'il donne une matité qu'il est important de limiter, surtout supérieurement. Si l'on exerce au niveau de cette matité la palpation à l'aide d'une main placée en avant, l'autre étant maintenue en arrière, on reconnaît qu'à la surface de cette tumeur existent souvent des bosselures et des inégalités.

Ces signes, limités d'ordinaire à un seul côté, peuvent exister des deux côtés, lorsque l'hydronéphrose est double. Mais cette variété ne se rencontre à l'état complet que chez le fœtus, l'hydronéphrose double étant, dans la vie extra-utérine, incompatible avec l'existence.

L'urine dont les caractères sont normaux présente, dans certains cas, des modifications dignes d'intérêt. Il arrive parfois que des malades, chez lesquels on a reconnu la présence d'une tumeur probablement due à l'hydronéphrose, rendent tout à coup et en quantité considérable une urine qui rappelle, par sa couleur, le liquide que l'on retire de certaines ascites. Ce liquide légèrement filant, de saveur extrêmement fade, n'a nullement l'odeur urineuse. Il n'est pas rare de trouver cette espèce d'urine albumineuse. En même temps qu'a lieu cette émission, on constate que la tumeur a considérablement diminué de volume, et qu'elle ne fait souvent plus de saillie en arrière, ni sur l'un des côtés de la colonne vertébrale. Il n'est pas douteux que dans ces cas on ait eu affaire à une variété d'hydronéphrose qu'on a décrite sous le nom d'hydronéphrose intermittente ou incomplète. Il peut se faire qu'à la suite de la sortie de ce liquide, l'hydronéphrose ne se reproduise pas ; c'est le cas le plus rare. Mais le plus souvent la tumeur reparaît peu à peu, et bientôt acquiert les proportions qu'elle atteignait d'abord. Il peut arriver qu'une hydronéphose, après avoir été d'abord intermittente, devienne permanente.

L'hydronéphrose, en dehors des troubles locaux qu'elle produit, est assez bien tolérée par le malade. La circulation ne présente rien d'anormal ; les fonctions digestives et respiratoires s'accomplissent régulièrement. C'est à peine si l'on rencontre parfois un peu de constipation et de la dyspnée lorsque la tumeur est très-considérable.

TERMINAISON. — L'hydronéphrose peut guérir. La tumeur qui la caractérise peut, à un moment donné, s'ouvrir dans le bassinet, se vider ainsi et ne pas se reproduire; c'est le cas le plus rare.

Elle peut rester longtemps à l'état presque latent, ne s'accusant que par un développement exagéré du côté malade et n'entraînant l'apparition d'aucun trouble sympathique. La vie peut longtemps persister, et l'existence n'être même jamais compromise par elle.

Mais la mort en est souvent la conséquence. Cette terminaison peut avoir lieu de différentes manières. Tantôt la poche s'enflamme et l'on voit alors survenir les symptômes locaux et généraux de la pyélite (Cabot). C'est dans ces cas, et seulement dans ces cas, que l'hydronéphrose se termine par la perforation. D'autres fois la mort est due à l'anurie. Le malade succombe avec les symptômes de l'urémie. A l'autopsie on trouve que l'hydronéphrose simple s'est compliquée d'un obstacle au cours de l'urine dans l'uretère, du côté sain. C'est le plus souvent à la présence d'un calcul qu'est due cette anurie.

Lorsque l'hydronéphrose prend un volume exagéré, elle peut causer des accidents parfois mortels par la seule gêne mécanique qu'elle détermine. On peut craindre de voir se manifester des troubles circulatoires (Legrand), de la dyspnée, de l'orthopnée. Ces troubles peuvent s'accompagner d'œdème des extrémités inférieures. Ce sont parfois des complications étrangères à la maladie qui viennent mettre un terme à l'existence : le ramollissement cérébral (Prompt), la pneumonie (Dodeuil), la phthisie (Cabot).

Diagnostic. — On ne peut avec certitude porter le

diagnostic de l'hydronéphrose que lorsque la tumeur que présente le malade a déjà donné lieu à un abondant écoulement d'urine, presque aussitôt suivi d'un affaissement ou d'une disparition de la tumeur.

En dehors de ces conditions, tout n'est qu'incertitude. Le diagnostic repose tout entier alors sur la fluctuation qu'offre la tumeur et sur l'absence des signes caractéristiques de la suppuration.

L'hydronéphrose peut être, dans ces cas, confondue tantôt avec un kyste hydatique, avec un kyste de l'ovaire, avec l'ascite, tantôt avec la pyélite ou les abcès du rein.

Le kyste hydatique pourra en être distingué par le frémissement, par la sortie de vésicules qui, entraînées par l'urine, ne laisseront aucun doute sur la nature de la tumeur. Une particularité qui parlera encore en faveur du kyste hydatique, c'est que le plus souvent il est simple, tandis que l'hydronéphrose est assez fréquemment double.

On reconnaîtra l'hydronéphrose du kyste de l'ovaire à la présence du côlon ascendant ou descendant qui se trouve à la partie antérieure de la tumeur que forme l'hydronéphrose ; à la matité qu'elle présente à la percussion, au niveau de la région lombaire, tandis que lorsqu'il s'agit d'un kyste de l'ovaire, on trouve de la sonorité due à la masse intestinale, refoulée en ce point.

La méprise est moins facile dans les cas d'ascite. L'hydronéphrose, lorsqu'elle est simple, s'en distingue par la matité qu'elle détermine seulement vers l'un des flancs, et lorsqu'elle est double elle donne lieu à une matité qui ne se déplace point comme celle de l'ascite, lorsqu'on vient à imprimer des mouvements au malade ou à varier les positions qu'il occupe.

La pyélite se reconnaît à l'urine mucoso-purulente et purulente à laquelle elle donne lieu; aux frissons passagers qui se manifestent souvent dans son cours; à l'atteinte grave qu'elle ne tarde pas à porter à l'économie. En admettant même que la pyélite ait donné lieu à une tumeur volumineuse, et que cette tumeur en soit, au moment où l'on examine le malade, la seule manifestation, on arrivera toujours, en le questionnant, à reconnaître que cette tumeur a été précédée de modifications profondes dans la constitution de l'urine, qui ne laisseront aucun doute sur la nature de la maladie.

L'abcès du rein ne saurait être longtemps confondu avec une hydronéphrose. Il ne donne lieu en général qu'à des tumeurs moins volumineuses, et, si l'on a l'occasion d'examiner le malade seulement alors que la tumeur est formée, il sera facile, en s'aidant de renseignements, de voir que cette tumeur s'est formée rapidement, ce qui n'est pas le fait de l'hydronéphrose, et que son développement s'est accompagné de symptômes aigus fébriles manifestes.

Le diagnostic de l'hydronéphrose établi, il resterait à rechercher, ce qui n'est pas toujours facile à faire, qu'elle en peut être la cause. Pour ce faire, on tiendra compte des accidents qui ont pu se montrer antérieurement à la tumeur du côté des organes urinaires (gravelle, hématurie), on examinera quel est l'état diathésique du malade.

Les complications inflammatoires dont la tumeur peut être le siége, qu'elle se soit vidée spontanément ou qu'elle ait été ponctionnée, se reconnaîtront assez facilement à la purulence du liquide et aux symptômes locaux ou généraux qu'elles provoquent.

Pronostic. — Le pronostic de l'hydronéphrose est grave, mais moins grave toutefois que certaines autres tumeurs du rein (abcès, pyélites).

Si l'hydronéphrose est unilatérale, la vie peut se prolonger longtemps. L'autre rein, en s'hypertrophiant, suffit alors aux besoins de l'élimination (Legrand, Dodeuil). L'hydronéphrose peut même se terminer heureusement en s'ouvrant spontanément. Elle peut enfin être ponctionnée avec succès.

Si le rein qui n'est pas le siége de l'hydronéphrose est malade, le danger est grave. Par le fait de la rétention dans le sang d'une grande quantité de matières extractives, l'hydronéphrose devient incompatible avec la vie.

Lorsque l'hydronéphrose est double, la mort est certaine; mais ici encore il peut se passer plusieurs années avant que les reins soient tout à fait atrophiés et que l'obstacle au cours de l'urine soit complet des deux côtés.

Pathogénie. — La pathogénie de l'hydronéphrose ne réclame pas d'article à part. Elle est tout entière dans son étiologie.

Traitement. — Le traitement de l'hydronéphrose varie suivant qu'elle est simple ou double.

Lorsque l'hydronéphrose est simple, et surtout si tout porte à croire que cette hydronéphrose est due à une obstruction de l'uretère par des concrétions, on fera tous ses efforts pour prévenir du côté sain une obstruction de même nature. On prescrira l'exercice au malade. On lui conseillera des boissons en abondance, en lui défendant l'usage d'aliments trop animalisés, dans les cas où l'on a quelque raison de soupçonner l'existence de la lithiase urique.

En même temps on soumettra la tumeur à des manipulations faites de bas en haut et de haut en bas, dans le but de triompher de l'obstacle, cause de la rétention du liquide. On renouvellera fréquemment ces manipulations, qui sont assez facilement supportées, la tumeur étant le plus souvent indolore. Roberts cite un cas de guérison qu'il obtint ainsi, à la troisième manipulation, chez un enfant de seize ans.

Parfois ces manipulations, qui lorsqu'elles réussissent

sont suivies d'un abondant écoulement d'urine, peuvent amener la guérison définitive de l'hydronéphrose.

Mais souvent la tumeur se reproduit, et, lorsqu'elles deviennent impuissantes, on est obligé pour prévenir des accidents graves, tels que la rupture de la poche kystique dans le péritoine, d'avoir recours à la ponction. Cette ponction doit être faite entre les deux dernières fausses côtes, à la partie antérieure du onzième espace intercostal. En la pratiquant ainsi, à l'exemple de Thompson et de Hillier, on évite de léser le péritoine ou de blesser l'intestin, ce qui ne manquerait pas d'arriver si on la faisait en avant.

La ponction peut amener la guérison en rétablissant le cours de l'urine. On a vu des malades chez lesquels la ponction fut suivie d'un écoulement par les voies naturelles de l'urine jusque-là obstruées. Mais elle ne constitue le plus souvent qu'un traitement palliatif. Au bout d'un certain temps la tumeur se reproduit. Il est alors indiqué d'avoir recours à une deuxième et même à une troisième ponction. C'est le seul moyen de prolonger l'existence des malades, qui peuvent ainsi vivre plusieurs années.

L'hydronéphrose double ne réclame pas d'autre traitement. C'est également à la ponction qu'il faut avoir recours. On la pratiquera sur la tumeur la plus volumineuse.

Kystes rénaux simples.

Il existe dans le rein deux variétés de kystes très-distincts : des kystes simples et des kystes hydatiques. C'est des premiers que nous voulons actuellement parler, nous réservant de décrire les derniers à propos des dégénérescences des reins.

Les kystes simples du rein ont depuis longtemps attiré l'attention des médecins. On les trouve signalés par Willis, Bonet et Sagar.

Plater croyait qu'en se rompant ils étaient cause certaines hydropisies. Morgagni reproduisit cette opinic

Hufeland cite des exemples de kystes multiples rein, qu'il décrit sous le nom de dégénération enkyst des reins.

Scheffer parle d'un rein qui semblait transformé capsules agglomérées. Darles relate une observation deux reins qui, remplis de kystes, avaient le volume d'u tête d'enfant. « Les kystes, dit-il, étaient nombreux, re plis d'un liquide jaunâtre, transparent ou purulent, br nâtre. Ces vésicules étaient formées de membranes mi ces, transparentes comme des séreuses. Il n'y avait p trace de substance corticale. Les bassinets et les calic étaient sains. »

Littré a vu deux reins affectés de kystes et qui avaie l'aspect d'une grappe de raisin.

Jusqu'à Rayer, à qui nous empruntons ces citatior on ne considérait ces kystes que comme des kystes s reux. C'est cet auteur qui, le premier, démontra qu existe dans le rein deux espèces de kystes simples : d kystes urinaires et des kystes séreux. Seulement, il e le malheur de ne considérer les kystes urinaires q comme des raretés. Cette opinion a depuis été accept par Simon, Rokitansky, Paget et Gairdner ; mais il r sulte des recherches de Johnson, de Virchow, de Bec man, de Klebs et de Rindfleisch, que les kystes urinair sont de beaucoup les plus fréquents. C'est aux mêm résultats que semble être arrivé Roberts.

A) Kystes urinaires. — Les kystes urinaires existe dans la substance corticale et dans la substance médu laire ; mais c'est surtout dans la substance corticale qu'c les rencontre.

Lorsqu'ils sont nombreux, le volume du rein en e notablement augmenté. Il n'est pas rare de rencontrer d reins mesurant alors 9 à 15 centimètres de long sur 5 à 10 de large.

Ces kystes ne présentent pas toujours les mêmes caractères. Dans la substance corticale ils affectent une forme arrondie ou pyramidale. Lorsqu'ils ont la forme d'une pyramide, le sommet en est dirigé vers le hile du rein, la base vers la périphérie. Ces kystes corticaux qui atteignent parfois le volume d'un pois, d'une noix, sont superficiels et font saillie à la surface du rein. On les aperçoit alors facilement à première vue. Dans certains cas, toutefois, ils sont si petits, qu'il faut regarder avec la plus grande attention pour les reconnaître. Ils apparaissent alors comme de petites perles translucides, brillantes. Dans quelques cas enfin ils ne se voient qu'au microscope ; on les trouve alors réunis, lorsqu'ils sont nombreux, comme des grains autour d'un pédicule. Mais ces kystes ne se reconnaissent pas toujours à l'examen de la surface rénale. Ils sont parfois plongés dans l'épaisseur même de la substance corticale, et ce n'est qu'à l'aide de coupes et d'examen microscopique qu'on peut se convaincre de leur existence.

Ces kystes, lorsqu'on les examine à un grossissement suffisant, présentent, à la face interne de leurs parois, une couche de cellules à forme polygonale, rappelant complètement les cellules épithéliales des canalicules urinifères. Ces cellules en diffèrent toutefois légèrement, en ce qu'elles sont moins riches en protoplasma. La surface externe de ces kystes, surtout lorsqu'ils sont volumineux, est fréquemment recouverte d'un réseau vasculaire.

Les parois en sont minces, transparentes, incolores. Ces parois ne font à l'intérieur de la cavité kystique aucune espèce de saillie. Ce caractère est à noter, en ce sens qu'il suffirait presque à lui seul pour différencier ces kystes des kystes séreux, dont nous aurons à parler tout à l'heure.

La structure de ces parois est tout à fait celle de membrane des canalicules. On ne la trouve compos d'aucun élément histologique. (Tissu connectif ou éla tique.)

Dans l'intérieur de ces kystes, on trouve un liqui qui ne laisse aucun doute sur leur origine et qui vient co firmer l'opinion que pouvait faire naître la structu même des parois. Ce liquide renferme l'élément caract ristique de l'urine, l'urée. On y trouve en outre, tantôt l'albumine, du sang plus ou moins altéré, tantôt d cristaux d'acide urique, des lamelles de cholestérine, d masses colloïdes plus ou moins considérables ; de là nom de kystes colloïdes qu'on leur donne quelquefois.

On ne saurait en présence de ces éléments, et surto en présence de l'urée, douter que la rétention de l'uri soit la cause de ces kystes. Ces kystes ont pour siége l canalicules tortueux, ainsi que le démontrent leur situ tion et la structure de leurs parois. Ils peuvent être ég lement dus à la distension de la capsule même du glom rule, car souvent on rencontre dans ces kystes, et baigna au milieu du liquide qui les remplit, des corpuscul qui ne sont autres que des glomérules de Malpighi. C glomérules en effet, plus ou moins atrophiés, so facilement reconnaissables aux globules sanguins qui trouvent encore dans les vaisseaux dont ils sont formé Ce sont ces globules plus ou moins altérés qui leur donne une teinte jaunâtre parfois très-prononcée.

L'aspect de grappes que prennent ces kystes, lorsqu'i sont réunis en grand nombre, tient à ce qu'ils se so développés dans des parties de canalicules tortueux ju taposées les unes aux autres.

Ces kystes ne conservent pas toujours dans toute le pureté les caractères anatomiques que nous venons d décrire. Ainsi, lorsqu'ils sont anciens, la couche épith liale qui en revêt la face interne peut avoir en partie di paru ; mais quoi qu'il arrive, on pourra toujours reconnaître dans le liquide la présence de l'urée, et il sera facile de trouver dans le voisinage des kystes moins avancés et présentant les caractères typiques que nous leur avons assignés.

La substance corticale voisine des kystes peut avoir subi des modifications diverses. Tantôt les canalicules dont elle est constituée sont simplement refoulés ; d'autres fois ils sont en état de dégénérescence graisseuse ; dans certains cas ils ont disparu, ils sont alors remplacés par un tissu connectif qui forme aux kystes une couche fibreuse plus ou moins épaisse. C'est au milieu de ce tissu connectif que cheminent les artères, dont la membrane adventice est souvent le siége elle-même d'une hyperplasie des plus nettes (Gull et Johnson).

Dans la substance médullaire, les kystes urinaires présentent la même structure. Seulement leur aspect n'est plus le même. Ils se montrent alors sous forme de petites vésicules, disposées de telle sorte que le canalicule urinifère, aux dépens duquel ils se développent, prend l'apparence d'un chapelet. Il est rare que ces petits kystes dépassent le volume d'un grain de chènevis (Rayer).

B) Kystes séreux. — A côté de ces kystes s'en trouvent d'autres qui présentent de telles différences anatomo-pathologiques, qu'on peut jusqu'à nouvel ordre les regarder comme tout à fait dissemblables ; c'est à ces kystes qu'on peut donner le nom de kystes séreux.

Ces kystes, qui peuvent être uniques, sont rarement aussi nombreux, lorsqu'ils sont multiples, que les kystes urinaires. Ils paraissent avoir pour point de départ la substance médullaire, et, dans la substance médullaire, ils semblent se développer au niveau des gaines vasculaires, dans le tissu connectif intermédiaire aux pyramides de Malpighi.

Ce n'est que lorsqu'ils ont acquis un volume con dérable (Cruveilhier, Forster), qu'on voit l'une de le extrémités faire saillie vers le hile du rein, tandis q l'autre peut venir soulever la capsule fibreuse de cet gane. Ils atteignent parfois des proportions considérabl bien différents en cela des kystes urinaires. Ils amèn alors une atrophie qui peut porter sur l'une des extrén tés du rein ou sur sa partie médiane. Le rein paraît al dans ces cas comme lobulé. On peut en voir de no brèux exemples rapportés dans les bulletins de Société anatomique.

Ces kystes ont une configuration tout à fait irréguliè présentant ici des dilatations, là des prolongements, a leurs des rétrécissements. La surface interne en est lis bleuâtre ; elle a tout à fait l'aspect d'une séreuse, jamais elle n'est recouverte, comme celle des kystes u naires, d'un épithélium rappelant l'épithélium des cana cules urinifères. Les parois sont formées de tissu conne tif et ne renferment aucun vestige de la membrane pro des canalicules. Dans le liquide qu'ils contiennent, n'existe aucun des éléments de l'urine.

Il serait difficile de conclure, de ces caractères, à u origine commune à ces kystes et aux kystes urinair et, en admettant même que ces kystes dits séreux soient dus, comme le veulent certains auteurs, qu'à réunion de plusieurs kystes urinaires rompus, il rest rait encore à expliquer pourquoi l'on ne trouve pas da ces kystes trace d'urée. Il nous semble bien pl naturel de les considérer comme constituant une varié de kystes distincts des kystes urinaires, variété de kys dont l'origine est encore, malgré les recherch de Simon, Rokitansky, Paget et Gairdner, entour d'obscurité.

SYMPTOMATOLOGIE. — Les kystes rénaux, lorsqu'ils so

nombreux, peuvent être chez le fœtus une cause de dystocie. S'ils se développent postérieurement à la naissance, bien que ne compromettant pas directement la vie, ils deviennent une cause indirecte de mort par la gêne qu'ils apportent à la respiration. Chez le nouveau-né comme chez l'adulte, ils peuvent s'enflammer et déterminer des accidents de pyémie. Ils peuvent enfin, lorsqu'ils existent des deux côtés en nombre suffisant, s'opposer à une élimination suffisante des matières extractives et donner lieu à des accidents urémiques.

Jamais ils ne paraissent jouer le rôle providentiel que voulait leur attribuer Simon. Cet auteur croyait qu'ils étaient destinés à isoler du sang des substances qui, en y restant, pouvaient devenir dangereuses pour la vie de l'individu.

Il est rare que les kystes rénaux produisent une tuméfaction susceptible d'être, comme l'hydronéphrose, reconnue à l'aide de la percussion et de la palpation ; mais, pour être l'exception, la chose ne semble point impossible, puisque le kyste rénal peut acquérir dans certains cas le volume d'une tête de fœtus (Cruveilhier), d'adulte (Forster). C'est surtout lorsque l'on a affaire à des kystes multiloculaires, qu'on a quelque peu le droit de rechercher sur le vivant des signes qui permettent d'en reconnaître la présence. Il en était ainsi dans un cas qui a été consigné dans les bulletins de la Société anatomique (année 1863). Chez le malade qui fait le sujet de cette observation, et qui à l'autopsie présenta une dégénérescence kysteuse du rein gauche avec hypertrophie du rein droit, on avait constaté pendant la vie la présence d'une tumeur existant dans le flanc gauche. Cette tumeur, qui s'accompagnait de douleur, soulevait la paroi abdominale et, faisant surtout saillie en arrière, s'accusait par des bosselures inégales, séparées par des dépressions.

La matité à ce niveau était complète, et lorsqu'on faisait

respirer le malade en appliquant la main sur la saillie que faisait cette tumeur, on sentait un frottement rugueux répondant à l'inspiration et à l'expiration.

Le malade, qui s'était émacié peu à peu et qui vers la fin était tombé dans un état cachectique des plus prononcés, succomba aux suites d'une péritonite.

Pathogénie. — Les kystes urinaires se développent pendant la vie intra-utérine, aussi bien que pendant la vie extra-utérine.

Pendant la vie extra-utérine, le développement des kystes urinaires reconnaît des causes multiples. Disons toutefois que, comme l'hydronéphrose, ils n'apparaissent que comme fait secondaire d'un état primitif ayant pour but de mettre obstacle au cours de l'urine. C'est en effet le plus souvent chez des individus atteints de lithiase urinaire qu'on les rencontre. Il se forme alors dans ces cas des calculs qui, obstruant les canalicules rénaux, amènent une rétention de l'urine en amont de l'obstacle, et ultérieurement une dilatation kystique. Les kystes urinaires ne se rencontrent pas moins fréquemment chez les individus atteints de néphrite parenchymateuse ou interstitielle.

La pathogénie n'est pas la même dans ces deux espèces de néphrite : dans la première, le kyste résulte de l'obstacle qu'apporte au cours de l'urine le cylindre colloïde qui souvent se forme dans les canalicules tortueux ; dans la néphrite interstitielle, il y a prolifération du tissu connectif inter-canaliculaire, et ultérieurement, par le fait de la rétraction de ce tissu, compression du canalicule.

Chez le fœtus, ces causes ne semblent pas les seules. Virchow pense, il est vrai, que le plus souvent ils tiennent à une hyperplasie connective, à une néphrite interstitielle, fréquemment de nature syphilitique. On ne peut nier qu'il en soit ainsi quelquefois ; mais il est des cas nombreux où les reins, bien que remplis de kystes, ne présentent pas trace d'hyperplasie et où il n'existe aucun signe de syphilis.

Ces kystes existent alors concurremment avec d'autres difformités. On les a vus coexister avec des hydrocéphalies (Virchow); avec des difformités de la tête et des extrémités (Meckel, Bruckner); avec des pieds-bots (Having). Kupfer qui, contrairement à Remak, admet que les canalicules et les papilles se forment isolément, croit que lorsque les kystes se produisent sans traces de néphrite ou de gravier, ils peuvent être regardés comme dus à un arrêt de développement, analogue à celui qui préside aux difformités que nous avons signalées plus haut. Il pense qu'ils sont dus à ce que les canalicules et les papilles s'arrêtant dans leur évolution, ne vont pas à la rencontre les uns des autres.

La pathogénie des kystes séreux, si tant est qu'ils existent, comme nous sommes porté à le croire, est encore beaucoup plus obscure que celle des kystes urinaires. Simon, Rokitansky, Paget et Gairdner ont admis, mais sans le démontrer, qu'ils étaient dus à la rupture des canalicules urinifères et à l'épanchement dans le tissu connectif intercanaliculaire de cellules épithéliales qui se développeraient sous forme de kystes.

Diagnostic. Traitement. — Bien qu'on doive chez un individu atteint de kystes rénaux rechercher les différents signes que nous avons énumérés, le plus souvent ils font défaut. Aussi les kystes échappent-ils d'ordinaire au diagnostic, et ne sont-ils passibles d'aucun traitement.

III. DÉGÉNÉRESCENCES RÉNALES.

Dans notre troisième chapitre nous comprendrons, sous le nom de dégénérescences, des affections rénales multiples et variées, qui se ressemblent en ce sens qu'elles ne dépendent pas de la lithiase urinaire et qu'elles ne présentent qu'accessoirement les caractères de l'inflammation. L'inflammation ne constitue qu'un des accidents possibles de leur évolution.

Ces points de contact, qui permettent de réunir toutes ces maladies sous la dénomination générique de dégénérescences rénales, ne sont pas les seuls caractères qu'elles offrent. Il en est de dissemblables qui autorisent pour les décrire de les ranger sous trois chefs spécifiques différents.

Dans un premier groupe que nous désignerons du nom de dégénérescence proprement dite, nous décrirons la dégénérescence amyloïde, la dégénérescence graisseuse ou stéatose rénale simple, le cancer et les tubercules.

Dans un deuxième groupe nous nous occuperons des entozoaires.

Le troisième groupe n'a trait qu'aux altérations vasculaires.

A. Dégénérescences rénales proprement dites.

DÉGÉNÉRESCENCE AMYLOÏDE.

La dégénérescence amyloïde des reins, que les auteurs les plus autorisés considèrent encore comme une des formes de la maladie de Bright (néphrite parenchymateuse profonde), constitue un état morbide à marche chronique et apyrétique cliniquement caractérisé par de la polyurie, suivie, au bout de temps plus ou moins long, d'anémie, d'œdème des extrémités inférieures; s'accompagnant de manifestatinos hépatiques, spléniques et gastro-intestinales, dues à l'extension de la dégénérescence dont le rein est d'abord le siége; pouvant enfin donner lieu à des manifestations de nature diverse, œdémateuses, inflammatoires ou urémiques.

L'albuminurie, qui souvent existe, n'est point un des symptômes propres à cette maladie; elle n'est qu'une des conséquences de la néphrite parenchymateuse qui vient la compliquer.

Anatomiquement, cet état morbide est caractérisé par la présence dans le rein, et souvent concurremment dans le foie, dans la rate et dans la muqueuse gastro-intestinale, d'une substance donnant, en présence de certains agents, les réactions des corps amidonnés.

Cette maladie a reçu de nombreuses dénominations; on l'a tour à tour décrite et on la décrit encore actuellement sous les noms de dégénérescence lardacée ou cireuse (Murchison, Roberts), de hyalinose (O. Weber), de dépurative infiltration (Dickinson). La dénomination d'amyloïde que lui a donnée Virchow et qu'accepte Grainger-Stewart est assez généralement répandue pour qu'on doive la lui conserver, bien qu'elle repose, ainsi que nous le verrons, à propos de la nature de la maladie, sur un fait complétement faux.

C'est à Rokitansky et à Meckel qu'on doit les premiers travaux relatifs à la dégénérescence amyloïde, travaux que complétèrent Virchow, Kekulé, Oppolzer, Friedreich, Rindfleisch, Kuhne, Biermer, Vogel et Rudneff. Traube, Grainger-Stewart, Dickinson, Joachman, Roberts et Murchison étudièrent plus spécialement les effets qui résultent de la localisation de cette dégénérescence sur tel ou tel organe, sur le foie, sur la muqueuse gastro-intestinale et plus spécialement sur les reins.

Etiologie. — La dégénérescence amyloïde est commune à tout âge. Les premières années de la vie et l'extrême vieillesse seules sont à l'abri des atteintes de cette maladie. Dickinson ne la rencontra jamais chez des enfants de moins de 5 ans, dans les 61 cas qu'il eut l'occasion d'observer.

C'est de 20 à 30 qu'elle se montre avec le plus de fréquence, et l'on ne peut s'empêcher de penser que c'est à cet âge aussi que sévit avec le plus d'intensité la phthisie. Cette particularité suffirait à elle seule pour faire soupçonner les rapports de causalité qui existent entre ces deux maladies.

Cette fréquence plus grande de la dégénérescence amyloïde vers l'âge moyen de la vie a une importance diagnostique qui n'a point échappé à l'auteur anglais, et, à ce propos, il fait remarquer qu'il en est tout autrement lorsqu'il s'agit de la néphrite parenchymateuse et de la néphrite interstitielle, qui ne se rencontrent avec une certaine fréquence qu'aux deux extrémités de la vie ; la première sévissant surtout dans la jeunesse, la deuxième n'atteignant que les vieillards.

La dégénérescence amyloïde se rencontre dans les deux sexes; mais elle paraît quelque peu plus rare chez la femme. Sur les 61 cas de Dickinson, 36 avaient été observés chez l'homme. Cette immunité relative dont jouit la femme tient peut-être à ce qu'elle est moins exposée à quelques-unes des causes de la dégénérescence amyloïde, à la dysenterie chronique par exemple, et à la cachexie paludéenne, maladies qu'on ne trouve guère que chez les individus qui ont habité les pays chauds.

La dégénérescence amyloïde pourrait, suivant Grainger Stewart, apparaître spontanément, sans avoir été précédée par certains états morbides, encore assez mal précisés, qui semblent agir comme causes déterminantes. Mais même dans ces cas elle ne se montrerait que chez des individus épuisés et profondément débilités. Elle serait alors primitive. Le plus souvent elle est secondaire ; on la voit alors se produire consécutivement à des affections locales ou générales diverses.

Des affections rénales celles qui donnent le plus souvent lieu à la dégénérescence amyloïde sont les néphrites interstitielle et parenchymateuse. Cette manifestation est alors restreinte à certains territoires rénaux. Elle n'atteint jamais le développement qu'elle présente lorsqu'elle est étrangère, à son début, à toute affection rénale. La différence de généralisation que la dégénérescence amyloïde présente dans les deux cas permet toujours de reconnaître la néphrite parenchymateuse ou interstitielle primitive de celle qui est consécutive à cette dégénérescence.

On l'a vue également se montrer à la suite de la pyélite et de l'hydronéphrose.

Les affections extra-rénales, qui semblent présider au développement de la dégénérescence amyloïde, sont ou locales ou générales. Ces dernières sont beaucoup plus fréquemment en cause. Parmi les premières, nous trouvons à signaler la pleurésie purulente, des abcès du psoas, du foie, des maladies osseuses.

Les affections générales sont des intoxications ou des maladies diathésiques : l'alcoolisme, le paludéisme, la tuberculose, la syphilis, le cancer, le rhumatisme chronique et l'intoxication phosphorée, le plus souvent avec nécrose.

Il existe certains tableaux statistiques dus à Grainger-Stewart, à Roberts, à Thompson, qui présentent, au point de vue étiologique, un grand intérêt.

Ces tableaux ne diffèrent que peu de celui de Rosenstein. Les causes qui y sont mentionnées sont les mêmes, mais elles n'y sont pas indiquées avec le même degré de fréquence. Ainsi, suivant Grainger-Stewart, la syphilis serait aussi souvent cause de dégénérescence amyloïde que la tuberculose. Il en serait de même d'après les faits de Thompson, puisque sur 50 cas de dégénérescence amyloïde, 12 relevaient de la syphilis et 13 de la tuberculose. Or, telle n'est pas l'opinion de Rosenstein, qui, sur 100 cas de dégénérescence amyloïde, en a pu attribuer 44 à la tuberculose et 15 seulement à la syphilis.

Toutefois la syphilis ne sévirait pas toujours avec un tel degré de fréquence, si l'on en juge d'après le tableau statistique de Fehr qui, reposant sur 136, vient confirmer à peu près toutes les conclusions de Rosenstein relatives à la provenance de la maladie.

Tous les auteurs sont d'accord sur la concomitance fréquente de la tuberculose et de la dégénérescence amyloïde; mais cette concomitance n'est pas dans tous les cas susceptible des mêmes explications; tantôt la tuberculose est cause et tantôt elle n'est qu'effet. Elle affecte plus souvent le premier caractère que le second; elle existe alors très-développée, au moment où se montrent les premiers symptômes de la dégénérescence amyloïde. Toutefois, la dégénérescence amyloïde est de toutes les affections rénales celle qui s'accompagne le plus souvent de tuberculose. En effet, tandis que cette complication n'apparaît que 7 fois sur 100 cas de néphrite parenchymateuse, et 23 fois sur 100 cas de néphrite interstitielle, elle se montre 60 et 66 fois pour 100 lors de dégénérescence amyloïde. Dans la moitié des cas, la tuberculose a le poumon pour siége; 18 fois sur 100 les manifestations intestinales sont plus nettement accusées.

La tuberculose ne semble pas apte à produire, dans tous les cas, la dégénérescence amyloïde, il faut, pour qu'il en soit ainsi, qu'elle revête certains caractères que doivent également prendre et la syphilis et le cancer. Ce caractère, c'est d'être suppurative. Ce qui prouve la valeur de notre assertion; c'est que le cancer pourra longtemps rester à l'état de maladie diathésique, se traduisant çà et là par des manifestations locales, sans produire de dégénérescence amyloïde. Cette dégénérescence n'apparaîtra que lorsqu'une tumeur cancéreuse sera devenue le siége de suppuration.

Il en sera de même de la syphilis, et la preuve que ce n'est également que par la suppuration que cet état diathésique semble agir sur la production de la dégénérescence amyloïde, c'est que la syphilis congénitale, qui ne donne jamais lieu à la dégénérescence amyloïde, ne suppure pas.

Ce qui parle enfin en faveur de l'action que nous prêtons à la suppuration, comme cause de dégénérescence amyloïde, c'est que dans tous les cas où l'on a pu constater la concomitance de la tuberculose et de la dégénérescence amyloïde du rein, le poumon présentait de vastes excavations (Traube), ou bien il existait des suppurations osseuses de nature tuberculeuse (Dickinson et Wilks).

Cette opinion, qui du reste est assez généralement admise, a surtout été soutenue par Dickinson et Wilks. Pour en faire ressortir toute la valeur, Dickinson fait remarquer que, sur 66 cas de dégénérescence amyloïde qu'il observa, surtout à ce point de vue, il y en eut 51 qui manifestement relevaient d'une suppuration récente ou ancienne, 4 étaient consécutifs à une néphrite parenchymateuse. Aussi croit-il pouvoir avancer, se basant sur ses recherches, que toutes les fois qu'il y a une suppuration prolongée il y a menace de dégénérescence amyloïde. Nous aurons plus loin, à propos de la nature de cette dégénérescence, à examiner de quelle manière peut agir la suppuration. Disons actuellement qu'elle augmente les pertes en matières azotées que fait l'individu, et que toute maladie arrivant au même résultat peut la produire.

C'est sans doute à ce titre, par suite des pertes albumineuses qu'elle fait subir à l'économie, que la néphrite parenchymateuse doit de pouvoir donner assez fréquemment lieu à la dégénérescence amyloïde.

Anatomie pathologique. — Pour faciliter la description des altérations que présentent les reins atteints de dégénérescence amyloïde, Grainger-Stewart a cru pouvoir les diviser en trois périodes anatomiques qu'il décrit sous les noms de période de dégénérescence vasculaire, période de dégénérescence canaliculaire, période d'atrophie.

C'est d'habitude, il est vrai, au niveau des glomérules que se montre tout d'abord la dégénérescence amyloïde. Ce n'est qu'ultérieurement qu'elle s'étend aux autres éléments du rein. Mais il est rare que cette localisation aux glomérules soit aussi nettement accusée que le suppose Grainger-Stewart. Aussi est-ce à tort, à notre avis, qu'on voudrait, à son exemple, décrire cette phase de la maladie sous le nom de période vasculaire. Pour nous, nous n'hésitons pas à confondre cette période avec la seconde et à prendre pour base de la division anatomo-pathologique que nous proposons des caractères tirés de l'examen macroscopique du rein. Cette division aura l'avantage d'être plus homogène que celle de Grainger-Stewart, qui repose à la fois et sur l'examen microscopique du rein et sur son état macroscopique.

Les lésions amyloïdes du rein ont pour résultat d'augmenter d'abord le volume de cet organe et plus tard d'en déterminer l'atrophie. Il nous semble donc tout naturel d'admettre deux périodes très-distinctes : une période d'hypertrophie et une période d'atrophie.

Période d'hypertrophie. — La période d'hypertrophie correspond aux deux premières périodes admises par Grainger-Stewart. La dégénérescence peut être diffuse ou localisée. Localisée d'abord, elle n'est qu'ultérieurement généralisée. Elle s'étend alors à tous les éléments de l'organe.

Lorsqu'elle est localisée, le rein n'est que médiocrement augmenté de volume. A l'œil nu il semble presque naturel. La surface est lisse, la coloration normale, le volume et le poids ne sont que peu modifiés. La capsule s'enlève facilement.

L'aspect que présentent à la coupe les substances corticale et médullaire n'a rien d'insolite : c'est à peine si l'on peut affirmer qu'elles sont légèrement décolorées. Pour un médecin expérimenté toutefois, les corpuscules paraîtront peut-être plus distincts et transparents comme de l'empois. Si, dans ces conditions, on vient à faire usage de l'iode, on verra bientôt la coupe présenter une teinte jaunâtre qui, au niveau des parties dégénérées, passera à la coloration rouge de l'acajou foncé. Ce réactif, découvert par Virchow et qui, pour Grainger-Stewart, constituerait encore le meilleur des réactifs, pourrait être, suivant Bennett, remplacé par d'autres matières colorantes, telles que le carmin, le violet magenta et l'indigo. La teinture d'iode employée seule suffit à Grainger-Stewart pour la reconnaître par les teintes différentes qu'elle fait naître au niveau des parties saines et des parties malades. Il néglige d'employer l'acide sulfurique, qui a pour propriété de transformer en bleu la teinte acajou qui résulte du contact de l'iode. Il est juste toutefois de reconnaître que cette réaction due à l'acide sulfurique ne s'obtient pas dans tous les cas. Il en est de même de celle que donnent le chlorure de chaux et le chlorure de zinc, qui, comme l'acide sulfurique, jouissent également dans certains cas de la propriété de faire aussi passer au bleu la teinte acajou fournie par l'iode.

Lorsque la dégénérescence est diffuse ou généralisée, le rein est volumineux ; son poids est augmenté, on a vu des reins qui pesaient 350 à 400 grammes.

La surface en est pâle, lisse. Çà et là on y aperçoit quelques injections étoilées. Mais en aucun point ne se trouvent des taches blanchâtres ou jaunâtres.

La capsule fibreuse, qui n'est nullement épaissie, s'enlève facilement.

Si l'on fait une coupe de ce rein parallèlement à ses faces, on trouve la substance corticale notablement augmentée d'épaisseur. Elle est pâle, grisâtre et présente tout à fait l'aspect de la cire blanche. Les corpuscules de Malpighi apparaissent comme de petits points brillants, semi-transparents, au milieu d'une trame cireuse, ferme, élastique, mais qui n'a rien toutefois de la résistance fibreuse.

La substance corticale présentant cet aspect cireux, les cônes médullaires ou pyramides de Malpighi peuvent avoir conservé leur apparence normale, mais ils sont souvent envahis par la dégénérescence. L'organe présente alors une teinte grisâtre générale, une dureté et une élasticité plus grandes qu'à l'état physiologique, mais différente de la dureté et de l'élasticité fibreuses. Pour Grainger-Stewart, la consistance du rein est celle de l'amidon bouilli.

Cette forme généralisée ou diffuse n'est qu'une période avancée de la dégénérescence amyloïde d'abord localisée. Toutefois, même dans ces cas, il est certains endroits où elle est plus nettement accentuée. C'est le plus communément au niveau des glomérules qu'on la voit surtout s'accentuer. Dans certains cas cependant, elle semble plus prononcée au niveau des artérioles des cônes. Parfois elle existe simultanément et sur les glomérules et sur les artérioles. C'est lorsqu'elle s'étend au tissu connectif intercanaliculaire et aux canalicules urinifères qu'elle mérite vraiment le nom de généralisée et qu'elle donne au rein l'aspect que nous venons de décrire.

Les caractères que présente la dégénérescence amyloïde ne sont pas toujours aussi nettement accentués. Il n'en est ainsi que lorsque cette dégénérescence est le fait d'une affection extra-rénale. Lorsqu'elle est consécutive à une affection rénale, néphrite interstitielle ou parenchymateuse, elle peut n'occuper que certains territoires rénaux ou rester localisée à certains éléments du rein.

D'un autre côté, la dégénérescence amyloïde se complique d'une façon presque constante d'une néphrite parenchymateuse qui se montre d'ordinaire pendant cette première période, et qui, lorsqu'elle est prononcée, ce qui est fréquent, modifie tellement les caractères anatomiques que la dégénérescence amyloïde imprime au rein, qu'elle les rend méconnaissables. Quelques auteurs ont même été jusqu'à penser, à tort selon nous, que c'était à cette néphrite et à la rétention de l'épithélium hyperplasié qu'elle détermine qu'était due l'hypertrophie que présente le rein à cette période.

Période d'atrophie. — A la deuxième période ou période d'atrophie, qui peut n'arriver que bien longtemps après le début de la maladie, dans certains cas même seulement au bout de plusieurs années, le rein est diminué de volume. Cette diminution porte plus sur la largeur et l'épaisseur que sur la longueur. Cet organe prend alors une forme allongée.

La surface d'une coloration cireuse, pâle, est souvent inégale, rugueuse et comme granuleuse. Cette coloration pâle est assez communément parsemée de taches jaunâtres dues à la dégénérescence graisseuse, en certains points, de l'épithélium des canalicules urinifères.

Les granulations qu'on y rencontre n'ont pas la petitesse et la régularité de celles qui se produisent dans les cas de néphrite interstitielle.

Lorsqu'on vient à enlever la capsule fibreuse qui es très-adhérente et qui se déchire facilement, la surfac du rein est comme sablée par le fait de ces granulations nombreuses. Ces granulations n'ont pas toutes la mêm structure, et s'il en est de formées, dans la généralit des cas, par la substance corticale elle-même plus o moins altérée, il en est d'autres qui sont dues à l'existence de petits kystes. Ces kystes, qui sont très-nombreux, sont de même nature que ceux qu'on rencontr dans la néphrite interstitielle ou dans la néphrite parenchymateuse.

Lorsqu'on vient à faire une coupe parallèle aux faces, on s'aperçoit que la substance corticale a diminué d'épaisseur. C'est à l'épaisseur inégale de cette substanc qu'est dû l'état granulé et parfois même lobulé que présente le rein. La substance médullaire, bien que profondément modifiée dans sa structure, a conservé à peu près sa configuration normale. La teinte que présenten ces deux substances est à peu près la même. Toutefois cette teinte, qui est d'un blanc laiteux, est parsemée, aussi bien au niveau de la substance corticale qu'au niveau de la substance médullaire de points brillants, miroitants, qui sont dus à la section des glomérules de Malpighi, ou des artères afférentes ou efférentes qui sont le siége de la dégénération la plus prononcée.

Comme à cette période la dégénérescence amyloïde est toujours généralisée aux différentes parties du rein, si l'on vient à porter sur cette coupe de la teinture d'iode, ce n'est plus seulement au niveau des glomérules que se produit d'abord la réaction caractéristique, on la voit apparaître sur le trajet des artères, leur donner, suivan Grainger-Stewart, l'aspect inégal et noueux d'une racine d'ipécacuanha et se montrer en même temps au niveau du tissu connectif intercanaliculaire et des canalicules urinifères droits.

Lorsqu'après s'être livré à l'examen macroscopique du rein, on étudie à l'aide du microscope l'état des différents éléments de cet organe, on peut se rendre compte de la marche de la dégénérescence amyloïde ; on constate qu'elle a d'abord pour caractère distinctif d'intéresser le système vasculaire artériel. Ce n'est que consécutivement qu'elle envahit d'autres tissus. Dans le rein, c'est au niveau des capillaires artériels, dont la réunion constitue le glomérule, qu'elle se montre en premier lieu. Elle n'envahit pas indistinctement toutes les couches de ces capillaires ; elle apparaît d'abord dans l'intima, puis de là passe à la couche musculaire et à l'adventice (Beckmann). Suivant Dickinson, la dégénérescence atteindrait d'abord la couche moyenne ou musculaire des artérioles et de là s'étendrait aux autres couches. C'est à la dégénérescence complète de toutes les couches des vaisseaux composant les glomérules qu'est dû ce pointillé blanchâtre et miroitant qu'on aperçoit à la surface de la coupe d'un rein en voie de dégénérescence amyloïde.

L'infiltration ne commence que lorsque la dégénérescence s'étend des glomérules aux parties voisines. Cette extension porte d'abord sur les artères afférentes ; elle n'intéresse que tardivement les artères efférentes. Lorsqu'on vient à faire une coupe de ces vaisseaux dégénérés, on constate le brillant que présente leur surface de section, et l'on peut, en multipliant les coupes, arriver à suivre pas à pas la marche de la dégénérescence.

Les altérations d'âge différent que présentent alors ces coupes permettent de constater que les cellules épithéliales constitutives de l'intima se tuméfient avant de dégénérer. Cette tuméfaction, qui persiste lorsqu'elles sont ensuite envahies par la substance amyloïde, explique déjà très-bien le rétrécissement que présentent les artérioles atteintes de dégénérescence. Lorsque la dégénérescence est complète, tout aspect cellulaire disparaît et l'intima dégénérée ne se montre plus que comme une espèce d cylindre, formant au sang un conduit amyloïde.

Cette dégénérescence finit même par confondre en un seule et même couche les couches de nature si distincte qui constituent à l'état physiologique les parois d'un artère. C'est alors que le calibre des artères est le plu manifestement diminué. C'est à ce rétrécissement, et pa suite à la tension vasculaire exagérée qui en est la con séquence, qu'est due la polyurie.

Les gros vaisseaux, de même que les capillaires et le veines, échappent à l'infiltration amyloïde.

Les vaisseaux pris, la dégénérescence s'étend au tiss connectif et aux canalicules urinifères.

C'est d'ordinaire au point d'où naissent les artères qu se rendent aux glomérules que le tissu connectif com mence à être intéressé. La dégénérescence s'étend peu à peu au tissu connectif voisin. C'est sans nul doute à la constriction canaliculaire que détermine ce tissu connec tif ainsi modifié que sont dus ces kystes que nous avon signalés plus haut. Pas plus que l'atrophie rénale, ils ne sauraient reconnaître pour cause l'hyperplasie de ce tissu et sa rétraction, car cette hyperplasie due à la né phrite interstitielle qui apparaît toujours au moment où se fait l'infiltration, la substance amyloïde devenant une cause d'irritation, semble trop peu prononcée pour qu'il en soit ainsi.

Des artères efférentes, la dégénérescence s'étend aux papilles des pyramides de Malpighi, aux tubes de Bellini qui constituent ces pyramides. Cette dégénérescence s'étendrait même aux tubes d'écoulement de Ludwig; mais, suivant Rindfleisch, elle n'intéresserait jamais les canalicules tortueux.

Cette dégénérescence porterait d'abord sur la membrane propre de ces canalicules droits. Cette membrane épaissie ne présenterait toutefois pas toujours la réaction caractéristique de la dégénérescence amyloïde. Mais là ne se borneraient pas les altérations du canalicule urinifère. Sans parler actuellement des caractères de l'inflammation dont il est ordinairement le siége, et qui surtout se développe sur le canalicule tortueux, nous devons dire qu'il se produit dans le canalicule des cylindres de substance amyloïde, les cellules épithéliales conservant longtemps leur intégrité et finissant ultérieurement par s'infiltrer de cette substance (Roberts). On ne saurait confondre les cylindres amyloïdes qui se forment dans ces circonstances avec les cylindres amyloïdes qu'on rencontre parfois à une période avancée de la néphrite parenchymateuse. Ce qui distingue ces derniers cylindres de ceux de la vraie dégénérescence amyloïde, c'est qu'à leur pourtour on retrouve des cellules épithéliales plus ou moins atrophiées, mais sans dégénérescence; c'est que la membrane canaliculaire est intacte. On peut en même temps constater à l'aide du microscope les altérations caractéristiques des néphrites interstitielle et parenchymateuse, l'hyperplasie connective et la prolifération de l'épithélium intra-canaliculaire.

Les altérations rénales que nous venons de décrire ne sont pas les seules qu'on rencontre chez les individus qui succombent à la dégénérescence amyloïde, le plus souvent on en trouve d'analogues portant surtout sur le foie, la rate, la muqueuse du tube digestif, le pancréas et les ganglions lymphatiques. On en a même trouvé dans les parois musculaires de l'utérus, dans les artères du vagin, dans la peau. Gairdner en aurait rencontré dans les artères du cœur; Bennett, dans les vaisseaux du placenta. Grainger-Stewart croit que ces altérations n'existent jamais ni dans le cerveau, ni dans le poumon, quoique quelques auteurs les aient signalées dans ce dernier organe.

Bien que de même nature que celles que présentent

les reins, ces altérations revêtent certains caractères qui tiennent aux différents éléments qu'elles affectent dans chacun de ces organes.

C'est de tous ces organes le foie qui serait le plus souvent atteint de dégénérescence amyloïde.

Le sang n'a encore été l'objet que d'études assez restreintes. Cependant il résulte des recherches de Grainger-Stewart qu'il présente des altérations dignes d'intérêt. Ces altérations portent et sur les globules et sur le sérum.

Le caillot est en général peu considérable, fortement rétracté.

La pesanteur spécifique du sérum est tombée à 1005, 1015, 1018.

L'hématosine est réduite d'un tiers. Au microscope on constate que les globules blancs sont plus nombreux qu'à l'état physiologique. Les globules rouges sont moins résistants, et au lieu de se mettre en piles, s'allongent sous forme de fuseaux et se réunissent en files. C'est surtout dans les cas où les ganglions lymphatiques étaient atteints de dégénérescence amyloïdes que Grainger-Stewart a eu l'occasion d'observer ces particularités relatives aux globules sanguins.

L'albumine du sérum a baissé des deux septièmes. La fibrine est au contraire manifestement augmentée. On est encore assez mal fixé sur les proportions d'urée et de matières extractives que renferme le sang. Toutefois, s'il est permis de tirer une induction de l'élimination à peu près normale de l'urée, dans le cours de cette maladie, et de la rareté des accidents urémiques, on serait porté à penser que le sang, à ce point de vue, ne présente que des altérations à peu près insignifiantes.

Outre ces altérations qui appartiennent en propre à la dégénérescence amyloïde, on peut encore avoir l'occasion de rencontrer à l'autopsie les restes d'inflammations intercurrentes, portant sur les parenchymes, sur le poumon surtout et sur les séreuses. Notons encore qu'il est assez fréquent de trouver des traces d'ascite, l'ascite constituant une des complications habituelles de la dégénérescence amyloïde.

Symptomatologie. — Le plus souvent il n'existe pas de douleur lombaire. Dickinson ne l'a rencontrée que 5 fois sur 48 cas de dégénérescence amyloïde.

La polyurie, au contraire, qui pour la première fois fut signalée en 1860 par le docteur Harris comme un symptôme constant de cette dégénérescence, constitue un des premiers symptômes de cet état morbide. Elle coïncide d'ordinaire alors avec une polydipsie plus ou moins prononcée. Elle s'accompagne habituellement de fréquents besoins d'uriner qui se renouvellent surtout la nuit et qui privent les malades de sommeil.

L'urine rendue dans les 24 heures dépasse de beaucoup la quantité d'urine physiologique. Il est des malades qui en émettent journellement trois litres et même six (Roberts). La quantité d'urine rendue égalerait, surpasserait même, suivant quelques auteurs, la quantité du liquide ingéré. La moyenne est ordinairement de deux à trois litres.

Cette urine est pâle, claire, aqueuse; son poids spécifique est de 1005 à 1015.

La polyurie, qui peut durer fort longtemps, pendant des mois, des années même, qui ne diminue passagèrement que sous l'influence de causes accidentelles, comme la diarrhée, la néphrite parenchymateuse (Grainger-Stewart), cesse toutefois à une période avancée de la maladie. La quantité d'urine rendue peut alors tomber à 250 ou 300 cc. Il est rare cependant que le malade en émette moins de 600 cc. Jamais la quantité d'urine rendue n'atteint d'aussi faibles proportions que dans le cas de néphrite parenchymateuse profonde (mal de Bright).

L'urine est faiblement acide et ce n'est qu'exceptionnellement qu'on y constate l'existence de globules sanguins. L'hématurie ne se rencontre dans le cours de la dégénérescence amyloïde que dans les cas de complications, lorsqu'à cette dégénérescence s'est ajoutée de la néphrite parenchymateuse, et encore est-elle assez rare. Dickinson ne l'a trouvée que 4 fois sur 48.

Lorsqu'existe la polyurie, les sédiments font complétement défaut. L'urine reste claire même au repos. On n'y trouve de dépôts que lorsque la polyurie vient à cesser. Ces dépôts sont alors formés d'acide urique et d'urate de soude (Dickinson).

On trouverait en outre dans cette urine, suivant Münch, des corpuscules amylacés qui auraient une grande valeur diagnostique, puisque bleuissant au contact de la teinture d'iode et de l'acide sulfurique, ils permettraient d'affirmer l'existence de la dégénérescence amyloïde des reins. Malheureusement il faut reconnaître que Münch est seul à soutenir cette assertion que ne semblent point avoir confirmée les recherches des autres auteurs. Dickinson n'a en effet que bien rarement rencontré cette variété de cylindres qui seraient dus, ainsi que nous l'avons indiqué, au filtrage dans les canalicules urinifères de la substance amyloïde qui s'y coagulerait sous cette forme.

Les modifications qui portent sur la quantité de l'urine et sur ses caractères physiques et chimiques, ne sont pas les seuls qu'on ait à enregistrer, lors de dégénérescence amyloïde des reins. Il en est qui touchent à la constitution même de l'urine et qui sont dignes d'intérêt.

La quantité d'urée est plus ou moins diminuée. Toutefois, lorsque l'urine est en excès, ce qui arrive pendant presque toute la durée de la maladie, l'abaissement quotidien n'en est en somme que peu considérable. Cet abaissement n'est prononcé qu'à la fin de la maladie, lorsque l'urine devient rare. Mais jamais il n'est aussi prononcé que dans les cas de néphrite parenchymateuse ou de néphrite interstitielle. Dickinson ne trouva jamais le chiffre de l'urée inférieur à 7 grammes par jour. Sur 7 cas de dégénérescence amyloïde, il vit la moyenne de l'urée osciller de 7 gr. 35 à 24 gr. 9.

Comme l'élimination de l'urée, baisse également celle de l'acide urique. Dans certains cas même cet acide ferait complétement défaut.

Cette diminution paraît également porter sur les autres éléments constitutifs de l'urine et principalement sur le phosphore. L'acide phosphorique serait réduit au 6me de sa proportion normale. L'acide sulfurique n'aurait que peu baissé, on le rencontrerait même en plus grande quantité que l'acide phosphorique, bien qu'à l'état physiologique le chiffre en soit moins élevé que celui de ce dernier acide.

Les chlorures, bien que diminués, sont plus abondants que dans les cas de néphrite parenchymateuse ou de néphrite interstitielle.

Les bases alcalines et terreuses participent à cette diminution que présente l'élimination rénale. Mais c'est surtout sur les bases alcalines et principalement sur la soude que porte cette diminution. Le chiffre de la potasse n'a que peu baissé.

Lorsque la dégénérescence amyloïde existe à l'état de pureté elle ne se traduit que par les troubles urinaires que nous venons de signaler; l'albuminurie n'existe pas. Mais au bout d'un certain temps, elle se complique d'affections locales (néphrites parenchymateuse et interstitielle) ou bien elle s'étend à d'autres organes. C'est alors qu'on voit survenir certains autres symptômes sur lesquels nous allons appeler l'attention; c'est alors qu'on constate la présence de l'albumine dans l'urine. L'albuminurie, d'abord peu prononcée, souvent passagère, devient plus tard permanente; elle est en rapport avec l'inflammation intra-canaliculaire qui existe presque toujours à une époque avancée de la dégénérescence. Dickinson en constata l'existence 18 fois sur 32 cas de dégénérescence. Ce chiffre, bien que déjà fort élevé, nous semble cependant encore au-dessous de la vérité.

En même temps qu'apparaît l'albuminurie se montrent dans l'urine des cylindres épithéliaux granuleux, granulo-graisseux qui forment sédiments. Ces cylindres, qui tiennent, ainsi que l'albuminurie, à la néphrite parenchymateuse secondaire, ne diffèrent des cylindres propres à la néphrite parenchymateuse primitive qu'en ce que parfois, infiltrés de substance amyloïde, ils donnent alors, au contact de la teinture d'iode et de l'acide sulfurique, la coloration bleue, caractéristique de cette dégénérescence.

Avec l'apparition de l'albumine dans l'urine coïncide la diminution de la polyurie, qui peut même cesser complétement lorsque l'albuminurie est considérable.

L'extension de la dégénérescence amyloïde au foie, au tube digestif, à la rate, devient la source de nouveaux symtômes qui, bien qu'étrangers à l'affection rénale, n'en sont pas moins très-utiles à connaître, au point de vue du diagnostic.

Lorsque le foie participe à la dégénérescence amyloïde, le volume en est augmenté, dans les diamètres verticaux surtout.

La rate, comme le foie, peut être prise, et comme lui elle s'accuse alors par la présence d'une tumeur souvent considérable.

Lorsqu'elle intéresse l'intestin, elle se dénote par de la diarrhée et des vomissements. La diarrhée constitue alors une des manifestations les plus communes et les plus graves : le liquide diarrhéique est aqueux, abondant; les coliques font défaut; les garde-robes sont indolores.

Lorsqu'il existe de l'œdème, au moment où se montre la diarrhée, cet œdème disparaît.

Cette diarrhée présente une ténacité qui suffit presque pour en caractériser la nature. Elle n'est en effet que faiblement améliorée par les médicaments, et si elle cesse momentanément, c'est pour reparaître bientôt avec plus d'intensité.

Les vomissements s'observent moins souvent que la diarrhée. Ils sont moins rebelles à la médication, et lorsqu'ils apparaissent, ils sont d'ordinaire annoncés par de la perte d'appétit et des nausées.

Lorsque la dégénérescence rénale existe depuis longtemps, lorsque surtout elle s'est compliquée de la dégénérescence d'autres organes, on voit le malade prendre un aspect tout particulier et, pour ainsi dire, caractéristique. Il est pâle, anémique. Il présente çà et là, à la surface de la peau, surtout au niveau des paupières, des dépôts de matière pigmentaire. La teinte générale des téguments est comme cireuse. La débilité est extrême.

Dans certains cas, les joues manifestement congestionnées présentent une teinte rouge qui tranche sur la coloration terreuse des téguments (Grainger-Stewart).

Cet état cachectique du malade n'a rien d'extraordinaire; il suffit pour s'en rendre compte de penser à l'état du sang, signalé par Grainger-Stewart et Murchison, à la diminution des globules rouges et à l'augmentation des globules blancs.

L'œdème généralisé n'appartient pas en propre à la dégénérescence amyloïde. Il ne se montre que lorsque cette dégénérescence s'est compliquée d'une néphrite parenchymateuse intense. Grainger-Stewart ne l'a rencontré que 6 fois sur 100 cas de dégénérescence amyloïde.

L'œdème partiel, bien différent de celui qui apparaît dans le cours des néphrites parenchymateuse et interstitielle, reste limité aux extrémités inférieures. Il existe surtout au niveau des malléoles; c'est l'œdème des cachectiques, et, comme cet œdème, il persiste malgré l'abondance de la sécrétion rénale.

Ici pas d'épanchement des séreuses. Les plèvres et le péricarde sont toujours respectés. Le péritoine seul semble faire exception à cette règle ; et l'épanchement dont il est le siége et qui, suivant Roberts, serait constant, a une grande valeur diagnostique dans les cas embarrassants d'albuminurie, attendu que, persistant malgré la polyurie, il ne tient nullement à l'affection rénale. Il est dû à l'extension de la dégénérescence au foie ou plutôt aux ganglions placés dans le hile du foie. Il résulte de la compression que ces ganglions tuméfiés exercent sur le tronc de la veine-porte.

Les complications qui se montrent dans le cours de la dégénérescence amyloïde des reins sont presque toutes exclusivement de nature inflammatoire. Déjà nous avons parlé de la néphrite parenchymateuse. La néphrite interstitielle n'est pas moins commune. Il suffit, pour se convaincre de la vérité de cette assertion, de se reporter aux altérations que nous avons signalées plus haut, à propos de l'anatomie pathologique. Mais outre ces inflammations rénales, il en est d'autres qui intéressent des organes plus ou moins éloignés. Elles sont ou séreuses ou parenchymateuses. La plus fréquente de ces inflammations est sans nul doute la pneumonie. Elle serait même beaucoup plus fréquente que dans les cas de néphrite parenchymateuse ou interstitielle. La pleurésie n'est pas moins fréquente. La péritonite ne s'observe qu'exceptionnellement, et la péricardite, bien qu'assez commune, se rencontre moins souvent toutefois dans cette maladie que dans la néphrite interstitielle.

La bronchite est tellement rare qu'on peut à peine la considérer comme une des complications de cette maladie.

Les hémorrhagies, si communes dans la néphrite interstitielle, sont à peine notées lors de dégénérescence amyloïde.

Les accidents nerveux, dits urémiques, peuvent se montrer dans le cours de la dégénérescence amyloïde des reins ; mais ils sont moins fréquents que dans les cas de néphrite parenchymateuse ou de néphrite interstitielle. Les malades atteints de cette dégénérescence sont en somme peu exposés aux accidents urémiques. Les attaques sont ici l'exception.

Les symptômes si variés qui précèdent l'apparition de la dégénérescence amyloïde et qui souvent l'accompagnent, tiennent à la multiplicité des maladies qui peuvent lui donner naissance.

Les dépôts de substance amyloïde peuvent dans le rein se faire en très-peu de temps. On a vu des malades qui, au bout de vingt jours de suppuration, présentaient déjà une dégénérescence très-avancée des corpuscules de Malpighi.

Cette dégénérescence peut ne se montrer qu'après la cessation de la suppuration qui en a provoqué l'apparition.

Terminaison. — Une fois déclarée, la dégénérescence, dans la généralité des cas, paraît suivre une marche progressive, envahissant successivement les différents organes que nous avons indiqués. La terminaison en est alors toujours fatale.

Dans certains cas cependant il peut survenir une amélioration passagère et même durable ; le foie et la rate diminuent de volume ; le sang reprend ses caractères normaux ; la polyurie cesse ; les forces reviennent. Tout porte à croire à une guérison ; mais si cette guérison survient quelquefois, ce dont on peut encore douter, le plus souvent on n'a affaire qu'à une apparence de guérison, à un arrêt de la maladie, qui bientôt reprend son cours et qui finalement se termine par la mort.

La mort peut être le fait de la maladie, cause de la dégénérescence amyloïde. Elle peut d'autre part être due à la dégénérescence amyloïde elle-même ou à l'une de ses complications.

Lorsque les causes de mort tiennent à la dégénérescence amyloïde elle-même, elles consistent le plus souvent dans de la diarrhée et de l'ascite. C'est en effet dans plus du tiers des cas par la diarrhée que succombent ces malades (13 fois sur 35 cas. Dickinson).

Dans les deux tiers des cas, c'est par les complications inflammatoires qu'arrive la mort.

Marche, durée. — La marche de la dégénérescence amyloïde des reins ne revêt pas toujours les mêmes caractères. Tantôt on constate dans les symptômes qui la caractérisent ou plutôt dans ses complications une oscillation des plus manifestes qui semble lui donner une allure intermittente. Ainsi, l'œdème peut momentanément disparaître ou diminuer, l'albuminurie peut s'atténuer, cesser même complétement pour se reproduire bientôt avec plus d'intensité.

La durée en est alors fort longue. L'évolution de la maladie nécessite dans ces cas des mois et même des années pour être complète. Mais si la durée dépasse alors celle de la néphrite parenchymateuse, il est rare toutefois qu'elle se prolonge autant que celle de la néphrite interstitielle.

D'autres fois, ce n'est plus cette marche oscillante qu'affecte la dégénérescence amyloïde ; elle est progressive, et dans plus de la moitié des cas se termine assez rapidement par la mort.

Diagnostic. — La dégénérescence amyloïde du rein, longtemps décrite comme une des variétés de la néphrite parenchymateuse (mal de Bright), en diffère trop, tant au point de vue anatomique qu'au point de vue clinique, pour que cette confusion puisse exister plus longtemps.

Des différences que présentent les altérations anatomiques, il est inutile, nous le croyons du moins, d'en parler de nouveau. Il nous suffira de faire remarquer que la principale des altérations consiste dans l'apparition de la matière amyloïde, qui d'abord se montre dans les parois de certaines artères et ultérieurement dans les canalicules droits ; tandis que la dégénérescence épithéliale qui constitue la lésion caractéristique de la néphrite parenchymateuse n'apparaît ici que comme épiphénomène, et reste toujours, pour ainsi dire, à l'état d'ébauche. Mais ce sur quoi nous voulons attirer l'attention, c'est sur les nuances toujours tranchées que présentent les symptômes de ces deux maladies.

Dans la dégénérescence amyloïde on trouve bien, il est vrai, comme dans la néphrite parenchymateuse de l'œdème, de l'albumine dans l'urine. Mais l'œdème ne se rencontre pas dès le début de la maladie. Il est toujours très-limité, et lorsqu'il prend quelque extension, ce qui est rare, ce n'est que longtemps après que l'albumine s'est montrée dans l'urine. Les quantités d'albumine charriées par l'urine sont le plus souvent très-faibles, surtout au début et vers la fin même de la maladie. On ne détermine pas, à l'aide de la chaleur ou des réactifs, ces nuages abondants que donne l'urine de la néphrite parenchymateuse profonde. Dans l'urine sécrétée par des reins amyloïdes, les cylindres granuleux et surtout les cylindres graisseux font presque toujours défaut.

Lors de dégénérescence amyloïde, la proportion des urates reste la même. Le chiffre de l'urée ne présente pas cet abaissement si caractéristique qu'on rencontre dans la néphrite parenchymateuse profonde, et de plus il y a polyurie.

Ajoutons que la dégénérescence amyloïde des reins n'apparaît que comme état morbide secondaire à la suite de suppuration, et que jamais elle ne se montre primitivement chez des individus bien portants comme la néphrite parenchymateuse.

La dégénérescence amyloïde reste enfin rarement limitée aux reins, le plus souvent elle se généralise ; elle intéresse alors le foie, la rate, l'intestin.

La néphrite interstitielle, comme la néphrite parenchymateuse, a été et est encore confondue par certains auteurs avec la dégénérescence amyloïde, et l'on doit reconnaître qu'au premier abord cette confusion au point de vue clinique peut facilement exister. Comme la dégénérescence amyloïde, la néphrite interstitielle donne lieu à une hypersécrétion urinaire, et lors de néphrite interstitielle, comme lors de dégénérescence amyloïde, on constate que l'œdème est peu prononcé que l'albumine contenue dans l'urine est peu considérable, que les proportions des urates et de l'urée sont peu modifiées. Mais en y regardant de près, on s'aperçoit qu'il est certains phénomènes concomitants qui, lors de néphrite interstitielle, permettent de soupçonner l'existence de ce dernier état morbide. D'abord la néphrite interstitielle n'apparait guère comme phénomène ultime d'états morbides antérieurs; on ne la voit point précédée de ces suppurations longues ou prolongées qui paraissent indispensables au développement de la dégénérescence amyloïde. Elle semble quelquefois liée à certains états généraux qui parfois n'ont encore produit aucun autre désordre. Telles sont l'intoxication alcoolique et la diathèse urique. On ne constate pas sous l'influence de cette néphrite de développement exagéré du foie, de la rate. Les troubles intestinaux, quand il en existe, n'ont pas la ténacité qu'ils présentent lors de dégénérescence amyloïde. Pour quelques auteurs, il serait possible de constater, à l'aide de la percussion, une notable diminution du rein bien différente de l'hypertrophie si souvent liée à la dégénérescence amyloïde.

Enfin, ce qui est d'une importance capitale, c'est qu'on

voit se développer, lorsque la néphrite interstitielle est très-prononcée, des phénomènes qui ne relèvent que de cette espèce d'inflammation rénale. Ces phénomènes, qui consistent dans l'hypertrophie ventriculaire gauche du cœur avec ou sans insuffisance aortique et dans des hémorrhagies multiples, n'apparaissent que lorsque la gêne circulatoire rénale est très-prononcée. Ces phénomènes, qu'on a cru pouvoir à tort, ainsi que nous l'avons démontré, attribuer à la néphrite parenchymateuse, manquent lorsqu'il s'agit de dégénérescence amyloïde. Aussi, lorsque dans des cas douteux on les voit se manifester, on peut affirmer, sans grand risque d'erreur, qu'il s'agit de néphrite interstitielle.

De telles différences diagnostiques tirées de l'étiologie, de l'anatomie pathologique, de la symptomatologie et même des complications que peuvent présenter ces maladies, ne sauraient permettre de confondre sous un seul et même nom celui de maladie de Bright, des maladies si essentiellement distinctes que les néphrites interstitielle et parenchymateuse et la dégénérescence amyloïde.

Il n'est pas, ainsi que nous l'avons vu, jusqu'à l'époque de leur apparition qui n'établisse entre chacune d'elles une distinction des plus tranchées.

Dans certaines conditions, assez rares du reste, le diagnostic de la dégénérescence amyloïde nous semble de toute impossibilité à établir : c'est lorsqu'elle se montre consécutivement à la néphrite interstitielle. Elle est alors limitée au rein, et l'on ne peut tirer aucune donnée de l'état des autres organes. On ne peut alors en affirmer l'existence que lorsque l'examen de l'urine permet de constater la présence de cylindres amyloïdes vrais.

Pronostic. — Lorsque la dégénérescence est généralisée, lorsque de localisée aux glomérules elle est devenue diffuse, intéressant alors le tissu intercanaliculaire, les canalicules, les vaisseaux afférents et les vaisseaux efférents, il paraît impossible que la glande puisse jamais retrouver son état normal.

Ce n'est qu'au début de la dégénérescence et alors que la maladie est plutôt soupçonnée que réellement démontrée, qu'on peut en espérer la guérison, et encore rien ne prouve que les cas de guérison qu'on cite à l'appui de cette opinion aient été bien réellement des cas de dégénérescence amyloïde.

Toutefois, il ne faut pas oublier que Grainger-Stewart est loin d'être aussi pessimiste ; il croit à la guérison de la dégénérescence amyloïde, même généralisée, et c'est à la même opinion que conduiraient les résultats thérapeutiques obtenus par Budd, Murchison et Ranald-Martin.

La gravité de la dégénérescence amyloïde est en rapport avec la nature de la maladie qui préside à son développement. De toutes les variétés, la moins grave est celle qui tient à la syphilis. Il est en effet prouvé qu'en modifiant, à l'aide d'un traitement rationnel, la maladie principale, on peut arrêter l'évolution de cette dégénérescence.

La dégénérescence amyloïde est d'autant plus grave qu'elle intéresse un plus grand nombre d'organes. La terminaison fatale est certaine lorsqu'on la voit s'étendre au foie, à la rate et surtout à la muqueuse gastro-intestinale.

On peut la regarder comme prochaine, lorsque la muqueuse gastro-intestinale vient à être intéressée, car la dégénérescence amyloïde de l'intestin est une preuve certaine de son extension à tous les autres organes, l'intestin ne se prenant que tardivement.

Les complications ne font qu'ajouter encore à sa gravité ; mais de toutes les complications qui peuvent apparaître, la plus menaçante est sans contredit la néphrite parenchymateuse. Du jour où s'accuse nettement l'albuminurie, la santé du malade est des plus précaires.

PATHOGÉNIE. — Pendant longtemps on se contenta de signaler l'altération des reins actuellement connue sous le nom de dégénérescence amyloïde, sans chercher à en pénétrer la nature intime. On la désignait alors sous les noms d'engorgement scrofuleux, cireux ou lardacé des reins. Ce ne fut que plus tard que Henrich et Meckel crurent en avoir pénétré l'essence. De leurs travaux naquit la première théorie relative à la dégénérescence amyloïde.

Ces auteurs émirent alors l'opinion que cette dégénérescence était caractérisée par une infiltration de cholestérine dans les tissus qui en sont le siége. Cette opinion, qui ne reposait sur aucune recherche sérieuse, ne saurait être actuellement défendue, puisqu'il est démontré que la substance infiltrée ne fournit aucune des réactions caractéristiques de la cholestérine.

Virchow, qui émit une opinion différente de la précédente, fut l'auteur de la deuxième théorie relative à la dégénérescence amyloïde. Il crut reconnaître entre l'amidon et la substance qui, dans cette dégénérescence, envahit les différents organes, une ressemblance chimique qui lui fit penser que la matière infiltrée était de nature amylacée. De là le nom d'amyloïde dont il gratifia cette dégénérescence.

Mais Carl Schmidt démontra que cette matière infiltrée n'a rien d'amylacé, puisqu'il essaya vainement de transformer en sucre cette matière ou les corpuscules qui en sont formés.

Kekulé et Friedreich poursuivirent ces recherches, et ils arrivèrent à cette conclusion, que si la matière infiltrée s'éloigne des substances amylacées, elle se rapproche considérablement des matières protéiques. Ils trouvèrent qu'elle avait pour formule chimique: C 53,58. H 7. AZ 15.04. Ils démontrèrent enfin que la substance dite amyloïde est de nature protéique.

Kuhne et Rudneff confirmèrent les résultats obtenus par Kekulé et Friedreich.

Dickinson crut enfin pouvoir conclure de ses recherches que cette substance protéique contient moins de bases alcalines que l'albumine.

Cette désalcalinisation de la substance protéique, qui constitue la matière infiltrée dans les cas de dégénérescence amyloïde, tiendrait aux pertes considérables que fait en alcalis l'économie d'un individu atteint de suppuration.

En présence de ces faits, on ne peut douter de la nature protéique de la substance dite amyloïde. Mais il reste à savoir quels rapports affecte cette substance avec les différents éléments au milieu desquels on la rencontre. S'agit-il dans ces cas d'une dégénérescence des tissus constitutifs de l'organe, comme le veulent Rokitansky, Oppolzer et Grainger-Stewart? S'agit-il au contraire d'une infiltration de ces différents tissus par une matière spéciale, comme le pensent Budd, Portal, Murchison et Rindfleisch? Nous ne croyons pas à la dégénérescence ainsi comprise, il n'y a pour nous qu'infiltration. Il suffit, pour se convaincre qu'il en est bien ainsi, de soumettre les tissus malades à des examens microscopiques. On voit alors qu'au milieu d'une substance amorphe, qui n'est autre que la matière amyloïde, on retrouve tous les éléments appartenant en propre au rein (canalicules, glomérules, artères).

Traitement. — Le traitement de la dégénérescence amyloïde qui n'est, ainsi qu'on l'a vu, qu'un état morbide secondaire, doit être envisagé à un double point de vue. Tantôt il s'agira d'en prévenir le développement; d'autres fois on aura à en combattre l'évolution et, si faire se peut, à en obtenir la guérison. Le traitement est donc ou préventif ou curatif. Dans certains cas enfin, à une période avancée de la dégénérescence amyloïde, le traitement est seulement palliatif; il ne s'agit plus que de combattre les complications diverses qui souvent sont si nombreuses.

Le traitement préventif n'est autre que celui qu'on dirigera contre les maladies, causes de la dégénérescence amyloïde. Le traitement varie alors suivant la nature de ces maladies.

Lorsque malgré le traitement le plus rationnel dirigé contre la syphilis, contre la phthisie, souvent cause de la suppuration, on ne sera point arrivé à diminuer l'intensité de cette suppuration, lorsqu'on ne pourra point modifier localement l'état local qui souvent l'entretient, il faudra tâcher d'en combattre les tristes effets. C'est alors que se plaçant au point de vue de Dickinson, on devra rechercher à atténuer les pertes en alcalis qui, suivant cet auteur, seraient seules causes de cette dégénérescence. C'est alors qu'on prescrira aux malades l'usage des liqueurs de soude et de potasse, les citrates, les acétates, et les bicarbonates.

Le traitement curatif est destiné à combattre la dégénérescence elle-même; ce traitement est hygiénique ou pharmaceutique.

Le traitement hygiénique consiste à conseiller au malade un régime aussi richement azoté que le permet l'état de ses intestins; à ne faire qu'un usage modéré de l'alcool, et surtout à choisir de préférence, pour l'habiter. un climat doux et tempéré.

Le traitement curatif consistera dans l'emploi de certains médicaments qui sont conseillés par Murchison et Ranald-Martin.

C'est l'iode surtout que préconise Murchison. Il recommande de préférence la teinture d'iode de la pharmacopée anglaise à la dose de 30 à 50 centigrammes, 3 à 4 fois par jour.

On a également recommandé l'usage de l'iodure

de potassium, qui aurait aussi donné de bons effets.

Budd se serait trouvé très-bien de l'usage des sels ammoniacaux (chlorhydrate et carbonate) dans les cas de dégénérescence amyloïde.

Mais de tous ces traitements dirigés contre la dégénérescence amyloïde, celui qui semble le plus rationnel au premier abord, est celui consiste dans l'emploi intra et extra d'acides chlorhydrique et nitrique. On sait, en effet, que la matière amyloïde ne résiste pas à l'action des acides un peu énergiques. C'est à Murchison et à Ranald-Martin qu'on est redevable de cette médication.

Murchison recommande l'usage à l'intérieur d'un mélange d'acides chlorhydrique et nitrique. Ranald-Martin vante surtout l'action de bains dans lesquels entrent ces deux acides. Ceux qu'il conseille de préférence sont composés de 60 grammes d'acide chlorhydrique et de 30 grammes d'acide nitrique.

Tout en réservant à ce traitement pharmaceutique une large part dans le traitement de la dégénérescence amyloïde, et malgré les assertions des hommes les plus recommandables, on ne doit jusqu'à plus ample informé ajouter qu'une médiocre confiance aux résultats qu'il peut donner.

Le traitement palliatif n'a qu'un but : atténuer, autant que faire se peut, les complications nombreuses qui ne manquent pas tôt ou tard de se montrer dans le cours de la dégénérescence amyloïde.

DÉGÉNÉRESCENCE GRAISSEUSE OU STÉATOSE SIMPLE DES REINS.

Il est chez l'homme des organes dans l'intimité desquels on trouve, à l'état physiologique, de la graisse en quantité plus ou moins considérable. Tel est le foie, dont les cellules parenchymateuses en renferment toujours. Il en est d'autres qui n'en contiennent que transitoirement, comme les villosités intestinales qui ne deviennent graisseuses qu'un certain temps, après la digestion. Il en est enfin qu'on peut regarder comme rebelles à toute atteinte graisseuse, et lorsqu'on constate dans quelques-uns de leurs éléments la présence de la graisse, on peut être assuré qu'elle est le fait d'un processus pathologique. Au nombre de ces derniers organes on doit compter les reins. L'épithélium des reins sains de l'homme n'en présente en aucun point. Aussi toutes les fois qu'on rencontrera cet épithélium plus ou moins chargé de graisse pourra-t-on affirmer l'existence d'un état pathologique, et parfois l'existence préalable d'un processus pathologique dont l'état graisseux n'est qu'une des conséquences.

Cet état graisseux de l'épithélium rénal n'est pas toujours le fait du même processus. Tantôt, en effet, à côté des signes caractéristiques de la stéatose, on trouve des indices certains d'un processus inflammatoire. Tantôt les indices de ce processus inflammatoire font complétement défaut, la dégénérescence graisseuse parait dominer la situation. C'est à cette dernière variété de la dégénérescence qu'on a donné le nom de dégénérescence graisseuse ou stéatose simple, primitive. C'est de cette dégénérescence dont nous voulons nous occuper actuellement. La dégénérescence secondaire liée au processus inflammatoire a déjà été de notre part l'objet d'une description spéciale, à propos de la néphrite parenchymateuse.

Étiologie. — Les causes qui semblent présider au développement de la stéatose rénale ou dégénérescence graisseuse simple sont encore trop mal déterminées pour pouvoir être indiquées d'une façon bien complète.

Il est quelques influences étiologiques toutefois que les auteurs sont assez unanimes à signaler, et sur lesquelles nous voulons appeler l'attention.

L'âge ne paraît pas indifférent au développement de la stéatose. C'est en effet surtout chez les vieillards qu'on la rencontre de préférence (Rosenstein).

On la voit également se développer comme une des conséquences d'une alimentation trop riche en graisse. Lang aurait observé de ces cas de dégénérescence. La graisse était déposée dans les cellules épithéliales des canalicules tortueux.

C'est le plus souvent comme manifestation d'états cachectiques divers qu'apparaît la stéatose simple.

Forster l'a observée, dans le cours des maladies de longue durée, comme les tubercules, le cancer, la carie. Elle coïncide alors avec des stéatoses multiples occupant des siéges divers, le foie, le cœur... (Paget, Ormerod, Quain). Beckmann et Sanders ont relaté l'observation de cas analogues.

On la voit dans d'autres cas apparaître à la suite d'une intoxication aiguë par certaines substances, telles que l'arsenic et le phosphore (Lecorché). Elle coïncide le plus souvent alors avec un état morbide particulier du foie qu'on décrit sous le nom d'atrophie aiguë du foie, atrophie qui, dans certains cas, ne paraît avoir rien d'inflammatoire (Ranvier).

Anatomie pathologique. — Le volume que présentent les reins atteints de stéatose simple est normal. C'est à peine si on les trouve augmentés dans quelques cas (Beckmann)

La surface en est pâle, décolorée, présentant d'ordinaire çà et là des injections partielles dues à la dilatation, en certains points, des veines dont la réunion constitue ces lassis réguliers qu'on décrit sous le nom d'étoiles de Verheyn. Dans certains cas toutefois cette décoloration n'est point uniforme. Elle est alors interrompue par des taches jaunâtres, dues à l'accumulation, à leur niveau, d'une plus grande quantité de graisse. C'est à cette variété de stéatose simple qu'on pourrait donner le nom de stéatose tachetée.

Lorsqu'on vient à faire de l'un de ces organes une coupe parallèle à ses faces, on constate que la surface de la coupe est d'une pâleur manifeste aussi bien au niveau de la substance corticale qu'au niveau de la substance médullaire, que cette teinte pâle revêt toutefois, au niveau de la substance corticale, une légère coloration jaunâtre. C'est à la présence de la graisse dans les canalicules tortueux qu'est due cette modification de coloration que présente, en ces points, la surface de cette coupe.

Ces organes décolorés n'offrent pas du reste d'altérations facilement appréciables à l'œil nu. On ne trouve ici ni foyers hémorrhagiques, ni kystes. La muqueuse des calices et des bassinets participent à la décoloration que présente le parenchyme rénal dont les éléments constitutifs paraissent avoir conservé leurs rapports normaux et n'être pas profondément altérés.

Lorsqu'on soumet à l'examen microscopique des coupes faites aux dépens de reins ayant subi la stéatose simple, on constate les altérations que présente l'épithélium, altérations qui constituent seules la caractéristique de cette affection.

C'est l'épithélium des canalicules tortueux qui surtout est le siége de la dégénérescence. Les cellules à peine tuméfiées, remplies de graisse, circonscrivent la lumière des canalicules, qui jamais ne sont obstrués par l'apparition dans leur intérieur des éléments si divers qu'on rencontre dans les cas de stéatose de nature inflammatoire. Jamais on ne trouve en effet de cylindres fibrineux ou hyalins. Jamais on ne voit les cellules épithéliales présenter des caractères qu'elles revêtent dans les cas d'hyperplasie. Ici pas de scission nucléaire, pas de prolifération cellulaire.

Le canalicule urinifère, et du canalicule urinifère la portion tortueuse; est manifestement la seule qui soit intéressée dans la stéatose simple. On chercherait vainement des traces de dégénérescence dans la portion droite du canalicule. L'épithélium qui revêt la surface du glomérule paraît également être à l'abri de ses atteintes. Il en est de même du tissu connectif intercanaliculaire, qui jamais n'est le siége de dépôt graisseux.

La capsule fibreuse elle-même a conservé toute son intégrité, et l'on en peut opérer facilement le décollement sans la déchirer.

La stéatose rénale peut être aiguë ou chronique; le plus souvent elle est chronique. Elle n'est aiguë qu'à la suite de certaines intoxications. Mais dans ces cas on peut se demander s'il s'agit bien toujours d'une stéatose simple. Tout porte à penser qu'elle est souvent inflammatoire.

Symptomatologie. — La symptomatologie de la stéatose rénale est des plus obscures, pour ne pas dire nulle. Les symptômes locaux font complétement défaut. On ne constate en effet, à aucune période de son développement, ni albuminurie (Reinhard, Grainger-Stewart), ni hématurie, ni polyurie.

L'urine est d'aspect normal, et l'on ne trouve jamais dans les sédiments qui peuvent s'y former l'un quelconque des cylindres qu'on rencontre dans les cas de stéatose rénale, consécutive à l'inflammation parenchymateuse des reins.

On ne sait encore quelles sont les modifications que peut présenter sa constitution intime, mais si l'on tient compte de la rareté des accidents urémiques dans la stéatose simple, on sera porté à croire que l'urée est éliminée en proportion normale. C'est à cette conclusion du reste que doit forcément conduire l'état anatomique du rein, puisqu'il résulte de recherches expérimentales, et entre autres de celles de Ranvier, Fritz et Verliac, que l'épithélium des glomérules est généralement respecté. Or on sait que ce sont surtout les cellules qui les recouvrent qui sont chargées de l'élimination de l'urée.

Les symptômes généraux sont également absents. Pas plus d'œdème que d'urémie; pas davantage d'inflammations. On ne trouve à signaler de symptômes éloignés que ceux qui tiennent à des dégénérescences graisseuses concomitantes, à la dégénérescence hépatique ou cardiaque. C'est même en se basant sur la symptomatologie de ces dégénérescences concomitantes qu'on peut arriver à soupçonner la stéatose rénale. Il suffira alors de se rappeler que la dégénérescence graisseuse du foie se décèle par l'exagération de volume de cet organe, qui souvent est douloureux; que la dégénérescence cardiaque imprime à la respiration des modifications de rhythme sur lesquelles Stokes a donné les plus minutieux détails.

Durée. — Il est assez difficile, pour ne pas dire impossible, de fixer une limite, même approximative, à la durée de la stéatose rénale, car la marche, qui d'ordinaire est excessivement lente, revêt dans certains cas d'intoxication un caractère d'acuité des plus prononcés.

Diagnostic. — Il n'est pas plus facile d'en établir cliniquement le diagnostic, puisqu'on ne peut guère qu'en soupçonner l'existence.

Le seul intérêt que puisse présenter le diagnostic n'existe du reste qu'au point de vue anatomique. Il est en effet important de reconnaître la stéatose simple de la stéatose inflammatoire. Les différences que présente chacune de ces stéatoses sont seules capables d'expliquer la symptomatologie si dissemblable qu'on rencontre dans les deux cas.

La stéatose inflammatoire peut être intra-canaliculaire ou extra-canaliculaire. Dans le premier cas elle survient dans le cours de la néphrite parenchymateuse; dans le deuxième, elle n'est qu'une des conséquences de la néphrite interstitielle. Elle se fait alors au détriment du tissu connectif intercanaliculaire hyperplasié.

Cette deuxième espèce de stéatose n'offre avec la stéatose simple que des points de contact assez éloignés, puisque le siége de la dégénérescence n'est pas le même, la dégénérescence étant intra-canaliculaire dans l'une, extra-canaliculaire dans l'autre. Il n'est pas même besoin d'avoir recours à un examen bien minutieux des reins pour arriver à établir cette différence. L'aspect macroscopique du rein est dissemblable dans les deux cas. Dans la stéatose simple il a conservé son volume normal ; dans la stéatose inflammatoire interstitielle il est petit et granuleux. Nous avons vu que dans certains cas il pouvait ne peser que 30, 50 grammes.

La stéatose inflammatoire parenchymateuse, comme la stéatose simple, siége dans le canalicule urinifère ; mais elle n'est pas plus difficile pour cela à reconnaître de cette dernière que la stéatose inflammatoire interstitielle. Dans la stéatose inflammatoire parenchymateuse, en effet, le rein est gros, volumineux, et lorsqu'on soumet l'un de ces reins à un examen microscopique, on constate que la dégénérescence, qui est bien intra-canaliculaire, porte sur des éléments qu'a déjà profondément modifiés le travail inflammatoire. Ce qu'on rencontre, ce sont des cellules épithéliales en voie de prolifération, de desquamation; ce sont des masses sanguines et fibrineuses épanchées dans les canalicules ; ce sont des cylindres variés formés aux dépens de ces différents éléments. Or, tous ces caractères font complétement défaut dans les cas de stéatose simple. On constate en outre que la dégénérescence n'a pas le même siége et ne suit pas la même marche que lorsqu'il s'agit de stéatose simple, puisque, dans la première, la dégénérescence peut se montrer dans les canalicules droits, et qu'elle respecte rarement les glomérules, tandis que dans la stéatose simple le travail morbide semble se restreindre aux canalicules tortueux.

C'est à son grand degré de pureté que la stéatose simple doit de ne s'accuser par aucun des symptômes qu'on rencontre dans l'une ou l'autre de ces stéatoses inflammatoires. Ces différents symptômes, qui relèvent des processus inflammatoires, n'ont avec ceux de la stéatose simple aucun rapport.

Dans la stéatose simple, les cellules épithéliales n'ont subi aucun changement de volume; elles sont en place, la desquamation n'existe pas. La perméabilité des canalicules urinifères est complète et l'hypérémie ne se rencontre jamais. Il ne saurait donc y avoir ni albuminurie, ni anurie, ni tuméfaction glandulaire, puisque, ainsi que nous l'avons vu à propos de la néphrite parenchymateuse (maladie de Bright), il ne suffit pas, pour que l'albumine apparaisse dans l'urine, que l'épithélium soit altéré; il faut, de plus, que le rein soit hypérémié; or l'hypérémie fait défaut dans la stéatose simple, et elle ne trouve pas dans l'état anatomique du rein les conditions qui, comme dans les cas de néphrite parenchymateuse, puissent la produire. L'épithélium n'a point proliféré; il n'est pas desquamé, et par conséquent il ne peut déterminer la distension des canalicules urinifères et consécutivement la compression des capillaires voisins. C'est à ce défaut de réplétion des canalicules que le rein, dans la stéatose simple, doit de conserver son volume normal; c'est à ce défaut de réplétion qu'est due l'absence constante de l'anurie; c'est à l'absence de desquamation de l'épithélium ou d'épanchements intra-canaliculaires divers qu'il faut également attribuer l'intégrité de l'urine, qui jamais ne présente de globules sanguins ni les cylindres si variés qu'on y rencontre lorsqu'il s'agit de néphrite parenchymateuse.

On ne comprendrait pas plus l'apparition des symptômes

généraux. Pour qu'il y ait œdème partiel ou généralisé, il faut qu'il y ait dans le rein un obstacle au cours du sang, que cet obstacle soit intra-canaliculaire (néphrite parenchymateuse), ou extra-canaliculaire (néphrite interstitielle). Or, cet obstacle dans la stéatose simple n'existe pas. Aussi conçoit-on bien qu'à aucun moment de son existence on ne trouve d'œdème.

Les inflammations ne sauraient pas se montrer davantage, puisque, ainsi que nous croyons l'avoir démontré, elles relèvent, comme l'œdème, d'une gêne apportée à l'action du cœur par un obstacle qui siége sur le trajet du système circulatoire.

L'urémie elle-même, qu'on s'étonne de ne pas rencontrer dans les cas de stéatose simple, n'a pas plus de raison d'être. Pour que l'urémie se produise, il faut, d'une part, un arrêt dans l'élimination de l'urée, et d'autre part un trouble circulatoire, agissant comme cause déterminante. Or, dans la stéatose simple, on chercherait vainement l'existence de ces deux conditions pathogéniques. Les conduits urinifères sont perméables, par conséquent on ne peut supposer un arrêt au cours de l'urine. Les cellules épithéliales qui président à l'élimination de l'urée, les cellules qui revêtent les glomérules de Malpighi sont respectées.

La stéatose simple n'expliquerait pas plus l'apparition des hémorrhagies si fréquentes dans la stéatose inflammatoire interstitielle qu'elle ne pourrait rendre compte de l'albuminurie, de l'œdème ou de l'urémie. Pour qu'il y ait hémorrhagie, il faut qu'il y ait altération au préalable du système circulatoire. Or, cette altération, du moins celle qui se manifeste dans la néphrite interstitielle, ne survient que consécutivement à l'altération du cœur. Cette altération, caractérisée par l'hypertrophie du ventricule gauche, ne reconnaît, on le sait, pas d'autre cause que la gêne apportée au cours du sang par le tissu intercanaliculaire hyperplasié et contracté. Eh bien! cette cause d'hémorrhagie, l'atrophie du rein, fait, dans la stéatose simple, constamment défaut.

Pronostic. — Le pronostic de la stéatose simple ne nous paraît que relativement grave. Il n'a de gravité qu'en raison de l'état général (cachexie ou intoxication), qui commande à la dégénérescence. La stéatose simple envisagée en elle-même nous semble susceptible de guérison. C'est du moins ce que nous porte à penser la marche de la stéatose dans les différents autres organes, qui, atteints de dégénérescence, sont aptes à récupérer leurs qualités premières. Il en est très-probablement de même de l'épithélium rénal qui, ainsi que nous l'avons vu, a conservé ses attaches et ses rapports normaux.

Pathogénie — La stéatose rénale a soulevé, relativement à sa pathogénie, des questions analogues à celle que présente la stéatose de tout autre organe. On s'est demandé quelle pouvait en être la cause. Dépend-elle d'une simple infiltration de l'épithélium des canalicules urinifères, tenant à la surcharge graisseuse du sang? N'est-elle pas plutôt le fait d'une dégénérescence de ces éléments, liée à un état anormal du sang?

L'infiltration, qui peut être admise pour expliquer la stéatose de certains organes, du foie entre autres, nous paraît devoir être rejetée pour le rein, car les faits qu'on peut appeler à l'appui de cette théorie sont très-rares, et les cellules épithéliales stéatosées ne présentent pas l'intumescence qu'offrent d'ordinaire les cellules infiltrées de graisse. Elles ont conservé leur volume normal, et la tuméfaction en est si peu considérable, si même elle existe, que la lumière du canalicule est parfaitement perméable et que le calibre n'en est nullement modifié. Aussi croyons-nous que, dans la généralité des cas, pour ne pas dire dans tous, la stéatose simple du rein est le fait de la dégénérescence même de la cellule épithéliale, dont le protoplasma passe à l'état graisseux.

Quelle peut être la cause de cette dégénérescence? Si l'on tient compte des conditions dans lesquelles elle se manifeste; si l'on réfléchit qu'elle n'apparaît que chez les cachectiques ou dans le cours de certaines intoxications (phosphore, acide sulfurique, arsenic), qui ont pour résultat d'aboutir à la destruction des hématies, on sera porté à croire que la dégénérescence graisseuse est toujours le résultat d'une alimentation insuffisante ou d'une altération des éléments par des toxiques pris à doses trop faibles pour produire l'inflammation.

Traitement. — Si lors de stéatose simple, envahissant certains organes, on peut espérer d'en modifier le développement à l'aide d'un changement apporté à l'alimentation, il ne semble pas qu'on puisse nourrir un tel espoir dans la généralité des cas de stéatose rénale. Ce n'est qu'exceptionnellement qu'elle paraît résulter d'un vice d'alimentation, d'un abus des matières grasses ; presque toujours, pour ne pas dire toujours, elle est de provenance morbide. C'est à ce point de vue qu'en doit être institué le traitement. Ce traitement doit viser à en prévenir le développement et lorsque la dégénérescence existe, à la combattre.

Pour atteindre le premier but, on mettra le malade à l'abri des intoxications qui semblent présider à son apparition ; on combattra les causes de cachexie dont elle n'est qu'une conséquence.

Lorsque tout porte à croire qu'elle existe, on cherchera à en arrêter l'évolution à l'aide d'une hygiène bien entendue, d'un traitement tonique et réparateur consistant en préparations ferrugineuses, en amers.

On s'occupera surtout de l'alimentation, qu'on rendra aussi réparatrice que possible.

CANCER DU REIN.

Il y a longtemps pour la première fois que fut mentionné par les auteurs le cancer du rein. On trouve même indiqués séparément le squirrhe et l'encéphaloïde. Toutefois on ne peut guère utiliser, pour le décrire, les observations qui ont trait au squirrhe. Il est certain que ces soi-disant squirrhes, caractérisés par l'atrophie rénale, n'étaient autres, pour la plupart, que de simples atrophies, probablement de nature inflammatoire; nous n'en voulons pour preuve, que la rareté du squirrhe du rein. C'est à peine en effet si les auteurs les plus récents en signalent quelques exemples parfaitement avérés. On n'en saurait dire autant des faits rapportés par Carraud, Billard, Chomel et Roques. Il s'agissait bien assurément de cancer encéphaloïde dans ces cas où la tuméfaction du rein fit penser à une tumeur du foie (Carraud), dans ceux aussi où le rein tuméfié pouvait atteindre le volume d'une tête d'enfant (Billard), remplir tout l'abdomen (Chomel) et faire croire à l'existence d'une grossesse extra-utérine.

Les recherches récentes faites à l'aide du microscope, sont venues confirmer les déductions qu'on pouvait tirer des observations anciennes, et démontrer la fréquence relativement grande de l'encéphaloïde rénal, comparée à celle du squirrhe.

Ces deux espèces de cancer ne sont pas les seules qui puissent se développer dans le rein. On y trouve encore le cancer colloïde, qui peut être partiel ou généralisé; le cancer épithelioma, l'adénome.

Le cancer encéphaloïde y revêt en outre certains caractères qu'il offre dans d'autres organes et qu'on décrit sous les noms de cancer mélanique et de cancer hématode. Le cancer cylindrique de Wagner, suivant Rokitansky ne serait qu'une des variétés de l'encéphaloïde.

Une autre division pratique bien plus importante à établir est celle qui consiste à décrire un cancer encéphaloïde ou squirrheux primitif ou secondaire.

Étiologie. — La cause intime du cancer rénal primitif, envisagé d'une manière générale, et sans tenir compte des différentes espèces qu'il peut présenter, est, comme celle de tous les cancers, encore inconnue. Il n'en est pas de même des causes prédisposantes, et l'on peut, en étudiant les conditions au milieu desquelles se manifeste le cancer rénal, spécifier certaines influences tenant au sexe, à l'âge, qui paraissent en favoriser le développement.

Le cancer du rein est assez rare relativement à celui d'autres organes. Il n'existait que 7 fois sur les 182 cas de cancer primitif réunis par Rosenstein.

Cette proportion, bien que peu considérable, est toutefois plus forte que celle que signale Tanchou, qui n'a trouvé que 3 fois noté le cancer du rein sur 9,118 cas de cancer des divers organes de l'économie.

Lebert dit ne l'avoir rencontré que 12 fois sur 447 cas de cancer. Cette proportion, plus élevée que celle de Tanchou, se rapproche, comme on le voit, de celle de Rosenstein.

Le cancer ne se développe pas indistinctement à tout âge; il est certaines périodes de la vie qui paraissent y prédisposer d'une façon plus particulière.

Rayer et Lebert croyaient qu'il ne se montrait qu'exceptionnellement chez l'enfant. Ils le regardaient surtout comme tributaire de la vieillesse. C'était également l'opinion de Walshe, qui crut pouvoir conclure de ses recherches que le cancer rénal se rencontrait principalement de 50 à 70 ans. Les travaux de Rosenstein le conduisirent à un résultat quelque peu différent. Il résulte de ces travaux que le cancer rénal atteint son maximum de fréquence à deux époques très-différentes de la vie ; chez les enfants de 1 à 10 ans, chez les vieillards de 50 à 70 ans. Roberts arriva à des résultats en tout point identiques. C'est de tous les cancers qui peuvent affecter l'enfance celui qui se rencontre le plus souvent, si l'on en juge d'après les faits rapportés par Hirschprung, puisque sur 29 cas de cancer trouvés chez l'enfant il en a vu 15 appartenant au rein.

Déjà Lebert avait pu avancer que le sexe masculin était plus prédisposé au cancer rénal que le sexe féminin. Sur 11 cas il en avait rencontré 7 chez l'homme. Les recherches de Rosenstein et de Roberts sont venues confirmer cette assertion..

Les faits relatifs à l'hérédité sont trop restreints pour qu'il soit actuellement permis de se prononcer sur l'influence dont elle jouit relativement au cancer rénal.

On ne peut être plus explicite relativement aux coups, aux chutes sur la région lombaire, mais tout porte à croire que ces causes traumatiques n'ont aucune action sur son développement.

Le cancer secondaire peut se produire à distance d'un cancer primitif ou bien dans son voisinage. On dit dans le premier que la propagation se fait par métastase, c'est-à-dire par le transport d'éléments cancéreux d'un organe éloigné jusqu'aux reins, et dans le second cas que la propagation se fait par l'envahissement successif du tissu rénal par la trame cancéreuse développée aux dépens d'un organe voisin. Le cancer rénal par métastase apparaît chez l'homme à la suite d'un cancer primitif du foie, du poumon (Velpeau, Cruveilhier), de l'estomac, du testicule ; chez la femme, à la suite d'un cancer du sein et de l'utérus. Le cancer par propagation se rencontre dans les cas de cancer du colon descendant ou ascendant, du foie, de l'estomac.

ANATOMIE PATHOLOGIQUE. — Les manifestations cancéreuses, bien qu'élémentairement identiques, présentent dans ces deux espèces de cancer des modifications qui donnent au rein un aspect macroscopique qui permet de reconnaître de suite un cancer primitif d'un cancer secondaire, et même un cancer secondaire par métastase d'un cancer secondaire par propagation.

Lorsqu'il est primitif, il peut n'envahir qu'un seul rein, d'ordinaire le rein droit. Il en était ainsi dans les cas de Rosenstein et de Roberts.

Le cancer n'affecte que plus rarement les deux reins en même temps.

C'est à l'état d'encéphaloïde qu'apparaît le plus habituellement le cancer primitif du rein. Il peut se montrer sous deux formes très-distinctes ; il existe à l'état partiel ou généralisé.

Lorsque l'encéphaloïde est partiel, il est caractérisé, à son début, par l'apparition dans la substance corticale de noyaux isolés qui forment de petites masses saillantes à la surface de l'organe. C'est à cette variété de cancer encéphaloïde que quelques auteurs ont donné le nom de cancer enkysté, par opposition à celui de cancer infiltré ou généralisé, qu'ils réservaient pour les cas dans lesquels les éléments caractéristiques du cancer, au lieu de se réunir par masses, sont disséminés dans les différentes parties de l'organe. Ces petites masses qui pénètrent plus ou moins profondément dans la substance rénale sont plus ou moins nombreuses. Il n'y en a parfois que fort peu. Souvent, en continuant à augmenter, elles finissent par se réunir et ne forment plus alors qu'une seule masse occupant le rein tout entier.

Ces petites masses carcinomateuses, avant de se réunir, sont de volume variable. Il en est qui ont la grosseur d'une lentille, d'un pois ; il en est d'autres qui atteignent le volume d'une noisette, d'un œuf ou même d'une pomme. Cette différence de volume varie du reste avec l'âge de chacune de ces masses. Elles sont ordinairement dures, car il est rare qu'elles passent à l'état de ramollissement avant d'avoir formé de grosses agglomérations. Leur coloration est alors grisâtre, quelquefois d'un blanc laiteux plus ou moins piqueté de rouge, selon leur degré de vascularisation. Il n'est même pas très-rare, dit Neuman, de constater au centre de ces petites masses l'existence de petits extravasats sanguins.

Elles naissent dans la substance corticale, et se dirigent de la surface du rein vers la substance médullaire et vers le bassinet. Elles ne se montrent pas toutefois indistinctement dans toutes les parties de la substance corticale. Rayer, qui a étudié la question à ce point de vue, est arrivé à considérer le bord convexe du rein comme le point le plus souvent envahi par les masses cancéreuses de l'encéphaloïde. Ce n'est que plus rarement qu'elles apparaissent vers les extrémités supérieure et inférieure; plus rarement encore vers le bassinet.

Le tissu rénal peut ne présenter aucune altération dans les parties intermédiaires à ces néoplasies. Ce n'est qu'à leur pourtour qu'on constate de l'injection, des abcès, et souvent des signes d'inflammation parenchymateuse ou de sclérose. Les canalicules comprimés sont revêtus d'un épithélium dont la dégénérescence est plus ou moins avancée. De là l'albuminurie qu'on rencontre parfois dans le cours du cancer rénal.

Lorsque ces masses se sont toutes ou en partie réunies, le volume du rein est énorme. Ainsi, Van der Byl parle d'un encéphaloïde du rein qui ne mesurait pas moins de 35 pouces de large sur 36 de long. Bouillaud cite un cas de cancer rénal qui donnait lieu à une tumeur occupant tout le côté droit de l'abdomen.

Le poids que peut acquérir la tumeur formée par un encéphaloïde du rein n'est pas moins remarquable. Le poids le plus considérable signalé par Roberts ne dépassait pas toutefois 25 livres. Il varie de 3 à 11 livres chez l'adulte. Sa mcyenne, est inférieure à celle qu'il présente chez l'enfant (8 livres 1/2).

Cet accroissement pathologique du rein, qui se fait souvent avec une incroyable rapidité, donne à cet organe, dans les cas de cancer partiel, une forme irrégulière toute spéciale. La surface en est bosselée. La coloration en est différente suivant l'état de vascularisation plus ou moins considérable de cette néoplasie. Tantôt blanchâtre ou légèrement teintée de rose, elle peut être d'autres fois d'un rouge foncé plus ou moins bleuâtre. Dans ces cas, la surface de la tumeur est sillonnée par des vaisseaux dilatés remplis de sang.

Si l'on vient à pratiquer une coupe dans un cancer encéphaloïde, on reconnaît que les caractères n'en sont pas non plus les mêmes à toutes les époques de son développement, et qu'ils varient, suivant que le cancer est à l'état de crudité ou à l'état de ramollissement.

La structure de l'encéphaloïde rénal ne présente rien d'anomal à signaler. Il est comme tout encéphaloïde formé d'un stroma peu abondant, limitant des espaces plasmatiques dans lesquels se trouvent accumulées les cellules qui constituent le suc cancéreux. Ces cellules sont tantôt grosses et à noyaux multiples, tantôt au contraire ces cellules sont très-petites, et l'on serait tenté de les prendre pour des corpuscules de pus. Ces cellules sont parfois infiltrées ou mélangées de pigment. L'encéphaloïde prend alors le nom de cancer mélanique.

Dans les trabécules formées par le tissu connectif du stroma serpentent les vaisseaux dont la rupture donne fréquemment lieu à de petits foyers. Ces vaisseaux capillaires, parfois en excès, peuvent présenter dans le cours de leur trajet des dilatations partielles ou générales qui siégent au sommet des anses et des courbes qu'ils décrivent. Il en est ainsi dans cette variété de l'encéphaloïde rénal qu'on a décrite sous le nom de fongus hématode, de sarcome médullaire, de carcimone télangiectode.

Le stroma qui, dans le cancer encéphaloïde est rudimentaire et à peine appréciable, tant il est peu développé, peut dans certains cas de cancer devenir le siége d'une prolifération des plus abondantes. Les cloisons qu'il forme et qui circonscrivent les espaces plasmatiques sont épaisses, résistantes. C'est cette variété de cancer, assez rare du reste, qu'on décrit sous le nom de squirrhe rénal (Cruveilhier, Wilson, Rayer). Walshe indique, en quelques mots, les altérations qu'il présente. Le rein est alors converti en une masse grise quelque peu transparente et de la consistance du tissu fibreux. Il est traversé dans différentes directions par des bandes opaques, plus pâles et plus dures que la substance intermédiaire. Il ne laisse écouler à la pression qu'une assez petite quantité de sérosité, bien différent en cela du cancer encéphaloïde. Il ne présente enfin à la coupe que peu ou point de vaisseaux sanguins.

Il est rare que le cancer du rein ne s'accompagne pas de complications.

Les complications cancéreuses sont de beaucoup les plus importantes. Elles portent sur le tissu rénal, sur la capsule fibreuse, sur le bassinet, sur les veines et les organes voisins ou éloignés du rein. Elles sont dues à l'extension par propagation du cancer rénal ou à sa généralisation par métastase.

Lorsque le cancer, en se développant, se porte de préférence vers le hile, les lésions carcinomateuses du bassinet, qui parfois mettent en communication cette cavité avec les excavations qui se sont formées dans la masse cancéreuse, ne sont pas les seules qu'on ait à constater : il en est d'autres que présentent les veines rénales. C'est en effet le plus souvent dans ces cas qu'on rencontre l'usure, la perforation des parois de la veine et le développement de bourgeons cancéreux qui peuvent en remplir la cavité dans une étendue plus ou moins considérable. Parfois ces bourgeons font défaut ; mais le vaisseau est obstrué par un thrombus de nature cancéreuse qu'on peut suivre jusque dans la veine cave inférieure. Dans d'autres cas, les parois vasculaires sont intactes, la masse encéphaloïde n'agit qu'en ralentissant le cours du sang et en favorisant le développement d'une thrombose simple qu'on a vue se prolonger dans certains cas jusqu'au niveau du cœur droit.

Si les masses cancéreuses suivent dans leur développement une marche opposée, si elles s'étendent vers la périphérie, les altérations qu'on a à constater à l'autopsie sont tout autres que celles dont nous venons de parler. La capsule fibreuse peut participer à la dégénérescence ou y rester étrangère. Dans les deux cas elle s'épaissit, et présente une vascularisation des plus prononcées. Elle contracte des adhérences avec les organes environnants et devient bientôt le siége d'un travail ulcératif inflammatoire ou cancéreux.

C'est ainsi que s'établissent entre le rein, les organes voisins et la peau les communications que certains auteurs ont signalées.

Le cancer primitif du rein ne s'étend pas seulement par propagation, il peut, par métastase, envahir des organes plus ou moins éloignés et donner lieu ainsi à la deuxième variété de cancer secondaire. Il en fut ainsi dans 31 des 51 cas réunis par Roberts.

Lorsque le cancer primitif du rein encéphaloïde ou squirrhe, au lieu d'être partiel, est dès le début généralisé, on ne constate plus ces tuméfactions qui, localisées vers telle ou telle partie du rein, en changent la configuration. Cet organe est seulement augmenté ou diminué de volume et sa capsule fibreuse épaissie.

Lorsque le cancer est secondaire et métastatique, il consiste en noyaux multiples qui se déposent dans l'épaisseur de la substance corticale. Ces noyaux, de matière encéphaloïde de la grosseur d'un grain de millet ou d'une lentille, présentent à la coupe une surface d'un blanc mat.

Si le cancer secondaire du rein est le fait de la propagation, c'est dans la capsule fibreuse qu'on constate les premiers signes de la dégénérescence cancéreuse qui va s'étendant de proche en proche à la substance corticale contiguë. Le cancer, dans ces cas, peut être localisé à une partie très-limitée et très-superficielle du rein. Il est très-rarement squirrheux.

Symptomatologie. — Rayer, qui le premier élucida la symptomatologie du cancer rénal, crut devoir en distinguer trois variétés principales caractérisées l'une par l'hématurie, l'autre par la tuméfaction et l'hématurie, et une troisième, latente. Cette division est actuellement insuffisante. Il est des cas de cancers qui ne s'accompagnent pas d'hématurie et qui ne sont caractérisés que par la présence, au niveau de l'une des régions lombaires, d'une tumeur plus ou moins considérable. Il en était ainsi dans le cas de Doderlein, dans celui de Peter, rapporté par Neuman. Il en était également ainsi dans quelques-uns des 28 cas relatés par Roberts, qui, à aucune époque de leur existence, ne donnèrent lieu à l'hématurie. Aussi croyons-nous qu'il faut, aux types indiqués par Rayer, en ajouter un quatrième et admettre une variété de cancer qui ne serait caractérisée que par la présence d'une tumeur. La plus fréquente de ces variétés symptomatiques est sans contredit celle qui se traduit par la tuméfaction et l'hématurie. Ces deux symptômes peuvent donc être considérés à juste titre comme les deux signes révélateurs du cancer rénal.

La tumeur abdominale, suivant Roberts, constitue un des signes les plus constants du cancer rénal ; c'est un de ceux qui les premiers attirent l'attention. Sur 64 cas qu'il soumit à un examen approfondi, il n'en rencontra que 3 qui ne s'accompagnèrent pas de tuméfaction lombaire ; c'est chez les enfants qu'elle était le plus prononcée.

La tumeur apparaît d'abord à la partie antérieure de la région lombaire, entre le bord des côtes inférieures et la crête iliaque. Elle se développe ensuite dans toutes les directions vers l'ombilic, vers l'hypochondre, repoussant les côtes qu'elle projette en dehors. Elle s'étend également vers la cavité pelvienne, et lorsqu'elle est considérable, elle finit par remplir la cavité abdominale tout entière. La saillie qu'elle fait en arrière est en général peu prononcée, ce qui explique la résistance qu'elle éprouve à se développer de ce côté.

Par la palpation, on constate qu'il existe dans le flanc une tumeur fixe, indolore, qui ne suit pas les mouvements du diaphragme. Cette tumeur, quelquefois lisse, le plus souvent lobulée, présente une consistance inégalement dure ou molle. Elle est, dans certains cas, d'une mollesse presque diffluente, et donne une fausse sensation de fluctuation. On ne trouve que rarement des cas analogues à ceux de Langstoff et de Bristowe, dans lesquels la tumeur rénale était le siége de pulsations artérielles appréciables à la main. Mais il lui arrive d'être parfois le siége d'un bruit de souffle (Bristowe).

Parfois aussi on voit, par suite de la gène circulatoire qu'elle détermine, apparaître à la surface des téguments abdominaux des veines superficielles dilatées analogues à celles qui s'y développent dans le cours de la cirrhose.

Mais c'est à la percussion surtout qu'il appartient de donner d'utiles renseignements pour le diagnostic du cancer rénal. Les signes que fournit ce mode d'examen varient avec le siége de la tumeur. Pour bien en comprendre la valeur, il est essentiel de se rappeler les rapports qu'affecte la tumeur suivant qu'elle occupe le flanc droit ou le flanc gauche. Lorsque le cancer est à droite, la tumeur qu'il forme chasse l'intestin grêle à gauche, et le cœcum à droite et en bas ; il repousse le foie en haut et à gauche, et le fait en même temps tourner sur son axe transversal de bas en haut et d'arrière en avant. Par ce mouvement de bascule, le foie arrive à présenter directement en avant sa face convexe qui entre en rapport intime avec la paroi antérieure de l'abdomen et qui n'est séparée de la tumeur rénale que par le colon transverse qui se dirige de droite à gauche dans le sillon réno-hépatique. Il suit de ces différentes dispositions qu'à l'aide de la percussion on peut constater dans tout le flanc droit une matité considérable. Mais cette matité n'est pas une dans toute son étendue, elle présente au niveau du colon transverse une sonorité plus ou moins nette. Cette sonorité suffit à elle seule pour faire rejeter, dans ces cas, l'idée possible d'une tumeur du foie et pour faire penser à l'existence d'une tumeur rénale.

Quand la tumeur cancéreuse est à gauche, elle refoule en haut la rate et l'estomac; elle contracte avec le colon descendant qui passe au devant d'elle des adhérences qui en déterminent l'immobilité. Il suffira dans ces cas de constater de la sonorité en avant d'une matité étendue à tout le côté pour affirmer que c'est à une tumeur rénale qu'est due cette matité. Il est certaines conditions où, même dans ces cas, le diagnostic est plus difficile, c'est lorsque le colon ne renferme pas de gaz. Il faut alors se rappeler qu'il forme comme une corde tendue à la face antérieure de la tumeur, corde qu'on peut aisément sentir à l'aide de la palpation. On peut enfin, lorsque la palpation ne donne que des résultats peu satisfaisants, insuffler le rectum de manière à remplir le colon descendant et à obtenir ainsi la sonorité caractéristique de la tumeur rénale gauche.

Sans avoir l'importance symptomatique que certains auteurs ont cru pouvoir lui attribuer, l'hématurie qui apparaît lors de cancer rénal n'en a pas moins une très-grande valeur. Elle se montre, il est vrai, moins fréquemment que la tumeur rénale. Ainsi Roberts ne l'a rencontrée que 31 fois dans 59 cas.

Cette hématurie ne se présente pas toutefois dans tous les cas avec le même caractère. Dans les cas de Roberts on voit l'hématurie se montrer au début, durer quelques semaines, puis cesser tout à fait pour ne plus reparaître. Dans d'autres cas, l'hématurie ne se montre que dans les derniers mois de l'existence, alors que depuis longtemps déjà, depuis des années même, on avait constaté au niveau de la région lombaire la présence d'une tumeur; parfois même elle ne se voit que quelques jours avant la mort, comme dans le cas de Townsend.

L'hématurie, lorsqu'elle existe dans le cancer rénal, a pour caractère d'être intermittente. Elle apparaît, sans cause appréciable, à des intervalles irréguliers de quelques jours, de quelques semaines.

L'hématurie peut être excessive; elle est alors bientôt suivie d'un état général des plus graves. Parfois cette hémorrhagie est peu considérable, et l'on est obligé, pour reconnaître la présence du sang dans l'urine, d'avoir recours au microscope.

La présence du sang dans l'urine ne constitue pas le seul genre d'altération auquel ce liquide soit exposé chez les individus atteints de cancer rénal. On peut y trouver, bien que rarement, des quantités plus ou moins considérables d'albumine, alors qu'il n'existe pas d'hématurie, et dans ces cas l'on est conduit à admettre, ce que permet du reste de vérifier l'autopsie, qu'il existe dans le rein malade ou dans le rein non cancéreux une inflammation parenchymateuse plus ou moins étendue. Parfois cette néphrite est plus superficielle que profonde, et l'on trouve dans l'urine, en même temps que l'albumine, une desquamation plus ou moins abondante de l'épithélium des canalicules droits, des calices et des bassinets. Cette desquamation peut être limitée aux calices et aux bassinets. Moore serait même arrivé à des résultats plus satisfaisants : il aurait rencontré des cellules cancéreuses nombreuses dans l'urine d'un malade atteint d'un double cancer rénal. Roberts doute un peu de ces résultats. Il pense que ces cellules renfermées dans l'urine prise sur le cadavre n'étaient autres que des cellules desquamées de la surface vésicale.

On peut également y rencontrer du pus lorsque le cancer s'est compliqué de pyélite, mais le plus souvent l'urine est tout à fait normale. Elle ne présente de modification ni dans sa densité, ni dans sa coloration, ni dans l'abondance de ses sels. C'est à peine si on a signalé une diminution dans sa quantité (Neuman), diminution qu'expliquerait très-bien du reste la disparition fonctionnelle du rein malade.

Il est rare que le cancer rénal soit tout à fait indolore. On en signale cependant quelques exemples. Le malade ne se plaint alors que d'une sensation de pesanteur, de tiraillements. Lorsqu'existe la douleur, elle se localise au niveau des lombes du côté malade, dans l'hypochondre. Elle consiste en un sentiment de compression, de constriction. Elle constitue parfois un des premiers symptômes et peut présenter une grande intensité.

Sourde et continue, elle s'accompagne de temps en temps d'exacerbations caractérisées par des irradiations douloureuses sur le trajet de l'uretère et vers l'un des membres inférieurs. Elle simule alors une sciatique ou une colique néphrétique ; mais elle ne s'accompagne pas de rétraction du testicule. D'autres fois elle se développe sur le trajet d'un nerf intercostal. Ces exacerbations, qui peuvent naître spontanément, sont d'ordinaire provoquées par le mouvement, par la pression exercée sur la région lombaire ou sur la partie antérieure de l'abdomen.

A côté de ces symptômes locaux caractéristiques du cancer, il en est qu'on décrit sous le nom de troubles sympathiques, et qui sont loin d'avoir la même valeur. Ces troubles, qui apparaissent à une époque avancée de la maladie, sont loin d'être constants. Ils présentent du reste dans leur manifestation de nombreuses variations. Ils consistent dans des troubles digestifs et dans un état d'épuisement qui dénote l'atteinte profonde qu'a subie l'économie et qui souvent s'accompagne d'ascite et d'œdème des extrémités inférieures.

La fièvre, sauf complication, fait complétement défaut, et jusqu'à la fin l'intelligence reste intacte.

A ces symptômes s'en joignent parfois d'autres qui sont dus au développement vers certains organes de cancers secondaires. Les dépôts métastatiques peuvent se faire dans le foie, dans le poumon; mais il est rare qu'ils donnent lieu à des troubles caractéristiques.

Jusqu'ici nous nous sommes occupé que des variétés du cancer primitif du rein, qui se traduisent par des symptômes nettement accentués. Il nous reste à parler du cancer latent. Ce cancer peut ne s'accuser que par des irradiations douloureuses qui font penser à toute autre maladie qu'au cancer du rein. D'autres fois, il peut ne se révéler que par des signes qui ont encore moins de valeur, ce sont des troubles digestifs consistant en constipation ou en diarrhée, parfois une anémie des plus prononcées et que rien ne semble pouvoir expliquer. Dans des cas plus rares encore, et dont il existe cependant des observations authentiques, on a vu le cancer du rein ne pas même être soupçonné du vivant du malade.

Le cancer secondaire est, lui, presque toujours latent et échappe au diagnostic. Il en est ainsi dans les cas de cancer secondaire métastatique ou par propagation. Il est exceptionnel alors que le cancer rénal ait le temps de se développer assez pour donner lieu à une tumeur lombaire ou à de l'hématurie.

Début, marche. — Parfois, c'est au milieu de la santé en apparence la meilleure que se déclare l'hématurie cancéreuse. Le plus souvent, c'est la tuméfaction au niveau de la région lombaire qui frappe d'abord le malade et qui attire l'attention du médecin.

La marche en est des plus irrégulières. Parfois la douleur n'existe que pendant un temps très-limité. L'hématurie peut ne se montrer qu'accidentellement. La tumeur elle-même présente des oscillations très-remarquables. Il n'est point rare, en effet, de la voir diminuer momentanément après s'être en peu de temps brusquement accrue.

Dans certains cas, toutefois, on ne remarque pas de semblables oscillations. Les progrès du mal sont continus et progressivement croissants.

Lente ou rapide dans son évolution, régulière ou irrégulière dans ses manifestations symptomatiques, l'affection n'en tend pas moins toujours vers un terme fatal. Le plus souvent c'est dans un état de marasme profond que meurent les individus atteints de cancer rénal. Beaucoup plus rarement, la mort arrive à la suite d'hématuries abondantes. Dans un cas de Bright, la mort fut le fait d'une hémorrhagie dans le péritoine. Elle peut enfin survenir à la suite d'une perforation intestinale, d'une péritonite suraiguë (Rayer). Diettrich l'aurait vue produite par l'urémie.

Durée. — Roberts est arrivé, en étudiant le cancer au point de vue de sa durée, à reconnaître approximativement que chez l'enfant cette affection a une durée moyenne de 7 mois, la durée minimum étant de 10 semaines, la durée maximum d'un an. Tandis que, chez l'adulte, cette affection peut se prolonger beaucoup plus longtemps, la moyenne de durée étant sur 21 cas de 2 ans 1/2.

Le cancer rénal est, de tous les cancers internes, celui

qui est le plus longtemps compatible avec l'existence. Roberts pense que cette particularité tient à ce que le rein malade peut être suppléé par son congénère, et à ce qu'en outre ce cancer peut se développer à l'aise dans la cavité abdominale, ne trouvant pas d'obstacles qui puissent provoquer des accidents mortels.

Daignostic. — Assez facile lorsqu'on a affaire à la forme complète, c'est-à-dire lorsque le cancer se traduit par une tuméfaction au niveau de la région lombaire et par de l'hématurie ; le diagnostic est plus difficile dans les formes incomplètes, lorsqu'il n'existe que de la tuméfaction ou de l'hématurie.

Dans le premier cas, on peut confondre la tumeur cancéreuse avec des tumeurs abdominales de provenance diverse. Et en admettant qu'on en localise parfaitement le siége, on peut penser à une tumeur rénale de toute autre nature.

Les tumeurs abdominales, qui sont plus aptes à simuler une tumeur cancéreuse du rein, peuvent avoir pour siége le foie, la rate, les annexes de la matrice. Mais avec un peu d'attention, on arrivera toutefois à les en distinguer.

Les tumeurs du foie ont pour caractère d'obéir aux contractions diaphragmatiques. Elles se déplacent par le fait seul des mouvements respiratoires. Bright a constaté en outre que lorsque la tumeur est hépatique, on ne peut engager les doigts entre cette tumeur et le rebord des fausses côtes. La tumeur rénale ne possède aucun de ces caractères. La tumeur hépatique donne en outre à la percussion de la matité dans toute son étendue ; elle ne présente en aucun point cette sonorité restreinte que la tumeur rénale doit au colon ascendant et au colon transverse qui passe en avant d'elle. De plus, la matité due à la tumeur rénale descend d'ordinaire beaucoup plus bas que celle qui est due à une tumeur du foie.

Comme la tumeur hépatique, la tumeur splénique obéit aux mouvements du diaphragme. La matité en est régulière, et l'on ne saurait la confondre avec une tumeur due au cancer du rein gauche, qui, comme on le sait, est séparée des parois abdominales par la présence du colon descendant qui donne à la percussion de la sonorité et qui, lorsqu'il n'est pas distendu par des gaz, forme comme une espèce de corde qu'on peut aisément sentir avec la main.

Ce n'est qu'exceptionnellement que le kyste de l'ovaire peut arriver à simuler un cancer du rein.

Cette élimination faite et la localisation de la tumeur établie, il s'agira de reconnaître de quelle nature est cette tumeur rénale. Cette tumeur est solide, il ne faut pas l'oublier, et si ce caractère était toujours très-manifeste, il suffirait à lui seul pour faire reconnaître le cancer du rein de toutes les autres variétés de tumeurs rénales, qui sont liquides. Mais parfois, à la période de ramollissement, la tumeur cancéreuse donne la sensation de fausse fluctuation. Elle peut alors à ce titre être confondue avec l'hydronéphrose, la pyélite, le kyste hydatique, voire même avec les abcès du rein et la périnéphrite.

En se rappelant toutefois que ces deux dernières espèces de tumeurs ne peuvent exister sans avoir été précédées d'accidents inflammatoires qui ne s'observent jamais dans le cancer du rein, on pourra de prime abord les éliminer.

On pourrait presque en dire autant de la pyélite, mais souvent la pyélite affecte une marche chronique. Les symptômes fébriles sont alors peu prononcés, et la confusion pourrait être au besoin possible. Mais ce qui distinguera la pyélite avec tumeur lombaire du cancer du rein, c'est que la tumeur pyélitique est souvent accidentelle, elle peut disparaître lorsque se rétablit le cours de l'urine ; c'est que, de plus, lorsqu'elle est persistante, cette tumeur a toujours été précédée, pendant un temps plus ou moins long, par l'altération de l'urine, qui était muqueuse, puis purulente ; c'est qu'enfin elle est douloureuse à la pression.

Le diagnostic est plus difficile à établir entre la tumeur cancéreuse et l'hydronéphrose, entre la tumeur cancéreuse et le kyste hydatique. On peut arriver à le poser toutefois.

L'hydronéphrose a souvent été précédée de colique néphrétique ; le kyste hydatique peut donner lieu au frémissement hydatique. Dans les deux cas, la fluctuation est d'ordinaire plus nette que lorsqu'il s'agit de cancer rénal. Mais lorsque cette différence de fluctuation est peu prononcée, lorsque le frémissement hydatique fait défaut, lorsqu'il n'a jamais existé de colique néphrétique, il n'y a qu'un seul moyen de trancher la question, c'est de faire la ponction à l'aide d'un aspirateur ou d'attendre la rupture du kyste et par suite la sortie de vésicules hydatiques ou d'échinocoques.

Les difficultés de diagnostic ne sont pas moins grandes pour la forme symptomatique incomplète avec hématurie que pour la forme symptomatique avec tumeur. Aussi est-il tout d'abord indispensable d'établir quel est le point de départ de l'hématurie à laquelle on a affaire. Lorsqu'on sera parvenu à reconnaître qu'il s'agit d'une hématurie de provenance rénale, il s'agira de savoir de quelle nature est cette hémorrhagie. L'hématurie cancéreuse sans tumeur peut être en effet prise pour une hématurie essentielle ou pour une hématurie symptomatique tout à fait étrangère au cancer. Pour se convaincre qu'il ne s'agit pas d'une hématurie essentielle, il suffit de se rappeler quels sont les caractères de cette espèce d'hématurie.

L'hésitation sera moins permise encore à propos des hématuries symptomatiques étrangères au cancer. Il n'est en effet aucune de ces hémorrhagies qui ne s'accompagne d'une altération plus ou moins prononcée de l'urine, tandis que dans l'hématurie carcinomateuse, la présence du sang en constitue le plus souvent la seule altération.

Pronostic. — La terminaison du cancer du rein est dans tous les cas, quelle qu'en soit la forme, quelle qu'en soit la rapidité d'évolution, toujours fatale. L'issue en est toutefois au moins trois fois moins rapide chez l'adulte que chez l'enfant.

Pour quelques auteurs, l'hématurie en précipite la marche. Roberts ne partage en rien cette opinion, et il pense que le cancer avec hématurie se prolonge aussi longtemps que le cancer sans hématurie.

Pathogénie. — On s'est demandé quel était le point de départ du cancer du rein, et l'on doit avouer que la question est loin d'être résolue. Les uns, en effet, le placent dans l'épithélium des canalicules urinifères (Waldeyer, Klebs, Rindfleisch et Knoll); les autres dans une hyperplasie spéciale des cellules plasmatiques du tissu conjonctif (Morel, Cornil et Ranvier, Johnson).

Nous n'hésitons pas à nous ranger à la dernière de ces opinions, à regarder comme cause du cancer primitif l'hyperplasie spéciale des cellules plasmatiques, et cela pour plusieurs raisons. D'abord les masses cancéreuses sont loin de se présenter toujours à l'état lobulé, comme le veut Rindfleisch; le plus souvent elles sont constituées par des noyaux épars qui ne rappellent qu'incomplétement la lobulisation rénale. D'un autre côté, l'hyperplasie cancereuse interstitielle ne s'oppose nullement à ce qu'on retrouve au milieu des éléments nouveaux des traces de canalicules urinifères en voie d'atrophie. Enfin cette opinion qui rapporte le point de départ du cancer à l'hyperplasie des cellules plasmatiques du tissu connectif intercanaliculaire est plus en rapport avec les découvertes nouvelles ayant trait aux néoplasies (Cohnheim).

Traitement. — Le traitement dirigé contre cette affection ne peut être que palliatif.

On combattra la douleur par des bains tièdes, par des applications émollientes sur le point qui en est le siége.

Lorsque l'hématurie est abondante, on devra chercher à en diminuer l'intensité, en plaçant de la glace sur la tumeur, en faisant prendre au malade des médicaments astringents. Les auteurs anglais prescrivent en outre des lotions d'acétate de plomb, mais ils n'interviennent que lorsque l'hémorrhagie est considérable, se gardant bien de la combattre lorsqu'elle est légère, cette hémorrhagie pouvant être, à leur avis, d'une certaine utilité pour le malade.

Il faudra en outre remédier aux accidents qui peuvent résulter de la coagulation du sang dans la vessie ou dans l'urèthre, en ayant recours au cathétérisme, à des injections d'eau tiède dans la vessie.

Cette médication symptomatique devra être complétée, surtout à la fin de la maladie, s'il existe de l'insomnie, par des préparations opiacées ou chloroformées.

TUBERCULES DU REIN.

Les tubercules du rein avaient déjà été signalés avant Morgagni ; mais ce n'est guère que depuis cet auteur qu'on en trouve çà et là des observations détaillées qu'on peut utiliser.

Bayle fut le premier toutefois qui ait donné une bonne description des altérations qu'on rencontre dans les reins, les uretères, la vessie, la prostate, les testicules et les vésicules séminales dans les cas d'affection tuberculeuse des voies urinaires.

Elles furent ensuite étudiées par Howship, Maréchal, Duchapt, Craigie, Pasquet, Ammon, et surtout Rayer.

Des observations que donnent ces auteurs il ressort manifestement que le tubercule rénal est tantôt primitif et tantôt secondaire, mais bon nombre d'entre eux n'ont point été frappés de cette distinction à établir, et ceux même qui, comme Rayer, Johnson, Rosenstein, Hofmann et Roberts, l'ont établie, n'ont fait que l'indiquer en passant, sans s'appesantir sur la différence symptomatique.

ÉTIOLOGIE. — La cause déterminante du tubercule primitif du rein est inconnue. Le froid ne saurait avoir l'action spéciale que certains auteurs lui attribuent. Il n'a cette influence que sur des sujets nés de parents tuberculeux.

Les hommes sont plus que les femmes exposés aux tubercules primitifs et cela dans la proportion de 21 à 12. D'après les faits que nous avons réunis, cette différence serait même plus grande. C'est chez l'homme qu'on les rencontre dans la majorité des cas.

Le tubercule primitif du rein se montre à tout âge, plus souvent toutefois chez l'adulte. Le plus jeune des sujets que Roberts en vit atteint était un enfant de 3 ans et demi; Labory et Rosapelly signalent des cas de tubercules primitifs chez des individus âgés de 60 et de 65 ans; Diettrich le rencontra chez un vieillard de 70 ans. Le tableau de Roberts, portant sur 31 cas de tubercules primitifs, donne de leur fréquence aux différents âges une excellente idée. Il en trouva :

De 0 à 10 ans	....	4 cas.
De 10 à 20 —	....	5 —
De 20 à 30 —	....	6 —
De 30 à 40 —	....	9 —
De 40 à 50 —	....	5 —
De 50 à 60 —	....	2 —

C'est, comme on le voit d'après ce tableau, de 30 à 40 ans que le tubercule primitif du rein se montre le plus souvent. D'après Rosenstein, ce serait de 15 à 30 ans qu'il faudrait placer son maximum de fréquence. D'après nos recherches, c'est de 20 à 30 ans qu'on le rencontre le plus souvent. Nous ne nous dissimulons pas qu'on ne saurait, de chiffres aussi restreints, tirer des conclusions définitives, mais ils fournissent toutefois des données qu'on peut utiliser au point de vue surtout du diagnostic.

Les tubercules secondaires sont plus fréquents chez l'enfant que chez l'adulte. Il résulte en effet des recherches faites à l'institution pathologique de Prague que, sur 1317 adultes morts tuberculeux, on n'en trouva que 74 atteints de tubercules secondaires des reins, tandis que, sur 317 enfants tuberculeux, Rilliet et Barthez en constatèrent 49 fois l'existence. La fréquence de cette manifestation secondaire serait donc de 15.7 0/0 chez l'enfant, tandis qu'elle ne serait chez l'adulte que de 5.6.

Cette proportion, qui, pour nous, semble se rapprocher le plus de la vérité, puisqu'elle s'appuie sur un nombre de faits assez considérable, n'est pas la même que celle fournie par d'autres auteurs. Ainsi Engel ne trouva le tubercule secondaire du rein qu'une fois sur 94 tuberculeux, Willigk 7 fois sur 476, Chambers, 91 sur 503. La proportion varierait, d'après ces chiffres, de 1 à 18 0/0.

Le tubercule secondaire ne frapperait pas également l'homme et la femme. Le sexe masculin paraît y prédisposer d'une façon manifeste. Ainsi, sur 87 cas de tubercules secondaires, Chambers les trouva 74 fois chez l'homme et 17 fois chez la femme.

Ils sont plus fréquents que les tubercules primitifs, et cela dans une assez grande proportion, puisque, de 91 cas de Chambers, 76 étaient secondaires et 15 seulement primitifs.

C'est le plus souvent dans les cas de tuberculose aiguë

généralisée qu'on rencontre les tubercules secondaires. Ils peuvent toutefois, quoique un peu plus rarement, se montrer dans la tuberculose chronique.

Anatomie pathologique. — Les tubercules du rein, suivant Rayer, peuvent se montrer tantôt dans la substance corticale, tantôt dans les substances corticale et médullaire, tantôt dans les substances et les conduits. Parfois enfin ils occupent en même temps la vessie.

Les observations de Roberts et de Chambers, plus spécialement afférentes aux tubercules primitifs, ont permis de localiser d'une façon plus nette le siége de cette néoplasie, à son point de départ. Elle peut alors n'occuper que le parenchyme rénal proprement dit; d'autres fois, elle n'existe que dans les conduits excréteurs de l'urine. Dans d'autres cas, elle se montre en même temps et dans la glande et dans les conduits.

Ces observations sont confirmées par les faits de Challan et de Lala.

Les tubercules primitifs peuvent être limités à un seul rein. Le plus souvent ils existent des deux côtés. Il en était ainsi dans 19 des 32 cas de Bright; 13 fois seulement ils n'existaient que d'un seul côté. Dans ces 13 cas, 7 fois les tubercules étaient à droite et 6 fois à gauche.

Quand ils existent des deux côtés, c'est d'ordinaire à gauche qu'ils sont le plus prononcés (Challan, Labory).

Lorsque les tubercules primitifs occupent les reins, à l'autopsie on constate que ces organes sont augmentés de volume; ils peuvent même, comme dans le cas de Lala, atteindre un volume double de celui du poing. Ils présentent à leur surface tantôt une teinte violacée, et çà et là des granulations grisâtres (Labory). D'autres fois, lorsque les tubercules ont remplacé les granulations, on trouve que la surface du rein est bosselée; le nombre des bosselures est en rapport avec celui des tubercules. Mais très-fréquemment, c'est dans la substance médullaire qu'ils apparaissent, à son point de jonction avec les calices.

Lorsqu'on vient à faire une coupe de l'un de ces reins, on rencontre ou des granulations éparses dans la substance corticale, le plus souvent dans la substance médullaire, ou des masses tuberculeuses en nombre variant de 2 à 6 (Challan, Labory). Ces masses tuberculeuses, atteignant parfois le volume d'un marron, sont jaunâtres. Certaines d'entre elles sont ramollies, et lorsqu'on vient à les inciser, il s'en écoule un liquide qui n'est autre que de la substance tuberculeuse ramollie.

Souvent ce sont des cavernes que l'on rencontre, cavernes qui parfois sont en communication avec les calices et le bassinet. L'ouverture, qui met en communication ces deux espèces de cavités, est tantôt à peine perceptible (Lala) et tantôt largement ouverte. Parfois ces cavernes communiquent entre elles. Dans d'autres cas, on trouve juxtaposées dans un même rein des cavernes, des masses tuberculeuses crues ou en voie de ramollissement et des granulations.

Les parois des cavernes sont indurées, et à leur pourtour on rencontre souvent, dans une étendue plus ou moins considérable, des granulations grisâtres destinées à subir peu à peu la dégénérescence caséeuse et à servir, en s'éliminant, à l'agrandissement de ces cavernes. C'est dans cette modification du tissu rénal péricaverneux qu'on a cru voir l'indice d'une néphrite de nature spéciale. Nous aurons à revenir sur cette question.

Souvent ces parois s'incrustent à leur face interne de substance calcaire (Liouville).

Dans les calices, les bassinets et les uretères, les tubercules apparaissent sous forme de petits grains arrondis blanchâtres, du volume de la tête d'une épingle, déposés non pas toujours dans l'épaisseur de la muqueuse, comme le croient certains auteurs, ni exclusivement dans le tissu cellulaire sous-muqueux, ainsi que l'a démontré dans un cas Handfield Jones, mais probablement, comme le pensait Rayer, tantôt dans l'une et tantôt dans l'autre de ces parties. Sous-muqueux, ils soulèvent inégalement la muqueuse, qu'ils rendent rugueuse. Ces grains, dit Rayer, sont quelquefois réunis en groupe ou tellement rapprochés qu'ils forment des plaques saillantes variables pour la forme et l'étendue. Plus tard ces tubercules se ramollissent et amènent la destruction de la muqueuse, dont les détritus se mêlent à l'urine, qui les entraîne. On aperçoit alors à la surface de cette membrane de petites ulcérations ovalaires, déprimées, blanches ou grisâtres, entourées de matière tuberculeuse, ou bien de larges excoriations d'un rouge vif entourées d'un large dépôt de matière tuberculeuse en nappe.

Lorsque les uretères sont envahis, ces conduits, beaucoup plus volumineux que dans l'état sain, prennent l'apparence d'une tige solide, et le calibre en est plus ou moins rétréci. La cavité des calices et du bassinet augmente au contraire au lieu de diminuer par l'effet de la distension que leur fait éprouver l'urine, dont le cours dans l'uretère est plus ou moins gêné (Rayer). Cette obstruction peut même être complète, ainsi qu'il résulte d'un cas de Leech, qui trouva l'un des uretères fermé vers sa partie moyenne par une masse tuberculeuse du volume d'un pois. Roberts a observé 7 cas de distension du bassinet dus au rétrécissement occasionné par la tuberculose de l'uretère. Ammon rapporte un cas analogue dans lequel le rein tuberculeux formait une tumeur volumineuse occupant tout un côté de l'abdomen et s'étendant du rebord des fausses côtes à la crête iliaque. Le rétrécissement des uretères n'est toutefois pas constant, et il est des observations de tubercules des uretères où l'on trouve notée, en même temps que la dégénérescence tuberculeuse, la perméabilité de ces conduits ; le rein conserve alors ses dimensions normales.

La capsule fibreuse ne participe qu'assez rarement à la dégénérescence tuberculeuse (Rayer, Rosenstein). Sur 16 cas, Rayer ne la vit que deux fois envahie.

Il n'en est pas de même des ganglions lymphatiques qui avoisinent le hile du rein et qui sont gros, volumineux et notablement infiltrés.

Lorsque la tuberculose est étendue au rein, aux calices et aux bassinets, il est rare qu'elle se localise à ces parties. Le plus souvent elle s'étend à l'uretère, dans 30 cas sur 32, à la vessie dans 21 cas, à l'urèthre même dans 7 cas. Chez l'homme, les organes de la génération y participent fréquemment. Ainsi, dans les 32 cas de Roberts, on trouve 7 fois des tubercules dans la prostate, 6 fois dans les vésicules séminales, 4 fois dans les testicules. Il n'en est pas de même chez la femme, les cas sont rares de tubercules primitifs intéressant à la fois les organes urinaires et les organes génitaux. On en trouve cependant quelques exemples, dus à Roberts, Virchow, Godard, Liouville et Brouardel.

La tuberculose primitive suit parfois toute son évolution. Lorsqu'il en est ainsi, lorsque les tubercules arrivent à la période de ramollissement, ils donnent souvent lieu à des communications accidentelles entre les organes urinaires et les organes environnants. De là des fistules anales, périnéales et scrotales (Liouville et Rosapelly), des fistules vésico-rectales (Basham), vésico-vaginales (Mosler). Parfois il y a rupture des calices et du bassinet distendus dans le péritoine. Le plus souvent dans ces cas l'on ne trouve nulle part ailleurs que dans les reins de traces de tubercules (Lala).

Dans d'autres cas l'évolution en est incomplète, l'existence étant interrompue par des manifestations de nature tuberculeuse, portant sur d'autres organes. Le siége de cette tuberculose secondaire consécutive à la tuberculose rénale est des plus variables; sur 30 cas observés par Roberts, elle occupait les poumons 28 fois, 14 fois les glandes abdominales, 19 fois l'intestin, 5 fois le système osseux, 5 fois le péritoine, 3 fois la rate et une fois le foie.

Ces lésions, manifestement tuberculeuses, ne sont pas les seules altérations qu'on ait à constater dans le rein. Il en est d'autres qu'elles provoquent et qui n'ont rien de tuberculeux. Les lésions rénales consécutives varient suivant que les tubercules primitifs ont le rein pour siége, ou suivant qu'ils se sont développés et surtout localisés dans les conduits urinaires.

Dans le premier cas, on constate qu'autour des tubercules la substance rénale est souvent affaissée ou comprimée, que d'autres fois elle est pâle, décolorée; on trouve alors que, dans ces cas, l'épithélium des canalicules urinifères, au niveau de cette partie a subi la dégénérescence graisseuse (Johnson).

Parfois la substance rénale intermédiaire aux tubercules est injectée et le siége d'ecchymoses (Rayer). Dans quelques cas même elle est infiltrée de pus. Il n'est pas rare non plus de la voir envahie par l'inflammation hyperplasique. Ailleurs, c'est la capsule fibreuse qui s'enflamme. Rayer mentionne même une périnéphrite consécutive à l'extension de cette inflammation au tissu périrénal.

Il est juste toutefois de reconnaître que, dans certains cas, le tissu rénal intermédiaire aux tubercules ne présente, lorsqu'ils sont peu développés, que des altérations tellement peu appréciables, qu'il est souvent difficile, dit Johnson, de préciser le point exact où commence la néoplasie. Bapt a vu la substance rénale intermédiaire aux tubercules envahie par une néo-plasie cancéreuse.

Dans le deuxième cas, la muqueuse, siége de la néoplasie, présente bientôt des traces d'inflammation. De là, de la pyélite, plus ou moins prononcée, qui souvent est seule à révéler l'existence du tubercule rénal primitif.

Les tubercules secondaires sont limités au rein. Ils ne se rencontrent que bien rarement dans les calices et dans les bassinets; plus rarement encore dans les uretères et dans la vessie. Ils se montrent dans la substance médullaire et dans la substance corticale, mais surtout dans cette dernière. Ils apparaissent sous forme de petits grains gris jaunâtre, variant du volume d'un grain de millet, d'une tête d'épingle à celui d'un pois. Dans la substance corticale, ces petits grains se réunissent parfois de manière à former des plaques blanchâtres, plus ou moins larges, présentant les dimensions d'une pièce de 50 centimes, de 1 franc. Lorsqu'ils sont isolés, le plus souvent ils ne forment aucune saillie à la surface de l'organe et ne présentent aucune adhérence avec la capsule fibreuse. Le tissu rénal intermédiaire est ordinairement sain. Ce n'est qu'exceptionnellement qu'il offre autour de ces dépôts quelques traces légères d'hypérhémie.

Lorsqu'au lieu d'occuper la substance corticale, les tubercules secondaires siégent dans la substance médullaire, ils s'y montrent, comme dans la substance corticale, en grains ou en masses ; ils y sont le plus souvent en grains. Ces grains, très-rapprochés les uns des autres, affectent dans certains cas une disposition toute particulière. Ils forment des stries simulant des chapelets dont la direction est parallèle à celle des canalicules urinifères droits, au milieu desquels ils sont placés.

Symptomatologie. — Pendant la vie, il est fort difficile, dit Rayer, de reconnaître le dépôt de la matière tuberculeuse dans les reins et dans les conduits excréteurs. Toutefois, la difficulté n'est pas la même suivant que les tubercules ne se rencontrent que dans les substances rénales ou suivant qu'ils occupent en même temps les conduits excréteurs de l'urine.

Il n'existe en effet aucun signe certain à l'aide duquel on puisse diagnostiquer le dépôt primitif ou secondaire de la matière tuberculeuse à la période de crudité dans la substance rénale. L'urine, il est vrai, peut être albumineuse (Lala), mais cette albuminurie, due à l'inflammation du tissu rénal périphérique aux tubercules, pouvant tenir à toute autre cause qu'à la tuberculose, n'a pas grande valeur diagnostique. D'un autre côté, les reins tuberculeux sont rarement augmentés de volume, et la douleur n'est pas habituelle.

Il n'en est toutefois plus de même lorsque les tubercules rénaux arrivent à la période de ramollissement; dans certains cas le diagnostic est assuré. Il en est ainsi lorsqu'il s'établit entre les tubercules ramollis et les calices des communications, et lorsque de ces masses ramollies se détachent des parties qui se mêlent à l'urine. Ce liquide prend alors des caractères particuliers qui peuvent faire reconnaître la nature de la maladie. Au moment de l'émission, l'urine est plus ou moins trouble, elle tient en suspension des grumeaux de matière organique, non fibrineux, qui se déposent avec les sels. Si on examine au microscope ce sédiment, on voit qu'il est formé de globules muqueux, quelquefois de globules sanguins et d'une matière qui ne se dissout pas dans les acides étendus, comme le font les phosphates et les urates, sels qui forment ordinairement les sédiments de l'urine (Rayer). Cette matière organique, de nature tuberculeuse, apparaît sous forme de granules. Le mélange de ces granules avec l'urine a cela de particulier qu'il présente souvent de très-notables différences. Les quantités rendues peuvent varier non-seulement dans les diverses émissions opérées pendant plusieurs jours, mais encore dans les émissions d'une même journée.

Lorsque la matière tuberculeuse ne siége pas seulement dans le rein, lorsqu'elle infiltre en même temps les conduits excréteurs de l'urine, le diagnostic en est plus facile. On reconnaît alors l'existence de la tuberculose à la pyélite denature spéciale dont elle provoque l'apparition, à la tumeur que peut amener l'obstacle qu'elle apporte au cours de l'urine.

La pyélite, qui revêt ici une forme chronique, s'accompagne souvent de cystite chronique.

L'hématurie parfois fréquente (Challan) n'est jamais très-abondante, le plus souvent il n'existe dans l'urine que de légères stries sanguinolentes. Les globules purulents et sanguins ne sont pas les seuls éléments morphologiques que le microscope permette de reconnaître dans cette urine ; on y trouve en outre des cellules épithéliales venant de la vessie ou des conduits urinaires, et des débris granuleux de tubercules ramollis, mêlés à des fibres de tissu connectif et élastique.

Cette urine est faiblement acide, parfois même alcaline. Lorsqu'il existe, comme dans le fait rapporté par Mosler, un obstacle qui s'oppose à la sortie de l'urine, elle est souvent légèrement albumineuse. Cette albuminurie due à la présence du pus n'est qu'une fausse albuminurie et ne s'accompagne pas de cylindres spéciaux. L'albuminurie vraie peut exister toutefois, puisque Challan et Roberts eurent l'occasion de constater, dans cette variété d'albuminurie tuberculeuse, la desquamation caractéristique des canalicules urinifères. La miction à cette période est toujours excessivement fréquente, souvent douloureuse et suivie, dans certains cas, d'un allégement dans l'état du malade.

Aux symptômes de cette pyélite qui permettent de reconnaître la nature de l'affection dont les reins sont atteints s'en joignent souvent d'autres qui viennent confirmer le diagnostic. Lorsqu'en effet les parois de l'uretère sont infiltrées ou bien lorsque la lumière en est obstruée par des débris de substance tuberculeuse détachés des masses rénales, les calices et le bassinet se dilatent et le rein se transforme en une vaste poche multiloculaire que l'on peut reconnaître par le toucher et par la percussion. Cette tumeur appréciable dans l'un des flancs est douloureuse, souvent fluctuante. Les caractères en sont fréquemment modifiés. Que l'uretère soit obstrué par les débris de masses tuberculeuses rénales, et bientôt on en verra augmenter le volume en même temps que la douleur sera plus intense et que diminuera la quantité de pus que renferme l'urine. L'urine pourra même, si cette obstruction est complète, recouvrer momentanément des caractères physiologiques. Que le cours de l'urine se rétablisse et l'on verra la tuméfaction diminuer, la douleur s'amoindrir alors que l'urine redevient purulente.

Les tubercules secondaires du rein ne s'accusent habituellement par aucun des troubles qu'on rencontre dans les cas d'affection de cet organe. C'est à tort aussi que Beale a cru pouvoir donner comme signe pathognomonique de ces tubercules une douleur sympathique siégeant au niveau de la vessie. Lorsque cette douleur existe, elle n'est que l'expression d'une affection concomitante, peut-être de nature également tuberculeuse. Souvent on ne constate chez le malade qu'une douleur plus ou moins vive au niveau de la région lombaire. C'est même l'apparition seule de cette douleur qui peut faire craindre chez un tuberculeux l'existence de tubercules secondaires des reins. Toutefois il ne faudrait pas attribuer à ce symptôme plus d'importance qu'il n'en a. Il peut se faire en effet que chez les tuberculeux se manifestent des douleurs lombaires tenant à une tout autre cause qu'à des néoplasies rénales. L'urine seulement fébrile ne contient ni pus ni sang.

Terminaison. — Lorsque les tubercules primitifs sont limités au tissu rénal, la mort peut survenir par le fait seul de la disparition du rein. Il se manifesterait alors, suivant Risdon, Bennet et Roberts, des accidents de nature urémique.

Le mode de terminaison en est tout différent lorsqu'ils siégent sur la muqueuse ou dans les parois des conduits excréteurs. La mort n'est alors que la conséquence d'une suppuration longue et prolongée. Parfois elle survient à la suite de l'établissement d'une fistule entre ces conduits et l'intestin, ou à la suite d'une perforation du péritoine.

Dans les deux cas enfin, la mort est souvent due à des manifestations de nature tuberculeuse qui se font vers d'autres organes, vers le poumon ou l'intestin, et qui relèvent de l'état diathésique qui a présidé au développement des tubercules primitifs du rein.

Durée. — La durée de cette maladie est très-variable. Elle peut être en effet de quelques mois à 2 ou 3 ans. Des 35 malades dont Roberts rapporte l'observation, 5 moururent en six mois, 5 autres dans l'espace de cinq à douze mois, 3 dans l'espace de un an à deux. Il n'y en eut qu'un dont la vie se prolongea trois ans. La moyenne paraît être de quinze mois.

Diagnostic. — Le diagnostic des tubercules primitifs du rein et de ses conduits repose tout entier pour les tubercules de la glande elle-même sur la constitution accidentellement anomale de l'urine, et pour ceux des conduits sur l'existence d'une pyélite spéciale. Pas n'est besoin de faire remarquer que ce diagnostic est problématique tant que les masses tuberculeuses n'ont point atteint la période de ramollissement.

La pyélite, qui d'ordinaire accompagne et traduit au dehors la dégénérescence tuberculeuse des conduits urinaires, a pour caractère de se montrer en l'absence de ses causes habituelles (calculs); elle se distingue en outre de la pyélite tributaire du cancer en ce que l'urine purulente n'est qu'exceptionnellement teintée de sang et ne renferme jamais cette énorme quantité de sang qu'on y rencontre si souvent dans les cas de cancer du rein; de la pyélite simple en ce que l'urine contient parfois de temps à autre des débris de matière tuberculeuse.

Le diagnostic basé sur les symptômes locaux sera d'autant plus certain qu'il sera confirmé par les symptômes généraux et par la tuberculose d'autres organes.

Pronostic. — Le pronostic est très-grave sinon toujours fatal, on ne peut conserver d'espoir de guérison que dans les cas où les tubercules localisés au rein n'intéressent pas les conduits excréteurs. Roberts croit pouvoir rapporter à des guérisons de tubercules des cicatrices qu'offrent les reins de certains individus qui pendant l'existence ont présenté des troubles longtemps prolongés des voies urinaires; Bennet partage cette manière de voir et fournit un fait à l'appui de cette opinion.

Lorsque les tubercules primitifs portent sur les deux reins, lorsqu'ils intéressent les conduits excréteurs et surtout la vessie et l'uretère, lorsqu'ils sont compliqués de tubercules du poumon et de l'intestin, il n'est pas d'espoir de guérison.

Le pronostic du tubercule secondaire n'a par lui-même qu'une valeur insignifiante. Toute sa gravité vient de la maladie générale dont il n'est que l'expression.

Pathogénie. — La première opinion qu'on émit relativement à ces masses caséeuses qui sont souvent les seuls indices des tubercules rénaux, c'est qu'elles étaient de nature inflammatoire. Cette opinion a été de nouveau reprise par Hofmann, Rosenstein, Liouville, Lécourtois. Pour ces auteurs la caséification rénale qu'ils décrivent sous le nom de néphrite caséeuse serait l'analogue de ce qu'on a décrit sous le nom de pneumonie caséeuse.

Cette opinion est-elle à l'abri de tout conteste? Nous ne le pensons pas, et pour s'en convaincre il suffira d'examiner rapidement les différentes pièces du procès.

Est-il permis d'admettre que cet état morbide ne soit qu'une variété de l'inflammation? Ne doit-on le considérer que comme la conséquence d'une inflammation antérieure? N'a-t-on pas plutôt affaire à des tubercules en voie de régression?

S'il s'agit d'une inflammation, il faut avouer que cliniquement au moins cette inflammation est bien étrange. Le plus souvent les symptômes sont nuls. Cette néphrite aurait le privilége de parcourir son évolution sans donner lieu à des troubles locaux, sans provoquer de troubles sympathiques. On ne les voit en effet apparaître que lorsque la caséification vient à se compliquer de néphrite, de pyélite ou de cystite.

Cette néphrite ne serait pas mieux caractérisée au point de vue anatomique. C'est vainement qu'on chercherait dans les lésions qu'elle présente les signes habituels de l'inflammation. On ne trouve que des éléments en voie de régression.

Peut-on ne voir dans ces altérations que les restes d'une inflammation antérieure? Peut-on ne voir, et toujours, dans cette caséification que le caput mortuum d'inflammations diverses, portant ou sur le parenchyme ou sur le tissu connectif interstitiel? Nous ne le croyons pas.

S'il s'agissait là des restes d'une néphrite parenchymateuse, terminée par la caséification comme certaine pneumonie, on aurait été à même d'observer chez les malades qui en sont atteints les symptômes habituels de cette néphrite. Or il n'en est rien. L'albuminurie fait à peu près complétement défaut; l'œdème ne se montre qu'exceptionnellement. Du reste nous avons vu que jamais la néphrite parenchymateuse ne donne lieu à la caséification.

On ne peut pas davantage admettre, du moins d'une façon générale, que cette caséification soit le fait d'une néphrite interstitielle. Des deux espèces de néphrite interstitielle que nous avons décrites, l'une ne donne qu'exceptionnellement lieu à la caséification, c'est la néphrite hyperplasique. Le plus souvent, le tissu connectif de nouvelle formation reste à l'état fibreux, et lorsqu'il passe à l'état graisseux, il est constitué par des éléments qui continuent de vivre sous cette forme nouvelle. Il y a loin de cette transformation graisseuse à la caséification. Du reste la caséification, si tant est qu'elle puisse être une conséquence de cette variété de néphrite, serait annoncée par les symptômes propres à la sclérose rénale, par la polyurie, par l'hypertrophie du cœur. Or, dans aucune des observations qui ont trait à la caséification rénale on ne trouve relatés de semblables symptômes.

La néphrite suppurative se termine, il est vrai, dans certains cas, par la caséification. Mais cette néphrite ne saurait en rendre compte dans tous les cas. Elle ne peut expliquer que certaines variétés de caséification. C'est à la néphrite suppurative qu'on sera en droit de rapporter la caséification lorsqu'elle aura été précédée de troubles locaux et généraux qui ne laissent aucun doute sur l'existence d'une néphrite antérieure.

La caséification, qu'on ne peut considérer ni comme une inflammation, ni comme une conséquence d'inflammations portant sur le tissu connectif ou sur le parenchyme rénal, doit donc être, à notre avis, envisagée à un autre point de vue. Elle nous semble de nature spéciale. Aussi n'hésitons-nous pas à la regarder comme liée dans la généralité des cas aux tubercules du rein dont elle ne serait qu'une des phases avancées.

Nous partageons donc complétement à cet égard l'opinion de Rayer et de Virchow. Cette opinion n'est du reste pas seulement hypothétique, elle s'appuie sur des bases anatomiques qui nous semblent indiscutables et qui lui donnent un grand fond de probabilité. On trouve souvent en effet dans le rein, au pourtour des excavations ou des masses caséeuses, des granulations ou des tubercules encore à l'état de crudité et sur l'existence desquels on ne peut élever aucun doute ; plus souvent encore on rencontre vers d'autres organes des tubercules presque aussi avancés que ceux du rein, dont il serait difficile d'expliquer l'apparition sans admettre un état diathésique général.

La caséification admise comme de provenance tuberculeuse, on s'est demandé quel était dans le rein le siége de formation du tubercule. Pour Johnson le tubercule se formerait dans le canalicule urinifère aux dépens de l'épithélium qui en revêt la surface interne. Rien jusqu'à présent ne démontre qu'il en soit ainsi. Tout porte à croire au contraire qu'il en est autrement. Nous n'en voulons pour preuve que la longue durée du tubercule qui peut se développer, grossir sans s'accompagner d'albuminurie. Il n'en serait point ainsi assurément si dès le début de son apparition l'épithélium des canalicules était lésé.

Il est probable que c'est dans le tissu connectif que se forme la lésion caractéristique du tubercule, la néoplasie.

Dans le tubercule secondaire toutefois, le point de départ en est peut-être autre. Il pourrait bien se faire que dans cette variété de tuberculose rénale le tubercule se formât dans les lymphatiques.

Traitement. — Le traitement de la tuberculose primitive des reins sera le même que celui de la tuberculose en général. Il consistera dans l'usage de l'huile de foie de morue et des toniques.

On conseillera en outre au malade une nourriture substantielle et légèrement stimulante.

Pour combattre la douleur, on devra avoir recours

aux opiacés ; on prescrira parfois des bains émollients.

La pyélite consécutive, manifestation si fréquente des tubercules primitifs du rein ou de ses conduits, ne réclamera pas d'autre traitement que celui de la pyélite chronique en général.

B. Entozoaires.

Il n'est pas d'organe qui ne soit susceptible de servir au développement des entozoaires. Le rein n'échappe point à cette règle générale. Les entozoaires du rein sont même assez nombreux. On y rencontre des vers vésiculaires (cestoïdes) ou filiformes (nématodes), des trématodes, sans compter les bactéries dont nous avons déjà parlé et qui donnent lieu à une variété de néphrite suppurative.

Ils n'apparaissent pas indistinctement dans toutes les parties des reins. Il en est qui affectionnent le parenchyme lui-même. Tels sont le cysticerque celluleux de Leuckart, le pentastome de Wagner et l'échinocoque. Il en est d'autres qui n'habitent que le bassinet ou l'uretère comme le strongle, le spiroptère et le dactylius aculeatus. Il en est un enfin, le distome hématobe, qui des veines rénales peut passer dans le bassinet et dans les uretères. Mais de tous ces entozoaires ceux qui se montrent le plus souvent sont l'échinocoque en Europe et le distome en Afrique. Ces deux espèces d'entozoaires seront de notre part l'objet d'une étude spéciale. Nous décrirons également, quoique plus succinctement, le strongle qui est beaucoup plus rare.

Les autres nous paraissent sans intérêt : tel est le cysticerque celluleux qui ne se montre qu'exceptionnellement dans le rein ; tel est encore le pentastome dont l'existence comme entozoaire du rein ne repose que sur une seule observation, celle de Wagner.

Quant à l'existence du spiroptère et du dactylius aculeatus, elle est fort problématique. Les recherches récentes n'ont pas confirmé les observations de Barnett, de Lawrence et de Curling. Aussi trouvera-t-on bon que nous nous dispensions d'en parler.

KYSTE HYDATIQUE.

L'échinocoque ou plutôt son embryon, dans le rein, comme dans tout autre organe qui lui sert d'habitat, donne lieu au développement d'un kyste parasitaire qu'on a décrit sous le nom de kyste acéphalocyste (Rayer, Laennec) et qu'on désigne actuellement sous le nom de kyste hydatique.

Étiologie. — La cause déterminante du kyste hydatique est probablement unique. Il semble dû seulement à l'apparition dans l'économie d'un embryon du ténia du chien. Mais en dehors de cette cause déterminante, il existe de nombreuses causes prédisposantes qui tiennent à l'âge, au sexe, à l'hygiène, au climat et que nous allons rapidement passer en revue.

L'âge paraît agir comme cause prédisposante, c'est de 20 à 40 ans que se montre le plus habituellement le kyste hydatique du rein. Il peut, quoique très-rarement, se rencontrer toutefois aux extrêmes de la vie. On l'a vu chez des enfants de 4 ans, chez des vieillards de 75 ans, mais il n'y est qu'exceptionnel. Sa fréquence est un peu moins grande chez la femme que chez l'homme, puisque sur une statistique de 49 cas de kystes hydatiques, on en trouve 29 portant sur l'homme et 20 seulement sur la femme.

Il est certaines autres influences qu'on a signalées comme causes de kystes hydatiques, et qu'il est assez difficile de s'expliquer. Tout au plus pourrait-on admettre qu'elles agissent en épuisant l'économie et en la rendant plus apte à faciliter le développement d'embryons ingérés. Tels sont les chagrins, telle est l'alimentation insuffisante ou bien une exposition au froid et à l'humidité. Peut-être certaines de ces influences en localisant leur action vers tel ou tel organe créent-elles des conditions favorables à ce développement. Ainsi Rayer a cru pouvoir rapporter le point de départ de certains kystes hydatiques du rein à des chutes, à des contusions portant sur la région lombaire.

Ces kystes, qui sont rares en Amérique, dans l'Inde, sont plus fréquents en France, en Angleterre et en Allemagne. Mais cette rareté relative est probablement étrangère au climat et ne tient sans doute qu'à ce que dans ces pays la cohabitation de l'homme avec le chien est moins intime qu'en Angleterre, en France et en Allemagne.

ANATOMIE PATHOLOGIQUE. — Les kystes hydatiques des reins, comparés à ceux de certains autres organes, sont relativement assez rares. Sur 238 cas de kystes hydatiques réunis par Davaine, cet auteur en trouva 166 qui siégeaient dans le foie, 42 dans le poumon et 30 dans les reins. Le rein n'arrive donc qu'en troisième ligne.

Le kyste hydatique rénal est ordinairement plus fréquent à gauche qu'à droite. Sur 37 cas de kystes hydatiques, 23 ont été trouvés dans le rein gauche. C'est le plus souvent aux dépens de l'une des extrémités qu'ils se développent. Ils semblent naître dans la substance corticale, mais il n'est à cet égard rien de parfaitement établi, attendu qu'à l'autopsie on ne peut guère observer que des kystes très-considérables qui intéressent autant la substance médullaire que la substance corticale.

Le kyste hydatique du rein ne présente rien de spécial à signaler ni dans la structure de ses parois ni dans les caractères des échinocoques contenus dans la poche hydatique; aussi ne nous attarderons-nous pas à en donner une description superflue. Il n'en est pas de même du liquide au milieu duquel plongent les vésicules filles ou les échinocoques. Il doit à la nature de l'organe quelques modifications de constitution dignes d'être mentionnées.

La quantité de liquide varie avec le volume du kyste, qui parfois peut en contenir plusieurs litres. Ce liquide ne renferme aucun élément morphologique ; il ne se coagule ni par la chaleur ni par les acides. L'analyse en a été faite par bon nombre d'auteurs, qui sont unanimes à reconnaître que dans tous les cas il renferme d'énormes proportions de chlorure de sodium. Ce sel n'est pas toutefois le seul qu'on y rencontre.

Ainsi Bœdeker a trouvé pour 100 grammes de liquide 1,08 de tartrate de soude et de potasse, 0,52 de chlorure de sodium, 98,40 d'eau. Barker y a rencontré, et c'est là ce qui le distingue du liquide des autres kystes hydatiques, de l'acide urique, de l'oxalate de chaux et du phosphate de soude; Quekel du phosphate ammoniaco-magnésien cristallisé. Enfin Lucke et Heintz y ont constaté l'existence du sucre de raisin. On comprend très-bien la pénétration de ces différentes substances de l'urine dans ces kystes lorsqu'on se rappelle la grande puissance de dialyse dont jouissent leurs parois, ainsi que l'a démontré l'expérience que Cruveilhier fit avec de l'encre.

Dans le rein, comme dans tout autre organe, le kyste hydatique passe successivement de la période d'état à la période de sénilité, qui coïncide avec l'altération et la résorption du liquide, la mort des échinocoques et la régression graisseuse de ses parois. Nous ne décrirons pas les différentes phases anatomiques que parcourt le kyste hydatique à ces deux périodes de son développement. Nous ne pourrions que reproduire ce qui a trait à tout kyste de cette nature, quel qu'en soit le siége.

Lorsque le cours de son évolution est brusquement interrompu par certaines complications, telles que l'inflammation ou des ruptures, il se produit des altérations qu'il est important de connaître, et que nous indiquerons rapidement. Les ruptures peuvent survenir par le fait seul de la distension du kyste; elles peuvent n'être qu'une des conséquences de l'inflammation.

Lorsqu'il en est ainsi, on constate à l'autopsie que le liquide du kyste, au lieu d'être clair, transparent, est opalescent et même tout à fait purulent. Les vésicules ont perdu leur teinte habituelle, et les échinocoques sont morts. Les parois du kyste sont épaissies, l'injection en est considérable, et lorsque la mort n'a pas été trop rapide, ces parois peuvent avoir subi la dégénérescence graisseuse.

Les ruptures qui souvent accompagnent cette inflammation, mais qui peuvent exister sans elle, sont multiples et diverses.

C'est le plus souvent dans le bassinet que se fait la rupture. Sur 67 cas de kystes rompus, réunis par Béraud, Frerichs, Tomowiez, Zinkeissen, on en trouva 48 en communication par une ou plusieurs ouvertures avec le bassinet. Dans les autres cas, le liquide contenu dans le kyste s'était épanché dans le tube digestif, le plus souvent dans l'intestin (Pascal, Barthez) ou dans les bronches (Fiaux, Béraud). Le péritoine n'est que rarement en cause dans les faits de rupture de kystes hydatiques rénaux.

Ces ruptures sont précédées par la formation d'adhérences qui unissent le kyste et l'organe avec lequel doit s'établir la communication. Parfois les parois du kyste et celles de l'organe sont accolées si intimement, qu'il n'existe qu'une simple ouverture. Mais, d'autres fois, cette communication ne s'établit qu'à l'aide de fistules dont le trajet est souvent très-long. Il en est ainsi lorsque la perforation a le poumon pour siége (Fiaux, Béraud, Turner). Parfois même ces trajets fistuleux sont multiples, comme dans le cas de Turner.

La rupture du kyste, au lieu d'être interne, peut se

faire à la surface des téguments (Rayer, Davaine). On trouve alors dans les masses musculaires intéressées des restes plus ou moins bien conservés de vésicules hydatiques ou d'échinocoques.

A la suite de ces ruptures, le kyste s'affaissant, il n'est pas rare, à l'autopsie, de le trouver plus ou moins atrophié.

Avec les kystes hydatiques des reins se rencontrent souvent d'autres altérations qui portent, les unes sur le tissu rénal avoisinant, les autres sur des organes plus ou moins éloignés.

Le kyste hydatique peut donner lieu à une néphrite parenchymateuse ou interstitielle (suppurative ou hyperplasique), le plus souvent localisée à son pourtour. Par suite de son développement exagéré, le rein peut avoir complétement disparu et n'être réduit qu'à une coque fibreuse, l'autre rein s'étant hypertrophié.

On peut enfin trouver d'autres kystes hydatiques en même temps dans le foie, dans la rate, dans le tissu cellulaire du bassin. On rencontrerait aussi fréquemment chez les individus atteints de kystes hydatiques du rein des calculs (Parmentier), des tubercules pulmonaires (Jenner, Baron, Rippault). Ces derniers auteurs, en se basant sur les faits de tubercules concomitants, ont même cherché à établir entre le kyste hydatique et la phthisie pulmonaire certains rapports de cause à effet que rien jusqu'à présent ne justifie.

Symptomatologie. — Le kyste hydatique du rein peut être méconnu pendant toute la durée de son existence : on ne le soupçonne que lorsque la tumeur qu'il forme acquiert un certain volume. Les symptômes qui le caractérisent sont la tuméfaction, au niveau de la région lombaire, d'une part, et d'autre part une sensation douloureuse plus ou moins nettement définie.

La tumeur lombaire formée par le kyste hydatique du rein peut être située plus ou moins haut. Elle peut avoisiner le foie ou la rate. Elle peut se manifester, au contraire, dans le bas de la région lombaire, ou vers le bassin. Cette différence de siége est en rapport avec le point de départ du kyste rénal, qui tantôt se développe aux dépens de l'extrémité supérieure du rein et tantôt aux dépens de son extrémité inférieure.

Au niveau de cette tumeur, la région lombaire est saillante, au lieu d'être déprimée. Le flanc de ce côté, comparé à celui du côté opposé, est notablement élargi. Cette tumeur est globuleuse, molle, dépressible, élastique et manifestement fluctuante. La matité qui, en arrière, existe dans toute son étendue, se retrouve également sur le côté. Elle peut même se rencontrer en avant, si la tumeur est considérable, et lorsque le côlon, rejeté sur les côtés, ne la sépare pas de la paroi abdominale. La percussion fournit dans certains cas un signe pathognomonique, le frémissement hydatique.

La douleur que détermine le kyste hydatique est parfois assez obtuse. Elle peut ne consister qu'en un sentiment de pesanteur. Parfois il y a véritablement douleur, et lorsque la tuméfaction est nulle ou peu considérable, cette douleur peut être attribuée à un lumbago (Barker), à une affection hépatique (Evans). Cette douleur peut être très-vive. On l'a vue alors s'exaspérer par la pression, par la marche. Il arrive parfois que le malade ne peut supporter ses vêtements (Evans). Dans certains cas, cette douleur s'irradie sur le trajet de l'urèthre (Zenkeissen). L'urine est le plus souvent parfaitement normale. On n'y trouve d'albumine que lorsque le kyste s'est compliqué de néphrite parenchymateuse (Sieveking). Parfois elle contient du sang.

A ces symptômes caractéristiques de la période d'état succèdent au bout d'un temps plus ou moins long des phénomènes qui varient suivant le mode de terminaison du kyste. Tantôt la tumeur s'affaisse peu à peu sans qu'apparaisse aucun autre trouble, sans qu'il se produise de rupture. On est alors en droit de supposer que la guérison survient par la sénilité du kyste. D'autres fois on voit la tumeur devenir plus sensible, en même temps que se manifestent des symptômes généraux plus ou moins graves. Il en est ainsi lorsque le kyste est pris d'inflammation.

Ces symptômes inflammatoires peuvent être suivis de rupture. Mais ils peuvent causer la mort sans la produire. D'un autre côté cette rupture, et c'est même le fait le plus habituel, peut arriver, ainsi que nous l'avons dit plus haut, sans avoir été précédée d'inflammation, le liquide est alors clair et transparent. Les symptômes qui l'accompagnent varient suivant l'organe que cette rupture met en communication avec le kyste. Souvent ils sont précédés d'une sensation de déchirure. La plus intéressante de ces perforations est sans contredit celle qui met en communication le kyste et le bassinet.

Avant d'arriver à l'extérieur, ces débris de vésicules ou d'échinocoques entraînés par l'urine déterminent certains accidents qui tiennent à la difficulté qu'ils ont à parcourir les conduits qu'ils traversent. Ces accidents peuvent durer 9 jours (Bence Jones), 24 heures (Tomowiez).

Après avoir persisté un certain temps, ils peuvent disparaître, pour se montrer de nouveau lorsque de nouvelles vésicules sont expulsées du kyste. Ce retour des douleurs peut avoir lieu au bout de quelques jours, de quelques mois. Dans le cas de Tomowiez, elles ne reparurent qu'au bout de trois ans. Parfois elles se reproduisent chaque année à la même époque. Dans un cas de Vigla, elles apparaissaient en janvier.

Le nombre des vésicules rendues par l'urèthre est excessivement variable. Barker vit un malade en rendre

70 à 80 dans l'espace d'un an. Evans en put compter chez un autre plusieurs centaines. Dans un cas qui appartient à Weitenkampf, le malade expulsait à chacune de ses attaques de 50 à 60 vésicules.

En même temps que se produit la rupture, on remarque que la tumeur formée au niveau de la région lombaire s'affaisse et que cet affaissement est en rapport avec la quantité du liquide expulsé. La rupture faite, l'avenir du kyste est très-variable. D'abord la perforation peut s'obturer et le kyste se reproduire, c'est ainsi qu'on doit expliquer l'apparition intermittente de ces vésicules hydatiques dans l'urine, comme l'ont observé certains auteurs et comme nous avons eu nous-même l'occasion de le constater chez un de nos malades. Le kyste reproduit peut s'ouvrir vers un autre organe, il peut même exister deux perforations qui le mettent en communication en même temps avec le bassinet et l'intestin, ou avec le bassinet et les bronches, avec la peau.

Le kyste perforé peut d'autre part s'affaisser et guérir, c'est ce qui se passe fréquemment lorsque la rupture se fait dans le bassinet. Il peut enfin s'enflammer et devenir la cause d'un marasme qui entraîne plus ou moins rapidement la mort du malade.

Diagnostic. — Déjà nous avons fait en partie le diagnostic du kyste hydatique à propos de l'hydronéphrose, aussi nous contenterons-nous en ce moment d'attirer l'attention sur certains signes qui sont, à ce point de vue, d'une valeur capitale.

Lorsqu'il existe, en effet, quelque doute sur la nature de la tumeur rénale, il faut se rappeler l'utilité qu'on peut retirer de la ponction faite à l'aide d'un trocart capillaire. La constitution toute particulière du liquide que fournit la ponction lorsqu'il s'agit de kyste hydatique lèvera tous les doutes.

Les résultats ne sont insuffisants que lorsqu'on agit

sur un kyste enflammé, car ce liquide peut alors contenir de l'albumine; mais ici encore on a des chances de trouver des débris d'échinocoques, tels que des crochets, qui dissipent toute hésitation.

Au même point de vue que la ponction, doit être utilisée la rupture de la tumeur et par suite la sortie des vésicules ou des échinocoques, qui peut avoir lieu par différents organes; mais on est dans la nécessité de se demander si ces vésicules ou échinocoques viennent bien réellement d'un kyste rénal. On n'a alors pour trancher la question que l'existence d'une tumeur qui, bien et dûment constatée au niveau de la région lombaire, s'est affaissée au moment de la rupture.

Pronostic. — Sans avoir la gravité du kyste hydatique du foie, le kyste hydatique du rein n'est pas sans danger. Les ruptures qui se produisent souvent peuvent être suivies d'une mort parfois rapide. Il peut aussi devenir le siége d'une inflammation entraînant lentement et sûrement la mort du malade.

PATHOGÉNIE. — Il est actuellement avéré que les kystes hydatiques sont dus au développement, dans les organes qui en sont le siége, de l'embryon d'un ténia. Ce ténia, ainsi qu'il paraît démontré, ne serait autre que le ténia du chien.

Pour que se montrent ces kystes, il faut de toute nécessité que cet embryon pénètre jusqu'à ces organes. Cette introduction se fait par l'intermédiaire du tube digestif. Pour quelques auteurs il serait nécessaire que cet embryon arrivât tout formé; pour d'autres il suffirait qu'aux aliments ingérés fussent mélangés des œufs de ténia. Ces œufs seraient susceptibles de passer à l'état d'embryon dans le tube digestif lui-même. Quoi qu'il en soit, c'est à l'état embryonnaire et sous forme d'une vésicule armée de six crochets que le ver vésiculaire qui doit donner naissance au kyste hydatique passe de l'intestin dans le sang. Charriés par le sang, ces embryons à l'aide des crochets dont ils sont pourvus se fixent dans tel ou tel des organes qu'ils traversent, et là donnent naissance en se développant à une poche; cette poche n'est autre que le kyste hydatique, c'est dans l'intérieur de cette poche ou vésicule mère que se développent les vésicules filles et les échinocoques et que se forme le liquide.

Traitement. — Le traitement conseillé contre le kyste hydatique du rein est médical ou chirurgical. Le traitement médical consiste dans l'usage de médicaments destinés à tuer l'échinocoque, comme la térébenthine (Roberts) et l'iodure de potassium (Babington).

L'électricité que conseille Michon n'a pas d'autre but. Mais ce traitement ne doit inspirer qu'une médiocre confiance. Toutefois il est bon d'y avoir recours, ne serait-ce que pour occuper l'esprit du malade, attendu que ce qu'on peut faire de mieux, sauf indication spéciale, c'est de tarder le plus longtemps possible à employer le traitement chirurgical. On a en effet des chances de voir le kyste se rompre dans le bassinet, et cette rupture est presque toujours suivie de guérison.

On ne doit intervenir chirurgicalement que lorsque le kyste menace de s'ouvrir dans le péritoine ou lorsqu'il gène mécaniquement les fonctions digestives ou respiratoires. On ouvrira encore le kyste s'il vient à s'enflammer. Dans ce dernier cas il n'y a pas à hésiter, il faut avoir recours à l'incision, qu'on pratiquera en arrière, et seulement en avant s'il y a nécessité. Si l'on fait l'incision en avant il faut au préalable, comme pour le kyste du foie et suivant le même procédé, faire naître des adhérences péritonéales.

L'incision faite, il faut à l'aide d'injection faciliter la sortie des vésicules et des échinocoques. On pourra, pour amener la rétraction de la poche, employer utilement ensuite des solutions astringentes.

Dans le premier cas, la ponction est suffisante, et cette ponction, il faut la faire à l'aide d'un trocart capillaire, et suivant le principe de Murchison. Voici, suivant cet auteur, quel est le mode d'action des ponctions. L'échinocoque ne vit, et par suite le kyste hydatique ne persiste qu'à la condition de contenir une quantité de liquide suffisante à l'existence de l'échinocoque. Si ce liquide vient à diminuer l'échinocoque meurt et le kyste entre en voie de guérison. Mais pour que ce liquide devienne insuffisant et ne se reproduise pas il ne s'agit pas de ponctionner toute espèce de kyste. Il faut opérer sur un kyste qui soit encore apte à revenir sur lui-même ; or, pour qu'il en soit ainsi, il faut d'une part, ne pas attendre qu'il soit trop volumineux et que ses parois aient par suite de la distension perdu leur élasticité ; il faut, d'autre part, ne pas opérer de kystes qui soient devenus douloureux, qui se soient enflammés, l'inflammation faisant également perdre aux parois kystiques leur force de rétraction ou leur créant des adhérences.

Lorsque au bout de quelques ponctions on voit le kyste reparaître et atteindre un volume presque aussi considérable que celui qu'il présentait avant les ponctions, on doit laisser de côté ce procédé chirurgical et recourir à l'incision

STRONGLE.

Le strongle, très-fréquent chez les animaux, est beaucoup plus rare chez l'homme. Suivant Rudolphi et Bremser, il n'en existerait même que cinq observations parfaitement authentiques dont la plus ancienne, celle de Ruysch, remonterait au XVIIe siècle. Il est même des auteurs plus difficiles à convaincre, qui pensent qu'on ne doit ajouter de créance qu'à trois de ces observations, à celles de Ruysch, de Blasius et d'Aubinais. Davaine croit qu'on peut en accepter sept. Il en existerait, suivant Roberts un magnifique spécimen dans le musée du collége des chirurgiens de Londres.

Le strongle géant est un ver cylindrique enroulé sur lui-même et présentant chez le mâle et la femelle des longueurs différentes. Le mâle est plus petit.

Ces vers se rencontrent parfois à l'état isolé dans le bassinet. Ils y sont d'autres fois réunis en nombre plus ou moins grand. On en a trouvé jusqu'à huit à la fois. C'est la femelle fécondée qu'on rencontre isolément (Leuckart). En séjournant dans le bassinet ils entraînent des désordres qui portent, et sur les conduits urinaires et sur le rein, et qui ne sont autres que ceux qui se lient à la présence de tout corps étranger. Ces désordres tiennent au développement d'une pyélite ou d'une néphrite, le plus souvent interstitielle. Parfois, le bassinet s'ulcère, il en résulte des cicatrices qui, obturant la lumière des uretères, permettent à l'urine de dilater cette cavité. On peut alors constater l'existence d'une tumeur lombaire plus ou moins considérable, et dans certains cas chez des personnes amaigries, comme celle dont Aubinais rapporte l'observation, on pourrait reconnaître, à l'aide de la palpation, à travers les parois abdominales, au niveau de cette tumeur, les mouvements du ver ou des vers qu'elle contient.

Comme le strongle géant n'atteint habituellement qu'un seul rein, il n'est pas rare de voir l'autre rein s'hypertrophier. De là une hypersécrétion qui compense les troubles sécrétoires du rein malade. L'urine par ce fait ne semble donc pas diminuée ; mais lorsque l'uretère du côté malade n'est pas obstrué, on la trouve mélangée de pus, de sang, et l'on peut y rencontrer des œufs de strongle, qui seuls permettent de reconnaître la nature de la pyélite.

Le traitement ne consistera le plus souvent que dans

le traitement de la pyélite. Si l'on soupçonne toutefois la présence du ver, on pourra conseiller, comme pour le kyste hydatique, la térébenthine, l'iodure de potassium et le sel de nitre.

DISTOME.

Le distome hématobe ou Bilharzia hematobia (Cobbold) ne se rencontre dans les conduits urinaires qu'à l'état d'œuf. On ne l'y trouve jamais à l'état d'embryon (Harley). Il habite la veine rénale et ses ramifications. Il existe du reste dans presque tous les affluents de la veine porte, aussi détermine-t-il vers l'intestin des accidents qui souvent coïncident avec les troubles rénaux. Ce ver est à sexe distinct et mesure de 3 à 4 lignes de longueur. Il est si commun en Égypte, que Griesinger l'a trouvé 117 fois sur 363 autopsies qu'il fit.

Dans les veines d'un certain calibre, le distome ne donne lieu à aucun accident ; mais lorsqu'il vient à s'engager dans les petits vaisseaux de la muqueuse des bassinets, il en résulte une pyélite plus ou moins intense, ou une hydronéphrose. Ce serait à la fréquence de ce parasite en Égypte qu'il faudrait, selon quelques auteurs, attribuer la fréquence des calculs chez les indigènes.

Ces troubles urinaires ne sont peut-être pas les seuls que le distome soit apte à produire. Griesinger s'est demandé si la présence de ce parasite dans les organes uropoétiques n'était pas la cause de l'hématurie dite endémique. Les travaux de Harley et de Roberts semblent en partie venir confirmer cette manière de voir.

Griesinger croit que le distome peut donner lieu en outre à d'autres accidents locaux. Ainsi, il lui est arrivé de voir parfois coïncider avec les troubles urinaires des diarrhées de forme dyssentérique, et il n'hésite pas à en attribuer la cause au distome. A l'autopsie, du reste, il trouvait ces parasites dans les veines de l'intestin.

Les accidents généraux que peut produire le distome sont de nature diverse. Tantôt ils sont dus à l'urémie. D'autres fois, ils ressemblent à s'y méprendre aux troubles que détermine la fièvre typhoïde. Dans certains cas, ils rappellent ceux de la pyémie ou de la septicémie. Griesinger pense que ces troubles sont dus à la décomposition et à la mort du distome dont les débris seraient transportés par la circulation dans toutes les parties du corps. Ce qui pourrait donner quelque créance à cette manière de voir, c'est que dans l'un de ces cas il retrouva des écailles d'œufs de distome dans le ventricule gauche du cœur.

Dans bon nombre de cas, du reste, lors même que les accidents ne se produisent pas, on voit peu à peu l'économie s'affaiblir, et la mort survenir lentement.

Le distome pénètre probablement dans l'économie avec les boissons à travers la muqueuse de l'estomac à l'état de ver, d'embryon ou d'œuf; Harley ne voit rien d'impossible à ce qu'il y pénètre par les ulcères que présente si souvent la peau.

Le traitement curatif est assez mal déterminé. Harley, toutefois, conseille l'usage de la térébenthine, de la fougère mâle et du chloroforme sous forme de mixture. Il se base pour faire cette dernière prescription sur un fait d'observation. Il a remarqué, en effet, que ce médicament donné à un malade atteint de distome provoquait chaque matin l'expulsion par les urines d'une grande quantité d'œufs. Il faut en outre penser que les œufs de distome constituent souvent une cause de lithiase urique ou oxalique, et recommander aux malades l'usage des eaux alcalines.

C. Altérations vasculaires des reins.

Lorsqu'on parcourt les traités des maladies rénales, on est surpris au premier abord de voir que bon nombre d'entre eux passent complétement sous silence les altérations vasculaires du rein, que ceux mêmes qui en parlent ne leur consacrent qu'un article assez court; mais on s'explique bientôt cette indifférence apparente. Il suffit en effet, pour s'en rendre compte, de se livrer à quelques recherches relatives à ces altérations. On s'aperçoit alors que quelques-unes d'entre elles sont des plus rares et qu'on ne peut réunir pour les décrire que des observations éparses çà et là. Parmi les auteurs qui s'en sont occupés, nous devons citer surtout et en première ligne, Rayer.

Ces altérations peuvent intéresser ou les artères ou les veines; nous avons ailleurs indiqué de quelle fâcheuse influence pouvait être pour la circulation la gêne que le sang éprouvait à traverser le rein atteint d'inflammation parenchymateuse; nous avons signalé le ralentissement fatal que cette inflammation apportait à son cours, et par suite, la formation fréquente de thromboses dans les veines rénales. Ces thromboses, qui peuvent apparaître dans toutes les circonstances analogues, ne sont dans la pathologie rénale que d'un médiocre intérêt, ne constituant que des manifestations secondaires, le plus souventultimes, qui ne se traduisent du reste par aucun phénomène saillant permettant d'en affirmer l'existence. D'une importance nulle au point de vue clinique, elles n'ont au point de vue anatomo-pathologique qu'un médiocre intérêt de curiosité. Aussi, ne chercherons-nous pas à en réunir à part les faits signalés par les auteurs, ce travail serait inutile et sans importance pratique.

Les altérations artérielles, qui seules méritent de nous occcuper, sont les unes dues à l'obstacle qu'apporte au cours du sang la présence dans ses vaisseaux d'embolies venues parfois d'organes éloignés, ce sont les infarctus ; les autres consistent dans les modifications que présente le calibre de ces mêmes vaisseaux dont les parois sont plus ou moins altérées, ce sont les anévrysmes.

INFARCTUS RÉNAL.

On donne le nom d'infarctus rénal à un état morbide caractérisé par une régression ou gangrène moléculaire plus ou moins considérable du tissu rénal, gangrène bien distincte de la gangrène proprement dite, gangrène due à la présence d'embolies dans les artères. A cette gangrène succède, à une époque avancée, une atrophie de l'organe dont l'étendue correspond à celle de cette gangrène.

La cause de l'infarctus, ou plutôt les altérations qui en sont la conséquence, le placent logiquement, comme on le voit, à côté des dégénérescences proprement dites.

Rayer le premier décrivit d'une façon très-nette l'infarctus rénal; seulement n'en connaissant pas la nature, il en méconnut le mécanisme. Il fit de l'infarctus une variété de néphrite à laquelle il donna le nom de néphrite rhumatismale. C'est à des travaux plus récents qu'il faut s'adresser pour être complétement édifié sur tout ce qui a trait à l'infarctus. De ces travaux les plus importants à consulter sont assurément ceux de Kirkes, de Virchow, de Cohn, de Traube, de Hermann et de Charcot.

Étiologie. — L'infarctus survient le plus souvent, comme l'avait fait remarquer Rayer, chez les rhumatisants; mais il n'est qu'une des conséquences indirectes de la diathèse rhumatismale.

La diathèse rhumatismale n'est point, on le comprend, indispensable à la production des infarctus rénaux. On les vus se montrer dans le cours des affections cardiaques indépendantes de cette diathèse, dans l'endocardite ulcéreuse, bien que plus souvent dans ces cas se produise une néphrite métastatique. L'infarctus est assez fréquemment une suite des lésions athéromateuses des artères. (Thèse de concours, agrégation Lecorché, 1869.) Il tient parfois à la désagrégation de caillots sanguins formés au niveau d'une dilatation anévrysmale.

Anatomie pathologique. — Les infarctus rénaux peuvent être limités à un seul rein. Ils lui communiquent certains caractères qui varient du reste avec l'âge qu'ils présentent et que Rayer a parfaitement décrits.

Période d'hypertrophie. — Au début, les reins sont volumineux, tuméfiés par l'œdème dont ils sont le siége; la substance corticale est en un ou plusieurs points comme infiltrée de lymphe plastique. Ces dépôts, dit Rayer, font saillie à la surface comme des plaques jaunâtres entourées d'une ligne rouge. Ces dépôts, dont le volume varie et tantôt se rapproche de la grosseur d'une noix, d'un grain de cassis ou de chènevis, semblent se prolonger, ainsi que le démontre du reste une coupe des reins faite à leur niveau, par un pédicule dans la substance médullaire.

La muqueuse du bassinet est rouge injectée. La capsule fibreuse n'est injectée qu'au niveau des saillies jaunâtres que forme l'infarctus à la surface rénale.

Période d'atrophie. — A une époque plus avancée on constate d'autres altérations; ce sont celles qui, pour Rayer, constituent les lésions caractéristiques de la 2e période de l'infarctus ou période d'atrophie. Les saillies dont nous avons parlé sont remplacées par des dépressions plus ou moins profondes, en général de grande dimension. Si l'on vient à faire une coupe au niveau de ces dépressions, on constate qu'elles sont formées aux dépens d'un tissu tenace résistant comme pseudo-membraneux. Ce tissu, d'une teinte jaunâtre, paraît comme formé d'un tissu connectif condensé.

La capsule n'est plus injectée, mais elle a contracté des adhérences au niveau des dépressions. Cette atrophie peut n'intéresser que la substance corticale ; mais elle peut exister également au niveau de la substance médullaire, bien que dans ces cas ce soit surtout la substance corticale qui soit atrophiée, l'atrophie formant comme une espèce de pyramide fibreuse, dont la base est à la périphérie de l'organe et le sommet dirigé vers le hile.

L'étendue de l'atrophie est du reste toujours en rapport avec le volume de l'infarctus. Quand elle est considérable, il peut se faire, si elle siége vers la partie moyenne de l'organe, qu'elle divise le rein en deux parties très-distinctes. Elle peut même, si elle est multiple, lui donner un aspect comme lobulé.

Lorsqu'on examine au microscope quelles sont les altérations de l'infarctus, on constate à la première période que les saillies qu'il forme sont dues en partie, comme le pensait Rayer, à l'œdème dont le tissu rénal est le siége, mais surtout à la dégénérescence de l'épithélium dont les cellules tuméfiées sont devenues graisseuses. Cette dégénérescence porte aussi bien sur l'épithélium des canalicules tortueux que sur l'épithélium des glomérules. Toutefois la teinte blanchâtre que présentent ces saillies ne s'explique pas seulement par la dégénérescence de l'épithélium. Elle a aussi sa raison d'être dans l'anémie partielle que détermine l'embolie et dont la dégénérescence n'est qu'une des conséquences.

Il peut arriver que cette teinte blanchâtre fasse complétement défaut malgré la dégénérescence et l'obstacle au cours du sang artériel. Il en est ainsi lorsque l'infarctus a donné lieu à une hémorrhagie consécutive à l'anémie (Forster). Ces hémorrhagies, qui font souvent défaut (Klebs, Beckmann), sont du reste toujours très-restreintes. Elles paraissent dépendre de l'hyperémie qui circonscrit l'infarctus sous forme de zone plus ou moins étendue. Elles ont d'autant plus de facilité à se produire que l'artère obstruée par l'embolie est plus considérable, et par suite, la tension vasculaire voisine ou collatérale plus grande.

L'anémie s'explique tout naturellement par la présence de l'embolie qu'on rencontre toujours et d'habitude dans l'artère afférente. Parfois cette embolie se prolonge jusqu'au niveau du glomérule, et lorsqu'elle n'existe qu'à l'origine de l'artère afférente, on trouve au delà une coagulation sanguine de nouvelle formation qui s'étend jusqu'aux vaisseaux glomérulaires. Il est alors assez facile de différencier la nature de ce caillot de celle de l'embolie dont la structure rappelle les parties qui lui ont donné naissance (valvules du cœur, caillots d'ancienne formation et déjà en voie de régression).

A la période d'atrophie, on ne constate plus qu'un tissu fibreux plus ou moins chargé de graisse. Dans ce tissu fibreux se rencontrent çà et là des cristaux d'hématoïdine résultant des épanchements sanguins dont l'infarctus a été le siége. On y trouve également les glomérules atrophiés, mais encore parfaitement reconnaissables, parfois des kystes, des masses cartilagineuses plus ou moins considérables (Rayer). Les artères oblitérées n'apparaissent plus que comme des cordons fibreux. Ce n'est qu'exceptionnellement que ces artères peuvent redevenir en partie perméables. Les canalicules tortueux ont complétement disparu, et des éléments de la substance corticale il ne subsiste à peu près intacts que les tubes d'écoulement. Mais à notre avis, il n'importe pas seulement de connaître la structure histologique de cette atrophie, il est essentiel de rechercher comment elle s'est produite. Pour ce faire, il faut de toute nécessité interroger la marche du processus et l'infarctus produit. Lorsqu'on se livre à cette étude, on s'aperçoit que cette atrophie est le résultat de deux facteurs très-distincts. D'une part, se résorbent les éléments graisseux qui résultent de la fonte des cellules épithéliales des canalicules tortueux, et bientôt s'affaissent les canalicules privés de leur contenu; d'autre part, se forme à la périphérie de l'infarctus un travail de prolifération, travail que commande la zone hyperémique dont nous avons parlé. Ce travail de prolifération se fait aux dépens du tissu environnant. En même temps que s'opère ce travail, le caillot contenu dans les artères fait place à du tissu fibreux. Le tissu rénal a disparu.

Bien que l'atrophie soit le mode de terminaison le plus habituel de l'infarctus rénal, ce mode de terminaison n'est pas le seul. Parfois l'inflammation périphérique, au lieu d'être adhésive, est suppurative. On voit alors se développer un abcès au niveau de l'infarctus. La suppuration est parfois tellement abondante, qu'elle détermine la séparation de l'infarctus. Il apparaît alors comme une masse nécrosée circonscrite par le tissu rénal voisin enflammé qui forme les parois de l'excavation qui le contient.

Les infarctus sont rarement limités aux reins, on en trouve d'ordinaire vers d'autres organes. Le plus souvent c'est la rate qui en est le siége. On n'en rencontre qu'exceptionnellement dans le foie. Ils semblent plus fréquents dans le cerveau. Ils présentent dans chacun de ces organes des modifications de forme et de structure qui tiennent à la nature de ces parenchymes, à la disposition anatomique des artères.

Symptomatologie. — Bien qu'on ait admis que l'infarctus rénal puisse par lui-même causer la mort, bien que Rayer ait soutenu cette opinion, on ne saurait cependant sans réserve accepter une telle manière de voir, attendu qu'elle n'a pour base aucun fait clinique parfaitement authentique. La mort par infarctus serait alors assez rapide avec ou sans accidents comateux. Ces accidents ne différeraient en rien des accidents urémiques. On comprend qu'il puisse en être ainsi sous l'influence d'une embolie considérable du tronc de l'artère rénale ; mais ce fait dont la possibilité est acceptable n'a pas encore été démontré. C'est le plus souvent à la suite d'infarctus multiples que se développent ces accidents urémiques qu'admettent les auteurs.

Mais ce n'est point d'ordinaire par de tels symptômes que s'annonce l'infarctus. Les phénomènes qui le caractérisent, et qui n'apparaissent que consécutivement à certains états morbides primitifs que nous avons signalés, se distinguent par la rapidité de leur développement. Ils consistent dans une douleur vive qui se montre subitement au niveau de la région lombaire. Cette douleur peut n'exister que d'un seul côté. Elle est double lorsque les deux reins sont intéressés. Cette douleur fixe ne présente jamais d'irradiation et ne paraît pas s'exaspérer sous l'influence de la pression.

En même temps que se manifeste cette douleur, l'urine présente des modifications importantes à signaler. On y constate des traces de sang et d'albumine ; mais bien que l'albumine puisse persister quelques jours, jamais on ne voit baisser le chiffre de l'urée ou des sels. Au bout d'un certain temps l'urine perd sa coloration rouge due à la présence du sang.

La quantité d'urine rendue dans les 24 heures se maintient à l'état normal. L'albuminurie, qui n'existe qu'en raison de cette hyperémie inflammatoire qui circonscrit l'infarctus, s'atténue peu à peu au fur et à mesure que diminue cette hyperémie, et elle disparaît alors que la douleur a déjà complétement cessé.

Terminaison. — Il ne reste plus à un moment donné aucun symptôme qui puisse faire soupçonner l'existence de l'infarctus, qui passe pour ainsi dire à l'état latent. C'est l'atrophie qui commence, et l'atrophie ne donne lieu à aucune espèce de trouble.

Le mode de terminaison de l'infarctus n'est pas toujours aussi heureux. Lorsqu'il donne lieu à la suppuration, on voit se développer des accidents inflammatoires : de la fièvre, des douleurs localisées qui reparaissent et qui présentent un caractère de ténacité que n'avait pas eu la douleur du début. En même temps apparaissent des troubles digestifs. On voit enfin se dérouler tout le cortége symptomatique de la néphrite suppurative.

Parfois la mort est le fait non plus de l'infarctus rénal, mais d'infarctus qui se produisent concurremment vers d'autres organes. Ce sont souvent les infarctus du cerveau qui dans ces cas peuvent être incriminés.

Diagnostic. — Le diagnostic de l'infarctus rénal sera facilité si l'on se rappelle qu'il se montre le plus souvent chez les rhumatisants, dans le cours des affections cardiaques ou artérielles ; qu'il s'accompagne fréquemment d'infarctus portant sur le foie, la rate et le cerveau, infarctus qui se reconnaissent à des caractères qui leur sont propres. Toutefois, si l'on ne tient compte que des phénomènes essentiels de l'infarctus rénal, la douleur et l'albuminurie, on pourra le confondre avec la néphrite interstitielle ou avec la néphrite parenchymateuse.

La néphrite interstitielle peut en effet s'accompagner d'une douleur vive au niveau de la région lombaire; mais cette douleur n'apparaît pas brusquement et ne reste pas localisée à cette région comme lors d'infarctus; l'urine ne contient pas de sels en excès, et l'albuminurie est plus persistante que dans l'infarctus.

La différence est encore plus tranchée entre la néphrite parenchymateuse et l'infarctus qu'entre l'infarctus et la néphrite interstitielle. Dans la néphrite parenchymateuse en effet il y a de la fièvre, l'albumine contenue dans l'urine est toujours considérable ; le chiffre de l'urée, comme celui des sels, est toujours notablement diminué, et cela même dès les premiers temps. Ces caractères distinctifs, que nous pourrions multiplier, nous paraissent suffisants pour séparer l'infarctus de la néphrite parenchymateuse.

Pronostic. — La gravité du pronostic est en rapport avec l'étendue de l'infarctus. Il pourrait, lorsqu'il siége dans le tronc de l'artère rénale, entraîner, nous l'avons vu, une mort rapide.

Lorsqu'il est peu considérable, sa gravité est à peu près nulle. Le pronostic en est encore léger lorsque les infarctus bien que multiples sont peu étendus. Il ne faut pas oublier toutefois qu'ils peuvent donner lieu à la néphrite suppurative.

Ce qui fait la gravité des infarctus rénaux, c'est que souvent ils coïncident avec des infarctus qui, siégeant vers d'autres organes, mettent en danger la vie du malade.

Pathogénie. — Ce que nous voulons faire remarquer à propos de l'infarctus, dont le mécanisme est maintenant très-bien connu, c'est que si les infarctus se rencontrent surtout dans la rate et dans les reins, cette fréquence s'explique par l'absence de toute anastomose entre les artères qui se rendent vers des points souvent très-rapprochés de ces organes, tandis qu'ils deviennent plus rares lorsque la circulation peut se rétablir, à l'aide des artères voisines, dans les parties privées de sang par le fait de l'embolie. C'est à ce rétablissement facile de la circulation que le cerveau et le foie doivent d'être moins souvent le siége d'infarctus que la rate et les reins.

Les artères rénales ne semblent pas toutes également prédisposées à être le point de départ des infarctus. C'est dans les artères qui se rendent vers les parties supérieures et moyennes que s'engagent de préférence les embolies. L'embolie peut être unique et ne donner lieu qu'à un infarctus, il est alors considérable; mais il n'est pas rare de trouver dans le même rein de nombreux infarctus. Ils sont alors, ou de même âge, ou d'âge différent.

Lorsqu'ils sont de même âge, on se rend très-bien compte de leur mode de formation par l'arrivée dans le rein d'une seule embolie, en admettant, ce que démontrent du reste bon nombre d'observations, que l'embolie projetée dans l'artère rénale se brise sur l'éperon qui se forme au niveau de sa ramification en plusieurs branches. Lorsque ces infarctus sont d'âge différent, il faut de toute nécessité accepter que la migration rénale des embolies, cause de ces infarctus, a présenté des intermittences plus ou moins longues.

Il est rare de trouver des embolies dans les artères qui naissent immédiatement de l'artère rénale. Celles qui le plus souvent sont obstruées par ces corps étrangers sont les artères afférentes du glomérule. Il est plus rare encore, si tant est qu'il en existe des cas, de trouver une embolie obturant le tronc même de l'artère rénale.

Traitement. — Le traitement est à peu près nul; seulement, lorsque le diagnostic de l'infarctus est parfaitement établi, il faudra, pour prévenir les inflammations parenchymateuse et interstitielle qu'il peut déterminer, avoir recours à une médication légèrement antiphlogistique. On conseillera l'application de ventouses au niveau de la région lombaire, des bains. On pourra aussi, lorsque la douleur sera vive, avoir recours à une médication opiacée, locale et générale.

Anévrysme.

L'anévrysme de l'artère rénale constitue une des rares affections dont l'homme puisse être atteint. Les quelques observations qu'on en trouve çà et là dans la science, rapportées par Dourlin, Nebel, Rouppe, Ploucquet, Gendrin, Rokitansky, Leudet et Danner, sont même souvent imparfaites. Aussi ne peut-on que tenter la description de cette maladie sans espérer de la donner complète.

Étiologie. — L'anévrysme de l'artère rénale, quelle qu'en soit la variété, peut être accidentel ou spontané.

L'anévrysme accidentel est toujours le résultat d'une violence extérieure. On le voit apparaître à la suite d'une chute, la région lombaire ayant violemment porté sur un corps dur (Rouppe). On l'a également vu se montrer consécutivement après des coups portés au niveau de la même région, ou après une chute de cheval (Nebel).

L'anévrysme est parfois consécutif à une opération faite sur le testicule (Nebel).

L'anévrysme spontané, si l'on en juge d'après les rares cas signalés dans la science, ne semble pas reconnaître d'autres causes dans la généralité des cas que l'endartérite. Il se rencontre dans les conditions qui paraissent favoriser le développement de cette inflammation; on le trouve chez les goutteux. Cette inflammation de l'artère rénale peut être primitive ou secondaire. L'endartérite secondaire, plus fréquente que la primitive, ne donne que bien rarement lieu à l'anévrysme, si même elle le produit, ce qui tient à ce que d'ordinaire elle se localise aux petites artères. (Néphrite interstitielle.)

L'endartérite primitive qui semble présider au développement de l'anévrysme ne se rencontre qu'au niveau du tronc de l'artère rénale, ou de ses principales branches. Elle paraît n'avoir qu'un retentissement tout à fait insignifiant sur l'état anatomique ou fonctionnel du rein.

La rareté de l'anévrysme de l'artère rénale, dont on a jusqu'à un certain point le droit de s'étonner au premier abord, s'explique cependant tout naturellement par le siége qu'occupe cette artère, et par l'immunité grande dont elle paraît jouir relativement à l'inflammation primitive. Située profondément, protégée par les organes environnants et par des masses osseuses ou musculaires épaisses, cette artère se trouve ainsi à l'abri de violences extérieures auxquelles, vu sa brièveté, elle n'offre du reste que peu de prise.

Quant à son immunité pour l'inflammation, on n'en saurait douter. Il suffit du reste, pour s'en convaincre, de jeter un coup d'œil sur les tableaux qu'ont présentés Lobstein et Rokitansky, relativement à la fréquence des athéromes. Dans aucun d'eux on ne voit signalée l'endartérite rénale. Cette immunité, qui rend compte de la rareté de l'anévrysme rénal, s'explique du reste très-bien par les conditions anatomiques de cette artère. Pour qu'une artère devienne athéromateuse (*Des altérations athéromateuses des artères*, Th. agrégation, 1869, Lecorché), il faut qu'elle présente certaines dispositions qu'on ne rencontre pas dans l'artère rénale. C'est, en effet, dans les artères tortueuses et dans celles qui, par leur situation, sont les plus aptes à ressentir les effets de la pression vasculaire que se développent surtout les athéromes.

Anatomie pathologique. — L'anévrysme de l'artère rénale peut être vrai ou faux. L'anévrysme vrai peut être simple ou double. Lorsqu'il est double, il est d'ordinaire plus développé d'un côté que de l'autre.

Le plus souvent simple, et situé d'ordinaire à gauche (Dourlin, Gendrin, Nebel), l'anévrysme naît de la partie moyenne de l'artère rénale, à la partie antérieure de sa périphérie. Exceptionnellement on le voit prendre naissance au niveau de la bifurcation de cette artère (Danner). Il ne se développe que plus rarement à son point de jonction avec l'aorte (Dourlin).

A l'autopsie il apparaît sous la forme d'une tumeur bleuâtre, fluctuante, le plus souvent molle, mais présentant dans certains cas des indurations dues à la dégénérescence calcaire qu'ont subie çà et là les parois de la poche anévrysmale (Danner). Cette tumeur peut affecter les dimensions les plus variées. Il en est dont le volume ne dépasse pas celui d'une noisette, d'une noix, d'une pomme (Leudet, Danner, Nebel). Il en est d'autres, au contraire, qui sont tellement développées que la poche qui les constitue peut renfermer de 2 à 10 livres de sang (Dourlin, Nebel).

La poche qui forme la tumeur anévrysmale est souvent uniloculaire, c'est le cas le plus habituel. Elle est parfois multiloculaire, comme dans le cas de Dourlin. A l'ouverture de ces poches multiloculaires on constate que la cavité principale communique avec des cavités secondaires ou arrière-cavités.

Les membranes constitutives de ces poches ne sont autres que celles des artères, la membrane interne dont l'altération a été le point de départ de l'anévrysme fait généralement défaut. Danner a toutefois cru la rencontrer à la face interne des parois de la poche anévrysmale dont il donne la description ; mais Leudet ne l'a pas retrouvée dans le cas qu'il rapporte. L'anévrysme est donc ordinairement mixte externe.

Les communications qui s'établissent entre ces poches anévrysmales et le tronc de l'artère rénale ne sont pas dans tous les cas les mêmes. Tantôt la communication se fait largement, c'est lorsque la tumeur est volumineuse et lorsqu'elle donne lieu pendant la vie à des mouvements pulsatifs appréciables à la palpation. D'autres fois cette communication n'est, pour ainsi dire, qu'indiquée; c'est lorsque la tumeur n'a encore acquis qu'un faible volume, lorsqu'elle ne dépasse pas la grosseur d'une noisette ou d'une noix. Dans le cas de M. Leudet, la communication se faisait par l'intermédiaire d'une ouverture presque capillaire.

Dans l'intérieur de ces poches anévrysmales se trouvent des masses sanguines plus ou moins décolorées, parfois des caillots fibrineux tout à fait blanchâtres. Dans le cas de Leudet, la cavité anévrysmale très-petite ne contenait toutefois qu'une masse pulpeuse rougeâtre. On ne trouvait ni cristaux ni globules sanguins.

Lorsque la tumeur anévrysmale est considérable, on la voit bientôt contracter des adhérences avec les organes voisins, avec l'aorte et la veine cave, avec la rate (Dourlin), avec le bassinet (Gendrin). Dans d'autres cas on voit survenir des ruptures qui mettent l'intérieur de la poche anévrysmale en communication avec l'uretère (Gendrin), avec le péritoine, ou qui sont suivies d'infiltration sanguine du tissu connectif environnant le rein (Nebel). L'anévrysme vrai a, dans ces cas, donné lieu à l'anévrysme faux consécutif.

Ces altérations ne sont pas toujours les seules qu'on rencontre. On trouve souvent sur le trajet de l'artère, au voisinage du pédicule de la tumeur, des traces d'endartérite plus ou moins avancée. Les athéromes qui en sont la conséquence ne sont même que rarement limités à l'artère. Le fait de Rokitansky est assurément un des plus intéressants. Il montre très-bien la généralisation que peut affecter la dégénérescence athéromateuse, dans les cas d'anévrysme de l'artère rénale. De nombreuses artères, telles que la coronaire, l'hépatique et la spermatique, étaient en même temps que l'artère rénale le siége de tumeurs anévrysmales. Sur certains points l'anévrysme revêtait cette forme spéciale qu'on a décrite sous le nom d'anévrysme disséquant. C'est à cet état morbide si étrange, caractérisé par l'apparition d'anévrysmes multiples, qu'on donnait autrefois le nom de diathèse anévrysmale avant qu'on en connût la véritable cause, c'est-à-dire l'endartérite plus ou moins généralisée.

Les organes environnant la tumeur anévrysmale conservent rarement, lorsqu'elle prend de grandes proportions, leur intégrité normale. Déjà nous avons parlé des adhérences qui se produisent entre cette tumeur et le foie, la veine cave, l'aorte et la rate; déjà nous avons mentionné la rupture possible de l'uretère (Gendrin), la communication de l'anévrysme avec le péritoine et l'épanchement dans cette cavité (Nebel) du sang que renferme la poche. Il nous reste à signaler le déplacement des intestins qui sont rejetés du côté sain, l'atrophie du rein qui peut même avoir disparu complétement (Dourlin). Danner aurait de son côté constaté des calculs dans les calices et le bassinet du côté malade.

Il peut se faire enfin qu'on rencontre chez les individus porteurs d'anévrysmes des traces d'affections concomitantes ou des complications qui ont mis un terme à l'existence du malade, telles que la néphrite parenchymateuse (Leudet), la pneumonie (Nebel), la péritonite (Dourlin), ou le phlegmon des parois abdominales, lorsque la poche anévrysmale vient à s'enflammer (Nebel). Du côté sain, le rein peut être hypertrophié (Dourlin).

L'anévrysme vrai dont nous venons de parler n'est pas la seule variété que puisse présenter l'artère rénale. Elle peut donner lieu comme toute autre artère à l'anévrysme faux primitif. Rouppe en cite un cas qui serait survenu à la suite d'une chute sur la région lombaire. L'infiltration sanguine qui est la conséquence de la rupture artérielle peut, comme dans le cas de Rouppe, se compliquer de péritonite qui vient hâter la mort du sujet.

L'endartérite, qui pour Danner comme pour nous est

une des causes principales, pour ne pas dire la seule, de l'anévrysme de l'artère rénale, peut ne donner lieu qu'à de simples dilatations de cette artère, dilatations qui ne se traduisent pendant la vie par aucun symptôme et qui ne se reconnaissent qu'à la mort.

Symptômes. — L'anévrysme vrai peut être manifeste ou latent. Il reste latent lorsque le volume en est peu considérable, comme dans les cas de Danner et de Leudet. Ce n'est qu'à l'autopsie qu'on peut alors avoir la preuve de son existence.

Pour qu'il soit manifeste, il faut de toute nécessité que la tumeur en soit assez considérable. Ce n'est qu'alors qu'il se traduit par des troubles sensitifs ou sécréteurs, et par la présence d'une tumeur située dans le flanc, du côté malade.

C'est par la douleur que s'accuse le plus habituellement l'anévrysme de l'artère rénale. Cette douleur, d'abord peu considérable, ne consiste guère qu'en une sensation de gêne. Cette gêne est assez grande toutefois pour empêcher, dans certains cas, de se coucher sur le côté atteint.

Au bout de quelque temps, cette douleur sourde, continue, devient par instant plus vive et présente des exacerbations qui peuvent être spontanées, mais qui le plus souvent dépendent de mouvements tentés par le malade. Ainsi, dans l'observation de Dourlin, il ne pouvait marcher sans éprouver de temps à autre des rétractions fortes et subites du testicule gauche, accompagnées de douleurs qui lui arrachaient même des cris involontaires.

Cette douleur, au moment des exacerbations, reste rarement limitée à la région lombaire, elle s'étend le plus souvent sur le trajet de l'urèthre, et parfois jusque dans le membre inférieur du côté correspondant (Nebel).

Cette douleur lombaire continue ne consiste pas toujours en une sensation de gêne. Il n'est pas rare de la voir changer de caractère. Tantôt c'est une sensation de tension que le malade accuse dans la région lombaire; tantôt il a manifestement conscience de battements correspondant à la tumeur anévrysmale (Nebel).

Il est rare que la tumeur due à la présence de l'anévrysme soit nettement circonscrite ; il n'en est ainsi que lorsqu'elle acquiert un volume considérable, comme dans le cas de Nebel, où elle avait bien les proportions que présente la tête d'un enfant de 3 ans; mais, même dans ces cas, elle peut avoir quelque chose de diffus. Il en était ainsi dans le fait rapporté par Dourlin, dans lequel la tumeur anévrysmale, bien que formée par une poche renfermant 3 livres de sang, était allongée et s'étendait de la rate qu'elle refoulait en haut jusque dans la fosse iliaque. Elle était molle et fluctuante.

Lorsque la tuméfaction est diffuse, le côté tout entier semble tuméfié. Lorsqu'elle est circonscrite, elle forme une saillie parfaitement appréciable qui va s'augmentant peu à peu. Cette tumeur, qui est le siége de battements (Nebel), doit fournir à l'auscultation les signes qu'on rencontre dans toutes les tumeurs de même nature. Il est probable aussi qu'elle est le siége de mouvements d'expansion et de rétraction dont les sensations de battements éprouvés par le malade ne sont que la traduction.

Lorsque cette tumeur continue à s'accroître, elle peut s'accompagner d'œdème des téguments cutanés de l'abdomen du côté malade. Il peut même y avoir menace d'inflammation (Nebel). Mais il n'y a pas d'exemples de communications de l'anévrysme avec la peau. La rupture est d'ordinaire interne et met la cavité anévrysmale en communication soit avec le péritoine, soit avec l'uretère ou avec le tissu connectif périrénal.

Les troubles urinaires chez les individus atteints d'anévrysmes rénaux sont à peu près nuls. Les auteurs signalent toutefois la rareté de l'urine (Vogel), qui est plus chargée de sels et, dans les cas de communication de l'anévrysme avec l'uretère, l'hématurie. La rareté de l'urine s'explique très-bien. Il y a en effet plusieurs raisons pour qu'elle se produise, soit parce que la pression artérielle diminue du côté malade, soit parce que la tumeur anévrysmale, en comprimant l'uretère et en atrophiant le rein, empêche la sécrétion de l'urine ou s'oppose à son écoulement.

Au bout d'un temps plus ou moins long il est assez fréquent de voir signalés par les auteurs des troubles digestifs ou respiratoires. Les troubles digestifs, dus sans nul doute au déplacement de la masse intestinale ou stomacale par la tumeur, consistent dans de la perte d'appétit, de la lenteur de digestion, de la flatulence et de la constipation. Les troubles respiratoires n'existent que lorsque la tumeur a acquis de grandes dimensions ; la dyspnée est alors considérable.

L'état général reste rarement à l'abri de toute atteinte. Lorsque la tumeur est volumineuse, lorsque la douleur est presque continue, lorsque la violence en est extrême, le malade maigrit, le sommeil est troublé et bientôt on voit apparaître avec toute son intensité un état général des plus graves, qu'on a décrit sous le nom de cachexie anévrysmale.

L'anévrysme diffus primitif est plus rare que l'anévrysme vrai ou mixte externe. On n'en trouve guère qu'une observation très-détaillée, c'est celle de Rouppe. Si l'on cherche à déduire de cette observation les symptômes de cet anévrysme, on voit qu'il peut se traduire au dehors lorsqu'il est consécutif à une chute ou à un choc par une ecchymose sous-cutanée.

Le côté de la région lombaire qui est le siége de cet anévrysme présente une certaine résistance, mais on ne trouve pas de tumeur saillante. La douleur semble très-vive, et, dans la crainte de l'exagérer, le malade ne se livre que difficilement à l'examen du médecin. Il accuse en outre une sensation de battements qu'il limite assez bien au siége du mal.

L'urine peut être mélangée de sang (Rouppe).

Les symptômes généraux, d'abord peu prononcés et en apparence légers, prennent bientôt un caractère de grande gravité. Ils ne sont autres que ceux qu'on rencontre dans toute hémorrhagie abondante. Le malade accuse des bourdonnements d'oreilles, du refroidissement des extrémités; bientôt se manifestent des syncopes, des défaillances, des convulsions, et le malade succombe par suite de l'épanchement sanguin considérable qui se fait à l'intérieur.

Durée. Terminaison. — Bien qu'on ne puisse pas regarder comme constante la terminaison par la mort de l'anévrysme rénal vrai ou mixte externe, on doit reconnaître que cette terminaison est assurément la plus fréquente et qu'à cet égard cet anévrysme ne fait point d'exception à la règle générale.

Cette terminaison par la mort n'a pas toujours lieu de la même manière. Tantôt elle est le fait de l'anévrysme lui-même. Il en est ainsi dans les cas de cachexie anévrysmale, de ruptures de l'anévrysme (Nebel, Gendrin). Tantôt elle résulte de complications ou de maladies concomitantes, telles que la néphrite parenchymateuse (Leudet), les affections du cœur (Danner), la péritonite (Dourlin) et la pneumonie.

Il est difficile, pour ne pas dire impossible, d'en indiquer même approximativement la durée. Toutefois, en s'appuyant sur les observations de Nebel, on peut affirmer qu'elle peut être d'au moins 4 à 5 ans. Mais pendant la plus grande partie de ce temps, l'anévrysme est à l'état latent; lorsqu'il devient manifeste, lorsque la douleur s'accentue, lorsque la tumeur apparaît, la marche en est rapide, et la mort peut survenir, comme dans le cas de Dourlin, dans l'espace de quelques mois.

Dans les cas d'anévrysme diffus la terminaison est plus rapide. La mort, toutefois, peut ne survenir qu'au bout de quelques jours. L'existence du malade de Rouppe se prolongea 9 jours après l'accident.

Diagnostic. — Il est certains anévrysmes qui échappent forcément au diagnostic ; ce sont les anévrysmes qui, comme ceux qu'ont décrits Leudet et Danner, ne s'accusent par aucun symptôme.

Dans tout autre cas, le diagnostic peut être fait, mais il n'est pas toujours des plus faciles. Comme l'anévrysme donne lieu à de la douleur ou à une tumeur, on peut croire à l'existence de calculs rénaux ou à du rhumatisme (Nebel) ; on peut penser à de l'ascite (Dourlin) ou à une tumeur de toute autre nature que l'anévrysme.

La douleur qui se lie au lumbago ne ressemble en rien à celle de l'anévrysme. Elle ne consiste pas dans ce sentiment de tension propre à l'anévrysme ; elle ne donne pas lieu à cette sensation de pulsation qu'accusaient les malades de Nebel ; jamais on ne la voit présenter ces exacerbations douloureuses avec irradiations sur le trajet de l'uretère vers le testicule ou l'une des extrémités inférieures. La douleur du lumbago a pour signe caractéristique, en outre, de ne s'accuser nettement que dans certaines positions qu'on donne aux parties douloureuses.

Pour rejeter l'idée de douleurs liées à l'existence de calculs situés dans les calices ou le bassinet, et qui, jusqu'à un certain point, se rapprochent des douleurs dues à l'anévrysme, on a l'état de l'urine. L'urine, dans les cas d'anévrysme, peut être diminuée, mais la constitution en est normale. La moyenne physiologique des sels n'est nullement augmentée.

On ne saurait hésiter longtemps entre une ascite et un anévrysme, la tumeur formée par l'anévrysme étant localisée à l'un des flancs et ne pouvant, en aucun cas, comme la tumeur ascitique, obéir aux déplacements que le médecin peut imprimer au corps du malade.

Le diagnostic nous paraît devoir être plus difficile à propos de certaines tumeurs circonscrites qui ne s'accompagnent, au moins pendant longtemps, d'aucune modification de l'urine, telles que les cancers du rein, les kystes et les abcès. Toutefois, nous croyons qu'en s'aidant des commémoratifs et de la marche de la tumeur, on pourra arriver à penser que, dans ces cas, il ne s'agit pas de tumeur anévrysmale. Mais le diagnostic ne pourra s'établir nettement que lorsqu'on sera arrivé, à l'aide de la palpation et de l'auscultation, à constater les signes caractéristiques de tout anévrysme, c'est-à-dire le choc, les mouvements d'expansion et les bruits de souffle.

L'anévrysme faux primitif ne peut être que soupçonné. On peut bien reconnaître qu'il s'agit d'une hémorrhagie interne ; mais pour se hasarder à penser à une lésion de l'artère rénale, il faut au moins que le choc, cause de l'anévrysme, ait porté au niveau de la région lombaire et que les symptômes de l'hémorrhagie interne s'accompagnent d'hématurie.

Pronostic. — Le pronostic de l'anévrysme est des plus graves.

Traitement. — Le traitement ne peut être dirigé que contre les complications qui peuvent se manifester pendant sa durée.

IV. MOBILITÉ RÉNALE, PÉRINÉPHRITE.

Mobilité rénale. (Déplacement des reins.)

Les reins, qui sont assez lâchement fixés sur les côtés du rachis par l'atmosphère cellulo-graisseuse qui les entoure et par le péritoine qui passe au-devant d'eux, peuvent sous l'influence de certaines causes, encore mal déterminées, perdre ce caractère de fixité. C'est cet état morbide qu'on décrit sous le nom de mobilité ou de déplacement des reins.

Dès 1561, Mesue parle du déplacement possible des reins et de la vessie, à la suite de violence extérieure.

Riolan, 1682, de son côté, dit que les reins peuvent tomber dans le bassin.

Depuis, les exemples de mobilité rénale se sont multipliés. Rayer entre autres en a signalé de nombreux cas. D'un autre côté, Fritz, Becquet, Guéneau de Mussy, Trousseau et Defontaine, en ont fait l'objet de leçons cliniques, d'articles de journaux fort remarquables.

A l'étranger, cet état morbide n'a pas été l'objet de recherches moins intéressantes de la part de Hare, de Durham, d'Oppolzer, de Hénoch, de Ferber, de Dietl, de Rollett, de Schultzé et de Roberts.

ÉTIOLOGIE. — La mobilité rénale n'est pas également fréquente dans tous les pays. Dietl la regarde comme assez commune chez les Polonais. Oppolzer, suivant Rollett, l'observa à Vienne 22 fois sur 5,500 malades, c'est-à-dire une fois sur 250 individus. Schultze, à l'hôpital de Berlin, la trouva seulement 5 fois sur 3,658 malades, c'est-à-dire 1 fois sur 732.

La mobilité rénale peut être simple ou double; rarement double.

C'est habituellement du côté droit qu'on la rencontre lorsqu'elle est unique (Roberts).

Elle est plus commune chez la femme que chez l'homme. La mobilité rénale peut être congénitale; elle coïncide alors avec des altérations anatomiques spéciales des vaisseaux ou du péritoine (Priestley, Durham). Lorsqu'elle est extra-utérine, elle survient à la suite d'efforts plus ou moins prolongés (Becquet), de marches forcées, d'équitation, de saut, de chute (Hénoch), de quintes de toux (Defontaine). Parfois elle semble résulter d'un coup porté sur la région lombaire (Ritchie, Ferber). Dans certains cas, la mobilité rénale semble due à des grossesses et surtout à des grossesses multiples. Ailleurs, le déplacement est sous la dépendance de certains états pathologiques, tels que l'hypertrophie de la rate ou du foie (Mesue), le déplacement de l'utérus ou de l'intestin (Rayer). D'autres fois, ce sont des altérations carcinomateuses ou kystiques du rein lui-même qui semblent avoir présidé au déplacement (Rollett).

C'est enfin dans l'émaciation générale de l'individu qu'il faut parfois aller chercher la cause de certains déplacements rénaux (Adams et Oppolzer), le rein venant à être ainsi privé de son enveloppe cellulo-graisseuse qui forme un de ses moyens de fixité.

Anatomie pathologique. — Les altérations qu'on rencontre à l'autopsie varient suivant que la mobilité est congénitale ou extra-utérine. Lors de mobilité congénitale, on trouve d'ordinaire une anomalie dans l'attache des artères rénales et une déformation des bassinets. Lorsque la mobilité s'est formée consécutivement à la naissance, ces anomalies ne se rencontrent plus; les vaisseaux ont leurs rapports normaux; mais ils sont souvent démesurément allongés.

Le déplacement rénal est d'autant plus considérable,

que l'enveloppe formée par le péritoine est plus complète (Louis). C'est alors qu'à l'autopsie on trouve le rein faisant hernie avec ou sans intestin (Rayer, Klebs). C'est alors que, se portant vers les points les plus divers de la cavité abdominale, il comprime tantôt le côlon (Rollett et Oppolzer), et tantôt la veine cave inférieure. Il est rare qu'il conserve alors une mobilité complète. Le plus souvent il contracte des adhérences avec les organes avec lesquels il est en contact. Ces adhérences ont pour résultat d'en exagérer le déplacement lorsque l'organe auquel il se soude est lui-même soumis, comme l'intestin, à des déplacements variés (Velpeau). Lorsqu'au contraire cet organe est peu mobile, ces adhérences deviennent causes de guérison.

Le rein déplacé ne présente le plus souvent aucune trace d'altérations ; mais il n'en est pas toujours ainsi, et l'on peut avoir à constater des lésions de nature diverse dont les unes ont précédé le déplacement, comme le cancer, et dont les autres sont consécutives à ce déplacement, comme la néphrite et la pyélite. On comprend qu'on puisse, alors, trouver dans l'urine des modifications qui ne se rencontrent jamais lorsqu'il s'agit d'un simple déplacement (Rollett). Parfois le rein ne s'est pas enflammé ; mais il s'est enveloppé d'un tissu graisseux très-abondant (Aberle).

Symptomatologie. — La mobilité rénale se traduit d'ordinaire par une douleur siégeant dans l'abdomen et par une tumeur insolite apparaissant vers l'un des points de cette région. Cette douleur présente les variétés les plus diverses. Tantôt elle consiste dans une sensation de tiraillement, de battements ou de pulsations ; dans d'autres cas, c'est de la pesanteur qu'accuse le malade, lorsqu'il se tient assis ou lorsqu'il affecte la position verticale. Il peut se faire enfin que le rein mobile produise une sensation analogue à celle que détermine le fœtus dans un utérus gravide.

Parfois enfin, outre cette douleur continue, il y a de véritables crises douloureuses qui rappellent assez les coliques hépatiques ou néphrétiques et qu'on décrit sous le nom d'attaques (Bouillaud). Le malade est pris tout à coup d'une douleur abdominale vive avec défaillance, vomissement et frisson. On constate en même temps qu'à ce moment la tumeur rénale s'est sensiblement accrue et qu'elle a perdu de sa mobilité (Roberts). Ce n'est qu'au bout de quelques jours que cesse ce paroxysme, lorsque la tumeur reprend et son volume et sa mobilité.

Ces attaques douloureuses qui sont rarement spontanées dans leur apparition, qui surviennent le plus souvent à la suite d'exercice, de marche forcée, d'indigestion et qui souvent coïncident avec l'époque des règles, ont excité la curiosité des pathologistes. On s'est demandé quelle pouvait en être la cause. L'opinion qui semble la plus naturelle et qui du reste est en rapport avec la saine physiologie, avec les faits cliniques constatés par Roberts et Rollett, c'est l'opinion de Gilewski et de Becquet. Ces attaques n'auraient pas d'autres causes que la congestion rénale.

A l'état physiologique la congestion rénale n'a pas de conséquences fâcheuses, les reins ayant des attaches qui en assurent la fixité. Il n'en est plus de même lors de déplacement. Que l'augmentation de poids qu'ils présentent vienne à exagérer momentanément le déplacement préexistant, que par suite il y ait flexion du rein sur ses conduits excréteurs et arrêt de l'urine en amont de cette flexion, et l'on s'expliquera très-bien par la rétention d'urine la douleur qui se manifeste dans ces conditions; or la congestion des reins ne peut être mise en doute. Tous les auteurs qui comme Roberts l'ont recherchée ont constaté que les reins à ce moment étaient tuméfiés. La rétention d'urine cause probable des attaques douloureuses paraît également hors de doute si l'on en juge d'après les faits de Rollett, qui souvent a vu la fin de la crise coïncider avec un abondant écoulement d'urine.

La tumeur caractéristique du déplacement rénal apparaît d'ordinaire aux environs de l'ombilic (Rayer). Johnson parle d'un cas de déplacement dans lequel le rein était au-dessous de l'ombilic, et Day d'un rein qui, situé dans la fosse iliaque, ne pouvait être déplacé que dans une étendue de 3 à 4 pouces. Richet dit que le rein déplacé peut occuper tous les points de la cavité abdominale.

La tumeur peut se déplacer souvent d'elle-même. Ainsi il suffit que le malade se couche sur le côté opposé pour qu'elle se porte en avant, vers la ligne médiane. Lorsqu'au contraire le décubitus est dorsal, elle disparaît complétement, le rein reprenant sa position normale. On peut du reste exagérer le déplacement rénal lorsque cet organe n'a contracté aucune adhérence. Si les parois abdominales sont relâchées, on peut saisir la tumeur que forme le rein et l'amener parfois jusqu'à l'ombilic; on peut la prendre même à la main et produire, en la comprimant, une sensation spéciale qui suffirait presque à elle seule pour affirmer qu'elle est due à un rein déplacé. On peut en reconnaître alors au toucher les faces et les bords convexe et concave, le hile d'où partent le bassinet et l'uretère.

La tumeur rénale ne présente pas toujours des caractères aussi tranchés. Dans certains cas les contours en sont mal dessinés, obscurs; dans d'autres, la tuméfaction que forme le rein passe inaperçue ou ne peut être reconnue. Il en est ainsi lorsque, en se déplaçant, il est tombé dans la cavité pelvienne ou lorsque ayant contracté des adhérences avec les organes avec lesquels il est en contact, il s'est engagé dans des ouvertures herniaires avec ces organes qui en dissimulent la présence.

Lorsque la tumeur formée par le rein déplacé est susceptible d'être reconnue à l'examen, elle le sera d'autant plus facilement qu'on soumettra le malade à une inspection plus méthodique. On ne peut mieux faire pour y arriver que de suivre les conseils que donne à cet égard M. Defontaine dans sa thèse inaugurale.

Il peut se faire que d'un jour à l'autre, le médecin ne retrouve pas la tumeur dont il avait constaté l'existence. Il en est ainsi par exemple au lendemain des crises douloureuses, le rein reprenant alors son volume normal et ayant de la tendance à gagner la place qu'il occupe habituellement.

Lorsqu'il en est ainsi, lorsque le rein déplacé échappe aux recherches médicales, il est certaines considérations dont il faut tenir compte et qui peuvent au besoin suffire à elles seules pour faire admettre l'existence de cet état morbide. Ainsi dans les cas de déplacement rénal on ne trouve plus au niveau de la région lombaire la saillie que le rein y forme à l'état normal ; il y a là d'un côté une dépression manifeste que l'on peut, dans certains cas, faire cesser en appuyant sur la paroi abdominale, le rein reprenant sous l'influence de cette pression sa position habituelle.

La tumeur abdominale qui constitue, comme on le voit, la caractéristique du rein déplacé coexiste dans certains cas avec des troubles variés qu'expliquent très-bien la situation des reins et les rapports nouveaux qu'ils ont contractés avec tel ou tel organe.

Ces troubles dont il nous reste à parler constituent parfois les seuls symptômes. Mais dans ces cas mêmes où la tumeur échappe à l'examen, on peut toujours reconnaître une déformation de la région lombaire. Ces troubles sont nombreux. Ils consistent tantôt en troubles urinaires liés le plus souvent à des états morbides divers, tels que la pyélite, la néphrite ou la lithiase urinaire, états morbides antérieurs ou consécutifs au déplacement rénal. Ils consistent d'autres fois en phénomènes d'hypochondrie, en coliques nerveuses, ailleurs en névralgie lombaire ou sciatique. Dans certains cas le rein déplacé, en comprimant la veine cave, donne lieu à un œdème des extrémités inférieures. Dans d'autres il provoque, par la pression qu'il exerce sur la matrice, des troubles menstruels variés, parfois même la stérilité (Vogel). Il paraît même pouvoir se terminer par la tuberculose.

Diagnostic. — Le déplacement rénal, lorsqu'il ne se traduit pas par une tuméfaction abdominale, est presque toujours méconnu, l'idée ne venant pas de rechercher la dépression lombaire qui toujours l'accompagne. Les troubles généraux ou locaux qu'il provoque sont alors toujours attribués à une autre cause. C'est ainsi qu'on croit essentielles des inflammations du péritoine ou de l'intestin qui sont symptomatiques de ce déplacement. Les névralgies qui parfois l'accompagnent peuvent donner lieu aux mêmes erreurs ; toutefois lorsqu'on verra sans cause plausible et sans altération de la santé persister une sciatique, une névralgie crurale, on devra se demander si elles ne relèvent pas de cet état morbide et rechercher si, en l'absence d'une tumeur appréciable, il n'existe pas au niveau de la région lombaire une dépression qui, sans avoir pour le diagnostic l'importance de la tumeur, est pourtant, à ce point de vue, d'une valeur capitale.

Mais il ne présente pas toujours, même lorsque la tumeur existe, autant de facilité qu'on pourrait le croire. La tumeur est souvent mal délimitée, les contours en sont diffus, on peut la confondre avec des tumeurs abdominales de nature et de siége très-divers. Ainsi elle peut être prise pour une inflammation de la vésicule du foie, pour une pérityphlite, pour une tumeur intestinale, pour un phlegmon péri-utérin, pour une péritonite localisée, ou un corps fibreux pédiculé de la matrice. Parfois ce sont les ganglions mésentériques tuméfiés et dégénérés qui simulent le rein déplacé. Ces tumeurs manquent toutefois des caractères propres à la tumeur due au déplacement rénal. Ainsi elles existent sans dépression au niveau de la région lombaire ; on ne peut en les repoussant leur faire prendre la place qu'occupe le rein à l'état physiologique ni faire cesser les symptômes de voisinage que souvent provoque le déplacement rénal. De plus elles s'accompagnent toutes de certains phénomènes qui leur appartiennent en propre.

Pronostic. — Bien que le déplacement rénal n'ait point, dans la généralité des cas, la gravité que lui supposait Riolan, il ne faut pas oublier qu'il peut être le point de départ d'accidents graves, qu'il peut être cause d'embolie lorsqu'il comprime la veine cave et y adhère, qu'il peut amener la production de hernies (Rayer, Klebs), qu'il peut avoir pour conséquences une néphrite, une pyélite et la péritonite.

Les accidents causés par la mobilité ou le déplacement des reins peuvent durer toute la vie de l'individu, mais il ne faut pas désespérer de les voir s'atténuer par suite d'un traitement judicieux. Parfois même ils cessent spontanément à la ménopause, lorsque des adhérences viennent à immobiliser les reins (Roberts).

Pathogénie. — Pour être dans le vrai relativement à la pathogénie, il faut de toute nécessité reconnaître que le mécanisme du déplacement rénal n'est pas toujours le même. Ce déplacement peut en effet se produire sous l'influence de trois conditions très-distinctes. Tantôt le rein est refoulé de la place qu'il occupe par des tumeurs développées dans les organes voisins (rate ou foie) ; d'autres fois il tombe par le fait seul de sa pesanteur, augmentée par la présence de kystes ou de tissu carcinomateux, comme dans le fait de Rollett ; enfin, et c'est le fait le plus habituel, le déplacement du rein est la conséquence toute naturelle d'un relâchement dans les moyens d'attache de cet organe soit que les artères rénales soient plus longues, soit que le péritoine, au lieu de le maintenir contre le rachis, lui forme une poche dans laquelle il s'engage, et qui peu à peu prend des proportions de plus en plus grandes.

TRAITEMENT. — Le traitement curatif de la mobilité rénale proposé par Rollett est le plus souvent impraticable ; il consisterait dans la rupture des adhérences qui fixent le rein dans une situation insolite. C'est ainsi qu'agissent sans doute les grossesses qui parfois sont suivies de guérison (Hare).

Le plus souvent le traitement n'est que palliatif ; il consiste dans l'usage d'appareils qui maintiennent le rein, dans la prescription d'une médication tonique et réparatrice. On doit aussi veiller à la régularité des garde-robes. C'est un sûr moyen de prévenir les crises douloureuses qui se montrent de temps à autre.

Contre ces crises enfin on conseillera des bains, le repos, les opiacés.

Périnéphrite (Abcès périnéphrétiques).

On donne le nom de périnéphrite à l'inflammation du tissu cellulaire périrénal, qui a pour conséquence la formation d'abcès dits périnéphrétiques. On peut supposer qu'Hippocrate a soupçonné l'existence de ces abcès et qu'il les indique lorsqu'il signale les ulcères des lombes ; mais on ne peut douter qu'ils aient été connus de Vigo, Paré, Heister (1561), de Ferrand (1610). Depuis lors ils ont été signalés par bon nombre d'auteurs modernes, parmi lesquels nous nous contenterons de mentionner Desruelles, Butler, Rayer, Bell, Trousseau, Duplay, Baudens, Tardieu, Legentil, Nivet, Féron, Charnal, Hallé, Rosenstein et Bienfait.

ÉTIOLOGIE. — La périnéphrite se rencontre à tout âge,

mais elle est rare dans l'enfance. C'est de trente à soixante ans, puis de dix à vingt qu'elle apparaît le plus habituellement. Elle est le plus souvent simple et siége d'ordinaire à droite; il est rare qu'elle soit double. Turner toutefois en cite un cas.

Elle peut être primitive ou secondaire.

Primitive, elle survient à la suite de contusion portant sur la région lombaire, ainsi que l'ont constaté Bell, Féron, Rayer et Bienfait. Parfois elle se manifeste à la suite d'une plaie faite à l'aide d'instruments piquants ou contondants. Elle peut être, dans ces cas, le fait d'un coup de feu (Pepin, Baudens).

On l'a vue se montrer sous l'influence du froid et de l'humidité (Blaud). Turner range parmi les causes de la périnéphrite primitive la fatigue, les marches forcées; M. Tardieu, des efforts violents.

Lorsqu'elle est secondaire, la périnéphrite est tantôt due à des causes locales, tantôt elle n'est que l'expression de causes générales.

Les causes locales consistent dans des inflammations portant sur des organes environnants. Le rein est de tous les organes celui dont l'inflammation se propage le plus facilement à la couche celluleuse périrénale (Legentil, Nivet). Il peut y avoir rupture de la capsule fibreuse et épanchement de liquides irritants (pus, urine). Parfois même cet épanchement de liquide s'accompagne de la sortie de corps étrangers (calculs, vésicules hydatiques). D'un autre côté, Rayer a vu un cas de périnéphrite consécutive à une colite. On trouve dans Fabrice de Hilden et dans Rosenstein des observations de périnéphrite à la suite d'abcès du psoas. Trousseau, Trélat et Millard parlent d'abcès périnéphrétiques qui, s'accompagnant de douleur vive, au niveau de la vésicule hépatique, semblent avoir eu pour causes des abcès du foie. Les abcès dus à la carie vertébrale se compliquent fréquemment de périnéphrite.

Parfois l'inflammation, cause de la périnéphrite, est beaucoup plus éloignée. Elle peut dépendre d'une pleurésie (Société médicale de Bordeaux, 1818).

Cette inflammation est dans certains cas beaucoup plus difficile à expliquer. On la verrait parfois se produire à distance. Ainsi Trousseau parle de périnéphrite chez des individus atteints de colique néphrétique, de cystite, les reins ne présentant pas trace d'inflammation. Chopart parle d'une périnéphrite qui serait survenue à la suite d'une opération faite sur le testicule.

Trousseau a pensé que la douleur suffisait pour faire naître à distance un foyer d'irritation et pour expliquer dans ces cas l'apparition des abcès périnéphrétiques. D'autres n'ont vu là que des phénomènes d'ordre réflexe indépendants de la douleur. Ne pourrait-on pas se demander si cette inflammation ne relève pas plutôt alors de la pyémie?

Les états généraux susceptibles de provoquer l'apparition de la périnéphrite sont encore assez mal déterminés. Butler et Rayer l'auraient vue se montrer dans le cours de fièvres graves. Duplay l'aurait également rencontrée comme une des manifestations de la fièvre typhoïde. Desruelles l'aurait signalée chez un individu atteint de pneumonie gangréneuse. Bon nombre d'auteurs parlent de la périnéphrite comme d'une des expressions de la pyémie, de l'état puerpéral. Sans chercher à la rapporter à la diathèse rhumatismale, nous devons dire que nous l'avons vue se développer chez un rhumatisant.

Anatomie pathologique. — *Période d'hypérémie.* — Les altérations caractéristiques de la périnéphrite à cette période ne diffèrent pas de celles qu'on rencontre dans toute autre inflammation. Elles consistent dans une injection plus ou moins prononcée, dans une augmentation des sucs plasmatiques qui imbibent les mailles du tissu périrénal, et enfin, ce qui donne à cette hyperémie son caractère inflammatoire, dans une prolifération cellulaire abondante. Cette hyperémie peut se terminer par résolution, mais elle peut aboutir à l'induration, à la suppuration et même à la gangrène.

Lorsqu'elle donne lieu à l'induration, les cellules qui remplissent les mailles du tissu connectif s'organisent, et à l'autopsie on trouve une coque fibreuse plus ou moins épaisse.

Période de suppuration. — La suppuration ne se présente pas toujours de la même manière. Tantôt le pus est à l'état d'infiltration ; il peut ne pas se limiter alors au tissu périrénal. On le voit parfois gagner les tissus voisins, pénétrer les muscles et arriver ainsi jusqu'à la peau (Andral).

Tantôt et le plus souvent le pus est réuni en foyer. Il est alors contenu dans une vaste cavité accidentelle qui peut s'étendre du détroit supérieur du bassin jusqu'au foie à droite, jusqu'à la rate à gauche. Cette cavité en arrière est limitée par le muscle carré des lombes et les aponévroses lombaires, en avant par le péritoine, qui peut être sain (Gardien), mais qui, le plus souvent, est enflammé. De cette cavité partent souvent des prolongements qui se dirigent à la peau et qui pénétrant, ici entre le muscle grand dorsal et le grand oblique, là entre le psoas et l'iliaque sous le ligament de Poupart, ailleurs intéressant la masse même du carré des lombes, donnent lieu à des tumeurs cutanées au niveau de l'aine, à la région lombaire, à la cuisse. Parfois le pus s'engage sous l'aponévrose du psoas et, pénétrant dans l'articulation coxo-fémorale, donne lieu à une arthrite suraiguë.

Cette cavité ne se met pas toujours et uniquement en communication avec la peau. Le tube digestif est, après la peau, celui de tous les organes qui est le plus souvent intéressé. Des fistules peuvent s'y rencontrer à toutes les hauteurs, bien qu'elles intéressent plus habituellement le rectum et le côlon (Hippocrate, Fernel, Cornil). L. Rivière en a vu siéger dans l'estomac; Campagnac, Fantoni et Frank dans le duodénum. Elles peuvent se montrer, bien que plus rarement, dans le vagin (Feron), dans l'urèthre (Charnal). On n'a vu qu'exceptionnellement l'abcès périnéphrétique s'ouvrir dans le péritoine, plus exceptionnellement encore dans le poumon (De Haen, Meckel, Feron).

Il peut se faire que, sur le même sujet, on trouve différentes fistules faisant communiquer, par exemple, l'abcès en même temps avec différents organes (Campagnac).

Le liquide qui remplit cette cavité est d'une abondance plus ou moins grande. Ce liquide purulent, jaunâtre, souvent rougeâtre, contient parfois des caillots de sang ou des masses cellulaires plus ou moins considérables, flottantes ou adhérentes aux parois de la cavité. Ce pus est d'une odeur fétide qui rappelle l'odeur des fèces, alors même qu'il n'existe encore avec l'intestin aucune communication. Il est même rare, lors de périnéphrite primitive, que les matières fécales passent dans la poche de l'abcès (Feron).

La surface interne de la cavité présente un aspect tomenteux qu'on reconnaît surtout en examinant sous l'eau l'intérieur de cette poche. Mais à la longue il se forme une membrane pyogénique qui s'étend également dans les trajets fistuleux.

Les fibres musculaires sont bleuâtres, décolorées, ramollies et détruites par la suppuration.

Il est rare que la gangrène constitue un des modes de terminaison de la néphrite primitive, bien que Barrier en rapporte un exemple. Le plus souvent elle se manifeste dans les cas de périnéphrite secondaire, consécutive à la perforation du tube digestif ou à l'infiltration du tissu périrénal par du liquide urinaire.

Au milieu de ces tissus suppurés ou sphacélés se trouve

le rein, qui est loin de présenter toujours les mêmes altérations. Il est, dans certains cas, tout à fait sain, et c'est à peine si la capsule fibreuse de cet organe présente quelque épaississement. Dans d'autres cas, il est plus ou moins lésé, et les lésions qu'on est à même de constater varient suivant qu'elles précèdent ou suivent l'apparition de la périnéphrite. Dans le dernier cas, on trouve parfois qu'il a subi une dégénérescence graisseuse complète ou qu'il est gangrené (Turner, Legentil, Nivet).

Lorsque la capsule est perforée, c'est d'ordinaire à la face postérieure qu'existe cette perforation qui peut être multiple.

Symptomatologie. — Lorsque la périnéphrite est primitive, elle s'annonce par une douleur à la région lombaire, d'ordinaire accompagnée et parfois précédée de fièvre bientôt suivie d'une déformation de la même région.

La fièvre peut ne se montrer que consécutivement à la douleur lombaire, mais souvent elle se montre dès le début. Elle est alors caractérisée par un frisson qui présente une grande intensité et qui peut durer plusieurs heures, avec nausées et vomissements. Pour quelques-uns, il ne se rencontrerait qu'avec la périnéphrite traumatique (Cusco, Chassaignac). Il est parfois précédé dans ces cas par un pissement de sang (Bienfait).

L'intensité qu'il présente n'est pas toujours en rapport avec la violence de la douleur, mais le plus souvent il est intimement lié avec la gravité de la périnéphrite. Il peut être unique. Lorsqu'il est répété, il se montre plusieurs jours de suite et peut faire croire à une fièvre intermittente.

La douleur de la périnéphrite est sourde, profonde, limitée à un seul côté. Elle n'existe des deux côtés que dans les cas rares de périnéphrite double. D'ordinaire continue au début, elle présente parfois un caractère d'intermittence qui est en rapport avec le retour du frisson.

Cette douleur localisée au niveau de la légion lombaire ne présente pas d'irradiation urétérale, vésicale ou uréthrale; mais on la voit parfois s'étendre d'une manière diffuse dans les parois de la poitrine et du ventre, parfois même vers les extrémités inférieures. Elle est parfois tellement vive, qu'elle condamne le malade à un décubitus spécial. Il repose sur le dos, les jambes légèrement fléchies, évitant tous les mouvements. Elle s'exaspère surtout lorsqu'on cherche à imprimer à la jambe du côté malade des mouvements de flexion et d'adduction. Elle s'exaspère également par la toux, par l'expectoration. On l'exagère toujours lorsqu'on vient à presser le côté malade et surtout à le percuter.

Cet état qui correspond à l'hypérhémie peut exister seul, il en est ainsi lorsque survient la résolution (Bonin, Trousseau). Il peut se prolonger 8 à 15 jours sans qu'on puisse affirmer d'une façon certaine son passage à la suppuration. La période de suppuration peut même ne se montrer que 20 jours après l'apparition de la douleur. Lorsqu'il en est ainsi, la douleur sourde profonde se modifie. Elle devient lancinante, gravative, en même temps qu'apparaît et se développe la tumeur lombaire.

D'abord il n'y a au niveau de la région lombaire qu'une déformation plus ou moins étendue. Bientôt cette région se bombe, et il s'y dessine une tumeur nettement appréciable qui peut occuper en arrière tout l'espace compris entre le bord supérieur de l'os iliaque et les dernières fausses côtes et qui s'étend en avant, envahissant souvent tout un côté du ventre dont elle fait saillir plus ou moins inégalement les parois.

Cette tumeur est immobile dans les inspirations les plus grandes. La palpation et la percussion permettent d'en circonscrire les limites et d'y reconnaître la présence de liquide ou de gaz (Cusco).

Elle peut n'être que peu prononcée, ou même faire défaut. Il en est ainsi lorsque le pus fuse vers l'arcade crurale ou lorsqu'il se vide dans l'un des organes voisins. On ne peut alors affirmer la suppuration que lorsqu'on voit apparaître quelques-uns des symptômes caractéristiques de cette perforation.

La sortie du pus s'annonce le plus souvent plusieurs jours à l'avance, ici par des symptômes de pleurésie, de bronchite (Demarquay, Cusco, Cazalis, Bernutz), là par ceux de la péritonite (Trousseau). Si c'est l'intestin qui est le siége de la perforation, en même temps que la tumeur s'affaisse, on voit apparaître des symptômes qui varient suivant la hauteur de cette perforation. Ce sont des vomissements de matières purulentes ou de la diarrhée. Lorsque c'est vers la peau que se dirige le pus, la tumeur devient le siége d'un empâtement qui peut envahir tout un côté du ventre et le scrotum. Bientôt se dessine une fluctuation superficielle, qui ne tarde pas à être suivie de l'ouverture de l'abcès au dehors.

Lorsque se fait cette évacuation, la tumeur s'affaisse, la douleur diminue, les symptômes fébriles du début qui avaient persisté et qui même s'étaient aggravés au moment de la suppuration s'amendent brusquement. Le malade éprouve un état de bien-être relatif ; mais avant de toucher à la guérison, il peut être exposé à de nombreux accidents. Ces accidents sont de nature diverse. Tantôt le trajet fistuleux qui conduit le pus à l'un des organes ou à la peau peut s'obstruer. La tumeur alors reparaît et avec elle la douleur et la fièvre. Tantôt le pus continue bien à couler à la surface de l'organe ou de la peau ; mais il en stagne dans la poche périrénale, et l'on voit alors se développer des accidents généraux de nature grave, dus à la pyémie ou à la résorption putride. Parfois le malade succombe victime d'une suppuration abondante qu'entretient la présence dans le tissu périrénal de corps étrangers, tels que des calculs. Il peut se faire enfin que la mort soit le fait d'inflammations causées par la perforation, d'une entérite avec diarrhée tenace persistante, d'une pneumonie ou d'une pleurésie purulente. Dans quelques cas enfin, comme nous l'avons vu, la guérison est précédée de paralysie ou plutôt de parésie du membre inférieur correspondant, résultant sans doute de la compression exercée sur les plexus nerveux par le foyer purulent.

Durée. — Lorsque la périnéphrite se termine par résolution, la durée en est d'ordinaire assez courte. Il est rare quelle se prolonge au delà de 15 jours, 3 semaines.

Si la suppuration se produit, la durée en est beaucoup plus longue. Elle varie du reste avec la direction que prend le pus de l'abcès périnéphrétique. Lorsqu'il s'ouvre à la surface cutanée, l'écoulement dure 6 à 7 semaines en moyenne, quelques semaines seulement lorsque le pus s'ouvre à travers les bronches. Il ne s'agit bien entendu dans ces deux cas que de la suppuration due à une périnéphrite primitive. Lorsque la périnéphrite est secondaire et causée par la présence de calculs qui du rein ont passé dans le tissu périrénal dont ils entretiennent l'inflammation, la suppuration peut se prolonger des mois entiers et même des années.

La mort peut survenir en 3 ou 4 jours lorsqu'il s'agit d'une périnéphrite gangréneuse.

Diagnostic. — La périnéphrite, ainsi que nous l'avons vu, est caractérisée par de la douleur, par des symptômes généraux fébriles, plus tard par une tumeur lombaire. Il est de nombreuses affections qui présentent avec elle des points de contact multiples.

On pourrait croire en effet qu'on a affaire à un simple lumbago ou à une névralgie iléo-lombaire. Mais lors de périnéphrite, la douleur est plus profonde que dans le lumbago, et elle s'exaspère par la pression plus encore que par les mouvements. On ne rencontre point dans la périnéphrite les points douloureux caractéristiques de la névralgie iléo-lombaire, et de plus, il y a de la fièvre.

Lorsque les symptômes généraux prédominent, l'on pourrait supposer que le malade est atteint tantôt de fièvre typhoïde, tantôt de fièvre intermittente. Mais lorsqu'il s'agit de périnéphrite, l'intermittence n'est pas nette, la fièvre est continue avec exacerbation ; de plus, le retour des accès a lieu surtout dans l'après-midi.

Lorsque les symptômes généraux revêtent le caractère typhique, on tiendra compte pour les distinguer de l'absence des symptômes propres à la fièvre typhoïde.

A une période plus avancée, la tumeur s'est développée et peut donner lieu à d'autres confusions. Cette tumeur s'accompagne toujours d'un état fébrile plus ou moins prononcé. Cette particularité servira à éliminer de prime abord l'hydronéphrose, qui de plus est indolore. Mais il est d'autres tuméfactions lombaires qui présentent avec les abcès périnéphrétiques de plus grandes ressemblances. Telles sont surtout celles qui sont dues à des phlegmons superficiels de la paroi abdominale au psoïtis, à la pyélite, à la néphrite suppurative. Mais dans le phlegmon, cette tuméfaction n'est pas alors aussi circonscrite. Elle est plus diffuse et peut envahir une étendue souvent considérable. Le développement en est plus rapide, la fluctuation plus nette, et l'œdème sous-cutané apparaît plus tôt.

Lorsqu'il s'agit de psoïtis, la tuméfaction occupe plutôt la fosse iliaque que la région lombaire. La fluctuation plus difficile à percevoir fait parfois tout à fait défaut. La douleur, qui ne s'exaspère que faiblement à la pression, se développe surtout lorsqu'on imprime des mouvements d'abduction au membre dont le psoas est enflammé. La position qu'affecte le malade est caractéristique.

La néphrite suppurative peut dans certains cas, assez

rares du reste, faire penser à l'existence d'une périnéphrite. Mais la tuméfaction est ici moins nettement dessinée ; la fluctuation n'est que rarement appréciable, et toujours plus obscure que dans les cas de périnéphrite. Jamais cette tuméfaction ne s'accompagne d'œdème. La douleur est moins vive. Il est enfin assez fréquent de voir l'urine présenter des troubles étrangers à la périnéphrite ; souvent, en effet, elle est légèrement albumineuse, et plus souvent que dans la périnéphrite elle se charge de pus à un moment donné, lorsque l'abcès vient à se faire jour dans le bassinet.

La pyélite est peut-être, de toutes les maladies, celle qu'on pourrait le plus facilement confondre avec la périnéphrite. On évitera de tomber dans cette erreur en tenant compte de l'état de l'urine. Il suffira de constater l'existence d'une urine muqueuse ou purulente pour faire rejeter la possibilité d'une périnéphrite. On se rappellera en outre que, dans les cas de pyélite avec tumeur, ce n'est pas en quelques semaines que se développe la tumeur.

Pour établir le diagnostic étiologique de la périnéphrite, il faut tenir compte des conditions dans lesquelles s'est développée cette inflammation ; il faut rechercher dans les antécédents du malade les symptômes qui en ont précédé l'apparition. Souvent cependant, il faut l'avouer, ce diagnostic ne pourra être établi d'une façon certaine que lorsque l'abcès se sera ouvert.

Pronostic. — Dans les cas de périnéphrite primitive, le plus souvent la terminaison est favorable et l'évolution rapide.

Il n'en est pas de même dans les cas de périnéphrite secondaire : le pronostic est en général plus sérieux. La longueur de la maladie varie du reste avec la nature de l'affection qui a causé cette inflammation.

Traitement. — Le traitement de la périnéphrite doit varier avec l'âge de cette inflammation.

A la période d'hyperémie on devra mettre en usage une médication nettement antiphlogistique. Il ne faut pas craindre d'avoir recours aux émissions sanguines locales ou générales.

On conseillera en même temps l'usage des grands bains, l'application faite au niveau de la région lombaire de cataplasmes émollients.

On combattra la douleur, qui souvent est très-vive, à l'aide d'opiacés donnés à l'intérieur ou employés à l'extérieur en injections sous-cutanées.

La tumeur formée, il faut l'ouvrir sans hésitation, c'est le seul moyen de se mettre à l'abri des complications dont nous avons parlé, d'éviter les décollements. Il est surtout certains de ces abcès périnéphrétiques qu'il faut se hâter d'ouvrir, ce sont ceux qui tiennent à une perforation intestinale ou à un épanchement d'urine dans le tissu périrénal.

On a conseillé pour donner issue au pus différents moyens, les caustiques, la ponction, le drainage, l'incision.

Les caustiques sont d'une efficacité lente, d'une application douloureuse. Ils nous paraissent être et avec raison complétement délaissés.

La ponction et le drainage ne nous semblent pas d'un emploi beaucoup plus avantageux, et cela pour d'autres motifs. Ces moyens opératoires ont l'inconvénient de ne permettre que la sortie du pus, ce qui est insuffisant lorsqu'il s'agit de périnéphrite consécutive à la présence de corps étrangers dans le tissu périrénal.

L'incision est de beaucoup préférable. Faite largement, elle permet au médecin de se rendre bien compte de l'état des parties profondes; elle lui donne la latitude d'entraîner au dehors les corps étrangers qui peuvent avoir occasionné l'inflammation; elle le met à même enfin de nettoyer chaque jour, à l'aide d'injections détersives ou astringentes, les parties malades.

L'incision doit être pratiquée, autant que faire se peut, au niveau de la région lombaire. Toutefois, il faut bien se rappeler qu'on ne doit la faire à ce point d'élection que lorsque la fluctuation ne se dessine pas nettement ailleurs.

Lorsqu'on la fait au niveau de la région lombaire, on doit la pratiquer à deux travers de doigt au-dessous du rebord des fausses côtes, en dehors de la masse sacro-lombaire, à l'endroit le plus mince de la paroi, au point où se réunissent les aponévroses des muscles transverse et sacro-lombaire.

On a conseillé d'avoir de préférence recours à une incision horizontale pour éviter de léser les artères lombaires. Mais ce choix n'a rien de bien impérieux, et l'on peut à volonté, et selon le besoin, avoir également recours à l'incision verticale. Ce qu'il faut pour hâter la guérison, l'incision faite, c'est d'employer la compression : les parois de la poche purulente affaissées sur elles-mêmes peuvent ne donner lieu qu'à des quantités insignifiantes de pus et l'on obtient souvent une guérison presque immédiate.

Lorsqu'il n'en est pas ainsi, lorsque le pus se reproduit, il faut tenir largement ouverte la communication de l'abcès avec le dehors. Il faut éviter surtout la cicatrisation des parties superficielles. Pour obtenir ce résultat, on doit maintenir dans ces fistules une sonde à demeure qu'on retirera peu à peu au fur et à mesure que tarit la suppuration et que s'opère la cicatrisation profonde.

Pendant tout le temps que durera cette suppuration, il faudra revenir fréquemment aux injections détersives, une ou deux fois par jour, suivant le besoin.

Ces fistules, suites d'abcès périnéphrétiques, peuvent

parfois durer des années avant de guérir (Ledran, Petit). Mais lorsqu'elles persistent, comme elles ne peuvent être entretenues que par des calculs, il faut de nouveau avoir recours à l'incision pour débarrasser le tissu périrénal des corps étrangers qui entretiennent l'inflammation. C'est le seul moyen d'y mettre un terme.

BIBLIOGRAPHIE

Ne pouvant pas, faute d'espace, citer le nom des nombreux auteurs qui se sont occupés des altérations pathologiques de l'urine ou des affections rénales et dont nous avons consulté les travaux, nous nous contenterons d'indiquer ici les principaux de ces ouvrages.

WELLS, Obs. on the dropsy which succeeds scarlet fever, in Transact. of a society for the improvement med. and chir., 1812.

BLACKALL, Obs. on the nature and cure of dropsies, Lond., 1813.

MARCET, On calculous disorders, London, 1817.

MAGENDIE, Recherches sur la gravelle, Paris, 1818.

BREMSER, Uber lebende Wurmer im lebenden Menschen, Wien, 1819.

PROUT, Nature and treatment of gravel and calculus, London, 1821.

KONIG, Krankheiten der Nieren, Leipzig, 1826.

BRIGHT, Reports of med. cases, vol. I, Lond., 1827; also Papers in Guy's hospital Reports for 1836 and 1840, and abdominal tumours and intumescence, New Syd. Soc., vol. VI.

CRISTISON, Ob. on the variety of dropsy, in Edinb med. and chir. Journal, 1829.

GREGORY, On diseased states of the kidney, in Ed. med. chir. J., 1829.

WILLIS, On urinary diseases, London, 1830.

BARLOW, On dropsy, in the Midland med. and chir. Reporter, 1832.

HOWSHIP, A pract. treat. on the complaints affecting the secretion and excretion of urine, Lond., 1833.

STANLEY, London med. and chir. Trans., 1833.

WILSON, On fits and sudden death in connexion vith diseases of kidney, 1833.

PETIT, Du mode d'action des eaux de Vichy, 1834, 37, 50.

OSBORNE, On dropsies connected with coagulable urine, 1835.

BOUILLAUD, Clin. méd. Charité, 1837.

CIVIALE, Traité de l'aff. calc., 1838, et Traité med. de la pierre, 1840.

MARTIN-SOLON, De l'albuminurie, Paris, 1838.

ADDISON, On the disorders of the brain connected with diseaded kidneys, Guy's hosp. Reports, 1839.

RAYER, Traité des maladies des reins, Paris, 1839-42.

Grosse, A treatise on urinary calculus, 1841.

Becquerel, Séméiotique des urines, 1841.

Rokitansky, Uber die amyloide Degenerat., Lehrb. d. path. Anat., Bd. H, 1842.

Robinson, On inq. into the nat. and treat. of granular disease of the kidney, 1842, and Lond. med. Gaz., 1843.

Bence jones, Gravel, gout and stones, London, 1843.

Keller, Arch. f. phys u. path. Chemie u. Mikrosc., 1844, 45, 46, 47. Die Harnconcretionen, Wien, 1860.

Leroy d'Etiolles, Urologie, 1845.

Malmsten, Uber die Bright'sche Krankheit, Stockholm, 1846.

Walshe, Nature and treatment of cancer, Lond., 1846.

Bernard et Bareswill, Sur l'urémie, Arch. gén., 1847.

Virchow, Uber die Bright'sche Krankheit in s. Archiv., Bd. IV. — Uber die Concretionen der nieren Verhandlungen d. Gesellsch. f. Geburtskunde, 1847. — Thrombose und Embolie in Gesam. Abhandh., 1862.— Die krankhaften-Geschwulste.

Garrod, Oxalic ac. in the blood in diseases, Med. Times, 1848, and Gout and rheumatic gout, 1859, 62.

Reinhardt, Uber die Bright'sche Krankheit, Charite Annalen, 1850.

Lehmann, Lehrbuch der physiologischen Chemie, 1850-52.

O. Rees, On the nature and treat. of diseases of kidney, 1850. -- On calculous diseases and its consequences, 1856.

Kekule, Uber die chemische Constitution der amyl. Subst., 1850.

Frerichs, Die Bright'sche nieren Krankheit, Braunschweig, 1851.

Lebert, Traité prat. des mal. cancér., Paris, 1851.

Beneke, Zur Entwicklung Geschichte der Oxalurie, 1852.

Lasègue, Des accid. cérébr. de la maladie de Bright, Arch. méd., 1852.

Robin, Des causes du passage de l'albumine dans l'urine, 1852.

Johnson, On the diseases of the kidney, Lond., 1852.

Senhouse Kirkes; Med. chir. Transact., 1852.

Todd, Clin. lects. on urin. dis., 1852, 57, 61.

Gubler, Sur les variations diurnes de l'albuminurie, Soc. biol., 1853. — De l'albuminurie, Dict. sc. méd., 1865.

Kohler, Krebs und scheinkrebs Krankheiten, 1853.

Griesinger, Arch. f. Heilkunde, 1854.

Eylandt, De acidorum sumptorum vi in urinæ acorem., Dorpat, 1854.

Piberet, Des accidents nerveux dans le cours de la maladie de Bright, Th. Paris, 1855.

Wilde, Disq. quædam de alcalibus per urinam excretis., Dorpat, 1855.

Traube, Uber den Zusammenhang von Herz and Nierenkrankheiten, 1856. — Med. Centralzeitang, 1858.— Also deutsche Klinik, 1859, and Schmidt's Jahrbücher, 1862.

Hardy et Béhier, Traité élém. de pathologie, 1855.

Bilharz, Zeitschrift f. wissench. Zool., 1856.

VOGEL, Krankheit. d. harnbereitenden Organe, Virchow's Handbuch, 1856-1865.

LEROY d'ETIOLLES fils, De la paraplégie, 1856 ; Traité, prat. de la gravelle, 1863-64.

GOLDING BIRD, Urinary deposits; 5th. edit., 1857.

WATSON, Lects. on the principles and practice of physic., London, 1857.

GALLOIS, Sur l'oxalurie. Inst. 1857, et Gaz. méd. Paris, 1859; De l'inosurie, 1864.

BAMBERGER, Uber die beziehungen zwischen Morbus Brightii und Herzkrankheiten, Virchow's Arch., 1857.

HARE, Hydronephrosis, Med. Times and Gaz., 1857.

CHARCOT, De l'amblyopie et de l'amaurose albuminurique, Gaz. heb., 1858.

V. WITTICH, Uber Harnsecretion u. Albuminurie. Virchow's Arch., Bd. X.

PAGENSTECHER, Uber die amyloide Degeneration, 1858.

TREITZ, Uber die Uremie, Prager Vierteljahrsch., Bd. IV.

C. SCHMIDT, Uber die chem. Constit. d. thierischen Amyloide., Ann. d. Chem. u. Pharm., Bd. LX, 1859.

FABRE, De la cystine, Th. Paris, 1859.

COHN, Klinik der embolischen Gefasskrankheiten, 1860.

JACCOUD, Des condit. pathog. de l'Albuminurie, Th. Paris, 1860.

LORAIN, De l'albuminurie, Th. agrég., 1860.

KORNER, Uber Albuminurie im verlaufe akuter Krankheiten, 1860.

STOKVIS, Uber den Harnstoff als Ursache d. Uremie, 1860.

PARKES, The comp. of the urine in health and diseases, 1860.

DAVAINE, Traité des entozoaires, Paris, 1860.

DODERLEIN, Zur diag. verschiedener Krebsgeschvulste, Erlangen, 1860.

WALDEYER, Die Entwicklung der Carcinome, Virchow's Arch. Bd. XLI.

SCHUNCK, Res. on the extractive matters, Roy. Soc., vol. XVI.

BASHAM, On dropsy, Lond., 1860.

OPPOLZER, Pyelitis, Wiener med. Wochenschr., 1860.

FERON, Périnéphrite primitive, Th. Paris, 1860.

L. BEALE, Kidney diseases, Urinary deposits., Lond., 1861, 1869.

SCHOTTIN, Uber die Uremie, Arch. d. Heilkunde, 1861.

GOODFELLOW, Lects. on the diseases of the kidney, 1861.

KUHNE UND RUDNEFF, Uber die chem. Natur der Amyloide, Virchow's Arch., Bd. XXXIII.

ROSENSTEIN, Path. u. Ther. d. Nierenkrankheiten, 1863, 69.

LEUCKART, Die menschlichen Parasiten, Leipzig, 1862.

MOSLER, Zur Path. u. Therap. d. Krankheiten d. Harnwege, Arch. d. Heilk., 1863.

FOURNIER, De l'urémie, Th. agrég., 1863.

HALLÉ, Abcès périnéphrétiques, Th. Paris, 1863

HOPPE-SEYLER, Handb. d. physiol. u. pathol. chemischen Analyse, Tubingen, 1863.

FŒRSTER, Handbuch der pathol. Anatomie, Leipzig, 1863.

HASSALL, The urine in health and disease, London, 1863.

KUSSMAUL, Zur Pathol. der Harnorg., Wurzb. med. Zeits., 1864.

CORNIL, Des lésions anat. des reins, 1864, et Des néphrites, Paris, Th. agrég., 1869.

DIETL, Wändernde Nieren u. deren Einklemmung, Wien. med. Wochens. 1864.

ZALEWSKY, Unters. uber den uramischen Proc., Tubingen, 1865.

TROUSSEAU, Périnéphrite, Un. méd., 1865.

BECQUET, Essai sur la pathogénie des reins flottants, Arch. méd., 1865

GILEWSKI, Uber die einklem. beweglichen Nieren, Oest. Zeits. f. Heilk., 1865.

HARLEY, Endem. hematuria of the cope of the good hope, Med. chir. Trans., vol XVIII.

ROLLETT, Path. u. Ther. d. beweglichen Niere, 1866.

VOIT, Uber Harnsauresedimente, Sitzung der math. Phys., 1867. — Uber das Verhalten des Harnstoff in thier Kœrper, in Zeitsch. f. Phys., 1868.

GORUP-BEZANÈS, Lehrbuch d. physiol. Chemie, 1864.

FEHR, Uber die amyloide Degeneration insbesondere der Nieren, 1867.

HOFMANN, B. zur Lehre von Tuberculose, Deuts. Arch. f. Klin., 1867.

NEUBAUER und VOGEL, Analyse des Harns, 5th. 1867.

DICKINSON, On the pathology and treat ment of albuminuria, Lond., 1868.

MONOD, De l'Encéphalopathie albuminurique aiguë chez les enfants, Th. Paris, 1868.

RINDFLEISCH, Lehrb. der patholog. Gewebelehre, 1869.

ROBERTS, On urinary and renal diseases, London, 1870.

KLEBS, Handbuch der pathol. Anat., 1870.

GRAINGER-STEWART, A practical treatise on Brigth's diseases, Edinb., 1871.

C. BARTELS, Klin. Stud. über die versch. Formen von chron. dif. Nierenentzundungen, Leipzig, 1871.

NEUMAN, Du cancer du rein, Th. Paris, 1872.

GULL and SUTTON, On chronic Bright's disease with contracted kidney, and The Med. Times and Gaz., 1872.

SALKOWSKY, Uber die Moglichkeit der Alkalientziehung beim lebenden Thier, Virchow's Arch., 1873.

LECORCHÉ, De l'amblyopie albuminurique, Paris, 1858. — Étude physiol., clin. et thérapeutique du phosphore, Arch. phys., 1868-69. — Considér. théor. et thérapeutiques sur le diabète sucré, Gaz. heb., 1873. — De la néphrite interstitielle hyperplasique ou sclérose du rein. — De la dégénérescence amyloïde des reins, Arch. med., 1874. — Du traitem. de la néph. parenchym. profonde, Bullet. thérap., 1874.

TABLE DES MATIÈRES

ALTÉRATIONS DE L'URINE PAR INTRODUCTION DE SUBSTANCES ÉTRANGÈRES A SA CONSTITUTION.

A. Urines albuminuriques.

B. Urines sucrées.

C. Urines bilieuses.

MALADIES DES REINS.

I. DES NÉPHRITES.

Néphrites parenchymateuses.

III. DÉGÉNÉRESCENCES RÉNALES.

A. Dégénérescences proprement dites.

B. Entozoaires.

C. Altérations vasculaires.

IV. MOBILITÉ RÉNALE, PÉRINÉPHRITE.

FIN DE LA TABLE.

Clichy. — Impr. Paul Dupont, 12, rue du Bac-d'Asnières. (1659, 73.

www.ingramcontent.com/pod-product-compliance
Ingram Content Group UK Ltd.
Pitfield, Milton Keynes, MK11 3LW, UK
UKHW020259200726
13857UKWH00001B/27

9 782012 393042